U0384865

普外科多发病诊断与治疗

主编　张学文　姚世新　陈志强　王永立

马剑锋　陆继广　仝德峰

黑龙江科学技术出版社

图书在版编目(CIP)数据

普外科多发病诊断与治疗 / 张学文等主编. -- 哈尔滨：黑龙江科学技术出版社，2022.7
ISBN 978-7-5719-1499-8

Ⅰ．①普… Ⅱ．①张… Ⅲ．①外科－多发病－诊疗
Ⅳ．①R6

中国版本图书馆CIP数据核字（2022）第124592号

普外科多发病诊断与治疗
PUWAIKE DUOFABING ZHENDUAN YU ZHILIAO

主　　编	张学文　姚世新　陈志强　王永立　马剑锋　陆继广　仝德峰
责任编辑	包金丹
封面设计	宗　宁
出　　版	黑龙江科学技术出版社
	地址：哈尔滨市南岗区公安街70-2号　邮编：150007
	电话：（0451）53642106　传真：（0451）53642143
	网址：www.1kcbs.cn
发　　行	全国新华书店
印　　刷	哈尔滨双华印刷有限公司
开　　本	787 mm×1092 mm　1/16
印　　张	29.75
字　　数	752千字
版　　次	2022年7月第1版
印　　次	2023年1月第1次印刷
书　　号	ISBN 978-7-5719-1499-8
定　　价	198.00元

编委会
BIANWEIHUI

主　编

张学文　姚世新　陈志强　王永立

马剑锋　陆继广　仝德峰

副主编

王成交　蒋　晓　李　伟　牛利新

熊剑明　李步军

编　委（按姓氏笔画排序）

马剑锋（郑州市第七人民医院）

王永立（曹县中医院）

王成交（山东省郓城县人民医院）

牛利新（河北省容城县人民医院）

仝德峰（山东烟台市奇山医院）

李　伟（青岛市黄岛区区立医院）

李步军（宁津县人民医院）

张学文（贵州省铜仁市人民医院）

陆继广（潍坊市市直机关医院）

陈志强（菏泽市鄄城马爱云医院）

周宝灵（咸宁市中医医院　）

赵海波（广东省深圳总医院）

姚世新（山东省临清市人民医院）

蒋　晓（海军第九〇五医院）

熊剑明（贵州省金沙县人民医院）

前 言
FOREWORD

近年来,由于与医学有关的科学迅速发展,临床医学随之有了很大的进步。普外科作为临床外科的基础,同样发展很快。内镜和新的影像诊断手段的应用与普及,使过去难以发现的病变能够在早期得到确诊。手术方式、围手术期各种措施的改进与提高,使不少以往难以完成的手术能够得到顺利解决,肠道外营养支持和抗耐药的抗生素的应用,降低了术后并发症率和死亡率,提高了术后生存率。以上新技术和方法的应用,对临床医务工作者的专业知识和诊疗疾病的能力提出了更高的要求,因此为了满足广大临床医务工作者的实际需求,我们组织了一批具有丰富经验的临床医师,在参考国内外相关专业书籍,同时融汇自身临床实践经验之后,编写了《普外科多发病诊断与治疗》一书。

本书从临床实用的角度出发,首先介绍了普外科患者的体液代谢紊乱与酸碱平衡失调、普外科常用治疗技术;然后从疾病概述、临床表现、辅助检查、诊断与鉴别诊断、治疗、预后等方面,对甲状腺疾病、乳腺疾病、胃十二指肠疾病、小肠疾病等内容进行了详细论述。本书内容通俗易懂,重点介绍了疾病的诊断方法与手术治疗方法,旨在强调本书的临床实用价值,为普外科医务人员提供参考,以达到共同提高临床外科疾病治疗效果的目的。本书全面系统、条理清晰,适合普外科医师、研究生和高等医学院师生及相关医务人员学习参考。

临床医学发展很快,新知识、新技术层出不穷,而我们的学识水平和语言组织能力有限,书中失误和疏漏之处在所难免。希望广大读者不吝赐教,以便后期修正。

《普外科多发病诊断与治疗》编委会
2022 年 4 月

目 录
CONTENTS

第一章

普外科患者的体液代谢紊乱与酸碱平衡失调

第一节 体液代谢紊乱

一、水代谢紊乱

(一)容量不足

1.病因和发病机制

细胞外液容量不足是由体内总钠的净含量降低引起的。体内失钠总是伴有水丢失,失钠的最终结果是细胞外液容量丢失。伴随着容量丢失,是否存在血钠浓度降低、不变或增加主要取决于容量丧失途径(如胃肠道、肾脏)和补充液体种类。其他因素,如抗利尿激素分泌或某些物质进入远端肾小管导致水潴留,同样可以影响容量丧失时血钠的浓度。细胞外液容量不足的主要病因如下:①肾外因素。胃肠道:呕吐、腹泻、胃肠减压、胆管引流;皮肤:出汗;透析:血透、腹透;呼吸道:气管切开合并无雾化的辅助呼吸;第三间隙丢失:大量胸腔或腹水。②肾或肾上腺因素。急性肾衰竭:恢复过程中多尿期;慢性肾衰竭:梗阻性肾病梗阻解除后,血液透析;利尿剂;糖尿病酮症酸中毒;肾上腺病:糖皮质激素缺乏,醛固酮缺乏症。

2.临床表现

患者主要临床表现为乏力、口干、心悸等。患者皮肤干燥、无弹性,直立性低血压[直立时收缩压降低>1.3 kPa(10 mmHg)],心动过速和中心静脉压低是比较可靠的体征。轻度细胞外液容量丢失,唯一的体征是皮肤弹性降低和眼球下陷。中度容量不足可以表现为心动过速或直立性低血压。严重容量丢失可以导致精神紊乱和明显的休克症状。

实验室检查可见血液浓缩,血细胞比容增高,白细胞计数可轻度增高。严重单纯肾外因素引起者,尿量减少,尿比重增加,血尿素氮和肌酐均可轻度增高。血钠浓度可以是降低、正常或过高。尿钠浓度根据基本病因而不同,经肾外因素丢失者可低于 10 mmol/L,如果是经肾丢失者,则可达 20 mmol/L 以上。

3.治疗

容量不足的原发病因必须纠正。轻至中度容量不足,如果患者神志清楚,无胃肠功能紊乱,可以口服钠和水而纠正。如果失水较明显或肠道吸收障碍,可以静脉输入等渗生理盐水。严重容量不足时,特别伴有严重营养不良时,应尽快纠正容量不足,同时补充胶体溶液。轻度容量不足时,约丧失体重的4%;中度容量不足时,丧失体重的6%～8%;重度容量不足时,约丧失体重的10%。补液治疗应根据患者的反应和严密的临床观察进行调整,如容量不足的体征是否纠正,血压、脉率是否稳定,中心静脉压是否正常和每小时尿量多少等,并纠正可能同时存在的浓度或成分异常。

输液速度需根据体液紊乱的类型和程度,以及是否继续丢失及心脏状况而定。在严重容量不足时,开始以每小时1 000 mL的速度输入,待循环状况改善后即减速。伴有心血管疾病的老年人,纠正容量不足时,需缓慢、谨慎地在适当监测下进行,包括监测中心静脉压或肺动脉楔压,并适当使用相应的心血管药物。

在严重容量不足或休克状态下,从静脉内输给大量等渗盐水,有导致血氯过高,引起高氯性酸中毒的危险。因平衡盐溶液的电解质含量和血浆内含量相仿,用来治疗容量不足更加符合生理需求。

(二)水过多

水过多是指机体入水总量超过排出量,以致水在体内潴留,引起血液渗透压下降和循环血量增多,又称水中毒或稀释性低钠血症。

1.病因和发病机制

水过多较少发生,仅在抗利尿激素分泌过多或肾功能不全的情况下,机体摄入水分过多或接受过多的静脉输液,才造成水在体内蓄积,导致水中毒。水中毒时,细胞外液量增大,血清钠浓度降低,渗透压下降。因细胞内液的渗透压相对较高,水移向细胞内,结果是细胞内、外液的渗透压均降低,量增大。此外,增大的细胞外液量能抑制醛固酮的分泌,使远曲肾小管减少对Na^+的重吸收,Na^+从尿内排出增多,因而血清钠浓度降至更低。

2.临床表现

急性水中毒时,因为脑细胞肿胀和脑组织水肿造成颅内压增高,引起各种神经精神症状,如头痛、失语、精神错乱、定向力失常、嗜睡、躁动、惊厥、谵妄,甚至昏迷。有时可发生脑疝,造成呼吸、心搏骤停。

慢性水中毒时,症状一般不明显。患者可出现软弱无力、恶心、呕吐、嗜睡等,但往往被原发疾病的症状所掩盖。患者的体重明显增加,皮肤苍白而湿润。有时唾液、泪液增多。

实验室检查可发现红细胞计数、血细胞比容、红细胞平均血红蛋白浓度、血红蛋白量和血浆蛋白量均降低,血浆渗透压降低,红细胞平均容积增加。

3.治疗

预防重于治疗。对容易发生抗利尿激素分泌过多的患者(如经历疼痛、失血、休克、创伤和大手术等情况)或急性肾功能不全和慢性心功能不全的患者,应严格限制入水量。对水中毒患者,应立即停止水分摄入,在机体排出多余的水分后,程度较轻者,水中毒即可解除。程度较重者,除禁水外,还要用利尿剂促进水分排出。一般用渗透性利尿剂,如20%甘露醇静脉内快速滴注,以减轻脑细胞水肿和增加水分排出。也可静脉注射襻利尿剂,如呋塞米。注意监测血钠浓度变化,防止血钠浓度变化过快过大导致脑神经元脱髓鞘病变。

二、钠代谢紊乱

水和钠的正常代谢及平衡是维持人体内环境稳定的一个重要方面。细胞外液中90%的渗透微粒是Na^+,故Na^+浓度的改变会引起细胞外液渗透压的改变,因此血钠浓度是血浆渗透压的主要决定因素。血钠的正常值是 135～145 mmol/L,平均为 142 mmol/L,低于 135 mmol/L 为低钠血症,超过 145 mmol/L 为高钠血症。

(一)低钠血症

1.病因和发病机制

低钠血症反映出体内总体水量相对多于总体钠含量,按其病因可分为低血容量低钠血症、稀释性低钠血症和高血容量低钠血症。

低血容量低钠血症是以缺水和缺钠为特征的,但缺钠多于缺水,血浆渗透压低于正常。当体液丢失时,如持续呕吐、严重腹泻、肠道引流、造瘘或由于胰腺炎、腹膜炎、小肠梗阻等原因导致液体潴留在第三间隙,仅补充葡萄糖水或低渗液体可能发生低钠血症。正常肾脏对容量丧失的反应是保留钠,典型者其尿钠的浓度<10 mmol/L。

稀释性低钠血症又称水潴留性低钠血症,其特征是体内总体水含量增加而总体钠含量无明显增加,血浆渗透压低于正常。由血内抗利尿激素过多或肾脏对抗利尿激素的作用特别敏感所致,如抗利尿激素不适当分泌综合征。其发病机制是由外周产生的抗利尿激素(或类似物质)或由病理性刺激而致抗利尿激素中央性释放所引起的持续性抗利尿作用,促使水慢性潴留,以致所有体液间隙的容量增大。细胞外液的增加可抑制钠在肾小管内的重吸收,使钠排出增加。其他病因有疼痛、应激、手术麻醉或利尿剂使用不当等。甲状腺功能减退和糖皮质激素缺乏也会导致稀释性低钠血症的发生。

高血容量低钠血症以体内总体钠含量增多,但总体水含量增多更甚为特征,血浆渗透压低于正常。患者常有明显的水肿。常发生在肾衰竭的患者中,另外心功能衰竭和肝硬化等也会引起高血容量低钠血症。这些疾病由于有效循环容量不足导致抗利尿激素和血管紧张素释放,降低肾小球滤过率,影响肾排水,同时可兴奋口渴中枢,大量饮水,产生低钠血症。

2.临床表现

由于缺钠时细胞内、外均呈低渗状态,所以无口渴表现。低血钠表现可能不典型,然而因为其症状主要是由于低渗状态引起的,导致水分进入脑及其他细胞,所以临床上主要是精神状态改变,包括性格改变、嗜睡和意识不清。当血浆钠<135 mmol/L,患者仅表现为疲乏、头晕和手足麻木;当血浆钠<130 mmol/L,除上述症状外,还有食欲缺乏、恶心、脉搏细速、视力模糊和直立性昏倒;当血浆钠<120 mmol/L,可以有木僵、神经肌肉兴奋性增高、癫痫、长时间昏迷和死亡。低钠血症的症状取决于血钠下降的程度及速度,下降程度越大,速度越快,症状越严重。低钠血症性脑病通常是可以完全恢复的,但血浆钠浓度急剧降低可导致永久性的神经系统损害及死亡。

如果有效血浆渗透压正常或升高,而血浆钠浓度降低,应考虑假性低钠血症。由于血钠实际上仅存在于血浆中占血浆量的 93% 的含水部分中,血浆中脂肪等并不含水,如果血中脂肪含量相对过高时,血浆中实际含水部分便缩减,测得的血钠浓度下降,形成假性低钠血症。类似情况也可发生在血液内含有大量球蛋白时,如多发性骨髓瘤、巨球蛋白血症等。

3.治疗

首先要积极处理病因。轻度或无症状性低钠血症一般不必治疗,严重低钠血症或伴有明显症状的低钠血症则应及时加以处理。不同类型的低钠血症,低钠的纠正也有所区别。

低血容量低钠血症:针对细胞外液缺钠多于缺水和血容量不足的情况,首先补充血容量,采用含盐溶液或高渗盐水静脉输注,以纠正体液的低渗状态,高渗盐水一般为 5% 氯化钠溶液。需要补充的钠含量一般按下列公式计算:需补充的钠盐量(mmol)＝[血钠的正常值(mmol/L)－血钠测得值（mmol/L）]×体重（kg）×0.60（女性为 0.50）。按 17 mmol Na^+＝1 g 钠盐计算补给氯化钠的量。当天补给计算用量的 1/2 和日需量 4.5 g，其中 2/3 的量以 5%氯化钠溶液输给，其余量以等渗盐水补给。以后测定血清 Na^+、K^+、Cl^- 和血气分析，作为进一步治疗时的参考。

稀释性低钠血症：治疗方法可参阅水过多的有关内容。对持续性抗利尿激素不适当分泌综合征的长期治疗可以采用地美环素或碳酸锂。前者疗效较好，但肝硬化患者会引起急性肾衰竭，应尽量避免应用。

高血容量低钠血症：以治疗原发病为主，限制入水量在 10 mL/（kg·d）以下。一般不需要补钠，因为补钠可能会加重水肿。同时可用利尿剂尽快排出体内过多水分，难治患者可采用透析治疗等方法。少数低钠血症有严重症状者，应先补充高张溶液，以更快地改善血浆低渗状态。

过快纠正低钠血症后最重要的神经后遗症是中心性脑桥脱髓鞘病变。脱髓鞘同样可影响中枢其他部分，在数天至数周内出现四肢麻痹和舌无力，损伤常常是永久性的。一般认为低钠血症已持续 24 小时以上，并有症状，使用高张溶液时，血钠浓度提高不应快于每小时 1 mmol/L，24 小时内血钠浓度提高不超过 12 mmol/L，在给盐水时应密切注意心脏功能变化。

（二）高钠血症

1.病因和发病机制

高钠血症较低钠血症少见，在成年人中，高钠血症是最严重的电解质紊乱，已报道死亡率介于 40%～60%。因为钠是细胞外液渗透压主要决定因素，高钠血症意味着细胞外液高渗透压。细胞外液相对高张于细胞内液，导致细胞内水向细胞外运动，直至二者间张力相等。水可以单独丢失或与钠一起丢失，因此高钠血症可有细胞外液容量丢失（低容性），细胞外液浓缩和容量过负荷（潴钠性）。高钠血症的常见原因见表 1-1。

表 1-1　高钠血症的主要原因

低溶性高钠血症	浓缩性高钠血症	潴留性高钠血症
总体水和钠均减少，水减少相对较多	总体水减少，总体钠接近正常	总体钠和水均增加，钠增加相对较多
胃肠道：呕吐、腹泻	呼吸道：呼吸加快	补给高张液体
皮肤：烧伤，过度出汗	皮肤：发热、出汗	碳酸氢钠过多
利尿剂	中枢性尿崩症	全胃肠外营养
尿浓缩功能障碍	肾性尿崩症	醛固酮增多症
	不能获得水	Cushing 综合征

2.临床表现

高钠血症的主要症状是口渴。有意识的高钠血症患者如果无口渴感觉往往提示口渴中枢障碍。高钠血症的主要体征是由于脑细胞皱缩引起的中枢神经系统功能紊乱，早期表现为嗜睡、软弱无力及烦躁，后为易激动、震颤、动作笨拙、腱反射亢进、肌张力增高，进一步发展为抽搐、惊厥、昏迷及死亡。严重高钠血症脑体积因脱水而显著缩小时，颅骨与脑皮质之间的血管张力增大，因而可导致静脉破裂而出现局部脑内出血和蛛网膜下腔出血。对于慢性高钠血症，由于中枢神经细胞内液渗透性物质增加，脑细胞脱水程度和中枢症状在慢性高钠血症较急性高钠血症轻。

3.治疗

首先要纠正病因，同时补充水分。如果患者神志清楚而且无明显胃肠道功能紊乱，直接饮水效果最好。因持续呕吐或精神状态变化不能饮水的患者，可以静脉补充 5%葡萄糖溶液或 0.45%

氯化钠溶液。如果容量严重不足发生休克时,在给予葡萄糖水或低张盐水纠正高钠血症前,需用生理盐水或平衡液和胶体溶液增加血容量。对潴钠性高钠血症,有时需用利尿剂。

为了避免因血浆渗透压很快恢复到正常水平而导致的脑水肿,血钠浓度纠正不宜过快,一般以每小时下降 1 mmol/L 为宜。如果高钠血症时间<24 小时,可在 24 小时内加以纠正;如果不知道高钠血症持续了多长时间或慢性高钠血症,纠正时间应延长到 48 小时内。如果高钠血症已经得到改善,但中枢神经系统症状反而加剧,应想到急性脑水肿的存在。

水分补充量一般可按下列公式计算:补水量(mL)=[血钠测得值(mmol/L)-血钠正常值(mmol/L)]×体重(kg)×4。通常可先补充计算量的 1/2,以后根据血钠下降情况再决定。在纠正高钠血症的过程中,应随时注意血浆各种电解质浓度的变化,通常每 8 小时测定 1 次。

三、混合性容量和浓度异常

混合性容量及浓度异常可由多种疾病或者不适当的静脉输液所造成。几种液体异常并存时,其临床表现为各个异常症状和体征的代数和。相同的异常症状可起叠加作用,相反的异常症状可相互抵消。

细胞外液不足伴低钠血症是外科常见的一种混合性异常,当患者大量丢失胃肠液时,仅补充水分容易发生这种情况。手术后,在胃肠液丧失时仅用 5%葡萄糖水补充也易发生这种情况。大量失水或低渗液的丧失(如大量出汗,渗透性利尿)可造成细胞外液容量不足伴高钠血症。

过量补充钠盐可导致细胞外液容量过多和高钠血症,如在单纯性失水(经皮肤和肺的无知觉失水)时仅补充含钠溶液,或为了对抗乳酸酸中毒而滴注过多的高浓度碳酸氢钠。少尿性肾衰竭患者补充过量水或低张盐液,可导致细胞外液容量过多和低钠血症。

肾功能正常时,能在一定程度上减轻上述变化,并代偿不恰当补液造成的失误。无尿或少尿性肾衰竭患者则容易发生上述混合性容量和浓度异常。肾功能处于边缘状态的老年患者,轻度容量不足就能发生少尿、血清尿素氮和肌酐增高。这些变化经早期恰当地纠正细胞外液容量不足后,一般均可逆转。

四、钾代谢紊乱

钾是细胞内最多的阳离子,仅约 2%总体钾在细胞外。因为大部分细胞内钾在骨骼肌细胞内,所以总体钾与身体肌肉呈粗略的比例关系,平均 70 kg 体重成人约有钾 3 500 mmol。

钾是细胞内渗透压的主要决定因素,细胞内外液钾离子浓度变化强烈影响细胞膜极化,依次影响重要的细胞程序,如神经冲动传导和肌肉(包括心肌)收缩。

许多因素影响钾在细胞内外液间的分布,其中最重要的是血液中胰岛素水平。有胰岛素,钾向细胞内移动,降低血钾浓度。当胰岛素缺乏时,即使有总体钾缺乏,钾仍可向细胞外移动,提高血钾浓度。交感神经系统兴奋同样影响细胞内钾运动。β受体激动剂,特别是选择性β2受体激动剂,能促使细胞吸取钾,而β受体阻滞剂或α受体激动剂能促使钾向细胞外移动。血钾浓度同样明显受血浆 pH 影响。急性酸中毒促使钾向细胞外移动,而急性碱中毒则促使钾向细胞内移动。

正常人从饮食摄入钾常波动于 40～150 mmol/d。生理状态下,摄入的钾 90%经肾从尿排出,少量随粪便(5～10 mmol)和汗液(0～10 mmol)排出。肾排钾量因摄入量不同而有很大差异:摄入量增加,排钾量增加;摄入量减少,排钾量减少。但是,肾保钾能力不如保钠能力强,以致在低钾血症情况下,虽然肾排钾量减少,但每天仍继续排钾 15～20 mmol,几天后可发生明显的低钾血症。正常血清钾浓度为3.5～5.5 mmol/L。

(一)低钾血症

血清钾浓度<3.5 mmol/L 称为低钾血症。血清钾浓度降低除体内钾分布异常外,常同时有机体总钾含量缺乏。

1.病因

低钾血症可分为急性低钾血症和慢性低钾血症。急性低钾血症在外科治疗过程中很少发生,除非患者发生严重糖尿病并发症而使用大量胰岛素后。在外科治疗过程中经常碰到的是慢性低钾血症。慢性腹泻、胃肠道外瘘(如十二指肠瘘,回肠造瘘等)等消化液的丢失,长期胃肠道外营养补充无钾溶液是外科常见原因。利尿剂是导致低钾血症的最常用药物之一。排钾利尿剂包括噻嗪类利尿剂、襻利尿剂和渗透性利尿剂,能阻止钠在近、远端肾小管重吸收,到达远端肾小管钾分泌部位的尿量增加,促进钾分泌。

2.临床表现

低钾血症可引起多种功能和代谢变化,这些变化的严重程度与钾缺乏程度密切相关,但不同个体间也显示出明显差异。一般而言,严重低钾血症(血清钾<3 mmol/L)才出现严重的临床症状。

肌无力为最早表现,以四肢近端肌肉最多见。少数患者有手指发硬、持物费力、腿沉、头抬不起和眼睑下垂症状,进而呼吸肌(主要是膈肌)软弱无力而引起呼吸困难。严重的患者,二头肌、三头肌、膝和跟腱反射均可完全消失。其他肌肉功能紊乱包括痉挛,肌束自发性收缩和横纹肌溶解。通过自主神经可引起肠麻痹而发生腹胀或肠梗阻。持续性低钾血症可损害肾浓缩功能,引起多尿伴继发性烦渴。常常有代谢性碱中毒和反常性酸性尿。

血清钾水平<3 mmol/L 之前通常对心脏影响甚微,心脏受累主要表现为传导和节律异常。典型的心电图改变为早期出现 T 波降低、变宽、双相或倒置,随后出现 ST 段降低、Q-T 间期延长和 U 波。但低钾血症患者不一定出现心电图改变,故不能单纯依赖心电图改变来判定有无低钾血症的存在。应该注意,患者伴有严重的细胞外液减少时,低钾血症的一些临床表现有时可以很不明显,而仅出现缺水、缺钠所致的症状,但在纠正缺水后,由于钾进一步被稀释,可出现低钾血症的症状。

一般可根据病史和临床表现作出低钾血症的诊断。心电图检查虽有助于诊断,但一般不宜等待心电图显示出典型改变后才肯定诊断。血清钾测定常降低。

3.治疗

应尽早治疗造成低钾血症的病因,减少或中止钾的继续丧失。

轻度低钾血症或必须持续服用排钾药物的患者,可口服含钾药物补充钾离子,如氯化钾口服液、钾碱合剂或氯化钾缓释片等。口服补钾较静脉补钾更为安全。

当低血钾严重(<3 mmol/L),症状明显或对口服补钾无反应时,必须静脉补钾。临床上常用10%氯化钾溶液来补充钾,每克氯化钾含钾13.4 mmol。静脉补钾应注意以下几点:①补钾量可根据血清钾测定结果初步确定。如果血清钾<3 mmol/L,给予钾 200～400 mmol,一般能提高血清钾 1 mmol/L。如果血清钾为 3.0～4.5 mmol/L 时,给予钾 100～200 mmol,一般能提高血清钾1 mmol/L。②钾离子进入细胞缓慢,而细胞外液的钾总量仅为 60 mmol,如果从静脉输入含钾溶液过快,可在短时间内使血钾增高很多,引起致命的后果。所以补钾不宜过多过快,一

般速度不应超过 20 mmol/h，每天的补钾总量则不宜超过 150 mmol。③静脉补钾浓度以每升溶液中含钾量不超过 40 mmol 为宜，但现代精确的静脉微灌注泵已大大减少了高浓度氯化钾溶液的危险。④患者如有休克，应先输入晶体和胶体溶液，以尽快恢复血容量。待每小时尿量超过 40 mL 后，再从静脉输给氯化钾溶液，"见尿补钾"是治疗的原则。⑤为了补充氯化钾，常选用生理盐水，葡萄糖液不是理想选择，因为使用葡萄糖液后患者血浆胰岛素水平的增高可导致一过性低钾血症加重，症状加剧。⑥细胞内钾恢复较慢，有时需补钾 4～6 天细胞内外的钾才能达到平衡，严重者需补钾 15 天以上。因此，治疗钾缺乏不可操之过急。

低钾血症常合并低镁血症，镁与钾在生理功能上有协同作用，如果两者的血清含量均低，会出现尿钾排出量增加，出现顽固性低钾血症，同时增加心律失常的发生率。所以出现顽固性低钾血症时，应在补钾的同时适当补镁。

包括手术在内的各种创伤，由于组织被破坏，大量钾释放到体液中，肾排钾增加以维持血浆钾平衡，此过程可在术后持续一段时间，因此，除非术前已存在严重缺钾，术后 48 小时内一般不会发生低钾血症，不需补钾。但是，钾是一个相当关键的细胞内阳离子，在患者术后早期就应该严密监测其变化。

（二）高钾血症

血清钾浓度高于 5.5 mmol/L 称为高钾血症。

1.病因

大致可分为以下三类。

（1）肾排钾减少：这是引起高钾血症最主要的原因，可见于急慢性肾衰竭、Ⅳ型肾小管酸中毒、盐皮质激素缺乏和长期应用潴钾类利尿剂。

（2）钾摄入过多：在肾功能正常的情况下，高钾饮食引起的高钾血症极为罕见，只有当静脉内补钾过多过快，特别在肾功能低下时，才能引起高钾血症。

（3）细胞内钾移到细胞外：见于胰岛素缺乏和高血糖、组织损伤、酸中毒和高钾性周期性肌麻痹等。

2.临床表现

一般无特异性症状，轻度高钾血症可出现四肢感觉异常、刺痛等症状，严重高钾血症可出现吞咽、发音及呼吸困难，甚至上行性麻痹，松弛性四肢瘫痪。中枢神经系统可表现为烦躁不安、昏厥及神志不清。高钾血症最初心电图改变是 Q-T 间期缩短和高耸，对称 T 波峰，当血钾超过 6.5 mmol/L 时产生结性和室性心律不齐，QRS 波群增宽，P-R 间期延长和 P 波消失，最后 QRS 波群衰变为正弦波和室性停搏或室性纤颤。

有引起高钾血症原因的患者出现一些不能用原发病来解释的临床表现时，即应考虑有高钾血症的可能，并应做心电图检查，血清钾测定常升高。

3.治疗

高钾血症的治疗包括尽可能纠正原发病因、停止外源钾摄入、降低血清钾的浓度和促进钾的排泄。

为了暂时对抗血钾突然升高对心肌的作用，在心电监护下，静脉注射 10% 葡萄糖酸钙溶液 20 mL，可重复应用；或将 10% 葡萄糖酸钙 30～40 mL 加入静脉补液内滴注。输入葡萄糖可刺激胰岛素的释放，进而增加细胞钾摄入，可用加有胰岛素的碳酸氢钠葡萄糖溶液（45 mmol 碳酸氢钠溶于 10% 葡萄糖溶液 1 000 mL 中，加 20 U 胰岛素）来暂时降低血清钾水平，必要时可以重复使用。如果肾功能不全，不能输液过多者，可用 10%葡萄糖酸钙溶液 100 mL，11.2%乳酸钠溶液 50 mL，25%葡萄糖溶液 400 mL，加入胰岛素 30 U，静脉持续滴注 24 小时，每分钟 6 滴。

以上措施可争取时间，而要彻底清除体内过多的钾可采用以下方法：口服阳离子交换树脂，每次 15～30 g，4～6 小时 1 次，可从消化道排出钾离子。为防止便秘、粪块阻塞，可同时口服山梨醇或甘露醇导泻。如果肠梗阻或其他原因不能服药的患者，可用同等剂量树脂与 10%葡萄糖溶液 200 mL 混匀后做保留灌肠。每克树脂约移去 1 mmol 钾，但治疗作用缓慢。肾衰竭患者紧急治疗无效后应迅速进行血液透析，腹膜透析除钾效果相对较差。

五、镁代谢紊乱

镁在含量上是机体内第四位的阳离子，仅次于钠、钾和钙；在细胞内，镁的含量仅次于钾而占第二位。正常成年人体内约有 1 000 mmol 镁，约合 23.5g。其中 50%存在于骨内，不易和其他部位交换，细胞外液镁分布仅占 1%，其余在细胞内。正常血镁浓度为 0.70～1.10 mmol/L。镁的主要来源为绿叶蔬菜，正常人每天需摄入 0.3 mmol/kg。镁主要由小肠吸收，钙和镁在肠的吸收有竞争作用。肾脏排镁同排钾情况相似，即虽有血清镁浓度降低，肾排镁并不停止。

镁可催化或活化机体 325 种以上的酶，在能量传递、贮存和利用上起关键作用。镁又是 Na^+-K^--ATP 酶的重要辅酶因子，因此，缺镁可影响钾的平衡。此外，镁能维持细胞膜稳定，对中枢和周围神经系统、心肌、骨骼肌，以及血管和胃肠的平滑肌均有抑制作用。

(一)低镁血症

长期的胃肠道消化液丧失，如肠瘘或大部小肠切除术后，加上进食少，是造成缺镁的主要原因。其他原因有长期应用静脉营养未加适量镁做补充、甲状腺功能亢进、甲状旁腺功能低下、急性胰腺炎等。

低镁血症的主要临床表现为神经肌肉应激性增加，如肌肉抽搐，甚至惊厥，也有焦虑、激动、烦躁、精神错乱等中枢神经系统症状，以及心律不齐、心动过速、室性期前收缩、室颤等心血管系统表现。外科术后心律失常与低钾和低镁血症有关。

血清镁浓度的测定一般对确诊无多少价值。因为镁缺乏不一定出现血清镁过低，而血清镁过低也不一定表示有镁缺乏。必要时，可做镁负荷试验，有助于镁缺乏的诊断。正常人静脉输入氯化镁或硫酸镁0.25 mmol/kg 后，注入量的 90%很快地随尿液排出，如果排出量不超过 60%，可诊断为低镁。

一般可按 0.25 mmol/(kg·d)的剂量补充镁盐。如患者的肾功能正常，而镁缺乏又严重时，可按1 mmol/(kg·d)补充镁盐。输液后，细胞外液镁离子浓度升高，能部分或完全缓解症状，为补足细胞内镁离子，需继续补给 1～3 周，一般用量为每天补充 5～10 mmol 镁盐。镁中毒可导致心搏骤停，大剂量静脉给镁离子时应注意急性镁中毒的可能，严密监测心率、呼吸及心电图，观察有无镁中毒的征象，备好氯化钙或葡萄糖酸钙，以对抗镁浓度升高时产生的不良反应。

临床上常用 25%硫酸镁溶液补充镁离子，25%硫酸镁溶液 10 mL 大约含 10 mmol 镁。长期完全胃肠外营养患者，每天应加入 25%硫酸镁 6～7 mL，防止低镁血症的发生。

(二)高镁血症

高镁血症相当少见，主要发生在肾功能不全时，也可发生在低镁血症的治疗过程中。

临床表现早期症状和体征有嗜睡、软弱无力及腱反射进行性消失。随着血镁水平增高，出现心脏传导异常，心电图显示 P-R 间期延长，QRS 波群增宽，T 波升高。随着高镁血症加重，可以出现低血压,呼吸抑制和麻醉状态,甚至心搏骤停。

治疗应先从静脉缓慢给予10%葡萄糖酸钙10~20 mL或10%氯化钙5~10 mL,能迅速改善高镁的毒性作用,如注射后2分钟仍未见效,应重复治疗,同时积极纠正酸中毒,补充细胞外液容量不足和停止给镁,并治疗其原发病因。如果容量充足和肾功能良好,静脉给予呋塞米可以增强镁从肾脏排泄。对治疗效果不佳的严重高血镁,应及早采用血液透析或腹膜透析。

六、钙代谢紊乱

成人体内总钙量为1 000~1 200 g,大部分以磷酸盐和碳酸盐的形式存在于骨骼中,细胞外液钙仅占总钙量0.1%。血清钙浓度的正常值为2.25~2.75 mmol/L,其中约半数为与血清蛋白相结合的非离子化钙,另外5%非离子化钙与血浆和组织间液中其他物质相结合,还有45%离子化钙维持着神经肌肉的稳定性。离子化与非离子化钙的比率受pH影响,酸中毒时离子化部分增加,而碱中毒时减少。外科患者一般很少发生钙代谢紊乱。

(一)低钙血症

低钙血症可发生在急性胰腺炎、慢性肾衰竭、甲状旁腺功能减退、维生素D代谢障碍、大量输库存血、消化道瘘等疾病中。

慢性、轻中度的低血钙可不伴有症状,但血清钙离子严重而迅速下降可致明显症状。临床表现主要由神经肌肉兴奋性升高引起,可出现手足抽搐、肌痉挛、喉鸣和惊厥,严重者有癫痫发作,体检有腱反射亢进、Chvostek征和Trousseau征阳性。心电图上表现为QT时间延长、ST段延长及T波平坦或倒置。

血清钙测定<2 mmol/L时,基本上可确定诊断。治疗上,应治疗原发疾病,纠正碱中毒,同时补充缺失。静脉注射葡萄糖酸钙或氯化钙可缓解急性症状(1 g葡萄糖酸钙含Ca^{2+} 22.5 mmol,1 g氯化钙含Ca^{2+} 10 mmol),必要时可多次给药。需长期补钙的患者可口服钙剂,或同时应用维生素D。

(二)高钙血症

甲状旁腺功能亢进是高血钙的主要原因,其次是骨转移性癌,多见于转移性乳腺癌的患者。

高钙血症临床表现主要有便秘、厌食、恶心、呕吐、腹痛、多尿、夜尿。轻度高钙血症,许多患者常无症状。血清钙>3 mmol/L时,常伴有情绪不稳定、意识模糊、谵妄、木僵和昏迷。血清钙增高达4~5 mmol/L时,即有生命危险。

轻度高钙血症若无明显的临床症状可不予治疗,控制钙和维生素D的摄入即可。有明显症状的高钙血症应及时治疗。大量输液可纠正脱水,促进钙的排泄;使用药物降低血钙,如糖皮质激素、呋塞米、降钙素等;对甲状旁腺功能亢进症应进行手术治疗,才能根本解决高钙血症。

七、磷代谢紊乱

成人体内磷酸盐含量为700~800 g,80%~85%存在于骨骼中,其余大部分在细胞内作为缓冲阴离子。正常成人血清无机磷浓度为0.96~1.62 mmol/L。肾脏为排磷的主要途径,正常饮食者磷缺乏罕见。

(一)低磷血症

低磷血症血清无机磷浓度<0.96 mmol/L称为低磷血症,<0.5 mmol/L时为重度低磷血症。但磷缺乏者,血磷不一定降低,仍可正常。

主要发生在长期经静脉或胃肠补充不含磷营养物的患者。甲状旁腺功能亢进症由于大量无机磷从肾排泄,可引起低磷血症。另外,严重的感染、烧伤患者也可见血磷降低。

低磷血症一般无明确特异的症状,但厌食、肌肉软弱和软骨病可以发生在严重慢性磷缺失。严重低磷血症可出现神经系统和精神症状,如躁动、易激动、精神错乱、抽搐、木僵,甚至昏迷。横纹肌可出现溶解。血液学异常包括溶血性贫血、血红蛋白氧释放减少、白细胞和血小板功能下降。

如果存在发生低磷血症的原因,出现上述神经、肌肉和血液系统症状而不能用其他原因解释时,应考虑有本病可能。治疗是经验性的,除积极治疗病因外,可口服或静脉滴注磷酸盐。对需长期静脉输液者,溶液中应每天补充磷10 mmol。如患者合并肾衰竭,补磷应慎重,以免导致高磷血症。原发性甲状旁腺功能亢进症如有指征,须手术治疗。

(二)高磷血症

成人血清无机磷浓度>1.62 mmol/L为高磷血症。

高磷血症主要发生在肾衰竭和甲状旁腺功能减退患者。大多数高磷血症患者无症状,如果同时有低钙血症,可以出现低钙血症引起的各种症状。治疗上,应治疗原发病,治疗低血钙。肾衰竭所致高血磷可用透析治疗。氢氧化铝凝胶和磷形成不溶解的化合物,口服后能阻止磷从肠道吸收。

(张学文)

第二节　酸碱平衡失调

一、血气分析各种指标及其临床意义

(一)血液 pH

血液 pH 是反映血液中 H^+ 浓度的指标,正常人动脉血 pH 为 7.35～7.45。单凭一项 pH 仅能说明是否有酸中毒(<7.35)或碱中毒(>7.45),只有结合其他酸碱指标、生化指标(如钾、氯、钙)及病史,才能正确判断是何种类型的酸中毒、碱中毒还是复合型酸碱中毒。

(二)动脉血二氧化碳分压($PaCO_2$)

血浆中呈物理溶解状态的二氧化碳所产生的压力,是反映酸碱平衡中的呼吸因素的指标。通气不足时增高,表示有二氧化碳潴留,通气过度时二氧化碳排出过多则降低。正常值为4.5～6.0 kPa(34～45 mmHg),平均为 5.3 kPa (40 mmHg),在代谢性酸碱平衡失调时可有代偿性改变。

(三)标准碳酸氢盐和实际碳酸氢盐

1.标准碳酸氢盐(standard bicarbonate,SB)

SB 指在标准条件下(37 ℃,$PaCO_2$ 5.33 kPa,血红蛋白充分氧合)测得的血浆 HCO_3^- 含量。因为已排除呼吸性因素的影响,所以 SB 是反映酸碱平衡代谢性因素的指标,正常值为 22～27 mmol/L,平均为24 mmol/L。

2.实际碳酸氢盐(actual bicarbonate,AB)

AB 是隔绝空气的血液在实际 $PaCO_2$ 和血氧饱和度条件下测得的血浆 HCO_3^- 含量(血气报告中的 HCO_3^- 即指 AB),它同时受呼吸与代谢两种因素的影响。正常人 AB 与 SB 相等,AB 与 SB 的差值反映呼吸性因素对酸碱平衡的影响。

(四)缓冲碱(buffer base,BB)

BB 指血液中所有具有缓冲作用的阴离子总和,包括 HCO_3^-、HPO_4^{2-}、血浆蛋白及血红蛋白阴离子等,通常以氧饱和的全血测定,正常值为 $45\sim55$ mmol/L。BB 不受呼吸性因素影响,所以是反映代谢性因素的指标。

(五)碱剩余(base excess,BE)

BE 是指在温度为 37 ℃、$PaCO_2$ 5.33 kPa、血红蛋白完全氧合的情况下,将 1 L 全血 pH 滴定至 7.4 所需加入的酸或碱量。如需用酸滴定,表明受测血样缓冲碱量高,为碱剩余,用正值表示(即+BE),见于代谢性碱中毒。如用碱滴定,表明受测血样缓冲碱量低,为碱缺失,用负值表示(即-BE),见于代谢性酸中毒。BE 正常值为 $-3\sim+3$ mmol/L。

(六)阴离子间隙(anion gap,AG)

AG 是指血浆中未测定的阴离子(UA)与未测定的阳离子(UC)的差值,即 AG=UA-UC。由于细胞外液阴阳离子总当量数相等,故 AG 可用血浆中的可测定阳离子与可测定阴离子的差算出,即 $AG=Na^+-(HCO_3^-+Cl^-)$,正常值为 $10\sim15$ mmol/L。一般情况下,UC 含量相对较小且较稳定,故 AG 高低主要取决于 UA 含量的变化。

二、代谢性酸中毒

代谢性酸中毒是最常见的酸碱平衡失调,其病理生理基础是血浆 HCO_3^- 的浓度原发性减少。

(一)病因

造成 HCO_3^- 浓度减少的原因很多,根据 AG 值的变化,可将代谢性酸中毒分为两类:AG 增高型和 AG 正常型。

1.AG 增高型代谢性酸中毒

AG 增高型是指除了含氯以外的任何固定酸的血浆浓度增高时的代谢性酸中毒。如乳酸酸中毒、酮症酸中毒、磷酸和硫酸排泄障碍在体内蓄积和水杨酸中毒等。其固定酸的 H^+ 被 HCO_3^- 缓冲,其酸根(乳酸根、β-羟丁酸跟、$H_2PO_4^-$、SO_4^{2-}、水杨酸根)增高。这部分酸根均属于阴离子,所以 AG 增大,而 Cl^- 值正常。故又称正常氯性代谢性酸中毒。

2.AG 正常型代谢性酸中毒

当 HCO_3^- 浓度降低,同时伴有 Cl^- 浓度代偿性升高时,则呈 AG 正常型或高血氯性代谢性酸中毒。常见于消化道直接丢失 HCO_3^-;轻度或中度肾衰竭分泌 H^+ 减少;肾小管酸中毒 HCO_3^- 重吸收减少或分泌 H^+ 障碍,常见于使用碳酸酐酶抑制剂及含氯的酸性盐摄入过多的情况下。

(二)临床表现

酸中毒的主要表现由于与原发病症状难以区别,常常不明显。轻度酸中毒可以无症状或有模糊不清的疲劳,恶心和呕吐。严重代谢性酸中毒(pH<7.20,HCO_3^-<10 mmol/L)最具特征性症状是通气增加,作为呼吸性代偿重要部分。开始,呼吸深度轻度增加;随后可见呼吸深而快、张口呼吸(Kussmaul 呼吸),呼吸辅助肌有力收缩,有时呼气中带有烂苹果味。患者面颊潮红,

心率加快,血压常偏低,可出现神志不清或昏迷,常伴有严重缺水的一些症状。代谢性酸中毒可降低心肌收缩力和周围血管对儿茶酚胺的敏感性,患者容易发生心律失常、急性肾功能不全和休克。

血气分析显示 pH<7.35,BE 负值增大,起初 $PaCO_2$ 正常,SB、AB、BB 均降低。代偿期通过 $PaCO_2$ 一定程度的降低使血 pH 可在正常范围内。单纯代谢性酸中毒,$PaCO_2$ 的降低和血浆 HCO_3^- 的降低存在一定的比例,平均血浆 HCO_3^- 每降低 1 mmol/L,$PaCO_2$ 代偿性地下降0.1～0.2 kPa(1～1.3 mmHg)。大于或小于预期的 $PaCO_2$ 降低分别提示同时有原发性呼吸性碱中毒或呼吸性酸中毒或其他混合型酸碱平衡失调。

(三)治疗

以消除引起代谢性酸中毒的原发病因为主要措施。由于肺部和肾脏对酸碱平衡有较强的调节能力,病因被消除、缺水被纠正后,轻度酸中毒(血浆 HCO_3^- 为 16～18 mmol/L)常可自行纠正,不必应用碱剂治疗。

低血容量休克可导致代谢性酸中毒,在补充血容量,组织灌注恢复后,轻度酸中毒也随之被纠正,这类患者不宜过早使用碱剂,否则可能会造成重度代谢性碱中毒。

对血浆 HCO_3^- 浓度<10 mmol/L 的重度代谢性酸中毒的患者,应立刻用液体和碱剂进行治疗。临床上常用碱性溶液为 5% 碳酸氢钠溶液,其进入体液后,即解离为 Na^+ 和 HCO_3^-;HCO_3^- 与体液中的 H^+ 化合成 H_2CO_3,再解离为 H_2O 和 CO_2。CO_2 自肺部排出,体内 H^+ 减少,可改善酸中毒;Na^+ 留于体内,可提高细胞外液渗透压和增加血容量。5% 碳酸氢钠溶液每毫升含有 Na^+ 和 HCO_3^- 各 0.6 mmol。因为 5% 碳酸氢钠溶液为高渗性,为避免过快输入导致血渗透压升高,可稀释成 1.25% 溶液后再应用。下列公式可计算拟提高血浆 HCO_3^- 浓度所需的 $NaHCO_3$ 的量。

HCO_3^- 需要量(mmol)=[HCO_3^- 正常值(mmol/L)－HCO_3^- 测得值(mmol/L)]×体重(kg)×0.4

一般可将应输给量的 1/2 在 2～4 小时内输完。

按公式法计算的碳酸氢钠输入量仅供参考,临床上在用后 2～4 小时复查动脉血气分析和电解质浓度,根据测定结果和病情变化再决定是否需继续输入碳酸氢钠。边治疗边观察,逐步纠正酸中毒是治疗的原则。酸中毒纠正后,要注意防治低钙血症和低钾血症。

三、代谢性碱中毒

代谢性碱中毒是由于体内 H^+ 丢失或 HCO_3^- 原发性增多所引起的。

(一)病因

引起代谢性碱中毒的病因,通常按给予盐水后代谢性碱中毒能否得到纠正而将其分为两大类:盐水反应性碱中毒和盐水抵抗性碱中毒。盐水反应性碱中毒多见,常合并细胞外液容量不足,盐水抵抗性碱中毒细胞外液容量一般正常或稍增加(表 1-2)。

外科患者中发生代谢性碱中毒的最常见原因是胃液丢失过多。在严重呕吐或长期胃肠减压状况下,大量 H^+ 丢失,肠液中 HCO_3^- 不能被酸中和,于是 HCO_3^- 被重吸收入血,使血浆 HCO_3^- 增高。另外,由于 Cl^- 丢失过多,血 Cl^- 降低,引起 HCO_3^- 在肾小管内的再吸收增加,大量胃液丢失也丧失了 Na^+,在代偿的过程中,K^+ 和 Na^+ 的交换及 H^+ 和 Na^+ 的交换增加,引起 H^+ 和 K^+ 丧失过多,造成代谢性碱中毒和低钾血症。

表 1-2　代谢性碱中毒的原因

	病因
盐水反应性	呕吐,幽门梗阻或鼻胃管引流
	滥用泻药
	髓襻利尿药(呋塞米)或噻嗪类利尿药
	先天性氯腹泻症,结肠绒毛状腺瘤
	慢性高碳酸血症快速纠正后
	碳酸氢盐等碱性药物摄入过多
盐水抵抗性	原发性醛固酮增多症,Cushing 综合征
	慢性低钾血症或低镁血症
	大量输入库存血液
	食用含有甘草酸的物质,如甘草和某些烟草

(二)临床表现

代谢性碱中毒患者通常无症状,或出现与碱中毒无直接关系的表现,如因细胞外液减少而引起的无力、肌痉挛或直立性眩晕;因低钾血症引起的口渴、肠麻痹等。但是,严重的代谢性碱中毒可出现许多功能变化。

严重的代谢性碱中毒患者常出现中枢神经系统兴奋症状,如烦躁不安、精神错乱和意识障碍等。神经肌肉兴奋性增高,可出现面部和肢体肌肉抽动,手足抽搐等症状。另外,由于血红蛋白氧离曲线左移,血红蛋白不易将结合的氧释放,因而虽然患者的血氧含量和氧饱和度仍正常,但组织仍可发生缺氧。

血气分析显示 pH>7.35,BE 正值增大,起初 $PaCO_2$ 正常,SB、AB、BB 均升高。代偿期通过 $PaCO_2$ 一定程度的升高使血 pH 接近正常。单纯的代谢性碱中毒,$PaCO_2$ 的增高和血浆内 HCO_3^- 的增高存在一定的比例,平均血浆 HCO_3^- 每增高 1 mmol/L,$PaCO_2$ 代偿性地提高 $0.07\sim0.09$ kPa($0.5\sim0.7$ mmHg)。大于或小于预期的 $PaCO_2$ 增高分别提示同时有原发性呼吸性酸中毒或呼吸性碱中毒或其他混合型酸碱平衡失调。

(三)治疗

应积极治疗原发病,尤其盐水抵抗性碱中毒。对盐水反应性碱中毒,可通过输入等渗盐水或葡萄糖盐水,恢复细胞外液量和补充 Cl^-,轻症低氯性碱中毒可被纠正,使 pH 恢复正常。

碱中毒时几乎都同时存在低钾血症,故须考虑同时补给钾盐,才能加速碱中毒的纠正,但应在患者尿量超过 40 mL/h 后再补给钾盐。对缺钾性碱中毒,补充钾才能纠正细胞内外离子的异常交换和终止从尿中继续排酸。补钾只有补充氯化钾才能同时纠正低钾血症和碱中毒,如用碳酸氢钾、醋酸钾或柠檬酸钾替代氯化钾,因能促进 H^+ 排出,碱中毒反而得不到纠正。

严重代谢性碱中毒(血浆 HCO_3^- $45\sim50$ mmol/L,pH>7.65),上述方法不能充分纠正或无反应,可从中心静脉缓慢滴注 0.1 mmol/L 的等渗盐酸溶液($25\sim50$ mL/h)。切忌将该溶液经周围静脉输入,因一旦溶液渗漏,会导致皮下软组织坏死的严重后果。输注盐酸溶液的目的是尽快补充 H^+ 和 Cl^-,迅速清除碳酸氢钠。也可用盐酸精氨酸纠正碱中毒,1 g 盐酸精氨酸含 H^+ 和 Cl^- 各4.8 mmol,既可补充 Cl^-,又可中和过多的 HCO_3^-,但能引起血钾升高,治疗期间注意血钾浓度。盐酸或盐酸精氨酸输入量可按下列公式计算。第一个公式:需要补给的 Cl^- 量(mmol)＝[Cl^- 的正常值(mmol/L)－Cl^- 的测得值(mmol/L)]×体重(kg)×0.2。第二个公式:需要补给的 H^+ 量(mmol)＝[HCO_3^- 的测得值(mmol/L)－HCO_3^- 的正常值(mmol/L)]×体重(kg)×0.4。第一个 24 小时内一般可给计算所得的补给量 1/2,必要时第二天重复治疗。

代谢性碱中毒纠正不宜过快,一般也不要求完全纠正,关键是解除病因。治疗期间,应经常进行血气分析、电解质、尿液 pH 或尿 Cl^- 的测定,以观察疗效。

四、呼吸性酸中毒

呼吸性酸中毒是指肺泡通气功能下降,不能充分地排出体内生成的 CO_2,使 $PaCO_2$ 增高,引起高碳酸血症。

(一)病因

呼吸性酸中毒的常见病因:①异物、喉痉挛等造成的气道阻塞。②药物、麻醉、神经性疾病等造成的呼吸中枢抑制。③多发性脊髓炎、重症肌无力、重症低钾血症等造成呼吸肌麻痹。④胸部挤压伤、严重气胸、大量胸腔积液等造成的胸廓活动异常。⑤呼吸机使用不当,通气量过小。⑥广泛的肺组织病变,如严重支气管哮喘、成人呼吸窘迫综合征、急性心源性肺水肿和慢性阻塞性肺疾病都可由于肺通气障碍引起高碳酸血症。外科患者如果合并存在这些肺部慢性疾病,在手术后更容易产生呼吸性酸中毒。

(二)临床表现

患者可有呼吸困难,全身乏力和换气不足,有时有气促、发绀、头痛、胸闷等症状。随着酸中毒的加重,患者可有血压下降、谵妄、昏迷等症状。如果没有低氧性脑损伤,脑病通常可以逆转。

在急性呼吸性酸中毒,血气分析显示由于 $PaCO_2$ 急性升高导致的 pH 降低,HCO_3^- 可以正常或轻度增加。虽然存在缓冲,但是由于 $PaCO_2$ 每升高0.1 kPa(1 mmHg),血浆 HCO_3^- 仅升高0.1 mmol/L,而且其总量增加不超过 4 mmol/L,不足以维持血浆 HCO_3^- 和 H_2CO_3 浓度的正常比值,因此急性呼吸性酸中毒往往是失代偿的。慢性呼吸性酸中毒,由于肾脏的代偿作用,血浆 HCO_3^- 增高,pH 下降减弱,导致 $PaCO_2$ 每升高 0.1 kPa(1 mmHg),血浆 HCO_3^- 增加 0.3～0.4 mmol/L,大于或小于预期血浆 HCO_3^- 增加提示分别同时存在原发性代谢性碱中毒或代谢性酸中毒或其他混合型酸碱平衡失调。

(三)治疗

急性呼吸性酸中毒时,应迅速去除引起通气障碍的原因,改善通气功能,使积蓄的 CO_2 尽快排出。必要时,做气管插管或气管切开术,使用呼吸机,以改善换气。如果因呼吸机使用不当而发生酸中毒,则应调整呼吸机的频率、压力或容量。

碳酸氢钠是常用碱性药物,但此药能产生更多的二氧化碳,所以在治疗急性呼吸性酸中毒中不常规使用,其使用指征仅限于:①pH<7.15,$PaCO_2$ 又一时不能控制者,可用小量碳酸氢钠(44～88 mmol)。②严重哮喘发作状态,因 pH 低,气管对支气管舒张药的反应性降低,用碳酸氢钠调整 pH 后能产生支气管扩张效应。但必须注意治疗反应,若用药后支气管痉挛不减轻或 $PaCO_2$ 增高,则应停药或同时使用机械通气。

引起慢性呼吸性酸中毒的基础病大多难以治愈,因此强调预防,加强围术期处理,如控制呼吸道感染、体位引流、促进排痰和应用小支气管扩张剂等。严重慢性呼吸性酸中毒患者,因低 PaO_2 成为呼吸中枢唯一有效的刺激因素,而且由于血浆 HCO_3^- 代偿性地增高,CO_2 如果排出过快,将导致代谢性碱中毒,血红蛋白氧离曲线左移,血钾降低,脑血管和冠状血管收缩,致使病情恶化,所以通常给予持续低流量吸氧(0.5～2.0 L/min 或吸入氧浓度为 0.24～0.35)和/或使用机械通气,逐步降低 $PaCO_2$(每小时不超过 0.8 kPa),同时监测血钾浓度。

五、呼吸性碱中毒

呼吸性碱中毒是指肺泡通气过度,体内生成的 CO_2 排出过多,以致血的 $PaCO_2$ 降低,引起低碳酸血症。

(一)病因

引起通气过度的原因很多,例如分离(转换)障碍、疼痛、低氧血症、水杨酸或氨中毒、肝硬化、肝性脑病、发热、革兰氏阴性菌败血症和呼吸机辅助通气过度等。

(二)临床表现

通常呼吸的深度和频率明显增加,患者常诉焦虑,胸部紧缩感或胸痛,可有口周、肢端麻木和针刺感,手足搐搦,头晕,轻度头痛,晕厥等症状。危重患者发生急性呼吸性碱中毒,常提示预后不良,或将发生急性呼吸窘迫综合征。

急性呼吸性碱中毒时,血浆 pH 升高,$PaCO_2$ 迅速降低,HCO_3^- 正常或略微降低,一般 $PaCO_2$ 每下降 0.1 kPa(1 mmHg),血浆 HCO_3^- 浓度仅降低0.2 mmol/L,而且其总量降低不超过 4 mmol/L,不足以完全代偿。慢性呼吸性碱中毒时,由于肾脏的代偿作用,血浆 HCO_3^- 降低,pH 下降减弱,平均 $PaCO_2$ 每下降 0.1 kPa(1 mmHg),血浆 HCO_3^- 降低0.4～0.5 mmol/L,大于或小于预期 HCO_3^- 降低提示同时存在原发性代谢性酸中毒或代谢性碱中毒或其他混合型酸碱平衡失调。

(三)治疗

应防治原发病和去除引起通气过度的原因。急性呼吸性碱中毒患者可吸入含 5% CO_2 的氧气,或用纸袋罩于患者口鼻使其再吸入呼出的气体以维持血浆 H_2CO_3 的浓度。对精神性通气过度患者可用镇静药。机械通气患者,应调整呼吸机的频率、压力或容量,增加呼吸道无效腔。手足搐搦者可静脉注射葡萄糖酸钙。

六、混合型酸碱平衡失调

混合型酸碱平衡失调是指同一患者有两种或两种以上的单纯型酸碱平衡失调同时存在。混合型酸碱失调的病理生理变化比较复杂,临床表现不典型,会给诊断带来较大的困难。遇到酸碱平衡失调的患者,如果 $PaCO_2$ 和血浆 HCO_3^- 测定的结果不符合两者变化的比例关系时,应考虑有混合型酸碱失调的可能。此外,阴离子间隙的测定有助于判断是否同时存在代谢性酸中毒和代谢性碱中毒。

(张学文)

第二章

普外科常用治疗技术

第一节 无 菌 术

一、手术人员、参观人员着装要求

(1)根据身高、体型选择合适型号的刷手服。

(2)在更衣室更换刷手服。将上衣下摆放入裤子内。穿手术室专用拖鞋。

(3)戴好帽子、口罩。帽子尽量遮盖头发,特别是鬓角及发髻,以减少暴露。戴布口罩时,口罩上缘不低于鼻梁处,充分遮盖口鼻部。戴一次性口罩时,应在鼻梁处夹紧金属条,防止口罩滑落。

二、刷手的方法及要求

(1)剪短指甲,使指甲平整光滑,将袖口挽至上臂上 1/3 以上。

(2)用消毒液、流动水将双手和前臂清洗一遍。

(3)取无菌毛刷淋上消毒液,自指尖至上臂 1/3,彻底无遗漏刷洗手指、指间、手掌和手背,双手交替用时 2 分钟,刷手臂时手保持高于手臂,用时 1 分钟,指甲及皮肤皱褶处应反复刷洗。

(4)流动水冲洗手和手臂,从指尖到肘部,向一个方向移动冲洗,注意防止肘部水反流到手部。

(5)流动水冲洗手刷,再用此刷按步骤 3 刷洗手及手臂 2 分钟,不再冲洗,将手刷弃入洗手池内。

(6)手及前臂呈上举姿势,保持在胸腰段回手术间,将手、手臂用无菌擦手巾擦干。

(7)刷手期间若被污染,应重新刷手。

三、穿无菌手术衣的注意事项

(1)穿无菌手术衣时,需有足够的空间,以免手术衣抖开过程中被污染。

(2)擦手完毕,双手提起衣领两端,轻轻向前上方抖开,并检查手术衣有无破洞。

(3)未戴手套的手不可拉衣袖或触及其他部位。

(4)穿好无菌手术衣、戴好无菌手套后,手臂应保持在胸前,高不过肩、低不过腰,双手不可交叉放于腋下。

四、戴无菌手套的方法及注意事项

(一)无触及戴手套法

(1)刷手护士穿无菌手术衣,手留在袖口内侧不伸出。

(2)隔衣袖取出一只手套,与同侧手掌心相对,手指朝向身体,手套开口置于袖口上。

(3)打开手套反折部,束住袖口,翻起反折,盖住袖口后,向后拽动衣袖,手指插入手套内。

(4)同法戴好另一只手套后,双手调整舒适。

(二)协助术者戴手套法

(1)刷手护士取一只手套,双手从手套反折处撑开手套,将手套的拇指侧朝向医师,注意避免触及医师的手。

(2)医师将手插入。

(3)同法戴另一只手套。

(三)注意事项

(1)未戴手套的手不可触及手套外面。

(2)已戴手套的手不可触及未戴手套的手。

(3)手套的上口要严密地套盖住手术衣袖。

(4)同时检查手套是否有破洞。

(5)如发现有水渗入手套内面,必须立即更换,以防止在手术过程中细菌进入切口而引起感染。

(6)协助术者戴手套时,刷手护士应戴好手套,并避免触及术者皮肤。

五、手术区皮肤消毒的原则

(1)消毒前检查皮肤清洁情况,如油垢较多或粘有胶布痕迹时,应用汽油擦净;备皮不净者,应重新备皮。

(2)消毒范围原则上以最终切口为中心向外 20 cm。

(3)医师应遵循刷手方法,刷手后方可实施消毒。

(4)消毒顺序以手术切口为中心,由内向外、从上到下,已接触边缘的消毒垫,不得返回中央涂擦,若为感染伤口或肛门区消毒,则应由外向内。

(5)医师按顺序消毒一遍后,应更换消毒钳及消毒垫后再消毒第二遍。

(6)使用后的消毒钳应放于指定位置,不可放回无菌台面上。

(7)若用碘酊消毒,待碘酊干后,应用 75% 乙醇彻底脱碘两遍,避免遗漏,以防化学烧伤皮肤。

六、无菌巾、无菌单铺置要求

(1)铺无菌巾由穿无菌衣、戴无菌手套完毕的刷手护士和已刷手的手术医师共同完成。

(2)刷手护士将无菌巾传递给手术医师,注意在传递过程中,手术医师避免触及刷手护士的手套。

(3)距离切口四周 2~3 cm 铺置无菌巾,无菌巾一旦放下,就不要再移动,必须移动时,只能由内向外。

(4)严格遵循铺巾顺序,方法视手术切口而定。原则上第一层无菌巾铺置的顺序是先遮住污染区域,然后顺序铺出手术野。例如腹部切口铺巾顺序为先铺下方,然后对侧,再铺上方,最后近侧。

(5)铺第一层治疗巾后可用巾钳固定或用皮肤保护膜覆盖。其他层次固定均用组织钳。

(6)无菌大单在展开时,刷手护士要手持单角向内翻转遮住手背,以免双手被污染。

(7)无菌大单应悬垂至手术床缘 30 cm 以下,无菌台面布单不少于 4 层。

(8)打开无菌中单时,应注意无菌单不要触及无菌衣腰以下的部位。

七、手术的无菌原则

(1)手术过程中传递器械时要在医师胸前传递,隔人传递时在主刀手臂下传递。

(2)掉落到手术台平面以下的器械、物品即视为污染。

(3)同侧手术人员调换位置时,先退后一步转身,背靠背或面对面换至另一位置。

(4)手术中如手套破损或触及有菌区,应更换手套。衣袖触及有菌区则套无菌袖套或更换手术衣。

(5)无菌区被浸湿,应加盖 4 层以上无菌单。

(6)切开污染脏器前,用纱垫保护周围组织,以防污染。

(7)皮肤切开及缝合前、后,要用消毒液涂擦切口皮肤一次。

(8)接触有腔器官的器械与物品均视为污染。

(9)污染与非污染的器械、敷料应分别放置。

(10)无菌台上的物品一旦被污染或怀疑被污染应立即更换。

八、手术伤口的分类

按手术部位有无细菌的污染或感染,可将手术分为以下三大类。

(一)无菌手术

无菌手术是指经过消毒处理,手术部位内没有细菌的手术。但实际上,多数所谓无菌手术,并非绝对无菌,只是细菌很少或接近无菌。这类手术局部感染发生率低,一般可达到一期愈合。

(二)污染手术

经过消毒处理,手术部位内仍有细菌,但未发展成感染。例如,开放性损伤的清创术、择期性胃切除术、单纯性阑尾切除术等。根据手术局部原有的细菌数量不同,又可分为轻度污染和重度污染两种,后者术后感染率高于前者。

(三)感染手术

手术部位已发生感染(如痈、脓肿),伤口一般需要引流的手术。大多为二期愈合。

九、手术室一般规则

(1)严格执行无菌技术原则,除参加手术的医护人员及与手术相关的工作人员和学生,其他人员未经许可不得进入手术室。

(2)进入手术室的人员必须换上手术室的专用衣、帽、拖鞋、口罩等。

(3)手术时工作人员暂离手术室外出时,如到病房看患者、接送患者、送病理标本或取血时,必须更换外出的衣和鞋。

（4）手术室内须保持肃静,严禁吸烟。

（5）参加手术的人员必须先进行无菌手术,后进行感染手术。

（6）手术间内要保持肃静,谈话仅限于与手术有关的内容,严禁闲聊谈笑。

（7）手术间内外走廊的门要保持关闭状态,以保证手术间层流的正常运作。

十、参观手术规则

（1）院外人员须经医院有关部门批准后方能按照指定日期、时间、人数及指定的手术进行参观。

（2）每个手术间参观人数一般限于 2～3 人,且只限在指定的手术间内,不得随意进入其他手术间。特殊感染、夜间急症手术谢绝参观。

（3）参观者要注意减少走动,注意不能触及或跨越无菌区,参观者要与术者保持 15 cm 以上的距离。

十一、洁净手术间的等级标准

洁净手术间的等级标准见表 2-1。

表 2-1　洁净手术间的等级标准

等级	手术室名称	手术区空气洁净度级别
Ⅰ	特别洁净手术室	100 级
Ⅱ	标准洁净手术室	1 000 级
Ⅲ	一般洁净手术室	10 000 级
Ⅳ	准洁净手术室	300 000 级

十二、各等级洁净手术(间/室)适用手术

（1）Ⅰ级特别洁净手术室:适用于关节置换、器官移植及脑外科、心脏外科和眼科等手术中的无菌手术。

（2）Ⅱ级标准洁净手术室:适用于胸外科、整形外科、泌尿科、肝胆胰外科、骨外科和普通外科中的一类切口无菌手术。

（3）Ⅲ级一般洁净手术室:适用于普通外科、妇产科等手术。

（4）Ⅳ级准洁净手术室:适用于肛肠外科及污染类手术。

十三、洁净手术室的温度及湿度

室内应有冷暖空调,温度保持在 20～25 ℃,相对湿度为 50%～60%。

（姚世新）

第二节 显 露

手术野充分显露是保证手术顺利进行的先决条件。特别是深部手术,良好的显露不仅使术野解剖清楚,而且便于手术操作,增加手术安全性。手术野显露程度虽与患者的体位、照明、麻醉时肌肉松弛情况等诸多因素有关,但选择适当的切口和做好组织分离是显露手术野的基本要求。

一、切口

正确选择手术切口是显露手术野的重要步骤,理想的手术切口应符合下列要求。

(1)能充分显露手术野,便于手术操作。原则上切口应尽量接近病变部位,同时能适应实际需要,便于延长和扩大。

(2)操作简单,组织损伤小。

(3)有利于切口愈合、瘢痕小及功能恢复。

在实际工作中,切口的设计还应注意下列问题。①切口最好和皮肤皱纹平行,尤其面部和颈部手术更为重要,此切口不仅缝合时张力低,而且愈合后瘢痕小。②较深部位切口应与局部血管、神经走行近于平行,可避免对其损伤。③要避开负重部位,如肩部和足部手术的切口设计应避开负重部位,以免劳动时引起疼痛。

组织切开要用手术刀,执刀方法主要有持弓式、指压式、执笔式和反挑式四种。

根据不同切口需要选用不同执刀方法。在切开时,手术刀需与皮肤垂直,用力适当,力求一次切开一层组织,避免偏斜或拉锯式多次切开,造成边缘不整齐而影响愈合。深部筋膜、腱鞘的切开,应先剪一小口,再用止血钳分离张开后剪开,以防损伤深部血管和神经。切开腹膜或胸膜时要防止内脏损伤,切开肌肉多采用顺肌纤维方向钝性分开。

二、分离

分离是显露深部组织、游离病变等的重要操作。分离的范围视手术的需要,按照正常组织间隙进行,这样不仅容易分离,且损伤轻,出血少。常用方法有两种。

(一)锐性分离

用锐利的刀或剪进行的分离。常用于较致密的组织,如腱鞘、瘢痕组织、恶性肿瘤手术中分离。一般用刀刃在直视下沿组织间隙做垂直的短距离的切开或用闭合的剪刀伸入组织间隙内。但不要过深,然后张开分离,仔细观察无重要组织后再剪开。此法组织损伤小,但要求在直视下进行,动作应精细准确。

(二)钝性分离

用刀柄、止血钳、剥离纱球或手指等插入组织间隙内,用适当的力量推开周围组织。常用于正常肌肉、筋膜、腹膜后、脏器间及良性肿瘤包膜外疏松组织的分离。该法分离速度快,可在非直视下进行,但力量要适当,避免粗暴动作造成不必要的组织撕裂或重要组织的损伤。在实际操作中,上述两种方法常配合使用。

(姚世新)

第三节　止　　血

组织切开分离或病变切除等操作过程中均会导致出血,彻底止血不仅能减少失血量,保证患者安全,而且能使手术野显露清楚,便于手术操作,有时因止血不彻底造成组织血肿、继发感染等并发症。常用的止血方法有以下几种。

一、局部压迫止血法

局部压迫止血法是常用的止血初步措施。当毛细血管渗血或小血管出血,暂时用手指或纱布压迫出血处,如凝血功能正常,出血多可自止。对较大血管出血,暂时压迫出血处,待清除手术野积血,看清出血点后再予以处理。有时对较大血管破裂出血或毛细血管的弥漫渗血,患者全身情况危急,而用其他止血方法困难或无效时,也可用纱布局部填塞压迫止血,但纱布不能长期留在体内,一般3~5天取出,取出时间过早可再次出血,过晚容易继发感染。

二、结扎止血法

结扎止血法是最常用、最可靠的止血方法。在组织切开或分离时,如血管已断裂出血,可用血管钳的尖端快速准确地夹住出血部位的血管,或用纱布暂时压迫,待看清出血点后再予以钳夹。如已看到血管或预知有血管时可先用血管钳夹住血管两端,在其中间切断,然后用丝线结扎出血血管。切忌盲目乱夹造成组织损伤或大出血。常用的结扎方法有两种。

(一)单纯结扎
用缝线绕过血管钳下面血管或组织而结扎,适用于微小血管出血。

(二)缝合结扎
用缝线通过缝针穿过血管端和组织,绕过一侧,再绕过另一侧打结。也可绕过一侧后再穿过血管和组织,于另一侧打结。适用于较大血管重要部位的止血。对较大血管的出血,上述两种方法常合并使用,先在血管的断端做一单纯结扎,再在其远端做一贯穿缝合结扎,更为安全可靠。

三、电凝止血法

电凝止血法是用电灼器通过电流使组织发生凝固的原理达到止血目的。电灼器可以直接电灼出血点,也可先用血管钳夹住出血点,再用电灼器接触血管钳止血。此法止血迅速,常用于面积较广的表浅部位的止血。应用电凝止血时须注意:①用乙醚麻醉的手术使用该法时,应先关闭麻醉机,以免发生爆炸。②患者皮肤不宜与金属物品接触,以防电伤。③凝血组织可脱落发生再次出血,所以不用于较大血管出血和深部组织出血。

四、其他止血法

用于一般方法难于止住的创面或骨髓腔等部位的渗血,可采用局部止血物品,如吸收性明胶海绵、淀粉海绵、止血纱布、骨蜡等。这些药物可以吸收或被包裹,用于体腔内止血,不必取出。

(姚世新)

第四节　打结和剪线

一、打结

打结是手术操作中最常用和最基本的技术之一。止血、缝合都需要结扎,结扎是否牢靠,与打结技术是否正确有密切关系。不正确的打结易发生结扎松动、滑脱、继发性出血。因此,外科医师必须熟练地掌握打结技术,做到既简单又迅速可靠。

(一)常用的打结方法

常用的打结方法见图 2-1。

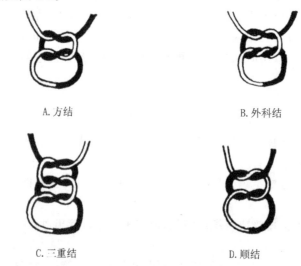

A.方结　　　　　　　　　　　　B.外科结

C.三重结　　　　　　　　　　　D.顺结

图 2-1　常用手术结扣

1.方结

方结是由两个方向相反的单结组成的。该结方法简单,速度快,打成后不易松动或滑脱,是手术中最常用的结。

2.外科结

外科结是将第一结扣线重绕两次,然后打第二结扣,该结摩擦面比较大,不易松开,但比较费时,一般不采用。

3.三重结

打成方结后,再打一个与第一结扣方向相同的结,加强其牢固性。常用于较大血管或组织的结扎。在使用肠线、尼龙线打结时,因易出现松动、滑脱,也常使用三重结。

4.顺结

由两个方向完全相同的结扣组成。该结扣容易松开滑脱,除浅表部位的结扎止血外,一般不宜使用。

(二)打结技术

1.单手打结法

一般由左手持缝线,右手打结。单手打结速度快,简便,但如两手用力不当,易成滑结(图 2-2)。

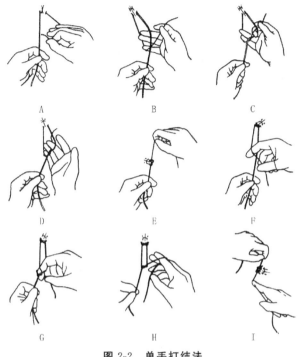

图 2-2　单手打结法

2.双手打结法

即用双手分别打一结扣,为最可靠的打结法。但所需线较长,速度较慢。常用于深层部位的结扎(图 2-3)。

3.持钳打结法

用左手持线,右手持钳进行打结。常用于缝线过短或狭小手术野的中小血管的结扎(图 2-4)。

(三)注意事项

打结方法很多,不论采用何种方法,都应注意下列事项。

(1)拉线的方向应顺结扎方向,否则易在结扎处折断或结扎不牢。

(2)双手用力必须相等,否则易成滑结。

(3)在打第二结扣之前,注意第一结扣不要松开,必要时可用一把血管钳压住第一结扣,待第二结扣收紧时,再移去血管钳。

二、剪线

为了防止结扣松开,在剪线时需留一段线头。留线的长短取决于缝线的类型、粗细和结扣的多少。通常丝线留 1～2 mm,肠线和尼龙线留 3～4 mm。粗线可留长些,细线短些;深部结扎可留长些,浅部短些;结扎次数少者要留长些,结扎次数多者可留短些;剪线方法是在直视下将剪刀尖端稍张开,沿拉线向下滑至结扣处,向上倾斜 25°～45°,然后剪断缝线,倾斜度的大小取决于留线头的长短。

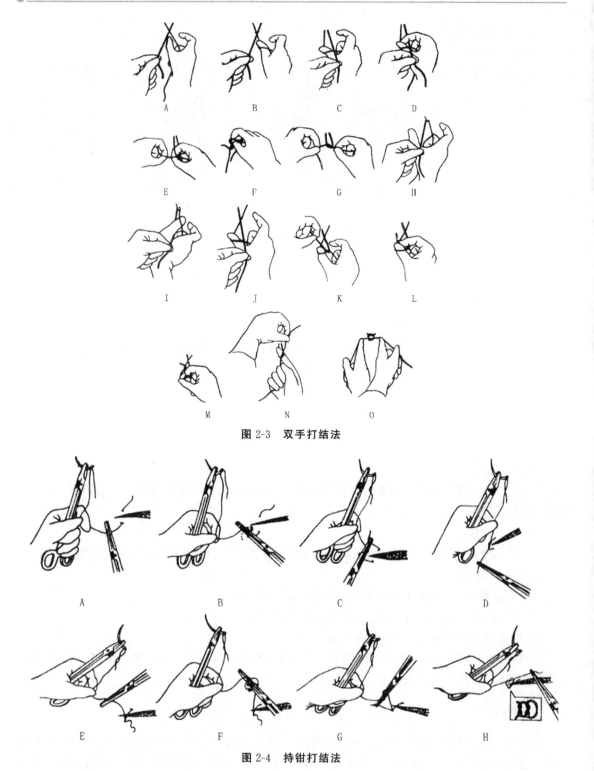

图 2-3　双手打结法

图 2-4　持钳打结法

（姚世新）

第五节　缝合与拆线

组织切开、断裂或恢复空腔脏器的连续性,除特殊情况外,一般均需缝合后才能达一期愈合。在正常愈合能力下,愈合是否完善,常取决于缝合方法和操作技术是否正确。目前常用的缝合法基本上可以分为两大类,即手工缝合法和器械缝合法。

一、手工缝合法

该法应用灵活,不需要特殊设备和材料,可根据不同性质的切口选用不同的缝线和缝合方法,手工缝合是手术中最常用的缝合法。

手工缝合常用的缝线有铬制肠线、丝线、尼龙线和金属线四种。各种缝线各有其优缺点,可根据手术的需要,选用合适的缝线。一般来说,无菌切口或污染很轻的切口多选用丝线。丝线不能被组织吸收,如发生感染,因异物作用,容易形成经久不愈的窦道,直至取出线头或线头脱出才能愈合;胆管、泌尿道的黏膜缝合,以及感染或污染严重的创口缝合,选用肠线。肠线在缝合后10～20天被组织吸收,不产生异物作用;整形手术的缝合和小血管吻合常采用尼龙线,组织反应小,抗张力强;神经、肌腱应用无创线及肌腱缝线;腹壁张力大的缝合常用金属线。

手工缝合方法基本上可分为单纯缝合、内翻缝合和外翻缝合三类,每类中又可分为间断式和连续式两种(图2-5)。

(一)单纯缝合法

操作简单,将切开的组织边缘对正缝合即可。间断式或双间断式缝合("8"字缝合)多用于缝合皮肤、皮下组织、筋膜和肌腱等组织;连续式缝合常用于腹膜、胃肠道吻合的内层缝合;另一种连续式缝合亦称连续交锁式缝合或称毯边式缝合,多用于胃肠道吻合的后壁内层缝合,有较好的止血作用。为使对合整齐,缝合时应使切口两边缘的针距和进针深度尽量相等。

(二)内翻缝合法

将缝合组织的边缘向内翻入缝合,使其外面光滑而有良好的对合。多用于胃肠道的吻合,可减少感染和促进愈合。胃肠道吻合的内层缝合可用肠线做连续内翻缝合,也可用丝线做间断内翻缝合;外层缝合多用丝线做褥式内翻缝合。小范围的内翻,如阑尾根部残端的包埋可用荷包缝合法。

(三)外翻缝合法

将缝合的组织边缘向外翻出缝合,使其内面光滑。多用于血管的吻合和腹膜的缝合,以减少血管内血栓形成和腹膜与腹腔内容物粘连。

手工缝合方法很多,不论采用何种,均应注意下列事项。

(1)应按组织的解剖层次分层进行缝合,缝合的组织间要求对位正,不夹有其他组织,少留残腔。

(2)结扎缝线的松紧度要适当,以切口的边缘紧密相接为宜,过紧影响血液循环,过松则使组织对合不良,影响愈合。

(3)缝合时针间距离以不发生裂隙为宜。例如,皮肤缝合针距通常掌握在1.0～1.5 cm,进出针与切口边缘的距离以 0.5～1.0 cm 为宜。

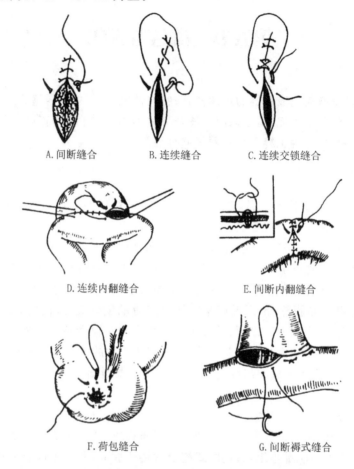

A.间断缝合　　B.连续缝合　　C.连续交锁缝合

D.连续内翻缝合　　　　E.间断内翻缝合

F.荷包缝合　　　　G.间断褥式缝合

图 2-5　各种缝合法

（4）对切口边缘对合张力大者,可采用减张缝合。

二、器械缝合法

根据钉书器的原理制成一定形状的器械,将组织钉合或吻合称为器械缝合法。用此法代替手工缝合,可省时省力,且组织对合整齐。但由于手术区的解剖关系和各种器官不同,限制了器械的使用范围。目前常用的缝合器主要用于消化道手术,如管状吻合器、残端闭合器、荷包缝合器等。使用前须详细了解器械的结构、性能和使用方法,才能取得良好效果。

三、拆线

皮肤缝合线需要拆除,因全身不同部位的愈合能力及局部的张力强度不同,所以,拆线的时间也不一样。一般来说,胸、腹、会阴部手术后 7 天拆线;头、面、颈部手术后 5～6 天拆线;四肢、关节部位手术,以及年老体弱、营养状态差或有增加切口局部张力因素存在者可在手术后 9～12 天拆线或分期进行拆线。

拆线时先用乙醇消毒切口,然后用镊子提起线结,用剪刀在线结下靠近皮肤处剪断缝线,随即抽出。这样可使露在皮肤外面的一段线不经皮下组织抽出,可防止皮下组织孔道感染。抽出缝线后,局部再用乙醇涂擦一遍,然后用无菌纱布覆盖,切口有明显感染时,可提前拆除部分或全部缝线。

(姚世新)

第六节　常用浅表手术

一、切开引流术

(一)体表脓肿

1.方法步骤

局部浸润麻醉,范围较大或估计脓肿较深者可选用静脉全身麻醉。在脓肿波动最明显的部位用尖刀刺入脓肿内,向两侧挑开,使切口够大以利脓肿引流。放出脓液,留取标本送细菌培养及药敏试验。用止血钳撑开切口,并向周围轻轻分离间隔,必要时以手指伸入脓腔,将脓肿内间隔打通。用过氧化氢及稀释的络合碘盐水冲洗脓腔,脓腔内填塞入生理盐水纱条以起到引流和止血的作用,伤口覆以厚层敷料。术后使用抗生素,一般术后 2～3 天开始换药。

2.注意事项

如局部症状不明显者,应先行穿刺,抽得脓液后方可手术。切口的选择应利于脓肿的引流,必要时可行对口引流。切口的方向一般按皮纹、关节部位做横切口,有神经、血管的部位沿其走行切开。填塞的引流条尾部应留于切口外,引流物的种类和数量应做详细记录。

(二)手部感染

1.方法步骤

(1)甲沟炎:沿患侧甲沟缘向上,做凸向指侧面的弧形切口,长度不超过甲床基底平面。用尖刀分离部分指甲上皮并将其掀起,放出脓液后,置入小片乳胶片或凡士林纱布引流。如有嵌甲,应将患侧指甲部分切除。

(2)脓性指头炎:在指头侧面前部做一纵向切口,切口长度已达到充分引流为目的,但需距离手指远端屈曲皱纹 0.5 cm。切断脓腔内纤维间隔,如脓腔较大,需做对口引流。去除坏死组织,放入乳胶片引流,包扎伤口。

2.注意事项

切开引流时注意勿靠指骨太近,以免损伤指深屈肌腱膜。

二、拔甲术

(一)方法步骤

拔甲方法有二:抽拔法及卷拔法。①抽拔法:用尖刀分离指(趾)甲上皮后,将尖刀插入指(趾)甲与甲床间进行分离,以血管钳夹住甲的中部,顺水平方向抽拔。②卷拔法:用尖刀分离指(趾)甲上皮后,将指(趾)甲的一侧边缘与甲床分离,然后以直血管钳的一叶插入甲下至甲根,紧紧夹住指(趾)甲,向另一侧翻转,使指(趾)甲脱离甲床。创面用凡士林纱布覆盖。

（二）注意事项

分离甲床时，动作宜轻柔，器械紧贴指（趾）甲深面，注意保护甲床及甲上皮勿使其损伤，以免新生的指（趾）甲畸形。检查拔出的指（趾）甲是否完整，防止遗留指（趾）甲碎块，以免影响伤口愈合。

三、体表活体组织检查

（一）方法步骤

1.皮肤表面病变取材

慢性皮肤溃疡或肿物已破溃者，选择溃疡质较硬、隆起、不规则的部位，以利刀切取或活检钳夹取病变组织。取材部位以油纱覆盖，外用无菌敷料加以包扎。

2.软组织内病变取材

切开病变部位皮肤、皮下组织及筋膜，充分显露病变，如病变孤立较小，则应完整取出。如病变较大或与周围组织紧密粘连而无法全部取出时，可行楔形切除，压迫或缝合止血，分层缝合伤口。

（二）注意事项

皮肤表面活检取材时应同时多处取材，最好能切取病变与正常交界处的组织，以免漏诊。取出标本应立即放入甲醛溶液或95％的乙醇内固定，以免变性。术前应熟悉病变部位的解剖关系，仔细分离，以免损伤其周围的神经和血管。

四、体表肿物切除术

（一）方法步骤

1.脂肪瘤切除术

沿皮纹方向做切口或按肿瘤长轴做切口。切开皮肤及皮下组织，用组织钳钳夹并提起一侧皮肤，以止血钳或组织剪沿脂肪瘤外膜分离，同样方法剥离另一侧。用组织钳提起脂肪瘤，进一步分离并完整切除肿瘤。

2.皮脂腺囊肿切除术

以囊肿为中心，将皮肤做一梭形切口，使粘连在囊肿表面的皮肤一并切除。切开皮肤及皮下组织。用组织剪及止血钳沿囊肿壁分离，剪开其周围组织，直至将囊肿完整切除。止血后缝合皮下组织及皮肤。

（二）注意事项

脂肪瘤切除术时应逐层切开，正确辨认脂肪组织与脂肪瘤。皮脂腺囊肿切除术术中要细心地沿囊壁剥离，以免剥破囊壁而增加感染机会。缝合切口时不要留无效腔，防止血肿形成。较大的体表肿物切除后，皮下应放置引流条，并加压包扎。头面部体表肿物切除术时，切口应按皮纹方向慎重设计。

五、腋臭切除术

（一）方法步骤

剃尽腋毛，清洗局部。用甲紫沿毛根外围做一梭形切口标记。局部浸润麻醉。沿标记线切开皮肤、显露出脂肪层后用组织钳钳夹并提起切开的皮肤一角，将皮肤及浅层皮下组织一并切除。边切边以纱布压迫,待切除完毕后,彻底结扎止血。将皮肤皮下组织一起缝合,加压包扎。如腋毛区面积过大时,可做 Z 字形皮瓣转移缝合。

(二)注意事项

术前认真清洁和严密消毒,术中应严格遵守无菌操作,防止术后发生感染。缝合时应将基底部一并缝上,消灭无效腔,减少血肿形成。双侧腋臭宜分次切除。

六、血栓性外痔切除术

(一)方法步骤

取侧卧位,用 1% 普鲁卡因浸润肿块四周、表面及基底部。围绕肿块中心做一与肛门呈放射状的梭形切口。切开皮肤即见紫红色血肿,用血管钳沿血肿的四周进行剥离,然后将其与梭形皮肤一并切除。创面应结扎止血,伤口内填以盐水纱布,稍加压力包扎。

(二)注意事项

分离痔核时注意勿损伤肛门外括约肌。

七、痔单纯切除术

(一)方法步骤

低位硬膜外麻醉,俯卧位或膀胱截石位。会阴部消毒铺巾后,充分扩张肛门括约肌。手术从前面的痔核开始。以血管钳夹住近痔核的肛门皮肤部分向外牵引,摸清痔动脉的所在,缝扎痔动脉。然后用弯血管钳夹住痔核的隆起部分,梭形切开痔核两旁黏膜及肛门处皮肤,将扩张的痔静脉丛与肛门外括约肌分离并切除,痔核余下的血管蒂部予以缝扎,仔细止血后,间断缝合黏膜对拢即可。以同样方法处理另外的痔核。

(二)注意事项

分离痔核时注意勿损伤肛门外括约肌。对黏膜的切除应尽量少,两切口间应有 1 cm 以上的正常黏膜相隔,以免手术后发生肛门狭窄。

八、诊断性腹穿

(一)方法步骤

穿刺点一般选择:①脐和髂前上棘连线的中外 1/3 交界处;②经脐水平线和腋前线相交处;③耻骨联合中点和脐之间并偏向一侧。患者宜侧卧位(穿刺侧在下)。局部消毒后,一般可选用 5 mL 或 10 mL 空针穿刺,若患者腹壁较厚可更换细长注射针头。进针速度宜慢,当针尖穿刺腹膜时,手有落空感。抽吸到腹腔内液体后拔除穿刺针,局部按压止血。穿刺液做肉眼观察及涂片检查、细菌培养及药敏、生化方面检验(如测定淀粉酶含量等)。

(二)注意事项

穿刺点应避开手术瘢痕、大的肝和脾、充盈的膀胱及腹直肌。严重腹内胀气、大月份妊娠、腹腔内广泛粘连及躁动不能合作者,不宜行腹腔穿刺。

九、腹腔灌洗术

(一)方法步骤

一般在脐下中线处做小切口或直接用套管针进行穿刺,将一多孔塑料管或腹膜透析管插入腹腔 20~30 cm。如无液体抽出,注入生理盐水 1 000 mL(10~20 mL/kg)。放低导管另一端并连接无菌瓶,令液体借助虹吸作用缓缓流出。有下列情况之一即为阳性:①肉眼血性液;②有胆汁或肠内容物;③红细胞计数超过 10 000/mm³;④白细胞计数超过 500/mm³;⑤淀粉酶高于 100 索氏单位/100 mL。

(二)注意事项

严重腹内胀气、大月份妊娠、腹腔内广泛粘连及躁动不能合作者,不宜行腹腔灌洗。

(姚世新)

第七节　特殊操作技术

一、三腔双囊管的应用

(一)方法步骤

(1)检查两个气囊是否漏气。

(2)将三腔管用液状石蜡充分润滑后进行插管,当插管进入 50~65 cm,抽到胃内容物后,向胃气囊充气并夹毕管口,将导管向外拽至有轻度张力时固定导管。

(3)如患者仍有活动性出血,将食管气囊充气,使其压迫食管下段。

(4)通过导管抽吸胃内容物,并用生理盐水进行冲洗,必要时可向胃内注入凝血药物。

(二)注意事项

(1)留置三腔两囊管期间,患者头部应偏向一侧,并注意及时清除口咽分泌物,以防误吸。

(2)密切观察患者情况,慎防气囊滑脱,堵塞咽喉至窒息。

(3)三腔管一般放置 24 小时,如出血停止,先抽空食管气囊,后抽空胃气囊,再观察 12 小时,如止血,可拔除导管。

(4)如三腔管放置时间长,需每隔 12 小时将气囊抽空 30 分钟,否则,食管胃底黏膜受压时间过长,会发生糜烂、坏死。

二、经外周静脉至中心静脉置管

(一)方法步骤

(1)选择静脉和穿刺点:首选贵要静脉,其次选肘正中静脉,最后选头静脉。穿刺范围在肘关节下两横指内,由于右侧静脉汇入上腔静脉路径较短,因此首选右侧穿刺。

(2)测量导管置入长度:将患者预穿刺手臂与身体呈 90°,测量自穿刺点至右胸锁关节,然后向下至第 3 肋间。

(3)建立无菌区,并给予术野消毒、铺巾。

(4)静脉穿刺:一手固定皮肤,另一手持针穿刺,进针角度为 15°~30°。见回血后将穿刺针与血管平行继续推进 1~2 mm。然后取出穿刺针,插入并推进导管。

(5)修正导管长度后安装连接器,抽回血并正压封管,最后连接肝素帽。

(6)将导管固定,确定位置,拍胸片。

(二)注意事项

(1)输液压力不能＞172 kPa。小注射器所产生的压力要大于大注射器。应尽量使用≥10 mL的注射器推注液体。

(2)行 CT 检查时所用高压注射泵因其压力过高,会损伤导管,应避免使用。

(3)在导管置入过程中推进导管时,当导管头部到达患者肩部时,嘱患者将头向穿刺侧转90°并低头(用下颌贴近肩部),以避免将导管误插至颈静脉。

(4)操作过程中保持患者臂与身体呈90°。

(5)全过程中应严格无菌操作。

三、中心静脉插管及中心静脉压测定

(一)中心静脉插管

1.方法步骤

(1)常用的中心静脉插管包括颈内静脉、锁骨下静脉、股静脉。

(2)插管前术野应严格消毒、铺巾。

(3)局麻下穿刺,颈内静脉沿胸锁乳突肌锁骨头的内侧缘方向向同侧乳头、针头同皮肤呈30°~45°进针;锁骨下静脉沿锁骨中内 1/3 交界处、锁骨下方 1 cm 处进针、针尖指向同侧胸锁关节。

(4)抽出静脉血后放入导丝拔除穿刺针,沿导丝放入导管,拔除导丝,固定导管。

2.注意事项

(1)锁骨下静脉插管常见并发症包括血气胸、纵隔血肿、胸腔积液。因此插管成功后可行胸部 X 线检查明确导管位置及胸腔情况。

(2)颈内静脉插管常见并发症包括颈部血肿、左侧胸导管损伤——乳糜胸。

(3)严防空气栓塞。

(4)注意无菌操作。

(二)中心静脉压测定

1.方法步骤

(1)通过玻璃水柱测定:将有刻度的消毒玻璃柱管充满生理盐水用胶皮管及三通同中心静脉导管连接,水柱零点同右心房水平对齐,将水柱向中心静脉开放,水柱会逐渐下降,其平面随呼吸上下波动。当水柱停止下降,在呼气末时读到的数值即为患者的中心静脉压。

(2)可用监测仪测定。

2.注意事项

(1)正常值为 0.6~1.2 kPa(6~12 cmH$_2$O)。

(2)水柱的高度应足够高,以免测量不准确。

四、动脉插管及动脉血压监测

(一)方法步骤

(1)包括桡动脉插管和股动脉插管,但前者更常用。

(2)插管前注意无菌操作。

(3)桡动脉插管选择桡骨颈突水平,桡动脉搏动最明显处穿刺;股动脉插管在腹股沟韧带下

2 cm 处穿刺。

(4)穿刺成功后固定导管,同监测仪相连接,进行动脉血压监测。

(二)注意事项

(1)常见的并发症为血栓形成,但桡动脉血栓多不会出现缺血性损害,且数月后多可再通;股动脉血栓脱落可阻塞下肢远端动脉,造成缺血性改变。

(2)拔除导管后注意压迫,防止血肿形成或假性动脉瘤形成。

五、环甲膜切开术

(一)方法步骤

(1)患者仰卧,肩下垫高,头部后仰,保持颌尖对准胸骨上切迹。

(2)在甲状软骨与环状软骨间做横行切口,切开皮肤、皮下组织。

(3)左手示指插入切口,摸清环甲筋膜及环状软骨上缘后,用尖刀沿手指上缘刺入环甲筋膜,并扩大切口,插入合适的气管套管。

(二)注意事项

(1)注意环甲筋膜切口应接近环状软骨的上缘,避免损伤环甲动脉的吻合支。

(2)由于本手术是应急手术,一般需在手术后 48 小时内行常规气管切开术,并缝合环甲筋膜切口。因环甲筋膜处气管套管放置过久,将使声门下水肿,环状软骨坏死,造成喉狭窄。

六、气管插管

(一)方法步骤

(1)患者仰卧,头部垫高,使口腔和气管呈喉镜检查位。双手于患者下颌部做 Esmarch 手法,使颈前部略伸直、口腔张开。

(2)右手持喉镜自右口角放入口腔,将舌头推向左方,然后用左手持喉镜,缓慢向前推进,显露悬雍垂。以右手示指勾住上齿列,拇指顶住喉镜并继续向前推进,至看见会厌软骨。左手将喉镜向上、向前提起,即可显露声门。

(3)右手持气管导管后端,使其前端自右口角进入口腔,用旋转力量使其经声门插入气管。

(4)拔除导管管芯,放置牙垫,拔除喉镜。固定并观察胸部呼吸运动,听呼吸音,以明确导管位置是否合适。

(二)注意事项

(1)术前需将义齿取出,明确有无活动牙齿,以防插管过程中脱落入气管中。

(2)动作应轻柔,以避免造成额外损伤。

(3)插管过深可插入支气管内,导致缺氧或一侧肺不张。

七、气管切开术

(一)方法步骤

(1)术者以左手拇指和中指固定环状软骨,在甲状软骨下缘沿颈前正中线向下达胸骨上切迹切开皮肤、皮下组织及颈阔肌。

(2)切开颈白线,用血管钳分离颈前肌群。均等力量向两侧牵开切口,务必使气管保持正中位。在正中位扪及有弹性的管状物即气管。可卡因麻醉气管黏膜后将气管前筋膜与气管一并切开。

（3）气管切开后,用弯血管钳撑开气管,吸净气管内分泌物,解除阻塞后放入气管套管。

(二)注意事项

（1）注意应将气管前筋膜同气管一并切开,由于胸腔负压大,空气可经气管前筋膜切口进入纵隔引起纵隔气肿。

（2）第一软骨环不能切断,否则术后可能发生喉狭窄。

（3）切开软骨环通常用尖刀沿气管正中线由下向上挑开,刀尖不可刺入过深,以免损伤后壁造成气管食管瘘。

（姚世新）

第三章

甲状腺疾病

第一节 急性甲状腺炎

急性甲状腺炎是甲状腺发生的急性化脓性感染，它是由细菌或真菌感染所致，细菌或真菌经血液循环、淋巴道或邻近化脓病变蔓延侵犯甲状腺引起急性化脓性炎症，使甲状腺组织发生变性、渗出、坏死、增生等炎症病理改变而导致的一系列临床表现。由于甲状腺血运极为丰富，淋巴回流良好，有完整的包膜，且甲状腺组织内碘浓度高，故其抗感染力强，因而受感染形成甲状腺炎的概率不高。

一、病因

常见的病原菌为金黄葡萄球菌、溶血性链球菌、肺炎链球菌、革兰氏阴性菌等。细菌可经血道、淋巴道、邻近组织器官感染蔓延或穿刺操作进入甲状腺。大部分患者继发于上呼吸道、口腔或颈部软组织化脓性感染的直接扩散，如急性咽炎、化脓性扁桃体炎等。少部分患者继发于败血症或颈部开放性创伤。营养不良的婴儿、糖尿病患者、身体虚弱的老人或免疫缺陷的患者易发。梨状窝瘘是引起儿童急性甲状腺炎的主要原因。Walfish 等报道 1 例癌性食管-甲状腺瘘并甲状腺需氧菌和厌氧菌混合感染的甲状腺炎。病毒感染非常罕见，但已有数例 AIDS 患者患甲状腺巨细胞病毒感染的报道。

二、病理

(一)肉眼所见

甲状腺呈弥漫性或局限性肿大，如发病前甲状腺正常，多呈弥漫型；如原有甲状腺腺瘤或结节，则多为局限型。炎症可累及单侧甲状腺或双侧甲状腺，有的仅限于峡部。炎症的后期可表现局部脓肿。

(二)镜检

典型的急性甲状腺炎的组织学变化是在甲状腺内有大量中性粒细胞浸润及组织坏死，呈急性化脓性炎或非化脓性炎改变，化脓性炎常见微脓肿形成，甲状腺滤泡破坏，血管扩张充血，有时可见细菌菌落。

三、临床表现

急性甲状腺炎多见于中年女性。发病前 1~2 周多有咽痛、鼻塞、头痛、全身酸痛等上呼吸道感染史。

(一)症状

突然发病,患者出现寒战高热、出汗及全身不适,甲状腺部位出现疼痛,疼痛可波及耳后、枕部,颈部后伸、吞咽时甲状腺疼痛加剧,疼痛可向两颊、两耳或枕部放射,若化脓则出现胀痛、跳痛。严重者可有声嘶、气促、吞咽困难等,并有邻近器官或组织感染的征象。

(二)体征

体温可在 38~39 ℃或以上,急性病容,甲状腺肿大并出现局部肿块,局部皮肤发红、发热,甲状腺区有明显触痛,呈现红肿热痛的典型的炎症表现。成脓后局部可出现波动感。少数患者可发生搏动性肿物。患者可有心动过速等。

(三)急性甲状腺炎的并发症

较为罕见。

1.甲状腺功能减退

腺体组织的坏死和脓肿形成可引起甲状腺功能减退。主要因感染导致腺体的破坏,临床可出现暂时性甲状腺功能减退。

2.脓肿压迫症

甲状腺脓肿压迫神经和气管,可出现声带麻痹、气管阻塞、局部交感神经功能紊乱等表现。

3.感染局部蔓延

甲状腺脓肿破裂向周围组织和器官(如前纵隔、气管及食管)穿破及扩散,可引致颈内静脉血栓形成和气管穿孔等。

4.感染全身扩散

感染经血路全身扩散,患者可并发肺炎、纵隔炎、心包炎、脓毒血症等。若延误治疗常可导致死亡。

5.急性甲状腺炎复发

在复发性急性甲状腺炎中,80%是因为持续存在梨状窦-甲状腺瘘,其中的 92%发生在甲状腺左叶,6%发生在右叶,2%为双侧甲状腺发生。

四、相关辅助检查

(一)实验室检查

1.血常规

周围血白细胞计数和中性粒细胞升高。

2.血沉及 C 反应蛋白

红细胞沉降率加快;C 反应蛋白增高。

3.甲状腺的功能检查

细菌感染的急性甲状腺炎患者,其甲状腺的功能大都正常;但在真菌感染的患者中,甲状腺功能大多偏低,而分枝杆菌感染的甲状腺激素水平常偏高。

4.细菌学检查

甲状腺局部穿刺抽吸脓液进行细菌培养、革兰氏染色有助于确定感染细菌；做药物敏感试验有助于抗菌药物的选择。

(二)甲状腺扫描

90%以上的细菌感染患者和78%的分枝杆菌感染的患者,可发现凉结节或冷结节。有甲状腺包块的部位呈放射性分布缺损。

(三)甲状腺 B 超检查

可发现甲状腺单叶肿胀或脓肿形成。

(四)影像学检查

1.X 线检查

可了解气管偏移或受压情况,有时可发现甲状腺及甲状腺周围组织中由产气杆菌产生的游离气体。

2.CT 或 MRI 检查

有助于纵隔脓肿的诊断。

五、治疗

对于急性甲状腺炎患者,由于有感染、高热、甲状腺局部的红肿热痛,治疗以控制感染为主,并给予甲状腺局部对症处理,补足液体和能量。

(一)抗菌药物应用

在甲状腺局部穿刺脓液细菌培养及药敏试验未出结果前,宜选用广谱抗生素。通常针对链球菌和金黄色葡萄球菌感染选用抗生素。病情轻者可采用口服耐青霉素酶的抗生素,如氯唑西林、双氯西林或联合青霉素及 β 内酰胺酶抑制剂。但是大多数患者有高热及甲状腺局部的红肿热痛,症状较重,应采用静脉给药。常用青霉素类、第二代头孢菌素类;对青霉素过敏者,可选用大环内酯类药物或氯霉素,有效抗生素的使用至少持续 14 天。如果伴有血行感染,有败血症、脓毒血症时,宜联合两种抗菌药物应用,如针对革兰氏阳性菌和革兰氏阴性菌的抗生素如红霉素或阿奇霉素与第三代头孢菌素联用。对于病情重者,要结合细菌培养和药敏结果选择抗菌药物,及时、有效地控制感染,防止炎症进一步发展和脓肿形成,防止病情恶化。

(二)局部处理

早期宜用冷敷,晚期宜用热敷。有脓肿形成时应早期行切开引流;或行 B 超或 CT 检查,可发现局部脓肿,或发现游离气体时,需切开引流,以免脓肿破入气管、食管、纵隔内。如有广泛组织坏死、或持续不愈的感染时,应行甲状腺切除手术,清除坏死组织,敞开伤口。

(三)营养支持疗法

对于感染性疾病有高热者,应补足液体量,输入葡萄糖盐水等液体。由于甲状腺部位的疼痛,可能影响患者的进食。根据患者每天的所需热量,如果通过进食不能达到的,可以经静脉补充能量。

(四)甲状腺激素替代治疗

在严重、广泛的急性甲状腺炎,或组织坏死导致暂时性或长期性甲减时,应行甲状腺激素替代治疗。如左旋甲状腺素每天 25～50 μg 口服,根据甲状腺功能调整用量。

六、预后

本病的预后良好,可以自然缓解。一些患者在病情缓解后,数月内还可能再次或多次复发,反复发作虽不常见,而在临床上可能遇到,但最终甲状腺功能会正常。然而,甲状腺局部不适可持续存在几个月。通常,在病后数周或数月以后,大多数患者的甲状腺功能指标均恢复正常,而滤泡贮碘功能的恢复却很慢,可以长至临床完全缓解以后的 1 年以上。永久性甲状腺功能减低的发生率不到 10%,极少数患者可发展为慢性淋巴细胞性甲状腺炎或毒性弥漫性甲状腺肿。

（牛利新）

第二节　亚急性甲状腺炎

亚急性甲状腺炎又称为亚急性肉芽肿性甲状腺炎、非感染性甲状腺炎、巨细胞甲状腺炎、移行性甲状腺炎、De Quervain 甲状腺炎等。本病 1904 年由 De Quervain 首先报道。可因季节或病毒流行而有人群发病的特点。本病呈自限性,是最常见的甲状腺疼痛疾病。

一、病因与发病机制

其病因尚未完全阐明,一般认为和病毒感染有关。本病多见于 HLA-BW35 的妇女。发病前 1～3 周患者常有上呼吸道感染史,发病常随季节变动、且具有一定的流行性。患者血中有病毒抗体存在(抗体的效价高度和病期相一致),最常见的是柯萨奇病毒抗体,其次是腺病毒抗体、流感病毒抗体、腮腺病毒抗体等。虽然已有报道,从亚急性甲状腺炎患者的甲状腺组织中分离出腮腺炎病毒,但亚急性甲状腺炎的原因是病毒的确实证据尚未找到。另外,中国人、日本人的亚急性甲状腺炎与 HLA-BW35 有关联,提示对病毒的易感性具有遗传因素,但也有患者与上述 HLA-BW35 无关。

有人认为本病属于自身免疫性疾病,因为有报道发现在 35.1%～42.0% 的亚急性甲状腺炎患者血液循环中存在直接针对 TSH 受体抗体及甲状腺过氧化物酶抗体(TPOAb)和甲状腺球蛋白抗体(TgAb),这些为多克隆抗体,很可能继发于病毒感染致甲状腺滤泡破坏后的抗原释放。

二、病理改变

甲状腺通常为双侧肿大,但是不对称,质地较实。切面仍可见到透明的胶质,其中有散在的灰色病灶。显微镜下见病变甲状腺腺泡为肉芽肿组织替代,其中有大量慢性炎症细胞、组织细胞和吞噬胶性颗粒的巨细胞形成,病变与结核结节相似,故有肉芽肿性或巨细胞性甲状腺炎之称。

肉眼观:甲状腺呈不均匀结节状轻-中度增大,质实,橡皮样。切面病变呈灰白或淡黄色,可见坏死或瘢痕,常与周围组织有粘连。

光镜下:病变呈灶性分布,范围大小不一,发展不一致,部分滤泡被破坏,胶质外溢,引起类似结核结节的肉芽肿形成,并有多量的中性粒细胞及不等量的嗜酸性粒细胞、淋巴细胞和浆细胞浸润,可形成微小脓肿,伴异物巨细胞反应,但无干酪样坏死。愈复期巨噬细胞消失,滤泡上皮细胞再生、间质纤维化、瘢痕形成。

三、临床表现

多见于中年妇女,发病有季节性,如夏季是其发病的高峰期。起病时患者常有上呼吸道感染的症状。典型者整个病期可分为早期伴甲亢、中期伴甲减及恢复期 3 期。

(一)早期

起病多急骤,有上呼吸道感染的前驱症状,呈发热,伴以怕冷、寒战、疲乏无力和食欲缺乏等。随之出现最为特征性的表现:甲状腺部位的疼痛和压痛。疼痛常向颌下、耳后或颈部等处放射,咀嚼和吞咽时疼痛加重。甲状腺病变范围不一,可先从一叶开始,以后扩大或转移到另一叶,或始终限于一叶。病变腺体肿大,坚硬,压痛显著。病变广泛时,泡内甲状腺激素及碘化蛋白质一时性大量释放入血,因而除感染的一般表现外,尚可伴有甲亢的常见表现,如心慌、多汗等,但通常不超过 4 周。

(二)中期

当甲状腺腺泡的储备功能由于感染破坏而发生耗竭,甲状腺实质细胞尚未修复前,血清甲状腺激素浓度可降至甲状腺功能减退水平,临床上也可转变为甲减表现。本病临床上大部分患者不出现甲减期,经历甲亢期后,由过渡期直接进入恢复期。

(三)恢复期

症状渐好转,甲状腺肿及结节渐消失,也有不少患者遗留小结节,以后缓慢吸收。如果治疗及时,患者大多可得到完全恢复,只有极少数变成永久性甲状腺功能减退。

在轻症或不典型患者中,患者无明显发热或有低热,甲状腺略增大,有轻微疼痛和压痛,全身症状轻微,临床上也未必有甲亢或甲减的表现。本病病程长短不一,可自数星期至半年以上,一般为 2～3 个月,故称亚急性甲状腺炎。病情缓解后,尚可能复发。

四、实验室及相关辅助检查

(1)血沉明显增快,血白细胞计数一般正常或轻中度增高。

(2)甲状腺功能:在亚急性甲状腺炎早期,血清 TT_3、TT_4、FT_3、FT_4 可升高,TSH 降低;TgAb、TPOAb 部分患者可呈阳性。后期少数患者因甲状腺组织破坏,血清甲状腺激素水平可降低,TSH 升高。

(3)甲状腺摄[131]I 率明显降低,与早期血清甲状腺激素水平 增高呈现"分离"现象。甲状腺核素扫描示甲状腺显影不均匀或呈放射稀疏区,也可甲状腺不显影。

(4)彩色多普勒超声检查:在急性阶段,受累增大的甲状腺组织没有血运增加,超声示低回声区;而在恢复阶段,超声显示为伴轻微血运增加的等回声区。

(5)甲状腺细针穿刺和细胞学(FNAC)检查:可见特征性多核巨细胞或肉芽肿样改变。FNAC 检查不作为诊断本病的常规检查。

五、诊断与鉴别诊断

(一)诊断

患者如有发热并伴有上呼吸道感染史,短期内出现甲状腺部位的疼痛,查体示甲状腺肿大,或伴单个或多个结节,触之坚硬而有显著压痛,临床上可初步拟诊为本病。实验室检查早期血沉增快,血白细胞正常或增高。血 T_3、T_4、FT_3、FT_4 可增高,TSH 降低,而甲状腺摄[131]I 率可降至

10％以下,甲状腺扫描甲状腺部位呈放射稀疏区或不显影,这一特征对诊断本病有重要意义。血甲状腺免疫球蛋白初期也可升高,其恢复正常也比甲状腺激素为晚。超声检查在诊断和判断其活动期时是一个较好的检查方法。超声显像压痛部位常呈低密度病灶。细胞穿刺或组织活检可证明巨核细胞的存在。

(二)鉴别诊断

诊断亚急性甲状腺炎时需要与下列疾病相鉴别。

1.甲状腺囊肿或腺瘤样结节急性出血

常见于用力活动后骤然出现甲状腺部位的疼痛,甲状腺在短时间内肿大,查体示甲状腺不均匀性肿大,局部有包块且有波动感,有的伴有压痛。查血沉正常,血常规正常,甲状腺功能正常,甲状腺超声检查示包块内有液性暗区。

2.慢性淋巴细胞性甲状腺炎

多数有多年甲状腺肿大的病史,甲状腺肿大,质地韧或偏硬,有橡皮样感,无压痛;病程长者呈结节样肿大。急性发病可伴有甲状腺疼痛及触痛。但腺体多是广泛受累,甲状腺功能正常或降低,血中 TGA、TMA 及 TPOAb 大多升高。病程长者可逐渐出现甲状腺功能减退。

3.Graves 病

亚急性甲状腺炎伴有甲亢表现时,需要与 Graves 病相鉴别。Graves 病时甲状腺多呈弥漫性肿大,无压痛。甲状腺激素水平升高,甲状腺摄^{131}I 率也升高。

4.急性化脓性甲状腺炎

可见到身体其他部位有脓毒病灶,甲状腺的邻近组织存在明显的感染反应,白细胞计数明显升高,并有发热反应。急性化脓性甲状腺炎的放射性碘摄取功能仍然存在。

六、治疗

亚急性甲状腺炎属于自限性疾病,预后良好。对本病无特殊治疗,主要治疗包括两方面:减轻局部症状和针对甲状腺功能异常。一般来说,大多数患者仅行对症处理即可。

(1)轻症患者不需特殊处理,可适当休息,应用非甾体抗炎药,如阿司匹林、吲哚美辛、布洛芬等,疗程一般不超过 2 周。

(2)全身症状重,甲状腺肿大、压痛明显者及非甾体抗炎药治疗无效者可应用糖皮质激素治疗,可迅速缓解疼痛,减轻甲状腺毒症症状。一般初始给予泼尼松每天 20～40 mg,分 2～3 次服用,1～2 周根据病情改善逐渐减量至停用,总疗程为 6～8 周。停药后部分患者可能反复,再次用药仍然有效;过快减量、过early停药可使病情反复。也可以合用非甾体抗炎药,不但可以消除疼痛,还可以减少病情反复。在治疗中监测血沉改变,可指导用药。糖皮质激素并不会影响本病的自然过程,如果糖皮质激素用后撤减药量过多、过快,反而会使病情加重。也有人提出,如果糖皮质激素连续使用,所用剂量可使患者不出现症状直至其放射性碘摄取率恢复正常,可能避免病情复发。

(3)因本病伴甲亢是暂时的且甲状腺摄碘率低,不是放射性碘治疗的指征。硫脲类药物可破坏甲状腺激素的合成,但亚急性甲状腺炎血中过多的甲状腺激素是来源于被破坏了的滤泡释出的 T_4 和 T_3,而不是由于合成和分泌增多所致,大多数的患者无须使用抗甲状腺药物。如患者的心率快可给予小剂量普萘洛尔缓解症状,少数患者的甲亢症状明显,且有明显的高代谢综合征,也可以给予小剂量的抗甲状腺药物如丙硫氧嘧啶(100～150 mg/d)或甲巯咪唑(10～15 mg/d)

治疗,但是疗程要短,及时监测甲状腺功能,防止出现甲减。

本病如出现甲减期也常是暂时的,通常甲减症状较轻,所以不需应用甲状腺激素替代治疗;除非患者的甲减症状明显,TSH 升高,可用甲状腺制剂如左旋甲状腺素 50～100 μg/d,可防止由 TSH 升高引起的病情再度加重。病情较重者,可用甲状腺激素替代一段时间。约有 10% 的患者可发生永久性甲状腺功能低减,需要长期应用甲状腺素替代治疗。有报道称中药对本病的急性期有较好的治疗效果。

七、预后及预防

本病的预后良好,可以自然缓解。一些患者在病情缓解后,数月内还可能再次或多次复发,反复发作虽不常见,而在临床上可能遇到,但最终甲状腺功能恢复至正常。然而,甲状腺局部不适可持续存在几个月。通常,在病后数周或数月以后,大多数患者甲状腺功能指标均恢复正常,而滤泡贮碘功能的恢复却很慢,可以长至临床完全缓解以后的 1 年以上。永久性甲状腺功能低减的发生率不到 10%。

防止亚急性甲状腺炎的发生,主要在于增强机体抵抗力,避免感冒、上呼吸道感染、咽炎等细菌或病毒感染,对预防本病的发生有重要意义。

(牛利新)

第三节　慢性淋巴细胞性甲状腺炎

慢性淋巴细胞性甲状腺炎又称自身免疫性甲状腺炎,为自身免疫性疾病。包括两种类型:①甲状腺肿型,即桥本甲状腺炎(Hashimoto thyroiditis,HT);②甲状腺萎缩型,即萎缩性甲状腺炎。两者有相同的甲状腺自身抗体和变化的甲状腺功能,而部分萎缩性甲状腺炎伴有阻滞性的 TSH 受体抗体,后者可能为前者的终末期。桥本甲状腺炎多见于 30～50 岁女性,起病隐匿,发展缓慢病程较长,主要表现为甲状腺肿大,多数为弥漫性,少数可为局限性,部分以颜面、四肢肿胀感起病。

一、病因与发病机制

本病为遗传因素和多种内外环境因素影响的自身免疫性甲状腺病。其病因和发病机制没有完全清楚,目前认为与下列因素有关。

(一)遗传因素

本病的发生与自身免疫的发病机制密切相关。本病有家族簇集现象,约 10% 的患者有家族史,且女性多发。国外在 HLA 遗传因子研究中发现,欧美白人与 HLA-DR3 和 HLA-DR5 有关;中国人 HLA 与桥本甲状腺炎关联的研究发现 HLA-DR9 与 HLA-BW64 抗原频率都显著高于正常;而日本人则是 HLA-BW53 出现频率较高。临床上常见到桥本甲状腺炎的多发家系,可见遗传因素在其发病中起了重要作用。

(二)自身免疫反应

本病为自身免疫病的佐证包括在本病患者的血清中抗甲状腺抗体明显升高,如甲状腺球蛋白抗体(TgAb)与甲状腺过氧化物酶抗体(TPOAb)常明显升高。部分患者血清甲状腺刺激阻断抗体值升高。

（三）细胞免疫

细胞免疫的证据是甲状腺组织中有大量浆细胞和淋巴细胞浸润和淋巴滤泡形成。有母细胞形成,移动抑制因子和淋巴毒素的产生,本病患者的 T 细胞是有致敏活性的,相应的抗原主要是甲状腺细胞膜。

（四）与其他自身免疫性病并存

有的患者同时伴随其他

自身免疫疾病如恶性贫血、播散性红斑狼疮、类风湿关节炎、干燥综合征、1 型糖尿病、慢性活动性肝炎等。

本病后期甲状腺功能明显低下时,临床上呈黏液性水肿。患者的抑制性 T 细胞遗传性缺陷导致甲状腺自身抗体产生。结合本病中尚有 K 细胞介导免疫,释放出包括淋巴毒素在内的可溶细胞,导致甲状腺细胞损害。

二、病理表现

甲状腺腺体大多呈弥漫性肿大,质地坚实,表面苍白,切面均匀呈分叶状,无坏死或钙化。初期甲状腺腺泡上皮呈炎症性破坏、基膜断裂,胞质呈现不同程度的伊红着色,表示细胞功能正常,并有甲状腺腺泡增生等变化,为本病的特征性病理。后期甲状腺明显萎缩,腺泡变小和数目减少,空腔中含极少胶样物质。残余的滤泡上皮细胞增大,胞质嗜酸性染色,称为 Askanazy 细胞,这些细胞代表损伤性上皮细胞的一种特征。最具特征的改变为间质各处有大量浆细胞和淋巴细胞浸润及淋巴滤泡形成,其中偶可找到异物巨细胞。此外尚有中等度的结缔组织增生。

三、临床表现

本病多见于中年女性,表现为甲状腺肿,起病缓慢,常在无意中发现,甲状腺体积为正常甲状腺的2～3 倍,表面光滑,质地坚韧有弹性如橡皮样感,明显结节则少见,无压痛,与四周无粘连,可随吞咽运动活动。晚期少数可出现轻度局部压迫症状。萎缩性甲状腺炎患者的甲状腺缩小、萎缩,并可出现甲减。

本病发展缓慢,有时甲状腺肿在几年内似无明显变化。初期时甲状腺功能正常。病程中有时与甲亢并存,称为桥本甲状腺毒症,甲亢症状较轻,需正规抗甲状腺治疗,但是在治疗中易发生甲减。也可逐渐出现甲减,或甲状腺功能再正常;其过程类似于亚急性甲状腺炎,但不伴疼痛、发热等,故称此状态为无痛性甲状腺炎,产后发病则称为产后甲状腺炎。但当甲状腺破坏到一定程度,许多患者逐渐出现甲状腺功能减退,少数呈黏液性水肿。

本病有时可合并恶性贫血,此因患者体内存在胃壁细胞的自身抗体。桥本甲状腺炎和萎缩性甲状腺炎也可同时伴有其他自身免疫性疾病,可成为内分泌多腺体自身免疫综合征Ⅱ型的一个组成成分,即甲减、1 型糖尿病、肾上腺皮质功能减退症。近年来还发现与本病相关的自身免疫性甲状腺炎相关性脑炎(桥本脑病)、甲状腺淀粉样变和淋巴细胞性间质性肺炎。

四、实验室及相关辅助检查

(一)甲状腺功能

检查结果取决于疾病阶段,少数患者在起病初期可有一过性甲状腺功能亢进表现时,血 T_3、T_4、FT_3、FT_4 可增高。大部分患者早期甲状腺功能可完全正常。以后可有 T_3、T_4 正常,但促甲状腺激素(TSH)升高,或促甲状腺激素释放激素(TRH)兴奋试验 TSH 呈高反应,此时甲状腺 ^{131}I 摄取率也可升高,但可被 T_3 抑制试验所抑制,此点可与 Graves 病鉴别。本病后期出现甲减时,FT_4、T_4、FT_3、T_3 降低,TSH 升高,甲状腺 ^{131}I 摄取率减低。

(二)甲状腺自身抗体测定

患者血中的抗甲状腺球蛋白抗体(TgAb)、甲状腺过氧化物酶抗体(TPOAb)滴度明显升高,两者均>50%(放射免疫双抗法)时有诊断意义,可持续数年或十余年。这两项抗体是诊断本病的唯一依据。有文献报道,本病 TgAb 阳性率为 80%,TPOAb 阳性率 97%。

(三)甲状腺超声检查

桥本甲状腺炎显示甲状腺肿,回声不均,可伴多发性低回声区域或甲状腺结节。萎缩性甲状腺炎则呈现甲状腺萎缩的特征。

(四)甲状腺核素扫描

显示甲状腺部位分布均匀或不均匀,可表现为"冷结节"。

(五)病理学检查

对于临床表现不典型,抗体滴度不高或阴性者,可做细针穿刺细胞学检查或组织活检以确诊。

五、诊断与鉴别诊断

(一)诊断

中年女性,甲状腺呈弥漫性肿大,质地坚韧有橡皮样感,不论甲状腺功能如何均应考虑本病。血清 TgAb、TPOAb 滴度明显升高(>50%),可基本确诊。如临床表现不典型者,需抗体滴度连续二次>60%,同时有甲亢表现者需抗体滴度>60%持续半年以上。本病时甲状腺放射性核素显像有不规则浓集或稀疏区,少数表现为"冷结节"。甲状腺穿刺示有大量淋巴细胞浸润。

本病可伴有以下情况。

(1)桥本甲亢:患者有典型甲亢症状及阳性实验室检查结果,甲亢与桥本病可同时存在或先后发生,相互并存,相互转化。

(2)假性甲亢:少数患者可有甲亢的症状,但甲状腺功能检查无甲亢证据,甲状腺自身抗体阳性。

(3)突眼型:眼球突出,甲状腺功能可正常、亢进或减退。

(4)类亚急性甲状腺炎型:发病较急,甲状腺肿痛,伴发热,血沉加快,但摄 ^{131}I 率正常或增高,甲状腺抗体滴度阳性。

(5)青少年型:占青少年甲状腺肿约 40%,甲状腺功能正常,抗体滴度较低。

(6)纤维化型:病程较长,可出现甲状腺广泛或部分纤维化,甲状腺萎缩,甲状腺功能减退。

(7)伴甲状腺腺瘤或癌:常为孤立性结节,抗体滴度较高。

(8)伴发其他自身免疫性疾病。

(二)鉴别诊断

慢性淋巴细胞性甲状腺炎需要与下列一些疾病相鉴别。

1.Graves 病或突眼性甲状腺肿

Graves 病或突眼性甲状腺肿是涉及多系统的自身免疫性疾病,其特点为弥漫性甲状腺肿伴甲亢、浸润性突眼及胫前黏液性水肿,多见于女性,也可有甲状腺抗体阳性,它与慢性淋巴细胞性甲状腺炎甲亢型类似,但 Graves 病主要由甲状腺刺激免疫球蛋白(thyroid-stimulating immuno-globulin,TSI)所引起,TSI 封闭抗体阻止甲状腺对增加的垂体 TSH 起反应,而慢性淋巴细胞性甲状腺炎除了足量的免疫细胞浸润甲状腺外,其甲状腺增生的主要刺激物是 TSH 本身,而没有 TSI 封闭抗体。本病与 Graves 病两者是密切相关的。

2.变型性慢性淋巴细胞性甲状腺炎

这可能是本病的另一种不同类型,如原发性萎缩性甲状腺炎、不对称性自身免疫性甲状腺炎、青少年型淋巴细胞性甲状腺炎、纤维化型甲状腺炎和产后桥本甲状腺炎,这些甲状腺炎多见于女性,组织学上见到腺体被淋巴细胞浸润,有不同程度的纤维化和萎缩,使甲状腺功能减退。产后甲状腺炎多发生在产后3～5 个月,多数在几个月内好转。

3.其他自身免疫性疾病

在同一患者身上可以发生甲状腺炎、重症肌无力、原发性胆管硬化、红斑狼疮、"自身免疫性"肝病或干燥综合征。极少数慢性淋巴细胞性甲状腺炎可类同 De Quervain 甲状腺炎,表现有发热、颈部疼痛和甲状腺肿大,甲状腺抗体阳性,这可能是本病的亚急性发作。

六、治疗

目前无特殊治疗方法,原则上一般不宜手术治疗,临床确诊后,应视甲状腺大小及有无压迫症状及甲状腺功能而决定是否治疗。如甲状腺较小,又无明显压迫症状者,甲状腺功能正常者,可暂不治疗而随访观察;甲状腺肿大明显并伴有压迫症状时,采用左旋甲状腺素制剂治疗可减轻甲状腺肿;如有甲减者,则需采用甲状腺素替代治疗。

(一)甲状腺激素治疗

甲状腺肿大明显或伴有甲减时,可给予甲状腺素治疗,可用左旋甲状腺素,一般从小剂量开始,左旋甲状腺素 25～50 $\mu g/d$,根据病情逐渐增加剂量,一般剂量 50～100 $\mu g/d$,直至腺体开始缩小,TSH 水平降至正常。此后,因人而异逐渐调整剂量,根据甲状腺功能和 TSH 水平减少剂量至维持量,疗程一般 1～2 年。甲状腺肿大情况好转,甲状腺功能恢复正常后可停药。一般而言,甲状腺肿大越明显时,治疗效果越显著。部分患者停药后几年内,又有可能复发,可再次给予甲状腺素治疗。患者大多有发展为甲减趋势,因而应注意随访复查,发生甲减时,应予治疗。

(二)桥本甲亢的治疗

桥本甲亢时应给予抗甲状腺药物治疗,可用甲巯咪唑或丙硫氧嘧啶治疗,但剂量应小于治疗 Graves 病时的剂量,而且服药时间不宜过长,如甲巯咪唑 10～20 mg/d 或丙硫氧嘧啶 100～200 mg/d。如为一过性甲亢,甲亢为症状性,可仅用 β 受体阻滞剂,如普萘洛尔或美托洛尔进行对症治疗。

(三)类亚急性甲状腺炎的治疗

有些桥本甲状腺炎亚急性起病,甲状腺肿大并伴有疼痛时,如有血沉快、甲状腺激素水平偏高、甲状腺吸[131]I 率降低,有类似亚急性甲状腺炎的表现时,可用泼尼松 15～30 mg/d 治疗,待症状好转后逐渐减量,用药 1～2 个月。糖皮质激素可通过抑制自身免疫反应而提高 T_3、T_4 水平。但泼尼松疗效不持久,停药后常易复发,如复发疼痛可再次使用泼尼松。

多数患者经非手术治疗后,肿大的甲状腺可逐渐恢复正常,原来体检时触及的甲状腺结节可消失和缩小,质韧的甲状腺可能变软,但甲状腺抗体滴度却可能长期保持较高的水平。

(四)手术治疗

慢性淋巴细胞性甲状腺炎确诊后,很少需要手术治疗。许多手术都是临床误诊为其他甲状腺疾病而进行的。有报道研究手术治疗的效果,发现手术组临床甲减和亚临床甲减发生率为 93.6%,而非手术组的发生率为 30.8%,表明手术加重了甲状腺组织破坏,促进了甲减发生,因此,应严格掌握手术指征。

1.手术指征

(1)甲状腺弥漫性肿大,合并单发结节,且有压迫症状者。

(2)单发结节为冷结节,可疑恶性变者。

(3)颈部淋巴结肿大并有粘连,FNAC 或组织活检证实为恶性病变者。

(4)甲状腺明显肿大,病史长,药物治疗效果不佳,本人要求手术者。

(5)甲状腺素治疗 2～3 个月无效,甲状腺缩小不明显并有压迫者。

2.术式选择

术中应常规行冷冻切片组织活检,如证实为本病,应只行甲状腺叶部分切除或峡部切除手术,主要目的是去除较大的单发结节,以解除压迫。应尽量保留可修复性的甲状腺组织。如经病理确诊合并了恶性肿瘤时,应按甲状腺癌的处理原则治疗,行全甲状腺切除或近全甲状腺切除。近年许多人主张慢性淋巴细胞性甲状腺炎合并甲状腺癌时,可行甲状腺次全切除术,即甲状腺癌患侧叶全切除,加对侧叶次全切除和峡部切除术。如发现并证实有颈部淋巴结转移时,可行改良式颈部淋巴结清扫术。如无颈部淋巴结转移,不必行预防性颈部淋巴结清扫术。由于慢性淋巴细胞性甲状腺炎的冷冻切片易发生误诊,如术中冷冻切片未发现恶性肿瘤,应结束手术等待石蜡切片结果。如石蜡切片报道为甲状腺癌,可二期再行范围更大的手术。术后应常规用甲状腺素继续治疗,防止甲减发生。

七、预后与预防

慢性淋巴细胞性甲状腺炎的大多数患者预后良好,本病有自然发展为甲状腺功能减退的趋势,其演变过程很缓慢。发生甲减以后,可用甲状腺制剂替代得到很好的矫正。有文献介绍,慢性淋巴细胞性甲状腺炎患者有发展为甲状腺癌的危险。这虽不常见,但在用左旋甲状腺素治疗时,甲状腺仍在增大,要排除恶性病变。

(牛利新)

第四节　单纯性甲状腺肿

单纯性甲状腺肿是指非炎症和非肿瘤原因所致的、不伴有临床甲状腺功能异常的甲状腺肿。单纯性甲状腺肿患病率约占人群的 5%,可由多种因素所致。常见的外源性因素包括机体缺碘、存在致甲状腺肿物质、某些药物所致;常见的内源性因素包括儿童先天性甲状腺激素合成障碍及甲状腺激素合成酶缺陷而引起的代偿性甲状腺增生肿大,一般无甲状腺功能异常。根据发病的流行情况分为 3 类。①地方性甲状腺肿:主要由缺碘所致,呈地方性分布。流行于离海较远,海拔较高的山区,是一种多见于世界各地的地方性多发病,我国西南、西北、华北等地均有分布。②散发性甲状腺肿:主要由先天性甲状腺激素合成障碍或致甲状腺肿物质所引起,散发于全国各地。③高碘性甲状腺肿:是由长期摄入超过生理需求量的高碘水或高碘食物所引起。

单纯性甲状腺肿在任何年龄均可患病,但以青少年患病率高,女性多于男性,男女发病率之比为1:(1.5~3)。

一、病因

(一)缺碘

缺碘是地方性甲状腺肿最常见的原因。国内主要见于西南、西北、华北等地区。主要由于土壤、水源、食物中含碘很低,特别在生长发育、妊娠、哺乳时,不能满足机体对碘的需要,因而影响甲状腺激素的合成。有些地区由于摄入碘过多,也可引起甲状腺肿,可能由于碘过多可抑制甲状腺有机碘形成,因而甲状腺激素合成发生障碍。

(二)致甲状腺肿物质

某些物质可阻碍甲状腺激素合成,从而引起甲状腺肿,称为致甲状腺肿物质。常见者有硫氰酸盐、保泰松、碳酸锂等。硫脲类药物用于治疗甲状腺功能亢进症(甲亢),如剂量过大,常可过分抑制甲状腺激素的合成而引起甲状腺肿大。长期服用含碘药物可阻碍甲状腺内碘的有机化,可引起甲状腺肿。木薯中含有氰基,在肠道内分解形成硫氰酸盐,抑制甲状腺摄碘。致甲状腺肿物质所引起的甲状腺肿常呈散发性,但也可呈地方性或加重地方性甲状腺肿。

(三)高碘

在自然界含碘丰富的地区也有地方性甲状腺肿流行,主要是因为摄入碘过多,从而阻碍了甲状腺内碘的有机化过程抑制 T_4 的合成,促使 TSH 分泌增加而产生甲状腺肿,称为高碘性地方性甲状腺肿。

(四)先天性甲状腺激素合成障碍

甲状腺激素生物合成的过程包括下列各步骤:将碘运输入甲状腺,碘和甲状腺球蛋白中的酪氨酸相结合,碘化酪氨酸的耦联,甲状腺球蛋白水解释放出碘化酪氨酸及甲状腺激素,甲状腺内碘化酪氨酸的脱碘作用及其碘的再利用,甲状腺激素释入血液循环。在上述进程的各个步骤中可因一些特殊的酶的缺陷而引起甲状腺激素合成的障碍,迄今已知至少有五种不同的激素生成缺陷,可导致 TSH 的分泌亢进,引起甲状腺肿。有些患者由于存在的缺陷是部分性的,故可通过组织的增生肥大而使甲状腺功能得到代偿,因此临床上只有甲状腺肿大而甲状腺功能仍正常;另一些患者虽然通过甲状腺增生肥大,仍不能产生足够的甲状腺激素以适应生理需要,就同时出现甲状腺肿和甲状腺功能减退症(甲减)。

1.甲状腺摄取碘的缺陷

在这些患者,甲状腺难于从血浆中浓集碘,除甲状腺外,碘也不能运输入唾液及胃液。给正常人示踪剂量的放射性碘后 2 小时测定唾液碘浓度和血浆中碘浓度的比值为 10~100,而患者的比值为 1。这种缺陷病因不明,可能是碘进入甲状腺细胞所需能量不足,也可能是甲状腺细胞碘受体或载体异常。

2.碘的有机化缺陷

在这些患者,碘能运输入甲状腺,但不能和酪氨酸结合入甲状腺球蛋白而形成有机复合物,系缺少过氧化物酶所致。放射性碘可迅速聚集在甲状腺内,但由于甲状腺内碘未能进行有机结合而是处于游离状态,所以在给过氯酸钾或硫氰酸盐后可使碘迅速地自甲状腺释出。当血浆中碘逐渐由尿中排出,甲状腺内的碘随即回入血浆。这些患者的碘摄取率在刚给放射性碘后是高的,而在 24 小时后却是低的。甲状腺内含碘量显著减少,没有含碘有机复合物形成,血清蛋白结合碘浓度低。在给予放射性碘追踪剂量后 2 小时,给予 1 g 过氯酸钾或硫氰酸盐能使患者甲状腺内存在的游离碘释入血浆,2 小时后若 20% 以上的碘被释出,试验即为阳性。

3.碘化酪氨酸耦联缺陷

在此缺陷中,碘化酪氨酸不能缩合成具有激素活力的碘化甲腺原氨酸(主要为甲状腺素和三碘甲腺原氨酸)。甲状腺内有大量的碘化酪氨酸,但很少有碘化甲腺原氨酸,甲状腺球蛋白内有大量的一碘酪氨酸(MIT)及二碘酪氨酸(DIT),血浆中甲状腺激素含量低。此缺陷与耦联过程的酶缺乏或者甲状腺球蛋白结构异常,不利于碘化酪氨酸耦联有关。

4.碘化酪氨酸脱碘作用的缺陷

此缺陷在于碘一旦结合成一碘酪氨酸或二碘酪氨酸后,不能被再利用。正常甲状腺能对碘化酪氨酸进行脱碘作用,将碘再利用。脱碘作用的缺陷系由于缺乏脱卤素酶,因而一碘酪氨酸及二碘酪氨酸直接由甲状腺释入血液循环,由尿液排出,造成内生性的碘损耗,临床出现甲状腺肿大及功能降低。对这些患者可予放射性碘后测定血浆及尿中放射标记的碘化酪氨酸而获得诊断。

5.异常碘化蛋白质的形成和释放

正常人血清酸化至很低 pH 时,正丁醇能提出它的全部碘(即甲状腺激素所含碘)。在有此缺陷患者的血清中,正丁醇仅能提出部分的血清碘,余下的为一种异常的有机复合物,它和甲状腺球蛋白不同,没有代谢作用,也不能抑制 TSH 的产生和释放,这种碘蛋白质主要含有一碘酪氨酸及二碘酪氨酸,而没有甲状腺素和三碘甲腺原氨酸。本病的基本缺陷尚未弄清,可能为甲状腺球蛋白分子结构的改变,也可能为甲状腺内蛋白分解酶的异常,使碘化而未成熟完备的甲状腺球蛋白释入血液循环,也可能是正常甲状腺球蛋白产生不足,有时其他蛋白质进入甲状腺被碘化。

(五)肾脏碘清除率增高

引起肾脏碘清除率增高的原因较多,常受内分泌激素和代谢因素的影响。青春发育期和妊娠期碘清除率均增高,造成碘的过量丧失,使机体处于相对缺碘状态,诱发单纯性甲状腺肿。碘清除率增高可表现为家族性,患者常伴有皮质功能亢进症状。Addison 病及腺垂体功能减退症使碘清除率降低,甲状腺激素 TSH 和雄激素对碘清除率影响较小。

二、发病机制

(一)甲状腺合成、分泌甲状腺激素减少

传统的观点认为,不同病因引起的甲状腺肿反映了共同的发病机制,即一个或几个因素造成甲状腺合成、分泌甲状腺激素减少,继而 TSH 分泌增多,高水平的 TSH 刺激甲状腺生长和甲状腺激素合成,最终甲状腺激素分泌速率恢复正常,患者代谢水平正常,但甲状腺肿大。当疾病严重时,包括 TSH 分泌增多的代偿性反应仍不能使分泌的甲状腺激素适应生理需要时,此时患者既有甲状腺肿又有甲减。因此,单纯性甲状腺肿与具有甲状腺肿的甲减仅是程度上的不同,在发病机制方面不能完全分开,单纯性甲状腺肿的特殊原因可能与甲减一起存在或分别存在。与上述观点不一致的是,临床发现大多数单纯性甲状腺肿患者的血清 TSH 水平并不增高。然而,给予抑制剂量的甲状腺激素后,甲状腺肿缩小。这一事实说明 TSH 对甲状腺肿的发生和维持确有作用。对这种矛盾现象的解释有三:①一种可能的机制是如果存在某些因素使甲状腺对碘的利用发生障碍,即使 TSH 水平正常,甲状腺肿仍可在其刺激下逐渐发生。对此观点最有力支持的动物试验是切除大鼠垂体,观察其甲状腺重量对标准剂量的外源 TSH 的反应。结果显示,凡试验前存在有碘耗竭的甲状腺,给予 TSH 后其甲状腺增生显著。②第二种可能性为血清 TSH浓度仅有轻度增加,目前所使用的放射免疫测定方法难以检测出来。③第三种推测为检测患者血清 TSH 时,甲状腺肿已经形成,当初造成甲状腺肿的刺激——高浓度的 TSH 已不再存在,此时已降至正常的 TSH,即可维持甲状腺肿。

(二)甲状腺生长免疫球蛋白

近年对单纯性甲状腺肿中甲状腺增大的机制提出了一种新的观点,认为在一些患者中可能存在一种"甲状腺生长免疫球蛋白"(TGI),它具有 TSH 样的能刺激甲状腺生长的作用,但又不具有 TSH 或 TRAb 能促进甲状腺功能的作用,因此患者无甲状腺功能亢进。这种自身免疫机制所致的单纯性甲状腺肿患者及其亲属易患自身免疫疾病。另外,患者行甲状腺次全切除术后,甲状腺肿易复发。不过,对此观点支持的资料不多,尚需进一步研究证实。对单纯性甲状腺肿中多结节性甲状腺肿发生机制的认识,单纯性甲状腺肿早期为弥漫性甲状腺肿,以后变为多结节性甲状腺肿。多结节性甲状腺肿具有解剖结构和功能上的不均一性,且倾向于发生功能自主性区域。目前对多结节性甲状腺肿发生机制的认识主要有两种意见,一种观点认为长期的 TSH 刺激或高度刺激与复旧的反复循环,造成了多结节性甲状腺肿的发生,同时也导致了某些增生区域的功能自主性。局部的出血、坏死、纤维化及钙化,更加重了结构和功能上的不均一性。另一种观点主要依据对多结节性甲状腺肿的放射自显影和临床研究的结果,认为在疾病开始时甲状腺内就已经存在解剖和功能上的不均一性的基础,后来由于受到长期刺激而变得更趋明显。由于多结节性甲状腺肿存在有自主性的高功能区域,因此当患者接受碘负荷时,易发生甲状腺毒症。为此,对单纯性多结节性甲状腺肿患者,应避免使用含碘药物;在必须使用含碘造影剂的放射学检查后,应密切观察,甚至有人提出应给予抗甲状腺药物(尤其在缺碘地区),以防甲亢发生。

三、病理改变

早期由于甲状腺激素合成和分泌减少,使垂体促甲状腺激素分泌增多,刺激甲状腺滤泡上皮增生,甲状腺呈对称性肿大,表面光滑,重量为 60～800 g。切面可见结节、出血、纤维化或钙化。镜下滤泡上皮轻度或高度增生。病变进一步发展,滤泡发生复旧。此时上皮细胞变成矮立方型或扁平型。滤泡腔由于胶质蓄积而高度扩张,称为胶性甲状腺肿或单纯性甲状腺肿。由于长期反复增生与复旧,则形成结节性甲状腺肿。

肉眼及镜下可见直径几毫米至数厘米大小不等的结节形成,结节间是散在的正常甲状腺组织。结节表面有时可见明显的纤维组织包膜。结节结构极不一致,滤泡呈实心或含丰富的胶质,滤泡上皮矮立方型。部分上皮增生形成乳头状突起伸入滤泡腔内,间质结缔组织增生、透明性变及钙盐沉着,也可有淋巴细胞浸润,有时可见新鲜或陈旧性出血及坏死所引起的机化、胆固醇结晶沉着、巨噬细胞及异物巨细胞浸润等改变。

四、临床表现

单纯性甲状腺肿多见于女性,本病常发生于青春期和妊娠期内,根据国外资料,约 1% 的男孩和 4% 的女孩在 12 岁时有单纯性甲状腺肿。一般人群发病率约为 4%。还有些患者主诉其甲状腺肿见于情感应激时或月经期,但这尚未证实。

(一)症状

单纯性甲状腺肿患者早期常无任何症状,偶然被家人或同事发现,或体格检查时发现甲状腺肿大。病程长者,随着病情的发展,甲状腺可逐渐增大,发展至重度肿大时可引起压迫症状。压迫气管可引起咳嗽与呼吸困难、咽下困难、声音嘶哑;压迫血管致血液回流障碍可出现面部发绀、水肿、颈部与胸部浅表静脉扩张。患者还可有头晕,甚至晕厥发生,但均较少见。

(二)体征

甲状腺一般呈弥漫性的轻、中度肿大,质地软,早期无结节,几年后可有大小不等、质地不一的结节,大多数无血管杂音,少数可闻及血管杂音。有多年的单纯性甲状腺肿病史者,甲状腺肿大常不对称,表面不光滑,呈小叶状或结节状。结节为多发性,境界常不清楚。当甲状腺肿发展成较大时,可造成食管和/或气管的受压、移位。胸廓入口处狭窄可影响头、颈和上肢的静脉回流,造成静脉充血,当患者上臂举起时,这种阻塞表现加重(Pemberton 征)。

(三)并发症

甲状腺内出血可造成伴有疼痛的急性甲状腺肿大,常可引起或加重阻塞、压迫症状。单纯性甲状腺肿多年后可以发生一个或几个结节的结节性甲状腺肿,并可导致甲状腺功能亢进或甲状腺功能减退。结节性甲状腺肿的另一并发症为癌变,如果甲状腺肿的一部分突然增大,质地坚硬,患者出现喉返神经受压所致的声音嘶哑,或在甲状腺旁出现淋巴结肿大,应注意除外甲状腺癌的可能。

五、实验室检查

(一)甲状腺激素及抗体测定

甲状腺功能检查一般是正常的,部分患者 TT_4 正常低值或轻度下降,但 T_3/T_4 比值常增高,这可能是患者甲状腺球蛋白的碘化作用有缺陷所致。弥漫性甲状腺肿患者血清 TSH 和 TRH 兴奋试验正常,甲状腺素抑制试验阳性。病程较长的单纯性多结节性甲状腺肿患者,其功能自主性的倾向可表现为基础 TSH 水平降低或 TRH 兴奋试验时 TSH 反应减弱或缺乏。部分患者甲状腺素抑制试验可不受抑制。病程长者还可有甲状腺激素水平的降低。抗甲状球蛋白抗体和抗微粒体抗体阴性。大多数单纯性甲状腺肿患者的血清甲状腺球蛋白(Tg)水平增高,增高的程度与甲状腺肿的体积呈正相关。

(二)甲状腺摄碘率

放射性碘摄取率一般正常,但部分患者由于轻度碘缺乏或甲状腺激素生物合成缺陷,甲状腺摄碘率增高,但高峰不提前,可被 T_3 所抑制,但当甲状腺结节有自主性功能时,可不被其抑制。

(三)甲状腺 B 超

可示甲状腺弥漫性肿大,部分血流丰富;病程长者,可见有结节。

(四)甲状腺扫描

甲状腺放射性核素显像可见甲状腺弥漫性肿大,放射性分布均匀,如为结节性甲状腺肿,放射性分布不均,可呈现有功能的或无功能的结节。

六、诊断

(一)初步诊断

根据甲状腺肿大及实验室检查、影像学检查特点,基本可以确定诊断。

(1)在非地方性甲状腺肿地区,甲状腺肿大无明显症状者,首先应考虑散发性甲状腺肿。

(2)血清 T_3 和 T_4 水平正常,TSH 水平正常或稍低,TRH 兴奋试验 TSH 反应正常或减弱。为明确是否伴有功能亢进,还是由于缺乏甲状腺激素或缺碘引起,还可做甲状腺素抑制试验。TRAb、TPOAb 阴性。

(3)放射性碘摄取率一般正常,少数患者可呈现 ^{131}I 摄取率增高,但高峰无前移。

(4)影像学检查显示甲状腺弥漫性肿大,结节性患者质地常不均匀。

(二)病因诊断

在诊断了甲状腺肿后,还要根据病史、临床检查等特点,明确甲状腺肿的病因。

有长期服用抑制甲状腺激素合成的药物史者,考虑为药物性甲状腺肿。青春期、妊娠期、哺乳期、外伤及慢性消耗性疾病所致者,常有明显的生理、病理特征。对一些代谢缺陷引起的甲状腺肿,则需行进一步的实验室检查才能确诊为何种缺陷。如碘摄取缺陷时,做放射性碘摄取率检查,发现甲状腺不能浓集碘,唾液中也缺乏碘的浓集;过氧化物酶缺陷时,过氯酸钾释放试验为阳性;血中甲状腺激素水平降低;耦联缺陷时,层析测定甲状腺组织标本可发现甲状腺内大量碘化酪氨酸;碘化酪氨酸脱卤素酶缺陷时,在给患者示踪剂量的放射性碘后,用层析法可显示血浆及尿中碘化酪氨酸;正丁醇不溶性蛋白缺陷时,血清蛋白结合碘及正丁醇提取碘,或蛋白结合碘及血清甲状腺激素碘间差别超过 20%;碘和异常蛋白质结合时,可在给放射性碘后于血浆及尿中测得碘和异常蛋白结合的复合物。

七、鉴别诊断

(一)慢性淋巴细胞性甲状腺炎

慢性淋巴细胞性甲状腺炎也称为桥本病,表现为甲状腺弥漫性肿大,但是质地较韧,查甲状腺过氧化物酶抗体和球蛋白抗体常明显增高,提示是一种自身免疫性的甲状腺炎。特别是儿童患者,当抗甲状腺球蛋白抗体和抗微粒体抗体阳性者,应考虑慢性淋巴细胞性甲状腺炎。

(二)甲状腺癌

甲状腺癌时甲状腺肿大,质地韧或偏硬,表面不光滑,有结节,且结节活动度差,周围可有肿大的淋巴结。查 B 超可显示多个不规则结节,甲状腺扫描显示冷结节,查血甲状腺球蛋白、降钙素可升高,甲状腺针吸活检有助于诊断。

(三)亚急性甲状腺炎

多在病毒、细菌感染后引发了自身免疫反应。患者可有发热、咽痛,甲状腺肿大,质地韧或偏硬,压痛明显。查甲状腺功能可以升高,而甲状腺扫描示甲状腺区域显影差,摄碘率降低,这是诊断亚急性甲状腺炎的重要依据。亚急性甲状腺炎时血沉快,合并感染时血常规可升高。

(四)结节性甲状腺肿

病史多较长,甲状腺呈结节样肿大,可以发生 T_3 型甲亢,也可以出现甲减。单纯性甲状腺肿随着病程延长,进展至多结节阶段时,自主性功能的病灶可出现,部分患者可从临床甲状腺功能正常逐渐发展为甲状腺功能亢进(毒性多结节性甲状腺肿)。

(五)Graves 病

单纯性甲状腺肿的弥漫性肿大阶段类似于 Graves 病或桥本病的甲状腺特点。如果 Graves 病未处于活动的甲状腺毒症阶段和缺乏眼征表现,单纯性甲状腺肿很难与其区分开,后者 TRAb 多升高。

八、治疗

(一)内科治疗

大多数单纯性甲状腺肿患者无明确病因可寻,但无论何因,其共同发病机制是甲状腺素合成减少,所以甲状腺激素是最为有效的药物治疗。治疗前必须检测 TSH 基础水平或 TRH 兴奋试验,只有无血清 TSH 浓度降低,或 TSH 对 TRH 反应良好时,才可以用甲状腺激素治疗。较年轻的单纯性弥漫性甲状腺肿患者的血清 TSH 水平多正常或稍增高,是使用甲状腺激素治疗的指征。常用左甲状腺素(L-T$_4$)治疗,根据病情选择用药剂量,如每天 50~100 μg,能取得较好效果,使甲状腺逐渐缩小。病程长的多结节性甲状腺肿患者,血清基础 TSH 浓度常<0.5 mU/L,应做 TRH 兴奋试验,如 TSH 反应降低或无反应,表示甲状腺已有自主性功能,不宜用甲状腺激素治疗。

使用甲状腺激素替代治疗,所给予的剂量应不使 TSH 浓度降低至与甲状腺毒症者相似为宜,即稍小于 TSH 完全抑制的剂量(<0.1 mU/L)。早期单纯性弥漫性甲状腺肿阶段的年轻患者,可每天用 50~100 μg 的左旋甲状腺素治疗。对老年患者,每天 50 μg 的左旋甲状腺素足以使 TSH 抑制到适宜的程度(0.2~0.5 mU/L)。

对有明确病因者,应针对病因治疗。如对缺碘或使用致甲状腺肿物质者,应补充碘或停用致甲状腺肿物质,甲状腺肿自然消失。对单纯性甲状腺肿患者补碘应慎重,对无明确证据证实为碘缺乏者,补碘不但无效,而且还有可能引起甲状腺毒症。治疗结果极多样化。早期较小弥漫性增生的甲状腺肿反应良好,3~6 个月内消退或者消失。晚期,较大的多结节性甲状腺肿,自主性生长的滤泡细胞比例较高,故药物治疗反应较差,仅约 1/3 的患者腺体体积明显缩小;而其他 2/3 患者中,抑制治疗可防止腺体进一步生长。结节间组织退化,比结节本身的退化更为常见。因此,在治疗期间结节可显现得似乎更为突出。甲状腺最大限度地恢复后,抑制药物可减少到最小剂量,长期维持或有时停止服用。甲状腺肿可保持缩小,也可以复发,难以预测。如复发,应重新开始并无限期地进行抑制性治疗。对甲状腺功能正常的多结节性甲状腺肿患者,至少应每年复查甲状腺功能,并做全面体检,根据需要行影像学检查。

(二)放射性 ^{131}I 治疗

对于血清 TSH 浓度降低的、甲状腺激素水平偏高的单纯性甲状腺肿可给予小剂量放射性 ^{131}I 治疗。治疗前除测定甲状腺的 ^{131}I 摄取率外,还应做甲状腺扫描,以估计甲状腺的功能情况,有放射性 ^{131}I 治疗适应证者方可进行治疗。单纯性甲状腺肿一般不需快速治疗,因此可采取小剂量给予放射性碘。由于患者多为老年人,故应警惕放射性碘所引起的甲状腺激素急剧释放这一少见但可能发生的治疗并发症。如患者有冠心病等不能耐受一时性甲亢的疾病,可于放射性碘治疗前先给予抗甲状腺药物。

(三)外科治疗

对单纯性甲状腺肿的外科治疗无生理学依据,一般而言,不应行外科手术治疗,因为甲状腺的部分切除将更进一步限制甲状腺对激素需要增多的适应能力。但若出现压迫阻塞症状,且给予甲状腺激素治疗无效时,手术是指征。有些患者有肿瘤迹象时,应做相应检查,怀疑有恶变时有手术适应证。术后应给予甲状腺激素替代治疗。替代剂量为左旋甲状腺素约 $1.8\ \mu g/kg$,以抑制再生性增生和进一步的致甲状腺肿作用。

九、单纯性甲状腺肿的预防

减少单纯性甲状腺肿发生的根本在于预防。多年来,我国为了降低缺碘地区甲状腺肿的发生率,提倡食用碘盐。通过补碘,使缺碘性甲状腺肿的发病率明显降低。少部分患者是由高碘引起的甲状腺肿,在明确病因后可得到较好的预防。如由缺碘引起者,尤其在青春期、妊娠期、哺乳期等生理性需碘量增加时应注意碘的补充,多吃一些海带、紫菜等含碘的食物,防止在这些时期发生甲状腺肿。服用的药物应避免对甲状腺摄碘的影响。

(牛利新)

第五节　结节性甲状腺肿

结节性甲状腺肿是一种常见的甲状腺疾病,又称腺瘤样甲状腺肿,发病率很高,有学者报道可达人群中的 4%,以中年女性多见。多数患者在发现结节性甲状腺肿时,已有多年的病史;部分是由单纯性甲状腺肿发展而来,患者可能无不适感觉,仅少数患者诉说有颈部胀感,待甲状腺肿大至一定程度时才发现。部分是地方性甲状腺肿和散发性甲状腺肿晚期所形成的多发结节。临床表现为甲状腺肿大,并可见到或触及大小不等的多个结节,结节的质地多为中等硬度。临床症状不多,仅为颈前区不适。甲状腺功能多数正常。甲状腺扫描,甲状腺 B 超可以明确诊断。

一、病因与发病机制

结节性甲状腺肿是一种良性疾病,由于机体内甲状腺激素相对不足,致使垂体 TSH 分泌增多,在这种增多的 TSH 长时期的刺激下,甲状腺反复增生,伴有各种退行性变,最终形成结节。甲状腺结节的发病机制与病因目前仍不明了,很可能系多因素所致,如遗传、放射、免疫、地理环境因素、致甲状腺肿因素、碘缺乏、化学物质刺激及内分泌变化等多方面综合刺激所致。

致甲状腺肿物质包括某些食物、药物、水源污染、土壤污染及环境污染等;碘缺乏地区有甲状腺肿伴结节性甲状腺肿流行;放射性损伤可以致癌,但应用 ^{131}I 治疗后数十年经验与统计证明,放射性 ^{131}I 治疗的主要不良反应不是致癌,而是甲状腺功能减退,尤其是远期功能低下。在某些多结节性甲状腺肿患者的 TGA 及 TMA 检测中发现有 54.7% 的阳性率,单结节阳性率为16.9%。结节性甲状腺肿患者有先天性代谢性缺陷,导致甲状腺肿代偿性增生过度。环境中缺少硒、氟、钙、氯及镁等微量元素的摄入等。

有人提出"触发因子-促进因子"理论,是由于甲状腺本身在致甲状腺肿物质与放射性损伤或致癌物质促进下,引起患者甲状腺组织细胞内 DNA 性质变化,促使 TSH 或其他免疫球蛋白物质基因突变,不断发展变化,可导致甲状腺组织增生,甚至癌变。早期未发生自主性功能变化以前,经过治疗可获良效,增生的甲状腺结节可以消退,晚期由于自主性功能结节形成或发生其他变化,则用药物治疗难以取效,必须手术切除结节为宜。总之,结节性甲状腺肿发病机制比较复杂,目前仍不确切,有待研究。

二、临床表现

(1)患者有长期单纯性甲状腺肿的病史,发病年龄一般>30岁。女性多于男性。甲状腺肿大程度不一,多不对称。结节数目及大小不等,一般为多发性结节,早期也可能只有一个结节。结节质软或稍硬,光滑,无触痛。有时结节境界不清,触摸甲状腺表面仅有不规则或分叶状感觉。病情进展缓慢,多数患者无症状。较大的结节性甲状腺肿可引起压迫症状,出现呼吸困难、吞咽困难和声音嘶哑等。结节内急性出血可致肿块突然增大及疼痛,症状可于几天内消退,增大的肿块可在几周或更长时间内减小。主要表现为甲状腺肿大,并可触及大小不等的多个结节,结节的质地多为中等硬度,活动度好,无压痛;在少数患者仅能扪及单个结节。

(2)结节性甲状腺肿出现甲状腺功能亢进(Plummer病),患者有乏力、体重下降、心悸、心律失常、怕热多汗、易激动等症状,但甲状腺局部无血管杂音及震颤,突眼少见,手指震颤亦少见。老年患者症状常不典型。

(3)注意患者有无接受放射线史,口服药物史及家族史,患者来自地区是否为地方性甲状腺肿流行区等。一般结节性甲状腺肿病史较长,无压迫症状,无甲状腺功能亢进症状,患者多不在意,无意中发现甲状腺结节而来就诊检查。

(4)如为热结节又称毒性结节时,患者年龄多在40岁以上,结节性质为中等硬度,有甲亢症状,甚至发生心房纤维性颤动及其他心律失常表现,如有出血时可有痛感,甚至发热。结节较大时可出现压迫症状,如发音障碍,呼吸不畅,胸闷、气短及刺激性咳嗽等症状。

(5)如来自碘缺乏地区的结节性甲状腺肿患者,其甲状腺功能可有低下表现,临床上也可发生心率减慢,水肿与皮肤粗糙及贫血表现等。少数患者也可癌变。结节性质为温结节者比较多见,可用甲状腺制剂治疗,肿大的腺体可呈缩小。冷结节比较少见,有临床甲减者可用甲状腺制剂治疗,但往往需要手术治疗。

三、辅助检查

发现甲状腺呈结节性肿大时,需做以下检查。

(一)甲状腺B超

可显示甲状腺肿大,有多个低回声区,还可显示甲状腺结节的大小,有无钙化等。甲状腺B超可以明确甲状腺结节为实质性或囊肿性,诊断率达95%。伴有囊肿的甲状腺结节多为良性结节,可用抽吸治愈或缩小结节。实质性结节者还应进行甲状腺扫描或穿刺病理检查等。具有高分辨力的超声图像检查可以分析结节至1mm病灶,临床上认为单结节者,常可发现为多结节,接近于尸检所见,大多数囊肿病变并非真正囊性,而是具有实性组织的病变,并能显示混合性回声波群。

(二)甲状腺扫描

常用的甲状腺扫描有放射性核素^{131}I和^{99m}Tc,即^{131}I扫描、^{99m}Tc扫描。甲状腺结节因对碘的摄取能力不同而图像不同,^{99m}Tc可像碘一样被甲状腺所摄取,但不能转化。甲状腺扫描可显示甲状腺的吸碘率,有利于判断甲状腺功能;结节性甲状腺肿时可显示有多个稀疏区,稍大的结节可呈凉结节或冷结节。恶性结节不能摄取碘,恶变区将出现放射稀疏区,根据其摄碘能力,可分为无功能的冷结节,正常功能的温结节和高功能的热结节。放射性核素或^{99m}Tc扫描的缺点是不能完全区分良性或恶性结节,而仅是一个初步判断分析。

(三)甲状腺功能

测定甲状腺功能大多正常。但是要注意 TSH,如升高提示甲状腺功能偏低,需要补充甲状腺激素治疗;如降低需排除合并甲亢的可能。如甲状腺球蛋白抗体(TGA)或甲状腺过氧化物酶抗体(TPOAb)升高,提示有桥本病的可能。

(四)血甲状腺球蛋白和降钙素测定

这两项指标有助于排除甲状腺癌。当甲状腺有结节时,需进行测定。甲状腺癌时甲状腺球蛋白可升高;降钙素升高是甲状腺髓样癌的特异性指标。

(五)甲状腺 CT 或 MRI

当怀疑有甲状腺癌的可能时,需做甲状腺 CT 或 MRI 辅助诊断。

(六)甲状腺吸^{131}I 率

结节性甲状腺肿吸^{131}I 率正常或增高,但无高峰前移。出现 Plummer 病时,吸^{131}I 率升高,或虽在正常范围内而高峰前移。

(七)甲状腺穿刺组织病理检查

应用细针针吸活检术检查,对甲状腺结节的诊断有一定价值,比较安全。穿刺结果有助于手术治疗指征,其细胞学准确度达 50%～97%。但也可取样有误,特别是有囊性变患者及结节较小者,如<1 cm 的病变,穿刺准确度可有困难。细针活检不能确定,还可用粗针再穿刺活检,其结果可能更加准确。但穿刺针进入恶性结节癌肿以后,可将癌细胞扩散为其害处,应特别注意。为了术前明确结节性质,也可采用开放性甲状腺组织活检,以利全面分析。

四、鉴别诊断

(一)甲状腺腺瘤

尤其是与多发性腺瘤鉴别。结节性甲状腺肿患者年龄较大,病史较长,甲状腺肿大呈分叶状或多个大小不等的结节,边界不清,甲状腺激素治疗,腺体呈对称性缩小。多发甲状腺腺瘤甲状腺肿大不对称,可触及多个孤立性结节,如合并单纯性甲状腺肿,腺瘤结节边界亦较清楚,质地较周围组织略坚韧,甲状腺激素治疗,腺体组织缩小,结节更加突出。

(二)结节性甲状腺肿伴甲亢

与 Graves 病鉴别。前者地方性甲状腺肿流行区多见,年龄一般较大,多在 40 岁以上,常在出现结节多年后发病,甲状腺功能亢进症状较轻而不典型。Graves 病发病年龄多在 20～40 岁,两侧甲状腺弥漫肿大,眼球突出,手指震颤,甲状腺局部可触及震颤及听到血管杂音。甲状腺扫描发现一个或数个"热结节"。

(三)其他

1.甲状腺囊肿

甲状腺扫描为"冷结节",B 超检查为囊性结节,细针穿刺可明确诊断。

2.甲状腺腺瘤

多数为单发,生长缓慢,无症状。甲状腺扫描为"温结节"。若为毒性腺瘤表现为"热结节"。腺瘤也可发生出血、坏死液化呈"冷结节"。

3.甲状腺癌

甲状腺癌早期除甲状腺结节外可无任何症状,此时与结节性甲状腺肿鉴别困难。可做针刺活组织检查,尤其粗针穿刺诊断意义很大。

4.毒性结节性甲状腺肿

老年人多见,无突眼,心脏异常多见。甲状腺扫描可见多个摄碘功能增强的结节,夹杂不规则的浅淡显影区。

5.甲状腺肿瘤

滤泡性甲状腺癌分泌甲状腺激素引起甲亢。局部可扪及肿块、核素扫描、超声检查及细针穿刺细胞学检查可协助诊断。

五、治疗

(一)甲状腺激素抑制治疗

TSH 是甲状腺细胞生长增殖的主要刺激因子。甲状腺激素治疗可以抑制垂体 TSH 的分泌,减少对甲状腺的刺激,使结节性甲状腺肿停止发展并缩小。一般单纯性结节性甲状腺肿,无论是单结节及多发性结节,如果是温结节或冷结节都可使用甲状腺制剂进行治疗。给甲状腺片每天 40～80 mg 口服;或用左旋甲状腺素,每天 50～100 μg 口服。治疗后肿大的结节缩小者可继续使用至完全消失,有效的甲状腺激素治疗应能抑制 TSH 的分泌,使其维持在正常范围的低限为宜,但不宜过度抑制引起甲亢。对老年人特别是有心脏病者应适当减量。治疗至少 3～6 个月。实质性甲状腺结节用甲状腺素治疗效果尚不理想,仅有 30%～40% 的患者有效,结节缩小。如治疗过程中结节变大应考虑手术治疗。

(二)手术治疗

当结节性甲状腺肿经做相应鉴别诊断的检查,或做甲状腺针吸活检怀疑有恶变时,目前主张手术治疗。

手术指征:①结节性甲状腺肿较大,有压迫症状者;②结节迅速增大,或有颈淋巴结肿大,疑恶变者。尽管诊断手段不断改进,多数手术治疗的甲状腺结节均为良性病变。因手术的并发症随手术范围扩大而增加,病变恶性程度的估计在计划手术范围中起主要作用。经细针穿刺、病理检查诊断为恶性者,应进行甲状腺全切;如穿刺结果为良性、而临床疑为恶性者可进行甲状腺叶切除。穿刺结果可疑者根据手术中冷冻切片结果决定手术范围。

(三)Plummer 病治疗

主要用手术治疗和放射性碘治疗。手术治疗效果好,不易复发。手术前需用抗甲状腺药物治疗控制甲亢病情后再行手术治疗。该类甲状腺肿患者因只有结节具有较高的摄[131]I功能,结节以外的甲状腺处于抑制状态,所以放射性碘治疗不会造成结节以外的甲状腺组织损伤。可用于老年患者,特别是有心脏病者。对于老年患者或有其他严重疾病而不能耐受手术者,可用抗甲状腺药物治疗。

(牛利新)

第六节 甲状腺腺瘤

甲状腺腺瘤是起源于甲状腺滤泡细胞的良性肿瘤,目前认为本病多为单克隆性,是由与甲状腺癌相似的刺激所致。临床分滤泡状和乳头状实性腺瘤两种,前者多见。常为甲状腺囊内单个边界清楚的结节,有完整的包膜。

一、病因及发病机制

甲状腺腺瘤的病因未明,可能与性别、遗传因素、射线照射、TSH 过度刺激有关,也可能与地方性甲状腺肿疾病有关。

(一)性别

甲状腺腺瘤在女性的发病率为男性的 5～6 倍,提示可能性别因素与发病有关,但目前没有发现雌激素刺激肿瘤细胞生长的证据。

(二)癌基因

甲状腺腺瘤中可发现癌基因 c-myc 的表达。腺瘤中还可发现癌基因 H-ras 第 12、13、61 密码子的活化突变和过度表达。高功能腺瘤中还可发现 TSH-G 蛋白腺嘌呤环化酶信号传导通路所涉及蛋白的突变,包括 TSH 受体跨膜功能区的胞外和跨膜段的突变和刺激型 GTP 结合蛋白的突变。上述发现均表明腺瘤的发病可能与癌基因有关,但上述基因突变仅见于少部分腺瘤中。

(三)家族性肿瘤

甲状腺腺瘤可见于一些家族性肿瘤综合征中,包括 Cowden 病和 Catney 联合体病等。

(四)外部射线照射

幼年时期头、颈、胸部曾经进行过 X 线照射治疗的人群,其甲状腺癌发病率约增高 100 倍,而甲状腺腺瘤的发病率也明显增高。

(五)TSH 过度刺激

在部分甲状腺腺瘤患者可发现其血 TSH 水平增高,可能与其发病有关。试验发现,TSH 可刺激正常甲状腺细胞表达前癌基因 c-myc,从而促使细胞增生。

二、病理类型

(一)滤泡状腺瘤

滤泡状腺瘤是最常见的一种甲状腺良性肿瘤,根据其腺瘤实质组织的构成分为以下几种。

1.胚胎型腺瘤

由实体性细胞巢和细胞条索构成,无明显的滤泡和胶体形成。瘤细胞多为立方形,体积不大,细胞大小一致。胞质少,嗜碱性,边界不甚清;胞核大,染色质多,位于细胞中央。间质很少,多有水肿。包膜和血管不受侵犯。

2.胎儿型腺瘤

主要由体积较小而均匀一致的小滤泡构成。滤泡可含或不含胶质。滤泡细胞较小,呈立方形,胞核染色深,其形态、大小和染色可有变异。滤泡分散于疏松水肿的结缔组织中,间质内有丰富的薄壁血管,常见出血和囊性变。

3.胶性腺瘤

胶性腺瘤又称巨滤泡性腺瘤,最多见,瘤组织由成熟滤泡构成,其细胞形态和胶质含量皆和正常甲状腺相似。但滤泡大小悬殊,排列紧密,亦可融合成囊。

4.单纯性腺瘤

滤泡形态和胶质含量与正常甲状腺相似。但滤泡排列较紧密,呈多角形,间质很少。

5.嗜酸性腺瘤

嗜酸性腺瘤又称 Hurthle 细胞瘤。瘤细胞大,呈多角形,胞质内含嗜酸颗粒,排列成条或成簇,偶成滤泡或乳头状。

(二)乳头状腺瘤

良性乳头状腺瘤少见,多呈囊性,故又称乳头状囊腺病。甲状腺腺瘤中,具有乳头状结构者有较大的恶性倾向,良性乳头状腺瘤少见,多呈囊性,故又称乳头状囊腺瘤。乳头由单层立方或低柱状细胞覆于血管及结缔组织来构成,细胞形态和正常静止期的甲状腺上皮相似,乳头较短,分支较少,有时见乳头中含有胶质细胞。乳头突入大小不等的囊腔内,腔内有丰富的胶质。瘤细胞较小,形态一致,无明显多形性和核分裂象。甲状腺腺瘤中,具有乳头状结构者有较大的恶性倾向。

(三)不典型腺瘤

比较少见,腺瘤包膜完整,质地坚韧,切面细腻而无胶质光泽。镜下细胞丰富,密集,常呈片块状、巢状排列,结构不规则,多不形成滤泡。间质甚少。细胞具有明显的异形性,形状、大小不一,可呈长方形、梭形;胞核也不规则,染色较深,亦可见有丝分裂象,故常疑为癌变,但无包膜、血管及淋巴管浸润。

(四)甲状腺囊肿

根据内容物不同可分为胶性囊肿、浆液性囊肿、坏死性囊肿、出血性囊肿。

(五)功能自主性甲状腺腺瘤

瘤实质区可见陈旧性出血、坏死、囊性变、玻璃样变、纤维化、钙化。瘤组织边界清楚,周围甲状腺组织常萎缩。

三、临床表现

甲状腺腺瘤可发生于任何年龄,但以青年女性多见;多数无自觉症状,往往在无意中发现颈前区肿块;大多为单个,无痛,包膜感明显,可随吞咽移动。肿瘤增长缓慢,一旦肿瘤内出血或囊变,体积可突然增大,且伴有疼痛和压痛,但过一时期又会缩小,甚至消失。少数增大的肿瘤逐渐压迫周围组织,引起气管移位,但气管狭窄罕见;患者会感到呼吸不畅,特别是平卧时为甚。胸骨后的甲状腺腺瘤压迫气管和大血管后可引起呼吸困难和上腔静脉压迫症。少数腺瘤可因钙化斑块使瘤体变得坚硬。典型的甲状腺腺瘤很容易作出临床诊断,甲状腺功能检查一般正常;核素扫描常显示温结节,但如有囊变或出血就显示冷结节。自主性高功能甲状腺腺瘤可表现不同程度的甲亢症状。

四、实验室及相关辅助检查

(一)甲状腺功能检查

血清 TT_3、FT_3、TT_4、FT_4、TSH 均正常。自主性高功能甲状腺腺瘤患者血清 TT_3、FT_3、

TT$_4$、FT$_4$增高,TSH 降低。

(二)X 线检查

如腺瘤较大,颈胸部 X 线检查可见气管受压移位,部分患者可见瘤体内钙化等。

(三)核素扫描

90％的腺瘤不能聚集放射性锝或碘,核素扫描多显示为"冷结节",少数腺瘤有聚集放射性碘的能力,核素扫描示"温结节";自主性高功能腺瘤表现为放射性浓聚的"热结节";腺瘤发生出血、坏死等囊性变时则均呈"冷结节"。

(四)B 超检查

对诊断甲状腺腺瘤有较大价值,超声下腺瘤和周围组织有明显界限,有助于辨别单发或多发,囊性或实性。

(五)甲状腺穿刺活检

有助于诊断,特别在区分良恶性病变时有较大价值,但属创伤性检查,不易常规进行。

五、诊断与鉴别诊断

甲状腺腺瘤的诊断可参考以下要点:①颈前单发结节,少数亦可为多发的圆形或椭圆形结节,表面光滑、质韧,随吞咽活动,多无自觉症状;②甲状腺功能检查正常;③颈部淋巴结无肿大;④服用甲状腺激素3～6个月后,肿块不缩小或更明显突出。

甲状腺腺瘤需要与以下疾病相鉴别。

(1)结节性甲状腺肿:甲状腺腺瘤主要与结节性甲状腺肿相鉴别。后者虽有单发结节,但甲状腺多呈普遍肿大,在此情况下易于鉴别。一般来说,腺瘤的单发结节长期病程之间仍属单发,而结节性甲状腺肿经长期病程之后多成为多发结节。另外,甲状腺肿流行地区多诊断为结节性甲状腺肿,非流行地区多诊断为甲状腺腺瘤。在病理上,甲状腺腺瘤的单发结节有完整包膜,界限清楚。而结节性甲状腺肿的单发结节无完整包膜,界限也不清楚。

(2)甲状腺癌:甲状腺腺瘤还应与甲状腺癌相鉴别,后者可表现为甲状腺质硬,结节表面凹凸不平,边界不清,颈淋巴结肿大,并可伴有声嘶、霍纳综合征等。

六、治疗

(一)甲状腺激素治疗

能抑制垂体 TSH 的分泌,减少 TSH 对甲状腺腺瘤的刺激,从而使腺瘤逐渐缩小,甚至消失。从小剂量开始,逐渐加量。可用左甲状腺素50～150 μg/d 或干甲状腺片 40～120 mg/d,治疗 3～4 个月。适于多发性结节或温结节、热结节等单结节患者。如效果不佳,应考虑手术治疗。

(二)手术治疗

甲状腺腺瘤有癌变可能的患者、或引起甲亢者,应行手术切除腺瘤。伴有甲亢的高功能腺瘤,需要先用抗甲状腺药物控制甲亢,待甲状腺功能正常后,行腺瘤切除术,可使甲亢得到治愈。

对于甲状腺腺瘤,手术切除是最有效的治疗方法,无论肿瘤大小,目前多主张做患侧腺叶切除或腺叶次全切除而不宜行腺瘤摘除术。其原因是临床上甲状腺腺瘤和某些甲状腺癌特别是早期甲状腺癌难以区别。另外约 25％的甲状腺腺瘤为多发,临床上往往仅能查到较大的腺瘤,单纯腺瘤摘除会遗留小的腺瘤,日后造成复发。因甲状腺腺瘤有引起甲亢(发生率约为 20％)和恶变(发生率约为10%)的可能,故应早期行包括腺瘤的患侧,甲状腺大部或部分(腺瘤小)切除。切除标本必须立即行冷冻切片检查,以判定有无恶变。

(李　伟)

第七节　甲状腺癌

甲状腺癌是最常见的内分泌恶性肿瘤。按照组织学特征,起源于甲状腺滤泡细胞可以分为分化型甲状腺癌和未分化甲状腺癌,占所有甲状腺癌的95%以上。分化型甲状腺癌包括乳头状甲状腺癌和滤泡型甲状腺癌,这类甲状腺癌通常是可治愈的。相反,未分化甲状腺癌来势凶猛,预后很差。近年来,甲状腺癌发病率逐年上升。年龄是一个影响甲状腺癌的重要因素,>45岁的患者预后较差。甲状腺癌多见于女性,但男性患者预后较差。另外的危险因素包括颈部放疗史,直径>4 cm的肿瘤,原发灶外侵,淋巴结及远处转移。

起源于甲状腺滤泡旁C细胞的恶性肿瘤称为甲状腺髓样癌,占所有甲状腺癌的3%左右,其分为散发性髓样癌、家族性髓样癌、MEN综合征。

一、概述

(一)甲状腺癌分期

2010年甲状腺癌UICC分期如下。

1.TNM分期

(1)T分期。

T_x:无法对原发肿瘤作出估计。

T_0:未发现原发肿瘤。

T_1:原发肿瘤≤2 cm,局限于甲状腺内。

T_2:2 cm<原发肿瘤≤4 cm,局限于甲状腺内。

T_3:肿瘤>4 cm,肿瘤局限在甲状腺内或有少量延伸到甲状腺外。

T_{4a}:肿瘤蔓延至甲状腺包膜以外,并侵犯皮下软组织、喉、气管、食管或喉返神经。

T_{4b}:肿瘤侵犯椎前筋膜、或包绕颈动脉或纵隔血管。

未分化癌均为T_4。

T_{4a}:未分化癌,肿瘤限于甲状腺内,尚可外科切除。

T_{4b}:未分化癌,肿瘤已侵出包膜,外科难以切除。

(2)N分期。

N_0:无淋巴结转移。

N_{1a}:肿瘤转移至Ⅵ区(气管前、气管旁和喉前淋巴结)。

N_{1b}:肿瘤转移至单侧、双侧、对侧颈部或上纵隔淋巴结。

(3)M分期。

M_0:无远处转移。

M_1:远处有转移。

2.不同甲状腺癌的临床分期

(1)甲状腺乳头状腺癌或滤泡状腺癌(45岁以下)。

Ⅰ期:任何 T,任何 NM_0。

Ⅱ期:任何 T,任何 NM_1。

(2)甲状腺乳头状腺癌或滤泡状腺癌(45岁以上)及髓样癌(任何年龄)。

Ⅰ期:$T_1N_0M_0$。

Ⅱ期:$T_2N_0M_0$。

Ⅲ期:$T_3N_0M_0$,$T_{1\sim3}N_{1a}M_0$。

ⅣA 期:$T_{1\sim3}N_{1b}M_0$,$T_{4a}N_{0\sim1}M_0$。

ⅣB 期:T_{4b}任何 NM_0。

ⅣC 期:任何 T 任何 NM_1。

(3)未分化癌(全部归Ⅳ期)。

ⅣA 期:T_{4a}任何 NM_0。

ⅣB 期:T_{4b}任何 NM_0。

ⅣC 期:任何 T 任何 NM_1。

(二)甲状腺癌危险因素

放射接触史,碘的不适当摄入,淋巴性甲状腺炎,激素原因和家族史都是可能引起甲状腺癌的危险因素。

1.放射接触史

放射接触史能够增加甲状腺乳头状癌的发生。这一现象,在广岛和长崎的原子弹爆炸,马绍尔群岛和内华达的核试验失误,以及切尔诺贝利核泄漏(后被观察及证实。尤其在切尔诺贝利核泄漏后,受到核辐射的儿童发生了更多的乳头状甲状腺癌,这可能与儿童甲状腺更易受放射线影响,或者儿童食用了更多受核污染的牛奶有关。儿童时期因头颈部肿瘤接受过放疗,也会导致乳头状甲状腺癌发生风险的增加。

2.缺碘

碘是合成甲状腺激素的必需原料。缺碘引起甲状腺滤泡细胞代偿性增生,导致甲状腺肿。在缺碘地区,甲状腺滤泡性肿瘤发病率升高;而在碘摄入过多的地区,乳头状甲状腺癌则更易发生。在动物试验中,碘的过量摄入,能导致甲状腺癌由滤泡型向乳头状表型转换。但是碘的不适量摄入如何导致甲状腺癌发生依旧不明。

3.免疫因素

乳头状甲状腺癌中通常可见淋巴细胞浸润,这一现象可能提示免疫因子可能参与恶性肿瘤的发生发展。分子生物学分析提示淋巴细胞甲状腺炎可能是甲状腺恶性肿瘤的早期表现。但其确切机制依旧不明。

4.年龄因素

大多数分化型甲状腺癌发生于20～50岁患者,女性患者为男性患者的2～4倍。这一现象可能提示女性激素可能参与甲状腺癌的发生。并且,雌激素受体在甲状腺滤泡细胞膜上表达,雌激素可导致滤泡细胞的增殖。同样并没有明确的动物模型能够复制,甲状腺癌与妊娠或外源性雌激素使用的关系。

5.遗传因素

遗传性因素对于甲状腺癌的发生也是同样重要的。若父母患有甲状腺癌,则患肿瘤风险增加3.2倍;若同胞兄妹患有甲状腺癌,则患肿瘤风险增加 6.2 倍。非家族性髓样癌发生率为 3.5%～6.2%。

二、乳头状甲状腺癌

乳头状甲状腺癌(PTC)是最常见的甲状腺癌,占所有甲状腺癌的 70%～90%。乳头状癌有着其特征的组织学表现:"砂粒体"和"营养不良性钙化"。甲状腺乳头状癌以淋巴结转移为主,常以颈部肿大淋巴结为首发症状。

(一)临床表现

患者以女性为多,男与女之比为 1：2.7,年龄 6～72 岁,20 岁以后明显增多,31～40 岁组患病最多,占 30%,50 岁以后明显减少。乳头状癌淋巴结转移机会多,临床触不到淋巴结的患者,经选择性颈清扫术后,病理检查结果有 46%～72%的患者有淋巴结转移。有些患者以颈部淋巴结肿大来就诊,甲状腺内肿物可能已经数月或数年。因甲状腺内肿物发展较慢,且无特殊体征,常被误诊为良性,肿物可以很小,仅0.5～1.0 cm。晚期可以明显肿大,直径可达 10 cm 以上。呈囊性或部分呈囊性,侵犯气管或其他周围器官时肿物固定。侵犯喉返神经出现声音嘶哑,压迫气管移位或肿瘤侵入气管内出现呼吸困难。淋巴结转移多至颈深中组及颈深下组,晚期可转移至上纵隔。血行转移较少,有 4%～8%,多见于肺或骨。

(二)辅助检查

1.原发病变的诊断

无淋巴结转移的情况下,对甲状腺肿物的性质难以判断,在治疗前应进行如下的检查以明确病变的范围、与周围器官的关系、甲状腺功能的损伤程度、TSH 的分泌状况等。

(1)甲状腺核素扫描:大多数滤泡型腺癌和乳头状腺癌有吸碘功能,以往为术前主要手段,目前随着其他临床检查的发展已少用。

(2)B超检查:可发现甲状腺内肿物是多发或单发、有否囊性变、颈部有否淋巴结转移、颈部血管受侵情况等。

(3)CT 检查:显示甲状腺内肿瘤的位置、内部结构情况、钙化情况,无包膜恶性可能性大。虽不能作出定性诊断但对医师手术操作很有帮助,CT 能显示肿物距大血管的远近,距喉返神经、甲状旁腺、颈段食管的远近,肿瘤是否侵犯气管壁及侵入气管内、向胸骨后及上纵隔延伸情况,纵隔内淋巴转移情况。使外科医师术前心中有数,减少盲目性,能制三维成像的 CT 更好。

(4)磁共振成像(MRI):在无碘过敏患者中,不推荐使用。

(5)PET/CT:可判断肿瘤代谢情况,主要判断远处转移情况。

(6)针吸细胞学检查:近年来由于针吸细胞学诊断的进步,广泛应用于临床,但应用于甲状腺肿物的诊断有一定限度。

2.颈淋巴结转移的诊断

(1)临床触不到淋巴结而甲状腺内肿物高度怀疑癌,此为 N₀ 患者,这类患者不一定没有淋巴结转移,应做 B 超或 CT 检查以发现手摸不到的肿大淋巴结。因有些患者脂肪厚,肌肉发达,淋巴结虽已很大且呈串也不易触及,如 B 超及 CT 检查怀疑转移,且甲状腺内肿物证实为癌应按联合根治术准备。

(2)甲状腺肿物合并颈淋巴结肿大时,淋巴结位于中、下颈深较多,位于胸锁乳突肌前缘或被覆盖,活动或固定,大致可判断为甲状腺癌颈转移,以乳头状癌为多见。如针吸细胞学阳性则可确诊。

(三)治疗

1.放疗

分化型甲状腺癌对放疗敏感性差,以手术治疗为主要手段,单纯体外放疗对甲状腺癌的治疗并无好处。^{131}I治疗:用于手术不能切除的分化型甲状腺癌或远处转移的甲状腺癌。

2.手术治疗

(1)原发癌的处理:①一侧腺叶切除加峡部切除加Ⅵ区淋巴结清扫为单侧甲状腺癌治疗的最小手术方式。②全甲状腺切除当病变涉及两侧腺叶时行全甲状腺切除术。考虑到甲状腺多灶性癌的存在,应注意同侧腺叶多灶肿瘤,易出现对侧甲状腺内微小病灶的发生。③高分化侵袭性甲状腺癌,应积极地予以手术治疗,治疗越早,预后越好。④微小癌的治疗目前甲状腺乳头状微癌的治疗方式尚不统一。

(2)淋巴结转移癌的处理:不论是传统式的颈清扫术还是保留功能的改良根治术都应将各区淋巴结不论大小彻底切除。

三、甲状腺滤泡型腺癌

滤泡型癌较乳头状癌发病率低,占甲状腺癌的10%~15%,较乳头状癌发病年龄大,常见于中年人,平均年龄45~50岁,男女之比为1:3。其恶性程度介于乳头状癌和未分化癌之间,易出现血行转移,如肺、骨、肝、脑等处。很少出现淋巴结转移。转移的组织,很像正常甲状腺,因此有人称为"异位甲状腺"。

临床表现大多数是单发的,少数也可是多发的。容易误诊为甲状腺腺瘤。预后较乳头状癌差。影响预后的决定因素是远处转移,不是甲状腺包膜的侵犯。

四、甲状腺未分化癌

甲状腺未分化癌(ATC)在甲状腺癌中比例较少,占3%~8%。

(一)临床表现

本病发病年龄较高,男性发病较高。病情发展较快,出现颈部肿物后增长迅速,1~2周内肿物固定,声音嘶哑,呼吸困难。有1/3患者颈部肿物多年,近几个月来迅速增大,因此有学者认为此部分患者是在原有分化型甲状腺癌或良性肿物基础上的恶变。

(二)辅助检查

CT及颈部X线片常见气管受压,或前后径变窄或左右径变窄,或气管受压移位,偏于一侧,椎前软组织增厚,表明肿瘤从食管后椎前包绕了气管、食管。常有颈淋巴结转移,有时颈部转移淋巴结和甲状腺的原发灶融合在一起。根据肿物形态及硬度常可确诊。

(三)治疗

大多数患者来诊较晚,失去根治性治疗机会。有时手术目的是为了解决呼吸道梗阻,仅做气管切开。对少部分原发肿瘤较小的患者,尽量给予切除,然后行气管切开或气管造瘘,术后给予放疗及化疗,有的患者有一定疗效,有40%的患者可获完全缓解。

五、甲状腺髓样癌

甲状腺髓样癌(MTC)起源于甲状腺滤泡旁细胞或称 C 细胞。癌细胞可分泌多种胺类和多肽类激素,降钙素等,此外还有 5-羟色胺、组胺、前列腺素及 ACTH 样物质,导致部分患者出现顽固性腹泻,多为水样泄,但肠吸收障碍不严重,常伴有面部潮红。当肿瘤切除后腹泻即可消失,癌复发或转移时腹泻又可出现。

甲状腺髓样癌可分为散发性及家族性两种,前者约占 80%,不伴有其他内分泌腺部位的肿瘤,没有特殊的临床表现,后者占 20%,有明显家族史,分为两种类型:一类叫多发内分泌肿瘤ⅡA 型,此型包括甲状腺髓样癌、嗜铬细胞瘤和甲状旁腺功能亢进,因是三十年前 Sipple 首先描述,被称为 Sipple 综合征。另一类叫多发内分泌肿瘤ⅡB 型,此型包括甲状腺髓样癌、嗜铬细胞瘤及伴有多发性黏膜神经瘤,并有特征性的面部表现(嘴唇肥厚、宽鼻梁、脸外翻等)。

(一)临床表现

甲状腺髓样癌占甲状腺恶性肿瘤的 6%~8%。除少数合并内分泌综合征外,大多数与其他类型的甲状腺癌相似,主要是甲状腺区肿块,有时有淋巴结肿大,可出现双侧颈转移,多数生长缓慢,病程长达 10~20 年,大多数 1 年左右。

(二)辅助检查

血清降钙素升高伴甲状腺结节患者,首先考虑甲状腺髓样癌,若无其他内分泌综合征及肿瘤可确诊。部分甲状腺髓样癌患者可有血清 CEA 升高。

(三)治疗

手术是治疗的有效手段。有淋巴结转移时行颈清扫手术,对于是否行预防性颈清扫术,目前有一定争议。目前有靶向药物针对甲状腺髓样癌,但疗效不明确。

六、甲状腺其他恶性肿瘤

甲状腺还有其他恶性肿瘤,如血管肉瘤、纤维肉瘤、癌肉瘤、骨肉瘤、恶性纤维组织细胞瘤等,均少见。其中值得注意的是恶性淋巴瘤,近年来文献报道有增多趋势。

恶性淋巴瘤少见,占所有甲状腺恶性肿瘤的 0.6%~5%,占所有淋巴瘤的 2.2%~2.5%。文献报道甲状腺恶性淋巴瘤合并慢性淋巴细胞性甲状腺炎高达 95%~100%。所以细针穿刺应多方、多点穿刺。可疑者应做诊断性探查手术,术中制冷冻切片检查,确诊后根据情况行峡部切除或一叶切除,以免将来病变进一步发展压迫气管造成呼吸困难。

甲状腺恶性淋巴瘤是以放疗为主的综合治疗,配合以化疗。有低度恶性及高度恶性两种。其治疗效果优于甲状腺未分癌。

(李 伟)

第四章

乳腺疾病

第一节 乳房湿疹

乳房湿疹多发生在乳头及乳晕处,是皮肤的一种非特异性过敏性炎症。男女均可发生,但以哺乳期妇女多见,有时可与身体其他部位皮肤损害同时伴发。皮疹为多形性,常有皲裂、瘙痒,易复发。

一、病因及发病机制

病因较复杂,多由于一些外界或体内因素的相互作用所致。

(一)外界因素

如日光、寒冷、炎热、多汗、摩擦,以及各种动物皮毛、植物、化学物质、化妆品、肥皂、人造纤维、染料、塑料制品等均可诱发湿疹,有些食物如蛋类、鱼虾、蟹、牛奶等异性蛋白,尤其在哺乳期过食各种不新鲜的异性蛋白食物可使一些乳房湿疹加重。

(二)内在因素

如过敏性体质、代谢、内分泌或消化道功能紊乱、神经精神功能障碍、过度疲劳、精神紧张、病灶感染、肠寄生虫病等。

从发病机制上看,本病主要是由复杂的内外激发引起的一种迟发型变态反应。患者可能具有一定的湿疹素质,在一些因素激发下发病。本病常涉及多方面因素,病因复杂,且有些还不太清楚,尚待进一步研究。

二、临床表现

多见于哺乳期妇女,病变多发生于乳头、乳晕特别是乳房下部,常反复发作而转慢性,急性期常出现多数密集粟粒大的小丘疹、疱疹或小水疱、基底潮红、有点状渗出及糜烂面、有浆液不断渗出,可伴有结痂、脱屑等。皮损易转为亚急性或慢性而经久不愈,此时临床表现为皮肤表面粗糙、肥厚、乳头皲裂,一般双侧乳房受累,自觉瘙痒。婴儿吸吮时可有剧烈疼痛。停止哺乳后多易治愈。

三、诊断和鉴别诊断

根据患者多为哺乳期妇女,对称发生于乳头、乳晕红斑处,有糜烂、渗出及皲裂、瘙痒、易反复发作等特点,诊断不难。一般应与湿疹样癌、接触性皮炎等疾病鉴别。

(一)湿疹样癌

湿疹样癌又称 Paget 病,是一种特殊类型的乳腺癌,多发生于中老年女性,偶可发生于男性乳房及其他富有大汗腺的部位。一般多见于女性单侧乳头、乳晕及其周围,呈湿疹样外观,但为境界清楚的红色斑疹,常有浸润结痂,逐渐向外扩大。一般无自觉症状,抗湿疹药物无效,细胞学检查可以协助诊断。

(二)接触性皮炎

本病有明显的接触一些物品史。较常见的局部外涂正红花油、风油精、花露水或其他药品,以及橡皮膏等。其皮损特点为单一性的皮疹,如丘疹或小疱,边界清楚,非对称性。去除诱因,皮损很快减轻或消失。

四、治疗

(一)一般防治原则

(1)尽可能寻找该病发生的原因,对患者的生活环境、饮食习惯等做深入了解,并对全身情况进行全面检查,有无慢性病灶及内脏器官疾病,以排除可能的致病因素。

(2)避免各种外界刺激,如热水烫洗、剧烈搔抓、过度洗拭及接触其他患者敏感的物质如皮毛制品等。

(3)避免使用易致敏和刺激食物,如鱼、虾、蟹、羊肉、酒类等。

(4)对局部糜烂渗出或皲裂较重的患者,应适当减少哺乳的次数,可采取方法将乳汁挤入奶瓶给婴儿喂服,以缓解局部炎性渗出。另外要外用或内服抗湿疹药物。

(二)外用疗法

局部皮肤有渗出时,可用 0.05% 小檗碱水(用 2 000 mL 开水冲 10 片小檗碱溶解放凉即可)或 1∶8 000 高锰酸钾水湿敷;轻度糜烂时可外用氧化锌丁香油酚糊剂(酚锌油)、曲咪新乳膏(皮康霜)、复方康纳乐或健疗霜外涂;对慢性湿疹可外用丙酸氯倍他索软膏(恩肤霜)、复方醋酸地塞米松乳膏(皮炎平)或曲安西龙尿素软膏外涂,有皲裂时可外涂肝素软膏。

(三)内用疗法

患者在哺乳期一般不给予口服抗组胺药物治疗,皮损较重时可服氯苯那敏 4 mg,每天 3 次;或赛庚啶 2 mg,每天 3 次;也可给予唯尔本注射液 0.5 mg,隔天 1 次肌内注射,或胸腺素 5~10 mg,每天 1 次肌内注射;较重者也可口服转移因子口服液 10 mL,每天 1 次,也可口服中药肤痒冲剂 8 g,每天 3 次。

(四)半导体激光照射治疗

可用于哺乳期患者,半导体激光照射前先给予患者生理盐水纱布冷湿敷患处 30 分钟,清除患处分泌物与痂屑,期间每隔 3~5 分钟浸湿纱布 1 次,湿敷完毕后进行激光照射治疗。患者取仰卧位,激光输出功率设定为 510 mW,激光探头距患处约 1 cm,每次照射 15 分钟,照射完毕后外涂适量甘油,每天 2 次,7 次为 1 个疗程。

(陈志强)

第二节　乳头皲裂

乳头皲裂是哺乳期乳头发生的浅表溃疡,初产妇多于经产妇。

一、病因

常见的原因是乳头发育不良(内陷、过小),哺乳困难,婴儿吸乳用力过大发生损伤;其次是乳汁分泌过多,外溢侵蚀乳头及周围皮肤,引起糜烂或湿疹;乳头外伤、婴儿口腔有炎症,哺乳过程中将乳头咬破也可造成乳头皲裂。

二、临床表现

首先是乳头表面有小裂口和溃疡,哺乳时有剧烈疼痛;其次,因哺乳疼痛减少哺乳时间和次数,造成乳汁淤积或细菌感染而出现乳腺炎。

三、预防及治疗

(一)预防保护
在妊娠期要注意乳头的清洁卫生,乳头内陷时可轻轻牵拉矫正。

(二)哺乳习惯
养成良好的哺乳习惯,勿让婴儿含乳头睡觉,同时要养成哺乳前后清洗乳头、注意婴儿口腔卫生的习惯。

(三)治疗方法
已出现皲裂者可清洗乳头周围后涂用红柳膏、红霉素油膏等药物;也可用食物油使皲裂处软化,使之易于愈合、减轻疼痛。乳头皲裂较严重者可暂停哺乳1~2天,用吸乳器吸出乳汁,坚持外用药治疗,另外应避免刺激性食物。

（陈志强）

第三节　急性乳腺炎

急性乳腺炎是由细菌感染所致的乳腺的急性炎症,大多数发生在产后哺乳期的3~4周内,尤以初产妇多见。病原菌大多为金黄色葡萄球菌,少数是由链球菌引起。病菌一般从乳头破口或皲裂处侵入,也可直接侵入乳管,进而扩散至乳腺实质。一般来讲,急性乳腺炎病程较短,预后良好,但若治疗不当,也会使病程迁延,甚至可并发全身性化脓性感染。

一、病因和病理

(一)乳汁淤积

乳汁的淤积有利于入侵的细菌的繁殖。原因如下:乳头过小或内陷,妨碍哺乳,孕妇产前未能及时纠正乳头内陷;婴儿吸乳困难;乳汁过多,排空不完全,产妇未能将乳房内的乳汁及时排空;乳管不通或乳管本身炎症或肿瘤及外在的压迫;胸罩脱落的纤维也可以堵塞乳管引起乳腺炎。

(二)细菌入侵

急性乳腺炎的感染途径:致病菌直接侵入乳管,上行到腺小叶,腺小叶中央有乳汁潴留,使细菌容易在局部繁殖,继而扩散到乳腺的实质引起炎症反应;金黄色葡萄球菌感染常常引起乳腺的脓肿,感染可沿乳腺纤维间隔蔓延,形成多房性的脓肿;致病菌直接由乳头表面的破损、皲裂侵入,沿着淋巴管迅速蔓延到腺叶或小叶间的脂肪、纤维组织,引起蜂窝织炎。金黄色葡萄球菌常常引起深部的脓肿,链球菌感染往往引起弥漫性的蜂窝织炎。

二、临床表现

(一)急性单纯性乳腺炎

发病初期阶段,常有乳头皲裂现象,哺乳时感觉乳头有刺痛,伴有乳汁淤积不畅或乳腺扪及有包块,继而乳房出现局部肿胀、触痛,患乳触及痛性肿块,界限不清,质地略硬,进一步发展则出现畏寒、发热、体温骤升、食欲缺乏、疲乏无力、感觉不适等全身症状。

(二)急性化脓性乳腺炎

患乳的局部皮肤红、肿、热、痛,出现较明显的结节,触痛明显,同时患者可出现寒战、高热、头痛、无力、脉快等全身症状。此时在患侧腋窝下可出现肿大的淋巴结,有触痛,严重时可合并败血症。

(三)脓肿形成

由于治疗措施不得力或病情进一步加重,局部组织发生坏死、液化,大小不等的感染灶相互融合形成脓肿。浅表的脓肿极易发现,而较深的脓肿波动感不明显,不易发现。脓肿的临床表现与脓肿位置的深浅有关。位置浅时,早期可有局部红肿、隆起,皮温高;深部脓肿早期局部表现常不明显,以局部疼痛和全身症状为主。脓肿形成后,浅部可扪及有波动感。脓肿可以是单房性或多房性,可以先后或同时形成;浅部脓肿破溃后自皮肤破溃口排出脓液,深部脓肿则可通过乳头排出,也可侵入乳腺后间隙中的疏松组织,形成乳腺后脓肿。如果乳腺炎患者的全身症状不明显、局部和全身性的治疗效果不明显时,可行疼痛部位穿刺,抽出脓液即可确诊。

三、辅助检查

血常规检查白细胞计数升高,中性粒细胞计数升高。影像学超声检查可探及乳腺包块,形成脓肿患者可探及有液性暗区。

四、诊断

急性乳腺炎多发生于初产妇的哺乳期,起病急,早期乳腺内出现一包块,有红、肿、热、痛,严重者可有畏寒、发热等全身中毒症状。病情如未得到及时的控制,数天后可在局部形成脓肿,有波动感,穿刺抽出脓液。

急性乳腺炎的包块注意与乳腺癌的肿块相鉴别。炎性乳腺癌患者乳房内可扪及肿块,皮肤红肿范围广,局部压痛及全身炎症反应轻,细胞学检查可鉴别。

五、治疗

(一)早期

注意休息,暂停患侧乳房哺乳,清洁乳头、乳晕,促进乳汁排泄(用吸乳器或吸吮),凡需切开引流者应终止哺乳。局部热敷或用鱼石脂软膏外敷,应用头孢或青霉素类广谱抗生素预防感染。

(二)手术治疗

对已有脓肿形成者,应及时切开引流。对深部脓肿波动感不明显者,可先 B 超探查,针头穿刺定位后再行切开引流,手术切口可沿乳管方向做放射状切口,避免乳管损伤引起乳瘘,乳晕周围的脓肿可沿乳晕做弧形切开引流。如果有数个脓腔,则应分开脓腔的间隔,充分引流,必要时可做对口或几个切口引流。深部脓肿或乳腺后脓肿,可以在乳腺下皱褶处做弧形切开,在乳腺后隙与胸肌筋膜间分离,直达脓腔,可避免损伤乳管。

1.手术适应证

乳头周围或乳腺周围的炎性肿块开始软化并出现波动感,且 B 超检查有深部脓肿或脓液穿破乳腺纤维囊进入乳房后蜂窝组织内者,需及时切开引流。

2.术前准备

应用广谱抗生素治疗感染,局部热敷促进脓肿局限化。

3.麻醉与体位

多采用局麻或硬膜外麻醉,患者取仰卧位或侧卧位,有利于彻底引流。局部麻醉镇痛效果差,适于浅表的脓肿引流。

4.手术步骤

(1)乳头平面以上部位的脓肿多做弧形切口,也可做放射状切口。乳头平面以下的脓肿多做放射状切口,切口两端不超过脓肿的边界,否则可引起乳瘘。乳头或乳晕周围的脓肿多做沿乳晕的弧形切口。深部的脓肿可做乳房皱襞下的胸部切口,引流畅通,瘢痕少。

(2)针头穿刺,抽出脓液后在脓腔顶部切开,适当分离皮下组织,插入血管钳直达脓腔,放出脓液。

(3)从切口伸入手指分离脓腔间隔,使小间隔完全贯通,排出分离的坏死组织。

(4)等渗盐水或过氧化氢冲洗脓腔,凡士林纱布或橡皮片引流。若脓肿较大,切口较高,则应在重力最佳位置再做切口,便于对口引流或放置引流管引流。

(5)脓液做细菌培养,对慢性乳房脓肿反复发作者应切取脓腔壁做病理检查,排除其他病变。

5.术后处理

伤口覆盖消毒敷料后,应用宽胸带或乳罩将乳腺托起以减轻坠痛感,继续给予抗生素等抗感染治疗,控制感染至患者体温正常。术后第 2 天更换纱布敷料和引流物。若放置引流管可每天换药时用等渗温盐水冲洗脓腔。引流量逐渐减少,直到仅少量分泌物时拔出引流物。术后可热敷或理疗促进炎症浸润块吸收。

6.注意

手术后伤口要及时换药,每1～2天更换1次敷料,保证有效引流,防止残留脓腔、经久不愈或切口闭合过早。创腔可用过氧化氢、生理盐水等冲洗,排出的脓液要送细菌培养,确定是何种细菌感染,指导临床用药。哺乳期应暂停吮吸哺乳,改用吸乳器时吸尽乳汁。如有漏乳或自愿断乳者,可口服乙蔗酚 5 mg 每天 3 次,3~5 天即可。对感染严重伴全身中毒症状者,应积极控制感染,给予全身支持疗法。

六、乳腺炎的预防

要防止乳头破裂,乳头破裂既容易乳汁淤积,又有可能因伤口而发生细菌感染。怀孕 6 个月以后,每天用毛巾蘸水擦洗乳头。不要让小儿养成含乳头睡眠的习惯。哺乳后,用水洗净乳头,用细软的布衬在乳头衣服之间,避免擦伤。要积极治疗乳头破裂,防止出现并发症。轻度乳头破裂仍可哺乳,但在哺乳后局部涂敷 10%复方苯甲酸酊或 10%鱼肝油铋剂,下次哺乳前清洗。重度乳头破裂,哺乳时疼痛剧烈,可用乳头罩间接哺乳或用吸奶器吸出后,用奶瓶哺食小儿。对乳头上的痂皮,不要强行撕去,可用植物油涂抹,待其变软,慢慢撕掉。防止乳汁淤积,产后应尽早哺乳。哺乳前热敷乳房以促进乳汁通畅。如果产妇感到乳房胀痛更要及时热敷,热敷后用手按捏乳房,提拔乳头。婴儿吸吮能力不足或婴儿食量小而乳汁分泌多者,要用吸奶器吸尽乳汁。宜常做自我按摩。产妇要养成自我按摩乳房的习惯。方法:一手用热毛巾托住乳房,另一手放在乳房的上侧,以顺时针方向转向按摩。如果乳房感到胀痛,或者乳房上有肿块时,手法可以重一些。

(陈志强)

第四节　肉芽肿性小叶性乳腺炎

肉芽肿性小叶性乳腺炎也叫特发性肉芽肿性小叶性乳腺炎,简称肉芽肿,病理特征是以小叶为中心的肉芽肿性炎症,主要细胞成分是上皮样细胞、多核巨细胞、中性粒细胞等,微脓肿形成和非干酪样坏死,是多种肉芽肿性小叶性乳腺炎的一种。1972 年 Kessler 首次提出,1986 年国内才有 8 例报道,至今历史不长,以往发病率不高,所以目前还有较多乳腺科医师对该病缺乏认识,经常误诊为乳腺增生症、乳腺癌、化脓性乳腺炎或浆细胞性乳腺炎,导致治疗延误。该病好发于生育年龄,尤以经产妇多见。

一、病因

肉芽肿性小叶性乳腺炎的确切病因尚不明确,多数学者认为是自身免疫性疾病,是对积存变质的乳汁发生的Ⅳ型迟发型超敏反应。但究竟是什么原因触发了这种自身免疫性炎症反应,尚不能确定,催乳素可能是发病的触发器,并与哺乳障碍、饮食污染、避孕药或某些药物有关。Brown 等认为应用雌激素可诱发、加重本病的发生。

大体观察:肿块无包膜,边界不清,质较硬韧,切面灰白间杂淡棕黄色,弥漫分布粟粒至黄豆大小不等的暗红色结节,部分结节中心可见小脓腔。

二、临床表现

(1)多为年轻的经产妇,多在产后 6 年内发病,平均病程 4.5 个月,平均年龄 33 岁,未婚育的患者多与药物或垂体催乳素瘤有关。

（2）临床表现以乳腺肿块为主,肿块突然出现,常在一夜之间出现巨大肿块或全乳房肿块,或原有较小的肿块迅速增大,实发部位一般距乳晕较远,但很快波及乳晕。肿块呈明显的多形性,或为伪足样延伸,或通过乳晕向对应部位横向蔓延。

（3）多数伴有疼痛,甚至是剧痛,有人甚至是以疼痛为首发症状,数天至 1 个月后才发现肿块。

（4）病情进展呈间歇性和阶段性,可有数月的缓解期,最长可达 3 年。病情的自限和缓解,经常被误认为是疗效或治愈,以后在月经前、生气或劳累后突然发作。

（5）切开引流后黄脓不多,多流淌黄色水样或米汤样物、血性脓液或出血多于出脓,有别于急性化脓性乳腺炎。

本病主要表现为乳晕区以外的乳腺其他部位肿块,生长较快,可伴有疼痛,肿块多为单发、质地较硬、活动、边界清楚,有的表面皮肤红肿,少数可以破溃。

三、诊断

本病临床上易误诊为恶性肿瘤,要根据病史及乳房肿块有触痛等情况进行细胞学检查,有助于诊断,彩超和 X 线钼靶检查缺乏特异性,必要时行空心针或麦默通活检,可明确诊断。

四、鉴别诊断

(一)乳腺导管扩张症

乳腺导管扩张症病变在小叶内,无大量浆细胞浸润,不可见扩张的导管,乳头溢液不常见。

(二)乳腺结核病

乳腺结核病肿块为无干酪样坏死,抗酸染色找不到结核杆菌,病灶中部常见小脓肿。

(三)乳腺癌

肉芽肿性小叶性乳腺炎与乳腺癌极相似,但仔细检查,肉芽肿性小叶性乳腺炎的肿块触之不适,皮肤可有红肿,细胞学检查找不到癌细胞。

五、治疗

本病与乳腺癌难鉴别,易发生误诊,因此发现乳房结节均应手术切除送病理检查,明确诊断后可行区段切除。

（陈志强）

第五节　浆细胞性乳腺炎

浆细胞性乳腺炎不是细菌感染所致,而是导管内的脂肪性物质堆积、外溢,引起导管周围的化学性刺激和免疫性反应,导致大量浆细胞浸润。本病反复发作,破溃后形成瘘管,可以继发细菌感染,长久不愈,所以说是一种特殊的乳腺炎症。

一、病因及病理

浆细胞性乳腺炎其发生与乳头发育不良有关,像乳头内翻、乳头分裂等。内翻的乳头成为藏污纳垢的地方,常有粉刺样东西,有时还会有异味。乳头畸形也必然造成乳腺导管的扭曲、变形,导管容易堵塞。导管内容物为脂性物质,侵蚀管壁造成外溢,引起化学性炎症,大量淋巴细胞、浆细胞反应,形成小的炎性包块。

病灶多在乳晕附近,局部红肿、疼痛,一般不发热。过几天可以自行消退,当劳累、感冒等造成抵抗力低下时再次发作,但一次比一次重,肿块逐渐变大、红肿,容易误认为是小脓肿,或用抗生素治疗,导致最后切开引流形成瘘管,难以愈合。有时红肿也可自行破溃,长久不愈。发生于中老年妇女的浆细胞性乳腺炎,多是导管扩张、导管壁退行性改变所致。病灶还可多处发生,形成多个瘘管,甚至彼此相通,乳房千疮百孔,很像乳腺结核。肿块如果离乳头较远,与皮肤发生粘连,很容易误诊为乳腺癌。

二、临床表现

浆细胞性乳腺炎发病突然,发展快。患者感乳房局部疼痛不适,并可触及肿块。肿块位于乳晕下或向某一象限伸展。肿块质硬、韧,表面呈结节样,边界欠清,与胸壁无粘连。有的乳房皮肤有水肿,可呈橘皮样改变,一般无发热等全身症状。乳头常有粉渣样物泌出,有臭味。少数患者伴乳头溢液,为血性或水样液体,还可伴患侧腋下淋巴结肿大。晚期肿块发生软化,形成脓肿。脓肿破溃后流出混有粉渣样的脓汁,并形成瘘管,创口反复发作形成瘢痕,使乳头内陷。浆细胞性乳腺炎的临床表现多种多样,有的患者仅仅表现为长期乳头溢液,或仅仅表现为乳头内陷,少数患者表现为局部肿块,持续达数年之久。

三、诊断

本病多发生于 30～40 岁的非哺乳期妇女,早期可有一侧或两侧乳头浆液性排液,患者感乳房局部疼痛不适,在乳头或乳晕下扣及边界不清的小结节,肿块质硬、韧,表面呈结节样,与胸壁无粘连,病变局部可有红、肿、痛等症状,一般无发热等全身症状。也有的患者乳头常有粉渣样物泌出,有臭味。少数患者伴有血性溢液。乳晕周围或乳腺实质内的包块可与皮肤粘连,致乳头回缩、局部水肿及腋淋巴结肿大等征象,易误诊为乳腺癌。本病逐渐发展,肿块破溃,形成瘘管,经久不愈。

四、辅助检查

(一)彩色 B 超检查

可探及乳晕区低回声肿块影,内部不均匀,无包膜,无恶性特征,导管呈囊状或串珠样扩张。

(二)X 线钼靶检查

显示乳晕区密度不均匀团块,其间夹杂有条状或蜂窝状、囊状透亮影,可出现粗颗粒圆形钙化,但有别于乳癌集束沙粒样钙化。

(三)CT 检查

炎症早期显示乳晕区皮肤增厚,主乳管区软组织阴影;后期病变周围有类圆形小结节且结节间有桥样连接,为浆细胞性乳腺炎的特有征象。

(四)纤维乳管内视镜检查

可见各级乳管扩张,管腔内充满棉絮样、网织状沉积物或黄金样炎性结晶体,部分患者可见合并有乳管内乳头状瘤。该检查可用于发现早期乳癌。

(五)细针穿刺细胞学、乳头溢液细胞学检查

可见坏死组织、炎性细胞、浆细胞、淋巴细胞、脓细胞等,但阳性率不高,缺乏特异性。

(六)术中快速冰冻切片和术后石蜡切片病理学检查

术中快速冰冻切片和术后石蜡切片病理学检查是诊断该病的可靠依据。

五、鉴别诊断

本病需要与以下疾病鉴别。

(一)乳腺增生症

乳腺增生是女性最常见的乳房疾病,其发病率占乳腺疾病的首位,其临床表现如下。

1.乳房疼痛

乳房疼痛常为胀痛或刺痛,可累及一侧或两侧乳房,以一侧偏重多见。疼痛严重者不可触碰,甚至影响日常生活及工作。疼痛可向同侧腋窝或肩背部放射,常于月经前数天出现或加重,行经后疼痛明显减轻或消失;疼痛亦可随情绪变化、劳累、天气变化而波动。这种与月经周期及情绪变化有关的疼痛是乳腺增生病临床表现的主要特点。

2.乳房肿块

肿块可发于单侧或双侧乳房内,单个或多个,一般好发于乳房外上象限。表现为大小不一的片状、结节状、条索状等,其中以片状为多见。边界不明显,质地中等或稍硬,与周围组织无粘连,常有触痛。大部分乳房肿块也有随月经周期而变化的特点,月经前肿块增大变硬,月经来潮后肿块缩小变软。

3.乳头溢液

少数患者可出现乳头溢液,为自发溢液,多为淡黄色或淡乳白色,也有少数患者经挤压乳头可见溢出溢液。如果出现血性或咖啡色溢液需要谨慎。

乳腺 B 超及 X 线钼靶检查对鉴别诊断有一定的帮助。穿刺活检或局部切取活检可确诊。

(二)乳腺纤维腺瘤

乳腺纤维腺瘤是乳腺疾病中最常见的良性肿瘤,可发生于青春期后的任何年龄,多为20～30岁。乳房肿块是本病的唯一症状,多为患者无意间摸到或体检才检查出来,一般不伴有疼痛感,亦不随月经周期而发生变化。好发于乳房的外上象限,腺瘤常为单发,亦有多发者,呈圆形或卵圆形,直径以 1～3 cm 者较为多见,偶可见巨大者。表面光滑,质地坚韧,边界清楚,与皮肤和周围组织无粘连,活动度大。腋下淋巴结无肿大。B 超及钼靶检查可发现边界清楚的包块,不伴有浸润现象,切除活检可确诊。

(三)乳腺癌

乳腺癌是女性排名第一的常见恶性肿瘤。乳房肿块是乳腺癌最常见的表现,其次是乳头溢液。乳头溢液多为良性改变,但对50岁以上有单侧乳头溢液者应警惕发生乳腺癌的可能性。乳头凹陷、瘙痒、脱屑、糜烂、溃疡、结痂等湿疹样改变常为乳腺湿疹样癌(Paget 病)的临床表现。肿瘤侵犯皮肤的 Cooper 韧带,可形成"酒窝征"。肿瘤细胞堵塞皮下毛细淋巴管,造成皮肤水肿,而毛囊处凹陷形成"橘皮征"。当皮肤广泛受侵时,可在表皮形成多数坚硬小结节或小条索,甚至融合成片,如病变延伸至背部和对侧胸壁可限制呼吸,形成铠甲状癌。炎性乳腺癌会出现乳房明显增大,皮肤充血红肿、局部皮温增高。另外,晚期乳腺癌会出现皮肤破溃,形成癌性溃疡。本病还可有腋窝淋巴结肿大:同侧腋窝淋巴结可肿大,晚期乳腺癌可向对侧腋窝淋巴结转移引起肿大;另外,有些情况下还可触到同侧和/或对侧锁骨上肿大淋巴结。X线钼靶检查:乳腺癌在X线片中病灶表现形式常见有较规则或类圆形肿块、不规则或模糊肿块、毛刺肿块、透亮环肿块四类。乳腺钼靶对于细小的钙化敏感度较高,能够早期发现一些特征性钙化(如簇状沙粒样钙化等)。乳腺B超检查:B超扫描能够鉴别乳腺的囊性与实性病变。乳腺癌B超扫描多表现为形态不规则、内部回声不均匀的低回声肿块,彩色超声检查可显示肿块内部及周边的血流信号。B超扫描可发现腋窝淋巴结肿大。动态增强核磁共振检查:核磁检查是软组织分辨率最高的影像检查手段,较X线和B超检查有很多优势,可以旋转或进行任意平面的切割,可以清晰显示微小肿瘤。肿瘤微血管分布数据可以提供更多肿瘤功能参数和治疗反应。

六、治疗

(一)非手术治疗

1.适应证

(1)年龄30岁以下或55岁以上者。

(2)红肿、疼痛明显的急性阶段患者。

(3)肿块不明显、病程短于3周者。

(4)暂不愿意接受手术治疗者。

2.非手术治疗方法

(1)抗感染治疗:因为本病不是细菌引起的,所以不必用抗生素,但患者有红肿、疼痛等炎症反应时,可予以有效抗生素如头孢类广谱抗生素静脉滴注,每天2次。

(2)局部理疗:用红外线乳腺治疗仪局部治疗,每天2次,每次30分钟。

(3)乳管冲洗:对于能找到乳管开口者(有条件者可在纤维乳管内视镜引导下),用地塞米松、α-糜蛋白酶、庆大霉素、甲硝唑等做乳管冲洗,2天1次。

(4)中药治疗:如用金黄散加生理盐水调至糊状敷在红肿部位上,每天更换2次。一般情况下,治疗2~3天即可见病情好转表现,炎症减轻,范围缩小,乳管疏通,肿块缩小,质地变软,可继续治疗直至痊愈。若治疗7~10天仍无明显好转,应采取手术治疗。对于肿块与肿瘤难于鉴别者,不宜采用局部理疗和按摩,以免发生肿瘤细胞扩散。

(二)手术治疗

应根据具体情况选择相应的手术方式。

1.乳腺小叶切除术

乳腺小叶切除术是治疗本病的主要术式,适用于肿块较大或超出乳晕区以外及反复发作者,应切除病变所累及的整个乳腺小叶。手术开始前,可从病灶远端向乳头方向轻轻按压肿块,观察乳头有无溢液,沿溢液的乳管口向管腔内缓慢、低压注入少量亚甲蓝,使病变乳腺小叶着色,便于完整切除又不伤及邻近正常腺叶组织。近端乳管应从乳头根部切断,以避免复发和未发现乳管内微小肿瘤残留。此外,切面如有小导管少量点状牙膏样脂性溢液不影响疾病的治愈,乳头内陷者可加行乳头成形术。

2.病灶局部楔形切除术

对于肿块较小、仅位于乳晕区深部的年轻患者,可行病变乳管、肿块、连同周围部分乳腺组织楔形切除。

3.乳房单纯切除术

肿块较大,累及多个乳腺小叶,或与皮肤广泛粘连,已有乳房形态改变,年龄较大者,在征得患者的同意后,可行乳房单纯切除术。

4.脓肿切开引流术

对于已经形成乳房脓肿者,可先行脓肿切开引流,待炎症完全消退后再行病变小叶切除术。

5.慢性窦道及瘘管切除术

对于久治不愈的慢性窦道及瘘管,应行窦道、瘘管及病变组织全部切除。应当注意的是,除急性乳房脓肿切开引流术外,施行其他任何手术,都必须常规进行术中快速冰冻切片和术后石蜡切片病理检查,以明确诊断,避免漏诊和误诊。

发作间期,即伤口愈合期是最佳手术时机,手术成功的关键是翻转乳晕,彻底清除病灶,清洁所有创面。手术的技术关键是保持外形的完美,必须做乳头内翻的整形术。

(1)手术步骤:①术前病灶定位;②麻醉后消毒、铺巾;③乳房下皱襞处做弧形切口或沿乳房外侧缘做纵向弧形切口;④切开皮肤和皮下组织,找到病灶部位;⑤从皮下脂肪组织开始,锐性游离病灶;⑥组织钳提起病灶,切除病变的乳腺组织,连同周围 0.5～1.0 cm 的正常组织一并切除;⑦创口仔细止血,残腔内无活动性出血,用 0 号丝线将乳腺残面对合,注意缝闭创腔底部,不留无效腔,尽可能避免局部出现凹陷,缝合皮下脂肪层和皮下组织,应使切口满意对合,覆盖敷料,绷带适当加压包扎伤口;⑧术后 8～10 天拆线。

(2)术后处理:①为防止伤口渗血,局部纱布加压包扎 24～48 小时;②病变组织切除后常规送病理检查,排除恶性病变;③创面较大、术后遗留残腔较大时可放置橡皮片引流,并注意缝闭创腔底部。

(王永立)

第六节　乳腺脂肪坏死

乳腺脂肪坏死多发生在乳房较大、脂肪丰富、下垂型乳腺的患者,常有外伤病史,多见于 30 岁以上的患者。

一、病因

外伤是造成乳腺脂肪坏死的主要原因,多数患者有明确的外伤史,如撞击、跌跤、挤压、手术和穿刺等病史,但有少数患者外伤轻微,以致患者无法回忆起外伤史。根据脂肪组织本身结构的特点,如细嫩而脆弱、血供较少等,均使脂肪组织在经受外伤后出现血供障碍及脂肪细胞的破裂与坏死。此外,现代人的活动范围的扩大、劳作、运动的增加等,均可增加体表软组织包括乳房脂肪组织的外伤可能性。

二、临床表现

起病常较急,患者常有外伤,伤后早期局部皮肤略红或有瘀斑,轻度压痛。坏死广泛或外伤累及较大的血管者,可以出现大片瘀斑,随后有微痛或无痛的肿块于伤处皮下出现,肿块中央液化后可出现柔软区或有波动。局部切开或穿刺后可见暗红色或血性颗粒状坏死脂肪组织。病变靠近乳房皮肤及皮下浅层者,常可扪及皮下结节。皮肤粘连及病变靠近乳头、乳晕者,可以有乳头内陷等表现。坏死脂肪在乳腺实质内者,常扪及边界不清的结节,质地较硬,有压痛,部分患者还可有腋淋巴结肿大。

三、诊断

乳腺外伤后,局部皮肤先出现瘀斑,随后出现结节,可作出诊断。

但是凡有乳房肿块与皮肤粘连、乳头内陷、腋淋巴结肿大而外伤史不明确者,应与乳腺癌做鉴别。后者年龄常较大,病程进行性发展,无外伤及皮肤瘀斑。细针穿刺活检及病理切片检查可以确诊。在活检中或细针抽吸中,常可见有脂质细胞,无异形细胞可见,可以排除乳腺癌。X线辅助检查有助于诊断。少数患者于病区可见含脂囊肿或片状钙化,其与乳腺癌的沙粒状钙化不同。

四、治疗

早期局部可热敷、理疗,促进吸收,局部可外敷活血化瘀的散剂。局部手术切除是乳腺脂肪坏死最有效的治疗方法。局部包块明显,可切除活检。切除的坏死组织切面呈白色,镜检在早期可见脂肪细胞结构模糊。广泛坏死时可见慢性炎症反应,病变中心有异形巨细胞和淋巴细胞浸润,周围有巨噬细胞和新生的结缔组织包围。进一步发展,肿块中央液化,出现波动或有继发感染者,应切开引流,手术方法同上。无明确外伤史者,不能排除乳腺癌的可能,需要局部切除后活检。

(王永立)

第七节　乳腺单纯性增生症

一、发病情况

乳腺单纯性增生症为育龄妇女常见病,可发生于青年期后至绝经期的任何年龄组,尤其以未婚女性或已婚未育或已育未哺乳的性功能旺盛的女性多见,该病的发病高峰年龄为 $30\sim40$ 岁。在临床上 50% 女性有乳腺增生症的表现;在组织学上则有 90% 女性可见乳腺结构不良的表现。

二、病因

该病的发生、发展与卵巢内分泌状态密切相关。大量资料表明,当卵巢内分泌失调、雌激素分泌过多,而孕酮相对减少时,不仅刺激乳腺实质增生,而且使末梢导管上皮呈不规则增生,引起导管扩张和囊肿形成,也因失去孕酮对雌激素的抑制作用而导致间质结缔组织过度增生与胶原化及淋巴细胞浸润。

三、临床表现

临床表现为双侧乳房胀痛和乳房肿块,并且有自限性。

(一)乳房胀痛

因个体差异及病变的轻重程度不一样,所以乳腺胀痛程度也不尽相同。但患者的共有特点为疼痛的周期性,即疼痛始于月经前期,经期及经后一段时间明显减轻,甚至毫无症状。疼痛呈弥漫性钝痛或为局限性刺痛,触动和颠簸加重,并向双上肢放射,重者可致双上肢上举受限。

(二)乳房肿块

常常双侧乳房对称性发生,可分散于整个乳腺内,也可局限于乳腺的一部分,尤以双乳外上象限多见。触诊呈结节状、大小不一、变硬,经后缩小、变软。部分患者伴有乳头溢液。

(三)疾病的自限性和重复性

该病可不治自愈。尤其结婚后妊娠及哺乳时症状自行消失,但时有反复;绝经后能自愈。

四、辅助检查

(一)针吸细胞学检查

针吸肿块内少许组织做涂片检查,可见细胞稀疏;除有少许淋巴细胞外,尚可见分化良好的腺上皮细胞及纤维细胞。

(二)钼靶 X 射线检查

可见弥漫散在的直径＞1 cm、数目不定、边界不清的肿块影;如果密度均匀增高,失去正常结构、不见锐利边缘说明病变广泛。

(三)红外线透照检查

双侧乳腺出现虫蚀样或雾状的灰色影,浅静脉模糊。

五、诊断

(1)育龄期女性与月经相关的一侧或双侧乳房周期性疼痛及肿块。

(2)查体可触及颗粒状小肿物,质地不硬。

(3)疾病发展过程中具自限性特点。

六、鉴别诊断

(一)乳腺癌

有些乳腺癌可有类似增生症的表现,但乳腺癌的肿块多为单侧,肿块固定不变,且有生长趋势,在月经周期变化中表现增大,而无缩小趋势。针吸即可明确诊断。

(二)乳腺脂肪坏死

该病好发于外伤后、体质较肥胖的妇女,其肿块较表浅,未深入乳腺实质,肿块不随月经周期变化。针吸细胞学检查和组织活检可明确诊断。

七、治疗

本病有自限性,属于生理性变化的范畴,可以在结婚、生育、哺乳后症状明显改善或消失。因此,只要做好患者的思想工作,消除恐癌症,可不治自愈。对于临床症状重者,可采用中、西药治疗。

(一)中医治疗

青年女性患者,一侧或两侧乳房出现肿块和疼痛,并随月经周期变化,同时伴经前心烦易怒、胸闷、嗳气、两肋胀痛者,可用逍遥散合四物汤加减:柴胡 9 g,香附 9 g,八月扎 12 g,青皮、陈皮各 6 g,当归 12 g,白芍 12 g,川芎 9 g,橘叶 4.5 g,益母草 30 g,生甘草 3 g。

中年已婚妇女,以乳房肿块为主症,疼痛稍轻,并且随月经周期变化小;伴随月经不调、耳鸣目眩、神疲乏力,可用二仙汤合四物汤加减:仙蒂 9 g,淫羊藿 9 g,软柴胡 9 g,当归 12 g,熟地黄 12 g,锁阳 12 g,鹿角 9 g,巴戟天 9 g,香附 9 g,青皮 6 g。

(二)激素治疗

1.己烯雌酚

第 1 个月经期间,每周口服 2 次,每次 1 mg,连服 3 周;第 2 个月经期间,每周给药 1 次,每次 1 mg;第 3 个月经期间仅给药 1 次,每次 1 mg。

2.黄体酮

月经前两周,每周 2 次,每次 5 mg,总量为 20～40 mg。

3.睾酮

月经后 10 天开始用药,每天 5～15 mg,月经来潮时停药,每个月经周期不超过 100 mg。

4.溴隐亭

多巴胺受体激活剂作用于垂体催乳细胞上的多巴胺受体,抑制催乳素的合成与释放。每天 5 mg,疗程 3 个月。

5.丹那唑

雌激素衍生物,通过抑制某些酶来阻碍卵巢产生甾体类物质,从而调整激素平衡达到治疗作用。每天 200～400 mg,连用 2～6 个月。

6.他莫昔芬

雌激素拮抗剂,月经干净后第 5 天口服,每天 2 次,每次 10 mg,连用 15 天停药;保持月经来潮后重复。该药物治疗效果好,不良反应小,是目前治疗乳腺单纯性增生症的一个好办法。

（王永立）

第八节　乳腺囊性增生病

乳腺囊性增生病是妇女常见的乳腺疾病。本病的特点是以乳腺小叶、小导管及末端导管高度扩张形成的囊肿,乳腺组成成分的增生,在结构、数量及组织形态上表现出异常。本病与单纯性乳腺增生相比较,乳腺增生与不典型增生共存,存在恶变的危险,应视为癌前病变。

一、病因

本病的发生与卵巢内分泌的刺激有关。早在 1930 年就有学者证明切除卵巢的家鼠注射雌激素后能产生乳腺囊性病。在人类中,雌激素不仅能刺激乳腺上皮增生,也能导致腺管扩张,形成囊肿。新近研究说明高催乳素血症是乳腺囊性增生症的重要原因,国外学者报道绝经后妇女患乳腺囊性增生症常是不恰当应用雌激素替代治疗的结果。

二、病理

(一)大体形态

一侧或双侧乳腺组织内有大小不等、软硬不均的囊性结节或肿块。囊肿大小不一,大囊肿直径可达5 cm,呈灰白色或蓝色,又称蓝色圆顶囊肿或蓝顶囊肿。小囊肿多见于大囊周围,直径仅2 mm,甚至肉眼见不到,只有在显微镜下可见。切开大囊肿可见囊肿内容物为清亮无色、浆液性或棕黄色液体,有时为血性液体。其中含有蛋白质、激素(催乳素、雌激素、雄激素、人绒毛膜促性腺激素、生长激素、卵泡刺激素、黄体化激素等)、糖类、矿物质及胆固醇。切面似蜂窝状,囊壁较厚,失去光泽,可有颗粒状或乳头状瘤样物向囊腔内突出。

(二)组织学形态

组织学形态可见5种不同的病变。

1.囊肿

末端导管和腺泡增生,小导管扩张和伸展,末端导管囊肿形成。末端导管上皮异常增殖,形成多层,从管壁向管腔做乳头状生长,占据管腔大部分,以致管腔受阻,分泌物潴留而扩张,而形成囊肿。一种囊肿为单纯性囊肿,只有囊性扩张,而无上皮增生;另一种为乳头状囊肿,囊肿上皮增生,呈乳头状。

2.乳管上皮增生

扩张的导管及囊肿内上皮呈不同程度的增生,轻者上皮层次增多,重者呈乳头状突起,或彼此相连,呈网状或筛状、实体状、腺样。若囊肿上皮增生活跃,常见不典型增生或间变,有可能发展为癌。

3.乳头状瘤病

乳头状瘤病即在乳头状囊肿的囊性扩张基础上,囊壁上皮细胞多处呈乳头状增生,形成乳头状瘤病。根据乳头状瘤病受累范围、乳头密度及上皮细胞增生程度,可把乳头状瘤病分为轻度、中度及重度,临床上有实用意义。

4.腺管型腺病

小叶导管或腺泡导管化生并增生,增生的上皮细胞呈实性团块,纤维组织有不同程度的增生,而导管扩张及囊肿形成不明显,称为腺病形成。

5.大汗腺样化生

囊肿壁被覆上皮化生呈高柱状,胞质丰富,其中有嗜酸性颗粒,似大汗腺细胞。此种细胞的出现,常是良性标志。此外,囊壁、导管、腺泡周围纤维组织增生,并形成纤维条索,挤压周围导管,产生阻塞,导致分泌物潴留,再引起导管扭曲或扩张。标本切面呈黄白色,质韧,无包膜。切面有时可见散在的小囊,实际是扩张的小导管。囊壁光滑,内有黄绿色或棕褐色黏稠的液体,有时可见黄白色乳酪样物质自乳管口溢出。

(三)病理诊断标准

乳腺囊性增生病具以上5种病变,它们并不同时存在。其中乳头状瘤病、腺管型腺病和囊肿是主要病变。各种病变的出现率与组织取材的部位、取材量的多少有关。如果切片中能见到5种病变中的3种,或3种主要病变的2种,即可诊断。在5种病变中囊肿性乳管上皮增生、乳头状瘤病、腺管型腺病所致的不典型增生,易导致癌变。

三、临床表现

(一)乳腺肿块

乳腺内肿块常为主要症状,可发生于一侧乳腺,也可发生于两侧乳腺,但以左侧乳腺较为显著。肿块可单发,也可为多个,其形状不一,可为单一结节,亦可为多个结节状。单一结节常呈球形,边界不甚清楚,可自由推动,有囊性感。多个结节者常累及双乳或全乳,结节大小不等,囊肿活动往往受限,硬度中等且有韧性,其中较大的囊肿位于近表面时常可触及囊性感。有的尚呈条索状沿乳管分布,直径多在 0.5～3 cm。

根据肿块分布的范围可分为弥漫型(即肿块分布于整个乳腺内)、混合型(即几种不同形态的肿块,如片状、结节状、条索状、颗粒状散在于全乳)。

(二)乳腺疼痛

本病乳痛多不明显,且与月经周期的关系也不密切,偶有多种表现的疼痛,如隐痛、刺痛、胸背痛和上肢痛。有的患者常有一侧或两侧乳房胀痛,如针刺样,可累及肩部、上肢或胸背部。一般在月经来潮前明显,来潮后疼痛减轻或消失,临床经验提示有此变化者多为良性。肿块增大迅速且质地坚硬者提示恶变可能。

(三)乳头溢液

本病 5%～15% 的患者可有乳头溢液,多为自发性乳头排液。常为草黄色浆液、棕色浆液、浆液血性或血性溢液。如果溢液为浆液血性或血性,往往标志着有乳管内乳头状瘤。

四、诊断

乳腺胀痛,轻者如针刺样,可累及肩部、上肢或胸背部。检查时在乳腺内有散在的圆形结节,大小不等,质韧,有时有触痛。结节与周围组织界限不清,不与皮肤或胸肌粘连,有时表现为边界不清的增厚区。病灶位于乳腺的外上象限较多,也可累及整个乳房。有的患者仅表现为乳头有溢液,常为棕色、浆液性或血性液体。根据病史、临床症状及体征所见,一般能作出临床诊断。如诊断困难可结合辅助检查,协助诊断。

五、辅助检查

(一)肿物细针吸取细胞学检查

乳腺囊性增生病肿物多呈两侧性、多肿块性,各肿块病变的进展情况不一。采取多点细针吸取细胞学检查常能全面反映各肿块的病变情况或性质。特别疑为癌的患者,能提供早期诊断意见。最后确诊还应取决于病理活检。

(二)乳头溢液细胞学检查

少数患者有乳头溢液,肉眼所见多为浆液性、浆液血性。涂片镜检可见导管上皮泡沫细胞、红细胞、少许炎症细胞及脂肪蛋白质等无形物。

(三)钼靶 X 线摄影检查

钼靶 X 线片上显示病变部位呈现棉花团或毛玻璃状边缘模糊不清的密度增高影或见条索状结缔组织穿越其间伴有囊性时,可见不规则增强阴影中有圆形透亮阴影。乳腺囊性增生病肿块,须和乳腺癌的肿块鉴别,前者无血运增加、皮肤增厚和毛刺等恶性征象;若有钙化也多散在,不像乳腺癌那样密集。

(四)B超检查

B超诊断技术发展很快,诊断率不断提高。对本病检查时常显示增生部位呈不均匀低回声区和无肿块的回声囊肿区。

(五)近红外线乳腺扫描检查

本病在近红外线乳腺扫描屏幕上显示为散在点、片状灰影或条索状、云雾状灰影,血管增多、增粗,呈网状、树枝状等改变基础上常见蜂窝状不均匀透光区。

(六)磁共振成像(MRI)检查

典型的MRI图像表现为乳腺导管扩张,形态不规则,边界不清楚,扩张导管的信号强度在T1加权像上低于正常腺体组织;病变局限于某一区,也可弥漫分布于整个区域或在整个乳腺。本病的MRI图像特点通常为对称性改变。

六、鉴别诊断

(一)乳腺单纯性增生症

乳腺单纯性增生症多见于20~30岁年轻妇女。大龄未婚或已婚未育发育差的小乳房,双侧乳腺周期性胀痛,乳腺内肿块多不明显或仅局限性增厚或呈细颗粒状,又称细颗粒状小乳腺。

(二)乳腺增生症

乳腺增生症多见于30~35岁女性。乳痛及肿块多随月经的变化呈周期性,肿块多呈结节状多个散在,大小较一致,无囊性感,一般无乳头溢液。

(三)乳腺纤维腺瘤

乳腺纤维腺瘤多见于青年女性,常为无痛性肿块,多为单发,少数为多发。肿块边界明显,移动良好无触痛,但有时乳腺囊性增生病可与纤维腺瘤并存,不易区别。

(四)乳腺导管内乳头状瘤

乳腺导管内乳头状瘤多见于中年女性。临床上常见乳头单孔溢液,肿块常位于乳晕部,压之有溢液。X线乳腺导管造影显示充盈缺损,常可确诊。

(五)乳腺癌

乳腺癌常见于中老年妇女,乳腺内常为单一无痛性肿块。肿块细针吸取细胞学检查,多能找到癌细胞。乳腺囊性增生病伴有不典型增生、癌变时,常不易区别,需病理活检确诊。

七、治疗

囊性增生病多数可用非手术治疗。

(一)药物治疗

1.中药治疗

对疼痛明显、增生弥漫者,可服中药治疗。疏肝理气、活血化瘀、软坚化结、调和冲任等方法可缓解疼痛。

2.激素治疗

中药治疗效果不佳,可考虑激素治疗。通过激素水平的调整,达到治疗的目的。常用的药物有黄体酮5~10 mg/d,月经来潮前5~10天服用;达那唑200~400 mg/d,服2~6个月;溴隐亭5 mg/d,疗程3个月;其中增生腺体病理检测雌激素受体阳性者,口服他莫昔芬(三苯氧胺)

20 mg/d,2～3个月。激素疗法不宜长期应用,以免造成月经失调等不良反应。绝经前期疼痛明显时,可在月经来潮前服用甲睾酮,每次 5 mg,每天 3 次,也可口服黄体酮,每天 5～10 mg,在月经前 7～10 天服用。近来应用维生素 E 治疗也可缓解疼痛。

(二)手术治疗

1.手术目的

明确诊断,避免乳癌漏诊和延误诊断。

2.适应证

患者经过药物治疗后疗效不明显,肿块增多、增大、质地坚实者;肿物针吸细胞学检查见导管上皮细胞增生活跃,并有不典型增生者;年龄在 40 岁以上,有乳癌家族史者,宜选择手术治疗。

3.手术方案选择

根据病变范围大小、肿块多少采用不同的手术方法。

(1)单纯肿块切除:肿块类型属于癌高发家庭成员者,肿块直径<3 cm 者,均可行包括部分正常组织在内的肿块切除。

(2)乳腺区段切除术:病变仅限于某局部,病理结果显示有上皮细胞高度增生、间变,年龄在 40 岁以上者,可行乳腺区段切除。

(3)经皮下乳腺单纯切除术:有高度上皮细胞增生,且家族中有同类病史,尤其是一级亲属有乳腺癌,年龄在 45 岁以上者,应行乳腺单纯切除术。

(4)乳腺根治术:35 岁以下的不同类型的中等硬度的孤立肿块,长期治疗时好时坏,应行多点细针穿刺细胞学检查,阳性者应行乳腺癌根治术。阴性者可行肿块切除送病理,根据病理结果追加手术范围。

(5)乳腺腺叶区段切除术。

麻醉方法与体位:局部浸润麻醉或硬膜外麻醉,仰卧位,患侧肩胛下垫小枕,患侧上肢外展 70°～80°,有利于显露病变部位。

手术切口:手术切口的长度取决于肿瘤的部位及体积大小。乳腺上半部多采用弧形切口;乳腺下半部多采用放射状切口;乳房下半部位置深的可在乳腺下皱襞做弧形切口;当肿块与皮肤有较紧的粘连时,须做梭形切口,切除粘连的皮肤。

手术步骤:①消毒、铺无菌巾。②切开皮肤、皮下组织,确定肿块的范围。③组织钳夹持、牵引肿块,用电刀或手术刀在距离病变两侧 0.5～1 cm 处梭形切除乳腺组织。④彻底止血,缝合乳腺创缘,避免残留无效腔;缝合皮下组织及皮肤切开,覆盖敷料,加压包扎伤口。

注意事项:①梭形切除乳腺组织时,必须防止切入病变组织内。②创缘避免遗留无效腔。③创口较大时可放置引流片引流。

(6)全乳房切除术。

麻醉方法和体位:采用硬膜外麻醉或全麻,取仰卧位,患侧肩胛下垫小枕,有利于乳腺肿块的暴露,患侧上肢外展 80°,固定于壁板上。

手术切口:根治肿块的位置选择以乳头为中心的环绕乳头的梭形切口,可选用横向或斜向切口。横切口形成的瘢痕较纤细,适用于乳腺较大且下垂的患者,斜向切口有利于术后创口的引流。

手术步骤:①消毒,铺无菌巾。②确定切口。③切开皮肤、皮下组织。④提起皮瓣边缘,沿皮下组织深面潜行锐性游离皮瓣,直到乳房边缘。若为恶性肿瘤,则皮瓣不保留脂肪,游离范围上起第 2 或第 3 肋骨,下至第 6 或第 7 肋骨水平,内侧至胸骨缘,外侧达腋前线。⑤自上而下,由内而外,将整个乳房及周围脂肪组织自胸大肌筋膜表面切除。如为恶性肿瘤,应将乳房连同胸大肌筋膜一并切除。⑥创口止血,冲洗伤口,放置引流,按层缝合伤口,覆盖敷料。⑦加压包扎伤口。

注意事项:①术后 2～3 天,引流液减少至 10 mL 以下时拔引流管,再继续适当加压包扎。②隔天换药,术后 8～10 天拆线。③术后常规送病理检查。若为恶性肿瘤,则要行乳腺改良根治术,最迟不超过两周。

八、预防

乳腺囊性增生和乳腺癌的关系尚不明确,流行病学调查研究提示囊性增生病的患者以后发生乳腺癌的机会为正常人群的 2～4 倍。乳腺囊性增生病是癌前病变,在诊断和治疗后应给予严密的监测:每月 1 次的乳房自我检查;每年 1 次的乳腺 X 线摄影;每 4～6 个月 1 次的临床乳房检查等。对每个患者建立一套完整的随访监测计划,在临床实践中,努力探索更有价值的诊治技术,提高对癌前疾病恶性倾向的预测,以利早期发现乳腺癌。

(王永立)

第九节　积乳囊肿

积乳囊肿又称为乳汁淤积症,是哺乳期因一个腺叶的乳汁排出不畅,致使乳汁在乳腺内积存而成。因临床上发现主要是乳内肿物,常被误诊为乳腺肿瘤,故应引起重视。

一、病因与病理

引起积乳囊肿的原因很多,但临床上较常见的原因有以下几点:①原发性乳腺结构不良或畸形导致泌乳不畅,逐步发展成乳汁潴留,形成囊肿。②乳腺肿瘤、炎症、外伤或手术因素,引起正常乳腺结构破坏,输乳管部分或完全阻塞,引起乳汁潴留。③不良哺乳习惯或不正确的哺乳体位。④生理性或机械性的牵拉。哺乳期妇女乳房充盈,体积大,乳房上部长期在重力作用下受牵拉,引起乳腺上象限乳汁潴留。

积乳囊肿可继发感染导致急性乳腺炎或乳腺脓肿,如不继发感染可长期存在,囊内容物变稠,随时间的延长可使囊内水分被吸收而使囊肿变硬。

积乳囊肿病理:囊肿壁由薄层纤维组织构成,内面附以很薄的上皮细胞层,有些地方甚至脱落,囊内为淡红色无定型结构物质及吞噬乳汁的泡沫样细胞,囊肿周围间质内可见多量的单核细胞、类上皮细胞、多核巨细胞、淋巴细胞浸润,还可见小导管扩张及哺乳期腺小叶组织,病程长者囊壁还可以发生沙砾样钙化从而形成硬性肿块。

二、临床表现

乳腺肿物为最初症状,单侧多见,肿物多位于乳晕区以外的乳腺周边部位。呈圆形或椭圆形、边界清楚、表面光滑、稍活动、触之囊性感、有轻度触痛,直径常在 2～3 cm。腋下淋巴结一般不大。

三、诊断

年轻妇女在哺乳期或之后发现乳房边界较清的肿物,并主诉在哺乳期中曾经患过乳腺炎,检查在乳晕区以外的边缘部位触到边界清楚、活动、表面光滑的肿物,应想到积乳囊肿的可能。

(一)X 线检查

多呈圆形或椭圆形的透亮区,多数直径在 1~3 cm,可见于乳腺任何部分,早期周围尚无纤维囊壁形成时、继发感染或囊肿破裂后,X 线图像显示形成局限浸润阴影,边缘模糊不清。

(二)彩色多普勒超声检查

肿块轮廓明显,边界清楚,表面光滑,探头加压时有一定弹性感,水分较少,时而见有乳酪样、均匀细密的强回声光点漂浮。当乳汁内水脂分离时,水分吸收,乳汁稠厚,可表现均质的回声反射,类似实性肿物。

(三)针吸细胞学检查

病史较短,穿刺液为白色乳汁,病史长的穿刺为黏稠黄白色奶酪样物,穿刺肿物可缩小而不消失,细胞学特点:可见大量肿胀变性乳汁分泌细胞等。

四、鉴别诊断

(1)乳腺囊肿病常为多囊性,囊内容物为淡黄色液体或棕褐色血性液体。未切开囊肿顶部多呈蓝色。

(2)积乳囊肿与乳腺纤维腺瘤两者的临床表现相似,但乳腺纤维腺瘤多发生在卵巢功能旺盛时期(18~25 岁),而积乳囊肿多为哺乳期及以后;乳腺纤维腺瘤开始即为实性感,而积乳囊肿早期囊性感,后期质地较硬,穿刺细胞学检查可以协助诊断。

(3)乳腺癌患者发病年龄偏大,肿块和周围组织边界不清,而积乳囊肿早期囊性感,多见于哺乳期,且边界清楚。如不继发感染,积乳囊肿患者腋下淋巴结不大,虽然到后期积乳囊肿质地硬,但在细胞学检查过程中还是可以鉴别的。

五、治疗

本病属于乳腺的良性疾病,如发现应考虑手术切除。手术只需肿物单纯切除,如在哺乳期,同时有继发感染时,应先控制感染并回乳,然后行肿物切除并送病理检查。

(陆继广)

第十节　乳腺纤维腺瘤

乳腺纤维腺瘤是乳腺疾病中最常见的良性肿瘤,可发生于青春期后的任何年龄,多在 20~30 岁。其发生与雌激素刺激有关,所以很少发生在月经来潮前或绝经期后的妇女,为乳腺良性肿瘤,少数可发生恶变。一般为单发,但有 15%~20%的患者可以多发。单侧或双侧均可发生。一般为圆形、卵圆形,大的可呈分叶状。初期如黄豆大小,生长比较缓慢,可以数年无变化,因为无明显不适,因此很少引起患者的注意。肿块在不知不觉中逐渐长大,还有患者由于怕羞不愿找医师检查,直到肿块长得较大时,才不得不去医院诊治,耽误诊治。

一、病因和病理

乳腺纤维腺瘤的病因及发病机制尚不十分清楚,但多数学者认为与以下因素有关。

(一)雌激素水平失衡

多数患者有雌激素水平相对或绝对升高,雌激素水平的过度刺激可导致乳腺导管上皮和间质成分异常增生形成肿瘤。

(二)局部乳腺组织对雌激素过度敏感

正常乳腺的各部组织对雌激素敏感性高低不一,敏感性高的组织易患病,不同妇女乳腺组织对雌激素刺激的敏感性不同,对雌激素刺激敏感的妇女患病概率大大增加。

(三)饮食及身体因素

高脂肪、高能量饮食、肥胖、肝功能障碍等使体内雌激素增多,进而刺激乳腺导管上皮及间质纤维组织增生引起本病。

(四)遗传倾向

该病提示有一定的遗传因素。

二、临床表现

乳腺纤维腺瘤最主要的临床表现就是乳房肿块,而且多数情况下,乳房肿块是本病的唯一症状。乳腺纤维腺瘤的肿块多为患者无意间摸到或查体检查出来,一般不伴有疼痛感,亦不随月经周期而发生变化。少部分患者乳腺纤维腺瘤同时伴有乳腺增生,此时则可有经前乳房胀痛不适等症状。乳腺纤维腺瘤在乳腺的各个象限均可发生,尤其好发于乳房的外上象限。腺瘤常为单发,也有多发者。腺瘤呈圆形或卵圆形,直径以 1~3 cm 者较为多见,偶可见巨大者表面光滑,质地坚韧,边界清楚,与皮肤和周围组织无粘连,活动度大。腋下淋巴结无肿大。腺瘤多无痛感,亦无触痛。通常生长缓慢,可以数年无变化,但在妊娠哺乳期可迅速增大,个别的可发生肉瘤样变。乳腺纤维腺瘤与乳腺癌的关系不大,其恶变的概率不大。

临床上见到的乳腺纤维瘤常有两种情况,一种是单纯的腺纤维瘤,另一种是乳腺增生伴发的腺纤维瘤。前者表面光滑,边缘清楚,质中等,活动度大,能在扣诊的手指下滑脱;后者则仅可触及部分露在增生乳腺组织外的光滑瘤体,边缘不清,有一定的自限性,其活动性则随增生组织的活动而活动。

根据临床表现乳腺纤维腺瘤可分为 3 型。

(一)普通型纤维腺瘤

本型最常见,瘤体直径常在 1~3 cm,生长缓慢。

(二)青春型纤维腺瘤

本型较少见,月经初潮前发生,肿瘤生长速度快,瘤体较大,可致皮肤紧张变薄,皮肤静脉怒张

(三)巨纤维腺瘤

本型亦称分叶型纤维腺瘤,多见于 15~18 岁青春期及 40 岁以上绝经前妇女。瘤体常超过 7 cm,甚至可达 20 cm,形状常呈分叶状。

三、诊断

乳腺纤维腺瘤最主要的临床表现就是乳房肿块,而且多数情况下,乳房肿块是本病的唯一症状,多为患者无意间发现,一般不伴有疼痛感,亦不随月经周期而发生变化。少部分患者乳腺纤维腺瘤与乳腺增生病共同存在,此时则可有经前乳房胀痛,肿块好发于乳房的外上象限。腺瘤常为单发(75%单发),亦有多发者。腺瘤呈圆形或卵圆形,直径以 1～3 cm 者较为多见,亦有巨大者。乳腺纤维瘤表面光滑,质地坚韧,边界清楚,与皮肤和周围组织无粘连,活动度大,触之有滑动感,表面皮肤无改变;腋下淋巴结无肿大。腺瘤多无痛感,亦无触痛。肿瘤大小、性状一般不随月经周期而变化。肿块通常生长缓慢,可以数年无变化,但在妊娠哺乳期可迅速增大,个别的可于此时发生肉瘤变。对于诊断困难者,借助乳腺的特殊检查,常可明确诊断。

四、辅助检查

(一)超声检查

B 超检查能显示乳腺各层次软组织结构及肿块的形态、大小和密度。纤维腺瘤的瘤体多为圆形或椭圆形低回声区,边界清晰整齐,内部回声分布均匀,呈弱光点,后壁线完整,有侧方声影。肿瘤后方回声增强,如有钙化时,钙化点后方可出现声影。近年,使用彩色 Doppler 超声检测乳腺肿瘤的供血状况判断肿瘤的良、恶性,对诊断本病甚有帮助。

(二)乳腺钼靶 X 线摄片检查

乳腺内脂肪较丰富者,纤维腺瘤表现为边缘光滑、锐利的圆形阴影,密度均匀,有的在瘤体周围见一层薄的透亮晕。无血管增多现象。致密型乳腺中,由于肿瘤与乳腺组织密度相似,在 X 线显示不清。有的肿瘤发生钙化,可为片状或轮廓不规则的粗颗粒钙化灶,大小为 1～25 mm,与乳腺恶性肿瘤的细沙粒样钙化完全不同。

(三)细针穿刺细胞学检查

针感介于韧与脆之间,针吸细胞量常较多。导管上皮细胞分布多呈团片排列整齐,不重叠,如铺砖状,有较多双极裸核细胞。诊断符合率达 90% 以上,少数胞核较大,有明显异形性,染色质粗糙,细胞大小不等,可被误诊为癌,造成假阳性,应特别留意。

(四)红外线扫描检查

肿瘤与周围乳腺组织透光度基本一致,或呈相对边缘锐利的灰色阴影,无周围血管改变的暗影。

(五)局部组织切除病理组织学检查

1.大体标本

纤维腺瘤的巨体态极具特征,甚至肉眼下即可诊断。肿块大致呈圆形或椭圆形,直径一般为 1～3 cm,但有时可达 10 cm 以上,巨大者多出现于青春期前后少女中。表面光滑、结节状,质韧、有弹性,边界清楚,有完整包膜,易于剥出。切面质地均匀,呈灰白或淡粉色。导管型(管内型)及分叶型纤维腺瘤的切面常呈黏液样,并有大小不等裂隙。围管型纤维腺瘤切面呈颗粒状。病程长的纤维腺瘤的间质呈编织状而致密,有时还可见钙化或骨化区。囊性增生型纤维腺瘤的切面可见小囊肿。

2.镜下特点

根据肿瘤中的纤维组织和腺管结构的互相关系,分为导管型(管内型)纤维腺瘤、围管型(管周型)纤维腺瘤、混合型纤维腺瘤、囊性增生型腺纤维瘤和分叶型腺纤维瘤(巨腺纤维瘤)5 型。

五、鉴别诊断

(一)乳腺增生

两者均可摸到乳腺内肿块,单发或多发,质地韧。乳腺纤维腺瘤的肿块以单侧单发者较为多见,多呈圆形或卵圆形,边界清楚,活动度大,肿块无痛感及触痛,与月经周期无明显关系,发病年龄以30岁以下者多见。乳腺增生的肿块以双侧多发者较为常见,可呈结节状、片块状或串珠颗粒状,质地略韧,肿块常有触痛,可随月经周期而发生变化,月经前整个乳腺常有胀感,经后可缓解,发病年龄以 30 岁以上者多见。必要时可行有关辅助检查予以鉴别,如乳腺 X 线摄片,乳腺纤维腺瘤常可见到圆形或卵圆形密度均匀的阴影,其周围可见有圆环形的透明晕,据此可与乳腺增生病相鉴别。

(二)乳腺囊肿

两者均为无痛性的乳腺肿块,多为单侧单发,边界清楚,表面光滑。但乳腺纤维腺瘤的肿块质地较囊肿稍硬韧,活动度较囊肿为大,发病年龄以 18～25 岁最为多见;乳腺积乳囊肿的肿块有囊性感,活动度不似腺瘤那样大,且多发于妊娠哺乳期,乳腺单纯囊肿则除囊肿外尚有乳腺增生的临床特征。可行超声检查,超声检查对于囊性肿物和实性肿物的鉴别有很大的优势。

(三)乳腺癌

两者均可见到无痛性乳腺肿块,多为单发。乳腺纤维腺瘤的肿块呈圆形或卵圆形,质地韧实,表面光滑,边界清楚,活动度大。肿块生长缓慢,一般以 1～3 cm 大者较常见,超过 5 cm 者少见。同侧腋窝淋巴结无肿大,发病年龄以 30 岁以下者为多见。乳腺癌的乳腺肿块可呈圆形或卵圆形,亦可呈不规则形,质地较硬,肿块表面欠光滑,活动度差,易与皮肤及周围组织发生粘连。肿块可迅速生长,同侧腋窝淋巴结常有肿大。发病年龄多见于 35 岁以上者,尤以中老年妇女多见。乳腺 X 线摄片,纤维腺瘤可见圆形或卵圆形密度均匀的阴影及其周围的环行透明晕;而乳腺癌可见肿块影、细小钙化点、异常血管影及毛刺、皮肤有凹陷、乳头内陷等。必要时活组织病理检查可提供组织学证据进行鉴别。

六、治疗

乳腺纤维腺瘤虽属良性肿瘤,但极少数有恶变的可能性,而且这种恶变的危险性为累积性增加。故多数学者主张,一旦诊断,原则上均应手术切除。各类药物治疗,效果多不可靠。妊娠、哺乳期内分泌环境急骤变化时,有的乳腺纤维腺瘤会加速生长,故应早期切除。乳腺纤维腺瘤如完整切除,多可治愈。由于致病的内分泌环境持续存在,10%～25%的患者可同时多发,也可先后多发,不应将这种多发性倾向视为复发。

乳腺纤维腺瘤最有效的治疗方法就是手术,但并不是一发现腺瘤就需立即手术,而是应严格掌握手术时机及手术适应证:20 岁左右的未婚女性,如果腺瘤不大,约 1 cm,甚至更小,则不宜立即手术,因腺瘤体积过小,且活动度较大,手术时不容易找到;未婚的年轻女性,因小的腺瘤手术使乳房部皮肤留下了瘢痕,影响了美观;如果在观察过程中,乳腺纤维腺瘤不停地在缓慢增长,已长至 1.5 cm 左右,采用保守法治疗无效者,则宜考虑手术切除,以免腺瘤长得较大后,手术创伤较大,瘢痕亦较明显,而且如果继续长大也有发生恶变的可能;如果腺瘤刚发现时就较大,超过 2 cm,或患者年龄较大超过 35 岁,则主张一发现就立即手术,因为往往在妊娠哺乳期,由于体内雌性激素的大幅度增加,可能刺激腺瘤迅速增长,甚至可能诱发肉瘤变;如果乳腺纤维瘤为多发性的,可同时多个切除;除诊断为乳腺纤维瘤外,乳房有乳管内乳头状瘤、乳腺囊肿、乳腺小叶增生、乳腺脂肪瘤、寄生虫性囊肿,因性质未明确而怀疑乳腺纤维瘤时均可做切除术。

乳腺纤维瘤手术切除的禁忌证:乳房及其周围皮肤上有急性感染者暂不做手术;乳腺纤维瘤的诊断不明确时,可穿刺诊断,暂不立即手术;乳腺纤维瘤的疗效判定标准有变化时暂不手术。

(一)乳腺纤维腺瘤手术方法

1.乳房纤维瘤摘除术

乳房纤维瘤摘除术传统的方法是在瘤体表面做放射状切口,目的是避免损伤乳腺管,但势必会留有瘢痕。将传统的放射切口选择性地改良为乳晕切口,效果满意。

(1)传统手术切除:手术切口的设计应考虑美学与功能的需要。如需要哺乳者,应做以乳头为中心的放射状切口。若以后不需要哺乳者,可沿乳晕边缘行弧形切口。如是多发者可行乳腺下缘与胸壁交界处切口或沿乳晕切口。①在瘤体表面用亚甲蓝画一个瘤体大小的圆圈,然后由圆圈的中点至乳头用亚甲蓝画一直线,用细长针注射 0.5%利多卡因做局部浸润麻醉,始为乳晕部做半月形浸润麻醉,而后自乳晕部进针,沿亚甲蓝直线浸润麻醉至瘤体周围。②沿所画切口切开皮肤、皮下组织,分离浅筋膜,用血管钳或爱力斯夹住切口外侧筋膜,用血管钳沿乳腺组织表面分离至瘤体部位,爱力斯或缝线将瘤体牵引至直视下分离切除瘤体。③彻底止血,瘤体创面乳腺组织间断缝合数针。④皮内缝合或间断缝合乳晕切口。乳房表面用绷带适当加压包扎 24~48 小时,切除的肿块常规应做病理检查。⑤注意事项。手术时最好将整个肿瘤及其周围部分正常乳腺组织一并切除,在被切除的肿瘤以外的乳腺内,或对侧乳腺内术后再发生同样的肿瘤,不应认为复发,严格地说应为多发倾向。在原位又重新出现此种肿瘤者为复发,反复复发应警惕叶状肿瘤的可能。这种术式会在乳腺上留下瘢痕,影响美观,对于乳腺多个象限内的多个肿物不能完全切除。

(2)微创手术切除:是在腋下或乳晕等隐蔽的地方戳孔(约3 mm),在超声或钼靶引导下应用旋切针将肿物旋切出来,痛苦小,术后只留下一个 3 mm 左右大小的印痕,恢复快,不需住院,不用拆线。而且可以通过一个切口一次性同时切除多个肿瘤,多发肿物或临床触摸不到的微小肿物的患者特别适合采用这种手术。微创旋切的技术优势还体现在对于性质不明的肿块可以在B 超定位下进行活检和病理检查,对 3 mm 微小的肿瘤也可精确切除,这对于乳腺癌的早期诊断和治疗无疑也是一种非常好的方法。缺点是费用高,对于接近乳头、皮肤、乳腺边缘的肿物无法保证完全切除,易有残留等。

2.多发性乳腺纤维腺瘤的处理

多发性乳腺纤维腺瘤是指乳房部有 2 个以上的纤维腺瘤者,其发生的比例约为 15%。因为多发的乳腺纤维腺瘤可相互临近而彼此融合,亦可散布于一侧或两侧的多个部位,手术全部切除有一定的困难,所以对于那些腺瘤体积不太大的多发腺瘤,临床可予以观察,腺瘤体积有所缩小,继续观察;如肿物继续生长,体积较大,超过 2 cm 的腺瘤,则可考虑将其切除。切除时如果附近尚有 1 cm 左右的纤维腺瘤亦可一并切除,而距离较远且腺瘤体积较小者,则可以继续对其进行观察。由于多发性乳腺纤维腺瘤切除后,有些仍可于原部位再发,或于其他部位继续有新发的纤维腺瘤出现,因此,可在腺瘤手术切除后,即服用一段时间的中药,防止其再发。

(二)中医辨证治疗

中医称乳腺纤维瘤为乳核。多因情志内伤,肝气郁结,或忧思伤脾,运化失司,痰失内生;或冲妊失调,气滞血瘀痰凝,积聚乳腺而成。乳房纤维瘤属于中医"乳癖"范畴,其主要病因多为情志内伤,多虑善感、肝气郁结、气滞痰凝或忧思伤脾、运化失职、痰浊积聚,导致气血、痰浊凝聚而成。现代医学认为本病的发生与内分泌激素水平失调有关,是雌激素相对或绝对升高引起,因此治疗本病应根据患者不同症状表现,以疏肝解郁,活血化痰,从根本上调整机体内分泌系统。

辨证论治:肝气郁结,肿块小,发展缓慢,不红、不热、不痛,推之可移,可有乳腺不适,胸闷叹气。舌苔薄白,脉弦。

药用:复方夏枯草膏、小金丹、乳结散。

用药注意事项:诊断明确的小纤维瘤可服药治疗,2月无效者可行手术切除;较大的或妊娠前的纤维瘤应行手术切除。

疗效标准。①痊愈:乳房肿块消散,乳房疼痛消失。②显效:乳房肿块缩小 1/2,乳房疼痛消失。③有效:乳房肿块缩小不足 1/2,乳房疼痛减轻。④无效:肿块无缩小或增长,疼痛未缓解。

(三)其他治疗

还有激素疗法等病因治疗。

七、预防

(1)保持良好的心态和健康的生活节奏,克服不良的饮食习惯和嗜好,有规律的工作、生活是预防乳腺疾病发生的有效方法。

(2)少穿束胸或紧身衣,合理使用文胸。型号合适的文胸对乳房健康很重要,最好能选用柔软、透气、吸水性强的棉制文胸。平时能不戴文胸时尽量不戴,不要戴文胸睡觉。

(3)慎用含雌激素类药物和保健品,慎用丰胸产品。

(4)洗澡时避免长时间用热水刺激乳房,更不要在热水中长时间浸泡,洗澡时的水温以 27 ℃左右为宜。规律的性生活能促进乳房的血液循环、性激素分泌的增加,有利于女性乳房的健康。

(5)保持适量的运动。运动不仅有助于乳房健美,还能降低乳腺疾病的发病率。

(6)每月进行乳房自检,每年进行专业检查。一般月经后的1周到两周是检查的最佳时期。如果发现乳房有肿块、乳房局部皮肤或乳头凹陷、腋窝淋巴结肿大,一定要及时就诊。

(陆继广)

第十一节　乳腺导管内乳头状瘤

乳腺导管内乳头状瘤是指发生于乳腺导管上皮的良性乳头状瘤,发生于青春期后任何年龄的女性,经产妇多见,尤多发于 40~50 岁妇女。根据其病灶的多少及发生的部位,可将其分为单发性大导管内乳头状瘤及多发性中、小导管内乳头状瘤两种。前者源于输乳管的壶腹部内,多为单发,位于乳晕下区,恶变者较少见;后者源于乳腺的末梢导管,常为多发,位于乳腺的周边区,此类较易发生恶变。本病恶变率达5%~10%,被称为癌前病变,临床上应予足够重视。

一、病因和病理

导管内乳头状瘤是发生于导管上皮的良性乳头状瘤。根据病灶的多少或发生的部位,可分为大导管内乳头状瘤(发生于输乳管壶部内)和多发性导管内乳头状瘤(多发生在中、小导管内)。本病的发生是雌激素过度刺激导致的。

二、临床表现

导管内乳头状瘤以乳头溢液为主要的临床表现。本病病灶不同,表现症状各异。

(一)单发性大导管内乳头状瘤

单发性大导管内乳头状瘤可在乳晕下或乳晕边缘部位扪及长约1 cm的索状肿块,或扪及枣核大小的结节。由于肿瘤所在的导管内积血积液,按压肿块即有血样、奶样或咖啡样分泌物从乳头溢出,但溢液口固定。本病常为间歇性自发溢液,或挤压、碰撞后溢液。溢液排出,瘤体变小,疼痛不明显,偶尔有压痛、隐痛,恶变较少见。

(二)多发性中、小导管内乳头状瘤

多发性中、小导管内乳头状瘤源于末梢导管,位于周边区,是由于中、小导管内的腺上皮增生形成的。多在患侧外上象限有多个结节、颗粒,成串珠状,边界不清,质地不均,部分有溢液症状,也有部分无溢液者,溢液呈血样、黄水样、咖啡样。本病恶变可达10%,被称为“癌前期病变”。

三、诊断

本病临床主要表现为乳头溢出浆液、血性或咖啡色的液体,呈间歇或持续性,行经期间有量增加。部分患者在乳头附近可触及小的圆形肿物,质较软,与皮肤无粘连,可推动。本病确诊困难,要对肿块行针吸细胞学检查或活体组织病理检查方可确诊。

四、鉴别诊断

乳腺导管内乳头状瘤需与乳腺导管内乳头状癌及乳腺导管扩张综合征相鉴别。

(一)乳腺导管内乳头状癌

两者均可见到自发的、无痛性乳头血性溢液,均可扪及乳晕部肿块,且按压该肿块时可自导管开口处溢出血性液体。由于两者的临床表现及形态学特征都非常相似,故两者的鉴别诊断十分困难。一般认为,乳腺导管内乳头状瘤的溢液可为血性,亦可为浆液血性或浆液性;而乳头癌的溢液则以血性者为多见,且多为单侧单孔。乳头状瘤的肿块多位于乳晕区,质地较软,肿块一般≤1 cm,同侧腋窝淋巴结无肿大;而乳头状癌的肿块多位于乳晕区以外,质地硬,表面不光滑,活动度差,易与皮肤粘连,肿块一般>1 cm,同侧腋窝可见肿大的淋巴结。乳腺导管造影显示导管突然中断,断端呈光滑杯口状,近侧导管显示明显扩张,有时为圆形或卵圆形充盈缺损,导管柔软、光整者,多为导管内乳头状瘤;若断端不整齐,近侧导管轻度扩张、扭曲、排列紊乱、充盈缺损或完全性阻塞,导管失去自然柔软度而变得僵硬等,则多为导管内癌。溢液涂片细胞学检查乳头状癌可找到癌细胞。最终确立诊断则以病理诊断为准,而且应做石蜡切片,避免因冰冻切片的局限性造成假阴性或假阳性结果。

(二)乳腺导管扩张综合征

导管内乳头状瘤与导管扩张综合征的溢液期均可以乳头溢液为主要症状,但导管扩张综合征常伴有先天性乳头凹陷,溢液多为双侧多孔,性状可呈水样、乳汁样、浆液样、脓血性或血性;乳头状瘤与导管扩张综合征的肿块期均可见到乳晕下肿块,但后者的肿块常较前者为大,且肿块形状不规则,质地硬韧,可与皮肤粘连,常发生红肿疼痛,后期可发生溃破而流脓。导管扩张综合征

还可见患侧腋窝淋巴结肿大、压痛。乳腺导管造影显示导管突然中断,有规则的充盈缺损者,多为乳头状瘤;若较大导管呈明显扩张,导管粗细不均匀,失去正常规则的树枝状外形者,则多为导管扩张综合征。必要时可行肿块针吸细胞学检查或活组织病理检查。

五、治疗

乳腺导管内乳头状瘤最有效的方法是手术治疗,药物治疗通常只能减轻症状。

本病的首选治疗方法是手术治疗。术前均应行乳导管造影检查,以明确病变的性质及定位。术后宜做石蜡切片检查,因为冰冻切片检查在辨别乳腺导管内乳头状瘤和乳头状癌时最困难,两者常易发生混淆,故不宜以冰冻切片表现为恶性依据而行乳房根治术。如果为单发的乳腺导管内乳头状瘤,手术时将病变的导管系统切除即可;如果为多发的乳腺导管内乳头状瘤,因其较易发生恶变,则宜行乳腺区段切除,即将病变导管及其周围的乳腺组织一并切除。对于那些年龄在50岁以上、造影显示为多发的乳腺导管内乳头状瘤或经病理检查发现有导管上皮增生活跃甚至已有上皮不典型性改变者,则宜行乳房单纯切除,以防癌变。

(一)术前准备

纤维乳管镜确定乳管内乳头状瘤与乳头的距离、深度和乳房皮肤的体表投影。

(二)麻醉方法和体位

局部浸润麻醉或硬膜外麻醉,患者取仰卧位。

(三)手术切口

从乳头根部向乳晕外方做放射状切口,也可沿乳晕边缘做弧形切口。

(四)手术步骤

(1)术前乳管镜确定病变部位,并在体表做标记及手术切口方案,必要时在病变乳管内保留探针,或在乳头处找到血性液体溢口,将细软的探针涂上液状石蜡后,注入 0.2～0.5 mL 亚甲蓝,作为寻找病变乳管的引导。

(2)消毒、铺巾。

(3)切口皮肤、皮下组织,止血钳钝性分离,暴露病变乳管。

(4)分离、切除病变乳管。

(5)0 号丝线将残腔缝合,彻底止血后逐层缝合乳腺组织及皮肤切开,覆盖敷料,加压包扎。

(五)对病变限定在某一区段的乳腺囊性增生患者,可做乳腺区段的切除

(1)病变位于乳腺上半部者,按病变的长轴做弧形切口或放射状切口,位于乳腺下半部者,做放射状切口或乳房下皱褶纹的弧形切口。

(2)切开皮肤及皮下组织,潜行分离皮瓣,使肿块全部显露。

(3)仔细检查确定肿块的范围后,在其中心缝置一根粗不吸收线或用鼠齿钳夹持牵引。

(4)沿肿块两侧,距病变处 0.5～1 cm 做楔形切口,然后自胸大肌筋膜前将肿块切除。

(5)严密止血后,用不吸收线间断缝合乳腺组织创口,避免出现残腔,逐层间断缝合浅筋膜、皮下组织和皮肤。如有较多渗血可放置橡皮片或橡皮管引流,加压包扎,也可放置多空负压引流管。

(六)病变广泛者可行经皮下乳腺全切或乳腺单纯性切除术

(1)以乳头为中心,在第 2～6 肋,从外上到内下做一斜行梭形切口或以乳头为中心做横行梭形切口。

（2）选择切口时，将乳房尽量上提，在乳晕下方用亚甲蓝液画一水平线；再将乳房尽量下位，同样在乳晕（肿瘤）上方画一水平线。这两条线可根据病变位置而上下移动，待乳房恢复原位后，即表示横行梭形切口线。

（3）顺切口线切开皮肤、皮下脂肪组织，切除与否及范围取决于病变的性质。

（4）分离范围上起第 2~3 肋骨，下至第 6~7 肋骨，内达胸骨旁，外抵腋前线。当一侧皮肤分离后，用热盐水纱布填塞止血，再分离另一侧皮肤。然后沿着乳房上缘，围绕乳房基底部边切边止血，直切到胸大肌筋膜缘止。

（5）用组织钳将乳房拉下，用锐刀将整个乳房及周围脂肪组织从胸大肌筋膜上切除。

（6）乳房组织切除后，清创创口，清除残留的血凝块、脱落的脂肪组织，在切口最低位或切开外侧方戳孔置入有侧孔的引流管或橡皮卷，妥善固定在皮肤上或用安全针固定于引流物上以免脱位。

（7）按层缝合皮下组织和皮肤，切口用纱布垫适当加压包扎。

（七）术后处理

（1）术后 2~3 天拔出引流物，乳房全切者要加压包扎 3~5 天。

（2）术后 7~9 天拆线。

（3）乳房全切者容易发生局部皮瓣坏死、皮下积液，处理方法是术后 24 小时检查创口，积血者改善引流，48 小时后仍有积血者，应局部穿刺洗净血清或置负压引流管引流，适当加压包扎。

（陆继广）

第十二节　乳房其他良性肿瘤

一、脂肪瘤

乳房脂肪瘤是由脂肪细胞增生形成的一种良性肿瘤。脂肪瘤是最常见的一种体表良性肿瘤，它可发生于体表任何部位，多见于肩背部、四肢，发生于乳腺者少见。

脂肪瘤肉眼观察与正常脂肪组织相似，但色泽较黄。有一薄层完整的纤维包膜，肿瘤呈圆形或扁圆形，表面呈分叶状。有的肿瘤富含血管及结缔组织，为血管脂肪瘤。镜下观察，肿瘤由分化成熟的脂肪细胞组成，其间有纤维组织间隔，外有薄层纤维组织包膜。瘤细胞较大，呈圆形，细胞质内充满脂滴，细胞核被挤到近包膜处。

临床表现同其他一般体表脂肪瘤。本病好发于中年以上妇女，乳房较丰满、肥胖，常为无意中发现，无疼痛，无乳头溢液及其他不适症状。检查：肿瘤多为单发，圆形或椭圆形，分叶状，一般 3~5 cm，大者亦可达 10 cm 以上，质软，边界清楚，活动，肿瘤不与皮肤及胸壁粘连。发生于皮下脂肪层者较表浅，发生于腺体内脂肪组织者较深在。肿瘤生长缓慢。

关于本病的治疗，对较大者或生长较快者可行手术切除，一般切除后不复发。对生长较缓慢、较小的脂肪瘤允许观察。

二、平滑肌瘤

乳房平滑肌瘤是一种少见的乳房良性肿瘤。本瘤可来自乳头、乳晕的平滑肌组织及乳腺本身的血管平滑肌组织。根据生长部位、细胞来源的不同，病理分为 3 型：来源于乳晕区皮肤平滑肌者称浅表平滑肌瘤；来源于乳腺本身血管平滑肌者为血管平滑肌瘤；来源于乳腺本身血管平滑肌和腺上皮共同构成腺样平滑肌瘤。

大体观察：肿瘤呈圆形或椭圆形，边界清楚或有包膜、实性、质韧，一般直径 0.3～0.5 cm，切面灰白或淡红色，稍隆起，呈编织状。镜下可见肿瘤由分化成熟的平滑肌细胞组成。瘤细胞呈梭形、细胞质丰富、粉染、边界清楚，并可见肌原纤维。细胞核呈杆状，两端钝圆，位于细胞中央，无核分裂。瘤细胞排列呈束状、编织状或栅栏状，间质有少量的纤维组织。血管平滑肌由平滑肌和厚壁血管构成。腺样平滑肌瘤在平滑肌瘤细胞之间夹杂着数量不等的乳腺小管状结构。

临床上，肿瘤可位于真皮亦可在乳腺实质内。位于真皮者表面皮肤隆起，略呈红色，局部有痛感或有压痛。位于乳腺实质内者，位置深在，多为血管平滑肌瘤或腺样平滑肌瘤，肿瘤有包膜，易推动，生长缓慢。

本病发生于真皮者，诊断较易确定，可行手术治疗，手术时，连同受累皮肤一并切除。对于发生于乳腺实质内者，与纤维瘤较难鉴别，有时需待手术后病理切片方可证实。本病一般不恶变，手术后不复发。

三、神经纤维瘤

乳房神经纤维瘤少见，常为神经纤维瘤的一部分。好发于皮肤及皮下的神经纤维，神经纤维瘤多位于乳头及乳头附近，可为单发或多发，肿瘤直径 1～2 cm，生长缓慢，一般不恶变，无疼痛及其他症状。单发者手术切除后一般不复发，多发者可致乳头变形，可考虑切除病变皮肤，并进行乳房整形。

四、汗腺腺瘤

乳腺汗腺腺瘤罕见，是发生于乳腺皮肤汗腺上的良性肿瘤。肿瘤在真皮内由无数小囊形管构成，管腔内充满胶样物质，管壁的两层细胞受压变扁平。

临床上，本病开始时是在皮肤上发现透明而散在的结节，软且有压缩性。结节位于真皮内，一般 2 cm 大小，有时高出皮肤，肿瘤可逐渐增大呈乳头状，并发生破溃。一般不恶变，手术切除可治愈。

五、错构瘤

乳房错构瘤又称腺脂肪瘤。本病临床较少见，好发于中青年妇女，一般为单发、生长缓慢、无症状、肿物边界清楚、质软、活动度好，与周围无粘连。在钼靶 X 线摄片上，本病表现为圆形或椭圆形肿块阴影，中央密度不均匀，边缘光滑，且有一圈透亮带。病因为胚芽迷走或异位，或胚胎期乳腺发育异常，造成乳腺正常结构成分比例紊乱。

肉眼观察：肿瘤呈实性，圆形或椭圆形，有一层薄而完整的包膜，直径 1～17 cm，质软。切面脂肪成分较多时呈淡黄色；腺体成分较多时呈淡粉红色，纤维组织为主者呈灰白色。

镜下观察：肿瘤为数量不等、杂乱无章的乳腺导管、小叶和成熟的脂肪组织、纤维组织混杂而成,包膜完整。小叶和导管上皮可正常,也可增生。有时可见导管扩张及分泌物潴留。当脂肪组织占肿瘤大部分时,称腺脂肪瘤。

本病需经手术切除后病理切片确诊,预后好,手术后不复发。

六、海绵状血管瘤

乳房海绵状血管瘤临床极为少见,是由血管组织构成的一种良性血管畸形。本病一般多发于乳腺皮下组织内,肿瘤体积不定,质地柔软,边界清楚。切面呈暗红色,可见多数大小不等的腔隙。腔壁厚薄不均,腔内充满血液。镜下见肿瘤组织由大量充满血液的扩张的腔隙及血管构成,腔壁上有单层内皮细胞,无平滑肌。腔隙之间由很薄的纤维组织条索构成间隔,状如海绵,可有完整包膜,亦可境界不清。本病可发生于任何年龄,一般为单发,也可多发。肿瘤境界清楚、质软、有压缩性,或呈囊性感。常无任何不适,生长缓慢。局部肿瘤穿刺抽出血性液体时,可明确诊断。较小的血管瘤可局部手术切除,范围较大者,可考虑行乳房单纯切除术。

七、淋巴管瘤

乳房淋巴管瘤临床极罕见。由淋巴管和结缔组织构成,是一种先天性良性肿瘤。淋巴管瘤多见于锁骨上区及颈部,乳房淋巴管瘤生长缓慢,无不适表现。瘤体大小不一、触之无压痛、质软,有囊性感或波动感,透光试验阳性,局部穿刺可抽出淡黄色清亮液体。临床上,肿瘤较小者行肿瘤切除,较大者行乳房单纯切除术。

八、颗粒细胞瘤

乳房颗粒细胞瘤也称颗粒性肌母细胞瘤,是一种少见的乳腺良性肿瘤。颗粒细胞瘤可发生于身体任何部位,好发于舌、皮下及软组织,乳腺也是本病常见的发病部位之一。

颗粒细胞瘤并非发生于乳腺组织本身,而是来源于乳腺神经鞘细胞。大体观察:肿瘤无包膜,与周围组织分界不清,直径 0.5～4 cm,质硬,切面灰白或灰黄,均质状,表面受累皮肤可发生凹陷。镜下:肿瘤无明确分界,瘤体体积大,呈多边形或卵圆形。细胞质丰富,内含均匀分布的嗜酸性颗粒;细胞核小而圆。瘤细胞呈松散的巢状或条索状排列,其间有多少不等的纤维组织包绕。受累皮肤呈假上皮瘤样增生。

临床上,本病好发于 20～50 岁女性。主要为无痛性肿块,质硬,呈结节状,边界不清,活动度差,且常与皮肤粘连,致受累皮肤凹陷,故易与乳腺癌混淆。依靠镜下瘤细胞核小而圆、规则、细胞质丰富呈嗜酸性颗粒状与乳腺癌鉴别。

本病手术切除预后良好。

九、软骨瘤和骨瘤

乳房软骨瘤和骨瘤极少见,可见于老年妇女的乳房纤维腺瘤内。肉眼见该瘤表面呈颗粒状突起、色淡黄、质硬、无明显包膜,但境界清楚。镜下可见骨膜、断续的骨板及排列紊乱的骨小梁,小梁之间可见疏松纤维组织。一般认为它是由成纤维细胞化生而成,另一部分由纤维瘤内纤维成分组成而来。

临床上,患者一般无自觉症状,肿瘤质硬、无触痛、可活动,与周围组织无粘连。

手术切除后一般无复发。

十、腺肌上皮瘤

乳腺腺肌上皮瘤临床少见,术前多易误诊为乳腺纤维腺瘤。本病好发于 50 岁以上女性,亦有年轻女性及男性腺肌上皮瘤报道。常因无痛性肿块就诊、边界清楚、质地韧实、表面光滑、生长缓慢、无痛。

肉眼观察,肿瘤可有或无包膜,切面灰白或灰黄,质脆或鱼肉状,少数为囊实性或囊性。镜下肿瘤组织由增生的腺上皮和肌上皮组成,以肌上皮增生为主。腺上皮可有乳头状增生;肌上皮呈巢状、片状、小梁状分布,细胞呈梭形或为透明细胞。Tavassoli 根据肿瘤结构及肌上皮形态不同,将其分为 3 型。①梭形细胞型:由巢状和片状分布的梭形肌上皮细胞和少量腺腔组成。②腺管形(经典腺肌上皮瘤):主要由大小不等的腺管组成,内覆腺上皮细胞,外围为肌上皮细胞。③小叶型:增生的上皮细胞呈巢状,围绕并挤压腺腔,肿瘤周围纤维组织向瘤内生长,分隔肿瘤呈小叶状。当核分裂象超过 5 个/10 个高倍视野、细胞有明显异型性、肿瘤呈浸润性生长及肿瘤出现坏死时,考虑有恶性可能。

本病治疗方法为手术切除,应切除肿瘤周围部分正常腺体组织,否则易复发。反复复发则有恶性可能。考虑为恶性时,宜行乳房切除或改良根治术。

十一、乳头腺瘤

乳头腺瘤又称乳头导管腺瘤,是发生于乳头内的导管即乳窦部,是一种局限于集合管内或其周围的良性上皮增生。好发于 40～50 岁女性,偶有男性,发病率不到乳腺良性肿瘤的 1%,病程长,生长缓慢,肿瘤体积小,直径一般不超过 2 cm。

(一)临床表现

乳头腺瘤单侧多见,罕见双侧患者。乳头溢液为主要表现,约占 2/3 患者,其次可有乳头增粗、变硬、糜烂、溃疡、结痂出血,乳头内或其底部扣及结节等症状,切除的结节质硬,边界可清或不清楚,呈灰白色,此结节有时不在导管内。

(二)诊断与鉴别诊断

乳头腺瘤是一种少见病,对临床上有乳头溢液伴有乳头内或乳窦部有硬结节或肿块者,同时若有乳头糜烂、溃疡、出血、结痂者应高度重视,影像学检查方法,钼靶 X 线摄片通常不把乳头包括在内,所以影像学不易发现,临床上对可疑者,申请加拍乳头在内的头尾位和内外侧斜内,有时可见乳头及乳晕区有高密度肿块影。彩色 B 超可显示乳头内有实性肿块影,可协助诊断,但最终需靠病理学确诊。

乳头腺瘤多因临床表现不典型,医师经验不足,术前诊断较困难,临床检查常有漏诊或误诊,必须与乳头慢性炎症、良性肿瘤、Paget 病、乳头状癌等进行鉴别。

1.湿疹样癌(Paget 病)

初期表现为一侧乳头瘙痒、变红,继而皮肤增厚,粗糙、糜烂、出血、结痂,可见乳头变形或破坏,病理检查乳头、乳晕表皮基底层内可查到 Paget 细胞,乳头下导管内可见管内癌。即可确诊。而乳头腺瘤是导管上皮细胞增生改变、表皮内无 Paget 细胞。

2.导管内乳头状瘤

临床表现主要是以乳头溢液为主,半数左右为血性,在乳晕附近可扣及圆形肿物,乳导管造影和乳管镜检查加上取病理活检,一般可以确诊。

3.乳腺管状腺瘤

乳腺管状腺瘤是由密集增生的管状结构构成的圆形结节状良性病变,多见于年轻妇女,多为无意中发现皮肤触及包块,系为卵圆形,可单发、多发,生长较快,活动度较好,界限较清,质地中等、压痛,无皮肤及乳头改变,疼痛随月经期前后变化明显。影像学检查通常为边界清晰,偶含微钙化的肿物,乳腺管状腺瘤是良性病变,切除后无复发,预后较好,主要靠切除后行组织学检查以确诊。

4.乳头汗腺样瘤

发生部位与乳头腺瘤相似,但无乳头糜烂及乳头溢液,检查无 Paget 细胞,病理检查以乳头大导管的乳头状增生为主,该病罕见,临床检查不易确诊,而病理检查确诊不困难。

(三)治疗与预后

本病应尽量行乳头结节局部完整切除保留乳头,一般不主张行乳房单切术,术后常见复发,未见癌变报道。

十二、乳腺结节性筋膜炎

发生于乳腺的结节性筋膜炎又称假肉瘤性筋膜炎,是乳腺深、浅筋膜的成纤维细胞/肌成纤维细胞的瘤样增生性病变。由于增生的成纤维细胞数量丰富,具有一定的异型性,可见核分裂象,周边无包膜形成,生长较迅速,极易误诊为恶性肿瘤而过度治疗。

大体观察:病变位于乳腺筋膜处,向上可长入皮下,向下可长入乳腺间质。通常体积较小,平均直径 2 cm,多不超过 3 cm,病灶较局限,呈单一梭形或圆形结节,有时在主结节周围可有小的卫星结节。切面灰白、淡红或棕褐色,可有胶冻状或黏液样区域,切面呈实性,质地中等或较韧,有时较软。显微镜下可见,增生的成纤维细胞呈短束状或车辐状排列,分布于黏液样基质中,常伴有小血管增生和炎症细胞浸润。成纤维细胞的密度随病程发展变化较大。早期细胞丰富,形态多样,似肉瘤样改变,细胞呈梭形,较肥胖,核圆或卵圆形,空泡状,相对一致或轻度异性,核仁明显,核分裂象比较常见(<1 个/高倍视野),有时可较多,但均为生理性。部分患者可见多核巨细胞钙化与骨化,周边组织间隙中常见红细胞外渗。免疫组化染色 Vimentin 强阳性,肌源性标记常阳性,actin 可局灶阳性,偶尔可有 Desmin 表达。

本病为一反应性、自限性病变,可发生于任何年龄,以 20～40 岁多见。最常见部位为上肢,特别是前臂屈侧、躯干和颈部,乳腺结节性筋膜炎可发生于乳房皮下组织,亦见于乳腺实质,临床表现为快速生长和局部肿块,一般为 1～2 周,通常不超过 3 个月,局部有肿胀或触疼(约 50%),数月后可自行消退。如病史超过 6 个月,或肿块>5 cm,应排除其他病变。由于本病的临床、大体及显微镜下均易与恶性肿瘤相混淆,故临床病理诊断须通过病史、病理所见,免疫组化检查等与乳腺的梭形细胞肿瘤及病变相鉴别,如恶性纤维组织细胞瘤、纤维肉瘤、黏液性脂肪瘤、平滑肌肿瘤、神经纤维瘤、纤维瘤病、叶状肿瘤、增生性肌炎,术后梭形细胞结节,放疗后成纤维细胞不典型增生等。

尽管该病变可自行消退,但其特别的临床表现往往导致需进行活检或手术切除,因其具有浸润性生长方式,切除后仍可有 1%～2%患者复发,故局部切除仍不失为较适当的治疗方法。

十三、乳腺结节病

乳腺结节病又称乳腺 Boeck 肉样瘤,类肉瘤病。一般是全身性结节病累及乳腺组织,也有少部分患者原发于乳腺。因本病可同时累及全身较多器官,起病隐匿,临床缺乏特异性,虽然少见,一旦发生,临床易误诊为肿瘤性疾病。

结节病是一种全身性肉芽肿病,病程长而隐蔽,不同阶段病理改变有所不同。急性期一般无皮肤及组织学改变,慢性期约30%可出现皮肤斑块,丘疹或皮下结节。典型的乳腺结节病肉眼观察为乳腺皮下或实质中灰白,灰褐色形态大小较一致,境界较清楚的圆形结节,实性,中等硬度。显微镜下早期可见灶性上皮样细胞增生,散在少量Langhans多核巨细胞,较后期病灶扩大,形成大小相对一致,分布均匀的非坏死性结核样的肉芽肿结节,主要由上皮样细胞构成,中央无干酪坏死,偶见纤维素样坏死,周边可有少量淋巴细胞浸润,即所谓"裸结节"。其中可有多少不等的多核巨细胞,多核巨细胞内、外可见到星状包涵体,层状小体(钙化小体),有时结节周边可有蜡样小体(巨大的溶酶体)。晚期上皮样细胞消失,结节逐渐纤维化。

本病原因不明,近年来认为与自身免疫性反应有关,特别是T细胞介导的免疫反应,有些患者与遗传因素有关。主要发生于20~40岁青壮年,其累及部位除淋巴结和肺以外,还可累及骨、软组织、眼、涎腺和纵隔,尤其是肺部及支气管旁淋巴结占60%~90%,肉芽肿病变可出现在很多疾病之中,如结核病、分枝杆菌感染、麻风、真菌、异物,甚至霍奇金淋巴瘤等,故本病是一个排除性诊断,除临床大体观察和显微镜观察之外,需通过多种实验室检查慎重鉴别才能确诊。

本病原则上以内科治疗为主,单纯皮肤及淋巴结病变常能自然缓解,不需治疗。部分患者特别是单纯性乳腺结节病因形成明显肿块,术前难以确诊,常以手术切除为主,配以内科治疗,预后良好。

十四、乳腺囊肿

乳腺囊肿在临床很常见,由于乳腺囊肿为乳房触摸明显肿物,往往引起患者的负担和恐惧,有时,一夜之间,小的囊肿即可增大明显。囊肿多发或周围组织有炎症表现,积乳囊肿、外伤性囊肿、单纯性乳腺囊肿为乳腺良性病变,是女性常见病和多发病,占所有女性病的7%左右,其发生与内分泌功能紊乱密切相关。

(一)病因

大多数学者认为乳腺囊肿发生与内分泌紊乱密切相关。本病好发于中年妇女,此期的妇女由于生理因素易出现内分泌紊乱,当孕酮分泌减少或缺乏,雌激素水平相对增高,刺激乳腺导管上皮增生,致使导管延伸、折叠、迂曲,大量上皮细胞脱落及伴有部分导管细胞坏死,造成管腔堵塞,其分泌物大量在管腔内积聚,管内压增高而形成囊肿。乳腺囊肿在病理上表现为一种以上皮组织增生和囊肿形成的非炎非瘤病变。乳腺囊肿一般不会恶变,只有少数不典型导管上皮增生和重度乳头状瘤、乳头状增生,才有恶变可能。

有研究显示,患乳腺囊肿的女性患者约为其他乳腺病女性患者的腋臭发病率的8倍。根据统计欧美人士有腋臭者高达80%,而东方人较少约10%。行腋臭手术切除术后5~10年是乳腺囊肿高发期,呈多发性,乳晕区多见,部分患者伴有乳头溢液。

究其原因,乳腺组织由汗腺演化而来,腋臭是由腋部增生的大汗腺所产生的油脂、蛋白质经细菌分解形成特殊气味所形成。同源性可能为二者紧密相关的基础。两者均来源于胚胎外胚层,表皮生发层深入到真皮部分,分化为汗腺和哺乳动物的乳腺。当乳腺受到刺激时,乳腺导管上皮出现再生,新生的幼稚细胞往往向着其同源和形态类似的汗腺上皮方向生长分化。

随着乳腺彩超及磁共振等检查的临床普及,越来越多的乳腺囊肿被早期发现。生活水平的提高而腋臭手术切除术的增加,乳腺囊肿疾病亦同时得到发现和治疗。腋臭患者与乳腺囊肿之间是否还存在其他内在关系,有待进一步观察和研究。

积乳囊肿又称为乳汁淤积症,或乳汁潴留样囊肿,较单纯囊肿少见。主要由于泌乳期乳导管阻塞,引起乳汁淤积而形成囊肿。如哺乳期患有乳腺增生、炎症或肿瘤压迫、小叶增生,可造成乳腺的1个腺叶或小叶导管填塞。另外,因哺乳期习惯不当,乳汁淤积于导管内,致使导管扩张形成囊肿,细菌入侵继发感染,导致急性乳腺炎或乳腺囊肿。

(二)病理

囊肿大小不等,体积可以很大,直径>3 mm者称为肉眼可见囊肿,对囊肿直径在3～5 mm称为囊肿早期阶段,>7 mm称为囊肿晚期阶段,直径在5～7 mm称为过渡阶段。

囊肿常常含有混浊或清亮液体。有的囊肿外观呈蓝色,又称蓝顶囊肿,大囊肿周围可见多个小囊肿,囊壁较薄。显微镜下:大多数囊肿被覆扁平上皮,上皮可以缺如,囊肿内充满多量泡沫细胞和胆固醇结晶,称为脂性囊肿。

囊肿也可破裂,内容物溢出,引起周围间质炎症反应,也可见多量泡沫细胞和胆固醇结晶,本病常同时伴有其他增生性病变,临床患者可见孤立性的大囊,也可见大囊附近又有多个小囊,囊内常含有流黄色液体或棕褐色血性液体。

单纯囊肿镜下特点:乳腺腺管增大,扩张形成小囊肿,被覆立方上皮。

乳头囊肿镜下特点:囊肿上皮乳头状增生,细胞较轻度异型性,同时有单纯囊肿。

脂性囊肿镜下特点:囊肿壁上皮呈泡沫细胞样,囊内为大量脂性物质,并有胆固醇结晶。

大汗腺乳头状囊肿:囊肿上皮乳头状增生,上皮由大汗腺细胞生成。

(三)辅助检查

1.乳房钼靶X线摄片

大多可见圆形或椭圆形边缘光整,密度均匀的致密阴影,囊肿因挤压周围腺体脂肪组织,在其周围可见透明晕,囊内有出血的,因含铁血黄素与正常组织相比较,密度较高,大的囊肿因凸于挤压皮下组织,但皮肤并不增厚,囊壁内偶可见蛋壳样或斑点样钙化。单发囊肿常为圆形,多发囊肿常为椭圆形高密度影,以两侧者多见。X线片中很难区分囊实性肿块。

2.典型的乳腺囊肿彩超图像表现

内部无回声区,伴有后方回声增强;形状为圆形或椭圆形;边界清晰、边缘光整、囊壁薄而均匀。不典型者多为结节状囊肿及小囊肿,伴有扁平状的囊肿多不伴后方回声增强。有些患者囊壁可见钙化。

3.针吸细胞学检查

细针穿刺诊断即可作出诊断,囊肿较大者可抽出液体注入气体,行囊肿充气X线造影,这样可了解囊内有无隐藏的肿瘤,乳头状瘤或囊内上皮增生的存在,细胞涂片除了能见到腺上皮细胞外,还可见较多的泡沫细胞,其细胞大小不一,圆形边界清楚,核小、细胞质极为丰富,充满大小不等的空泡而呈泡沫状。

穿刺抽完囊液后,注入碘水造影剂,刺激囊壁,使囊腔自行封闭,约有95%的患者可以自行封闭。故穿刺还有一定的治疗意义。

(四)临床表现

患者多无明显临床症状。常因肿物而就诊,经常为多发。触诊肿物质中或韧,边界尚清,活动度可,大小不一。较小肿物触诊不明显。大而单发的囊肿多数为圆形,小而多发的囊肿多数为椭圆形,边界清楚,活动,月经来潮前胀痛,而乳房大小无变化,肿块逐渐增大,增多,多发囊肿及双侧乳房多见。有时触诊肿物质硬,不活动,边界欠清,疑似乳腺癌,细针穿刺或彩超检查可协助诊断。部分患者伴有明显的多孔乳头溢液。

单发囊肿一般无血性液体,如有则为囊内肿瘤,临床行常规穿刺检查,单发囊肿内多为浆液性或淡黄色液体,也有囊内坏死,有棕褐色血性液体。

不典型者多为结节状囊肿,个别绝经期妇女的单纯囊肿,可自行缩小或消失,这就需要临床医师密切观察。囊肿手术后容易复发,囊肿随着月经周期的改变而逐渐增大,由于某些原因,短期内囊肿分泌较多液体,张力明显升高,囊肿临床触诊硬韧感较强。

(五)诊断

(1)病史数月或数年,乳房内触及多发囊性肿物,常位于外上象限。

(2)圆形或椭圆形肿物边界清楚,触及弹性感,张力大,活动差。

(3)彩超引导下的穿刺有液体。

(六)鉴别诊断

1.乳腺脂肪瘤

常见于大乳房内,也可见中年及绝经后妇女,单纯囊肿绝经后较少见,脂肪瘤触之无囊性感,伸张缓慢。

2.乳腺纤维腺瘤

两者的临床表现相似,但乳腺纤维腺瘤多发生在卵巢功能旺盛时期(18～25 岁),囊肿多发生在哺乳期及以后,早期有囊性感,后期质地较硬,彩超及穿刺细胞学检查可以协助诊断。

3.外伤性乳房血性囊肿

各种原因引起乳房血管的断裂出血,形成局部血性囊肿,外伤史穿刺血液即可确诊,临床表现有外伤病史,乳房疼痛,局部皮肤青紫色瘀斑表现,少量血肿可自行吸收,大的血肿不能够吸收,逐渐形成纤维性硬化,有个别患者表现为腋窝淋巴结肿大,X 线检查有阴影较高的肿物,周围有透明环带,有时易与乳腺癌混淆,切除病理检查即可确诊。早期小血肿行理疗、热敷即可吸收。大的血肿穿刺,抽完后流入适量抗生素,如果血肿处理不当,可引起乳房炎症反应,后期应用活血化瘀类中药进行治疗。

4.大汗腺囊肿

实际大多数妇女都有大汗腺囊肿,只是体积小而未被发现。

5.分泌型囊肿

不常见,含脓液,可与单纯囊肿相鉴别。

6.蓝顶囊肿

乳房囊性增生形成较大的囊肿,由于液体色蓝而得名,多恶变(10% 左右),上述囊肿均行常规手术切除。

7.乳腺癌

乳腺癌患者发病年龄偏大,肿块和周围组织边界不清,质硬、活动差、腋下淋巴结可有转移肿大。一般针吸细胞学检查或粗针穿刺可明确诊断。积乳囊肿多见于哺乳期,且边界清楚。如不继发感染,患者腋下淋巴结不大。

(七)治疗

单纯囊肿切除术及多发囊肿区段切除术,预后良好。近年来,采用微创旋切术治疗亦取得良好效果,因其创伤小,不留瘢痕,患者易于接受,具有良好的发展前景。　　　　　　　(陆继广)

第十三节 乳 腺 癌

乳腺癌是女性常见的恶性肿瘤之一,发病率位居女性恶性肿瘤的首位。发病原因不明,雌激素为主的内分泌激素与乳腺癌的发病密切相关。目前,通过采用综合治疗手段,乳腺癌已成为疗效较好的实体肿瘤之一。

一、病因

乳腺癌的病因尚不清楚。乳腺是多种内分泌激素的靶器官,如雌激素、孕激素及催乳素等,其中雌酮及雌二醇对乳腺癌的发病有直接关系。20 岁前本病少见,20 岁以后发病率迅速上升,45~50 岁较高,绝经后发病率继续上升,可能与年老者雌酮含量提高相关。月经初潮年龄早、绝经年龄晚、不孕及初次足月产的年龄与乳腺癌发病均有关。一级亲属中有乳腺癌病史者,发病危险性是普通人群的 2~3 倍。乳腺良性疾病与乳腺癌的关系尚有争论,多数认为乳腺小叶有上皮高度增生或不典型增生者可能与乳腺癌发病有关。另外,营养过剩、肥胖、脂肪饮食,可加强或延长雌激素对乳腺上皮细胞的刺激,从而增加发病机会。北美、北欧地区乳腺癌发病率约为亚、非、拉美地区的 4 倍,而低发地区居民移居至高发地区后,第二、三代移民的乳腺癌发病率逐渐升高,提示环境因素及生活方式与乳腺癌的发病有一定关系。

二、病理类型

乳腺癌有多种分型方法,目前国内多采用以下病理分型。

(1)非浸润性癌。包括导管内癌(癌细胞未突破导管壁基膜)、小叶原位癌(癌细胞未突破末梢乳管或腺泡基膜)及乳头湿疹样乳腺癌。此型属早期,预后较好。

(2)早期浸润性癌。早期浸润是指癌的浸润成分<10%。包括早期浸润性导管癌(癌细胞突破管壁基膜开始向间质浸润)、早期浸润性小叶癌(癌细胞突破末梢乳管或腺泡基膜开始向间质浸润,但仍局限于小叶内)。此型仍属早期,预后较好。

(3)浸润性特殊癌。包括乳头状癌、髓样癌(伴大量淋巴细胞浸润)、小管癌(高分化腺癌)、腺样囊性癌、黏液腺癌、大汗腺样癌、鳞状细胞癌等。此型分化一般较高,预后尚好。

(4)浸润性非特殊癌。包括浸润性小叶癌、浸润性导管癌、硬癌、髓样癌(无大量淋巴细胞浸润)、单纯癌、腺癌等。此型一般分化低,预后较上述类型差,且是乳腺癌中最常见的类型,占80%,但判断预后尚需结合疾病分期等因素。

(5)其他罕见癌。

三、转移途径

(一)局部扩展
癌细胞沿导管或筋膜间隙蔓延,继而侵及 Cooper 韧带和皮肤。

(二)淋巴转移
主要途径:①癌细胞经胸大肌外侧缘淋巴管侵入同侧腋窝淋巴结,然后侵入锁骨下淋巴结其至锁骨上淋巴结,进而可经胸导管(左)或右淋巴管侵入静脉血流而向远处转移;②癌细胞向内侧淋巴管,沿着乳内血管的肋间穿支引流到胸骨旁淋巴结,继而达到锁骨上淋巴结,并可通过同样途径侵入血流。一般途径①为多数,根据我国各地乳腺癌扩大根治术后病理检查结果,腋窝淋巴结转移约 60%,胸骨旁淋巴结转移率为 20%～30%。后者原发灶大多数在乳房内侧和中央区。癌细胞也可通过逆行途径转移到对侧腋窝或腹股沟淋巴结。

(三)血运转移

以往认为血运转移多发生在晚期,这一概念已被否定,因为现在一致认为乳腺癌是一个全身性疾病。研究发现有些早期乳腺癌已有血运转移。癌细胞可经淋巴途径进入静脉,也可直接侵入血液循环而致远处转移。最常见的远处转移依次为肺、骨、肝。

四、临床表现

早期乳腺癌不具备典型症状和体征,不易引起患者重视,常通过体检或乳腺癌筛查发现。

(一)临床症状、体征

1.乳腺肿块

80%的乳腺癌患者以乳腺肿块首诊。患者常无意中发现肿块,多为单发,质硬,边缘不规则,表面欠光滑。大多数乳腺癌为无痛性肿块,仅少数伴有不同程度的隐痛或刺痛。

2.乳头溢液

非妊娠期从乳头流出血液、浆液、乳汁、脓液,或停止哺乳半年以上仍有乳汁流出者,称为乳头溢液。引起乳头溢液的原因很多,常见的疾病有导管内乳头状瘤、乳腺增生、乳腺导管扩张症和乳腺癌。单侧单孔的血性溢液应进一步检查,若伴有乳腺肿块更应重视。

3.皮肤改变

乳腺癌引起皮肤改变可出现多种体征,最常见的是肿瘤侵犯 Cooper 韧带后与皮肤粘连,出现"酒窝征"。若癌细胞阻塞了淋巴管,则会出现"橘皮样改变"。乳腺癌晚期,癌细胞沿淋巴管、腺管或纤维组织浸润到皮内并生长,形成"皮肤卫星结节"。

4.乳头、乳晕异常

肿瘤位于或接近乳头深部,可引起乳头回缩。肿瘤距乳头较远,乳腺内的大导管受到侵犯而短缩时,也可引起乳头回缩或抬高。乳头湿疹样癌,即乳头 Paget 病,表现为乳头皮肤瘙痒、糜烂、破溃、结痂、脱屑,伴灼痛,至乳头回缩。

5.腋窝淋巴结肿大

隐匿性乳腺癌乳腺体检摸不到肿块,常以腋窝淋巴结肿大为首发症状。医院收治的乳腺癌患者 1/3 以上有腋窝淋巴结转移。初期可出现同侧腋窝淋巴结肿大,肿大的淋巴结质硬、散在、可推动。随着病情发展,淋巴结逐渐融合,并与皮肤和周围组织粘连、固定。晚期可在锁骨上和对侧腋窝摸到转移的淋巴结。

(二)乳腺触诊

(1)方法:遵循先视诊后触诊,先健侧后患侧的原则。触诊时应采用手指指腹侧,按一定顺序,不遗漏乳头、乳晕区及腋窝部位,可双手结合。

(2)大多数乳腺癌触诊时可以触到肿块,查体时应重视乳腺局部腺体增厚变硬、乳头糜烂、乳头溢液,以及乳头轻度回缩、乳房皮肤轻度凹陷等,必要时可活检行细胞学诊断。

五、诊断

详细询问病史及临床检查后,大多数乳房肿块可得出诊断。但乳腺组织在不同年龄及月经周期中可出现多种变化,因而应注意查体方法及检查时距月经期的时间。乳腺有明确的肿块时诊断一般不困难,但不能忽视一些早期乳腺癌的体征,如局部乳腺腺体增厚、乳头溢液、乳头糜烂、局部皮肤内陷等,以及对有高危因素的妇女,可应用一些辅助检查。诊断时应与下列疾病鉴别。

(一)纤维腺瘤

常见于青年妇女,肿瘤大多为圆形或椭圆形,边界清楚,活动度大,发展缓慢,一般易于诊断。但 40 岁以后的妇女不要轻易诊断为纤维腺瘤,必须排除恶性肿瘤的可能。

(二)乳腺囊生增生病

多见于中年妇女,特点是乳房胀痛、肿块可呈周期性,与月经周期有关。肿块或局部乳腺增厚与周围乳腺组织分界不明显。可观察一至数个月经周期,若月经来潮后肿块缩小、变软,则可继续观察,如无明显消退,可考虑做手术切除及活检。

(三)浆细胞性乳腺炎

浆细胞性乳腺炎是乳腺组织的无菌性炎症,炎性细胞中以浆细胞为主。临床上 60% 呈急性炎症表现,肿块大时皮肤可呈橘皮样改变。40% 的患者开始即为慢性炎症,表现为乳晕旁肿块,边界不清,可有皮肤粘连和乳头凹陷。急性期应予以抗感染治疗,炎症消退后若肿块仍存在,则需手术切除,做包括周围部分正常乳腺组织的肿块切除术。

(四)乳腺结核

乳腺结核是由结核杆菌所致乳腺组织的慢性炎症。好发于中、青年女性。病程较长,发展较缓慢。局部表现为乳房内肿块,肿块质硬偏韧,部分区域可有囊性感。肿块境界有时不清楚,活动度可受限,可有疼痛,但无周期性。治疗包括全身治疗及局部治疗,可做包括周围正常乳腺组织在内的乳腺区段切除。

六、临床分期

由于分期是依据疾病的严重程度,所以肿瘤的分期是最重要的预后指标之一。美国癌症委员会和癌症国际联合中心已制订了一个统一的乳癌分类系统:TNM 分期系统。在一个原位及浸润混合性病灶,肿瘤的大小取决于浸润成分的大小。微浸润乳腺癌指的是浸润成分 <2 mm。小浸润乳癌通常指 <1 cm 的病灶(T_{1a}、T_{1b}),而早期乳腺癌指的是 Ⅰ 和 Ⅱ 期的病灶。生存率与分期呈负相关:Ⅰ期乳腺癌 5 年生存率大约为 90%,而Ⅳ期患者诊断后很少能活过 5 年。

TNM 分期系统。

原发灶(T)。

T_X:原发灶无法评价。

T_0:无原发灶。

T_{is}:原位癌;导管内癌,小叶原位癌,或未发现肿块的 Paget 病。

T_1:肿瘤最大径 $\leqslant 2$ cm。

T_{1mic}:最大径 $\leqslant 0.1$ cm 的微浸润。

T_{1a}:肿瘤最大径 >0.1 cm,但 $\leqslant 0.5$ cm。

T_{1b}:肿瘤最大径>0.5 cm,但≤1 cm。

T_{1c}:肿瘤最大径>1 cm,但≤2 cm。

T_2:肿瘤最大径>2 cm,但≤5 cm。

T_3:肿瘤最大径>5 cm。

T_4:肿瘤大小不计,直接侵犯(a)胸壁或(b)皮肤,如下。

T_{4a}:侵犯胸壁。

T_{4b}:水肿(包括橘皮样改变)或乳腺皮肤溃疡或限于同侧乳腺的卫星结节。

T_{4c}:两者都有(T_{4a}和 T_{4b})。

T_{4d}:炎性乳癌。

区域淋巴结(N)。

N_X:区域淋巴结无法评价(如已切除)。

N_0:无区域淋巴结转移。

N_1:同侧腋窝淋巴结转移但可推动。

N_2:同侧腋窝淋巴结转移,彼此或与其他结构固定。

N_3:对侧乳腺淋巴结转移。

病理分类(PN)。

PN_X:区域淋巴结无法评价(如已切除或未切取供病理分析)。

PN_0:无区域淋巴结转移。

PN_1:同侧腋窝淋巴结转移,但可推动。

PN_{1a}:仅有微转移(≤0.2 cm)。

PN_{1b}:任何超过 0.2 cm 的淋巴结转移。

$PN_{1bⅠ}$:1~3 个淋巴结转移,最大径>0.2 cm、但≤2 cm。

$PN_{1bⅡ}$:>4 个淋巴结转移,最大径>0.2 cm、但<2 cm。

$PN_{1bⅢ}$:肿瘤扩散超出淋巴结包膜,最大径<2 cm。

$PN_{1bⅣ}$:有淋巴结转移,最大径≥2 cm。

PN_2:同侧腋窝淋巴结转移,彼此或与其他结构固定。

PN_3:同侧内乳淋巴结转移。

远处转移(M)。

M_X:远处转移无法评价。

M_0:无远处转移。

M_1:有远处转移(包括同侧锁骨上淋巴结转移)。

临床分期。

0 期 :$T_{is}N_0M_0$。

Ⅰ期 :$T_1N_0M_0$。

ⅡA 期 :$T_0N_1M_0$,$T_1^{②}N_1^{③}M_0$,$T_2N_0M_0$。

ⅡB 期 :$T_2N_1M_0$,$T_3N_0M_0$。

ⅢA 期 :$T_0N_2M_0$,$T_1^{②}N_2M_0$,$T_2N_2M_0$,$T_3N_1M_0$,$T_3N_2M_0$。

ⅢB 期 :T_4任何 NM_0,任何 TN_3M_0。

Ⅳ期 :任何 T 任何 NM_1。

注:①有肿块的 Paget's 病分类根据肿瘤大小。②包括 T_{1mic}。③N_{1a}患者预后同 PN_0 患者。以上分期以临床检查为依据,实际上并不精确,还应结合术后病理检查结果进行校正。

七、预防

乳腺癌病因尚不清楚,目前尚难以提出确切的病因学预防(一级预防)。但重视乳腺癌的早期发现(二级预防),经普查检出患者,将提高乳腺癌的生存率。不过乳腺癌普查是一项复杂的工作,要有周密的设计、实施计划及随访,才能收到效果。目前一般认为乳房钼靶摄片是最有效的检出方法。

八、治疗

乳腺癌是一种全身性疾病,其治疗原则是采取以手术为主的局部治疗和全身治疗相结合的综合治疗,局部治疗包括手术和放射等治疗,全身治疗主要是化疗、内分泌治疗和生物治疗。

(一)手术治疗

外科手术是乳腺癌的主要治疗手段。1894 年 Halsted 建立了经典乳腺癌根治术(称为 Halsted 或 Halsted-Meyer 乳腺癌根治性),给乳腺癌和其他肿瘤的治疗带来了一场革命。但随着对乳腺癌认识的深入及早期诊断和辅助治疗技术的提高,该术式现已少用。乳腺癌根治切除的手术方式较多,对不能根治的晚期乳腺癌也可行姑息性手术,以改善患者的生活质量。

1.保留乳房手术

保留乳房手术即对病灶较小的乳腺癌行局部扩大切除,保留大部分乳房,是否行腋窝清扫视腋窝转移情况而定。该术式已成为西方发达国家的主要手术方式,国内应用也越来越多。主要适应证为单个肿瘤、最大径≤3 cm、腋窝淋巴结转移少或无转移,且残留乳房无其他病变。如肿瘤距乳晕边缘距离≥2 cm,可保留乳头乳晕;位于乳头乳晕区的乳腺癌,如病灶小,也可行中央区局部扩大切除,保留剩余乳房。对肿瘤直径>3 cm 者,经术前化疗缩小后也可考虑保留乳房。循证医学证明,如手术指征选择恰当,切缘距肿瘤边缘 1 cm 以上,保留乳房手术能获得与改良根治术相同的疗效,但术中必须对所有切缘进行病检以保证无癌残留,且术后需行全乳放疗。

2.单纯乳房切除术

单纯乳房切除术又名全乳切除术,即只切除整个乳房而不行腋窝清扫。适用于前哨淋巴结活检(SNB)无转移者、年老体弱不能耐受根治手术者及晚期乳腺癌姑息性切除。

前哨淋巴结(SLN/SN)是指最先接受原发肿瘤的淋巴引流并最早发生癌转移的特定区域淋巴结。前哨淋巴结无转移时,其所在的区域淋巴结一般无转移。因此,通过行腋窝前哨淋巴结活检可以判断腋窝淋巴结有无转移,进而确定腋窝清扫是否必要。如前哨淋巴结阴性,通常不必清扫腋窝,反之应行腋窝清扫。临床上,一般采用染料法和核素示踪法结合显示前哨淋巴结,其准确性在 95% 以上,假阴性率<5%。

3.乳腺癌改良根治术

乳腺癌改良根治术也称简化根治术,是指在全乳切除的同时行腋窝清扫,其与乳腺癌根治术的不同之处在于保留胸大小肌。又分两种术式:一种是胸大、小肌均保留(Auchincloss 手术),另一种是保留胸大肌,切除胸小肌(Patey 手术)。适用于胸大肌无侵犯的乳腺癌。随着保留乳房手术的兴起,该术式逐渐减少。

4.Halsted 乳腺癌根治术

手术切除整个乳房,胸大、小肌,腋窝和锁骨下淋巴结。切除范围上至锁骨下,下到肋缘,外至背阔肌前缘,内达骨旁。根据病变的部位可选择纵或横梭形切口。该手术适用于肿瘤较大、已侵犯胸大肌或腋窝、锁骨下淋巴结转移较多的乳腺癌患者。

5.乳腺癌扩大根治术

在乳腺癌根治术的同时切除 2、3、4 肋软骨,清扫内乳淋巴结即为扩大根治术。适用于有内乳淋巴结转移的乳腺癌患者。根据是否切除局部胸膜又分为胸膜外扩大根治术(Margotini 手术)和胸膜内扩大根治术(Urban 手术),前者不切胸膜,不进胸腔,创伤相对要小,故应用多于后者。

乳腺癌的手术方式还有保留胸大小肌同时清扫内乳淋巴结的改良扩大根治术、皮下乳腺切除及腔镜乳腺癌手术等。手术完毕应找出切除的全部淋巴结,按部位分别送病检,以便确定淋巴结转移状况和分期,合理制订治疗计划。

(二)化疗

乳腺癌是对化疗敏感的肿瘤之一,因此,化疗是乳腺癌的重要治疗手段。一般认为,除原位癌、微浸润癌及部分低危的乳腺癌外,年龄在 70 岁以下的浸润性乳腺癌术后都应化疗。在用药上,主张联合或序贯给药,其效果较单一药物好。

对乳腺癌疗效较好的常用化疗药物有环磷酰胺、氟尿嘧啶、甲氨蝶呤、表柔比星或多柔比星、紫杉醇和多希紫杉醇、吉西他滨、长春瑞滨、卡培他滨等。常用的化疗方案有环磷酰胺＋甲氨蝶呤＋氟尿嘧啶(CMF)、氟尿嘧啶＋表柔比星＋环磷酰胺(FEC)、紫杉醇或多希紫杉醇＋表柔比星(TE)或再加环磷酰胺(TEC)等,一般每 3 周为 1 个周期,对体质较好的高危患者也可采用剂量或强度密度化疗,通常连用 6 个周期。化疗期间应经常检查肝功能和白细胞计数。如白细胞计数低于正常,可注射粒细胞刺激因子,白细胞严重减少时应停药。

对局部晚期乳腺癌及具备其他保留乳房的条件但肿瘤偏大的患者,可采用新辅助化疗,即在术前先予化疗数个周期,待肿瘤缩小和分期下降后进行手术,术后再行化疗。新辅助化疗可增加保留乳房的概率,变不可手术为可手术,或使难切除的肿瘤变得容易切除,并可减少术后复发。

(三)放疗

主要用于手术后辅助治疗及晚期患者的转移灶放疗。术后辅助放疗一般在全部化疗结束后进行,其指征有原发病变≥5 cm;有局部皮肤或深部肌肉浸润;手术证实腋窝淋巴结转移≥4 个或超过切除淋巴结数的一半;锁骨下或内乳淋巴结转移;保留乳房手术后等。对早期乳癌确无淋巴转移的患者,不必常规进行放疗,以免对人体造成损害。

(四)内分泌治疗

内分泌治疗又称激素治疗。50%～70%的乳腺癌属激素依赖性肿瘤,雌激素可刺激其生长和增殖。内分泌治疗的机制在于减少雌激素的来源、阻断雌激素受体,对抗雌激素对乳腺癌的促生长作用,其特点是不良反应较轻,疗效较持久,但起效慢。内分泌治疗适用于雌激素受体(ER)或孕激素受体(PR)阳性的乳腺癌患者,术后内分泌治疗一般在全部放、化疗结束后开始,常规使用 5 年,如出现复发等耐药现象,应及时换药。在绝经前,女性体内的雌激素主要来自卵巢的分泌,绝经后,卵巢功能消退,雌激素主要来源于肾上腺皮质分泌的雄激素转化而来,在转化过程中需要芳香酶的参与。据此,内分泌治疗可采用不同的方法。卵巢去势适用于绝经前 ER 阳性的乳腺癌,对骨、肺转移效果较好,对肝、脑转移效果差,现已少用。也可用深部 X 线照射毁坏卵巢,达到去势的效果,但起效慢,6～8周才见效果。促黄体生成激素释放激素(LHRH)类似物(如诺雷德)能抑制垂体前叶促性腺激素的分泌,从而达到卵巢抑制的效果,称为药物性去势,适用于绝经前 ER 阳性或 PR 阳性的患者。抗雌激素治疗是利用选择性雌激素受体调节剂(SERM)或拮抗剂竞争性结合雌激素受体,从而阻断雌激素与受体结合发挥作用,适用于绝经前或绝经后 ER 阳性或 PR 阳性者,最常用的药物是他莫昔芬(三苯氧胺),一般 10～20 mg,2 次/天。芳香酶(环氧化酶)抑制剂(AI)如来曲唑和阿那曲唑能抑制芳香酶活性,从而阻断雄激素转化为雌激素,减少雌激素的来源,适用于绝经后 ER 阳性或 PR 阳性者;芳香酶抑制剂也可同 LHRH 类似物联合用于绝经前 ER 阳性或 PR 阳性者。孕激素和雄激素用于晚期乳腺癌的治疗,可以改善患者的骨转移性疼痛和恶病质,对 ER 阳性者更有效。

(五)生物治疗

Her2 是表皮生长因子家族的成员,有近 40% 的乳腺癌呈 Her2 强阳性,Her2 强阳性提示预后较差。赫赛汀是抗 Her2 的人源化单克隆抗体,与 Her2 结合后可抑制乳腺癌的增生。

(六)核素治疗

用于晚期乳腺癌骨转移,能抑制肿瘤生长,缓解疼痛,可与双磷酸盐结合使用。

九、预后

乳腺癌的预后与患者年龄、肿瘤大小、淋巴结转移情况、组织学类型、病理分级和 ER、PR 状况有关,ER、PR 阳性对内分泌治疗有效,预后相对较好。其他可能有意义的预后指标包括 Her2、p53、肿瘤血管侵犯和血管生成等。早期乳腺癌手术后 5 年生存率可达 90% 以上,因此,早期发现对乳腺癌的预后有重要意义。

(赵海波)

第五章

胃十二指肠疾病

第一节　应激性溃疡

应激性溃疡是指机体在各种严重创伤、危重疾病等严重应激状态下继发的急性消化道黏膜糜烂、溃疡，甚至大出血、穿孔等病变，因其表现不同于常见的消化性溃疡，故命名为应激性溃疡。应激性溃疡也被称为急性出血性胃炎、急性糜烂性胃炎等。由不同应激因素引起的又有不同的命名，如继发于严重烧伤者称为 Curling 溃疡，由中枢神经系统病损引起者称为 Cushing 溃疡。

一、病因与发病机制

引发应激性溃疡的病因多而复杂，各种机体创伤、精神创伤、严重感染时人体都会出现应激反应，但是否出现应激性溃疡与病因（应激源）的强度及伤病者对应激的反应强弱有关。

常见应激性溃疡的病因：①严重颅脑外伤；②重度大面积烧伤；③严重创伤及各种大手术后；④全身严重感染；⑤多脏器功能障碍综合征或多脏器功能衰竭；⑥休克或心肺复苏术后；⑦心脑血管意外；⑧严重心理应激，如精神创伤、过度紧张等。应激性溃疡的发生是上述应激源使机体神经内分泌功能失调、对胃黏膜的损伤作用相对增强和胃黏膜自身保护功能削弱等因素综合作用的结果。

(一)神经内分泌功能失调

已有的研究证实在严重应激状态下中枢神经系统及其分泌的各种神经肽主要通过自主神经系统及下丘脑-垂体-肾上腺轴作用于胃肠靶器官，引起胃肠黏膜的一系列病理改变，导致发生应激性溃疡。其中下丘脑是应激时神经内分泌的整合中枢，下丘脑分泌的促甲状腺素释放激素(TRH)参与应激性溃疡的发生，其机制可能是通过副交感神经介导促进胃酸与胃蛋白酶原分泌，以及增强胃平滑肌收缩造成黏膜缺血。此外，中枢神经系统内的 5-羟色胺也参与调节应激反应，其作用的强度与甲状腺激素水平和血浆皮质激素水平有关。应激状态下，交感神经-肾上腺髓质系统强烈兴奋，儿茶酚胺释放增多，糖皮质激素分泌增加，两者共同持续作用下胃黏膜发生微循环障碍，最终导致应激性溃疡的形成。

(二)胃黏膜损伤作用相对增强

应激状态使胃黏膜局部许多炎性介质含量明显增加，其中脂氧化物含量随应激时间的延长而升高，具有保护作用的巯基化合物含量反见降低，氧自由基随之产生增加，这些炎性介质和自由基均可加重黏膜的损害。

应激状态使胃十二指肠蠕动出现障碍,平滑肌可发生痉挛,加重黏膜缺血。十二指肠胃反流更使胆汁中的卵磷脂在胃腔内积聚使黏膜屏障受到破坏。在多数应激状态下,胃酸分泌受抑,但由于黏膜屏障功能削弱和局部损害作用增强,实际反流入黏膜内的 H^+ 总量增加,使黏膜内 pH 明显降低,其降低程度与胃黏膜损害程度呈正相关。H^+ 不断逆行扩散至细胞内,黏膜细胞呈现酸中毒状态,细胞内溶酶体裂解,释出溶酶,细胞自溶、破坏而死亡,加上能量不足,DNA 合成受损,细胞无法增殖修复,形成溃疡。

(三)胃黏膜防御功能削弱

正常的胃黏膜防御功能由两方面组成。

1.胃黏液-碳酸氢盐屏障

主要由胃黏膜细胞分泌附于胃黏膜表面的一层含大量 HCO_3^- 不溶性黏液凝胶构成,它可减缓 H^+ 和胃蛋白酶的逆向弥散,其中的 HCO_3^- 可与反渗的 H^+ 发生中和,以维持胃壁-腔间恒定的 pH 梯度。

2.胃黏膜屏障

胃黏膜上皮细胞的腔面细胞膜由磷脂双分子层结构及上皮细胞间的紧密连接构成,可防止胃腔内的胃酸、胃蛋白酶对胃黏膜的损伤作用。胃黏膜上皮迁移、增殖修复功能更是胃黏膜的重要保护机制。

应激状态下黏膜屏障障碍表现为黏液分泌量降低,黏液氨基己糖及保护性巯基物质减少,对胃腔内各种氧化物等有害物质的缓冲能力由此降低,黏膜电位差下降,胃腔内反流增加,黏膜内微环境改变,促进黏膜上皮的破坏。应激时肥大细胞释出的肝素和组胺可抑制上皮细胞的 DNA聚合酶并降低其有丝分裂活性,使得上皮细胞增殖受抑。

在低血压、低灌流情况下,胃缺血、微循环障碍是应激性溃疡的主要诱因。缺血可影响胃黏膜的能量代谢,削弱其屏障功能。血流量不足也可导致 H^+ 在细胞内积聚,加重黏膜内酸中毒造成细胞死亡。

二、病理

根据诱发病因的不同,应激性溃疡可分为 3 类。

(一)Curling 溃疡

Curling 溃疡见于大面积深度烧伤后,多发生在烧伤后数天内,溃疡多位于胃底,多发而表浅;少数可发生在烧伤康复期,溃疡多位于十二指肠。

(二)Cushing 溃疡

发生颅脑外伤、脑血管意外时,颅内压增高,直接刺激中枢迷走神经核而致胃酸分泌亢进,导致 Cushing 溃疡的发生。溃疡常呈弥漫性,位于胃上部和食管,一般较深或呈穿透性,可造成穿孔。

(三)常见性应激性溃疡

该类型多见于严重创伤、大手术、感染和休克后,也可发生在器官衰竭、心脏病、肝硬化和恶性肿瘤等危重患者。溃疡可散在于胃底、胃体含壁细胞泌酸部位。革兰氏阴性菌脓毒血症常引起胃黏膜广泛糜烂、出血和食管、胃、十二指肠或空肠溃疡。

病理肉眼所见胃黏膜均呈苍白,有散在红色瘀点,严重的有糜烂、溃疡形成。镜检可见多处上皮细胞破坏或整片脱落,溃疡深度可至黏膜下、固有肌层及浆膜层,一般在应激情况发生 4～48 小时后整个胃黏膜有直径 1～2 mm 的糜烂,伴局限性出血和凝固性坏死。如病情继续恶化,糜烂灶相互融合扩大,全层黏膜脱落形成溃疡,深浅不一,如侵及血管,破裂后即引起大出血,深达全层可造成穿孔。

三、诊断要点

应激性溃疡多发生于严重原发病、应激产生后的 3～5 天内,一般不超过 2 周,不同于消化性溃疡,其往往无特征性前驱症状,抑或症状被严重的原发病所掩盖。

主要的临床表现为上腹痛和反酸,可有呕血或黑便,甚至上消化道大出血,出现失血性休克,后者预后凶险。在危重患者发现胃液或粪便隐血试验呈阳性、不明原因短时间内血红蛋白的浓度降低 20 g/L 以上,应考虑有应激性溃疡出血可能。

纤维胃镜检查可明确诊断并了解应激性溃疡发生的部位及严重程度。如应激性溃疡发生上消化道穿孔,视穿孔程度可有局限性或弥漫性腹膜炎的症状和体征。

Cushing 溃疡是由中枢神经病变引起的以消化道出血为主要临床表现的应激性溃疡,与一般应激性溃疡相比有以下特点:溃疡好发于食管和胃,呈多发性,形态不规则,直径为 0.5～1.0 cm,部分溃疡较深易引起穿孔。

Curling 溃疡为发生于严重大面积烧伤后的应激性溃疡,溃疡多在胃、十二指肠,常为单个较深的溃疡,易发生出血,如发生大出血,死亡率高。

四、防治措施

(一)预防

应激性溃疡重在预防发生。预防措施的核心是减轻应激反应,其中包括损伤控制、微创技术利用、快速康复和药物干预等现代医学理念和手段的综合应用。高危患者应进行重点预防。发生应激性溃疡的高危人群为:①高龄(年龄>65 岁);②严重创伤(颅脑外伤、大面积烧伤、各种大型手术等);③各类休克或持续低血压;④严重全身感染;⑤多脏器功能衰竭、机械通气>2 天;⑥重度黄疸;⑦凝血功能障碍;⑧脏器移植术后;⑨长期用免疫抑制剂与胃肠外营养;⑩一年内有溃疡病史。

另外,美国学者 Herzig 等提出的应激性溃疡致消化道出血的临床风险评分系统(表 5-1)也可供临床参考。

应激性溃疡不仅是胃肠功能障碍的一种表现,同时也提示存在全身微循环灌注不良和氧供不足现象。预防措施应从全身和局部两方面同时着手。

1.全身性措施

积极去除应激因素,治疗原发病,纠正供氧不足,改善血流灌注,维持水、电解质和酸碱平衡。鼓励进食,早期进食可促进胃黏液分泌,中和胃酸,促进胃肠道黏膜上皮增殖和修复,防止细菌易位。不能口服进食者可予以管饲。注意营养支持的实施与监测。

2.局部措施

对胃肠功能障碍伴胃潴留者应予以鼻胃管减压。抑酸剂或抗酸剂的应用有一定的预防应激性溃疡发生的作用。推荐应用胃黏膜保护剂硫糖铝,硫糖铝有促进胃黏膜前列腺素释放、增加胃黏膜血流量和刺激黏液分泌的作用,同时能与胃蛋白酶络合,抑制该酶分解蛋白质,与胃黏膜的蛋白质络合形成保护膜,阻止胃酸、胃蛋白酶和胆汁的渗透和侵蚀,同时不影响胃液的 pH,不会有细菌过度繁殖和易位导致医院获得性肺炎发生率增加的危险。可给硫糖铝 6 g,分次口服或自胃管内灌入,用药时间不少于 2 周。此外,使用 L-谷氨酰胺/奥黄酸钠颗粒亦有一定预防作用。

表 5-1　应激性溃疡致消化道出血的临床风险评分系统

危险因素	评分
年龄＞60 岁	2
男性	2
急性肾功能不全	2
肝脏疾病	2
脓毒症	2
预防性抗凝药物	2
凝血障碍	3
合并内科疾病	3

注:低危＜7 分,低中危 8～9 分,中高危 10～11 分,高危＞12 分

(二)治疗

1.胃管引流和冲洗

放置鼻胃管,抽吸胃液,清除胃内潴留的胃液和胆汁,改善胃壁血液循环,减轻胃酸对黏膜溃疡的侵蚀作用。可用冷生理盐水做胃腔冲洗,清除积血和胃液后灌入 6～12 g 硫糖铝,可根据情况多次使用。反复长时间应用去甲肾上腺素加冰盐水灌注是有害的,因可加重黏膜缺血使溃疡不能愈合。口服或胃管中灌注凝血酶、巴曲酶有局部止血作用。

2.药物治疗

使用质子泵抑制剂(PPI)可迅速提高胃内 pH,以促进血小板聚集和防止凝血块溶解,达到使溃疡止血的目的。可予奥美拉唑或埃索美拉唑 80 mg 静脉推注,以后以 8 mg/h 的剂量维持。出血停止后应继续使用直至溃疡愈合,病程一般为 4～6 周。因奥美拉唑有损害中性粒细胞趋化性及吞噬细胞活性使其杀菌功能降低,故危重患者使用奥美拉唑有加重感染可能,应引起重视。生长抑素可抑制胃酸分泌,减少门静脉和胃肠血流量,如有应激性溃疡大出血可选用八肽生长抑素 0.1 mg,每 8 小时皮下注射 1 次,或生长抑素 14 肽 6 mg 24 小时持续静脉注射。

3.内镜及放射介入治疗

药物止血无效时,可经胃镜局部喷洒凝血酶、高价铁溶液等止血,或选择电凝、激光凝固止血。如果内镜治疗失败也可行放射介入定位、止血治疗,选择性血管栓塞止血尤其适合手术高风险的患者。

4.手术治疗

如出血量大无法控制,或反复多次大量出血应考虑手术治疗。手术式式以切除所有出血病灶为原则。全胃切除止血效果好,但创伤大,死亡率高。一般选用迷走神经切断加部分胃切除术或胃大部切除术。如患者不能耐受较大手术时,可对明显出血的部位行简单的缝扎术,或选择保留胃短血管的胃周血管断流术。

(姚世新)

第二节　消化性溃疡

消化性溃疡主要是指胃、十二指肠的溃疡,是最常见的疾病之一。主要病变是黏膜的局限性组织缺损、炎症与坏死性病变,深达黏膜肌层。溃疡的形成有多种因素,但酸性胃液对黏膜的消化作用是溃疡形成的基本因素,故称为消化性溃疡。十二指肠溃疡占消化性溃疡的 80%。近年来,国内外十二指肠溃疡的发病率和需要住院率逐步减少,但溃疡病的急性并发症,如穿孔、大出血、幽门梗阻,以及需入院急诊手术的患者并没有减少,因而外科治疗在溃疡病的治疗中仍有重要地位。

一、十二指肠溃疡

胃酸在十二指肠溃疡的发病机制中起重要的作用,早在 1910 年,Schwartz 就提出"无酸就无溃疡"。此外,十二指肠黏膜防御机制减弱和幽门螺杆菌(Hp)也在十二指肠溃疡的发生发展中发挥重要作用。

典型的十二指肠溃疡发生在十二指肠第一部(95%),最常见在距幽门 3 cm 以内(90%),发生在前后壁机会均等,偶可见两者均有。十二指肠溃疡一般不发生恶变。未经治疗的十二指肠溃疡自然史为自发性愈合和复发交替,至少 60% 的愈合的十二指肠溃疡在 1 年内复发,80%～90% 的在 2 年内复发。

(一)临床表现

1.症状

(1)节律性、周期性上腹疼痛,10% 以上患者可无症状。

(2)春,秋季节多发,夏季和冬季缓解。

(3)一般发生在餐后 90 分钟至 3 小时,常可夜间痛醒,进食和服抗酸药后缓解。

(4)疼痛性质的改变提示可能产生并发症,如溃疡疼痛变成持续性,不再为食物或抗酸药缓解,或放射至背部,提示溃疡可能穿透。

2.体征

(1)常规体检一般无异常发现。

(2)急性溃疡发作期,可出现上腹部轻压痛。

(二)辅助检查

1.上消化道内镜检查

可见溃疡面。内镜检查是十二指肠溃疡诊断的最重要方法,不仅可作出十二指肠溃疡的诊断,亦可检查其他病变,如胃溃疡、十二指肠炎、胃炎或食管炎。

2.上消化道钡餐检查

典型可见龛影,可作为十二指肠溃疡初步诊断依据。钡餐检查亦可用作其他病变的鉴别诊断,如钡餐检查有龛影,一般不再做内镜检查。

3.胃酸测定和血清促胃液素测定

主要用于胃泌素瘤的排除。胃酸对十二指肠的诊断作用不大,但术前术后测定胃酸,对评估患者行迷走神经切断术后迷走神经是否完整切断有帮助。成功的迷走神经切断后单胺氧化酶下降70%。

(三)鉴别诊断

1.慢性胆囊炎

右上腹痛多为餐后发作,常向右肩和背部放射,可伴发热。多伴有厌油腻食物,超声检查多可确诊。

2.慢性胰腺炎

反复发作性腹痛,多在饭后或酗酒后发作,呈持续性,患者常采取一些体位来减轻疼痛。伴有消瘦和营养不良,晚期出现腹泻、糖尿病等症状。B超可见胰腺肿大,内部回声不均匀,胆管、胰管扩张等,CT检查可见胰腺不规则,内有钙化灶及结石表现。

3.功能性消化不良

症状无特异性。其X线检查是正常的。

4.胃泌素瘤

来源于胰腺G细胞的肿瘤,肿瘤往往<1 cm,生长缓慢,大量分泌促胃液素,刺激壁细胞增生,分泌大量胃酸,导致胃、十二指肠壶腹部和不典型部位发生多发性溃疡。多发生于不典型部位,具有难治性特点,高胃酸分泌,空腹血清促胃液素>200 pg/mL。

(四)治疗

治疗目的:疼痛缓解、促进溃疡愈合、防止复发、减少并发症。

1.非手术治疗

(1)避免致溃疡因素:烟草、刺激性调味品、精神过度紧张等,鼓励正常有规律的一日三餐。

(2)降低胃酸药物:包括抗酸药如氢氧化铝、组胺H_2受体拮抗剂如西咪替丁、质子泵抑制剂(PPI)如奥美拉唑,其中,质子泵抑制剂是目前最强有力的胃酸抑制剂。

(3)胃黏膜保护药物:硫糖铝、枸橼酸铋钾等。

(4)根治幽门螺杆菌方案:一般采用三联方案及两种抗生素合并胶态次枸橼酸铋,或抗分泌药,推荐方案:PPI(标准剂量)+阿莫西林(1.0 g)+克拉霉素(0.5 g),一天两次,共7天。

2.手术治疗

(1)适应证:①合并有穿孔、出血、梗阻的十二指肠溃疡患者。②无并发症的十二指肠溃疡出现以下情况者:穿透性溃疡、复合溃疡、球后溃疡患者;难治性溃疡,经严格的内科治疗,仍发作频繁,影响生活质量者;有穿孔或出血病史者,溃疡复发。

(2)手术禁忌证:①单纯性溃疡无严重并发症者。②年龄在30岁以下或60岁以上又无绝对适应证。③患者有严重的内科疾病,致手术有严重的危险者。

(3)经典手术方式:①胃大部切除术。②胃迷走神经切断术。

(4)微创手术:腹腔镜下迷走神经切断术具有创伤小、疼痛轻微、住院时间短等优点,而腹腔镜胃大部切除术、胃空肠吻合术经实践证明安全可行。

(5)术后恢复:①术后继续给予抑酸治疗。②术后饮食由流质饮食向半流质、软食、普食过渡。

二、胃溃疡

胃溃疡患者平均胃酸分泌比正常人低,胃排空延缓、十二指肠液反流是导致胃黏膜屏障破坏形成溃疡的重要原因。幽门螺杆菌(Hp)感染和非甾体抗炎药是影响胃黏膜防御机制的外源性因素。根据溃疡位置可分为 4 型。①Ⅰ型:最常见,占 57％,位于小弯侧胃切迹附近,发生在胃窦和胃体黏膜交界处临床症状不典型,胃酸分泌正常或偏低。②Ⅱ型:复合溃疡,占 22％,呈高胃酸分泌。内科治疗往往无效,易合并出血,常需手术治疗。③Ⅲ型:占 20％,幽门管溃疡或距幽门 2 cm 以内的胃溃疡,临床症状与十二指肠溃疡相似,常呈高胃酸分泌。内科治疗容易复发。④Ⅳ型:高位溃疡,多位于胃近端,距食管胃连接处 4 cm 以内,较少见。患者多为 O 型血,常为穿透性溃疡,易并发出血和穿孔,梗阻少见。

(一)临床表现

胃溃疡发病年龄多为 40～59 岁,较十二指肠溃疡晚了 15～20 年。腹痛节律性不如十二指肠溃疡明显,进食加重,且发生在进餐后 0.5～1 小时,进食不能缓解。疼痛性质多为深在性痛,常有恶心、呕吐。体检通常是正常的,发作或穿透性溃疡上腹部剑突下或稍偏左侧可有压痛。

(二)辅助检查

1.上消化道内镜检查

内镜检查可正确评估溃疡的范围和程度,胃溃疡有一定的恶性可能,因此所有胃溃疡必须做活检,胃窦和胃体黏膜活检用尿素酶试验或组织学检查评估幽门螺杆菌(Hp)感染。

2.钡餐检查

良性胃溃疡的 X 线特征包括突出胃轮廓外的龛影,放射形黏膜皱襞至溃疡边缘,周围黏膜完整,无充盈缺损。

(三)鉴别诊断

1.胃癌

癌性溃疡常较大(直径＞2.5 cm),边缘隆起不规则,呈"火山口"样,溃疡底部不平整、质硬、污秽。必要时多次活检以排除恶性胃溃疡。

2.功能性疾病

不完全的食管裂孔、萎缩性胃炎、肠易激综合征等功能性疾病的非特异的症状常与胃溃疡的症状混淆。相应的放射学检查或胃镜检查是鉴别的必要手段。

(四)治疗

1.非手术治疗

主要应用组胺 H_2 受体拮抗剂和质子泵抑制剂治疗,溃疡的愈合更重要的是依靠治疗的持续时间,而不是抑酸剂的程度。质子泵抑制剂是针对难治性溃疡最有效的制剂。治疗 6～8 周检查无充分愈合的证据,须重做活检,即使是恶性胃溃疡也可能暂时愈合,若第 3 次复发或怀疑为恶性肿瘤,是手术指征。

2.手术治疗

良性溃疡选择性手术的两个主要目的是切除溃疡灶及受损的黏膜组织和减少胃酸和蛋白酶的分泌,其次是减少胆汁反流和胃潴留。

(1)手术适应证:①经严格的内科治疗 4～6 周,溃疡未愈合或愈合后又复发者。②年龄在 45 岁以上的患者。③巨大溃疡(＞3 cm),穿透性溃疡或高位溃疡者。④出现出血、穿孔、梗阻等并发症或可疑恶性肿瘤。

由于胃溃疡有一定的恶性可能,因此手术指征可适当放宽。

(2)经典手术方式。①胃大部切除术:Billroth Ⅰ式胃切除术是Ⅰ型和Ⅲ型胃溃疡最常用的术式,因这类胃溃疡大多数十二指肠正常,易于 Billroth I 式重建,而术后并发症较 Billroth II 式胃切除为少。②高位溃疡可行溃疡局部切除加远端的胃部分切除术,也可行局部切除加近端选择性迷走神经切断术。③复合溃疡,手术方式同十二指肠溃疡。

三、术后并发症

(一)术后梗阻

1.吻合口梗阻

一般胃切除患者在术后 3～6 天可开始耐受口服进食,若食后引起腹胀、呕吐,可继续给予禁食、胃肠减压、肠外营养等治疗措施,最早可在术后第 7 天进行钡餐检查,早期吻合口梗阻的主要原因为吻合口水肿,通过保守治疗可缓解,若梗阻继续延长,不能解除,则考虑为手术技术不当,需再次手术。

2.输入襻梗阻

输入襻梗阻一般是由于胃空肠吻合时输入襻过长,粘连、扭曲、内疝等形成梗阻。输入襻梗阻为闭襻性梗阻,胆汁和胰液潴积导致肠内压增高,急性完全性梗阻时患者突发上腹部剧烈疼痛,呕吐频繁,呕吐物不含胆汁,查体上腹部压痛,偶可扪及包块,上消化道造影或 CT 有助于明确诊断。诊断明确或高度可疑时应及时手术,手术根据梗阻原因选择术式,如扭转复位,肠段坏死切除等。

当输入襻黏膜内翻过多、输入襻过短或过长、输入襻粘连成角时可发生慢性不全性梗阻,患者间歇性大量呕吐胆汁,多于餐后不久出现,呕吐前出现腹痛,早期考虑为吻合口处黏膜水肿,应予禁食、胃肠减压、肠外营养等保守治疗,持续不缓解时可行上消化道造影或 CT 予以诊断。

3.输出襻梗阻

输出襻梗阻与输出襻肠段粘连、大网膜水肿或横结肠系膜压迫有关,主要表现为腹痛、腹胀、恶心、呕吐,呕吐物含胆汁和食物,呕吐后腹胀缓解。上消化道造影可提示输出襻梗阻。经保守治疗如禁食、胃肠减压、肠外营养等无效后可考虑手术进行吻合口重建。

(二)术后胃出血

(1)术后胃管引流出的暗红色或咖啡色液体通常在 24 小时终止,极少引起明显循环容量减少,若术后引流新鲜血液,24 小时后仍未停止,则为术后出血,术后 2～3 天内发生严重和持续的出血必须考虑再次手术,可在吻合口上方几厘米的胃壁另做一横切口,清除积血,予以止血。

(2)若术后 5～6 天发生出血,见于吻合口黏膜坏死、脱落,可在内镜下检查止血或再次手术。

(三)瘘

1.吻合口瘘

多见于患者一般情况较差、缝合技术不当、组织血供不足的情况下,患者可发生发热、腹痛、腹膜炎的表现,若症状较轻,可先予充分引流,禁食、胃肠减压,肠外营养,抗感染、抑酸、抑制胰酶等保守治疗,感染情况及腹膜炎持续进展时需及时手术治疗。

2.十二指肠残端瘘

十二指肠残端瘘为 Billroth II 式胃切除严重并发症,多发生于十二指肠球部周围广泛炎症、血供不足或患者营养状态不良的情况下。患者可于术后 2～5 天突发右上腹剧痛,有腹膜炎体征,体温、白细胞计数升高,可发生休克。病变局限、腹膜炎较轻的情况下可行穿刺引流,加强营养保守治疗。若腹膜炎明显,发生脓毒血症等严重并发症需及时手术治疗。

手术一般均需残端造瘘,并放置引流管及空肠饲养管,术后持续抗生素治疗,控制脓毒血症,应用生长抑素或其类似物减少漏出量。

(四)功能性胃排空障碍

发病原因不明,通常出现于术后最初两周,常在流质饮食改为半流质时发生,表现为上腹饱胀、呕吐,呕吐物为含胆汁的胃液,肠鸣音减弱。胃管引流量>800 mL/d。无明显水电解质和酸碱平衡紊乱,造影可见胃无张力,稍扩大,造影剂滞留于胃内 24 小时以上,无机械性梗阻。可给予胃肠减压,静脉营养支持,多数患者可在 3～4 周缓解。

(五)溃疡复发

复发原因多为迷走神经切除不完全或胃窦切除不够,大多数复发性溃疡可通过药物治疗获得理想的效果。反复复发的溃疡提示有胃泌素瘤或胃排空障碍。

(六)倾倒综合征

主要由于胃容积缩小和幽门括约肌功能丧失,食物过快由胃进入肠道所致的一系列症状,表现为胃肠道症状,如上腹胀满、恶心、腹部绞痛、腹泻等,和神经循环系统如心慌、出汗、眩晕、无力等。

此类患者应以高蛋白、高脂肪、低糖食物为宜,避免过甜、过咸、过浓饮食和乳制品,固体食物较流质食物为好,少食多餐,应用抗组胺药、抗胆碱药、抗痉挛药和镇静药。

预防倾倒综合征主要是术中避免残胃过小和吻合口过大。

(七)碱性反流性胃炎

碱性反流性胃炎多见于 Billroth Ⅱ式吻合术后,由于丧失了幽门括约肌,导致胆汁反流入胃,少数患者表现为上腹或胸骨后持续性烧灼痛,伴恶心、呕吐,进食后加重,胃镜可见胆汁反流入胃,胃黏膜充血、水肿、易出血,轻度糜烂。

诊断应排除其他上腹部疾病,尤其胃排空障碍。治疗方法为手术将 Billroth Ⅱ式吻合改为 Roux-en-Y 胃空肠吻合,同时行胃迷走神经切断术。

(八)吻合口空肠溃疡

吻合口空肠溃疡多发于胃空肠吻合口对侧的空肠壁上,为胃酸作用于空肠黏膜所致,多见于以下情况。

(1)胃切除范围不够。

(2)胃窦部黏膜残留。

(3)空肠输入襻过长。

(4)空肠输入输出襻侧-侧吻合。

(5)胃迷走神经切断不完全。

(6)胃泌素瘤患者。表现为腹痛,常合并出血或慢性穿孔。

针对此并发症可采用制酸治疗,如穿孔形成腹腔脓肿或内瘘则需手术治疗。

(九)残胃癌

残胃癌指因良性疾病行胃部分切除术后 5 年以上残胃内发生的癌。多发生在 Billroth Ⅱ式胃大部切除术后,与胃酸降低,胆汁反流有关。

四、胃十二指肠溃疡并发症的治疗

胃十二指肠溃疡的并发症包括穿孔、出血或幽门梗阻。这些并发症可发生于十二指肠溃疡或胃溃疡,幽门梗阻并发于十二指肠溃疡较多,而恶性肿瘤引起的幽门梗阻,则几乎全部发生于胃溃疡。

(一)溃疡急性穿孔

溃疡处于活动期时,其基底部组织发生坏死,在过度劳累、暴饮暴食、应用非甾体抗炎药或免疫抑制剂等情况下,可能诱使溃疡突然穿破浆膜层,成为急性穿孔,引起腹膜炎。穿孔以急性穿孔最常见,十二指肠穿孔较胃溃疡穿孔多见,约占溃疡急性穿孔的90%,穿孔部位以十二指肠球部前壁最常见,相比之下,胃溃疡穿孔可发生在前壁或后壁。

1.临床表现

(1)症状:①多年的溃疡病史,穿孔前溃疡病症状加重。②突发上腹部刀割样剧痛,迅速波及全腹,惧怕翻身及深呼吸,可放射至肩部。③可有恶心、呕吐等上消化道症状。④少数伴休克症状。

(2)体征:①急性病容,焦急、出汗、呼吸变浅,心搏加快,可发热。②腹膜刺激征,腹壁板样强直,肠鸣音减弱或消失,腹式呼吸减弱,肝浊音界可消失。③少数患者如幼儿或老年、免疫抑制、四肢瘫痪或昏迷的患者,可不出现典型征象。

2.辅助检查

(1)立位腹平片:可见膈下游离气体。诊断可疑,应从鼻胃管向胃内注入400 mL气体后重复拍片,如未发现膈下游离气体也不能排除诊断。

(2)上消化道造影:应用钡剂较水溶性对比剂可靠,也没有增加感染或难以排出。

(3)诊断性腹腔穿刺:腹腔穿刺见胆汁或食物残渣,诊断更加确定。

(4)实验室检查:包括血常规、血清电解质和淀粉酶,常有白细胞升高和核左移,血清淀粉酶一般是正常的,可少量升高。穿孔时间较长需检查肾功能、血清肌酐、动脉血气分析,监测酸碱平衡状况。

3.鉴别诊断

(1)急性阑尾炎或急性乙状结肠憩室炎:穿孔后溢出胃液向下流向结肠旁沟,在右侧似急性阑尾炎,在左侧似急性乙状结肠憩室炎。急性阑尾炎或急性乙状结肠憩室炎一般体征较局限,无腹壁板样强直,X线检查无膈下游离气体。

(2)急性胆囊炎:穿孔后胃液积聚在胆囊和十二指肠附近,类似急性胆囊炎的胆囊穿孔。胆囊炎表现为右上腹绞痛或持续性疼痛伴阵发性加剧,向右肩放射,体检可触及肿大的胆囊,Murphy征阳性,坏疽穿孔会出现弥漫性腹膜炎,但不会出现膈下游离气体,B超提示胆囊炎或胆囊结石。

(3)急性胰腺炎:临床表现与溃疡急性穿孔十分相似,但腹痛有由轻转重的过程,肌紧张较轻。血、尿淀粉酶和腹腔穿刺液淀粉酶明显升高,X线检查无膈下游离气体,CT、B超提示胰腺肿胀。

4.治疗

(1)非手术治疗:适用于全身情况好,症状体征较轻的空腹穿孔,判断穿孔较小,腹膜炎已局限者,或经水溶性造影剂证实穿孔已封闭者。包括禁食、水,胃肠减压,静脉补液,恢复血容量,留置导尿管以观察尿量,静脉应用抗生素,通常用广谱头孢菌素,静脉输注PPI等制酸药物。这些患者易发生膈下或肝下脓肿,可用经皮穿刺导管引流治疗。

(2)手术治疗:适应证如下。①凡不适合予以非手术治疗的急性穿孔患者,如症状重、腹痛剧烈、饱腹穿孔等。②经非手术治疗6~8小时后病情仍继续加重者。术前准备有禁食、胃肠减压；纠正血流动力学紊乱；抗生素治疗。

（3）手术方式。①单纯修补术：操作简便易行，手术时间短，风险小，但是远期效果差，5年复发率高。②胃大部切除术：在患者的具体情况、手术条件和手术者的经验允许情况下，可行胃大部切除术，既解决了穿孔问题，又解决了溃疡病的治疗问题。首先考虑保障患者的生命安全，一般认为患者的一般情况良好，有幽门梗阻或出血史，穿孔在12小时以内，腹腔污染较轻时，可行胃大部切除术。③单纯修补＋高选择性迷走神经切除术：主要用于十二指肠溃疡穿孔，可降低溃疡复发率和再次手术率，但不适合穿孔时间＞24小时或腹腔明显污染者。

（4）术后恢复：①持续胃肠减压。②术后给予 H_2 受体拮抗剂或PPI。

（二）溃疡急性出血

胃十二指肠溃疡患者溃疡基底的血管被侵蚀而导致破裂出血，引起患者大量呕血、黑便，导致红细胞、血红蛋白明显下降，脉率加快，血压下降，出现休克或休克前期症状，称为溃疡大出血。十二指肠溃疡患者出血较胃溃疡出血多见，估计消化性溃疡出血患者约占全部上消化道出血住院患者的50%。

1.临床表现

（1）症状：①患者多有典型溃疡病史，近期可有服用非甾体抗炎药或皮质类固醇药物。②主要症状是呕血和解柏油样黑便，具体取决于出血的量和速度。③短期内失血超过800 mL，可出现休克症状。

（2）体征：①腹部体征不明显，可有腹胀，上腹部轻压痛，肠鸣音亢进等。②出现休克时可有四肢湿冷、面色苍白、脉搏细速、呼吸急促、血压下降。

2.辅助检查

（1）急诊胃镜检查：可迅速明确出血部位和病因，24小时内胃镜阳性率可达70%~80%。检查见活动性出血也可尝试在内镜下凝血治疗。

（2）选择性腹腔动脉或肠系膜上动脉造影。用于血流动力学稳定的活动性出血患者，如出血量少或已停止，可能结果阴性。如明确出血点可采取栓塞等介入治疗。

（3）实验室检查：红细胞、血红蛋白降低。

3.鉴别诊断

（1）食管胃底静脉曲张破裂出血：出血量更大，一次出血常达500~1 000 mL，常可引起休克，主要表现是呕血，单纯便血较少。

（2）出血性胃炎：患者多有酗酒、服用非甾体抗炎药或肾上腺皮质激素药物史、休克、烧伤等应激后，胃镜下见表浅的多发胃黏膜糜烂，部分患者仅见弥漫性渗血。

（3）胃癌出血：癌组织中心缺血坏死，侵蚀血管出血，常引起黑便。

（4）胆道出血：常有胆道感染、肝外伤等病史，出血量不大，每次为200~300 mL，典型患者出现胆道出血三联症：胆绞痛、梗阻性黄疸、消化道出血。

4.治疗

（1）非手术治疗：对于出血量相对少、生命体征可控制平稳或非持续性出血的患者可先试行非手术治疗。①卧床休息，吸氧，建立静脉通道，监测生命体征。②快速滴注平衡盐溶液，根据血压、脉搏、尿量和周围循环状况判断失血量，无心脏病病史者收缩压降至9.3~12.0 kPa(70~90 mmHg)，提示失血显著，达全身25%总血容量范围，出血量大时输注浓缩红细胞。休克患者用中心静脉导管监测血流动力学。

(2)手术治疗。

适应证:持续出血 48 小时;出血速度快,血流动力学不稳定或短时间内(6~8 小时)需要输血>4 个单位;年龄>60 岁,有冠状动脉硬化症者;内镜止血失败或再出血风险较大;近期复发出血或合并其他并发症;血管造影栓塞无法止血或栓塞后再次大出血。

术前准备:禁食、胃肠减压;积极液体复苏,力争在血流动力学稳定的情况下进行手术;充分备血;应用 H₂ 受体拮抗剂或质子泵抑制剂。

手术方式如下。①胃溃疡:连同溃疡切除远端胃,根据切除范围行 Billroth Ⅰ式吻合或 Billroth Ⅱ式吻合;溃疡切除,缝合胃切口,迷走神经切断合并幽门成形术;Ⅳ型溃疡可选用胃远端和小弯侧舌形连同溃疡一并切除,行 Roux-en-Y 吻合。②十二指肠溃疡出血:溃疡缝合止血并迷走神经干切断是最简单有效的手术;旷置溃疡的 Billroth Ⅱ式胃大部切除术。

术后康复:①术后继续禁食、胃肠减压;②根据情况继续补液、营养支持,必要时输血治疗;③静脉应用抑酸药物。

(三)瘢痕性幽门梗阻

慢性十二指肠溃疡或幽门管溃疡引起幽门部或十二指肠球部狭窄、变形,或合并周围水肿时引起狭窄者称瘢痕性幽门梗阻。

1.病史与体格检查

(1)病史:①大多数有多年的胃、十二指肠溃疡史;②进行性上腹饱胀(食后)、呕吐,呕吐多发生在餐后 30~60 分钟,以下午和夜间多见,呕吐物含大量宿食,不含胆汁,呕吐后症状缓解;③患者体重减轻,甚至极度消瘦。

(2)体格检查:①患者有不同程度的消瘦、失水;②上腹部可见胃型及蠕动波,可闻及上腹振水音;③胃肠减压出大量胃内潴留物,每天减压量大;④盐水负荷试验。通过鼻胃管将 700 mL 盐水在 3~5 分钟注入胃内,关闭胃管,30 分钟后回抽盐水,超过 350 mL 说明有梗阻。

2.辅助检查

(1)内镜检查:可见胃扩张含大量液体,幽门狭窄不规则,不能通过胃镜进入十二指肠。需做活检以排除恶性肿瘤。

(2)上消化道造影:可见扩大和无张力的胃,如少量造影剂进入十二指肠可见变形和瘢痕的球部,24 小时后造影剂仍有存留提示瘢痕性幽门梗阻。

(3)实验室检查:患者可有贫血、持续性呕吐引起的代谢性碱中毒伴脱水,血清电解质测定显示低钾、低氯和碳酸氢盐升高。

3.鉴别诊断

(1)痉挛水肿性幽门梗阻:呕吐为间歇性,经胃肠减压及抑酸治疗后可缓解,胃镜未见明显瘢痕形成。

(2)胃窦部肿瘤引起的梗阻:胃镜活检及钡餐可明确诊断。

(3)十二指肠肿瘤或胰头癌压迫引起上消化道梗阻:十二指肠球部以下梗阻,呕吐物含胆汁,根据X线、胃镜可鉴别。

4.治疗

(1)非手术治疗:①建立鼻胃管吸引;②纠正血容量和水电解质及代谢紊乱,肠外营养纠正营养状态;③抑酸治疗。

（2）手术治疗：瘢痕性梗阻是外科手术的绝对适应证。

术前准备：①完善相关检查；②鼻胃管减压 5～7 天，温盐水洗胃 1～2 天；③纠正水、电解质和代谢紊乱，恢复正氮平衡；④预防性使用抗生素；⑥给予 H_2 受体拮抗剂或质子泵抑制剂。

手术方式：①远端胃切除术；②胃窦切除加迷走神经切断；③迷走神经切断并引流术。

术后恢复：①继续加强营养支持；②给予 H_2 受体拮抗剂或质子泵抑制剂。

（姚世新）

第三节　急性胃扭转

胃因各种原因而发生沿其纵轴或横轴的过度转位称为胃扭转，但先天性内脏反位除外。胃扭转可发生于任何年龄，但以 40～60 岁多见。胃扭转在临床并不常见，有急性和慢性之分，慢性较急性常见。急性胃扭转与解剖异常有密切关系，发展迅速，不易诊断，常导致治疗延误，以往报道死亡率可高达 30%～50%，但随现代诊疗技术的进步，死亡率已降至 1%～6%。

一、病因

急性胃扭转多数存在解剖学因素，在不同诱因激发下致病。胃的正常位置主要依靠食管下端和幽门固定，其他部位由肝胃韧带、胃结肠韧带、胃脾韧带及十二指肠制约，故不能做 180° 的转动。若韧带松弛或缺如，在某些诱因下即可发生部分或全部胃扭转。暴饮暴食、急性胃扩张、胃下垂等都是胃扭转的诱发因素。较大的食管裂孔疝、膈疝、膈肌膨出、周边脏器如肝脏或胆囊的炎性粘连等，都可使胃的解剖位置变化或韧带松弛，而发生继发性胃扭转。

二、临床分型

根据扭转方式不同，可分为以下 3 型。

（一）纵轴型或器官轴型

胃沿贲门与幽门的连线（纵轴）发生旋转，胃大弯向上向右翻转，致小弯向下，大弯向上。胃可自前方或后方发生旋转，有时横结肠亦随大弯向上移位。

（二）横轴型或系膜轴型

即胃沿小弯中点至大弯的连线（横轴）发生旋转。幽门向上向左旋转，胃窦转至胃体之前，或胃底向下向右旋转，胃体转至胃窦之前。胃前后壁对折而形成两个腔。

（三）混合型

混合型扭转兼有上述两型不同程度的扭转，约占 10%。3 种类型中以横轴型扭转常见，纵轴型次之，混合型少见。

三、临床表现

急性胃扭转起病突然，有突发的上腹部疼痛，程度剧烈，并放射至背部或左胸肋部。常伴频繁呕吐，量不多，不含胆汁。如为胃近端梗阻则为干呕。胃管常难以插入。体检见上腹膨胀而下腹柔软平坦。急性胃扭转造成较完全的贲门梗阻时，上腹局限性膨胀疼痛、反复干呕和胃管不能插入三联征被认为是诊断依据。如扭转程度较轻,则临床表现很不典型。

四、辅助检查

(一)实验室检查

血常规可出现白细胞、中性粒细胞升高,出现并发症如上消化道大出血时,则出现急性血红蛋白下降。亦可出现低钠、低钾血症等。

(二)影像学检查

1.X 线检查

立位胸腹部平片可见左上腹有宽大液平的胃泡影,胃角向右上腹或向后固定,不随体位改变,左侧膈肌抬高或有膈疝表现,犹如胃泡位于下胸腔。

2.上消化道钡剂检查

在胃扭转早期可见十二指肠无钡剂充盈,典型表现为钡剂不能通过贲门。若经胃管减压成功,缓解急症状态后再行钡剂造影检查,纵轴型扭转可见胃上下颠倒,胃大弯位于胃小弯之上,胃底液平面不与胃体相连,胃体变形,幽门向下,胃黏膜皱襞可呈扭曲走行;横轴型扭转可见胃食管连接处位于膈下的异常低位,而远端胃位于头侧,胃体、胃窦重叠,贲门和幽门可在同一水平,食管下端梗阻,呈尖削阴影。

(三)内镜检查

急性胃扭转时行胃镜检查具有难度,可发现镜头插入受阻,胃内解剖关系失常,包括胃大弯侧纵行皱襞在上方,而胃小弯在下方,胃前后位置颠倒,胃形态改变或消失,无法看见幽门等。在有些患者可发现食管炎、胃肿瘤或胃溃疡。经内镜充气或旋转镜身等操作后部分胃扭转可复位,成为胃扭转良好的非手术治疗选择。

五、治疗

急性胃扭转少见于临床,且其临床表现与其他急腹症有混淆之处,容易发生误诊。发生急性胃扭转时应先试行放置胃管,若能抽出部分液体气体,可以缓解急性症状,为进一步检查和治疗创造条件。胃镜已成为诊断和治疗本病的主要手段。

胃镜复位方法:胃镜通过贲门后先注气扩张胃体腔,然后循腔进镜,以确定胃扭转的类型、部位、方向、程度,依胃扭转的类型采取不同方法复位。若胃腔潴留液过多,应首先吸出再注气循腔进镜,根据扭转方向逆时针或顺时针旋转镜身并向前推进,若能看见幽门,继续注气即可复位,有时需要旋转数次方能复位。若侧卧位胃镜不易进入胃腔,让患者变换为仰卧可能容易将胃镜置入。复位后可给患者腹部加压,进流质饮食 3 天。

急性胃扭转若胃管减压和内镜诊疗未成功,即应急诊手术治疗。胃扭转可能导致胃壁缺血坏死,但少见。多数情况下术前诊断难以明确,而是以急腹症诊断剖腹探查,在术中明确诊断。若胃扩张明显,应先抽除积气积液后再探查。若发现导致胃扭转的病因,如膈疝,胃肿瘤和溃疡,粘连带,周围韧带松弛等,应针对病因进行手术治疗,如膈疝修补和胃固定术等。若需行胃切除术或较复杂的手术,必须评估患者整体情况,在可耐受的情况下进行。否则应遵循损伤控制原则(DC),以最简单迅速的方式结束手术,病情好转后再行后期治疗。围术期需纠正水、电解质紊乱,给予液体和营养支持,术后应持续胃肠减压数天。

(姚世新)

第四节　急性胃扩张

急性胃扩张是指短期内由于大量气体和液体积聚,胃和十二指肠上段高度扩张而致的一种综合征。通常为某些内外科疾病或麻醉手术的严重并发症,临床并不常见。

一、病因与发病机制

器质性疾病和功能性因素均可导致急性胃扩张,常见者归纳为四类。

(一)饮食过量或饮食不当

尤其是狂饮暴食,是引起急性胃扩张的最常见病因。短时间内大量进食使胃突然过度充盈,胃壁肌肉受到过度牵拉而发生反射性麻痹,食物积聚于胃内,胃持续扩大。

(二)麻醉和手术

尤其是腹盆腔手术及迷走神经切断术,均可直接刺激躯体或内脏神经,引起胃自主神经功能失调,胃壁反射性抑制,胃平滑肌弛缓,进而形成扩张。麻醉时气管插管,术后给氧和胃管鼻饲,亦可使大量气体进入胃内,形成扩张。

(三)疾病状态

胃扭转、嵌顿性食管裂孔疝、各种原因所致的十二指肠淤滞、十二指肠肿瘤、异物等均可引起胃潴留和急性胃扩张。幽门附近的病变,如脊柱畸形、环状胰腺、胰腺癌等偶可压迫胃的输出道引起急性胃扩张。躯体上石膏套后1～2天发生急性胃扩张,即"石膏管型综合征",可能是脊柱伸展过度,十二指肠受肠系膜上动脉压迫的结果。情绪紧张、精神抑郁、营养不良均可引起自主神经紊乱,使胃的张力减低和排空延迟,在有诱发因素时发生急性胃扩张。糖尿病神经血管病变,使用抗胆碱能药物,水、电解质平衡紊乱,严重感染均可影响胃的张力和排空,导致急性胃扩张。

(四)创伤应激

尤其是上腹部挫伤或严重复合伤,可引起胃的急性扩张。其发生与腹腔神经丛受强烈刺激有关。

发生急性胃扩张时,由于胃黏膜的表面积剧增,胃壁受压,血液循环受阻,加之食物发酵刺激胃黏膜发生炎症,使胃黏膜有大量液体渗出。同时,胃窦扩张和胃内容物刺激使胃窦分泌胃泌素增多,刺激胃液分泌。小肠受扩张胃的推移而使肠系膜受到牵拉,一方面影响腹腔神经丛而加重胃的麻痹,另一方面使十二指肠水平部受肠系膜上动脉压迫,空肠上部亦受到牵拉而出现梗阻。幽门松弛等因素使十二指肠液反流增多。胃扩张后与食管角度发生改变,使胃内容物难以经食管排出。这些因素互为因果,形成恶性循环,终使胃急性进行性扩大,形成急性胃扩张。如病情继续发展,胃壁血液循环状况将进一步恶化,胃、十二指肠腔可出现血性渗出,最终发生胃壁坏死穿孔。

二、临床表现

(一)症状和体征

术后患者常于术后开始进流质饮食后2～3天发病。初期仅进食后持续上腹饱胀和隐痛,可有阵发性加剧,少有剧烈腹痛。随后出现频繁呕吐,初为小口,以后量逐渐增加,呕吐物为混浊棕绿色或咖啡色液体,无粪臭味。呕吐为溢出性,不费力,吐后腹痛腹胀不缓解。腹部呈不对称性膨隆(以上腹为重),可见无蠕动的胃轮廓,局部有压痛,并可查见振水音。也可呈全腹膨隆。脐右侧偏上可出现局限性包块,外观隆起,触之光滑而有弹性,轻压痛,此为极度扩张的胃窦,称"巨胃窦征",是急性胃扩张的特有体征。腹软,可有位置不定的轻压痛,肠鸣音减弱。随病情进展患者全身情况进行性恶化,严重者可出现脱水、酸中毒或碱中毒,并表现为烦躁不安、呼吸急促、手足抽搐、血压下降和休克。晚期可突然出现剧烈腹痛和腹膜炎体征,提示胃穿孔。救治不及时将导致死亡。

(二)辅助检查

1.实验室检查

常规血液尿液实验室检查可发现血液浓缩,低钾、低钠、低氯血症和碱中毒,脱水严重致肾衰竭者,可出现血肌酐、尿素氮升高。白细胞多不升高。呕吐物隐血试验为强阳性。

2.X线检查

立位腹部平片可见左上腹巨大液平面和充满腹腔的特大胃影,左膈肌抬高。

3.B超检查

胃肠道气体含量较多,一般不适合B超检查,但对于一些暴饮暴食导致的急性胃扩张,B超是一项直接、简便的检查,可见胃内大量食物残留及无回声暗区。

4.CT

CT可见极度扩大的胃腔及大量胃内容物,胃壁变薄。

三、诊断和鉴别诊断

根据病史、体征,结合实验室检查和影像学检查,诊断一般不难。手术患者进食后初期或过分饱食后,如出现多次溢出性呕吐,并发现上腹部膨隆,振水音,即应怀疑为急性胃扩张。置入胃管后如吸出大量混浊棕绿色或咖啡色液体,诊断即可成立,不应等到大量呕吐和虚脱症状出现后,才考虑本病可能。在严重创伤和感染的危重患者,如出现以上征象也应想到本病可能。

鉴别诊断主要包括幽门梗阻,肠梗阻和肠麻痹,胃瘫。幽门梗阻有胃窦及幽门部的器质性病变,如肿瘤、溃疡瘢痕狭窄等,可表现为上腹饱胀和呕吐,呕吐物为酸臭宿食,胃扩张程度及全身症状较轻。肠梗阻和肠麻痹主要累及小肠,腹胀以腹中部明显,胃内不会有大量积液积气,立位X线腹平片可见多个阶梯状液平。弥漫性腹膜炎导致的肠麻痹具有腹膜炎体征。但需注意急性胃扩张穿孔导致弥漫性腹膜炎的情况。胃瘫在外科主要发生在腹部大手术后,由胃动力缺乏所致,表现为恢复饮食后的上腹饱胀和呕吐,呕吐多在餐后4～6小时,呕吐物为食物或宿食,不含血液,腹胀较急性胃扩张轻,消化道稀钡造影可显示胃蠕动波消失,胃潴留,但多没有严重的胃腔扩张。

四、治疗

急性胃扩张若早期诊断和治疗,预后良好。及至已发生休克或胃坏死穿孔时,手术死亡率高,早年文献记载可达75%。暴饮暴食导致的急性胃扩张死亡率仍高,可达20%,早期诊断和治疗是降低死亡率的关键。

（一）对于手术后急性胃扩张的措施

1.留置鼻胃管

吸出胃内全部积液,用温等渗盐水洗胃,禁食,并持续胃管减压,至吸出液为正常性质为止,然后开始少量流质饮食,如无潴留,可逐渐增加。

2.调整体位

目的是解除十二指肠水平部的受压,应避免长时间仰卧位,如病情许可,可采用俯卧位,或将身体下部略垫高。

3.液体和营养支持

根据实验室检查经静脉液体治疗调整水、电解质和酸碱平衡。恢复流质饮食前进行全肠外营养支持,恢复进食后逐渐减少营养支持剂量。给予充分液体支持维持尿量正常。

（二）对于暴饮暴食所致的急性胃扩张的措施

胃内常有大量食物和黏稠液体,不易用一般胃管吸出,需要使用较粗胃管并反复洗胃才能清除,但应注意避免一次用水量过大或用力过猛而造成胃穿孔(图 5-1)。若洗胃无效则需考虑手术治疗,切开胃壁清除内容物后缝合,术后应继续留置胃管减压,并予经静脉液体和营养支持,逐渐恢复流质饮食。

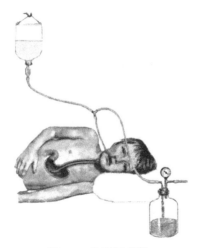

图 5-1　洗胃示意图

（三）并发症的治疗

对于已出现腹膜炎或疑有胃壁部分坏死的患者,应积极准备后尽早手术治疗。手术方法以简单有效为原则,如胃切开减压、穿孔修补、胃壁部分切除术等。术后应继续留置胃管减压,并予经静脉液体和营养支持,逐渐恢复流质饮食。

（姚世新）

第五节　胃肠道异物

胃肠道异物主要见于误食,进食不当或经肛门塞入。美国消化内镜学会 2011 年《消化道异物和食物嵌塞处理指南》指出,异物摄入和食物团嵌塞在临床上并非少见,80％以上的异物可以自行排出,无须治疗。但故意摄入的异物63％～76％需要行内镜治疗,12％～16％需要外科手术取出。经肛途径异物常见于借助器具的经肛门性行为,医源性(纱布、体温计等)遗留,外伤或遭恶意攻击塞入,绝大多数可通过手法取出,少数需外科手术治疗。下文按两种途径分别阐述。

一、经口吞入异物

(一)病因

1.发病对象

多数异物误食发生在儿童,好发年龄段在6个月至6岁;成年人误食异物多发生于精神障碍、发育延迟、酒精中毒及在押人员等,可一次吞入多种异物,也可有多次吞入异物病史;牙齿缺如的老年人易吞入没有咀嚼大块食物或义齿。

2.异物种类

报道种类相当多,多为动物骨刺、牙签、果核、别针、鱼钩、食品药品包装、义齿、硬币、纽扣电池等,也有磁铁、刀片、缝针、毒品袋及各种易于拆卸吞食的物品,有学者曾手术取出订书机、门扣、钢笔等。在押人员吞食的尖锐物品较多,常用纸片、塑料等包裹后再吞下,但仍存在风险。

(二)诊断

1.临床表现

多数患者并无明显症状。完全清醒、有沟通能力的儿童和成人,一般都能确定吞食的异物,指出不适部位。一些患者并不知道他们吞食了异物,而在数小时、数天甚至数年后出现并发症。幼儿及精神病患者可能对病史陈述不清,如果突然出现呛咳、拒绝进食、呕吐、流涎、哮鸣、血性唾液或呼吸困难等症状时,应考虑到吞食异物的可能。颈部出现肿胀、红斑、触痛或捻发音提示口咽部损伤或上段食管穿孔。腹痛、腹胀、肛门停止排气应考虑肠梗阻。发热、剧烈腹痛,腹膜炎体征提示消化道穿孔可能。在极少情况下可出现脸色苍白、四肢湿冷,心悸、口渴,焦虑不安或淡漠甚至昏迷,可能为异物刺破血管,造成失血性休克。

2.体格检查

对于消化道异物患者,病史、辅助检查远较体格检查重要。多数患者无明显体征。当出现穿孔、梗阻及出血时,相应出现腹膜炎、腹胀或休克等体征。

3.辅助检查

(1)胸腹正侧位X线片:可诊断大多数消化道异物及位置,了解有无纵隔和腹腔游离气体,然而鱼刺、木块、塑料、大多数玻璃和细金属不容易被发现。不推荐常规钡餐检查,因有误吸危险,且造影剂裹覆异物和食管黏膜,可能会给内镜检查造成困难。

(2)CT:可提高异物检出的阳性率,且更好的显示异物位置和与周围脏器的关系,但是对透X线的异物为阴性。

(3)手持式金属探测仪:可检测多数吞咽的金属异物,对儿童可能是非常有用的筛查工具。

(4)内镜检查:结肠镜和胃镜是消化道异物诊疗的最常用方法,且可以直接取出部分小异物。

需特别指出的是,一些在押人员为逃避关押,常用乳胶避孕套或透明薄膜包裹尖锐金属异物后吞食,或将金属异物贴于后背造成X线片假象,应当予以鉴别。

(三)治疗

首先了解通气情况,保持呼吸道通畅。

1.非手术治疗

非手术治疗包括等待或促进异物自行排出和内镜治疗。

(1)处理原则:消化道异物一旦确诊,必须决定是否需要治疗、紧急程度和治疗方法。影响处理方法的因素包括患者年龄,临床状况,异物大小、形状和种类,存留部位,内镜医师技术水平等。内镜介入的时机,取决于发生误吸或穿孔的可能性。锋利物体或纽扣电池停留在食管内,需紧急进行内镜治疗。异物梗阻食管,为防止误吸,也需紧急内镜处理。圆滑无害的小型异物则很少需要紧急处理,大多可经消化道自发排出。任何情况下异物或食团在食管内的停留时间都不能超过24小时。儿童患者异物存留于食管的时间可能难以确定,因此可发生透壁性糜烂、瘘管形成等并发症。喉咽部和环咽肌水平的尖锐异物,可用直接喉镜取出。而环咽肌水平以下的异物,则应用纤维胃镜。胃镜诊治可以在患者清醒状态下或是在静脉基础麻醉下进行,取决于患者年龄、配合能力、异物类型和数量。

(2)器械:取异物必须准备的器械包括鼠齿钳、鳄嘴钳、息肉圈套器、息肉抓持器、Dormier篮、取物网、异物保护帽等。有时可先用类似异物在体外进行模拟操作,以设计适当的方案。在取异物时使用外套管可以保护气道,防止异物掉入,取多个异物或食物嵌塞时允许内镜反复通过,取尖锐异物时可保护食管黏膜免受损伤。对于儿童外套管则并不常用。异物保护帽用于取锋利的或尖锐的物体。为确保气道通畅,气管插管是一备选方法。

(3)钝性异物的处理:使用异物钳、鳄嘴钳、圈套器或者取物网,可较容易地取出硬币。光滑的球形物体最好用取物网或取物篮。在食管内不易抓取的物体,可以推入胃中以更易于抓取。有报道在透视引导下使用 Foley 导管取出不透 X 线的钝性物体的方法,但取出异物时 Foley 导管不能控制异物,不能保护气道,亦不能评估食管损伤状况,故价值有限。如果异物进入胃中,大多在 4～6 天内排出,有些异物可能需要长达 4 周。在等待异物自行排出的过程中,要指导患者日常饮食,可以增服一些富有纤维素的食物(如韭菜),以利异物排出,并注意观察粪便以发现排出的异物。小的钝性异物,如果未自行排出,但无症状,可每周进行一次 X 线检查,以跟踪其进程。在成人,直径>2.5 cm 的圆形异物不易通过幽门,如果 3 周后异物仍在胃内,就应进行内镜处理。异物一旦通过胃,停留在某一部位超过 1 周,也应考虑手术治疗。发热、呕吐、腹痛是紧急手术探查的指征(图 5-2)。

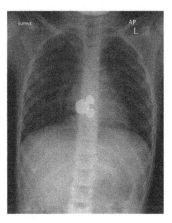

图 5-2　X 线检查见钝性异物

(4)长形异物的处理:长度超过 6 cm 的异物,诸如牙刷、汤勺,很难通过十二指肠。可用长型外套管(＞45 cm)通过贲门,用圈套器或取物篮抓住异物拉入外套管中,再将整个装置(包括异物、外套管和内镜)一起拉出(图 5-3)。

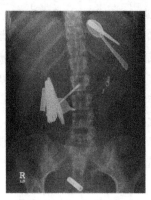

图 5-3　X 线见长形异物

(5)尖锐异物的处理:因为许多尖锐和尖细异物在 X 线下不易显示,所以,X 线检查阴性的患者必须行内镜检查。停留在食管内的尖锐异物应急诊治疗。环咽肌水平或以上的异物也可用直接喉镜取出。尖锐异物虽然大多数能够顺利通过胃肠道而不发生意外,但其并发症率仍高达35％。故尖锐异物如果已抵达胃或近端十二指肠,应尽量用内镜取出,否则应每天行 X 线检查确定其位置,并告诉患者在出现腹痛、呕吐、持续体温升高、呕血、黑便时立即就诊。对于连续3 天不前行的尖锐异物,应考虑手术治疗。使用内镜取出尖锐异物时,为防黏膜损伤,可使用外套管或在内镜端部装上保护兜。

(6)纽扣电池的处理:对吞入纽扣电池的患者要特别关注,因纽扣电池可能在被消化液破坏外壳后有碱性物质外泄,直接腐蚀消化道黏膜,很快发生坏死和穿孔,导致致命性并发症(图 5-4),故应急诊处理。通常用内镜取石篮或取物网都能成功。另一种方法是使用气囊,空气囊可通过内镜工作通道,到达异物远端,将气囊充气后向外拉,固定住电池一起取出。操作过程中应使用外套管或气管插管保护气道。如果电池不能从食管中直接取出,可推入胃中用取物篮取出。若电池在食管以下,除非有胃肠道受损的症状和体征,或反复 X 线检查显示较大的电池(直径＞20 mm)停留在胃中超过 48 小时,否则没有必要取出。电池一旦通过十二指肠,85％会在 72 小时内排出。这种情况下每 3～4 天进行一次 X 线检查是适当的。使用催吐药处理吞入的纽扣电池并无益处,还会使胃中的电池退入食管。胃肠道灌洗可能会加快电池排出,泻药和抑酸剂并未证明对吞入的电池有任何作用。

(7)毒品袋的处理:"人体藏毒"是现代毒品犯罪的常见运送方法,运送人常将毒品包裹在塑料中或乳胶避孕套中吞入。这种毒品包装小袋在 X 线下通常可以看到,CT 检查也可帮助发现。毒品袋破损会致命,用内镜取出时有破裂危险,所以禁用内镜处理。毒品袋在体内若不能向前运动,出现肠梗阻症状,或怀疑毒品袋有破损可能时,应行外科手术取出。

(8)磁铁的处理:吞入磁铁可引起严重的胃肠道损伤和坏死。磁铁之间或与金属物体之间的引力,会压迫肠壁,导致坏死、穿孔、肠梗阻或肠扭转,因此应及时去除所有吞入的磁铁。

(9)硬币的处理:最常见于幼儿吞食。如果硬币进入食管内,可观察 12～24 小时,复查 X 线检查,通常可自行排出且无明显症状。若出现流涎、胸痛,喘鸣等症状,应积极处理取出硬币。若吞入大量硬币,还需警惕并发锌中毒。

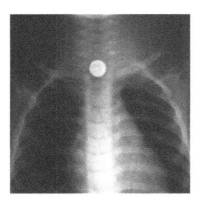

图 5-4　食管内纽扣电池的 X 线表现

（10）误食所致直肠肛管异物的处理：多因小骨片、鱼刺、小竹签等混在食物中，随进食时大口吞咽而进入消化道，随粪便进入直肠，到达狭窄的肛管上口时，因位置未与直肠肛管纵轴平行而嵌顿，可刺伤或压迫肠壁过久，导致直肠肛管损伤。小骨片等直肠异物经肛门钳夹取出一般不难，但有时异物大部分刺入肠壁，肛窥直视下不易寻找，需用手指仔细触摸确定部位，取出异物后还需仔细检查防止遗漏。

2.手术治疗

（1）处理原则。需手术治疗的情况：①尖锐异物停留在食管内，或已抵达胃或近端十二指肠，内镜无法安全取出者，或已通过近端十二指肠，每天行 X 线检查连续 3 天不前行。②钝性异物停留胃内 3 周以上，内镜无法取出，或已通过胃，但停留在某一部位超过 1 周。③长形异物很难通过十二指肠，内镜也无法取出。④出现梗阻、穿孔、出血等症状及腹膜炎体征。

（2）手术方式。进入消化道的异物可停留在食管、幽门、回盲瓣等生理性狭窄处，需根据不同部位采取不同手术方式。①开胸异物取出术：尖锐物体停留在食管内，内镜无法取出，或已造成胸段食管穿孔，甚至气管割伤，形成气管-食管瘘，继发纵隔气肿、脓肿、肺脓肿等，均应行开胸探查术，酌情可采用食管镜下取出异物加一期食管修补术、食管壁切开取出异物、或加空肠造瘘术。②胃前壁切开异物取出术：适用于胃内尖锐异物，或钝性异物停留胃内 3 周以上，内镜无法取出者，术中全层切开胃体前壁，取出异物后再间断全层缝合胃壁切口，并做浆肌层缝合加固。③幽门切开异物取出术：适用于近端十二指肠内尖锐异物，或钝性异物停留近端十二指肠 1 周以上，或长形异物无法通过十二指肠，内镜无法取出者。沿胃纵轴全层切开幽门，使用卵圆钳探及近端十二指肠内的异物并钳夹取出，过程中注意避免损伤肠壁，不可强行拉出，取出异物后沿垂直胃纵轴方向横行全层缝合幽门切口，并做浆肌层缝合加固，行幽门成形术。④小肠切开异物取出术：适用于尖锐异物位于小肠内，连续 3 天不前行，或钝性异物停留小肠内 1 周以上时。术中于异物所在部位沿小肠纵轴全层切开小肠壁，取出异物后，垂直小肠纵轴全层缝合切口，并作浆肌层缝合加固。⑤结肠异物取出术：适用于尖锐异物位于结肠内连续 3 天不前行，或钝性异物停留结肠内 1 周以上，肠镜无法取出者。绝大多数结肠钝性异物可推动，对于降结肠、乙状结肠的钝性异物多可开腹后顺肠管由肛门推出，对于升结肠、横结肠的钝性异物可挤压回小肠，再行小肠切开异物取出术。对于结肠内尖锐异物，可在其所处部位切开肠壁取出，根据肠道准备情况决定是否一期缝合，也可将缝合处外置，若未愈合则打开成为结肠造瘘，留待以行还瘘手术，若顺利愈合则可避免结肠造瘘，3 个月后再将外置肠管还纳腹腔。⑥特殊情况：对于梗阻、穿孔、出血等并发症,如梗阻严重术中可行肠减压术、肠造瘘术等;穿孔至腹腔者,需行肠修补术(小肠)或肠造瘘术(结肠),并彻底清洗腹腔,放置引流;肠坏死较多者需切除坏死肠段,酌情一期吻合(小肠)或肠造瘘(结肠);尖锐异物刺破血管者予相应止血处理。

二、经肛门置入异物

(一)病因

1.发病对象

多由非正常性行为引起,患者多见为 30～50 岁的男性。偶有外伤造成异物插入,体内藏毒,或因排便困难用条状物抠挖过深难以取出等,极少数为医疗操作遗留。

2.异物种类

多为条状物和瓶状物,种类繁多,曾见于临床的有按摩棒、假阳具、黄瓜、衣架、茄子、苹果、雪茄、灯泡、圣诞饰品、啤酒瓶、扫帚、钢笔、木条等,也有因外伤插入的钢条,极少数情况为医源性纱布、体温计等(图 5-5)。

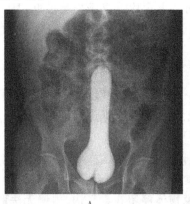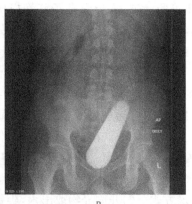

图 5-5　经肛塞入直肠的异物(X 线腹平片)

(二)诊断

1.临床表现

异物部分或全部进入直肠,造成肛门疼痛,腹胀,直肠黏膜和肛门括约肌损伤者有疼痛及出血,若导致穿孔可出现剧烈腹痛、会阴坠胀、发热等症状,合并膀胱损伤者有血尿、腹痛、排尿困难等症状。一部分自行取出异物的患者,仍有可能出现出血和穿孔,此类患者往往羞于讲述病因,可能为医师诊断带来困难。较轻的异物性肛管直肠损伤,由于就诊时间晚,多数发生局部感染症状。

2.体格检查

由于患者多羞于就医,就医前多自行反复试图取出异物,就医后也可能隐瞒部分病史,因此体格检查尤为重要。腹部体检有腹膜炎体征者,应怀疑穿孔和腹腔脏器损伤,肛门指诊为必需项目,可触及异物,探知直肠和括约肌损伤情况。

3.辅助检查

体格检查怀疑穿孔可能时,血常规检查白细胞计数和中性粒细胞比值升高有助于帮助判断。放射学检查尤为重要,腹部立卧位 X 线片可显示异物形状、位置,CT 有助于判断是否穿孔及发现其他脏器损伤。

(三)治疗

1.处理原则

(1)对直肠异物患者首先需明确是否发生直肠穿孔,向腹腔穿孔将造成急性腹膜炎,腹膜返折以下穿孔将引起直肠周围间隙严重感染。X线腹平片可显示异物位置和游离气体,可帮助诊断穿孔。若患者出现低血压,心动过速,严重腹痛或会阴部红肿疼痛,发热,体查发现腹膜炎体征,X线腹平片存在游离气体,可诊断为直肠穿孔。应立即抗休克和抗生素治疗,尽快完善术前准备,放置尿管,急诊手术。若病情稳定,生命体征正常,但不能排除穿孔,可行CT检查以协助诊断。此类穿孔通常发生于腹膜返折以下,CT可发现直肠系膜含气、积液,周围脂肪模糊。当异物被取出或进入乙状结肠,行肛门镜或肠镜检查可明确乙状结肠直肠损伤或异物位置。

(2)对于没有穿孔和腹膜炎,生命体征稳定的患者,大多数异物可在急诊室或手术室内取出。近肛门处异物可直接或在骶麻下取出。对远离肛门进入直肠上段或乙状结肠的异物不可使用泻剂和灌肠,这可能造成直肠损伤,甚至可能将异物推至更近端的结肠,可尝试在肛门镜或肠镜下取出,否则只能手术取出异物。

(3)取出异物后,应再次检查直肠,以排除缺血坏死或肠壁穿孔。

(4)应当指出的是,直肠异物患者中同性恋者较多,为HIV感染高危人群,在处理直肠异物尤其是尖锐异物时,医务人员应注意自身防护。

2.经肛异物取出

多采用截石位,有利于暴露肛门,而且便于下压腹部,以助取出异物。

使直肠和肛门括约肌放松是经肛异物取出的关键,可以用腰麻、骶麻或静脉麻醉,配合充分扩肛,以利于暴露和观察。如果异物容易被手指触到,可在扩肛后使用Kocher钳或卵环钳夹持住异物,将其拉至肛缘取出。之后需用乙状结肠镜或肠镜检查远端结肠和直肠有无损伤。直肠异物种类很多,需根据具体情况设计不同方式取出。

(1)钝器:如前所述,在患者充分镇静、扩肛、异物靠近肛管的情况下,使用器械钳夹或手指可较为容易地取出异物。在操作过程中可要求患者协助作用力排便动作,使异物下降靠近肛管,以便取出(图5-6)。

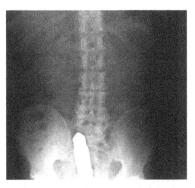

图 5-6　直肠内钝器的 X 线表现

(2)光滑物体:光滑物体如酒瓶、水果等不易抓取,水果等破碎后无伤害的物体可以破碎后取出,但酒瓶、灯泡等破裂后可造成损伤的物体应小心避免其破碎。光滑异物与直肠黏膜紧密贴合,将异物向下拉扯时可形成真空吸力妨碍取出,此时可尝试放置Foley尿管在异物与直肠壁之间,扩张尿管球囊,使空气进入,去除真空状态,取出异物(图5-7)。

（3）尖锐物体：尖锐物体的取出比较困难，而且存在黏膜撕裂、出血、穿孔等风险，需要外科医师在直视或内镜下仔细、耐心操作。异物取出后应再次检查直肠以排除损伤（图 5-8）。

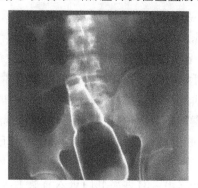

图 5-7　直肠内光滑物体 X 线表现

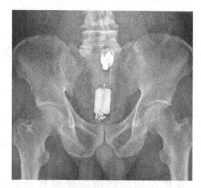

图 5-8　直肠内尖锐物体 X 线表现

3.肠镜下异物取出

肠镜下异物取出适用于上段直肠或中下段乙状结肠，肠镜可提供清晰的画面，可观察到细小的直肠黏膜损伤。有报道使用肠镜可顺利取出 45% 的乙状结肠异物和 76% 的直肠异物，而避免了外科手术。常用方法是用息肉圈套套住异物取出。使用肠镜还可起到去除真空状态的作用，适用于光滑异物的取出。成功取出异物后应在肠镜下再次评估结直肠损伤情况。

4.手术治疗

经肛门或内镜多次努力仍无法取出异物时需手术取出。有穿孔、腹膜炎等情况也是明确的手术适应证。在开腹或腹腔镜手术中，可尝试将异物向远端推动，以尝试经肛门取出。不能成功则须开腹切开结肠取出异物，之后可根据结肠清洁程度一期缝合，或将缝合处外置。若异物已导致结直肠穿孔，则按结直肠损伤处理。还应注意勿遗漏多个异物，或已破碎断裂的异物部分。

（四）并发症及术后处理

直肠异物最危险的并发症是直肠或乙状结肠穿孔，接诊医师应作三方面的判断：①患者全身情况。②是否存在穿孔，穿孔部位位于腹腔还是腹膜返折以下。③腹腔穿刺是否存在粪样液体。治疗的 4D 原则是粪便转流、清创、冲洗远端和引流。

若发现直肠黏膜撕裂，最重要的是确认有否肠壁全层裂伤，若排除后，较小的撕裂出血一般为自限性，无须特殊处理，而撕裂较大时需在麻醉下缝合止血，用肾上腺素生理盐水纱布填塞。术后 3 天内应调整饮食或经肠外营养支持，尽量减少大便。

开腹取异物术后易发切口感染,对切口的处理可采用甲硝唑冲洗、切口内引流,或采用全层减张缝合关腹,并预防性使用抗生素。

若因肛门括约肌损伤或断裂导致不同程度大便失禁,需进行结肠造瘘术、括约肌修补或成形术和造瘘还纳术的多阶段治疗。

(姚世新)

第六节　胃　憩　室

胃憩室可分为真性和假性两类。对外科医师而言,在手术时区分这两类是非常明显的,但X线检查却会引起诊断困难。

假性胃憩室通常是由于良性溃疡造成深度穿透或局限性穿孔。其他因素包括坏死性肿瘤和粘连向外牵张等。这些胃憩室的壁可能不包含任何可辨认的胃壁。

真性的胃憩室较假性少见。可能会有多发性的,通常憩室壁由胃壁的所有层次组成。病因不确定,可能是先天性的。在所有的胃肠憩室患者报道中,真性胃憩室约占3%。

一、发生率

有文献报道412例真性胃憩室,其中的165例是380 000例常规钡餐检查中发现,发生率为0.04%。然而在Meerhof系列报道中,在7 500例常规X线钡餐检查中,发现30例憩室,发生率为0.4%。尽管两组发生率相差10倍,但不可能代表胃憩室发生率的真正差异,可能与小的病灶易被疏漏及检查者经验等因素有关。

二、病理

胃憩室以发生在右侧贲门的后壁为多见。在meorof的报道中,80%的患者是属于近贲门的胃憩室,其余的多为近幽门的胃憩室。Patmer报道所收集的342例胃憩室中,259例在胃远端的后壁(73%),31例在胃窦,29例在胃体,15例在幽门,8例在胃底。

胃憩室大小差异很大,通常为直径1~6 cm,呈囊状或管状。胃腔和憩室间孔大的可容纳2个指尖,最小的只能用极细的探针探及。多数孔径为2~4 cm。开口的大小与并发症有关,宽颈开口憩室内容物不滞留,并发症发生率较低;腔颈较小者,食物残渣易滞留和细菌过度繁殖,可能引发炎症。另外,憩室开口小者钡剂难以进入憩室腔内,X线钡餐检查不易发现。

三、临床表现与并发症

憩室可能发生在任何年龄,但最常发生在20~60岁的成年人。Palmer组,成年人占80%。儿童通常是真性憩室,且易发生并发症。大部分胃憩室是无症状的,有时在一些患者中,充满食物残渣的胃大憩室会引起上腹部胀感及不适,但在缺乏特殊的并发症者,手术切除憩室后很少能减缓症状。

胃憩室并发症罕见。由于内容物滞留和细菌过度繁殖可导致急性憩室炎,严重时会发生穿孔。炎症致局部憩室壁黏膜和血管糜烂,可引起出血和便血。穿孔伴出血则导致血腹。有个案报道成年人胃憩室造成幽门梗阻。罕见的是,憩室内出现恶性肿瘤,异物和胃石。

四、诊断

除发生并发症外,大部分胃憩室无任何症状,故多系在上消化道疾病检查时偶然发现的。在没有其他病理情况时发现憩室较困难。

憩室在上部胃肠道钡餐检查中表现为胃腔的突出物,周围平整圆滑,对照剂有时聚集在囊袋底部,当患者站立时,囊内上部有空气。发生于胃前壁或胃后壁的憩室很容易被忽视,除非使用气钡双重对比造影技术,并取患者头低位或站立位进行检查。小憩室可被误认为穿透性胃溃疡,反之亦然。两者的区分取决于病变的部位,由于近贲门溃疡是少见的。其他运用钡餐进行鉴别诊断的包括贲门癌、贲门裂隙疝、食管末端憩室和皮革样胃。

患者口服对照造影剂 CT 扫描通常能显示憩室。若不给予对照剂,或憩室没有对照物填充,CT 结果会与肾上腺肿瘤相似。

内镜对鉴别诊断是最有价值的。

五、治疗

仅显示有憩室存在并非手术切除的指征。经常显现模糊的消化不良症状,而无其他异常或憩室的并发症,则手术治疗不会减轻患者的症状。

手术仅适应于有并发症时,如发生憩室炎或出血,或合并其他病灶出现者。当诊断不能确定,剖腹探查是最后手段。

六、手术方法

手术由憩室部位和有无合并病灶而定。

若憩室近贲门,游离胃左侧大网膜,以显露近胃食管孔的后方,小心分离粘连、胃壁和胰腺,显露分离憩室,需要时可牵引憩室以利显露,切除憩室、残端双层缝合。

若剖腹探查时不易发现憩室时,可钳闭胃窦,经鼻胃管注入盐水充盈胃,可能易于发现。

胃小弯和大弯侧憩室做 V 形切除,缝合裂口。幽门窦的憩室可施行部分胃切除术治疗,若合并胃部病灶时尤其适合。

(姚世新)

第七节 胃 癌

胃癌是我国最常见的恶性肿瘤之一,死亡率居恶性肿瘤首位。胃癌多见于男性,男女之比约为 2：1。平均死亡年龄为 61.6 岁。

一、病因

尚不十分清楚,与以下因素有关。

(一)地域环境

地域环境不同,胃癌的发病率也大不相同,发病率最高的国家和最低的国家之间相差可达数十倍。在世界范围内,日本发病率最高,美国则很低。我国的西北部及东南沿海各省的胃癌发病率远高于南方和西南各省。生活在美国的第二三代日本移民由于地域环境的改变,发病率逐渐降低。而苏联靠近日本海地区的居民胃癌的发病率则是苏联中、西部的 2 倍之多。

(二)饮食因素

饮食因素是胃癌发生的最主要原因。具体因素如下所述。

1.含有致癌物

如亚硝胺类化合物、真菌毒素、多环烃类等。

2.含有致癌物前体

如亚硝酸盐,经体内代谢后可转变成强致癌物亚硝胺。

3.含有促癌物

如长期高盐饮食破坏了胃黏膜的保护层,使致癌物直接与胃黏膜接触。

(三)化学因素

1.亚硝胺类化合物

多种亚硝胺类化合物均致胃癌。亚硝胺类化合物在自然界存在的不多,但合成亚硝胺的前体物质亚硝酸盐和二级胺却广泛存在。亚硝酸盐及二级胺在 pH 1~3 或细菌的作用下可合成亚硝胺类化合物。

2.多环芳烃类化合物

最具代表性的致癌物质是 3,4-苯并芘。污染、烘烤及熏制的食品中 3,4-苯并芘含量增高。3,4-苯并芘经过细胞内粗面内质网的功能氧化酶活化成二氢二醇环氧化物,并与细胞的 DNA、RNA 及蛋白质等大分子结合,致基因突变而致癌。

(四)Hp

1994 年 WHO 国际癌症研究机构得出"Hp 是一种致癌因子,在胃癌的发病中起病因作用"的结论。Hp 感染率高的国家和地区常有较高的胃癌发病率,且随着 Hp 抗体滴度的升高胃癌的危险性也相应增加。Hp 感染后是否发生胃癌与年龄有关,儿童期感染 Hp 发生胃癌的危险性增加;而成年后感染多不足以发展成胃癌。Hp 致胃癌的机制有如下提法:①促进胃黏膜上皮细胞过度增生。②诱导胃黏膜细胞凋亡。③Hp 的代谢产物直接转化胃黏膜。④Hp 的 DNA 转换到胃黏膜细胞中致癌变。⑤Hp 诱发同种生物毒性炎症反应,这种慢性炎症过程促使细胞增生和增加自由基形成而致癌。

(五)癌前疾病和癌前病变

这是两个不同的概念,胃的癌前疾病指的是一些发生胃癌危险性明显增加的临床情况,如慢性萎缩性胃炎、胃溃疡、胃息肉、胃黏膜巨大皱襞症、残胃等;胃的癌前病变指的是容易发生癌变的胃黏膜病理组织学变化,但其本身尚不具备恶性改变。现阶段得到公认的是不典型增生。不典型增生的病理组织学改变主要是细胞的过度增生和丧失了正常的分化,在结构和功能上部分地丧失了与原组织的相似性。不典型增生分为轻度、中度和重度三级。一般而言重度不典型增生易发生癌变。不典型增生是癌变过程中必经的一个阶段,这一过程是一个谱带式的连续过程,即正常→增生→不典型增生→原位癌→浸润癌。

此外,遗传因素、免疫监视机制失调、癌基因(如 C-met、K-ras 基因等)的过度表达和抑癌基因(如 p53、APC、MCC 基因等)突变、重排、缺失、甲基化等变化都与胃癌的发生有一定的关系。

二、病理

(一)肿瘤位置

1.初发胃癌

将胃大弯、胃小弯各等分为 3 份,连接其对应点,可分为上 1/3(U)、中 1/3(M)和下 1/3(L)。每个原发病变都应记录其二维的最大值。如果 1 个以上的分区受累,所有的受累分区都要按受累的程度记录,肿瘤主体所在的部位列在最前,如 LM 或 UML 等。如果肿瘤侵犯了食管或十二指肠,分别记为 E 或 D。胃癌一般以 L 区最为多见,约占半数,其次为 U 区,M 区较少,广泛分布者更少。

2.残胃癌

肿瘤在吻合口处(A)、胃缝合线处(S)、其他位置(O)、整个残胃(T)、扩散至食管(E)、十二指肠(D)、空肠(J)。

(二)大体类型

1.早期胃癌

早期胃癌指病变仅限于黏膜和黏膜下层,而不论病变的范围和有无淋巴结转移。癌灶直径 10 mm 以下称小胃癌,5 mm 以下称微小胃癌。早期胃癌分为三型(图 5-9):Ⅰ型,隆起型;Ⅱ型,表浅型。包括三个亚型,Ⅱa 型,表浅隆起型;Ⅱb 型,表浅平坦型;Ⅱc 型,表浅凹陷型;Ⅲ型,凹陷型。如果合并两种以上亚型时,面积最大的一种写在最前面,其他依次排在后面。如Ⅱc+Ⅲ。Ⅰ型和Ⅱa 型鉴别如下:Ⅰ型病变厚度超过正常黏膜的 2 倍,Ⅱa 型的病变厚度不到正常黏膜的 2 倍。

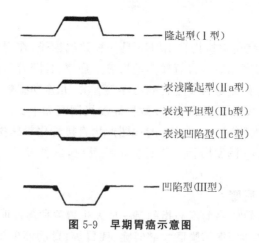

图 5-9　早期胃癌示意图

2.进展期胃癌

进展期胃癌指病变深度已超过黏膜下层的胃癌。按 Borrmann 分型法分为四型(图 5-10):Ⅰ型,息肉(肿块)型;Ⅱ型,无浸润溃疡型,癌灶与正常胃界限清楚;Ⅲ型,有浸润溃疡型,癌灶与正常胃界限不清楚;Ⅳ型,弥漫浸润型。

(三)组织类型

(1)WHO(1990)将胃癌归类为上皮性肿瘤和类癌两种,其中前者又包括:①腺癌(包括乳头状腺癌、管状腺癌、低分化腺癌、黏液腺癌及印戒细胞癌）。②腺鳞癌。③鳞状细胞癌。④未分化癌。⑤不能分类的癌。

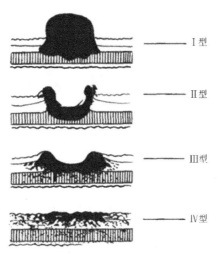

图 5-10　**胃癌的 Borrmann 分型**

（2）日本胃癌研究会（1999 年）将胃癌分为以下三型。①普通型：包括乳头状腺癌、管状腺癌（高分化型、中分化型）、低分化性腺癌（实体型癌和非实体型癌）、印戒细胞癌和黏液细胞癌。②特殊型：包括腺鳞癌、鳞状细胞癌、未分化癌和不能分类的癌。③类癌。

（四）转移扩散途径

1.直接浸润

直接浸润是胃癌的主要扩散方式之一。当胃癌侵犯浆膜层时，可直接浸润腹膜、邻近器官或组织，主要有胰腺、肝脏、横结肠及其系膜等，也可借黏膜下层或浆膜下层向上浸润至食管下端、向下浸润至十二指肠。

2.淋巴转移

淋巴转移是胃癌的主要转移途径，早期胃癌的淋巴转移率近 20％，进展期胃癌的淋巴转移率高达 70％左右。一般情况下按淋巴流向转移，少数情况也有跳跃式转移。胃周淋巴结分为以下 23 组（图 5-11），具体如下：除了上述胃周淋巴结外，还有 2 处淋巴结在临床上很有意义，一是左锁骨上淋巴结，如触及肿大为癌细胞沿胸导管转移所致；二是脐周淋巴结，如肿大为癌细胞通过肝圆韧带淋巴管转移所致。淋巴结的转移率＝转移淋巴结数目/受检淋巴结数目。

3.血行转移

胃癌晚期癌细胞经门静脉或体循环向身体其他部位播散，常见的有肝、肺、骨、肾、脑等，其中以肝转移最为常见。

4.种植转移

当胃癌浸透浆膜后，癌细胞可自浆膜脱落并种植于腹膜、大网膜或其他脏器表面，形成转移性结节，黏液腺癌种植转移最为多见。若种植转移至直肠前凹，直肠指诊可能触到肿块。胃癌卵巢转移占全部卵巢转移癌的 50％左右，其机制除以上所述外，也可能是经血行转移或淋巴逆流所致。

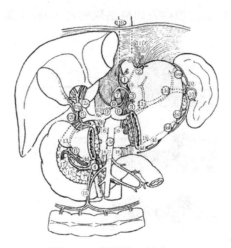

图 5-11　胃周淋巴结分组

1.贲门右区;2.贲门左区;3.沿胃小弯;4sa.胃短血管旁;4sb.胃网膜左血管旁;4d.胃网膜右血管旁;5.幽门上区;6.幽门下区;7.胃左动脉旁;8a.肝总动脉前;8p.肝总动脉后;9.腹腔动脉旁;10.脾门;11p.近端脾动脉旁;11d.远端脾动脉旁;12a.肝动脉旁;12p.门静脉后;12b.胆总管旁;13.胰头后;14a.肠系膜上动脉旁;15.结肠中血管旁;16.腹主动脉旁(a1,膈肌主动脉裂孔至腹腔干上缘;a2,腹腔干上缘至左肾静脉下缘;b1,左肾静脉下缘至肠系膜下动脉上缘;b2,肠系膜下动脉上缘至腹主动脉分叉处);17.胰头前;18.胰下缘;19.膈下;20.食管裂孔;110.胸下部食管旁;111.膈上

5.胃癌微转移

胃癌微转移是近几年提出的新概念,定义为治疗时已经存在但目前常规病理学诊断技术还不能确定的转移。

(五)临床病理分期

国际抗癌联盟(UICC)1987年公布了胃癌的临床病理分期,尔后经多年来的不断修改已日趋合理。

1.肿瘤浸润深度

用 T 来表示,可以分为以下几种情况:T_1,肿瘤侵及黏膜和/或黏膜肌(M)或黏膜下层(SM),SM 又可分为 SM1 和 SM2,前者是指癌肿越过黏膜肌不足 0.5 mm,而后者则超过了0.5 mm。T_2,肿瘤侵及肌层(MP)或浆膜下(SS)。T_3,肿瘤浸透浆膜(SE)。T_4,肿瘤侵犯邻近结构或经腔内扩展至食管、十二指肠。

2.淋巴结转移

无淋巴结转移用 N_0 表示,其余根据肿瘤的所在部位,区域淋巴结分为三站,即 N_1、N_2、N_3。超出上述范围的淋巴结归为远隔转移(M_1),与此相应的淋巴结清除术分为 D_0、D_1、D_2 和 D_3(表 5-2)。

表 5-2　肿瘤部位与淋巴结分站

肿瘤部位	N_1	N_2	N_3
L/LD	3 4d 5 6	1 7 8a 9 11p 12a 14v	4sb 8p 12b/p 13 $16a_2$/b_1
LM/M/ML	1 3 4sb 4d 5 6	7 8a 9 11p 12a	2 4sa 8p 10 11d 12b/p 13 14v $16a_2$/b_1
MU/UM	1 2 3 4sa 4sb 4d 5 6	7 8a 9 10 11p 11d 12a	8p 12b/p 14v $16a_2$/b_1 19 20
U	1 2 3 4sa 4sb	4d 7 8a 9 10 11p 11d	5 6 8p 12a 12b/p $16a_2$/b_1 19 20
LMU/MUL/MLU/UML	1 2 3 4sa 4sb 4d 5 6	7 8a 9 10 11p 11d 12a 14v	8p 12b/p 13 $16a_2$/b_1 19 20

表 5-2 中未注明的淋巴结均为 M_1，如肿瘤位于 L/LD 时 4sa 为 M_1。

考虑到淋巴结转移的个数与患者的 5 年生存率关系更为密切，UICC 在新 TNM 分期中（1997 年第 5 版），对淋巴结的分期强调转移的淋巴结数目而不考虑淋巴结所在的解剖位置，规定如下：N_0 无淋巴结转移（受检淋巴结个数须≥15）；N_1 转移的淋巴结数为 1~6 个；N_2 转移的淋巴结数为 7~15 个；N_3 转移的淋巴结数在 16 个以上。

3.远处转移

M_0 表示无远处转移；M_1 表示有远处转移。

4.胃癌分期（表 5-3）

表 5-3　胃癌的分期

	N_0	N_1	N_2	N_3
T_1	ⅠA	ⅠB	Ⅱ	
T_2	ⅠB	Ⅱ	ⅢA	
T_3	Ⅱ	ⅢA	ⅢB	
T_4	ⅢA	ⅢB		
$H_1P_1CY_1M_1$				Ⅳ

表 5-3 中Ⅳ期胃癌包括如下几种情况：N_3 淋巴结有转移、肝脏有转移（H_1）、腹膜有转移（P_1）、腹腔脱落细胞检查阳性（CY_1）和其他远隔转移（M_1），包括胃周以外的淋巴结、肺脏、胸膜、骨髓、骨、脑、脑脊膜、皮肤等。

三、临床表现

(一)症状

早期患者多无症状，以后逐渐出现上消化道症状，包括上腹部不适、心窝部隐痛、食后饱胀感等。胃窦癌常引起十二指肠功能的改变，可以出现类似十二指肠溃疡的症状。如果上述症状未得到患者或医师的充分注意而按慢性胃炎或十二指肠溃疡病处理，患者可获得暂时性缓解。随着病情的进一步发展，患者可逐渐出现上腹部疼痛加重、食欲减退、消瘦、乏力等；若癌灶浸润胃周血管则引起消化道出血，根据患者出血速度的快慢和出血量的大小，可出现呕血或黑便；若幽门被部分或完全梗阻则可致恶心与呕吐，呕吐物多为隔宿食和胃液；贲门癌和高位小弯癌可有进食哽噎感。此时虽诊断容易但已属于晚期，治疗较为困难且效果不佳。因此，外科医师对有上述临床表现的患者，尤其是中年以上的患者应细加分析，合理检查以避免延误诊断。

(二)体征

早期患者多无明显体征，上腹部深压痛可能是唯一值得注意的体征。晚期患者可能出现：上腹部肿块、左锁骨上淋巴结肿大、直肠指诊在直肠前凹触到肿块、腹水等。

四、诊断

胃镜和 X 线钡餐检查仍是目前诊断胃癌的主要方法，胃液脱落细胞学检查现已较少应用。此外，利用连续病理切片、免疫组化、流式细胞分析、RT-PCR 等方法诊断胃癌微转移也取得了一些进展，本节也将做一简单介绍。

（一）纤维胃镜

纤维胃镜优点在于可以直接观察病变部位，且可以对可疑病灶直接钳取小块组织做病理组织学检查。胃镜的观察范围较大，从食管到十二指肠都可以观察及取活检。检查中利用刚果红、亚甲蓝等进行活体染色可提高早期胃癌的检出率。若发现可疑病灶应进行活检，为避免漏诊，应在病灶的四周钳取 4~6 块组织，不要集中一点取材或取材过少。

（二）X 线钡餐检查

X 线钡餐检查通过对胃的形态、黏膜变化、蠕动情况及排空时间的观察确立诊断，痛苦较小。近年随着数字化胃肠造影技术逐渐应用于临床使影像更加清晰，分辨率大为提高，因此 X 线钡餐检查仍是目前胃癌的主要诊断方法之一。其不足是不能取活检，且不如胃镜直观，对早期胃癌诊断较为困难。进展期胃癌 X 线钡餐检查所见与 Borrmann 分型一致，即表现为肿块（充盈缺损）、溃疡（龛影）或弥漫性浸润（胃壁僵硬、胃腔狭窄等）3 种影像。早期胃癌常需借助于气钡双重对比造影。

（三）影像学检查

影像学检查常用的有腹部超声、超声内镜（EUS）、多层螺旋 CT（MSCT）等。这些影像学检查除了能了解胃腔内和胃壁本身（如超声内镜可将胃壁分为 5 层对浸润深度作出判断）的情况外，主要用于判断胃周淋巴结，胃周器官肝、胰及腹膜等部位有无转移或浸润，是目前胃癌术前 TNM 分期的首选方法。分期的准确性普通腹部超声为 50%，EUS 与 MSCT 相近，在 76% 左右，但 MSCT 在判断肝转移、腹膜转移和腹膜后淋巴结转移等方面优于 EUS。此外，MSCT 扫描三维立体重建模拟内镜技术近年也开始用于胃癌的诊断与分期，但尚需进一步积累经验。

（四）胃癌微转移的诊断

胃癌微转移的诊断主要采用连续病理切片、免疫组化、反转录聚合酶链反应（RT-PCR）、流式细胞术、细胞遗传学、免疫细胞化学等先进技术，检测淋巴结、骨髓、周围静脉血及腹腔内的微转移灶，阳性率显著高于普通病理检查。胃癌微转移的诊断可为医师判断预后、选择术式、确定淋巴结清扫范围、术后确定分期及建立个体化的化疗方案提供依据。

五、鉴别诊断

大多数胃癌患者经过外科医师初步诊断后，通过 X 线钡餐或胃镜检查都可获得正确诊断。在少数情况下，胃癌需与胃良性溃疡、胃肉瘤、胃良性肿瘤及慢性胃炎相鉴别。

（一）胃良性溃疡

胃良性溃疡与胃癌相比较，胃良性溃疡一般病程较长，曾有典型溃疡疼痛反复发作史，抗酸剂治疗有效，多不伴有食欲减退。除非合并出血、幽门梗阻等严重的并发症，多无明显体征，不会出现近期明显消瘦、贫血、腹部包块甚至左锁骨上窝淋巴结肿大等。更为重要的是，X 线钡餐和胃镜检查，良性溃疡常＜2.5 cm，圆形或椭圆形龛影，边缘整齐，蠕动波可通过病灶；胃镜下可见黏膜基底平坦，有白色或黄白色苔覆盖，周围黏膜水肿、充血，黏膜皱襞向溃疡集中。而癌性溃疡与此有很大的不同，详细特征参见胃癌诊断部分。

（二）胃良性肿瘤

胃良性肿瘤多无明显临床表现，X 线钡餐为圆形或椭圆形的充盈缺损，而非龛影。胃镜则表现为黏膜下包块。

六、治疗

(一)手术治疗

手术治疗是胃癌最有效的治疗方法。胃癌根治术应遵循以下 3 点要求:①充分切除原发癌灶。②彻底清除胃周淋巴结。③完全消灭腹腔游离癌细胞和微小转移灶。胃癌的根治度分为 3 级:A 级,D>N,即手术切除的淋巴结站别大于已有转移的淋巴结站别;切除胃组织切缘 1 cm 内无癌细胞浸润。B 级,D=N,或切缘 1 cm 内有癌细胞浸润,也属于根治性手术。C 级,仅切除原发灶和部分转移灶,有肿瘤残余,属于非根治性手术。

1.早期胃癌

20 世纪 50 至 60 年代曾将胃癌标准根治术定为胃大部切除加 DF 淋巴结清除术,小于这一范围的手术不列入根治术。但是多年来经过多个国家的大宗患者的临床和病理反复实践与验证,发现这一原则有所欠缺,并由此提出对某些胃癌可行缩小手术,包括缩小胃的切除范围、缩小淋巴结的清除范围和保留一定的脏器功能。这样使患者既获得了根治又有效地减小了手术的侵袭,提高了手术的安全性和手术后的生存质量。常用的手术方式:①内镜或腔镜下黏膜切除术:适用于黏膜分化型癌,隆起型<20 mm、凹陷型(无溃疡形成)<10 mm。该术式创伤小但切缘癌残留率较高,达 10%。②其他手术:根据病情可选择各种缩小手术,常用的有腹腔镜下或开腹胃部分切除术、保留幽门的胃切除术、保留迷走神经的胃部分切除术和 D_1 手术等,病变范围较大的则应行 D_2 手术。早期胃癌经合理治疗后,黏膜癌的 5 年生存率为98.0%、黏膜下癌为 88.7%。

2.进展期胃癌

根治术后 5 年生存率一般在 40% 左右。对局限性胃癌未侵犯浆膜或浆膜为反应型、胃周淋巴结无明显转移的患者,以 DF 手术为宜。局限型胃癌已侵犯浆膜、浆膜属于突出结节型,应行 DF 手术。NF 阳性时,在不增加患者并发症的前提下,选择 DF 手术。一些学者认为扩大胃周淋巴结清除能够提高患者术后 5 年生存率,并且淋巴结的清除及病理学检查对术后的正确分期、正确判断预后、指导术后监测和选择术后治疗方案都有重要的价值。

3.胃癌根治术

胃癌根治术包括根治性远端或近端胃大部切除术和全胃切除术 3 种。根治性胃大部切除术的胃切断线依胃癌类型而定,Borrmann Ⅰ型和 Borrmann Ⅱ型可少一些、Borrmann Ⅲ型则应多一些,一般应距癌外缘 4~6 cm 并切除胃的 3/4~4/5;根治性近端胃大部切除术和全胃切除术应在贲门上 3~4 cm 切断食管;根治性远端胃大部切除术和全胃切除术应在幽门下 3~4 cm 切断十二指肠。以 L 区胃癌,D_2 根治术为例说明远端胃癌根治术的切除范围:切除大网膜、小网膜、横结肠系膜前叶和胰腺被膜;清除 N_1 淋巴结 3、4d、5、6 组;N_2 淋巴结 1、7、8a、9、11p、12a、14v 组;幽门下 3~4 cm 处切断十二指肠;距癌边缘 4~6 cm 切断胃。根治性远端胃大部切除术后消化道重建与胃大部切除术后相同。根治性近端胃大部切除术后将残胃与食管直接吻合,要注意的是其远侧胃必须保留全胃的 1/3 以上,否则残胃将无功能。根治性全胃切除术后消化道重建的方法较多,常用的有(图 5-12):①食管空肠 Roux-en-Y 法:应用较广泛并在此基础上演变出多种变法。②食管空肠襻式吻合法:常用 Schlatter 法,也有多种演变方法。全胃切除术后的主要并发症有食管空肠吻合口瘘、食管空肠吻合口狭窄、反流性食管炎、排空障碍、营养性并发症等。

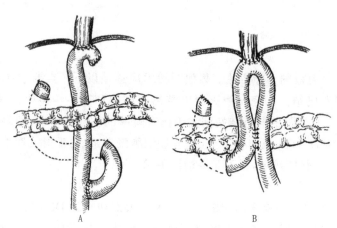

图 5-12　全胃切除术后消化道重建的常用方法

A.Roux-en-Y 法；B.Schlatter 法

4.扩大胃癌根治术与联合脏器切除术

扩大胃癌根治术是指包括胰体、胰尾及脾在内的根治性胃大部切除术或全胃切除术。联合脏器切除术是指联合肝或横结肠等脏器的切除术。联合脏器切除术损伤大、生理干扰重，故不应作为姑息性治疗的手段，也不宜用于年老体弱，心、肺、肝、肾功能不全或营养、免疫状态差的患者。

5.姑息手术

其目的有二：一是减轻患者的癌负荷；二是解除患者的症状，如幽门梗阻、消化道出血、疼痛或营养不良等。术式主要有以下几种：①姑息性切除，即切除主要癌灶的胃切除术。②旁路手术，如胃空肠吻合术。③营养造口，如空肠营养造口术。

6.腹腔游离癌细胞和微小转移灶的处理

术后腹膜转移是术后复发的主要形式之一。已浸出浆膜的进展期胃癌随着受侵面积的增大，癌细胞脱落的可能性也增加，为消灭脱落到腹腔的游离癌细胞，可采取如下措施。

(1)腹腔内化疗：可在门静脉内、肝脏内和腹腔内获得较高的药物浓度，而外周血中的药物浓度则较低，这样药物的毒副作用就随之减少。腹腔内化疗的方法主要有两种：①经皮腹腔内置管。②术中皮下放置植入式腹腔泵或 Tenckhoff 导管。

(2)腹腔内高温灌洗：在完成根治术后应用封闭的循环系统，以 42～45 ℃的蒸馏水恒温下行腹腔内高温灌洗，蒸馏水内可添加各种抗癌药物，如 ADM、DDP、MMC、醋酸氯己定等。一般用 4 000 mL 左右的液体，灌洗 3～10 分钟。早期胃癌无须灌洗。T_2 期胃癌虽未穿透浆膜，但考虑到胃周淋巴结转移在 40% 以上，转移癌可透过淋巴结被膜形成癌细胞的二次脱落、术中医源性脱落，以及 T_2 期胃癌患者死于腹膜转移的达 1.2%～1.8%，所以也主张行腹腔内高温灌洗。至于 T_3 期与 T_4 期胃癌，腹腔内高温灌洗则能提高患者的生存期。

(二)化疗

胃癌对化疗药物有低度至中度的敏感性。胃癌的化疗可于术前、术中和术后进行，本节主要介绍常用的术后辅助化疗。术后化疗的意义在于在外科手术的基础上杀灭亚临床癌灶或脱落的癌细胞，以达到降低或避免术后复发、转移的目的。目前对胃癌术后化疗的疗效仍存在较大的争议，一些荟萃分析显示术后化疗患者的生存获益较小。

1.适应证

(1)根治术后患者:早期胃癌根治术后原则上不必辅以化疗,但具有下列一项以上者应辅助化疗:癌灶面积>5 cm²、病理组织分化差、淋巴结有转移、多发癌灶或年龄<40岁。进展期胃癌根治术后无论有无淋巴结转移,均需化疗。

(2)非根治术后患者:如姑息性切除术后、旁路术后、造瘘术后、开腹探查未切除及有癌残留的患者。

(3)不能手术或再发的患者:要求患者全身状态较好、无重要脏器功能不全。4周内进行过大手术、急性感染期、严重营养不良、胃肠道梗阻、重要脏器功能严重受损、血白细胞低于3.5×10^9/L、血小板低于80×10^9/L等不宜化疗。化疗过程中如出现上述情况也应终止化疗。

2.常用化疗方案

已证实胃癌化疗联合用药优于单一用药。临床上常用的化疗方案及疗效如下。

(1)FAM方案:由5-FU(氟尿嘧啶)、ADM(多柔比星)和MMC(丝裂霉素)三药组成。用法:5-FU 600 mg/m²,静脉滴注,第1、8、29、36天;ADM 30 mg/m²,静脉注射,第1、29天;MMC 10 mg/m²,静脉注射,第1天。每2个月重复一次。有效率为21%~42%。

(2)UFTM方案:由UFT(替加氟/尿嘧啶)和MMC组成。用法:UFT 600 mg/d,口服;MMC 6~8 mg,静脉注射,1次/周。以上两药连用8周。有效率为9%~67%。

(3)替吉奥(S-1)方案:由替加氟(FT)、吉莫斯特(CDHP)和奥替拉西钾三药按一定比例组成,前者为5-FU前体药物,后两者为生物调节剂。用法:40 mg/m²,2次/d,口服;6周为1个疗程,其中用药4周,停药2周。有效率为44.6%。

近年胃癌化疗新药如紫杉醇类(多西他赛)、拓扑异构酶Ⅰ抑制药(伊立替康)、口服氟化嘧啶类(卡培他滨)、第三代铂类(奥沙利铂)等备受关注,含新药的化疗方案呈逐年增高趋势,这些新药单药有效率>20%,联合用药疗效更好,可达50%以上。此外,分子靶向药物联合化疗也在应用和总结经验中。

(三)放疗

胃癌对放射线敏感性较低,因此多数学者不主张术前放疗。因胃癌复发多在癌床和邻近部位,故术中放疗有助于防止胃癌的复发。术中放疗的优点:①术中单次大剂量(20~30 Gy)放疗的生物学效应明显高于手术前、后相同剂量的分次照射。②能更准确地照射到癌复发危险较大的部位,即肿瘤床。③术中可以对周围的正常组织加以保护,减少放射线的不良反应。术后放疗仅用于缓解由狭窄、癌浸润等所引起的疼痛,以及对残癌处(非黏液细胞癌)银夹标志后的局部治疗。

(四)免疫治疗

生物治疗在胃癌综合治疗中的地位越来越受到重视。主要包括:①非特异性免疫增强剂:临床上应用较为广泛的主要有卡介苗、短小棒状杆菌、香菇多糖等。②过继性免疫制剂:属于此类的有淋巴因子激活的杀伤细胞(LAK)、细胞毒性T细胞(CTL)等,以及一些细胞因子,如白细胞介素-2(IL-2)、肿瘤坏死因子(TNF)、干扰素(IFN)等。

(五)中药治疗

中药治疗是通过"扶正"和"驱邪"来实现的,如人参、黄芪、六味地黄丸等具有促进骨髓有核细胞及造血干细胞的增生、激活非特异性吞噬细胞和自然杀伤细胞、加速T细胞的分裂、诱导产生干扰素等"扶正"功能。再如健脾益肾冲剂具有清除氧自由基的"祛邪"功能。此外,一些中药可用于预防和治疗胃癌化疗中的不良反应,如恶心、呕吐、腹胀、食欲减退,白细胞、血小板减少和贫血等。

(六)基因治疗

基因治疗主要有抑癌基因治疗、自杀基因治疗、反义基因治疗、核酶基因转染治疗和基因免疫治疗等。虽然这些治疗方法目前多数还仅限于动物试验,但正逐步走向成熟,将来有望成为胃癌治疗的新方法。

(姚世新)

第八节 胃癌术后并发症

一、术后腹腔内出血

(一)原因

术后腹腔出血的发生率约为 3%,常见原因为术中胃周血管结扎不确切、止血不完善、结扎线松脱;高龄动脉硬化患者结扎时过于用力导致血管内膜层脱落,血管破裂出血;术中痉挛的血管术后扩张或血压回升而导致出血;清扫范围广泛,创面渗血不止;术中显露困难,助手拉钩用力过大,导致肝脾破裂,术中未发现或虽经缝合止血,术后依然存在继发出血的可能性,此种情况在脾脏破裂修补后,屡见不鲜,导致医患纠纷,教训惨痛;术前肝功能不全等导致凝血功能障碍,术后创面难以止血;恶性肿瘤本身可导致凝血功能障碍;晚期出血多为术后腹腔内感染或吻合口瘘腐蚀裸露血管而出血。

(二)临床表现

多为引流管引出血性液体,量一般为 200~300 mL/24 h,患者多无不适,可逐渐停止渗血而痊愈。部分患者出现大出血,>100 mL/h,出现脉搏增快、血压下降,皮肤苍白、四肢湿冷、呼吸急促、神志淡漠等失血性休克表现。血红蛋白下降,尿量减少,腹穿可见不凝血。

(三)处理

少量的出血多不需要特殊处理,但应补充胶体液,监测血压、尿量、神志、心率、呼吸等改变,一般不给予止血药。如果出血较多,可给予输新鲜全血和止血药物,记录每小时出血量;如>100 mL/h,无减少或停止迹象,血压不稳定,应积极剖腹探查,无须等待血压正常,以防贻误时机,将患者置于更加危险的境地。常见出血的部位为胃周血管结扎处、胃小弯胃壁和脾脏下极,应给与缝扎或修补;对于脾脏损伤者,部分学者建议立即行脾切除术,以防再次出血。另外,二次手术时应放置空肠营养管,以利于术后肠漏的治疗。放置通畅的多功能引流管利多弊少,可监测术后有无再次出血。介入止血也是可以考虑的方法之一,对部分患者效果满意。

(四)预防

术中妥善结扎血管,避免大块结扎组织,老年人血管硬化,切勿过度用力结扎。胃右动脉、胃左动脉、胃网膜左及右动脉保留端应予以结扎并缝扎。胃小弯近贲门处前后壁,应予以间断缝合,减少出血可能性。脾脏撕裂出血者,除非包膜撕裂,缝扎绝对可靠,有学者主张积极做脾切除术,须知二次手术对患者是致命性打击,特别是老年患者,临床实践中的教训颇多。手术完毕彻底冲洗腹腔,及时发现术野活动性出血并给予妥善缝扎。放置腹腔引流管并保持引流管通畅,便于观察腹腔出血情况。术后密切观察生命体征变化,如有血流动力学不稳,并排除胃出血等因素要想到腹腔内出血可能,并及时处理。

二、术后胃出血

(一)原因

术后胃出血的部位常发生在胃肠吻合口、胃残端关闭口、十二指肠残端闭合口,少见情况出血发生在残胃黏膜的应激性溃疡出血。其原因在于上述吻合口或关闭口处止血不确切或缝合欠佳、血管结扎线脱落所致。应激性溃疡是由于胃酸腐蚀残胃黏膜下血管造成出血。

(二)临床表现

术后多表现为少量出血,一般为 300 mL/24 h 左右的血性胃液,并且逐日减少。如果出血迅猛,患者可出现失血性休克,脉搏增快、血压下降,皮肤苍白、四肢湿冷、呼吸急促、神志淡漠,胃管引出多量新鲜血性液体,伴有大量凝血块,血色素进行性下降。

(三)处理

1.非手术治疗

术后胃内出血早期可行非手术治疗。首先要密切观察患者生命体征,大量输血、补液维持血容量防止休克、全身应用止血药物和制酸剂,静脉应用生长抑素,如施他宁 6 mg/d 以输液泵缓慢维持 24 小时;如患者存在凝血功能障碍,应及时输注新鲜血浆、冷沉淀、凝血酶原复合物、纤维蛋白原等给予调整。局部处理措施包括保持胃管引流通畅,维持残胃空虚状态,利于止血。同时局部应用止血药物,如凝血酶以生理盐水溶解成 10~100 U/mL 胃管内灌注,200 mL 冰盐水加去甲肾上腺素 8 mg 由胃管灌注。

2.胃镜检查及止血

近年来,由于纤维胃镜的普通应用,特别是急诊胃镜检查的应用,对于确定出血部位及出血性质颇有裨益,并可在胃镜下行钳夹止血、局部喷洒或注射止血药物。而且对是否手术治疗提供重要参考依据。

3.介入治疗

通过选择性或超选择性动脉造影检查出血部位,并行出血动脉栓塞对部分患者有效。

4.剖腹探查

上述治疗措施无效,应及时行剖腹探查手术。术中在吻合口近侧胃壁纵行剖开胃腔,清除胃内积血和血块,用生理盐水冲洗仔细检查有无出血,多数情况下出血发生在吻合口胃壁或小弯侧缝合处。如发现出血即给予丝线缝扎止血,如发现残胃黏膜多发深在溃疡出血考虑应激性溃疡,应视情况给予残胃大部切除或全胃切除术。如术中发现吻合口及残胃无活动性出血应拆开十二指肠残端关闭处仔细探查有无出血;发现出血部位给予直视下缝扎止血,但应注意避免十二指肠乳头缝扎或损伤。如上述部位的出血处理困难时还可结扎胃十二指肠动脉。

三、十二指肠残端破裂

十二指肠残端破裂仍然是毕Ⅱ式胃大部切除术后最凶险并发症之一,由于十二指肠残端破裂一旦发生,大量胆汁、胰液流入腹腔,可引发严重的急性弥漫性腹膜炎、膈下感染,或难以愈合的十二指肠残端瘘,造成极难调整的一系列病理生理紊乱,如不及时妥善处理可危及患者生命。

（一）原因

(1)全身因素：如营养不良、低蛋白血症、重度贫血、糖尿病、肝硬化、内环境紊乱、恶病质、心肺功能障碍、长期应用激素等因素导致的组织愈合能力差。

(2)残端血供障碍：十二指肠第一段分离过多，残端易缺血坏死。勉强切除溃疡，致使闭合缘为十二指肠残端瘢痕组织，导致漏的发生。十二指肠残端良好血供和正常肠壁是保证愈合的重要因素。

(3)技术因素：如闭合器钉针闭合不全、缝线选择不当、结扎过紧或过松、引流管放置不当、胃肠吻合技巧粗糙等因素，可造成十二指肠残端缝合关闭不严密，或愈合不良。另外局部炎性水肿或瘢痕组织过多、十二指肠游离不够缝合包埋欠佳也可造成该并发症。

(4)输入襻的梗阻：多是由于粘连、成角等原因造成的空肠输入襻梗阻，肠腔内胆汁、胰液和肠液淤积，肠腔内压增高，造成空肠输入段内压过高，张力大，使残端缝合处破裂，有学者认为这是十二指肠残端漏的主要原因。

(5)部分外科医师手术过程中心存侥幸，对十二指肠溃疡瘢痕大、缝合困难的患者，未采取预防性的十二指肠造口术。

（二）临床表现

十二指肠破裂一般发生的在术后 3~7 天内，尤以 24~48 小时多见。临床表现为突然右上腹部剧痛，迅速延及全腹，造成急性弥漫性腹膜炎。查体除体温升高、脉搏增快外，尚有全腹压痛、反跳痛，血常规常提示血常规升高，核左移，也可有轻度黄疸。也有部分患者表现为膈下感染，穿刺置管后造影证实为十二指肠残端漏。治疗延迟患者可伴有右侧胸痛，咳嗽，透视有右侧膈肌抬高，右侧反应性胸腔积液。超声或 CT 检查可发现腹水；腹腔引流管有浑浊胆汁样液引出，则可明确十二指肠残端破裂或瘘的诊断。

（三）处理

十二指肠残端破裂造成的后果严重，多采用手术治疗。适应证：①术后 48 小时内发生的十二指肠残端瘘；②弥漫性腹膜炎，引流不畅者；③怀疑有输入襻梗阻者。

引流通畅和营养支持是治疗十二指肠残端漏的最重要的措施。具体处理措施如下。

(1)手术治疗：主要目的是通畅引流和消除肠外瘘。手术原则以破裂口缝合修补、十二指肠造瘘、彻底腹腔冲洗，放置多根多功能腹腔引流管，营养性空肠造瘘对远期患者恢复有重要意义。如能探及瘘口者，可经瘘口放置蕈状管，瘘口周围用大网膜包裹，并于瘘口旁放置多功能引流管，术后持续负压冲洗引流。术中不宜过度分离，以免造成引流管周围的肠壁瘘口扩大。术中应注意探查有无输入襻、输出襻肠管梗阻，并进行相应处理，如有输入襻梗阻，可行输入襻与输出襻之间 Braun 吻合。

(2)营养支持：早期给予肠外营养支持(PN)，既提供了充足的营养和水分，又减少了胃肠消化液的分泌，有利于瘘口的愈合。当肠瘘基本控制、胃肠道功能恢复、局部窦道形成后，应尽快从肠外营养过渡到肠内营养。肠内营养可经空肠造瘘管给予肠内营养制剂，有利于扭转负氮平衡、提供充足热量和蛋白，并能更好的保护肠黏膜、避免肠道细菌移位，从而促进患者康复。

(3)全身应用广谱抗生素，控制感染。

(4)禁食：早期应用制酸剂及生长抑素，减少消化液分泌和丢失，维持水、电解质平衡，促进瘘口愈合具有重要价值；后期可试用生长激素，以促进正氮平衡、组织生长和瘘口愈合。

(5)十二指肠液内含刺激性很强的胆汁、胰液和消化酶，具有强腐蚀性，可侵蚀和刺激周围组织导致出血和皮肤糜烂。局部外敷氧化锌软膏,有利于瘘口周围肉芽组织生长,预防瘘口周围组织出血和皮肤糜烂。持续胃肠减压也是非常必要的,其可减少胃肠液的分泌,减少消化液漏出量,促进瘘口愈合。经上述处理多数患者可在4~6周愈合。

(四)预防

(1)充分术前准备,纠正不利于组织愈合的因素,如营养支持改善患者一般情况,患有糖尿病者控制血糖,纠正贫血。

(2)对有幽门梗阻患者,术前应多次以温盐水洗胃,有助于消除胃壁炎症水肿。

(3)术中应详细探查十二指肠与周围关系,避免副损伤的同时,做到周密的设计残端关闭方式和胃肠吻合方式。

(4)十二指肠残端闭合困难时,预防性十二指肠残端造瘘术,2周后拔管。

(5)行胃空肠吻合时要选择适当的输入襻长度,一般在6~10 cm,以结肠前或结肠后吻合方式而定。合理的输入襻长度对于预防输入襻梗阻,从而避免十二指肠残端破裂的发生大有裨益。

(6)胃肠吻合完成后将胃管放入输入襻可有效降低输入襻压力,也有助于预防十二指肠残端破裂的发生。

(7)妥善地放置有效的双套管引流。

(8)采用胃空肠全口吻合,并将空肠对系膜缘与胃壁大、小弯间断缝合几针,避免输入、输出襻成角。

(9)部分学者经验是加行空肠Braun吻合,从未发生十二指肠残端漏;侧侧吻合还可减少胃肠吻合口梗阻发生率,值得应用。

四、吻合口破裂

吻合口破裂也是胃切除术后近期严重并发症之一,具有较高的死亡率。

(一)原因

1.全身因素

如营养不良、低蛋白血症、重度贫血、糖尿病及长期应用激素等因素导致的组织愈合能力差。

2.吻合口有张力

如毕Ⅰ式胃十二指肠吻合胃残端与十二指肠切缘存在较大张力,或毕Ⅱ式胃空肠吻合时输入襻悬吊过紧,牵扯张力过大;张力吻合是消化道吻合口漏发生的最重要因素。

3.缝合技术不良

如缝线选择不当、结扎过紧或过松、胃肠吻合技巧粗糙等因素。当然,近年来随着消化道吻合器的广泛应用,缝合技术因素较前减少,但吻合器使用不当也可造成吻合口漏的发生,如吻合时荷包缝合有缺陷,周围组织嵌入,吻合器使用不熟练吻合完成后,吻合器取出困难,过分撕扯吻合口。

4.吻合口血运障碍

多见于毕Ⅰ式胃十二指肠吻合时十二指肠残端血运欠佳,瘢痕组织过多。

(二)临床表现

多发生于术后第3~6天,主要表现为急性局限性或弥漫性腹膜炎,患者腹痛、高热、恶心、呕吐,以及全身中毒症状,引流管可有草绿色浑浊液体引出,含有胆汁;口服或胃管注入美亚甲蓝,经引流管引出可以确诊。

(三)处理

(1)因吻合口破裂多数引发急性弥漫性腹膜炎,症状体征较重,应急诊手术治疗。手术方式视造成吻合口漏的原因而定,如吻合口存在强曲应改行其他手术方式重新吻合,多见的为毕Ⅰ式吻合改行毕Ⅱ式或 Roux-en-Y 吻合。如吻合口技术缺陷多数可行修补术。术中应充分冲洗,放置妥善有效的引流管,术后持续负压吸引,保持通畅引流。

(2)非手术治疗适用于漏发生时间较晚,无明显弥漫性腹膜炎症状体征,一般情况较好者,引流管尚未拔除且引流十分通畅的患者。非手术治疗措施包括禁食、胃肠减压、通畅引流。

(3)全身应用广谱抗生素,控制感染。

(4)肠外营养支持,纠正水、电解质及酸碱平衡紊乱,改善患者一般情况。

(5)应用制酸药、生长抑素有利于减少消化液分泌,促进吻合口漏的愈合。

(四)预防

(1)为预防吻合口漏的发生,要求做到缝合针距不要过稀或过密,结扎不要过紧或过松,黏膜必须内翻。吻合口两端的交角处一定要内翻缝好,在吻合口外层完毕后,还要用细针丝线穿过胃前壁、胃后壁及空肠(或十二指肠)的浆肌层做荷包缝合埋盖。

(2)避免吻合口张力:尤其是在毕Ⅰ式胃十二指肠吻合时如有张力,可做 Kocher 切口,沿十二指肠外侧将腹膜剪开,松动十二指肠,使之向胃端靠近,以减少吻合口张力。

(3)保持吻合口两侧胃壁、十二指肠壁或空肠的良好血运。

(4)此外,术前纠正贫血及低蛋白血症,伴幽门梗阻者术前给予洗胃及胃肠减压,都是预防吻合口漏必要的措施。

五、术后输入襻、吻合口及输出襻梗阻

(一)输入襻梗阻

输入空肠段梗阻较罕见,是一种高位肠梗阻,胆汁、胰液、肠液淤积在吻合口以上的肠腔内。如梗阻为部分性,当肠内压力很高时,肠管产生强烈的蠕动,可克服阻力,大量的消化液突然进入胃内,引起呕吐。如梗阻为完全性,消化液淤积在两端闭合的肠腔内,压力不断增高,形成闭襻式肠梗阻,肠壁受压而发生血运障碍,可致输入空肠段和十二指肠侧壁发生压迫性坏死、穿孔,或发生十二指肠残端破裂。有的输入空肠段梗阻尚可并发急性胰腺炎。

1.原因

行胃大部切除胃空肠吻合术时,若将胃向下过度牵拉,由于吻合后的胃向上缩,如输入空肠段留得过短可被悬吊,则致使空肠在吻合口处或十二指肠空肠曲处形成锐角。输入空肠段过长发生扭曲,则吻合口近端肠腔内胆汁、胰液及肠液等不易排出,而淤积在近端空肠和十二指肠内。做结肠前胃空肠吻合术,若输入空肠段过短,此时短的输入空肠段受到下垂的横结肠及大网膜的压迫,致输入空肠段内容物通过不畅。做结肠前输入空肠对胃小弯的胃空肠吻合时,因输入空肠段留置过长,过长的输入空肠段可穿过吻合口后下孔隙而形成内疝。或输出空肠段穿过吻合口后下孔隙而压迫输入空肠段,亦可导致输入空肠段梗阻。做结肠前输入空肠段对小弯胃空肠吻合时,因为这种方法扰乱了空肠及其系膜的解剖关系,若输入空肠段留置过短,可使输入空肠段发生部分扭转,空肠系膜牵拉过紧,压迫输入段空肠,使被压迫处近端空肠与十二指肠成为两端闭合的肠段,形成闭襻型肠梗阻。

2.临床表现

输入襻梗阻的临床表现与梗阻程度和时间有关。临床症状多出现在术后数天内,也可出现在术后任何时间。一般表现为上腹发胀疼痛、恶心、呕吐,有时在上腹部可能触及囊性包块(膨胀的肠襻)。如梗阻为完全性,则主要症状为上腹部剧烈疼痛,频繁呕吐,但吐出物不含胆汁,并在腹部常触及有明量压痛的囊性包块。如梗阻为不完全性,术后发生间歇性呕吐物为大量胆汁,有时可达 1 000 mL 以上,且不含食物,呕吐后临床症状缓解或消失。体检可见呕吐前上腹部可触及囊性包块,吐出大量胆汁后则上腹包块可缩小或消失。发生在术后早期的输入空肠段梗阻,可引起十二指肠残端破裂或穿孔,并出现腹膜炎的临床表现。X 线钡餐检查,可见钡剂顺利进入输出襻肠段,而不进入或仅少量钡剂进入输入肠襻,输入空肠段呈明显扩大且排空延迟。

输入空肠段梗阻要与吻合口梗阻相鉴别,若术后血清淀粉酶增高应与术后急性胰腺炎相鉴别。输入空肠段不全性梗阻尚需与胃切除术后碱性反流性胃炎和输入段逆流相鉴别,胃切除术后碱性反流性胃炎是胆汁破坏了胃黏膜屏障的结果,临床表现为上腹部持续性烧灼痛,进食后稍加重,不时有少量胆汁呕吐、贫血与体置下降。胃液分析示胃酸缺乏。胃肠钡餐检查示吻合口通畅。输入、输出肠段钡剂通过正常。纤维胃镜检查示慢性萎缩性胃炎。输入肠段逆流多为吻合口输入侧的位置低于输出侧,进食后大都分食物先进入输入空肠段,然后强烈的肠蠕动将输入空肠段内的食物送回胃腔(逆流)。临床表现为进食后上腹不适感、饱胀感,呕吐多在进食后立即发生。呕吐物为食物,亦有胆汁,钡餐检查多提示输入、输出肠段通畅,吻合口输入侧的位置低于输出侧,输入空肠呈轻度扩张及钡剂逆流现象。

3.处理

输入空肠段梗阻的治疗应根据梗阻的程度及原因来决定。输入空肠段轻度的梗阻常在手术后数周内症状逐渐减轻或消失。完全的梗阻或出现绞窄现象者宜早期行手术解除梗阻。手术方式视具体情况而定。

(1)输入空肠段过短成角者,可切断十二指肠空肠韧带,以解除对过短的输入空肠段的牵拉。更为便捷有效的方法是在吻合口输入和输出空肠襻之间做一侧侧吻合。

(2)内疝嵌顿者,应将嵌顿的输入空肠段复位,同时加做输入和输出空肠段之间的侧侧吻合术,并关闭吻合口后下孔隙。如输入空肠段已坏死,则需切除坏死肠段,行 Roux-en-Y 吻胃肠吻合术。

(3)下垂的横结肠压迫输入空肠段引起梗阻者,亦可改做 Roux-en-Y 吻合。

(4)输入空肠段梗阻致十二指肠残端裂开者,解除其引起梗阻的原因后,并做十二指肠造口减压与腹腔引流术。

(5)输入空肠梗阻致十二指肠侧壁小穿孔者,解除其引起梗阻的原因后,做穿孔修补与腹腔引流术。如第一次手术输入空肠段留置过长,应加做输入、输出空肠段之间的侧侧吻合,并在吻合口的远端空肠上做肠造口减压术。减压用的导尿管经空肠侧侧吻合口插入穿孔的近侧肠腔内,另一端从腹壁小切口引出,还要将造口处周围的空肠壁与腹膜固定数针。

(6)输入肠段梗阻致十二指肠侧壁大片坏死,应将已坏死的部分切除,用空肠输出襻肠壁与正常的十二指肠壁缝合,以完成缺损部的修补。极罕见的是十二指肠完全坏死,难以修补,此时应行胰十二指肠切除术。

4.预防

避免输入空肠段过长或短。输入肠段留置的长度,应根据胃切除的多少和选用结肠前或结肠后胃空肠吻合术等不同方法的要求而定:胃大部切除、结肠后输入空肠段对小弯的胃空肠吻合法,输入空肠段应在无张力的情况下留置 6～8 cm;胃大部切除、结肠前输入空肠段对胃大弯的胃空肠吻合法,输入空肠段应在无张力的情况下留置 10～12 cm;胃大部切除、结肠前输入空肠段对胃小弯的胃空肠吻合法,输入空肠段应在无张力的情况下留置 20～25 cm。做高位胃大部切除术时,输入空肠段留置的长度应进行适当延长,尚需加做输入和输出空肠之间侧侧吻合。

(二)吻合口梗阻

1.原因

术后吻合口梗阻常因为胃、肠壁上的开口过小,缝合时胃壁内翻过多,缝合处胃、肠壁炎性水肿与痉挛,吻合口血肿或周围脓肿压迫。

2.临床表现

吻合口梗阻的症状为食后上腹饱胀不适、呕吐,呕吐物为所进食物。因胃肠壁开口过小或内翻过多所致吻合口梗阻,一般术后 2～3 天内开始出现吻合口通过障碍症状,且为持续性,不能自行缓解;因缝合处胃肠壁炎性水肿与痉挛所致的吻合口梗阻,临床症状多出现在术后 6～10 天内,多为暂时性的,一般经胃管吸引 1～2 周均能解除梗阻;因吻合口周围脓肿或炎性包块压迫所致的吻合口梗阻,临床症状亦在手术数天后出现,但多不能自行解。X 线钡餐检查,吻合口呈环状或漏斗状狭窄,钡剂通过受阻。

3.处理

吻合口梗阻的治疗原则应根据引起梗阻的性质而定,如梗阻的性质一时不易确定,宜先用非手术疗法。大多数患者经适当非手术疗法后梗阻症状可自行消失。非手术疗法包括禁食、胃肠减压、高渗盐水洗胃、肠外营养、酌情输全血或血浆及给予抗生素,梗阻症状可逐渐改善。若持续 2～3 周以上仍无改善者,可能为残胃排空障碍。如多次 X 线钡餐检查钡剂均不能通过吻合口,或胃镜发现机械性梗阻者,需再次手术,重新行胃空肠吻合术。

4.预防

防止术后吻合口梗阻,做胃空肠吻合时,最好采用全口吻合;半口吻合时,吻合口长度不低于 6 cm,缝合时避免胃、肠壁内翻过多。吻合口彻底止血,可防止术后吻合口血肿压迫。术前、术后及时纠正贫血及低蛋白血症,伴幽门梗阻者术前数天给予洗胃及胃肠减压等,都是预防吻合口炎性水肿、防止术后吻合口梗阻有效的措施。

(三)输出襻梗阻

1.病因

输出空肠段梗阻是胃大部切除术后较为常见的并发症,其发生原因:①大网膜炎性肿块压迫。②胃切除过多,输出襻悬吊成角或粘连带压迫肠管。③结肠后胃空肠吻合,错误地将横结肠系膜切口缝合固定于吻合口下方的输入、输出空肠段的肠壁上,或因横结肠系膜裂孔与胃壁缝线固定不牢,术后此孔下滑可压迫输入、输出空肠段,形成梗阻。或因固定缝线术后部分脱落,胃壁与横结肠系膜间出现一较大孔隙,小肠可经此孔突入而发生嵌顿或较窄。④结肠前胃空肠吻合,吻合口远端的小肠可进入吻合口后下孔隙而形成内疝。⑤输出空肠段套叠,是输出空肠段梗阻较为少见的病因,若发生逆行性套叠,套入部尚可经吻合口进入胃内。

2.临床表现

输出空肠段梗阻多发生在术后 2 周内,也可发生在术后数月或数年内。临床表现为上腹饱胀,恶心、呕吐,呕吐物多为胆汁和食物。如梗阻原因为大网膜炎性肿块压迫,多无明显腹痛。如梗阻原因为内疝、套叠或粘连带压迫,往往出现阵发性腹痛。输出空肠段套叠,呕吐物除胆汁、食物外,还可含有血性液体。须借助钡餐检查,以显示输出空肠段套叠的部位。

3.处理

输出空肠段的机械性梗阻常需再次手术以解除梗阻,如出现绞窄性肠梗阻的临床表现,则须进行急诊手术。当一时不确定梗阻的性质,患者无腹胀、腹痛,又无胃肠道出血与腹膜炎等临床表现,宜先采用非手术治疗。在非手术治疗过程中,每隔5~7天进行钡餐检查1次,如钡剂能通过吻合口至小肠远端,即使通过的速度很慢或量很小,仍可继续非手术治疗,直至梗阻完全解除为止。经非手术治疗2~4周,临床症状尚无好转或不能排除机械性梗阻者考虑手术治疗,手术方式应视具体情况而定。

(1)肠粘连、粘连带或大网膜炎性肿块压迫,导致输出空肠段梗阻者;应做肠粘连松解术或切除大网膜炎性肿块。

(2)输出空肠段在吻合口处悬吊成角者须加做输入、输出肠襻 Braun 吻合。

(3)内疝嵌顿者应将嵌顿的肠段复位并缝闭吻合口下孔隙;若嵌顿的肠段已绞窄坏死者,应将坏死肠段切除并行肠吻合术。

(4)输出空肠段套叠者,应行肠套叠复位术。

(5)输出空肠段机械性梗阻,必须彻底解除引起梗阻之原因。梗阻解除后胃肠道自然通畅,但有学者认为还应加做输入空肠、输出空肠段之间侧侧吻合。如梗阻的原因确实无法解除,可改行 Roux-en-Y 吻合术或 Braun 侧侧吻合术。

4.预防

结肠前输入襻对大弯吻合,为了杜绝输出空肠段在吻合口处悬吊成角,胃体大弯侧尽可能切除多一些,输入空肠段不宜过短,才能保持吻合口在接近水平位。结肠前胃空肠吻合,如术中发现输入空肠段留置较长时,应将空肠系膜与横结肠系膜缝合,关闭吻合口下间隙,以防小肠进入此孔隙而形成内疝。结肠后胃空肠吻合,必须将横结肠系膜上的开孔环形缝合固定于吻合口近侧的胃壁之上。

(四)内疝形成

胃大部切除术后内疝形成的发生率为 0.2%~2.18%,多发生于术后数天到数月内,且均为毕Ⅱ式吻合术后。其发生和胃肠吻合蠕动方向、结肠前后、肠襻长度有关。由于本并发症发生率较低,常不能引起重视,容易造成诊断及治疗延误,死亡率为 40%~50%。

1.原因

(1)输入襻空肠段过长:在输入襻对小弯的结肠前吻合术式中,吻合口后方与横结肠及其系膜的间隙常成为内疝发生部位,过长的输入襻可疝入其中造成内疝。

(2)吻合口后方间隙:毕Ⅱ式胃空肠结肠前吻合,吻合口后方必然遗留间隙;结肠后吻合,横结肠系膜裂孔未关闭或关闭针距过大,均可内疝形成提供通道。

(3)术后解剖位置的改变:Treitz 韧带位于脊柱左侧,如结肠前输入襻对小弯吻合使肠管及其系膜发生前后交叉,形成空隙,易导致内疝。

(4)其他:术后腹腔内粘连、粘连索带或肠管间粘连间隙形成,加之肠蠕动功能紊乱,体位改变因素等都可造成内疝。

2.临床表现

胃大部切除术后内疝多发生在手术后早期,约50%发生于术后1个月内,另有25%发生在术后1年内。临床表现主要是腹痛和呕吐,但因疝入肠襻是输入或输出襻而不同。输入襻内疝常有剧烈的持续上腹痛,也可为剑突下或左上腹痛,并向背部或肩胛后放射,不能平卧,常有恶心、呕吐,呕吐物很少含有胆汁。左上腹可能扪及包块。腹部一般不胀,当发生腹膜炎时可有腹痛、压痛和反跳痛、发热、白细胞计数增高,并容易发生虚脱、休克。输入襻发生内疝后,十二指肠内胆汁、胰液积聚,导致该段肠内压升高,造成胰管内胰液反流,引起血淀粉酶升高,可导致急性胰腺炎,因此,毕Ⅱ式胃大部切除术后发现血淀粉酶升高时,除外胰腺炎外,还应考虑内疝的可能,以免延误手术时机。

输出襻内疝的表现与小肠梗阻相似,常有阵发性腹部绞痛,有时向腰背部放射。呕吐物含有胆汁。可有腹胀及全腹压痛。有时巨大的输出襻内疝可压迫空肠输入襻,出现输入襻和输出襻同时梗阻,此时血淀粉酶亦可升高。内疝一般迅速恶化,但有10%～15%患者呈慢性间歇性发作,表现为不全梗阻,症状迁延数年之久。

因该并发症临床表现无特异性,诊断较为困难。因此对于毕Ⅱ胃大部切除术后近期内发生的上腹部持续性疼痛,阵发加剧,伴有腰部酸痛并向左肩部放射,频繁恶心、呕吐,呕吐后腹痛仍不缓解,排除急性胰腺炎者,应怀疑本病。体检有时可触及包块,出现典型腹膜炎体征。影像学亦无特异性,X线可见液平,或可见到孤立胀大肠襻或软组织影。

3.治疗

该并发症以手术治疗为主,非手术治疗死亡率高。手术方式如下:①回纳肠管,关闭吻合口后间隙。一般情况下,肠管由右侧向左侧疝入,因此回纳时应按照相反方向操作,如疝入肠管高度扩张可先试行减压后回纳肠管。肠管回纳后间断缝合关闭吻合口后方间隙,防止内疝复发。如肠管已发生坏死则应切除坏死肠管,吻合后再行关闭裂隙。如疝入肠管过多,活力可疑,处理时应慎重,避免肠管切除过多造成短肠综合征。②胃肠重建术。如输入襻过长可行输入、输出襻Braun吻合术,或改行胃空肠Roux-en-Y吻合术。

4.预防

胃切除术后内疝形成,诊断困难。文献报道,即使能及时诊断死亡率仍高达32%,因此预防显得尤为重要。如前所述,该并发症主要发生在毕Ⅱ式胃空肠吻合。在毕Ⅱ式胃大部切除术应从以下几个方面防止内疝形成:①输入襻长度不能过长:输入襻长度过长是造成内疝的一个重要原因,因此通过各种方法尽量缩短输入襻长度,避免输入襻疝入。如网膜肥厚者可切除大网膜,以减少输入襻跨度;Treitz韧带位置变异者可视情况选择输入襻对大弯的吻合方式。②注意关闭吻合口后间隙:尤其在结肠前吻合时,应注意缝合关闭吻合口与横结肠系膜的裂隙;在结肠后吻合时应注意关闭横结肠系膜切口。③内疝形成与饮食和消化道功能紊乱有一定关系,因此良好的饮食习惯、避免餐后剧烈活动,尤其对于一些有间歇性发作的腹痛症状者更为有益。

六、术后急性胆囊炎

(一)原因

众多研究资料表明,迷走神经干切断后,由于迷走神经肝支、胆支的切断,使胆囊的副交感神经支配丧失,从而导致胆囊排空功能延迟、容量增加、胆囊收缩素作用下胆囊收缩减少,易导致胆汁淤滞。毕Ⅱ式胃肠道重建食物不经过十二指肠,缺少脂肪类食物对胆囊收缩素的刺激作用,诱发胆囊扩张与胆汁淤积。后者导致胆汁成分改变、胆汁黏稠、排泄更为困难,胆盐浓度进一步升高刺激胆囊,诱发炎症。旷置的十二指肠内细菌繁殖,易于引起胆管逆行感染。另外,术中拉钩对胆囊壁黏膜的压迫损伤也是原因之一。

(二)临床表现

胆囊炎表现为术后几天或数月出现右上腹疼痛不适,后继出现寒战高热、右上腹压痛、反跳痛、胆囊胀大,并发中毒性休克者血压下降、脉搏细数、四肢湿冷等。白细胞升高,中性粒细胞比例增加。

(三)处理

术后急性胆囊炎可先行非手术治疗,积极补液、给予抗生素、解痉处理;如出现局限性腹膜炎,应急诊剖腹探查,手术原则为以最小的手术方式解决胆囊炎的问题即可。可行胆囊切除或造瘘术,右肝下放置多功能引流管以引流渗液,并可作为术后胆漏的诊治方法之一。

(四)预防

清扫肝十二指肠韧带内淋巴结时切勿损伤胆囊动脉及胆囊壁。全胃切除者,可加行胆囊切除术,以防术后胆囊炎发生。保留迷走神经肝支的胃切除术,可维持胆囊的收缩功能,减少术后胆囊炎和胆石症的发生。术后不使用促使 Oddi 括约肌痉挛的药物如吗啡等。

七、胆囊坏疽

(一)原因

胆囊动脉多数起始于肝固有动脉,经胆囊三角后到达胆囊。少数情况下胆囊动脉起自肝固有动脉的近心端,如在清扫 No.12 组淋巴结时易于误伤,术后胆囊缺血坏疽。

(二)临床表现

胆囊坏疽一般在术后 3～5 天出现右上腹剧烈疼痛,查体可见明显腹膜炎体征,腹肌紧张,压痛,反跳痛,继之出现发热、脉快等全身中毒症状。

(三)处理

一旦怀疑有胆囊坏疽,应立即行 B 超检查,以了解胆囊情况及右上腹积液的位置和量。多数患者应行剖腹探查、胆囊造瘘术或胆囊切除术,一般不行胆总管探查及 T 管引流术,因患者接受二次手术打击,风险极高,要求以最小的手术方式解决问题。同时还应给予禁食、营养支持、抗炎等治疗。

(四)预防

预防胆囊坏疽的最好方法是在解剖胃十二指肠韧带时,辨认胆囊动脉,予以保护,避免损伤和结扎。如在判断胆囊动脉是否损伤没有把握,在关腹前应仔细检查胆囊血供,如血供不佳应行胆囊切除。

八、术后急性胰腺炎

(一)原因

具体发病原因尚不明了,有关因素如下。①胰腺损伤:手术切除胰腺被膜或与胰腺浸润粘连,在分离过程中可能造成胰腺实质损伤,甚至主、副胰管的损伤。②术后 Oddi 括约肌痉挛:手术刺激可能造成十二指肠乳头的痉挛水肿,造成 Oddi 括约肌痉挛,从而造成胆汁或胰液自身反流诱发急性胰腺炎。③输入襻梗阻:造成较高的输入空肠段内压,使胆汁、十二指肠液逆流诱发急性胰腺炎。

（二）临床表现

其表现与一般急性胰腺炎相似，主要为持续中上腹或腰部疼痛，呈束带感，血清淀粉酶、脂肪酶升高，可资诊断。

（三）处理

多可通过非手术治疗而治愈，措施包括禁食、胃肠减压、营养支持、抗生素、制酸、生长抑素等，但如存在严重输入襻梗阻等因素，明确病因后需手术治疗，解除输入襻梗阻，否则胰腺炎难以缓解。

（四）预防

术中分离过程中避免胰腺损伤；妥善设计胃肠吻合方式；避免输入襻梗阻，对于减少术后胰腺炎的发生也有重要意义。

九、术后早期炎性肠梗阻

胃切除术后早期发生的肠梗阻，除了肠麻痹及内疝、肠扭转、吻合口狭窄等器质性因素外，绝大多数是因手术操作范围广，损伤重或术前已有炎症，特别是曾经有过手术史的患者，腹腔内有广泛粘连，剥离后肠浆膜层有炎性渗出，肠襻相互黏着，甚至成角。这类肠梗阻称为腹部手术后早期炎性肠梗阻，其特点是既有机械因素，又有肠动力障碍因素，但无器质性狭窄。

（一）原因

胃切除术后早期炎性肠梗阻的主要原因是粘连和炎症。尤其是有多次腹部手术史或术中肠内容物污染严重的手术，其引起的机械性和化学性刺激导致吻合口和残胃炎症与水肿，以及横结肠系膜裂孔或大网膜水肿压迫，影响了胃的正常功能，减弱了残胃的收缩力，并使胃和小肠产生功能性排空障碍。此外，精神过分紧张，水、电解质及酸碱平衡失调，饮食改变及全身变态反应等也可能是本病的诱发因素。

（二）临床表现

本病常发生在手术后 2 周左右，腹胀、停止排气排便是主要症状，其次是呕吐。多数患者腹部有固定压痛的炎性包块，但无腹肌紧张、反跳痛。部分患者有低热，患者白细胞计数可升高。X 线检查对术后早期炎性肠梗阻的诊断具有决定性意义。腹部可见多个气液平，肠腔扩张积液。口服或经胃管注入 30% 泛影葡胺显示肠蠕动减弱或消失，肠腔扭曲狭窄，造影剂成线状缓慢通过，有明显不全梗阻征象。纤维胃镜检查可见胃蠕动减弱，胃肠吻合口通畅，但有炎性水肿，腹部 CT 可见大网膜及肠管增厚，肠襻扭曲成团，肠腔基本没有显影剂。

（三）治疗

炎性肠梗阻原则是采取非手术治疗，应严加观察，耐心等待。只要无绞窄性肠梗阻或腹膜炎症状，一般不考虑手术治疗。

1.非手术治疗

（1）禁食，胃肠减压。

（2）肠外营养支持，维持水、电解质及酸碱平衡。

（3）应用生长抑素，可大幅减少消化液的分泌，减少梗阻肠段积液，减轻肠腔扩张，有利于肠道水肿尽早消退。

（4）应用肾上腺糖皮质激素，小剂量肾上腺皮质激素能有效地减轻腹腔和肠管非细菌性炎症，消除肠壁水肿，是炎性肠梗阻的有效治疗措施。但同时应根据病情适可而止，防止产生并发症。

（5）其他药物治疗，如红霉素、西沙必利等。

2.手术治疗

炎性肠梗阻经 2～4 周非手术治疗，多能治愈。只有出现肠绞窄或腹膜炎症状时，才考虑手术治疗，否则应坚持非手术治疗。手术方式视肠梗阻病因而定，一般做肠粘连松解或肠侧侧吻合短路手术，若有肠绞窄应行肠切除术。

（四）预防

术中操作应注意的事项：术中减少不必要的损伤，注意保护肠浆膜，避免干纱布擦拭肠壁，手套上的滑石粉应清洗干净，尽量减少腹腔污染，腹腔内渗液应彻底清除等，术者在手术操作中尽量细心、仔细。术后应鼓励患者早期下床活动，消除紧张情绪，维持水、电解质及酸碱平衡，适当营养支持，以上措施可使减少炎性肠梗阻的发生。

十、膈下脓肿

（一）原因

膈下脓肿均为液体积存感染而直接形成：术中消化道内容物溢出污染腹腔，或胃肠吻合口、十二指肠残端瘘病变局限而形成。如术中切除脾脏，则发生率更高。

（二）临床表现

膈下脓肿位置较深，又有原发疾病或手术在前，腹部体征往往不突出。患者可感到上腹部饱胀不适，上腹部或下胸部隐痛，可牵扯肩背部或后腰部疼痛。如膈受刺激，可有频繁呃逆。有胸膜反应时，可有胸痛、气短、咳嗽。膈下脓肿最重要的临床表现是原有的病情好转后又逐渐出现全身感染症状。体温再度升高，开始为弛张热，逐步为稽留性高热、脉搏增快，多汗、虚弱，一般情况明显恶化。体格检查时，上腹部有明显压痛及腹肌紧张者不足 50％，可有饱满感，有时能触及边界不清的包块。肝区可有叩击痛，侧胸部或后腰部有时出现指凹性水肿。听诊患侧呼吸音弱，或有湿性啰音。肠蠕动正常或减弱，中毒症状明显时，可出现肠瘀胀。

（三）处理

1.全身治疗

消耗严重者给予肠外营养，必要时胃肠减压。静脉给予有效广谱抗生素并给予抗厌氧菌药物，可根据药敏调整抗生素。

2.脓肿穿刺

如脓肿形成、脓腔较大时，可在 B 超引导下穿刺置管引流，将脓液尽可能吸净，可注入生理盐水冲洗，以稀化脓液，便于引流。

3.手术引流

多数患者需手术引流。术前 B 超定位，选择合适切口，原则选择腹膜外入路。手术入路包括腹前壁入路、后腰入路及胸壁入路。无论经何入路切开脓腔，引流必须充分，可放置多功能引流管，妥善固定于皮肤，术后负压吸引，可定时冲洗脓腔。随引流量减少，逐步拔出引流管。必要时在拔管前做窦道造影，了解有无残腔。

（四）预防

关腹前，根据腹腔污染情况，充分吸净腹腔渗出液，彻底止血，需要冲洗时应用大量盐水冲洗并清除干净。腹腔内如遗有创面或有吻合口漏可能时，应放置多功能引流管，麻醉清醒后尽早取半卧位。

十一、小肠粘连性肠梗阻

(一)原因

肠粘连是机体对外来刺激的保护性反应。手术翻动肠管浆膜损伤、缺血、吻合口漏、缝线、血肿等均可引起炎症反应,局部纤维蛋白原及纤维蛋白积聚,诱发蛋白性粘连。此种粘连可被纤溶系统和巨噬细胞清除,再由间皮细胞覆盖创面而达到生理性修复。在壁腹膜及脏腹膜损伤严重情况下,纤溶系统功能低下,蛋白性粘连不能溶解,逐渐为纤维组织细胞所替代,形成胶原纤维,间皮细胞无法覆盖损伤面,即导致纤维性粘连。开腹手术肠粘连几乎是100%发生,但其中只有30%左右发生梗阻。发生肠梗阻的解剖因素:粘连成团、粘连成交、粘连带压迫、内疝、以粘连带为轴心小肠旋转及肠管粘连或被误缝于腹壁切口,在体位转变、暴饮暴食及胃肠道功能紊乱的情况下,即诱发肠梗阻。患者出现不同程度的恶心呕吐、腹痛。腹胀及停止排气排便。

(二)病理生理改变

1.体液丧失及水、电解质及酸碱平衡紊乱

胃肠道每天约8 000 mL分泌液不能再吸收,积存在肠腔或呕吐排出;肠腔过度的扩张还可导致血液回流障碍,肠壁向腹腔渗出增加;如果出现绞窄坏死,则可丢失大量血液。共同结果是导致血容量不足及酸碱平衡紊乱。十二指肠等高位梗阻可导致低钾低氯性碱中毒,而大多数小肠梗阻,因丢失大量碱性肠液、缺氧导致酸性产物积聚,加之小便减少,患者易于出现代谢性酸中毒。

2.感染中毒

扩张肠襻内的细菌繁殖活跃,产生大量毒素,易于导致患者中毒;在肠梗阻时间过长或肠壁坏死情况下,发生细菌异位,肠腔内细菌移植到腹腔内,引起化脓性腹膜炎和菌血症。

3.休克

肠梗阻导致的休克为混合型,原因包括严重缺水、血容量减少、酸碱平衡紊乱、细菌感染中毒等,病情严重,晚期出现多器官功能障碍综合征甚至多脏器功能衰竭而死亡。

4.循环呼吸功能不全

过度腹胀、膈肌上抬、腹式呼吸减弱,导致气体交换功能障碍。同时腹内压力升高,影响静脉回流,再加上感染、中毒及休克等因素,而致循环与呼吸功能不全。

(三)治疗

纠正生理紊乱与解除梗阻是肠梗阻治疗的基本原则,包括非手术和手术方法。

1.非手术方法

(1)胃肠减压:是肠梗阻的最基本的处理方法,通过胃肠减压清除积聚的气体及液体,降低肠腔内压力,改善肠壁血液循环,减少细菌繁殖与毒素吸收,促进局部及全身状况改善。尽量用较粗的鼻胃管,前端10 cm多剪侧孔,插入深度应达幽门部,以起到良好的吸引减压作用。

(2)纠正水、电解质及酸碱平衡紊乱:这也是肠梗阻治疗的重要方法,根据梗阻部位、生化检查结果、血气分析、引流量、尿量、心脏功能及肾功能等,决定输液量及种类;绞窄性坏死者,根据血常规血红蛋白结果,酌情给予补充红细胞,但大多数情况下,并无必要。

(3)应用抗生素。肠梗阻多半有细菌繁殖及毒素吸收,应给予静脉抗生素。目前第3代头孢菌素类应用效果较好,由于肠腔内尚有厌氧菌存在,加用甲硝唑有益无害。

（4）解痉止痛：肠梗阻早期由于梗阻以上肠管收缩加强，患者多有剧烈阵发性腹痛，可给予解痉剂如诺仕帕。阿托品及山莨菪碱由于存在口干等不良反应，患者耐受性不及诺仕帕。哌替啶及吗啡的应用必须在排除绞窄性肠梗阻之后。

（5）抑制胃肠道液体分泌：减少肠腔液体分泌必然减轻肠道负担，促进康复，生长抑素如施他宁效果较好，胃肠引流量可减少 300～500 mL/d，效果确切。

（6）肠外营养支持：禁食期间，应给予 104.6～125.52 kJ/kg 体重非蛋白热量的营养支持，可以减少负氮平衡，促进合成代谢，改善患者身体状况。

（7）温盐水低压灌肠：一方面可以清洗梗阻以下肠管内残存粪便；另一方面可以促进肠蠕动，利于肠道功能早期恢复。但切记必须无绞窄性肠梗阻，否则可导致穿孔，因此，灌注压切勿过高。

（8）润滑肠道：特别是单纯性不完全性肠梗阻最为适合，给予液状石蜡 30～50 mL 自胃管注入，夹管30 分钟后开放，对肠梗阻的解除颇有裨益。

（9）下床活动：肠腔内容的排空动力，一方面来自肠腔蠕动，另一方面来自重力作用，因此，患者在病情可以忍受的情况下，应坚持下床活动。

2.手术治疗

（1）适应证：出现腹肌紧张、压痛、反跳痛、肠鸣音消失等腹膜炎体征者；腹穿、胃肠减压或排出血性液体者；脉搏、体温、白细胞及中性粒细胞持续上升，血压出现下降者；经 24～48 小时积极的上述非手术处理措施治疗后，未见好转反而加重者；腹部绞痛剧烈，腹胀不对称，局部隆起者；X 线发现孤立胀大肠襻者；对于多次反复发作者，可于最后一次发作开始即予以手术探查。

（2）手术要点：手术需在全身麻醉下进行。可经原切口进腹，切除原手术瘢痕，并超过原切口 3～5 cm，进腹时先从超出原切口部分切开腹膜，这是因为原切口瘢痕下方可能存在粘连肠管。对肠壁坏死变黑、蠕动丧失、血管搏动消失、生理盐水纱布热敷或 0.5％普鲁卡因封闭 30 分钟未见好转者，应行肠切除肠吻合术。手术目的在于解除引起梗阻的粘连，对未引起肠梗阻的粘连无须处理，因手术会造成新的粘连，而且增加肠漏的风险。粘连成团的肠襻，根本无法切除时，可行短路捷径手术；如果尚存＞100 cm 小肠时，可将成团肠襻切除术；或者梗阻部位以上切断肠管，远断端封闭，近断端与梗阻部位以下的肠管吻合。至于小肠造瘘术一般无须采用。对于广泛粘连且反复手术者，可行小肠插管内固定术：经胃造瘘插入带气囊的双腔管，将其远端气囊置于盲肠，从而将全部小肠顺序折叠排列。如果无带气囊的双腔管，也可用较粗的胃管，两端经胃造瘘和盲肠造瘘引出体外，胃管间隔 10 cm 剪侧孔 1 个，术后胃管两端均予以负压吸引。另外需注意有时粘连造成的肠梗阻不止一处，应全面探查，以防遗漏。术后采用上述非手术处理方法是保证手术成功的关键。

（3）术中注意事项：粘连性肠梗阻的手术易于发生肠漏、腹腔感染，以及肠梗阻未能解除的情况，为获得较好的手术效果，术中可采取以下措施：尽量不经原切口进腹，因其下方可能存在粘连之肠襻，易于损伤。如果经原切口，首先需要在原切口上方或下方 5 cm 进腹，可减少手术损伤概率；粘连解除以锐性分离为主，薄的组织剪及小的圆刃刀都是较好的器械；短的粘连予以切断，长的粘连带必须完全剪除，预防其游离缘形成新的粘连带；一般不要用手指钝性分离，虽然很多医师都曾应用；如肠管与腹壁粘连，可切除部分腹膜，保护小肠；对于粘连成团的肠襻无须强行分离，在明确梗阻远、近段肠管后，可行短路手术，或在确保尚存＞100 cm 小肠情况下，行肠襻切除术；虽然患者可能存在多处粘连梗阻，术中应全面探查，包括自胃至直肠的全部消化道，但对无梗阻的粘连切忌分离，以免引起更多损伤；如果肠腔大量积气积液，可先行肠管减压处理；浆膜层损伤,可用 0 号丝线间断缝合,损伤面积较大者,必须采用横形缝合,以免肠腔狭窄梗阻;在可能发生漏的肠管附近留置双腔引流管,虽有引起新的粘连的可能,但可通过引流液性状早期发现肠漏,尽早处理,避免更危险的并发症。还有一个重要因素是手术医师的经验与耐心,丰富的临床经验无疑是手术成功的重要保障。粘连性肠梗阻在很多时候相当复杂,手术耗时耗力,术者必须戒骄戒躁,耐心细致地处理每一步操作,否则将会对患者带来灾难,也给术者辫下终身遗憾。至于在患者腹腔留置防粘连药物,虽然研究较多,但目前尚无任何一种药物值得信赖。

十二、乳糜漏

(一)原因

乳糜漏是腹后壁的淋巴管道损伤所致,其发生率并不高。主要的损伤部位:①清扫 No.16、No.14、No.8p 淋巴结或贲门后组织时可能将腹主动脉和下腔静脉周围的腰干或乳糜池损伤。②清扫 No.16b1 组淋巴结、腹主动脉和下腔静脉之间的组织时,远端往往有一管状结构,应予以钳夹、切断、结扎。

(二)临床表现

临床实践发现淋巴漏的发生率不足 0.07%,分为排出液呈乳白色的乳糜漏和自肝门淋巴管排出的浆液性的肝淋巴漏。胃癌手术后乳糜漏临床表现多出现在术后 2~4 天,患者可出现腹痛、恶心或呕吐,多诊断为术后"正常"反应。如补液充分患者通常无明显不适。如引流管过早拔出,可表现为腹胀。腹腔引流管引流出大量浆液性的或乳白色液,量多在 500~5 000 mL。乳白色腹水不等于乳糜漏,因癌性腹水内含有较多脱落细胞时亦呈乳白色。乳糜漏时乳糜试验呈阳性;乙醚等有机溶剂萃取乳糜微粒脂肪小滴,脂溶性染料苏丹Ⅲ对乙醚提取物进行染色,涂片镜下可见脂肪颗粒被染成大小不等的橘红色球形小滴。乳糜性腹水加乙醚震荡后变为澄清,加苏丹Ⅲ后呈红色。

(三)处理

乳糜漏的总体预后较好,一般不致危及患者生命,也不必急于再次手术,给予低脂、高蛋白饮食。应保持引流通畅,注意维持患者水、电解质及酸碱平衡,予以肠外营养支持。补充维生素 K 可促进较小的淋巴漏口愈合。引流量会逐渐减少,直至可以拔除引流管,鲜有腹胀再发者。当淋巴漏>1 500 mL/d 且伴有呼吸困难时,可行剖腹探查。术前 6 小时给予苏丹黑 B 2.5 g,另服牛奶 100 mL,利于术中对漏口的识别。术中仔细探查腹膜后手术创面,可疑之处均予以集束结扎。如引流管拔出后发生的淋巴漏,为减轻腹胀导致的呼吸困难,可行腹腔置管引流术,但此仅为姑息处理。另外,顽固性乳糜漏可行腹腔-静脉分流术(Denver 管)也是可选择方法之一。

(四)预防

术中操作仔细,妥善结扎损伤的淋巴管,是避免淋巴漏的关键。在清除上述淋巴结时,对所有结缔组织或条索样组织均应妥善结扎,要时刻注意有无清白色液体不断地渗出,如有且以纱布蘸净后又有液体不断渗出说明有淋巴管损伤,应给予结扎。有学者曾见 1 个食管癌胸腔淋巴管损伤的案例,术中已见淡黄色液体不断渗出,但未能集束结扎,术后发生大量淋巴漏,值得术者反思。

十三、胃回肠错误吻合

胃大部切除术后误将残胃与末端回肠吻合在一起,称为胃回肠错误吻合。该并发症属严重技术错误,常由于操作者的粗心大意、解剖知识不足所致,是完全可以避免的。

(一)原因

1.主观因素

胃回肠错误吻合发生的最主要原因是术者的经验不足或粗心大意。

2.客观因素

由于腹腔内情况复杂,或由于腹腔内广泛粘连、患者自身解剖变异造成术者不能正确辨认末端回肠的腹膜附着处或 Treitz 韧带,当肠管拉不动时就误认为是空肠起始处。

(二)临床表现

由于残胃与回肠错误吻合后,食物及消化液通过一小段回肠即迅速进入结肠,吸收面积明显减少,造成营养物质的消化吸收障碍,电解质大量丢失,患者出现严重腹泻,从而造成严重的营养不良和水、电解质及酸碱平衡失调。其发病机制类似于短肠综合征,临床上往往表现为以下症状。

(1)体重减轻、营养不良:绝大多数患者会出现不同程度的营养不良和体重减轻,且常呈现进行性加重趋势。随着时间推移,患者小肠黏膜可以出现增生肥厚,而起一定的代偿作用,但因吻合处距回盲瓣多在 10~15 cm 内,多数患者的营养状况难以维持。长期营养不良造成严重的低蛋白血症,可出现四肢水肿、腹水等。

(2)贫血:多数为营养性贫血。由于营养物质的消化吸收障碍,尤其是十二指肠和上段空肠对铁、维生素 B_{12}、叶酸吸收障碍,造成贫血;常呈正常细胞或小细胞低色素性贫血。

(3)腹泻:表现为持续性长期进食后排便次数增多,严重时每小时均有腹泻;粪质稀薄或呈水样,内含较多未消化食物,无黏液脓血。长期腹泻造成肛周皮肤的湿疹,甚至糜烂。

(4)呕吐:由于末端回肠内容物可反流入胃,造成胃黏膜刺激,引起呕吐,呕吐物可呈粪便样,有发酵及粪臭味。

(5)腹痛:由于大量小肠旷置,细菌丛生,缺乏食物刺激,可出现功能紊乱,引起腹部绞痛。另外由于回肠对胃酸抵抗力极低,胃回肠吻合口溃疡发生率高,溃疡面的刺激也可引起烧灼样腹痛。

(6)由于营养物质吸收障碍造成低钙血症,出现骨折、骨质疏松等;由于维生素吸收障碍可出现舌炎、神经炎等;溃疡容易复发可造成出血。

(7)实验室检查:主要为吸收不良综合征表现,血液检查可见水、电解质紊乱,代谢性碱中毒,中重度贫血,低蛋白血症,维生素缺乏;骨关节 X 线片可见骨质疏松;粪便中脂肪和氮含量增高。

(三)治疗

严重营养不良的患者应行静脉营养,一方面纠正水、电解质及酸碱平衡失调;另一方面补充营养改善患者一般情况,提高手术耐受力。该并发症一经诊断应及时手术,手术是唯一可能治愈该症的方法。手术方式一般选择切除胃回肠吻合部位+回肠两断端吻合+胃空肠吻合术。

(四)预防

术者操作谨慎、细心,熟悉解剖结构,遵循操作常规是预访该并发症的关键。客观上,Treitz韧带是判断空肠起始端的关键标志,因此正确辨认该韧带是预防的关键所在,正常情况下,此韧带位于横结肠系膜根部下方,提起横结肠及其系膜的间隙就可看到 Treitz 韧带,约相当于 L_2 左侧,肠系膜下静脉右侧。在遇到腹腔内广泛粘连或解剖变异时,尤其应该耐心寻找,根据解剖定位和正确的辨认方法来操作。除此之外,末端回肠与近端空肠在解剖结构上有着明显区别,如近端空肠系膜血管弓为单弓,而回肠有4~5级血管弓;空肠肠壁较回肠厚,管径较回肠粗。注意这些问题,按常规正确操作,该并发症是可以避免的。

十四、倾倒综合征

胃大部切除术后由于胃容积缩小,正常的幽门括约肌限制和延缓食物过快进入小肠的功能不复存在,部分患者胃肠吻合口过大(特别是毕Ⅱ式)所进食物可迅速由残胃进入小肠,引发一系列症状,称为倾倒综合征。

(一)早期倾倒综合征

1.原因

早期倾倒综合征的具体病因和机制目前尚不完全明了,有多种学说,多数认为大量高渗食物快速进入十二指肠或空肠引起的病理生理变化:①餐后高渗性食物快速进入小肠引起肠道内细胞大量分泌肠源性血管活性物质(如5-羟色胺、缓激肽等),从而导致肠道蠕动加快和容量血管舒张的症状。②食物未经消化、稀释快速进入小肠,由于食物的渗透压较高,通过渗透作用使大量细胞外液透过肠壁进入肠腔,造成大量液体丢失。③大量液体丢失及循环血量进入容量血管,造成有效循环容量下降,血清钾离子减少,引起一系列循环系统症状。④站立时,食物和进入肠腔的体液的重量牵拉已游离的残胃,刺激内脏神经,引起反射性上腹部症状和心血管症状。

2.临床表现

多发生在餐后5~30分钟,持续15~60分钟,进食后站立可诱发或加重症状,而餐后平卧休息可减轻症状。临床上主要表现两组症候:①胃肠道症状,上腹饱胀感、恶心、呕吐、腹泻、肠绞痛,查体有脐周轻压痛或无明显压痛,听诊肠鸣音活跃。②循环系统症状,表现为一过性血容量不足的症状,如心悸、心动过速、出汗、眩晕、苍白、无力、发热等。

3.处理

早期倾倒综合征多数症状较轻,经过一段时间的胃肠道适应和饮食调节后,症状可消失或易于控制。

主要非手术治疗措施:①体位,进食后适当平卧休息20~30分钟,减少活动,避免餐后马上站立或行走,防止食物因重力作用过快从残胃进入小肠。②饮食调节,少量多餐,逐渐增加食量,给予多次少量的高脂、低糖、含水分少的半固体食物,以增加食物的黏滞度,避免流质及过甜、过咸食物。③支持疗法,对病情严重者加强支持治疗,维持水、电解质及酸碱平衡,必要时给予肠外营养支持以利于患者康复。④心理疗法,神经精神因素在倾倒综合征的发病中有重要作用,充分解释病情,树立患者的信心,以配合治疗;适当的心理暗示治疗有时会有意想不到的效果。⑤药物治疗,X线钡餐检查证明输出段肠蠕动亢进者,可加用解痉挛药物,如诺仕帕、山莨菪碱等;抗组胺药或5-羟色胺拮抗剂,如赛庚啶、利血平等,亦可有缓解症状的效果。近年来研究表明,应用生长抑制素,如施他宁,对倾倒综合征的治疗效果较佳,可明显改善患者的全身及消化道症状,其作用机制可能与抑制血管活性肠肽等多种消化道激素的分泌有关。

手术治疗仅适用于较长时间非手术治疗而症状仍较严重者。目前临床上常用的手术方式:①将毕Ⅱ式胃空肠吻合改为毕Ⅰ式胃十二指肠吻合,改行胃残端十二指肠吻合后,食物可按生理途径经过十二指肠,并与胆汁及胰液充分混合稀释,一方面降低了食物的渗透压,另一方面食物在十二指肠有一段滞留时间,延缓食物进入小肠,可显著降低倾倒综合征的发生。②改行Roux-en-Y吻合,对严重倾倒综合征患者可以试用残胃空肠Roux-en-Y吻合,多数报道疗效满意,操作也不复杂。一方面,Roux-en-Y 式胃空肠吻合可延缓胃的排空;另一方面十二指肠和上段空肠是糖分解的主要场所,胃空肠 Y 型吻合将使食物直接进入中段空肠,避免了糖的过分吸收而防止倾倒综合征的发生。③空肠间置手术,采用顺蠕动或逆蠕动空肠襻间置于胃十二指肠之间,使食物在残胃滞留时间延长。该术式效果较为确切,选用顺蠕动空肠襻的肠段长度限制不太严格,在输出襻 40 cm 以远处倒转一段肠管置于胃和十二指肠间(空肠代胃术),这段肠管的长度一般选用 10 cm 左右,过短无效,过长则有发生梗阻之虑。

4.预防

手术中尽可能避免残胃过小、吻合口过大是预防该并发症的主要措施。

(二)晚期倾倒综合征(又称为低血糖综合征)

1.原因

主要发病机制是由于食物快速进入空肠后,葡萄糖吸收加速,血糖骤然升高,刺激胰岛分泌大量胰岛素;禁食 2～4 小时,食物中糖的吸收减少,血糖下降,而血胰岛素水平未能相应下降,出现低血糖一系列症状。

2.临床表现

多在餐后 2～4 小时出现症状,主要表现为头昏、眩晕甚至晕厥、心慌、出冷汗、苍白、无力、手抖等,类似于低血糖反应。

3.处理

治疗以饮食调节为主,晚期倾倒综合征发生时,立即给予少量食物,低血糖症状可迅速缓解。如非手术治疗无效,在严格选择适应证的条件下可采取手术治疗,手术方式同前。

4.预防

避免高糖饮食,流质饮食或进食后饮水可加速食物进入小肠,容易诱发低血糖反应综合征,故饮食以半固体饮食为宜。有报道称餐后给予 10～15 g 果糖可防止出现低血糖症状,因果糖的凝胶特性可增加肠内容的黏滞度而延缓糖的吸收。

十五、吞咽困难

(一)原因

(1)因贲门癌要求至少将食管下端 3～5 cm 切断,因而使食管下段的蠕动及贲门的舒张力减弱,导致吞咽困难。

(2)术后反流性食管炎可导致食管壁纤维化或食管周围炎症粘连引起吞咽困难。

(3)食管胃或食管空肠吻合口狭窄。

(二)临床表现

该并发症多发生在术后 1～2 周,以进食半流质或普通饮食时表现明显,且该并发症有自限性,经过 1～4 个月后可自行消失。长期不愈者考虑多为反流性食管炎所致的食管壁纤维化或食管周围炎症粘连引起的器质性梗阻或功能性舒张障碍。

(三)处理

一旦发生该并发症,可给予吗丁啉、莫沙比利等药物,对久治不愈的吞咽困难在明确为器质性梗阻时可行内镜下食管扩张术或手术粘连松解。

(四)预防

在行食管下段迷走神经切断时,尽量减少食管下段的损伤,是避免该并发症的关键。

十六、碱性反流性胃炎

碱性反流性胃炎是由于胃大部切除术后幽门功能不全,碱性十二指肠液反流入胃引起的一种综合征,其发病率为 5%～15%,而以毕Ⅱ式胃空肠吻合术后最为多发,其发生率是 BillrothⅠ式胃十二指肠吻合后发生率的 2～3 倍。

(一)原因

(1)胃大部切除毕Ⅱ式胃空肠吻合术后,碱性胆汁、胰液、小肠液经输入襻流入残胃内,引发碱性胃炎。

(2)胆盐、磷脂酰胆碱破坏胃黏膜屏障,H^+ 逆向扩散而引起化学性炎症,导致胃黏膜充血水肿、糜烂等改变。

(3)胃内正常的酸碱度破坏,细菌繁殖,幽门螺杆菌增殖,造成胃黏膜损害。

(二)临床表现

该病为毕Ⅱ式胃大部切除术常见的远期并发症。常在术后数月至数年内发生,其中约 76%患者首次发病在 1 年以内。临床表现为上腹部或胸骨后烧灼感,呕吐胆汁样液体,进食后加重,体重减轻、日渐消瘦、贫血。抑酸剂常无效,症状不易缓解。胃镜检查提示,胃黏膜充血水肿、易出血,常有轻度糜烂,以吻合口附近为显著,可见到胆汁经输入襻出流入胃腔,活检病理检查提示,胃黏膜萎缩、炎性浸润和充血水肿。放射性核素 ^{99m}Tc 静脉注射后体外检测放射性分布有助于诊断。

(三)处理

治疗上,可采取少量多餐、餐后勿平卧,口服胃黏膜保护剂(如硫糖铝),促胃动力药物(如吗丁啉、莫沙比利)可促进胃的排空,减轻胃反流的症状;考来烯胺可与胃中胆盐结合,加速胆盐排出,亦有一定效果。该并发症顽固,药物治疗往往不易缓解,而手术治疗常收到显著疗效,故症状严重者应考虑手术治疗。

手术方式有多种:①改毕Ⅱ吻合为 Roux-en-Y 胃空肠吻合加迷走神经干切断术,一方面增加了胃与胆汁、胰液流出道的距离,减少了胆汁、胰液反流入胃。其中输出 Roux 臂应在40 cm 以上方可有效防止反流;另一方面迷走神经干切断后可有效减低酸度,防止吻合口溃疡的发生,可收到良好效果,该术式目前较为常用。②空肠段间置术:常用的有 Henle 术,在残胃和十二指肠之间,间置长 15～20 cm 的一段顺蠕动空肠。③如为毕Ⅱ式,可切断输入襻,闭合胃侧断端;在距吻合口约 20 cm 处离断输出段空肠,输出段近切端与十二指肠残端吻合,远切端与原输入段近切端吻合。该方法症状缓解率亦较高,应用广泛。④改毕Ⅱ为毕Ⅰ式,因其症状缓解率低,目前已较少应用。

(四)预防

选择毕Ⅰ式胃十二指肠吻合或胃空肠 Roux-en-Y 吻合术减少该并发症发生率。

十七、吻合口溃疡

胃切除术后溃疡又称为吻合口空肠溃疡,或吻合口溃疡。溃疡多发生在吻合口附近的空肠,其中最多见于吻合口对侧空肠壁上,其次在吻合口边缘空肠侧,而胃壁罕见。其发病率为 2%～5%,溃疡复发的概率与胃切除范围明显相关,其中胃大部切除毕Ⅱ胃肠吻合多于毕Ⅰ式。

（一）原因

溃疡的发生与胃酸有直接关系，因此吻合口空肠溃疡的发生取决于未能解除的高胃酸状态，其中高胃酸与以下因素有关。

（1）胃切除范围不足：一般认为标准的胃大部切除范围为65％～75％，如少于此范围、残留壁细胞过多，则术后仍然存在高胃酸状态，容易发生吻合口溃疡。

（2）空肠吻合口的位置选择至关重要：越远离Treitz韧带，空肠壁的抗酸能力越低，因此，如输入襻过长，吻合位置过低也容易发生溃疡复发。

（3）胃泌素分泌过高：某些内分泌疾病（如Zollinger-Ellison综合征）或胃排空延迟胃潴留刺激均可造成高胃泌素血症，可刺激胃酸过量分泌，致使溃疡复发。

（4）患者的个体素质和性情对溃疡复发也有一定影响。

（二）临床表现

主要症状为腹痛，夜间痛较重，进食或抗酸药物可缓解；可伴有恶心、呕吐等消化道症状，症状反复发作，患者因进食较少可造成营养不良、消瘦。吻合口溃疡的一个显著临床特点是高并发症发生率，最常见的是急性或慢性出血，发生率高为50％以上，临床表现为上消化道大出血、黑便或大便隐血试验阳性，由此造成的贫血也较多见；另外，穿孔是严重并发症，其发生率为5％～10％，游离穿孔可表现为急性弥漫性腹膜炎，出现严重的腹痛、腹膜刺激征，慢性穿孔可造成局部脓肿形成或肠内瘘。

（三）处理

对于胃大部切除术后，患者有不典型的上腹烧灼痛，经常反酸、嗳气，用抗酸药能缓解者，应行胃镜检查以早期发现溃疡复发。

（1）非手术治疗：一经确诊，要按溃疡病非手术治疗原则进行治疗，采用H₂受体拮抗剂及质子泵抑制剂，如法莫替丁、奥美拉唑，保护胃黏膜及抗Hp感染等联合用药。

（2）经积极治疗不愈者，应再次手术。术中仔细探查，判断发病原因，做相应处理。如原胃大部切除范围足够，可行迷走神经切断术；如原胃切除不足，应再行残胃次全切除＋胃空肠Roux-en-Y吻合术；如胃窦部残留，应加行彻底手术。术后严密观察，如患者恢复后胃酸测定值仍高，除长期服用奥美拉唑等抗酸药物外，还应查找有无胃泌素瘤等特殊情况。

（四）预防

（1）首先应确定适当的胃大部切除范围，胃癌患者胃酸水平多不高，胃切除范围在60％～75％已经足够。

（2）毕Ⅱ胃肠道重建不加做Braun吻合，或尽量采用毕Ⅰ胃肠道重建。

（3）术后复查胃酸，定期随访，以便指导治疗。

十八、胃癌复发

（一）原因

胃癌复发的具体发生机制不甚明了，可能与以下因素有关。

（1）胃内酸性环境改变，胃大部切除术后由于胃酸分泌减少，再加上碱性胆汁、胰液的流入胃腔，造成胃液pH升高，这一环境改变促成了细菌的大量繁殖，在细菌作用下胆汁酸的分解和硝酸盐的还原，在胃内转化为强致癌性的亚硝酸盐。

（2）长期的胆汁、胰液反流，对胃黏膜的刺激均有重要的促癌作用。

（3）长期碱性反流性胃炎，可造成胃黏膜的萎缩、肠上皮化生，继之以胃黏膜上皮细胞出现不典型增生、癌变。研究证明，胃大部切除 10～20 年，残胃黏膜活检均有萎缩性胃炎、肠上皮化生等改变。

（4）切缘癌残留，胃切除量不够是导致胃癌复发的主要原因。胃黏膜及浆膜下均存在丰富的淋巴管网，癌细胞可经过淋巴管网沿胃壁浸润，尤其是低分化的浸润性癌，向周围浸润距离常超过 5 cm。因此即便是严格按照 5 cm 肉眼切缘的距离进行操作，切缘癌复发的发生率仍然不低。因此，充分认识不同类型胃癌的生物学行为、必要的切缘快速冰冻病理检查是预防切缘癌残留的主要措施。

（5）多中心性癌，少见情况下胃癌可能存在多中心癌灶，如术前胃镜检查不充分，术中未能仔细触诊，可能会造成漏诊，以致胃切除不充分而残留胃癌。

（6）淋巴结清扫不彻底，目前对淋巴结清扫范围问题尚存争议，但 D_2 根治是目前国际上较为认可的术式。部分医师所谓的根治术，只是胃大部切除而已。

（7）亚临床转移灶，一些器官的亚临床转移灶未能发现可能造成术后复发、转移。

(二)临床表现

早期无明显症状，或仅表现为上腹不适、恶心、呕吐、反酸、嗳气、进食后饱胀等非特异性症状，严重时可表现为上腹痛、吞咽困难、消化道出血、消瘦、贫血等。胃癌根治术后患者如出现上述表现应及时行胃镜检查并病理活检，胃镜活检的阳性率为 92%～100%，明显高于胃肠道钡餐检查的 40%～54.7%。毕 I 式吻合口部位和毕 II 式关闭口处是胃癌复发的常见部位，因此胃镜检查应密切注意这两个部位。此外，还应行超声检查或增强 CT 扫描以除外肝脏、肺等器官转移和腹腔淋巴结的转移。血清标志物 CEA、CA19-9、CA74-2 等对胃癌的复发有提示作用，但特异性不高。

(三)处理

1.手术治疗

手术仍然是胃癌复发患者唯一可能治愈的方法。胃癌根治术后定期密切随访，对于胃癌复发的早期发现和提高再手术率有着极为重要的意义。早期残胃复发癌应积极手术治疗，可行根治性全胃切除，需行区域淋巴结清扫；消化道重建以 Roux-en-Y 食管空肠吻合最为多见。如胃癌复发已侵犯胃外脏器，可视情况给予联合脏器切除。对已不能根治的患者，如并发梗阻、出血等严重症状，可行姑息性切除或短路手术。

2.辅助治疗

辅助治疗包括化疗、放疗、靶向治疗、免疫治疗及中医中药治疗等。应视患者的具体情况来选择，如胃癌复发发现较晚，患者一般情况往往较差，则不能耐受大剂量的化疗、放疗。

(四)预防

术前详细的胃镜检查，术中仔细操作、足够的胃切除量、适当的淋巴结清扫是预防胃癌复发的重要措施。对于以往距肿瘤边缘 5 cm 肉眼切缘的距离应持审视态度，要结合患者病理分化类型及 Borrmann 分型来决定，必要时切缘送冰冻病理检查以减少切缘癌残留的发生率。由于胃癌复发的早期发现率不高。因此强调胃癌根治术后患者的定期、全面复查极为重要，复查内容包括详细询问病史、临床表现、胃镜及影像学检查。及时处理碱性反流性胃炎、胃黏膜萎缩、肠化等病理状态。胃癌复发患者的根治性切除率为 15.9%～53.3%，影响切除的主要原因是肿瘤对周围血管和脏器的广泛侵犯；术后死亡率高达 15%，术后并发症发生率也达到 5.6%～22.7%。由于胃癌复发手术切除率低、患者治疗耐受性差、术后并发症发生率与死亡率较高,因此加强预防和定期复查具有重要意义。

(陈志强)

第九节　十二指肠内瘘

十二指肠内瘘是指在十二指肠与腹腔内的其他空腔脏器之间形成的病理性通道开口分别位于十二指肠及相应空腔脏器。十二指肠仅与单一脏器相沟通称单纯性十二指肠内瘘,与2个或以上的脏器相沟通则称为复杂性十二指肠内瘘。前者临床多见,后者较少发生。内瘘时十二指肠及相应空腔脏器的内容物可通过该异常通道相互交通,由此引起感染、出血、体液丧失(腹泻呕吐)、水电解质紊乱、器官功能受损及营养不良等一系列改变。

先天性十二指肠内瘘极为罕见,仅见少数个案报道十二指肠可与任何相邻的空腔脏器相沟通形成内瘘,但十二指肠胆囊瘘是最常见的一种类型,据统计其发生率占十二指肠内瘘的44%~83%,十二指肠胆总管瘘占胃肠道内瘘的5%~25%。韦靖江报道胆内瘘72例,其中十二指肠胆总管瘘,占8.3%(6/72)。其次为十二指肠结肠瘘,十二指肠胰腺瘘发生罕见。

一、病因

十二指肠内瘘形成的原因较多,如先天发育缺陷医源性损伤、创伤、疾病等。在疾病中,可由十二指肠病变所引致,如十二指肠憩室炎,亦可能是十二指肠毗邻器官的病变所造成,如慢性结肠炎胆结石等。一组资料报道,引起十二指肠内瘘最常见的病因是医源性损伤其次是结石、开放性和闭合性损伤。肿瘤、结核、溃疡病、克罗恩病及放射性肠炎等病理因素低于10%。

(一)先天因素

真正的先天性十二指肠内瘘极为罕见,仅见少数个案报道。许敏华等报道1例先天性胆囊十二指肠内瘘,术中见十二指肠与胆囊间存在异常通道,移行处黏膜均光滑,无瘢痕。

(二)医源性损伤

医源性损伤引起的十二指肠内瘘一般存在于十二指肠与胆总管之间,多见于胆管手术中使用硬质胆管探条探查胆总管下端所致,因解剖上胆总管下端较狭小,探查时用力过大穿破胆总管和十二指肠壁,形成胆总管十二指肠乳头旁瘘。薛兆祥等报道8例胆管术后发生胆总管十二指肠内瘘,原因均是由于胆总管炎性狭窄,胆管探条引入困难强行探查所致提示对胆总管炎性狭窄胆总管探查术中使用探条应慎重,不可暴力探查以减少医源性损伤。再者胆总管T形管引流时,T形管放置位置过低、置管时间过长、T形管压迫十二指肠壁致缺血坏死穿孔,引起胆总管十二指肠内瘘,亦属于医源性损伤。樊献军等报道2例胆管术后T形管压迫十二指肠穿孔胆总管T形管引流口与十二指肠穿孔处形成十二指肠内瘘,由此提示,胆总管T形管引流时位置不宜放置过低,或者在T形管与十二指肠之间放置小块大网膜并固定、隔断以免压迫十二指肠,造成继发性损伤。

(三)结石

十二指肠内瘘常发生于十二指肠与胆管系统间,大多数是被胆石穿破的结果。90%以上的胆囊十二指肠瘘,胆总管十二指肠瘘,胆囊十二指肠结肠瘘,均来自慢性胆囊炎、胆石症内瘘多在胆、胰十二指肠汇合区,与胆管胰腺疾病有着更多关系,胆囊炎、胆石症的反复发作导致胆囊或胆管与其周围某一器官之间的粘连,是后来形成内瘘的基础。在粘连的基础上,胆囊内的结石压迫胆囊壁引起胆囊壁缺血、坏死、穿孔并与另一器官相通形成内瘘。胆囊颈部是穿孔形成内瘘最常见部位之一,这与胆囊管比较细小、胆囊受炎症或结石刺激后强烈收缩、颈部承受压力较大有关。胆囊炎反复发作时最常累及的器官是十二指肠、结肠和胃,当胆管系统因炎症与十二指肠粘连,胆石即可压迫十二指肠造成肠壁的坏死、穿孔、自行减压引流,胆石被排到十二指肠从而形成胆囊十二指肠瘘、胆总管十二指肠瘘、胆囊十二指肠结肠瘘。这种因结石嵌顿、梗阻、感染导致十二指肠穿孔自行减压形成的内瘘,常常是机体自行排石的一种特殊过程或视为胆结石的一种并发症,有时可引起胆石性肠梗阻。

(四)消化性溃疡

十二指肠的慢性穿透性溃疡,常因慢性炎症向邻近脏器穿孔而形成内瘘,如溃疡位于十二指肠的前壁或侧壁者可穿入胆囊,形成胆囊十二指肠瘘。而溃疡位于十二指肠后壁者穿入胆总管,引起胆总管十二指肠瘘,十二指肠溃疡亦可向下穿入结肠引起十二指肠结肠瘘,或胆囊十二指肠结肠瘘。也有报道穿透性幽门旁溃疡所形成的胃、十二指肠瘘,肝门部动脉瘤与十二指肠降部紧密粘连向十二指肠内破溃而导致大出血的报道,亦是一种特殊的十二指肠内瘘。因抗分泌药对十二指肠溃疡的早期治疗作用,由十二指肠溃疡引起的十二指肠内瘘目前临床上已十分少见。

(五)恶性肿瘤

恶性肿瘤引起的十二指肠内瘘亦称为恶性十二指肠内瘘,主要是十二指肠癌浸润结肠肝曲或横结肠,或结肠肝区癌肿向十二指肠的第3、4段浸润穿孔所致。Hersheson 收集37例十二指肠-结肠瘘,其中19例起源于结肠癌。近年国内有报道十二指肠结肠瘘是结肠癌的少见并发症,另外十二指肠或结肠的霍奇金淋巴瘤,或胆囊的癌肿也可引起十二指肠内瘘。随着肿瘤发病率的增高,由恶性肿瘤引起十二指肠内瘘的报道日益增多。

(六)炎性疾病

因慢性炎症向邻近脏器浸润穿孔可形成内瘘。炎性疾病包括十二指肠憩室炎、克罗恩病溃疡性结肠炎、放射性肠炎及肠道特异性感染,如腹腔结核等均可引起十二指肠结肠瘘或胆囊十二指肠结肠瘘。

二、发病机制

先天性十二指肠内瘘的病理改变:异常通道底部为胆囊黏膜,颈部为十二指肠腺体上方0.5 cm可见胆囊腺体与十二指肠腺体相移行证实为先天性异常。王元和谭卫林报道2例手术证实的先天性十二指肠结肠瘘均为成年女性。内瘘瘘管都发生在十二指肠第三部与横结肠之间。鉴于消化系统发生的胚胎学研究,十二指肠后1/3与横结肠前2/3同属中肠演化而来。因此从胚胎发生学的角度来分析,如果中肠在胚胎发育过程中发生异常,则形成这类内瘘是完全有可能的。

三、检查

(一)实验室检查

选择做血、尿、便、常规生化及电解质检查。

(二)其他辅助检查

1.X线检查

X线检查包括腹部透视、腹部平片和消化道钡剂造影。

(1)腹部透视和腹部平片:有时可见胆囊内积气,是诊断十二指肠内瘘的间接依据但要与产气杆菌引起的急性胆囊炎相鉴别。十二指肠肾盂(输尿管)瘘时,腹部平片可见肾区有空气阴影和不透X线的结石(占25%～50%)。

(2)消化道钡剂造影:消化道钡剂造影能提供内瘘存在的直接依据,可显示十二指肠内瘘瘘管的大小、走行方向、有无岔道及多发瘘。

上消化道钡剂造影:可见影像有以下几种。①胃、十二指肠瘘:胃幽门管畸形及与其平行的幽门管瘘管。②十二指肠胆囊瘘:胆囊或胆管有钡剂和/或气体,瘘管口有黏膜征象。以前者更具诊断意义此外,胆囊造瘘时不显影也为间接证据之一。③十二指肠结肠瘘:结肠有钡剂充盈。④十二指肠胰腺瘘:钡剂进入胰腺区域。

下消化道钡剂灌肠:可发现钡剂自结肠直接进入十二指肠或胆管系统,对十二指肠结肠瘘的正确诊断率可达90%以上做结肠气钡双重造影,可清楚地显示瘘管的位置,结合观察显示的黏膜纹,有助于鉴别十二指肠结肠瘘、空肠结肠瘘、结肠胰腺瘘和结肠肾盂瘘。

(3)静脉肾盂造影:十二指肠肾盂(输尿管)瘘患者行此检查时,因病肾的功能遭到破坏,常不能显示瘘的位置,但从病肾的病变可提供瘘的诊断线索;并且治疗也需要通过造影来了解健肾的功能,所以仍有造影的意义。

2.超声、CT、MRI检查

可从不同角度不同部位显示肝内外胆管结石及消化道病变的部位、范围及胆管的形态学变化,而对十二指肠内瘘的诊断只能提供间接的诊断依据。如胆管积气、结肠瘘浸润十二指肠等。

3.ERCP检查

内镜可直接观察到十二指肠内瘘的瘘口,同时注入造影剂,可显示瘘管的走行大小等全貌,确诊率可达100%,是十二指肠内瘘最可靠的诊断方法。

4.内镜检查

(1)肠镜检查:可发现胃肠道异常通道的开口,并做鉴别诊断。十二指肠镜进入十二指肠后见黏膜呈环形皱襞柔软光滑,乳头位于十二指肠降段内侧纵行隆起的皱襞上,一般瘘口位于乳头开口的上方,形态多呈不规则的星状形,无正常乳头形态及开口特征。当瘘口被黏膜覆盖时不易发现,但从乳头开口插管,导管可从瘘口折回至肠腔,改从乳头上方瘘口插管,异常通道显影而被确诊,此时将镜面靠近瘘口观察,可见胆汁或其他液体溢出。内镜下十二指肠内瘘应注意与十二指肠憩室相鉴别,憩室也可在十二指肠乳头附近有洞口,但边缘较整齐,开口多呈圆形,洞内常有食物残渣,拨开残渣后能见到憩室底部导管向洞内插入即折回肠腔注入造影剂可全部溢出,同时肠道内可见到造影剂,而无异常通道显影。一组资料报道47例胆总管十二指肠内瘘同时合并十二指肠憩室5例,有1例乳头及瘘口均位于大憩室的腔内,内镜检查后立即服钡剂检查,证实为十二指肠降段内侧大憩室纤维结肠镜检查对十二指肠结肠瘘可明确定位,并可观察瘘口大小,活组织检查以确定原发病灶的性质为选择手术方式提供依据。

(2)腹腔镜检查:亦可作为十二指肠内瘘诊断及治疗的手段且有广泛应用前景。

(3)膀胱镜检查:疑有十二指肠肾盂(输尿管)瘘时,此检查除可发现膀胱炎征象外,尚可在病侧输尿管开口处看到有气泡或脓性碎屑排出;或者经病侧输尿管的插管推注造影剂后摄片,可发现十二指肠内有造影剂。目前诊断主要依靠逆行肾盂造影,将近 2/3 的患者是阳性。

5.骨炭粉试验

口服骨炭粉,15～40 分钟有黑色炭末自尿中排出。此项检查仅能肯定消化道与泌尿道之间的内瘘存在,但不能确定瘘的位置。

四、临床表现

十二指肠瘘发生以后,患者是否出现症状,应视与十二指肠相通的不同的空腔脏器而异。与十二指肠相交通的器官不同,内瘘给机体带来的后果亦不同,由此产生的症状常因被损害的器官的不同而差异较大,如十二指肠胆管瘘是以胆管感染为主要病变,故临床以肝脏损害症状为主;而十二指肠结肠瘘则以腹泻、呕吐、营养不良等消化道症状为主。

(一)胃、十二指肠瘘

胃、十二指肠瘘可发生于胃与十二指肠球部横部及升部之间,几乎都是由于良性胃溃疡继发感染、粘连继而穿孔破入与之粘连的十二指肠球部,或因胃穿孔后形成局部脓肿,继而破入十二指肠横部或升部。胃、十二指肠瘘形成后,对机体的生理功能干扰不大,一般多无明显症状。绝大部分患者都因长期严重的溃疡症状而掩盖了瘘的临床表现;少数患者偶尔发生胃输出道梗阻。

(二)十二指肠胆囊瘘

十二指肠胆囊瘘症状颇似胆囊炎如嗳气、恶心呕吐、厌食油类、消化不良有时有寒战高热、腹痛出现黄疸而酷似胆管炎、胆石症的表现。有时表现为十二指肠梗阻,也有因胆石下行到肠腔狭窄的末端回肠或回盲瓣处而发生梗阻,表现为急性机械性肠梗阻症状,如为癌症引起,则多属晚期,其症状较重,且很快出现恶病质。

(三)十二指肠胆总管瘘

通常只出现溃疡病的症状,有少数可发生急性化脓性胆管炎而急诊入院。

(四)十二指肠胰腺瘘

十二指肠胰腺瘘发生之前常先有胰腺脓肿或胰腺囊肿的症状,故可能追问出有上腹部肿块的病史。其次,多数有严重的消化道出血症状。手术前不易明确诊断。Berne 和 Edmondson 认为消化道胰腺瘘具有 3 个相关的临床经过,即胰腺炎后出现腹内肿块及突然出现严重的胃肠道出血,应警惕内瘘的发生;腹内肿块消失之时,常为内瘘形成之日,这个经验可供诊断时参考。

(五)十二指肠结肠瘘

良性十二指肠结肠瘘常有上腹部疼痛、体重减轻、乏力、胃纳增大,大便含有未消化的食物或严重的水泻。有的患者伴有呕吐,可闻到呕吐物中的粪臭结合既往病史有诊断意义。内瘘发生的时间,据统计从 1 周到 32 周,多数(70%以上)患者至少在内瘘发生 3 个月才被确诊而手术。内瘘存在时间越长,症状就越突然,后果也越严重。先天性十二指肠结肠瘘最突出的症状是腹泻,往往自出生即出现,病史中查不到腹膜炎、肿瘤和腹部手术的有关资料。由于先天性内瘘在十二指肠一侧开口位置较低而且内瘘远端不存在梗阻,故很少发生粪性呕吐与腹胀。如无并发症,则不产生腹痛。要注意与非先天性良性十二指肠结肠瘘的区别。若为恶性肿瘤浸润穿破所造成的十二指肠结肠瘘,除了基本具备上述症状外,病情较重,恶化较快,常同时又有恶性肿瘤的相应症状。

(六)十二指肠肾盂(输尿管)瘘

十二指肠肾盂(输尿管)瘘临床上可先发现有肾周围脓肿,即病侧腰痛局部有肿块疼痛向大腿或睾丸放射,腰大肌刺激征阳性。以后尿液可有气泡,或者尿液混浊,或有食物残渣,以及尿频、尿急、尿痛等膀胱刺激症状。如果有突然发生水样、脓性腹泻同时伴有腰部肿块的消失,往往提示内瘘的发生。此时腰痛减轻,也常有脱水及血尿。此外尚有比较突出的消化道症状如恶心、呕吐和厌食肾结石自肛门排出甚为罕见未能得到及时治疗者呈慢性病容乏力和贫血,有时可以引起明显的脓毒血症,患者始终有泌尿道的感染症状,有的患者有高氯血症的酸中毒。宁天枢等曾报道 1 例先天性输尿管十二指肠瘘并发尿路蛔虫病,患者自 4 岁起发病到 18 岁就诊止估计自尿道排出蛔虫达 400 条左右,该例经手术证实且治愈。原武汉医学院附属第一医院泌尿外科报道 1 例 5 岁男性右输尿管十二指肠瘘的患者,也有排蛔虫史,由于排蛔虫,首先想到的是膀胱低位肠瘘,很容易造成误诊。该例手术发现不仅右输尿管上段与十二指肠间有一瘘管,而且右肾下极 1 cm 处有一交叉瘘管与十二指肠降部相通,实为特殊。故对尿路蛔虫病的分析不能只局限于膀胱低位肠瘘的诊断。

五、并发症

(1)感染是最常见的并发症,严重者可发生败血症。
(2)合并水电解质紊乱。
(3)出血、贫血亦是常见并发症。

六、诊断

十二指肠内瘘,术前诊断较为困难,因为大部分十二指肠内瘘缺乏特征性表现,漏诊率极高。有学者报道 10 例胆囊十二指肠内瘘,术前诊断 7 例为胆囊炎胆囊结石,3 例诊断为肠梗阻提高十二指肠内瘘的正确诊断率,应注意以下几个方面。

(一)病史

正确详细的既往史、现病史是临床诊断的可靠信息来源,有下列病史者应考虑有十二指肠内瘘存在的可能。
(1)既往有反复发作的胆管疾病史尤其是曾有胆绞痛黄疸后又突然消失的患者。
(2)既往彩超或 B 超提示胆囊内有较大结石,近期复查显示结石已消失,或移位在肠腔内。
(3)长期腹痛、腹泻消瘦、乏力伴程度不等的营养不良。

(二)辅助检查

十二指肠内瘘诊断的确定常需要借助影像学检查,如 X 线检查、彩超或 B 超、CT、MRI、ERCP 等,能提供直接的或间接的影像学诊断依据,或内镜检查发现胃肠道异常通道的开口等即可明确诊断。

七、治疗

十二指肠内瘘的治疗分为手术治疗和非手术治疗,如何选择争议较大。

(一)非手术治疗

鉴于部分十二指肠内瘘可以自行痊愈,加之部分十二指肠内瘘可以长期存在而不发生症状,目前多数学者认为只对有临床症状的十二指肠内瘘行手术治疗,方属合理。一组资料报道 13 年行胆管手术186 例,术后发生 8 例胆总管十二指肠内瘘(4.7%),经消炎、营养支持治疗,6 例内瘘治愈(75%)仅有 2 例经非手术治疗不好转而改行手术治疗而治愈。非手术治疗包括纠正水电解质紊乱、选用有效足量的抗生素控制感染积极的静脉营养支持,必要时可加用生长激素严密观察生命体征及腹部情况,如临床表现不好转应转手术治疗。

(二)手术治疗

在输液(建立两条输液通道)输血、抗感染等积极抗休克与监护下施行剖腹探查术。

1.胃、十二指肠瘘

根据胃溃疡的部位和大小,做胃大部分切除术及妥善地缝闭十二指肠瘘口,疗效均较满意。若瘘口位于横部及升部,往往炎症粘连较重,手术时解剖、显露瘘口要特别小心避免损伤肠系膜上动脉或下腔静脉。Webster 推荐在解剖、显露十二指肠瘘口之前,先游离、控制肠系膜上动脉和静脉,这样既可避免术中误伤血管,又可减轻十二指肠瘘口的修补张力。

2.十二指肠胆囊瘘

术中解剖时应注意十二指肠胆囊瘘管位置有瘘口短而较大的直接内瘘,也有瘘管长而狭小的间接内瘘。由于粘连多,解剖关系不易辨认,故宜先切开胆囊,探明瘘口位置与走向,细致地游离,才不致误伤十二指肠及其他脏器,待解剖完毕后,切除十二指肠瘘口边缘的瘢痕组织,再横行缝合十二指肠壁。若顾虑缝合不牢固者,可加用空肠浆膜或浆肌片覆盖然后探查胆总管是否通畅置 T 管引流,最后切除胆囊。对瘘口较大或炎性水肿较重者,应做相应的十二指肠或胃造口术进行十二指肠减压引流,以利缝合修补的瘘口愈合,术毕须放置腹腔引流。

3.十二指肠胆总管瘘

单纯性的由十二指肠溃疡并发症引起的十二指肠胆总管瘘可经非手术治疗而痊愈。对经常发生胆管炎的患者或顽固的十二指肠溃疡须行手术治疗,否则内瘘不能自愈。较好的手术方法是迷走神经切断胃次全切除的胃空肠吻合术。十二指肠残端的缝闭,可采用 Bancroft 法。十二指肠胆总管无须另做处理,胃内容改道后瘘管可以自行闭合。如有胆管结石、胆总管积脓,则不宜用上述手术方法。应先探查胆总管胆管内结石、积脓、食物残渣等均须清除、减压,置 T 形管引流;或者待十二指肠与胆总管分离后分别修补十二指肠和胆总管的瘘孔,置"T"形管引流另外做十二指肠造口减压。切除胆囊,然后腹腔安置引流。

4.十二指肠胰腺瘘

关键在于胰腺脓肿或囊肿得到早期妥善的引流,及时解除十二指肠远端的梗阻和营养支持,则十二指肠胰腺瘘均能获得自愈。因胰液侵蚀肠壁血管造成严重的消化道出血。如非手术治疗无效,应及时进行手术,切开十二指肠壁,用不吸收缝线缝扎出血点。

5.十二指肠结肠瘘

有学者曾报道 1 例因溃疡穿孔形成膈下脓肿所致的十二指肠结肠瘘,经引流膈下脓肿后,瘘获得自愈结核造成内瘘者,也有应用抗结核治疗后而痊愈的报道,但大多数十二指肠结肠瘘内瘘(包括先天性),均需施行手术治疗。由于涉及结肠,术前须注意充分的肠道准备与患者全身状况的改善。良性的可做单纯瘘管切除分别做十二指肠和结肠修补,缝闭瘘口倘瘘口周围肠管瘢痕较重或粘连较多要行瘘口周围肠切除和肠吻合术。对位于十二指肠第三部的内瘘切除后,有时十二指肠壁缺损较大,则修补时应注意松解屈氏韧带,以及右侧系膜上血管在腹膜后的附着处,保证修补处无张力。必要时应用近段空肠襻的浆膜或浆肌覆盖修补十二指肠壁的缺损。由十二指肠溃疡引起者,只要患者情况允许宜同时做胃次全切除术。先天性者,有多发性瘘的可能,因此手术时要认真而仔细地探查,防止遗漏。因结肠癌浸润十二指肠而引起恶性内瘘者,视具体情况选择根治性手术或姑息性手术。

（1）根治性手术：Callagher曾介绍以扩大的右半结肠切除术治疗位于结肠肝曲恶性肿瘤所致的十二指肠结肠瘘。所谓的扩大右半结肠切除，即标准右半结肠切除加部分性胰十二指肠切除然后改建消化道。即行胆总管（或胆囊）-空肠吻合，胰腺-空肠吻合（均须分别用橡皮管或塑料管插管引流），胃-空肠吻合，回肠-横结肠吻合术。

（2）姑息性手术：对于无法切除者，可做姑息性手术。即分别切断胃幽门窦横结肠、末端回肠，再分别闭锁胃与回肠的远端，然后胃-空肠吻合回肠-横结肠吻合与空肠输出襻同近侧横结肠吻合。无论是根治性或姑息性手术，术中均需安置腹腔引流。

6.十二指肠肾盂（输尿管）瘘

（1）引流脓肿：伴有肾周围脓肿或腹膜后脓肿者，须及时引流。

（2）排除泌尿道梗阻：如病肾或输尿管有梗阻应设法引流，可选择病侧输尿管逆行插管或暂时性肾造口术。经上述治疗，有少数瘘管可闭合自愈。

（3）肾切除和瘘修补术：病肾如已丧失功能或者是无法控制的感染而健肾功能良好，可考虑病肾的切除，以利内瘘的根治。采用经腹切口，以便同时做肠瘘修补。因慢性炎症使肾周围粘连较多解剖关系不清，故对术中可能遇到的困难有充分的估计并做好相应准备，包括严格的肠道准备。十二指肠侧瘘切除后做缝合修补，并做十二指肠减压，腹腔内和腹膜外的引流。

（4）十二指肠输尿管瘘多数需将病肾和输尿管全切除。如仅在内瘘的上方切除肾和输尿管，而未切除其远侧输尿管，则瘘可持续存在。少数输尿管的病变十分局限，肾未遭到严重破坏，则可考虑做病侧输尿管局部切除后行端端吻合术。术后须严密观察病情，继续应用有效的抗生素给予十二指肠减压。

（陈志强）

第十节　十二指肠憩室

消化道憩室最常见的部位是结肠，其次为小肠，而小肠憩室最常发生于十二指肠，即十二指肠憩室（图 5-13）。最早在 1710 年由法国病理学家 Chome 报道，1913 年 Case 首先用 X 线钡剂造影发现十二指肠憩室，1914 年 Bauer 对 1 例产生梗阻症状的十二指肠憩室行胃-空肠吻合术，1915 年 Forsell 和 Key 首次切除 1 例经 X 线检查出的十二指肠憩室。根据目前的文献统计，十二指肠憩室的钡剂造影检出率为 1％～6％，内镜检出率为 12％～27％，尸检检出率更高，为 15％～22％。

一、病因

憩室产生的确切原因尚不清楚，多认为因先天性肠壁局限性肌层发育不全或薄弱，在肠内突然高压，或长期持续、或反复压力增高时，肠壁薄弱处黏膜及黏膜下层突出形成憩室。肠壁外炎症组织形成的粘连瘢痕牵拉亦可导致憩室发生。故不同类型的憩室，其产生原因也有所不同。

（一）先天性憩室

非常少见，为先天性发育异常，出生时即存在。憩室壁的结构包括肠黏膜、黏膜下层及肌层，与正常肠壁完全相同，又称为真性憩室。

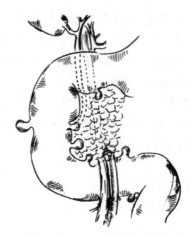

图 5-13　十二指肠憩室示意图

(二)原发性憩室

部分肠壁存在先天性解剖缺陷,因肠内压增高而使该处肠黏膜及黏膜下层向外突出形成憩室。罕见的黏膜和黏膜下层向内突出形成十二指肠腔内憩室,多位于乳头附近,呈息肉样囊袋状。此种憩室壁的肌层组织多缺如或薄弱。

(三)继发性憩室

多由十二指肠溃疡瘢痕收缩或慢性胆囊炎粘连牵拉所致,故均发生在十二指肠球部,又称为假性憩室。

二、病理生理

十二指肠憩室多数可终身没有症状,也没有病理改变,仅在并发憩室炎症或出血时出现相应病理变化和临床症状。

(一)好发部位

十二指肠憩室以单发性多见,多发罕见。原发性憩室 70% 位于十二指肠降部,20% 位于水平部,10% 位于升部。继发性憩室则多在十二指肠球部。文献统计 60%～95% 的憩室位于十二指肠降部内侧壁,并且多位于以十二指肠乳头为中心的 2.5 cm 直径范围内,称为乳头旁憩室(peri-ampullary diverticula,PAD)。好发于此处的原因是该处为胚胎发育时前肠和后肠的结合部,为先天性薄弱区,加上胆胰管穿行致结缔组织支撑缺乏,使该处肠壁缺陷或薄弱。

PAD 在解剖上与胰腺关系密切,与胰管和胆管邻近,多数伸向胰腺后方,甚至穿入胰腺组织内。此外,PAD 中还有一种特殊情况,即胆总管和胰管直接开口于憩室,故 PAD 常可引起梗阻、胆管炎、胰腺炎等并发症。

(二)病理改变

憩室大小形态各异,与其解剖位置、肠内压力及产生的时间长短有关。一般为 0.5～10 cm 大小,形状可呈圆形、椭圆形或管状等。憩室颈部大小与症状的产生密切相关,颈部开口较宽者憩室内容物容易引流,可长时间无症状发生;如开口狭小,或因炎症反应导致开口狭小、憩室扩张,则肠内容物或食物进入憩室后容易潴留其中,发生细菌感染而致憩室炎和其他并发症。

(三)病理分型

根据憩室突出方向与十二指肠腔的关系,可分为腔内型憩室和腔外型憩室。临床常见为腔外型憩室,腔内型罕见。

1.腔内型憩室

憩室壁由两层肠黏膜和其间少许黏膜下结缔组织构成,呈息肉状或囊袋状附着于十二指肠乳头附近,肠腔外触之似肠腔内息肉。部分患者十二指肠乳头位于憩室内,故易引起胆道、胰腺疾病及十二指肠腔内堵塞,并发胃十二指肠溃疡,此类患者也常伴有其他器官先天畸形。

2.腔外型憩室

多为圆形或呈分叶状,颈部可宽可窄。多为单发,约10%的患者可有两个以上腔外憩室或并存其他消化道憩室。70%位于十二指肠降部,与胰腺解剖关系密切,30%在水平部或升部。

三、临床表现

十二指肠憩室很少发现于30岁以下患者,82%的患者在60岁以上才出现症状,大多数在58～65岁时作出诊断,男女发生率几乎相等。多数十二指肠憩室无症状,只有在发生并发症后才引起不适。憩室的大小形状各不相同,但多数颈部口径比较狭小,一旦肠内容物进入又不易排出时,可引起各种并发症。常见的十二指肠憩室并发症可分为憩室炎和憩室压迫邻近结构两类情况。前者系由于憩室内食糜潴留引发急、慢性憩室炎和憩室周围炎,可有右上腹疼痛及压痛,并可向背部放射,并伴有上腹饱胀不适,恶心、呕吐。严重的憩室炎可继发溃疡、出血或穿孔,出现黑便和剧烈腹痛等症状。后者系因憩室内食糜潴留膨胀,或较大的十二指肠腔内、外憩室扩张,引起十二指肠部分梗阻,或者憩室内虽无肠内容物潴留,但也可能压迫邻近器官而产生并发症。临床表现为上消化道梗阻症状,呕吐物初为胃内容物,其后为胆汁,甚至可混有血液,呕吐后症状可缓解。十二指肠乳头附近的憩室,特别是憩室在乳头内者,可因炎症、压迫胆管和胰管而引发胆道感染、梗阻性黄疸和急、慢性胰腺炎,出现相应症状和体征。

十二指肠憩室的并发症较多,如十二指肠部分梗阻、憩室炎、憩室周围炎、憩室内结石、急性或慢性胰腺炎、胃十二指肠溃疡恶变、大出血、穿孔、胆管炎、憩室胆总管瘘、十二指肠结肠瘘、梗阻性黄疸等。

(一)憩室炎与憩室出血

由于十二指肠憩室内容物潴留,细菌繁殖,发生感染,引起憩室炎。继之憩室黏膜糜烂出血,亦有憩室内为异位胰腺组织,并发胰腺炎引起出血,或憩室炎症侵蚀穿破附近血管发生大出血。尚有少见的憩室内黏膜恶变出血。

(二)憩室穿孔

由于憩室内容物潴留,黏膜炎性糜烂并发溃疡,最终穿孔。穿孔多位于腹膜后,穿孔后症状不典型,甚至剖腹探查仍不能发现。通常出现腹膜后脓肿,胰腺坏死,胰瘘。若剖腹探查时发现十二指肠旁蜂窝织炎,或有胆汁、胰液渗出,应考虑憩室穿孔可能,需切开侧腹膜仔细探查。

(三)十二指肠梗阻

多见于腔内型憩室,形成息肉样囊袋堵塞肠腔。也可因较大的腔外型憩室内容物潴留,压迫十二指肠导致梗阻,但大多数是不全性梗阻。

(四)胆、胰管梗阻

多见于PAD,腔内型或腔外型均可发生。因胆总管、胰管开口于憩室下方或两侧,甚至于憩室边缘或憩室内,致使Oddi括约肌功能障碍,发生梗阻。憩室机械性压迫胆总管和胰管,可致胆汁、胰液潴留,腔内压力增高,十二指肠乳头水肿,胆总管末端水肿,增加逆行感染机会,并发胆管感染或急慢性胰腺炎。十二指肠憩室合并肝胆、胰腺疾病时所表现的症状群可称为 Lemmel 综合征，亦有人称为十二指肠憩室综合征。

(五)伴发病

十二指肠憩室常伴有胆道疾病、胃炎、消化性溃疡、胰腺炎、结石、寄生虫等，之间互相影响，互为因果，两者同时存在的可能性为 10%～50%。其中伴发胆道疾病者应属首位，常是"胆道术后综合征"的原因之一。因此在处理十二指肠憩室的同时，要注意不要遗漏这些伴发病，反之亦然。

十二指肠憩室反复引起逆行性胆总管感染，可造成胆总管下段结石。大西英胤等收集部分世界文献统计，显示十二指肠憩室合并胆石的发病率为 6.8%～64.2%，并发现日本人的发病率比英美人高。有人指出在处理胆石症时(事先未发现十二指肠憩室)同时处理憩室的情况日益多见。遇到十二指肠乳头开口正好在憩室内和/或合并胆石症者，处理较为困难，术前应有所估计。

四、辅助检查

无症状的十二指肠憩室多于行上消化道钡餐检查时被发现，如果发现应做正、斜位摄片，重点了解憩室大小、部位、颈部口径和排空情况。十二指肠镜检查为诊断此病的"金标准"，其优点是可以直视十二指肠憩室，并重点了解憩室颈与乳头的关系，有助于正确选择手术方式。对伴有胆胰病变者可同时行 ERCP，以了解胆胰管情况。有观点认为 MRI 在十二指肠憩室诊断中具有较高准确性，且认为其临床意义不止于诊断憩室本身，更在于对胆道炎症和结石的病因诊断，以及对 ERCP 及内镜下治疗的指导作用。

(一)X 线钡餐检查

可发现十二指肠憩室，表现为突出肠壁的袋状龛影，轮廓整齐清晰，边缘光滑，加压后可见龛影中有黏膜纹理延续到十二指肠。有的龛影在钡剂排空后，显示为腔内残留钡剂阴影的较大憩室，颈部较宽，在憩室内有时可见气液平面。如憩室周围肠黏膜皱襞增粗，轮廓不整齐，局部有激惹征象，或憩室排空延长，或有局限性压痛，为憩室炎表现，如憩室固定不能移动，为憩室周围炎表现。

继发性十二指肠憩室常伴有十二指肠球部不规则变形，并有肠管增宽阴影。当憩室较小或颈部狭窄，其开口部常被肠黏膜皱襞掩盖，或因憩室内充满大量食物残渣，而不易发现其存在。如有少量钡剂进入憩室，或可见一完整或不完整的环影。用低张十二指肠 X 线钡剂造影可增加憩室的发现率。

(二)纤维十二指肠镜检查

除可发现憩室的开口外，尚可了解憩室与十二指肠乳头的关系，为决定手术方案提供依据。

(三)胆道造影

有静脉胆道造影、经皮经肝穿刺胆道造影(PTC)或 ERCP 等方法。可了解憩室与胆管胰管之间的关系，对外科治疗方法的选择有参考意义。憩室与胆胰管的关系有胆胰管开口于憩室底部，或胆胰管开口于憩室侧壁或颈部等。这些胆胰管异常开口常伴有 Oddi 括约肌功能异常，因而容易引起憩室内容物的逆流或梗阻，而导致胆管炎或胰腺炎。

五、诊断

临床中十二指肠憩室的延误诊断率很高，原因是其临床表现没有特异性，难以与常见病如急、慢性胆囊炎、胆石症、慢性胃炎、胃溃疡、胰腺炎、非溃疡性消化不良等相区别,或有时与这些疾病并存,加上十二指肠憩室的发现率较低,临床医师缺乏警惕性,出现相关症状时首先想到的是常见病,对合并有常见病而症状反复发作的患者,也只满足于原有诊断,而忽略追查原因。因此,凡有前述临床表现而按常见病治疗效果不佳时,除考虑治疗措施得当与否外,还要考虑到存在十二指肠憩室的可能性,以下几点尤应引起注意:①无法用溃疡病解释的消化道症状和黑便史。②胆囊切除术后症状仍存在,反复发作胆管炎而无结石残留或复发者。③反复发作的慢性胰腺炎。④无明确原因的胆道感染。若怀疑憩室是引起症状的原因,也必须排查其他疾病。诊断十二指肠憩室时应先行上消化道钡餐检查,诊断依据为 X 线片上显示的狭颈憩室,钡剂潴留其内>6 小时,有条件时可以加做纤维十二指肠镜检查进一步确诊,并明确其与十二指肠乳头的关系。

六、治疗

治疗原则:没有症状的十二指肠憩室无须治疗。有一定临床症状而无其他病变存在时,应先采用内科治疗,包括饮食调节,使用制酸药、解痉药等,并可采取侧卧位或调整各种不同姿势,以帮助憩室内积食排空。由于憩室多位于十二指肠降部内侧壁,甚或埋藏在胰腺组织内,手术切除比较困难,故仅在内科治疗无效并屡次并发憩室炎、出血或压迫邻近脏器时才考虑手术治疗。

手术切除憩室为理想的治疗,但十二指肠憩室壁较薄弱,粘连紧密,剥离时易撕破,憩室位于胰腺头部者分离时出血多,并容易损伤胰腺及胆胰管等,故手术方式必须慎重选择。手术原则是切除憩室和治疗憩室并发症。

(一)手术适应证

十二指肠憩室有下列情况可考虑手术:①憩室颈部狭小,内容物潴留,排空障碍,有憩室炎的明显症状,反复进行内科治疗无效。②憩室出血、穿孔或形成脓肿。③憩室巨大、胀满,使胆总管或胰管受压梗阻,以及胆胰管异常开口于憩室内,引起胆胰系统病变。④憩室内有息肉、肿瘤、寄生虫或性质不明病变等。

(二)术前准备

除按一般胃肠手术前准备外,应尽量了解憩室的部位及与周围器官的关系。准确定位有利于术中探查和术式选择。上消化道 X 线钡餐造影应摄左前斜位和右前斜位片,以判断憩室在十二指肠内前侧或内后侧,与胰腺实质和胆道走行的关系及憩室开口与十二指肠乳头的关系。位于降部内侧的憩室,最好在术前行内镜及胆道造影检查,了解憩室与十二指肠乳头及胆管的关系。必须留置胃管,必要时术中可经胃管注入空气,使憩室充气以显示其位置。

(三)常用手术方法

因十二指肠憩室的手术比较复杂,风险较大,目前国内外均没有腹腔镜十二指肠憩室手术的相关报道,手术仍局限于开放术式。术中显露憩室有不同途径,依其部位而定。位于十二指肠水平部和升部的憩室应将横结肠系膜切开显露;位于降部内前侧的憩室,应解剖降部内前缘;在降部内后侧的憩室,应切开十二指肠外侧腹膜(Kocher 切口),将十二指肠向左前方翻转以显露(图 5-14)。

1.憩室切除术

对容易分离或位于十二指肠水平部和升部的憩室,以切除为好。找到憩室后将其与周围粘连组织剥离干净,在憩室颈部钳夹切除。钳夹部位需离开十二指肠约 1 cm,做纵行(或斜行)切除,切除时避免用力牵拉,以防切除黏膜过多,导致肠腔狭窄。切除后做全层间断内翻缝合,外加浆肌层间断缝合。

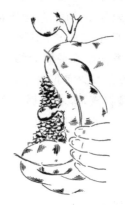

图 5-14 Kocher 切口显露降部内后侧憩室

做憩室位于十二指肠降部内侧时,可在十二指肠降段前壁中段做一小切口,将憩室内翻入十二指肠腔切除,再缝合十二指肠切口。

若憩室位于十二指肠乳头附近或胆总管、胰管的开口处,切除憩室后须行胆囊切除术、胆总管置 T 形管引流及十二指肠乳头成形术。也可考虑将憩室纳入十二指肠腔,在十二指肠内施行切除,然后做十二指肠乳头成形术。

2.憩室内翻缝闭术

切除憩室会损伤胆总管开口时,不宜强行切除,可做憩室内翻缝闭术,此种手术只适用于无出血、穿孔等并发症的较小憩室。方法是于憩室颈部做一荷包缝合,用血管钳将憩室内翻入肠腔内,然后结扎荷包缝线,或使憩室内翻后以细丝线缝合颈部,使其不再脱出即可。

3.转流术(捷径术)

适用于无法切除或不宜内翻或缝闭的憩室,可行胃部分切除 B-Ⅱ式吻合术,使食物改道,将憩室旷置,以避免炎症出血等并发症。对于巨大憩室也有人主张用 DeNicola 法做 Y 形憩室空肠吻合术。

(四)十二指肠憩室急性并发症治疗

1.出血

当憩室入口较小引流不畅时,易使憩室及其周围反复发生炎症,导致局部溃疡、糜烂,可使血管裸露破裂。憩室内如有异位的胰、胃及其他腺组织,或憩室内有异物存留、肿瘤、静脉破裂等,亦可导致憩室出血。临床上以黑便多见,若出血量较大,则可引起呕血。

对十二指肠憩室出血患者,若血压等生命体征稳定,首选抗炎、抑酸、止血等保守治疗,多数有效。随着内镜技术的普及与提高,各种内镜下止血法已广泛开展。只要全身情况许可,急诊内镜检查配合相应治疗已成为诊断和治疗十二指肠憩室出血的首选方法。目前用于内镜下止血的方法主要为无水乙醇、高渗钠-肾上腺素、吸收性明胶海绵等局部注射,以及凝血酶喷洒、金属止血夹等单独或联合应用。对动脉喷射样出血往往需用止血夹止血法,但要求组织具有一定的弹性,或为裸露血管出血。如上述几种内镜止血法治疗无效,就应及时开腹手术治疗。

手术治疗首选憩室切除术,既可切除病灶,又可达到有效止血目的。但有的憩室向胰腺内长入,或距十二指肠乳头太近,若切除易误伤胆胰管,十二指肠多发憩室亦较难切除。遇到这些情况,必须切开十二指肠壁,在直视下缝扎出血点,止血可靠后行十二指肠旷置、B-Ⅱ式胃部分切除术。此外,经保守治疗出血停止后,可择期行保留幽门的十二指肠旷置胃空肠吻合术,此术式可避免残留憩室和十二指肠排空障碍,以及反流性胃炎,有利于防止残胃癌的发生。

2.穿孔

因十二指肠憩室通常位于腹膜后,所以其穿孔症状的发展常呈隐匿性,早期体征亦不明显,为避免误漏诊,需注意上腹部剧烈疼痛伴腰背部疼痛要想到十二指肠憩室穿孔的可能。早期症状不明显的患者,会逐渐出现腹膜刺激征,故反复检查腹部体征并前后对比有重要意义,另外诊断性腹腔穿刺和腹部 X 线检查亦对本病诊断有意义。CT 检查可见腹膜后十二指肠周围积液、积气。在手术探查中发现横结肠系膜右侧或小肠系膜根部有胆汁染色和捻发感时,提示十二指肠穿孔存在。

穿孔诊断明确后多需手术治疗,术式选择应根据十二指肠憩室穿孔的部位、大小、发病时间长短、腹腔污染情况决定。对伤口小,边缘血运好,穿孔时间较短的患者,行单纯修补加局部引流,同时将胃管放至修补处远端肠腔内即可;对破口虽小,但病程长,破口周围污染较重者,行修补加十二指肠造口术;对十二指肠破口大,肠壁有缺损不能直接缝合者,可行带蒂肠片修补术;对十二指肠降段、水平段憩室穿孔应考虑行十二指肠憩室化手术(图 5-15)。术后禁食,应用抗生素,并早期应用静脉营养支持,以保证穿孔处愈合。

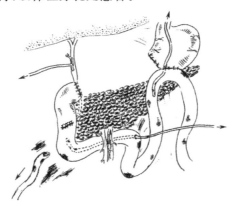

图 5-15 十二指肠憩室化手术

七、术后并发症及处理

由于憩室缺乏肌层组织、壁薄及与周围组织粘连,分离时易撕破,或损伤周围器官,又或因缝合欠佳,常见手术并发症有以下几种。

(一)十二指肠漏

十二指肠漏为严重并发症,死亡率高,多在切除乳头旁憩室时发生。防止的关键在于分离憩室时要操作轻柔,缝合要严密。一旦发生十二指肠漏必须及时引流,给予胃肠减压,抗感染治疗和营养支持,维持水、电解质平衡,漏口多可逐渐愈合。

(二)梗阻性黄疸与胰腺炎

多因切除憩室时误伤胆管或胰管,或憩室内翻缝闭时致胆总管远端或壶腹部局限性狭窄引起。临床表现为上腹部疼痛、发热及黄疸,需再次手术解除梗阻。为避免此并发症发生,手术时应仔细辨认胆、胰管,切除憩室时勿将十二指肠黏膜切除过多,以免影响胆道开口的通畅。切除距乳头近的憩室前一般应先行胆总管切开,插入导管至壶腹部以标志胆道开口位置,然后再分离憩室,缝合时防止误将胆道开口缝合。

十二指肠手术是高风险手术,术后处理十分重要。主要措施:①生命体征监测。②持续十二指肠减压(将胃管远端送至十二指肠降部)3~5天。③施行十二指肠造瘘者必须妥善固定造瘘管,术后15天以后方能酌情拔除。④其他应严格按照胃肠道手术后常规处理。

(陈志强)

第六章

小 肠 疾 病

第一节　急性肠梗阻

肠内容物运行由于某些原因发生阻塞,继而引起全身一系列病理生理反应和临床症状。

一、分类

(一)机械性肠梗阻

临床最多见,由于机械性原因使肠内容物不能通过。多见于肠道肿瘤,肠管受压,肠腔狭窄和粘连引起的肠管成角、纠结成团等。肠道粪石梗阻主要见于老年人。

(二)动力性肠梗阻

分为麻痹性肠梗阻和痉挛性肠梗阻,肠道本身无器质性病变,前者由于肠道失去蠕动功能,以致肠内容物不能运行,如低钾血症时;后者则由于肠壁平滑肌过度收缩,造成急性肠管闭塞而发生梗阻,见于急性肠炎和慢性铅中毒等,较为少见。

(三)血运性肠梗阻

肠系膜血管栓塞或血栓形成,引起肠道血液循环障碍,肠管失去蠕动能力,肠内容物停止运行。

二、病因

主要原因依次为肠粘连、疝嵌顿、肠道肿瘤、肠套叠、肠道蛔虫症、肠扭转等。据大宗资料报道,肠粘连引起的肠梗阻占 70%～80%(图 6-1)。

三、病理生理

急性肠梗阻病因繁多,但肠腔阻塞后的病理生理变化主要概括为以下方面。

(一)肠腔积液积气

正常情况下,人体消化道内的少量气体,随肠蠕动向下推进,部分由肠道吸收,其余最后经肛门排出。消化道气体约 70% 来自经口吞入的空气,约 30% 来自肠腔内细菌的分解发酵。这些气体在肠梗阻时不能被吸收和排除,再加上肠道细菌大量繁殖和发酵作用,肠腔胀气会越来越重。肠梗阻时肠道和其他消化腺分泌的大量消化液正常吸收循环途径被阻断,梗阻近端肠腔内大量积液,病程晚期还有肠壁病变引起的渗出,再加上呕吐丢失,将造成严重的水、电解质平衡紊乱,循环血量不足和休克。严重膨胀扩张的小肠还引起腹腔压力增高,膈肌抬高,影响下腔静脉回流,加重心动过速和呼吸急促。

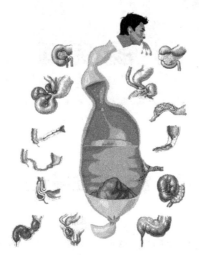

图 6-1　引起急性肠梗阻的常见病因

(二)细菌易位与毒素吸收

急性肠梗阻时肠道细菌迅速繁殖,产生大量有毒物质,并经损伤的肠黏膜屏障和通透性增高的末梢血管进入血液循环,肠腔内细菌也发生易位,进入血液、淋巴循环和腹腔,引起全身中毒反应和感染。

(三)肠壁血运障碍

急性完全性肠梗阻的近端肠管扩张逐渐加重,肠壁逐渐变薄,张力增高,进而引起肠壁血运障碍,即绞窄性肠梗阻,肠黏膜可发生溃疡和坏死,肠壁出现出血点和瘀斑,肠腔和腹腔内均有血性液体渗出。随着时间延长,过度扩张的肠壁会因缺血而坏死,继而肠管破裂,引起急性腹膜炎。

以上病理生理改变持续进展将最终导致多器官功能障碍综合征和死亡。

四、临床表现

急性肠梗阻的症状与梗阻部位和时间有明显关系,位置越高,则呕吐越明显,容易出现水、电解质平衡紊乱;位置越低,则腹胀越明显,容易出现中毒和感染;病情随时间逐渐加重。急性肠梗阻的共同症状包括腹痛、腹胀、呕吐和停止排气排便。

(一)腹痛

无血运障碍的单纯性肠梗阻为阵发性腹痛。肠管内容物下行受阻,其近端肠管会加强蠕动,因此出现阵发性绞痛,逐渐加剧。其特点是发作时呈波浪式由轻至重,可自行缓解,有间歇,部位不定。腹痛发作时在有些患者的腹壁可见肠型,听诊可闻及高调肠鸣音。腹痛发作频率随蠕动频率变化,早期较频繁,数分钟至数秒钟1次,至病程晚期肠管严重扩张或绞窄时则转为持续性胀痛。绞窄性肠梗阻腹痛多为持续性钝痛或胀痛,伴阵发性加剧,引起腹膜炎后腹痛最明显处多为绞窄肠管所在部位。麻痹性肠梗阻腹痛较轻,为持续性全腹胀痛,甚至没有明显腹痛,而主要表现为明显腹胀。

腹痛随病情发展而变化,阵发性绞痛转为持续性腹痛伴阵发性加剧提示病情加重,肠梗阻可能由不全性转为完全性,单纯性转为绞窄性。

(二)呕吐

急性肠梗阻时多数患者有呕吐症状,呕吐程度和呕吐物性质与梗阻部位及程度有关。高位小肠梗阻呕吐发生早而频繁,早期为反射性,吐出胃内食物和酸性胃液,随后为碱性胆汁。低位小肠梗阻呕吐发生晚,可吐出粪臭味肠内容物。结肠梗阻少有呕吐。呕吐和腹痛常呈相关性,病程早期呕吐后腹痛可暂时缓解。如呕吐物为棕褐色或血性时应考虑已发生绞窄性肠梗阻。麻痹性肠梗阻的呕吐为溢出性,量较少。

(三)腹胀

腹胀症状与梗阻部位有明显关系,高位梗阻因呕吐频繁,胃肠道积气积液较少,腹胀不明显。低位梗阻时腹胀明显。

(四)停止排气、排便

不完全性肠梗阻时肛门还可排出少量粪便和气体,完全性肠梗阻则完全停止排气排便。在高位完全性肠梗阻患者,梗阻以下肠道内的积气、积便在病程早期仍可排出,故有排气排便并不说明梗阻不存在。绞窄性肠梗阻时,可出现黏液血便。

(五)全身症状

急性肠梗阻早期全身情况变化不大,晚期则出现发热、脱水、水电解质酸碱平衡紊乱、休克,并发肠坏死穿孔时则出现腹膜炎体征。

(六)体征

腹部膨隆与梗阻部位有关,低位梗阻较明显,可为全腹均匀膨隆或不对称膨隆,随病程进展加重,在腹壁薄的患者可见肠型。腹部叩诊鼓音。未发生肠绞窄或穿孔时,腹肌软,但因肠道胀气膨隆导致腹壁张力升高,可干扰对腹肌紧张的判断。压痛定位不明确,可为广泛轻压痛。发生肠绞窄或穿孔后,压痛明显,定位在绞窄肠管部位或遍及全腹,并有反跳痛和肌紧张。在病程早期听诊可闻及高调金属声响样肠鸣音,至病程晚期近端肠道严重扩张,发生肠绞窄、穿孔或在麻痹性肠梗阻,肠鸣音消失。应注意在年老体弱患者,即使已发生肠绞窄或穿孔,腹部体征也可能表现不明确。

对肠梗阻患者的体检应注意腹股沟区,特别在肥胖患者,其嵌顿疝可能被掩埋于厚层脂肪中而被忽略。肛门指诊应作为常规检查,可发现直肠肿瘤、手术吻合口狭窄或盆腔肿瘤等。多数肠梗阻患者直肠空虚,若直肠内聚集多量质硬粪块,则梗阻可能为粪块堵塞引起,多见于老年人,勿轻易手术探查。

五、辅助检查

(一)立位 X 线腹平片

立位 X 线腹平片是诊断是否存在肠梗阻最常用亦最有效的检查,急性肠梗阻表现为肠道内多发液气平面,小肠梗阻表现为阶梯状液平面;若见鱼肋征,即扩大的肠管内密集排列线条状或弧线状皱襞影,则为空肠梗阻征象;结肠梗阻表现为扩大的结肠腔和宽大的液气平面,而小肠扩张程度较轻。无法直立的患者可拍侧卧位片,平卧位片可以体现肠腔大量积气,但无法体现液气平面(图 6-2)。

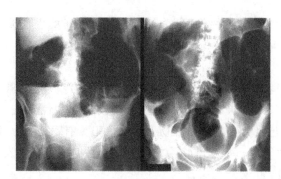

图 6-2　急性肠梗阻时立位腹平片(左)和平卧位片(右)对照

(二)超声检查

简便快捷,可在床边进行。肠梗阻时超声可见梗阻近端肠管扩张伴肠腔内积液,而远端肠管空瘪。小肠梗阻近端肠道内径常>3 cm,结肠梗阻近端内径常>5 cm。根据扩张肠管的分布可大致判断梗阻部位,小肠高位梗阻时上腹部和左侧腹可见扩张的空肠回声,呈"琴键征";小肠低位梗阻时扩张肠管充满全腹腔,右下腹及盆腔内扩张肠管壁较光滑(回肠);结肠梗阻时形成袋状扩张,位于腹周。严重结肠梗阻时肠管明显扩张,小肠与结肠的形态难以区分,但回盲瓣常可显示。机械性肠梗阻时近端肠管蠕动增强,扩张肠管无回声区内的强回声斑点呈往返或漩涡状流动;而麻痹性肠梗阻时肠壁蠕动减弱或消失,肠管广泛扩张积气;绞窄性肠梗阻时肠管粘连坏死呈团块状,肠壁无血流信号。超声诊断肠梗阻的敏感性可达 89%～96%,而且对引起梗阻的病因,如肿瘤、嵌顿疝等也可提供重要线索。

(三)CT

平卧位 CT 横切面影像可显示肠管扩张和肠腔内多发气液平面。机械性肠梗阻有扩张肠管和塌陷肠管交界的"移行带征";麻痹性肠梗阻常表现为小肠、结肠均有扩张和积气积液,而常以积气为主,无明显"移行带征";血运障碍性肠梗阻除梗死或栓塞血管供血的相应肠管扩张、肠壁水肿增厚外,梗阻肠管对应血管可见高密度血栓,或增强扫描见血管内充盈缺损。CT 还有助于发现引起肠梗阻的病因,如肿瘤、腹腔脓肿、腹膜炎、胰腺炎等。

(四)实验室检查

常规实验室检查常见水电解质酸碱平衡紊乱,低钾低钠血症常见,白细胞升高,中性粒细胞比值升高等。

六、诊断

依据症状体征和影像学检查,急性肠梗阻的诊断不难确立。完整的急性肠梗阻诊断应包括以下要点。

(一)梗阻为完全性或不完全性

不完全性肠梗阻具有腹痛腹胀、呕吐等症状,但病情发展较慢,可有少量排气、排便,立位腹平片见肠道少量积气,可有少数短小液气平面。完全性肠梗阻病情发展快而重,早期可能有少量排气排便,但随病情进展,排气排便完全停止,立位腹平片见肠道扩张明显,可见多个宽大液气平面。

(二)梗阻部位高低

高位小肠梗阻,呕吐出现早而频繁,水、电解质与酸碱平衡紊乱严重,腹胀不明显,立位腹平片见液气面主要位于左上腹。低位小肠梗阻呕吐出现晚,一次呕吐量大,常有粪臭味,腹胀明显,腹痛较重,立位腹平片见宽大液气平面,主要位于右下腹或遍布全腹。

(三)梗阻性质

是机械性还是动力性肠梗阻,性质不同,处理方法也不同。机械性肠梗阻常伴有阵发性绞痛,可见肠型和蠕动波,肠鸣音高亢。而麻痹性肠梗阻则呈持续性腹胀,腹部膨隆均匀对称,无阵发性绞痛,肠鸣音减弱或消失,多有原发病因存在。痉挛性肠梗阻的特点是阵发性腹痛开始快,缓解也快,肠鸣音多不亢进,腹胀也不明显。机械性肠梗阻的立位腹平片见充气扩张肠管仅限于梗阻以上肠道,麻痹性肠梗阻则可见从胃、小肠至结肠普遍胀气,痉挛性肠梗阻时胀气多不明显。

(四)梗阻为单纯性还是绞窄性

绞窄性肠梗阻预后严重,须立即手术治疗,而单纯性肠梗阻可先保守治疗。出现下列临床表现者应考虑有绞窄性肠梗阻存在:①腹痛剧烈,在阵发性疼痛间歇仍有持续性疼痛。②出现难以纠正的休克。③腹膜刺激征明显,体温、脉搏、白细胞逐渐升高。④呕吐物或肠道排泄物中有血性液体,或腹腔穿刺抽出血性液体。⑤腹胀不对称,可触及压痛的肠襻,并有反跳痛。在临床实际中肠绞窄的表现可能并不典型,若延误手术可危及生命,外科医师应提高警惕,急性肠梗阻经积极保守治疗效果不明显,腹痛不减轻,即应考虑手术探查。

(五)梗阻病因

详细询问病史,结合临床资料全面分析。婴幼儿急性肠梗阻多见于肠套叠和腹股沟疝嵌顿,青壮年多见于腹外疝嵌顿,老年人常见于消化道和腹腔原发或转移肿瘤。有腹部损伤或手术史则粘连性肠梗阻可能性大,房颤、风湿性心瓣膜病等可引起肠系膜血管血栓,饱食后运动出现的急性肠梗阻多考虑肠扭转引起。

七、治疗

(一)非手术治疗

为患者入院后的紧急处置措施,可能使部分患者病情得到缓解,为进一步检查和择期手术创造条件,也作为急诊手术探查前的准备措施。

1.禁食和胃肠减压

禁止一切饮食,放置鼻胃管(长度55～65 cm)并持续负压吸引。降低胃肠道积气积液和张力有利于改善肠壁血液循环,减轻腹胀和全身中毒症状,改善呼吸循环。

2.补充血容量和纠正水电解质、酸碱平衡失调

患者入院后立即建立静脉通道,给予充分的液体支持。对已有休克征象者可先快速输注5%葡萄糖盐水或林格氏液1 000 mL。高位小肠梗阻常有脱水、低钾、低钠、低氯血症和代谢性碱中毒,其中以低钾血症最为突出,可进一步导致肠麻痹,加重梗阻病情。尿量>40 mL/h可静脉滴注补钾。低钾、低钠纠正后代谢性碱中毒多能随之纠正。低位小肠梗阻多表现为脱水、低钠、低钾和代谢性酸中毒,其中以低钠更为突出。轻度低钠血症一般补充5%葡萄糖盐水1 000 mL后多可纠正,重度低钠患者则需根据实验室检查结果在补液中加入相应量的10%氯化钠溶液。对急性肠梗阻患者的补液量应包括已累计丢失量、正常需要量和继续丢失量,其中丢失量还包括因组织水肿而移至组织间隙的循环液体量。应记录尿量、间断复查实验室指标,对重症患者还应监测中心静脉压,以酌情调整补液量和成分。对绞窄性肠梗阻患者可适当输血浆、清蛋白或其他胶体液,以维持循环胶体渗透压,有利于维持循环血量稳定,减轻组织水肿。

3.应用抗生素防治感染

急性肠梗阻时由于肠内容物瘀滞,肠道细菌大量繁殖,肠壁屏障功能受损容易发生细菌易位,出现绞窄性肠梗阻时感染将更加严重。故应用广谱抗生素为必要措施。

4.营养支持

禁食时间超过 48 小时应给予全肠外营养支持,经外周静脉输注最好不超过 7 天,而经深静脉导管可长期输注,但应注意防治导管感染等并发症。

5.抑制消化道分泌

应用生长抑素可有效抑制消化液分泌,减少肠道积液,降低梗阻肠段压力。

6.其他

输注血浆或清蛋白同时应用利尿剂,有助于减轻肠壁水肿。

(二)手术治疗

经非手术治疗无效,病情进展者,已出现绞窄性肠梗阻或预计将出现肠绞窄的患者应行急诊手术治疗。需根据梗阻病因、性质、部位及全身情况综合评估,选择式式。手术原则是在最短时间内用最简单有效的方法解除梗阻。若伴有休克,待休克纠正后手术较为安全。若估计肠管已坏死而休克短时间内难以纠正者,应在积极抗休克同时进行手术探查。

手术切口应考虑有利于暴露梗阻部位,多采用经腹正中线切口或经右腹直肌探查切口(图 6-3)。应尽量在估计无粘连处进入腹腔,探查粘连区,锐性加钝性分离粘连,显露梗阻部位。已坏死的肠段、肿瘤、结核和狭窄部位应行肠段切除。若肠道高度膨胀影响手术操作,可先行肠腔减压,在肠壁开小口吸取肠内容物及气体,过程中尽量避免腹腔污染。

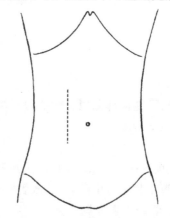

图 6-3 切口选择在有利于显露梗阻的部位

对肠道生机的判断是决定是否切除及切除范围的依据,主要从肠壁色泽、弹性、蠕动、血供、边缘动脉搏动等方面进行判断。遇判断有难度时,可用温热生理盐水湿敷肠襻,或以 0.5%～1% 的普鲁卡因 10～30 mL 在相应系膜根部注射,以缓解血管痉挛,并将此段肠管放回腹腔,15～20 分钟后再观察。若肠壁颜色转为正常,弹性和蠕动恢复,肠系膜边缘动脉搏动可见,则不必切除,若无好转则应切除。多数小肠部分切除后吻合较为安全。若绞窄肠段过长,患者情况危重,或切除范围涉及结肠,应在切除坏死肠段后做近远端肠造瘘,待病情稳定后二期行肠吻合术。

八、术后处理

手术后对患者应密切监护,老年、体弱及重症患者应进入 ICU 治疗。常见术后并发症包括以下三方面。

(一)腹腔和切口感染

肠管坏死已存在较严重的腹腔感染,肠管切开减压和肠段切除易污染腹腔和切口,故术后发生感染的风险较高。术中应尽量避免肠内容物污染,关腹前应用生理盐水、聚维酮碘溶液或甲硝唑充分清洗腹腔,留置有效的腹盆腔引流,切口建议采用全层减张缝合,以消除无效腔,即使有感染渗出也可向外或向腹腔排除,避免因感染而敞开切口。

(二)腹胀和肠麻痹

术后应继续监测和补充电解质,进行肠外营养支持,继续鼻胃管减压。可用少量生理盐水灌肠,促进肠蠕动,减少肠粘连。若广泛肠粘连在手术中未能完全分离,或机械性肠梗阻存在多个病因,而手术只解决了某个病因,应警惕术后再次出现机械性肠梗阻,必要时需再次手术。

(三)肠漏和吻合口漏

肠漏和吻合口漏是粘连性肠梗阻术后的常见并发症。急性肠梗阻时肠壁水肿变脆,分离粘连时容易损伤,且在术中容易忽略,而在术后出现肠内容物外漏,引起急性腹膜炎。急性肠梗阻手术切除梗阻部位,行肠吻合时,近端肠管扩张变粗,而远端肠管较细,大口对小口吻合有一定难度,加之肠壁的炎性水肿和腹膜炎,容易造成术后吻合口漏。术后肠漏和吻合口漏的预后取决于其部位、流量、类型等,轻者经通畅引流,加强支持治疗后可以愈合,重者需及时再次手术治疗。

(马剑锋)

第二节 短肠综合征

短肠综合征是指因各种原因行广泛小肠切除、手术造成小肠短路或误将胃与回肠吻合后,小肠消化吸收面积不足,无法维持生理需要,而导致进行性营养不良、水电解质紊乱,继而出现器官功能衰退、代谢障碍、免疫功能下降的临床综合征。

一、病因

导致短肠综合征的原因有很多,成人短肠综合征多见于因小肠扭转或肠系膜血管栓塞或血栓形成,导致大部小肠坏死,被迫行大部分小肠切除后;也见于因 Crohn 病、放射性肠损伤、反复肠梗阻、肠外瘘而多次切除小肠,致剩余肠道过短;或因严重外伤致大面积小肠毁损或肠系膜上血管损伤,而被迫切除大量小肠;胃肠手术中误将胃与回肠吻合,或高位与低位小肠间短路术后亦造成短肠综合征。儿童短肠综合征多为先天性因素引起,如肠闭锁、坏死性小肠结肠炎等导致小肠长度不足或切除大量肠襻,无法维持足够营养吸收。

二、病理生理

短肠综合征的严重程度取决于切除肠管的范围及部位,是否保留回盲瓣,残留肠管及其他消化器官(如胰和肝)的功能状态,剩余小肠的代偿适应能力等。通常认为满足正常成人所需的小肠长度最低限度,在没有回盲瓣时为 1 m,而有回盲瓣时为至少 75 cm。大量小肠吸收面积的丢失将导致进行性营养不良、水电解质紊乱、代谢障碍等。另外,大量肠道激素(如胆囊收缩素、促胰液素、肠抑胃素等)的丢失,将导致肠道动力、转运能力等发生改变,幽门部胃泌素细胞增生(40%~50%的短肠综合征患者有胃酸分泌亢进)。回肠是吸收结合型胆盐及内因子结合性维生素 B_{12} 的部位,切除或短路后造成的代谢紊乱明显重于空肠。因胆盐吸收减少,未吸收的胆盐进入结肠将导致胆盐性腹泻,胆盐肠-肝循环减少将导致严重的胆盐代谢紊乱,因肝代偿合成胆盐的能力有限,将造成严重脂肪泻。切除较短回肠(<50 cm)时,患者通常能够吸收足够的内因子结合性维生素 B_{12},而当切除回肠>50 cm 时,将导致明显的吸收障碍,引起巨幼红细胞贫血及外周神经炎,并最终导致亚急性脊髓退行性改变。

短肠综合征时剩余小肠会发生代偿性改变,食物刺激及胃肠激素的改变使小肠绒毛变长、肥大,肠腺陷凹加深,黏膜细胞 DNA 量增加,肠管变粗、延长,黏膜皱襞变多。随黏膜的高度增生,酶和代谢也发生相应变化,钠-钾泵依赖的三磷酸腺苷,水解酶,肠激酶,DNA 酶,嘧啶合成酶活性均增加,而细胞二糖酶活性降低,增生黏膜内经磷酸戊糖途径的葡萄糖代谢增加。研究显示广泛肠切除后残余肠道可逐渐改善对脂肪、内因子和碳水化合物(特别是葡萄糖)的吸收(图6-4)。

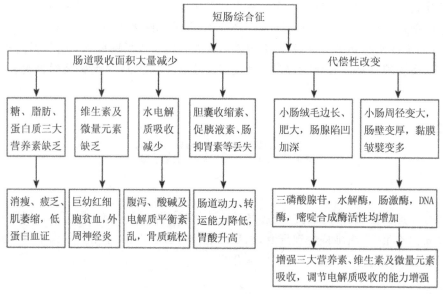

图 6-4　短肠综合征

三、临床表现

主要表现为早期的腹泻和后期的严重营养障碍。短肠综合征的症状一般可分为失代偿期、代偿期、代偿后期 3 个阶段。失代偿期(急性期)为第 1 阶段,是指发生短肠状况后早期,残留的肠道仅能少量吸收三大营养素和水、电解质,患者可出现不同程度的腹泻,与保留肠管的长度相关,多数患者并不十分严重,少数患者每天腹泻量可高达 2 L,重者可达 5~10 L,因此出现脱水、血容量不足、电解质紊乱及酸碱平衡失调。因胃泌素增多,胃酸分泌亢进,不仅使腹泻加重,消化功能进一步恶化,还可出现吻合口溃疡,甚至导致上消化道出血。数天后腹泻次数逐渐减少,生命体征逐渐稳定,胃肠动力恢复。这一阶段多需 2 个月。代偿期(适应期)为第 2 阶段,经治疗后机体内稳态得以稳定,腹泻次数减少,小肠功能亦开始代偿,吸收功能有所增强,肠液丧失逐渐减少,肠黏膜出现增生。代偿期时间长短随残留小肠长度,有无回盲部和肠代偿能力而定,最长可达 2 年,一般在 6 个月左右。代偿后期(维持期)为第 3 阶段,肠功能经代偿后具有一定的消化吸收能力,此时营养支持的方式与量已定型,需要长期维持,并预防并发症。

短肠综合征患者若无合理的营养支持治疗,会逐渐出现营养不良,包括体重减轻、疲乏、肌萎缩、低蛋白血症、皮肤角化过度、肌肉痉挛、凝血功能差及骨痛等。由于胆盐吸收障碍,胆汁中胆盐浓度下降,加上肠激素分泌减少,使胆囊收缩变弱,易发生胆囊结石。钙、镁缺乏可使神经、肌肉兴奋性增强,发生手足搐搦,长期缺钙还可引起骨质疏松。由于草酸盐在肠道吸收增加,尿中草酸盐过多而易形成泌尿系统结石。长期营养不良可最终导致多器官功能衰竭。

四、治疗

根据病因及不同病程阶段采取相应治疗措施。因手术误行吻合造成的短肠状态需急诊再次手术改正吻合。肠切除术后短肠综合征急性期以肠外营养支持,维持水电解质和酸碱平衡为主,适应期以肠外营养与逐步增加肠内营养相结合,维持期使患者逐步过渡到肠内营养为主。

因短肠综合征早期治疗需大量补液,后期需长期肠外营养支持,应选择中心静脉补液。可采用隧道式锁骨下静脉穿刺置管、皮下埋藏植入注射盒的中心静脉置管或经外周静脉穿刺中心静脉置管(PICC)。据部分学者经验,隧道式锁骨下静脉穿刺置管的并发症发生率(尤其是感染率),明显小于另外两种置管,护理亦较方便,一般可保持2~3年不需换管。

(一)急性期治疗

应仔细记录24小时出入量,监测生命体征,定时复查血电解质、清蛋白、血糖、动脉血气分析,监测体重。术后24~48小时补充的液体应以生理盐水、葡萄糖溶液为主,亦可给予一定量氨基酸及水溶性维生素。原则上氮源的供给应从小量开始,逐步增加氨基酸输入量,使负氮平衡状态逐步得到纠正。每天补充6~8 L液体,电解质补充量随监测结果酌情调整。此期因肠道不能适应吸收面积骤然减少,患者可出现严重腹泻,大量体液丧失,高胃酸分泌,营养状况迅速恶化,易出现水电解质紊乱、感染和血糖波动。此阶段应以肠外营养支持为主,进食甚至饮水均可加重腹泻。由于多数短肠综合征患者需接受长期肠外营养支持,不合理肠外营养配方或反复中心静脉导管感染可在短时间内诱发肝功能损害,使肠外营养无法实施。因此在制订肠外营养配方时应避免过度使用高糖,因过量葡萄糖会转化为脂肪沉积在肝脏,长期会损害肝功能;选择具有护肝作用的氨基酸;脂肪乳剂使用量不宜过大,一般不超过总热量的40%,并采用中、长链脂肪乳;还应补充电解质、复合脂溶性维生素及水溶性维生素、微量元素等;所需热量和蛋白质要根据患者的实际情况进行个体化计算,热量主要由葡萄糖及脂肪提供。

由于长期肠外营养不仅费用昂贵,易出现并发症,而且不利于残留肠道的代偿。因此如有可能即使在急性期也应尽早过渡到肠内营养和口服进食。研究表明,肠内营养实施得越早,越能促进肠功能代偿。但短肠综合征患者能否从肠外营养过渡到肠内营养主要取决于残留肠管的长度和代偿程度,过早进食只会加重腹泻、脱水和电解质紊乱,因此从肠外营养过渡到肠内营养时应十分谨慎。开始肠内营养时先以单纯的盐溶液或糖溶液尝试,逐步增量,随肠代偿的过程,逐步过渡到高蛋白、低脂、适量碳水化合物的少渣饮食,少食多餐,也可选用专用于短肠综合征患者的短肽型肠内营养制剂。

(二)肠康复治疗

急性期后期应进行肠康复治疗,即联合应用生长激素(重组人生长激素)、谷氨酰胺与膳食纤维。生长激素能促进肠黏膜细胞增殖,谷氨酰胺是肠黏膜细胞等生长迅速细胞的主要能量物质,而膳食纤维经肠内细菌酵解后,能产生乙酸、丙酸和丁酸等短链脂肪酸,丁酸不仅可提供能量,还能促进肠黏膜细胞生长。使用方法为重组人生长激素皮下注射[0.05 mg/(kg·d)],谷氨酰胺静脉滴注[0.6 g/(kg·d)],口服含膳食纤维素丰富的食物或营养液,持续3周或更长。

(三)防治感染

当患者持续发热,应及时行各项检查以排查感染原因并早期治疗。针对肠源性感染的可能性,无细菌培养和药敏试验结果时,经验性用药应选择覆盖厌氧菌和需氧菌的抗生素。

(四)控制腹泻

禁食及肠外营养可抑制胃肠道蠕动和分泌,延缓胃肠道排空,从而减轻腹泻。可酌情应用肠动力抑制药,如口服洛哌丁胺、阿片酊等。腹泻严重难以控制者,应用生长抑素或奥曲肽可明显抑制胃肠道分泌,减轻腹泻。生长抑素首次剂量300 μg静脉注射,以后每小时300 μg静脉滴注;或奥曲肽首次剂量50 μg静脉注射,以后每小时25 μg静脉滴注,连用3~5天,腹泻次数明显减少后停用。

(五)抑制胃酸过多

术后胃酸分泌过多可应用质子泵抑制剂,目前抑酸效果最强的种类为埃索美拉唑,40 mg静脉注射,每天2次。

(六)手术治疗

一些探索用手术方法治疗短肠综合征的方法,如肠管倒置术等,并未形成治疗常规,效果仍待定论。

小肠移植目前已成为治疗短肠综合征的理想方式。随着外科技术和免疫抑制方案的进步,经过20余年发展,目前小肠移植在美国已被纳入联邦医疗保险范畴,在一些先进的移植中心,1年和5年生存率可高达91%和75%。我国南京军区南京总医院于1994年成功完成国内首例成人单独小肠移植,目前已有南京、西安、广州等多家移植中心共完成数十例单独或与其他脏器联合小肠移植,但与世界水平相比,小肠移植在中国仍是极富挑战的领域。

五、预防

外科医师应认识到短肠综合征的严重性,在手术中尽量避免过多切除小肠,对于小肠缺血病变范围广的患者,不应草率决定大面积切除,而应经扩血管措施后观察小肠活力,或暂行肠外置术观察,尽量抢救和保留肠管。

(马剑锋)

第三节　肠　　瘘

肠瘘是指肠管之间、肠管与其他脏器或者体外出现病理性通道,造成肠内容物流出肠腔,引起感染、体液丢失、营养不良和器官功能障碍等一系列病理生理改变。肠瘘可分为内瘘和外瘘两类。肠内容物不流出腹壁称为内瘘,如小肠间内瘘、小肠结肠瘘、小肠胆囊瘘、小肠膀胱瘘等。肠管与体外相通则称肠外瘘。根据瘘口所在部位、经瘘口流出的肠液量、肠道瘘口的数目、肠道是否存在连续性及引起肠瘘的病变性质等有关,可将肠瘘分为高位瘘与低位瘘、高流量瘘与低流量瘘、单个瘘与多发瘘、端瘘与侧瘘、良性瘘与恶性瘘等。

一、病因

肠瘘的常见原因有手术、创伤、腹腔感染、恶性肿瘤、放射线损伤、化疗及肠道炎症与感染性疾病。肠外瘘主要发生在腹部手术后，是一种严重的术后并发症，主要病因是术后腹腔感染，各种原因导致的吻合口漏。小肠炎症、结核、消化道憩室炎、恶性肿瘤及外伤伤道感染、腹腔脓肿也可直接穿破肠壁引起肠瘘。有些为炎性肠病本身的并发症，如 Crohn 病引起的内瘘或外瘘。根据临床统计，以继发于腹腔脓肿、感染和手术后肠瘘最为多见，肠内瘘常见于恶性肿瘤。放疗和化疗也可导致肠瘘，比较少见。

二、临床表现

肠瘘的临床表现比较复杂，其病情轻重受多种因素影响，包括肠瘘的类型、原因、患者身体状况及肠瘘发生的不同阶段等。肠间内瘘可无明显症状和生理紊乱。肠外瘘早期一般表现为局限性或弥漫性腹膜炎症状，患者可出现发热、腹胀、腹痛、局部腹壁压痛反跳痛等，在手术后患者与原有疾病的症状、体征难以区别，临床医师对患者诉腹胀、没有排气排便缺乏重视而将此归结为术后肠蠕动差、肠粘连等，往往错过早期诊断时机。在瘘管形成、肠液溢出体外以后，则主要表现为感染、营养不良、水电解质和酸碱平衡紊乱及多器官功能障碍等。

(一)瘘口形成和肠内容物漏出

肠外瘘的特征性表现是在腹壁出现一个或多个瘘口，有肠液、胆汁、气体、粪便或食物流出。唇状瘘可在创面观察到外翻的肠黏膜，甚至破裂的肠管。瘘口周围的皮肤红肿、糜烂。十二指肠瘘和高位空肠瘘流出量大，可达 4 000～5 000 mL/d，含有大量胆汁和胰液，经口进食的食物很快以原形从瘘口排出。低位小肠瘘流出量仍较多，肠液较稠，主要为部分消化的食糜。结肠瘘一般流出量少，呈半成形的粪便，瘘口周围皮肤腐蚀较轻。肠间内瘘可表现为不同程度的腹泻，应用止泻剂无效。肠道与输尿管、膀胱或者子宫发生的瘘，则出现肠内容物随尿液或从阴道排出，或者尿液随大便排出。

(二)感染

感染是肠瘘发生和发展的重要因素，也是主要临床表现。腹腔感染，特别是腹腔脓肿可引起肠瘘。肠瘘初期肠液漏出会引起不同程度的腹腔感染、腹腔脓肿，污染蔓延可出现弥漫性腹膜炎、脓毒血症等。

(三)营养不良

由于肠内容物特别是消化液的漏出，造成消化吸收障碍，加上感染、进食减少及原发病影响，肠瘘患者大多出现不同程度的营养不良，表现为低蛋白血症、水肿、消瘦等。水、电解质和酸碱平衡紊乱依肠瘘的位置、类型和流量而不同，表现为程度不等的内稳态失衡，常见低钾、低钠血症和代谢性酸中毒。

(四)多器官功能障碍

肠瘘后期可出现多器官功能障碍，较易出现胃肠道出血、肝脏损害。此外，肠瘘患者还可能存在一些与瘘发生相关的疾病，如消化道肿瘤、肠粘连、炎性肠病、重症胰腺炎及多发性创伤等，出现相应的临床表现。

(五)各种肠瘘的特点

十二指肠瘘发生后常表现为突然出现的持续性腹痛，以右上腹最明显，局部腹肌紧张、压痛、反跳痛,可伴有高热、脉速,白细胞升高。一般发生于胃切除术后十二指肠残端破裂、盲襻梗阻和内镜检查损伤等。症状的严重程度与漏出液的多少有关。瘘孔较小,漏出物仅是少量黏液和十二指肠液,症状较轻;若瘘口较大则有大量肠内容物漏出,形成外瘘则伤口附近皮肤很快发生糜烂,大量消化液流失很快导致水、电解质紊乱,甚至导致死亡。空-回肠内瘘常有腹泻,外瘘则有明显的肠液外溢,瘘口皮肤红肿、糜烂、疼痛,并常有腹腔感染。当肠腔与其他脏器,如泌尿道等相通时,常出现相应器官的感染。肠瘘远端常有部分或完全性梗阻。持久的感染、肠液丢失和营养摄入困难可造成营养不良,体重迅速下降。

三、病理生理

(一)病理生理分期
肠瘘的病理生理发展一般经历 4 个阶段,相继出现以下病理改变。

1.腹膜炎期

主要发生于创伤或手术后 1 周以内。由于肠内容物经肠壁缺损处漏入腹腔而引起腹膜炎。其严重程度依瘘口的位置、大小、漏出液的性质和量不同而异。高位、高流量的空肠瘘,漏出液中含有大量胆汁、胰液,具有强烈消化腐蚀作用,且流量大,常常形成急性弥漫性腹膜炎。瘘口小、流量少的肠瘘则可形成局限性腹膜炎。

2.局限性脓肿期

多发生于肠瘘发病后 7～10 天。由于急性肠瘘引起腹腔感染,腹腔内纤维素渗出,大网膜包裹,周围器官粘连等,使渗漏液局限、包裹形成脓肿。

3.瘘管形成期

上述脓肿在没有及时引流情况下,可发生破溃,使脓腔通向体表或周围器官,从肠壁瘘口至腹壁或其他器官瘘口处,形成固定的异常通路,脓液与肠液经过此通道流出。

4.瘘管闭合期

随着全身情况的改善和有效治疗,瘘管内容物引流通畅,周围组织炎症反应消退及纤维组织增生,瘘管将最后被肉芽组织充填并形成纤维瘢痕愈合。

(二)病理生理改变
肠瘘有一系列特有的病理生理改变,主要包括水电解质和酸碱平衡紊乱、营养不良、消化酶腐蚀作用、感染及器官功能障碍等。因瘘口位置、大小、流量及原有疾病不同,对机体造成的影响也不同。瘘口小,位置低、流量少的肠瘘引起全身病理生理改变小,而高位、高流量的瘘则引起明显的全身症状,甚至出现多器官功能衰竭,导致死亡。

1.水电解质和酸碱平衡紊乱

肠瘘按其流出量的多少,分为高流量瘘与低流量瘘。消化液丢失量的多少取决于肠瘘的部位,十二指肠、空肠瘘丢失肠液量大,也称高位肠瘘,而结肠及回肠瘘肠液损失少,也称低位肠瘘。大量肠液流失引起脱水、电解质和酸碱紊乱,甚至危及患者生命。因肠液丢失,肠液中营养物质和消化酶丢失,消化吸收功能发生障碍,加上感染等因素,导致和加重营养不良,其后果与短肠综合征相同。

2.消化液腐蚀作用

肠液腐蚀皮肤可发生糜烂、溃疡甚至坏死,消化液积聚在腹腔或瘘管内,可能腐蚀其他脏器,也可能腐蚀血管造成大出血和伤口难以愈合。

3.感染

肠瘘发生后,由于引流不畅而造成腹腔内脓肿形成。肠腔内细菌污染周围组织发生感染,又因消化酶腐蚀作用使感染难以局限。如肠瘘与胆道、膀胱相通则引起相应器官的感染,甚至发生败血症。

水电解质和酸碱平衡紊乱、营养不良、感染,是肠瘘的三大基本病理生理改变,尤其是营养不良和感染,在肠瘘中往往比较突出,而且互为因果,形成恶性循环,可引起脓毒血症和多器官功能障碍综合征,最后导致死亡。

四、诊断

根据临床表现、病史和有关检查,肠瘘的诊断多无困难,但为实施正确治疗,对肠瘘的诊断需明确以下重要问题:①肠瘘的位置与数目,即明确是高位瘘还是低位瘘,是单个瘘还是多发瘘。②瘘管的走行情况,包括瘘管的形状、长度、有无脓腔存在、是否与其他脏器相通。③肠道的通畅情况,是端瘘还是侧瘘,瘘的远端有无梗阻。④肠瘘的原因,是良性瘘还是恶性瘘。⑤有无腹腔脓肿和其他并发症,瘘管的引流情况等。⑥患者的营养状态和重要器官功能情况,是否存在水电解质和酸碱平衡紊乱。

为明确上述情况,需进行实验室检查和影像学检查,特别是瘘管检查。瘘管检查可通过口服染料或炭粉,观察排出情况,或口服或直接向瘘管内注入碘造影剂行瘘管造影。口服经稀释的炭粉或亚甲蓝后,定时观察瘘口,记录炭粉或亚甲蓝排出的量和时间。如有炭粉或染料经创口排出则肠瘘诊断明确,根据排出时间可粗略估计瘘的部位,根据排出量可初步估计瘘口大小。瘘管造影有助于明确瘘的部位、大小、瘘管长短、走行及脓腔范围,还可了解与肠瘘相关的部分肠襻情况。其他辅助检查包括以下几种。

(一)腹部 X 线平片

通过腹部立、卧 X 线平片了解有无肠梗阻,是否存在腹腔占位性病变。

(二)B 超

可以检查腹腔脓肿,胸腹水,腹腔占位病变等,还可行 B 超引导下经皮穿刺脓肿引流。

(三)消化道造影

消化道造影包括口服造影剂行全消化道造影和经腹壁瘘口造影,是诊断肠瘘的有效手段。常可明确是否存在肠瘘、肠瘘的部位与数量、瘘口大小、瘘口与皮肤距离、是否伴有脓腔及瘘口引流情况等,同时还可明确瘘口远、近端肠管是否通畅。如果是唇状瘘,在明确瘘口近端肠管情况后,还可经瘘口向远端肠管注入造影剂进行检查。造影时应动态观察胃肠蠕动和造影剂分布情况,注意造影剂漏出的部位、量与速度、有无分支叉道和脓腔等。

对肠瘘患者进行消化道造影检查一般不宜使用钡剂,因为钡剂不能吸收或溶解,会造成钡剂存留在腹腔和瘘管内,形成异物,影响肠瘘自愈,且钡剂漏入腹腔或胸腔后引起的炎性反应也较剧烈。一般对早期肠外瘘患者多使用 76% 泛影葡胺,60~100 mL 口服或经胃管注入,多能清楚显示肠瘘情况。肠腔内和漏入腹腔的泛影葡胺均可很快吸收。

(四)CT

CT 是临床诊断肠瘘及其并发的腹盆腔脓肿的理想方法。特别是通过口服造影剂 CT 扫描,或 CT 瘘管造影,不仅可以明确肠道通畅情况和瘘管情况,还可协助进行术前评价,帮助确定手术时机。如炎症粘连明显的肠管 CT 表现为肠管粘连成团,肠壁增厚和肠腔积液。此时手术不但不能完全分离粘连,还可能造成肠管更多的继发损伤,产生更多的瘘,使手术彻底失败。

(五)其他检查

如对小肠胆道瘘、小肠膀胱瘘等进行胆管、泌尿道造影检查。

五、治疗

(一)治疗原则

肠瘘的治疗目的是设法闭合瘘管,恢复肠道连续性,纠正肠液外溢所致的各种病理生理改变。20 世纪 70 年代以前,治疗肠瘘的首选方法是紧急手术修补肠瘘,当时公认的原则是"越是高位的瘘,越要尽早手术"。但由于对肠瘘的病理生理学了解不够,将肠瘘等同于十二指肠溃疡穿孔、外伤性肠穿孔等,希望能一次修补成功,而事实上由于腹腔内感染严重,肠襻组织不健康且愈合不良,早期手术失败率高达 80%。20 世纪 70 年代初期,随着全肠外营养(TPN)的发展,肠瘘患者的营养障碍问题可得到解决,加上新型广谱抗生素的应用,对肠瘘感染可有效控制,肠瘘的治疗策略出现了根本性转变,以采用各种非手术治疗促进肠瘘自行愈合为主,而确定性手术是最后的选择。

TPN 不仅可以改善患者营养不良,而且可减少肠液分泌量 50%~70%,有利于肠瘘愈合。20 世纪 80 年代后期,生长抑素应用于肠瘘的治疗,使肠液分泌再减少 50%~70%,可使 24 小时空腹肠液流出量由约 2 000 mL 减少至 200 mL 左右。20 世纪 90 年代以后,重组人生长激素应用于临床,可促进蛋白质合成与组织修复,使肠瘘非手术治疗的治愈率进一步提高。目前肠瘘的基本治疗原则是根据肠瘘的不同类型和病理生理情况,采取营养支持、抗感染、减少肠液分泌、封堵瘘管、维持内环境稳定、促进瘘管愈合及选择性手术等综合措施。一些研究正在探索在有效的营养支持和抗感染前提下,通过生长抑素和生长激素联合应用,对肠外瘘实施早期确定性手术以缩短疗程。

(二)治疗措施

1.纠正水电解质和酸碱平衡紊乱

水电解质和酸碱平衡紊乱是高流量肠瘘的严重并发症,也是肠瘘早期死亡的主要原因。其病因包括消化液的大量丢失,严重腹腔感染所致的高分解代谢(胰岛素拮抗,糖利用障碍,高血糖),难以纠正的酸中毒,以及不恰当的营养支持和补液等。因此肠瘘所致的水电解质和酸碱平衡紊乱比较复杂,且贯穿整个病程。随瘘流量的改变,感染控制程度的不同,紊乱的程度也会发生改变。在肠瘘的治疗过程中,必须自始至终注意纠正水电解质和酸碱平衡紊乱,基本措施是保证足量补充,控制肠液漏出,实时监测调整。对肠瘘患者应注意监测 24 小时出入量、血电解质、血气分析、血细胞比容、血浆渗透压、尿量、尿比重、尿电解质等,特别要注意有无低钾血症、低钠血症和代谢性酸中毒。肠瘘治疗过程中既可出现高钾,也可出现低钾,而患者可无明显症状。由于细胞内外钾离子交换缓慢,并需消耗一定能量,因此血清钾并不能完全反映总体钾的量及变化。随着感染的控制,机体由分解代谢转向合成代谢,对钾离子的需求也会增加。在临床上补钾时应多进行监测,不宜在短期内将所缺失的钾全部补充。补钾一般用 10%氯化钾加入液体中,应严格掌握量和浓度限制(浓度不超过 40 mmol/L,即氯化钾 30 mL/L,速度不超过 40 mmol/h,每天氯化钾总量不超过 80 mL,尿量应超过 40 mL/h),补充途径可经外周静脉、中心静脉或口服,因肠瘘患者多需长期营养支持,一般采用中心静脉给予,并应进行心电监测,监测心律失常。

2.营养支持

肠瘘患者营养支持的目的是改善营养状况和适当的胃肠功能休息。有效的营养支持不仅促进合成代谢,而且增强机体免疫力,使感染易于控制,提高肠瘘的治愈率。营养支持基本方法包括肠外营养(PN)和肠内营养(EN)两种,但所用的营养成分组成和具体途径可以有多种。

PN用于肠瘘患者具有以下优点:营养素全部从静脉输入,胃肠液的分泌量明显减少,经瘘口溢出的肠液量也随之减少;调整补充水、电解质比较方便;部分肠瘘经过PN,溢出的肠液减少,感染控制,营养改善而可以自愈;围术期应用PN提高了手术成功率。肠瘘患者进行PN一般时间较长,其不足之处在于,PN导管败血症发生率较高;容易产生淤胆、PN性肝病等代谢并发症;长期PN还可引起肠黏膜萎缩,肠屏障功能受损和细菌易位;PN费用较昂贵。故应酌情尽量缩短PN时间,添加特殊营养素、药物等以减少并发症,条件允许时尽快过渡到EN。肠瘘患者PN的基本要求包括针对每个患者具体计算热量和需氮量,一般轻度至中度应激者给予的非蛋白质热量分别为104.6～125.5 kJ/(kg·d)及125.5～146.4 kJ/(kg·d),氮量分别为0.16～0.2 g/(kg·d)及0.2～0.3 g/(kg·d);应同时应用葡萄糖液和脂肪乳剂作为能量供给,糖:脂比例为(1～2):1;根据患者氮平衡状态、营养状况和治疗目的选用适当的氨基酸制剂,并且按不同品牌的溶液含氮量,计算决定输注量,一般选用含氨基酸种类较多的制剂,应激较重者可选用含支链氨基酸(BCAA)较多的制剂;补充适当的电解质、维生素和微量元素,不仅要注意钾、钠、氯水平,还要注意补充钙、镁和磷,以及水溶性维生素、脂溶性维生素和微量元素。

肠内营养(EN)是将一些只需化学性消化或不需消化就能吸收的营养液通过消化道置管或造口注入胃肠道内,更符合胃肠道正常生理,能够维持胃肠道和肝脏正常功能,避免肠黏膜萎缩,保护肠道屏障,防止细菌易位,并发症少,费用较低,技术要求低,故应尽量创造条件以实现EN。肠瘘患者实施EN要注意时机,对于肠瘘急性期,并发严重的感染和水电解质酸碱平衡紊乱,或者存在肠梗阻,肠内容物漏出比较严重者,不能采取EN。对单纯的管状瘘,可在堵瘘后用鼻胃管实施EN。在瘘发生后,如行腹腔引流术,可尽量同时做肠造口备EN用。对于肠瘘造成短肠综合征或者肠道功能不良,宜选用易于吸收的氨基酸或短肽要素膳。当肠道功能基本正常,宜选用含蛋白水解物或全蛋白的制剂。应用EN应采取循序渐进原则,输入量逐渐增加,速度由慢至快,使肠道有充分的适应,实施EN时应注意保温,输入的肠内营养液应在40℃左右,以减少腹胀、腹泻的发生。

另外,生长抑素可进一步减少胃肠液的分泌,有利于腹腔感染的控制,纠正水和电解质紊乱,促进管状瘘愈合。生长激素具有促进合成代谢、促进伤口和瘘口愈合的作用。谷氨酰胺是合成氨基酸、蛋白质、核酸及其他生物大分子的前体,是肠黏膜细胞、免疫细胞等生长迅速细胞的主要能源物质,在应激状态下相当于必需氨基酸,经静脉或肠道补充谷氨酰胺可促进蛋白质合成,促进肠黏膜细胞增殖,保护肠屏障功能。精氨酸具有营养和免疫调节双重作用,经肠外或肠内补充可促进蛋白质合成,增强机体免疫功能。ω-3多不饱和脂肪酸可改变细胞膜结构,影响细胞流动性、信号传递和受体功能,具有免疫调节作用。

3.控制感染

肠瘘患者的感染主要是肠液外溢至腹腔形成的腹腔感染,以及静脉导管和肠道细菌易位导致的感染,通常由多种病原菌引起,可反复发生,加上患者常常同时存在营养障碍,免疫功能低下等问题,感染控制比较困难。腹腔内感染是肠瘘最主要、最初的感染灶,容易形成脓肿,而且易被腹腔粘连形成许多分隔,不易定位与引流。治疗腹腔内感染的最主要措施是有效引流、适当应用抗感染药物和全身支持治疗。

引流是控制肠瘘腹腔感染的主要方法,也是管状瘘治疗的基本方法。在肠瘘形成初期,若腹腔已经安置引流管且通畅,可利用此引流管继续引流。如果无腹腔引流管或引流不畅,存在广泛多处腹腔感染、脓肿,可考虑剖腹探查,大量冲洗腹腔后放置有效引流。若感染或脓肿局限,B超或CT引导下穿刺引流可避免剖腹探查。肠瘘腹腔引流应使用单腔负压管、双套管及三腔管。单腔负压管容易发生堵塞,适于短期抽吸引流。双套管的优点是能预防组织堵塞引流管,但由于肠瘘患者的腹腔引流液中含有多量纤维素和组织碎屑,仍可引起管腔堵塞。三腔引流管是在双套管旁附加注水管,可以持续滴入灌洗液,可达到持续冲洗效果,推荐使用。用临时性关腹技术处理严重的腹腔感染和多发脓肿近年来越来越多地用于临床,即暂时用聚丙烯网片等材料遮盖敞开的腹腔,以减少再次剖腹的次数,腹腔内液体可透过网孔得到引流,引流物和肠造口可从网片上戳孔引出,待病情恢复后再行腹壁修复。该技术在肠外瘘的应用指征是腹腔感染严重且广泛;腹腔内有多发或多腔脓肿;腹壁感染严重,不能缝合关闭。应用生物网片更可以促进组织在网片上爬行生长,有利于远期的腹壁修复。因肠瘘患者通常治疗时间较长,而长期使用广谱抗生素将导致菌群失调或二重感染,故不可随意使用,应严格掌握适应证,并在病情允许时及时停药。肠瘘患者应用抗生素的主要适应证包括肠瘘早期存在严重的腹腔或全身感染;PN静脉导管感染;肠瘘患者全身情况较差,存在肠道细菌易位危险;肠瘘围术期。肠瘘患者在慢性期和恢复期,以及在腹腔感染局限,经过引流冲洗和营养支持瘘管开始愈合缩小等情况下,一般不需要抗生素治疗。

4.瘘口瘘管的处理

关闭瘘口是肠瘘治愈的目标,基本方法是吸引和封堵。吸引的目的是引流肠液、脓液和坏死组织,减少对瘘管和瘘口的进一步侵蚀,使瘘口瘘管缩小以便于封堵或者自愈。常用方法是从瘘口向近端肠腔插入一根直径0.5 cm的硅胶双套管,如置管困难,可采取介入技术,将双套管尖端尽量摆放在肠瘘内口附近,低引力持续吸引,用凡士林纱布把瘘口与腹壁隔开。也可应用三腔管引流,间断吸引冲洗。准确收集记录吸引量作为补液参考。

封堵适于管状瘘或者高流量瘘,以尽快控制肠液漏出以改善营养状况。封堵前应进行瘘管造影,明确瘘管瘘口位置和解剖关系,最好在影像引导下完成。传统的方法是用纱布、油纱条填塞,还有盲管堵塞法、水压法堵塞等。也有报道经瘘口将避孕套放入肠腔,向套内注入适量的空气或水,使其在肠腔内外形成哑铃状而堵塞瘘口的方法。瘘口较大或唇状瘘,可用硅胶片内堵。目前应用更多的是医用粘胶,包括各种生物胶。进行肠瘘封堵时必须先明确瘘口远端肠管无明显狭窄和梗阻,避免对多发瘘进行封堵,以免引起部分瘘管引流不畅。封堵肠瘘时应尽量首先堵住内口,对外口进行引流冲洗,局部应用抗生素和促进瘘管愈合的药物,使肠瘘自行愈合。瘘口周围皮肤可以涂抹氧化锌、氢氧化铝或其他抗生素软膏予以保护。

5.其他治疗

肠瘘的治疗还应注意对其他器官功能的维护和病变的治疗,由于肠瘘属胃肠科疑难病危重病,尤其是早期未能发现,导致腹腔严重感染和多发性脓肿形成的患者,可能存在不同程度的心、肺、肝、肾等器官功能障碍,在治疗过程中应注意监测和维护。

六、预后

肠瘘是多种疾病和损伤引起的一种复杂并发症,在原发病基础上又出现新的病理生理学改变,其治疗一直是临床难题。肠瘘的死亡率在20世纪60年代高达40%~65%,20世纪70年代以来,由于治疗策略的改进,营养支持的进步,重视患者整体情况和有效抗感染等,肠瘘的死亡率已明显下降,一般在 5.3%～21.3%。

决定肠瘘预后的主要因素是发生部位、类型和原因,腹腔感染的严重程度及治疗策略等,肠瘘的三大死亡原因是水电解质和酸碱平衡紊乱,营养不良和感染。肠瘘治疗失败的原因有感染未能得到有效控制,所引发的多器官功能障碍综合征是治疗失败的主要因素,占死亡患者的90%;特殊病因引起的肠外瘘,如 Crohn 病,放射性损伤,恶性肿瘤等,缺乏有效治疗措施;并发其他重要脏器病变,如肿瘤,肝病和心血管病变。

(陆继广)

第四节　肠　套　叠

一段肠管套入其相连的肠管腔内称为肠套叠,多见于幼儿,成年人肠套叠在我国较为少见。大多数小儿肠套叠属急性原发性,肠管并无器质性病变,而成人肠套叠多由肠壁器质性病变引发,多为慢性反复发作,常见原因有憩室、息肉或肿瘤等,临床表现多不典型,且缺少特异性诊断技术,故术前较难确诊。跟随微创外科的发展,腹腔镜探查和手术的应用日益广泛,在明确肠套叠诊断的同时,还可进行治疗性手术,或为开腹手术设计切口,减小创伤,具有明显的微创优势。

一、成人肠套叠

(一)病因

成人肠套叠临床较少见,多为继发性。其中 90% 的病因是良性肿瘤、恶性肿瘤、炎性损伤或Meckel 憩室。小肠发生肠套叠多于结肠,这可能与小肠较长,活动度较大,蠕动较频繁,蠕动方式改变机会较大有关。原因不明的肠套叠可能与饮食习惯改变、精神刺激、肠蠕动增强、药物或肠系膜过长有关。腹部外伤和手术后亦可发生不明原因的肠套叠。

肠套叠按套叠类型分为回肠-结肠型、回肠盲肠-结肠型、小肠-小肠型、结肠-结肠型(图 6-5)。套叠肠管可分为头部、鞘部、套入部和颈部(图 6-6)。

(二)病理生理

肠管套入相邻肠管腔将导致肠腔狭窄,可引起机械性梗阻。尤其当套入部肠段系膜亦套入时,将出现肠管血运障碍,使肠黏膜发生溃疡和坏死,如没得到及时处理,肠壁会因缺血而坏死,最终肠管破裂。由于急性腹膜炎,水电解质严重丢失,感染和毒素吸收,将导致败血症和多器官功能障碍综合征。

(三)辅助检查

1.超声检查

超声显示为中央套入部多层肠壁,造成多层次界面的高回声区,两侧为只有一层肠壁构成的低回声或不均质回声环,可表现为"假肾征"或"靶环征",套入部进入套鞘处呈舌状表现,远端呈低或不均质回声肿块。超声检查的缺点是在肠梗阻情况下,肠腔内气体较多,无法获得满意图像。

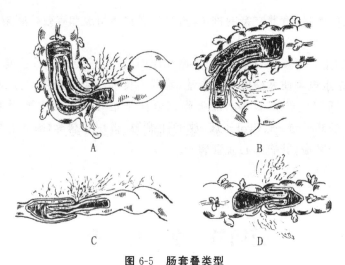

图 6-5　肠套叠类型
A.回肠-结肠型;B.回肠盲肠-结肠型;C.小肠-小肠型;D.结肠-结肠型

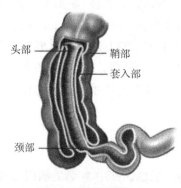

图 6-6　套叠肠管分部

2.X线检查

(1)单纯立位腹部平片:可见不全性或完全性肠梗阻表现。

(2)钡灌肠检查:在有结肠套入的成人肠套叠中典型表现为杯口征,对单纯小肠套叠无确诊价值,且必须行肠道准备,在急性完全性肠梗阻时无法行此检查,现已逐渐被B超所取代。

3.CT检查

对成人肠套叠诊断有较高应用价值。肠套叠部位与CT扫描线垂直时,表现为圆形或类似环形,称为"靶征",是肠套叠最常见的特征性CT表现之一。套叠部位与CT扫描线平行时,则肿块呈椭圆形或圆柱形,附以线状的血管影,描述为"腊肠样"肿块。肠系膜血管及脂肪卷入套入部,也是较特异性的CT征象之一。

(四)诊断

1.临床表现

腹痛、腹部包块、呕吐、血便为肠套叠常见四大症状。成人肠套叠临床表现不典型,早期诊断困难,在急诊情况下更容易误诊。出现下列情况者应高度怀疑:①病程较长,亚急性起病,腹痛反复发作,症状可自行缓解或经保守治疗后好转,呈不完全性肠梗阻。②腹痛伴腹部包块,包块大小可随腹痛变化,位置不固定,常游走,可消失,消失后腹痛也随之消失。③有腹部包块的急腹症和腹痛伴血便者。④不明原因肠梗阻。

2.辅助检查

影像学检查特别是 B 超可作为首选。CT 检查在成人肠套叠的诊断上有重要价值。

3.腹腔镜探查

术前诊断困难时,剖腹探查或腹腔镜探查是最主要的确诊手段,按微创原则,患者条件允许时首选腹腔镜探查。

（五）治疗

成人肠套叠大多数原发病为肿瘤,通常应手术治疗。

1.不应手法复位的肠套叠

(1)术前或术中探查明确为恶性肿瘤引起肠套叠,应行包括肿瘤及区域淋巴结在内的根治性切除术,试图将肠管复位很可能造成恶性肿瘤细胞播散或血行转移,且在复位过程中,缺血肠段易发生穿孔,而在水肿肠壁处切除吻合易致术后吻合口并发症。

(2)结肠套叠原发于恶性肿瘤的占 50%～67%,因此结肠套叠不应手法复位,而应行规范肠切除并清扫淋巴结。

(3)套叠肠段有缺血坏死情况可直接手术切除。

(4)老年患者的肠套叠恶性肿瘤和缺血坏死发生率高,不应复位,可直接行肠段切除术。

2.可以手法复位的肠套叠

(1)肠管易复位且血供良好,可先行手法复位,再根据探查情况决定是否行肠切除手术。对于回肠-结肠型套叠,如肠管复位后未发现其他病变,以切除阑尾为宜,盲肠过长者应做盲肠固定术。

(2)小肠套叠多由良性病变引起,术中可考虑先将肠管手法复位,再行手术治疗。

（六）手术步骤

(1)探查:根据术前影像学评估,一般能明确套叠肠段位置。如梗阻不明显、有足够腹腔空间,可行腹腔镜探查。如腹胀明显、肿物巨大或有其他腹腔镜手术禁忌证时应行剖腹探查。

(2)手法复位:小肠-小肠型套叠较易复位,方法是通过缓慢轻柔挤压、牵拉两端小肠将套叠肠段拖出。回肠-结肠型套叠更容易出现回肠肠壁水肿、缺血、坏死,在复位时容易将肠壁撕裂或损伤,故建议在手法复位回肠-结肠型套叠时应格外小心。

(3)恶性肿瘤引起的肠套叠以不同部位的肿瘤根治原则行肿瘤根治术。

(4)小肠良性疾病引起的套叠在肠管复位后,酌情行单纯病变切除或套叠肠段切除。

（七）术后处理

术后根据不同肠段的手术和术式决定禁饮食时间,预防性应用抗生素。未恢复饮食前应予肠外营养支持。鼓励患者尽早下床活动,促进胃肠道功能恢复。肛门排气后可酌情拔除胃管及腹腔引流管,循序渐进恢复经口进食。

二、小儿肠套叠

小儿肠套叠是指各种原因引起的部分肠管及其附近的肠系膜套入邻近肠腔内,导致肠梗阻,是一种婴幼儿常见急腹症。肠套叠发病率为 1.5‰～4‰,不同民族和地区发病率有差异,我国远较欧美国家多见,男孩发病多于女孩,为(1.5～3):1。肠套叠偶尔可见于成人或新生儿,而主要见于 1 岁以内的婴儿,占 60%以上,尤以 4～10 个月婴儿最多见,是发病高峰。2 岁以后发病逐年减少,5 岁以后发病罕见。

（一）病因

肠套叠分为原发性和继发性两种。

1.原发性肠套叠

90%的肠套叠属于原发性,套入肠段及周围组织无显著器质性病变。病因至今尚不清楚,可能与下列因素有关。

（1）饮食改变:由于婴儿肠道不能立即适应所改变食物的刺激,发生肠道功能紊乱而引起肠套叠。

（2）回盲部解剖因素:婴儿期回盲部游动性大,小肠系膜相对较长,回肠盲肠发育速度不同,成人回肠盲肠直径比为 1:2.5,而新生儿为 1:1.43,可能导致蠕动功能失调。婴儿回盲瓣过度肥厚且呈唇样凸入盲肠,加上该区淋巴组织丰富,受炎症或食物刺激后易引起充血、水肿、肥厚,肠蠕动易将回盲瓣向前推移,并牵拉肠管形成套叠。

（3）病毒感染:系列研究报道急性肠套叠与肠道内腺病毒、轮状病毒感染有关。病毒感染可能引起肠系膜淋巴结肿大和回肠末端集合淋巴结增殖肥厚,从而诱发肠套叠。

（4）肠痉挛及自主神经功能失调:各种原因的刺激,如食物、炎症、腹泻、细菌和寄生虫毒素等,使肠道发生痉挛、蠕动功能节律紊乱或逆蠕动而引起肠套叠。也有人提出由于婴幼儿交感神经发育迟缓,因自主神经系统功能失调而引起肠套叠。

（5）遗传因素:近年来有报道称,部分肠套叠患者有家族发病史。这种家族发病率高的原因尚不清楚,可能与遗传、体质、解剖学特点及对肠套叠诱因的易感性增高等有关。

2.继发性肠套叠

由肠道器质性病变引起,以 Meckel 憩室占首位,其次为息肉及肠重复畸形,此外还包括肿瘤、异物、结核、阑尾残端内翻、盲肠袋内翻及紫癜血肿等。患儿发病年龄越大,存在继发性肠套叠的可能性越大。

（二）病理生理

肠套叠在纵形切面上由三层肠壁组成称为单套:外层为肠套叠鞘部或外筒,套入部为内筒和中筒。肠套叠套入最远处为头部或顶端,肠管从外面卷入处为颈部。外筒与中筒以黏膜面相接触,中筒与内筒以浆膜面相接触。绝大多数肠套叠患者是单套。少数患者小肠肠套叠再套入远端结肠肠管内,称为复套,断面上有 5 层肠壁。肠套叠多为顺行性套叠,与肠蠕动方向一致,逆行套叠极少见。肠套叠一旦形成很少自动复位,套入部进入鞘部,并受到肠蠕动的推动向远端逐渐深入,同时其肠系膜也被牵入鞘内,颈部紧束使之不能自动退出。由于鞘部肠管持续痉挛紧缩而压迫套入部,致使套入部肠管发生循环障碍,初期静脉回流受阻,组织淤血水肿,套入部肠壁静脉怒张破裂出血,黏膜细胞分泌大量黏液,黏液进入肠腔后与血液、粪质混合呈果酱样胶冻状排出。肠壁水肿不断加重,静脉回流障碍加剧,致使动脉受压,供血不足,最终发生肠壁坏死。肠坏死根据发生的病理机制分为动脉性和静脉性坏死。动脉性坏死多发生于鞘部,因鞘部肠管长时间持续性痉挛,肠壁动脉痉挛,血供阻断,部分肠壁出现散在的斑点状坏死,又称缺血性坏死（白色坏死）。静脉性坏死多发生于套入部,是由于系膜血管受压,静脉回流受阻,造成淤血,最终肠管坏死（黑色坏死）。

（三）类型

根据套入部最近端和鞘部最远端肠段部位将肠套叠分为以下类型。

1.小肠型

小肠型包括空肠套入空肠型、回肠套入回肠型和空肠套入回肠型。

2.回盲型

以回盲瓣为起套点。

3.回结型

以回肠末端为起套点,阑尾不套入鞘内,此型最多,占 70%~80%。

4.结肠型

结肠套入结肠。

5.复杂型或复套型

常见为回结型,占肠套叠的 10%~15%。

6.多发型

在肠管不同区域内有分开的 2 个、3 个或更多肠套叠。

(四)临床表现

小儿肠套叠分为婴儿肠套叠(2 岁以内者)和儿童肠套叠,临床以前者多见。

1.婴儿肠套叠

多为原发性肠套叠,临床特点如下。

(1)腹痛:为最早症状,常常突然发作,婴儿表现为哭闹不安,伴有拒食出汗、面色苍白、手足乱动等异常痛苦表现。腹痛为阵发性,每次持续数分钟。每次发作后,患儿全身松弛、安静,甚至可以入睡,但间歇十余分钟后又重复发作,如此反复。这种腹痛与肠蠕动间期相一致,是由于肠蠕动将套入肠段向前推进,牵拉肠系膜,肠套叠鞘部产生强烈痉挛而引起的剧烈疼痛,当蠕动波过后,患儿即转为安静。肠套叠晚期合并肠坏死和腹膜炎后,患儿表现萎靡不振,反应低下。部分患儿体质较弱,或并发肠炎、痢疾等疾病时,哭闹不明显,而表现为烦躁不安。

(2)呕吐:呕吐是婴儿肠套叠早期症状之一,在阵发性哭闹开始不久,即出现呕吐,呕吐物初为奶汁及乳块或其他食物,以后转为胆汁样物,1~2 天转为带臭味的肠内容物,提示病情严重。

(3)血便:多在发病后 6~12 小时排血便,便血早者可在发病后 3~4 小时出现,为稀薄黏液或胶冻样果酱色血便,数小时后可重复排出。便血是由于肠套叠时套叠肠管的系膜嵌入在肠壁间,发生血液循环障碍而引起黏膜渗血,与肠黏液混合形成暗红色胶冻样液体。有些来诊较早患儿,虽无血便排出,但通过肛门指诊可见手套染血,对诊断肠套叠极有价值。

(4)腹部包块:在患儿安静时进行触诊,多数可在右上腹肝下触及腊肠样、稍活动、伴有轻压痛的肿块,肿块可沿结肠走行移动,右下腹一般有空虚感,严重者可在肛门指诊时,触到直肠内子宫颈样肿物,即为套叠头部。

(5)全身状况:依就诊早晚而异,早期除面色苍白,烦躁不安外,营养状况良好。晚期患儿可有脱水,电解质紊乱,精神萎靡不振、嗜睡、反应迟钝。发生肠坏死时,有腹膜炎表现,可出现全身中毒症状,脉搏细速,高热昏迷,休克,衰竭甚至死亡。

2.儿童肠套叠

儿童肠套叠与婴儿肠套叠相比较,症状不典型。起病较为缓慢,多表现为不完全性肠梗阻,肠坏死发生时间相对较晚。患儿也有阵发性腹痛,但发作间歇期较婴儿长,呕吐、血便较少见。据统计儿童肠套叠发生便血者只有约 40%,而且便血往往在套叠后几天才出现,或者仅在肛门指诊时指套上有少许血迹。儿童较合作时,腹部查体多能触及腊肠形包块,很少有严重脱水及休克表现。

(五)诊断

1.临床表现

阵发性腹痛或哭闹不安、呕吐、便血和腹部包块。

2.腹部查体

可触到腊肠样包块,右下腹有空虚感,肛门指诊可见指套血染。

3.腹部超声

为首选检查方法,可通过肠套叠特征性影像协助确诊。超声图像在肠套叠横切面上显示为"同心圆"或"靶环"征,纵切面表现为"套筒"征或"假肾"征。

4.腹部 X 光平片或透视

可观察肠气分布、肠梗阻及腹腔渗液情况。

(六)鉴别诊断

小儿肠套叠临床症状和体征不典型时,易与下列疾病混淆:①细菌性痢疾。②消化不良及婴儿肠炎。③腹型过敏性紫癜。④Meckel 憩室出血。⑤蛔虫性肠梗阻。⑥直肠脱垂。⑦其他:结肠息肉脱落出血,肠内外肿瘤等引起的出血或肠梗阻。

(七)治疗

1.非手术疗法

(1)适应证:适用于病程不超过 48 小时,全身情况良好,生命体征平稳,无明显脱水及电解质紊乱,无明显腹胀和腹膜炎表现者。

(2)禁忌证:①病程超过 48 小时,全身情况不良,如有高热、脱水、精神萎靡、休克等症状。②高度腹胀,透视下可见肠腔内多个大液平。③已有腹膜刺激征或疑有肠坏死者。④多次复发性肠套叠而疑似有器质性病变。⑤小肠型肠套叠。

(3)空气灌肠:在空气灌肠前先做腹部正侧位全面透视检查,观察肠内充气及分布情况,注意膈下有无游离气体。采用自动控制压力的结肠注气机,向肛门内插入有气囊的注气管,注气后见气体阴影由直肠顺结肠上行达降结肠及横结肠,遇到套叠头端则阴影受阻,出现柱状、杯口状、螺旋状影像。继续注气时可见空气影向前推进,套头部逐渐向回盲部退缩,直至完全消失,此时可见大量气体进入右下腹小肠,然后迅速扩展到腹中部和左腹部,同时可闻及气过水声。透视下回盲部肿块影消失和小肠内进入大量气体,说明肠套叠已复位。

(4)B超下生理盐水加压灌肠:腹部 B 超可在观察到肠套叠影像后,于超声实时监视下行水压灌肠复位,随着水压缓慢增加,B 超下可见套入部与鞘部之间无回声区加宽,纵切面上套叠头部由"靶环"样声像逐渐转变成典型的"宫颈"征,套叠肠管缓慢后退,当退至回盲瓣时,套头部表现为"半岛"征,此时肠管后退较困难,需缓慢加大水压,随水压增大,"半岛"逐渐变小,最后通过回盲瓣而突然消失。此时可见回盲瓣呈"蟹爪样"运动,同时注水阻力消失,证明肠套叠已复位。

(5)钡剂灌肠:流筒悬挂高出检查台 100 cm,将钡剂徐徐灌入直肠内,在荧光屏上追随钡剂进展,在见到肠套叠阴影后增加水柱压力,直至套叠影完全消失。

(6)复位成功的判定及观察:①拔出气囊肛管后患儿排出大量带有臭味的黏液血便和黄色粪水。②患儿很快入睡,无阵发性哭闹及呕吐。③腹部平软,已触不到原有包块。④口服活性炭 0.5~1 g,如经 6~8 小时由肛门排出黑色炭末,证明复位成功。

2.手术疗法

(1)手术适应证：①非手术疗法有禁忌证者。②应用非手术疗法复位失败或穿孔者。③小肠套叠。④继发性肠套叠。

(2)肠套叠手术复位。

术前准备：首先应纠正脱水和电解质紊乱，禁食水、胃肠减压、抗感染；必要时采用退热、吸氧、备血等措施。体温降至 38.5 ℃以下可以手术，否则易引起术后高热抽搐，导致死亡。麻醉多采用气管插管全身麻醉。

切口选择：依据套叠肿块部位，选择右上腹横切口、麦氏切口或右侧经腹直肌切口。较小婴儿多采用上腹部横切口，若经过灌肠得知肠套叠已达回盲部，也可采用麦氏切口。

手法整复：开腹后，术者以右手顺结肠走向探查套叠肿块，常可在右上腹、横结肠肝曲或中部触到。由于肠系膜固定较松，小肿块多可提出切口。如肿块较大宜将手伸入腹腔，在套叠部远端用右手示、中指先将肿块逆行推挤，当肿块退至升结肠或盲肠时即可将其托出切口。套叠肿块显露后，检查有无肠坏死。如无肠坏死，则于明视下用两手拇指及示指缓慢交替挤压直至完全复位。复位过程中切忌牵拉套入的近端肠段，以免造成套入肠壁撕裂。如复位困难时，可用温盐水纱布热敷后，再做复位。复位后要仔细检查肠管有无坏死，肠壁有无破裂，肠管本身有无器质性病变等，如无上述征象，将肠管纳入腹腔后逐层关腹。如为回盲型肠套叠复位后，阑尾挤压严重，应将阑尾切除。

肠切除术：对不能复位及肠坏死者，手法整复时肠破裂者，肠管有器质性病变者，疑似有继发性坏死者，在病情允许时可做肠切除一期吻合术。如病情严重，患儿不能耐受肠切除术，可暂行肠造瘘或肠外置术，病情好转后再关闭肠瘘。

腹腔镜下肠套叠复位术：腹腔镜手术探查和治疗肠套叠因其显著的优点而得到肯定。①腹腔镜手术创伤小、恢复快、并发症少；②某些空气灌肠提示复位失败或复位不确切者，麻醉后肠套叠可自行复位，腹腔镜手术探查可以发现上述情况而避免开腹手术的创伤；③对腹腔内脏器探查全面，可及时发现因器质性病变导致的继发性肠套叠；④术中可与空气灌肠相结合，提高复位率，由于腹腔内 CO_2 气腹压力和空气灌肠压力叠加作用于肠套叠头部，同时配合器械在腹腔内的牵拉作用，用较低的空气灌肠压力即能顺利将套叠肠管复位，安全性明显提高。

（陆继广）

第五节　腹　茧　症

腹茧症（abdominal cocoon，AC）于 1978 年由 Foo 首先报道并命名，是以全腹或大部分小肠被一层异常茧状纤维薄膜包裹为特征的疾病，故又称包裹性腹膜炎、小肠蚕茧包裹症、先天性小肠禁锢症、小肠阶段性纤维包裹症、包膜内粘连性肠梗阻，可引起不完全性肠梗阻或完全性肠梗阻，是一种少见、原因不明的特殊类型肠梗阻。该类患者的特点是既往无腹腔手术病史，也无明显的腹腔炎症过程，但腹腔存在广泛纤维膜性粘连，多在手术探查中证实。

一、病因

腹茧症产生原因目前不明,部分观点认为可能与既往慢性腹腔炎症有关,因本病中在膜性纤维包裹下存在完整的肠壁浆膜,并非肠壁结构发育不良。也有部分观点认为与特异性体质或者基因有关,因为观察到经手术将包裹的纤维膜剥离后,可再次产生与原来相似的膜性粘连,而并非常见的术后粘连。

腹茧症与腹膜透析及腹腔内化疗等原因所形成的瘢痕样致密粘连不同,后者常常难以分离,呈融合样改变,这类有明确病因的粘连性疾病被称为硬化性腹膜炎,在有关文献中常常被与腹茧症混淆。腹茧症的特征是腹腔内肠道及其他腹腔内位、间位器官被膜状结构包裹,分离包膜后见其下粘连为絮状疏松结缔组织,而肠管及内脏的浆膜层完好。

二、临床表现

腹茧症患者就诊时以青壮年为主,多有长期慢性腹部隐痛病史。就诊症状多为急性腹部间歇性绞痛,个别患者腹痛剧烈,难以忍受,为肠梗阻后肠蠕动增强所致,形成原因可能是随消化道发育对包膜的张力逐渐增大,到一定程度后在一些腹胀诱因下发生肠梗阻,手术探查也证实此类患者的肠管处于"腹茧"绷紧包裹的状态。腹痛经使用解痉药物后多可短时间缓解。

部分患者有呕吐,可能因此类患者并非某部位肠管粘连成角形成梗阻,而是大部分小肠均处于粘连扭曲状态,导致消化道总体通过能力下降,在一些导致腹胀的诱因下发生梗阻,所以主要表现为低位肠梗阻、呕吐物并不多、呕吐后腹胀缓解不明显。不完全性肠梗阻时肛门仍可有少量排气排便,或因起病急,出现急性腹痛即就诊,有肛门停止排气排便病史的较少。

由于小肠处于全面包裹禁锢状态下,故虽患者主诉腹胀明显,但腹部膨隆并不明显。因长期慢性梗阻,小肠肠管水肿,周围会有浆液样渗出,而包膜为病理膜性结构,并无腹膜那样良好的吸收功能,且包膜面积有限,故渗液吸收较慢,造成局部或范围较大的腹部压痛区域,但无腹肌紧张,反跳痛也不明显,肠鸣音多活跃高亢。部分患者以右下腹痛为主,且有右下腹压痛,易与急性阑尾炎混淆。

三、辅助检查

(一)实验室检查

血常规可见白细胞轻度升高,电解质检查多正常。

(二)腹茧症腹部 X 线平片

呈类似肠梗阻改变,可见程度不同的液气平面。

(三)腹部 CT

可以观察到肠管被包裹成团、部分小肠明显扩张。在部分患者因肠周渗液被包膜包裹,CT所见易被判别为肠壁明显增厚,加之腹痛剧烈,易被诊断为缺血性肠病。CT检查对术中确定梗阻的大致范围有一定帮助。

四、治疗

腹茧症在术前较难诊断,多在肠梗阻经保守治疗不能缓解,或主诉腹痛剧烈,解痉剂无法缓解,同时腹部压痛明显的情况下手术探查而证实诊断。一般的粘连性肠梗阻多容易发现粘连明显处,粘连肠管之间有明显间隙,用薄手术剪较容易分离,而腹茧症的粘连为腹腔广泛膜性粘连,但粘连疏松。

可根据粘连范围决定手术方式,原则是松解粘连、适当切除包膜、解除梗阻。粘连较局限时可切除包膜,完全松解肠管,如粘连肠管长度较短,松解后表面状态较好,可以考虑单纯粘连松解术;如粘连肠管部位局限且粘连成团,或出现血运障碍,或肠壁浆膜层破坏严重、修补困难,可考虑行小肠部分切除术,但需注意应在术后再发生梗阻的机会较小时方可实施,否则行肠吻合术后发生肠瘘的机会较大。

粘连肠管范围较大时,如术中能确定梗阻大致范围,可尽量切除病变包膜,再行局部粘连松解,不必强求全腹腔粘连松解,术后辅以保守治疗,在部分患者能达到满意效果。但更多的情况下在完全分离肠管之前很难估计哪部分小肠的粘连直接导致梗阻,或预计未梗阻部位粘连肠管在术后再发生梗阻的可能性较大,故多需做全面的小肠粘连松解。结肠全程位置较固定,很少发生粘连成角,多无须特别做粘连松解。单纯大范围粘连松解后会再次发生粘连梗阻,故在分离完成后须常规做肠管内支架管排列(White 法)(图 6-7)。如无合适内支架管可用无菌胃管 2 条首尾连接后置入。内支架管在术后 2～3 周粘连形成稳定后分次拔出。

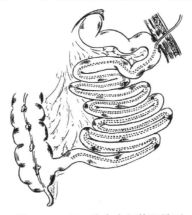

图 6-7　White 法内支架管肠排列

手术结束时可在腹腔留置防粘连药物,如医用透明质酸钠等。因此类患者术后易发生再粘连梗阻,术中不要轻易做肠管切开减压,因无法确定再发梗阻前肠壁裂口是否能愈合牢固,且此类患者多有肠壁水肿,肠管愈合能力减弱,有术后发生肠瘘的风险。可将肠内容物推送入结肠以达小肠减压目的。

五、术后处理

术后给予肠外营养支持,待肠功能恢复后逐步实施肠内营养。给予腹部热敷、超声电导治疗,鼓励早下床活动,以促进肠功能恢复。术后分次小剂量灌肠有助于结肠内容物排出,也有促进肠蠕动功能恢复的作用。术后应持续予以胃肠减压及使用抑酸药物,可使用生长抑素类药物,以减少消化液分泌,降低消化道压力。

肠排列内支架管一次拔出较困难,多需分次拔除。应在术后 2～3 周开始拔出,因此时支架管开口处肠壁与腹壁已形成可靠粘连,拔管后不会导致肠瘘,也因广泛粘连松解后有再次发生粘连的过程,通常需 2 周时间,若过早拔管,粘连成形不稳定,容易再次形成肠道成角等而引起肠梗阻。

本病术后易发生再次梗阻,不宜再次手术,因再次手术并不能遏止炎性粘连的病理过程,宜按照炎性肠梗阻行综合保守治疗。

(陆继广)

第六节　小肠良性肿瘤

较为常见的小肠良性肿瘤包括平滑肌瘤、脂肪瘤、腺瘤、纤维瘤和血管瘤,而神经纤维瘤、黏液瘤与囊性淋巴管瘤则更为少见。据统计小肠良性肿瘤占原发性小肠肿瘤的 18%～25%,占全部胃肠道肿瘤的 0.5%～1%。小肠良性肿瘤可见于任何年龄组,多见于 30～60 岁,男女比例在发病学上无意义。由于不同的小肠良性肿瘤在临床上并无特征性表现,故术前正确诊断极为困难。

一、病理

(一)平滑肌瘤

平滑肌瘤为小肠良性肿瘤中最常见的一种,可见于小肠的任何部位,但以空、回肠较为多见。肿瘤多为单发,瘤体圆形或椭圆形,多数在 8 cm 以下,超过 8 cm 多为恶性。根据瘤体与小肠间的关系可将小肠平滑肌瘤分为肠内型、壁间型、肠外型和混合型四种。瘤体一般质地韧性硬,但较大者可因变性与坏死而变软。部分患者可恶变。

(二)脂肪瘤

脂肪瘤位于小肠黏膜下,形成大小不一的单发或多发性肿瘤,切面与体表脂肪瘤无异,很少有恶变。

(三)血管瘤

血管瘤源于黏膜下血管,可分为海绵状血管瘤、毛细血管瘤和蔓状血管瘤,以前二种多见。因瘤体膨胀性生长易致肠黏膜溃疡、急性消化道出血与肠穿孔。

(四)纤维瘤

纤维瘤源于小肠壁组织中的纤维细胞,常与其他组织成分一同构成混合瘤,如腺纤维瘤、肌纤维瘤等,有恶变倾向。

(五)腺瘤

腺瘤源于黏膜或腺体上皮,外观呈息肉状,数毫米至数厘米不等,也有恶变之可能。

二、临床表现

小肠良性肿瘤早期症状不明显,偶因其他疾病手术时发现,也有部分患者因并发症就诊,术前正确诊断率仅 20% 左右。常见症状可归纳如下。

(一)腹部不适或腹痛

腹部不适或腹痛是最常见和最为早期出现的症状,占 63%。引起腹痛的原因多数为肠梗阻,也可因肿瘤的牵伸、瘤体坏死继发炎症、溃疡和穿孔。疼痛部位与肿瘤发生部位有关,但大多数位于脐周及右下腹。疼痛性质可为隐痛且进食后加重,呕吐或排便后减轻,也可为阵发性绞痛、胀痛等。

(二)肠梗阻

急性完全性或慢性进行性小肠梗阻是小肠良性肿瘤常见症状之一。肠梗阻的主要原因为肠套叠,占68%,少部分为肠扭转与肠腔狭窄。临床表现为机械性小肠梗阻:反复发作性剧烈绞痛、腹胀伴肠鸣音亢进等。部分患者可触及腹部包块。平滑肌瘤、脂肪瘤、腺瘤、纤维瘤等都可致肠梗阻。临床上若遇到无腹部手术史,反复发生肠梗阻且渐加重或成年人肠套叠患者时应考虑小肠肿瘤的可能。

(三)消化道出血

9%~25%的小肠肿瘤患者有消化道出血表现,多见于平滑肌瘤、腺瘤和血管瘤。大多数患者表现为间断性柏油便或血便,但发生于十二指肠的腺瘤和平滑肌瘤,以及部分空肠、回肠肿瘤由于肠黏膜下层血管丰富,在炎症或瘤体活动过度牵拉基底时可发生消化道大出血,表现为呕血或大量血便,此时行常规胃镜或结肠镜检查不易发现病变所在。慢性失血的患者常被误诊为缺铁性贫血。

(四)腹部包块

腹部包块的发生率各家报道不一,在30%~72%。包块可为肿瘤本身,也可为套叠之肠襻。包块多位于脐周和右下腹,移动度大、边界清楚、表面光滑、伴有或不伴有压痛。

(五)肠穿孔

肠穿孔多由肠平滑肌瘤所致,原因是肿瘤生长较大,瘤体中心缺血坏死,肠壁溃疡形成,最终引发肠穿孔。

三、诊断

除依据前述临床表现外,可根据病情和医院条件选用以下检查。

(一)非出血患者的检查

1.X线检查

(1)腹部平片:可用于观察肠梗阻征象及有无膈下游离气体等。

(2)普通全消化道钡剂造影:可能发现的影像包括肠腔内充盈缺损与软组织阴影、某段肠腔狭窄伴其近侧扩张、肠壁溃疡性龛影(常见于肠平滑肌瘤)等,但实际上由于小肠较长,影像常因小肠迂曲重叠及检查间隔期长而致效果不十分理想。

(3)气钡双重造影,可提高阳性发现率。

(4)低张十二指肠造影。

2.纤维内镜

(1)纤维胃、十二指肠镜:可直接观察十二指肠内病变,超声内镜更可显示出肿瘤的原发部位及侵犯肠壁的层次。

(2)小肠镜:理论上讲可观察小肠内病变,但实际上成功率较低。

(3)纤维结肠镜:可对小部分患者回肠末端的病变进行观察与活检。

3.其他影像学检查

对表现为腹部包块或疑有腹部包块的患者可根据情况选用B超、CT或MRI等项检查,以确定包块的位置并估计其来源。

(二)出血患者的检查

1.除外胃和结、直肠出血

引起消化道出血的疾病多在消化道的两端,故遇消化道出血患者应先选用内镜法以除外之。急性消化道出血不是内镜检查的禁忌证,因此宜尽早进行以提高诊断符合率。

2.小肠气钡造影

经十二指肠内导管注入气体与钡剂进行气钡双重造影,其诊断率高于普通全消化道钡餐检查。

3.小肠镜与小肠钡灌联合检查

最近 Willis 等人采用推进式电子小肠镜结合小肠钡灌检查小肠出血原因,证明两者有明显互补作用,检出阳性患者占 57%。

4.选择性内脏血管造影

当出血速度＞0.5 mL/min 时,外渗到肠腔内的造影剂可显示出出血部位及病变性质。对初次血管造影未能作出诊断而仍有出血的患者可于次日及出血停止后 4 周再行血管造影检查,可提高诊断率。有条件者可采用数字减影技术,据报道定性与定位率都很高。

5.同位素扫描

常用的有 ^{99m}Tc硫化胶体和 ^{99m}Tc标记红细胞。前者在静脉内迅速被肝脾清除,同时外渗到出血部位形成焦点。动物试验证明该法可发现出血速度 0.1 mL/min 的出血点。后者衰变比前者慢,限制了这一方法的应用,动物试验证明 30～60 mL 的血液外渗才能获得阳性结果。同位素扫描可反复使用。

6.术中内镜检查

术前全肠道灌洗,术中取截石位,内镜医师经肛门插入纤维结肠镜,外科医师引导前进,除个别肥胖患者,镜子很容易达到十二指肠,然后关闭室内照明退镜观察出血部位。一般需 30 分钟即可完成检查,无并发症发生。

7.术中注射亚甲蓝显示病变

利用选择性动脉插管术中注射亚甲蓝可较好地显示病变的肠管。也可将 10 mL 亚甲蓝稀释液直接注射到供应可疑病变血管内,根据病变部位清除亚甲蓝较其他部位迅速的原理找出血部位。

小肠出血定位诊断较难,常需联合几种方法反复检查,方能作出正确诊断。

四、治疗

小肠良性肿瘤可致肠套叠、肠穿孔、消化道出血等严重并发症,部分有恶变的可能,因此无论腹部手术中偶然发现还是患者就诊时发现都应手术治疗。根据病情可行小肠局部切除或小肠部分切除术。对发生在十二指肠乳头周围的腺瘤如无法行局部切除,也可行胰头十二指肠切除术。

(陆继广)

第七节 小 肠 类 癌

其他类型的小肠肿瘤中,类癌较为多见。

一、临床表现

(一)消化道反应

早期小肠类癌无症状,随着病情进展可出现上腹部不适、隐痛、饱胀、恶心、呕吐、黑便和贫血等非特异性消化道症状。十二指肠类癌可表现为消化性溃疡;空、回肠类癌可能出现肠痉挛、肠绞痛和肠梗阻症状。

(二)类癌综合征

类癌综合征主要表现包括以下几种。①面部潮红:表现为类癌综合征的患者绝大多数有此症状且为首发。情绪激动、饮酒及喝咖啡等可诱其发生。②腹痛、腹泻:约半数类癌综合征患者有腹痛,近4/5患者有腹泻。③心肺症状:表现为哮喘、呼吸困难、心内膜下纤维化、瓣膜功能不全、右侧心力衰竭及缩窄性心包炎等。④其他表现:烟酸缺乏症(糙皮病)、关节痛、阴茎海绵体硬化、抑郁症等。出现类癌综合征提示肝已有转移,病情已至晚期。

(三)类癌危象

类癌危象是类癌综合征患者最为严重的并发症,表现为严重而顽固的低血压、激烈而弥漫的面部潮红、心动过速、重度腹泻、中心静脉压下降、昏迷等。全麻与化疗是类癌危象的促发因素。

二、诊断

(一)24 小时尿 5-羟吲哚醋酸测定(5-HIAA)

5-羟吲哚醋酸为 5-羟色胺的代谢产物,正常值为 2~8 mg/d,如超过 30 mg/d 时诊断类癌较为可靠。

(二)内分泌激素测定

测定血清 5-羟色胺、P 物质、神经降压素、缓激肽、胰多肽、生长抑素等对诊断有所帮助。

(三)放射性核素扫描

(1)^{111}In-DTPA-phe-Octretide 扫描。

(2)^{131}I-MIBG:可被嗜铬细胞摄取并储存,从而使肿瘤显影。

(四)X 线造影

X 线造影可发现小息肉样充盈缺损,以及肠管僵直、扭曲、粘连及梗阻等相关病变。

(五)内镜检查

内镜检查对十二指肠类癌诊断有一定帮助。可取活检以确定诊断。超声内镜还可对肿瘤大小、浸润深度及有无周围淋巴结转移作出判断。

(六)CT 与 MRI

CT 与 MRI 对肝转移的类癌有诊断价值。

三、治疗

(一)手术治疗

术式的选择应根据原发肿瘤的大小、部位、区域淋巴结受累情况及有无肝转移等情况来定。

(二)化学疗法

可选用 5-FU、多柔比星、甲氨蝶呤等联合化疗。

(三)免疫疗法

主要应用 α 干扰素(IFN-α),通过 IFN-α 的抗增生、调节自然杀伤细胞的杀伤活性及抑制癌基因表达等发挥抗肿瘤作用。可使患者症状改善、肿块缩小,平均生存率达 80 个月,较化疗效果明显。IFN-α 与 Octertide 联合用药效果更佳。

(仝德峰)

第八节　小肠恶性肿瘤

一、病理

(一)恶性淋巴瘤

主要有淋巴肉瘤、网织细胞肉瘤和霍奇金淋巴瘤三类,国内统计三类分别占 52.7%、36.5% 和 10.8%。由于远端小肠有丰富的淋巴组织,故恶性淋巴瘤以回肠最为多见。约 40% 的患者为多发,多发灶可能为转移性,也可能为多源性病变。恶性淋巴瘤大体上可分为扩张、缩窄、溃疡与息肉四种类型,以前两者多见。恶性淋巴瘤早期即可发生区域性淋巴转移,晚期可转移至肝、脑等器官,也可直接侵犯邻近器官。

(二)腺癌

小肠癌大体上可分为息肉型、溃疡型和缩窄型。按发生部位可分为十二指肠癌和空、回肠癌。十二指肠虽其长度不到小肠的 10%,但却占全部小肠癌的 33%~48%。十二指肠癌以十二指肠乳头为标志可进一步分为乳头上部癌(多为息肉型)、乳头周围癌(多为息肉型与溃疡型)和乳头下癌(多为缩窄型),由于癌的生长常引起十二指肠狭窄和梗阻性黄疸。镜下小肠癌主要为腺癌,少数为未分化癌与黏液癌,腺棘皮癌与鳞状细胞癌也有报道。小肠癌转移方式以淋巴、血行转移及局部浸润为主。常见受累组织为局部淋巴结、肝、胰、腹膜、卵巢和肺脏等。小肠癌 5 年生存率较低,据国内外二位学者统计分别为 29% 和 60%。

(三)平滑肌肉瘤

和小肠平滑肌瘤一样,小肠平滑肌肉瘤也分为肠内型、肠外型、肠壁间型和混合型四型,以肠内、外型多见。瘤体直径在 8~25 cm,平均 9.5~10 cm。由于瘤体大、生长快往往伴有中心部坏死,肠黏膜由于坏死形成溃疡,可并发出血或穿孔,也有穿透至肿瘤中心形成脓腔。镜下见瘤细胞呈多形性,胞核大小不一、形态不规则,瘤细胞核质比例增大、胞质相对减少,有时可见怪形瘤巨细胞。因诊断不易,故手术时 33%~39% 的患者已有转移。转移方式以血行为主,也可见淋巴转移。常见的受侵器官有肝脏、腹腔、肿瘤邻近器官,肿瘤自发破裂也较多见。小肠平滑肌肉瘤术后 5 年生存率较低,仅为 20%～30%。

二、临床表现

进展期小肠恶性肿瘤也具有腹痛、肠梗阻、消化道出血、腹部包块与肠穿孔这五项主要临床表现。除此外,由于恶性肿瘤生物学特性所致,小肠恶性肿瘤还具有以下临床特点。

(一)消瘦、乏力

这是小肠恶性肿瘤最常见的临床表现之一。一般说来腺癌发展速度较快,上述症状出现的早且重,而恶性淋巴瘤患者则出现的相对晚一些。当患者出现消瘦、乏力、呕吐与腹痛等症状,而不能用其他消化系统疾病解释时,应怀疑小肠恶性肿瘤的可能并择法检查之。

(二)梗阻性黄疸

发生于十二指肠乳头周围的腺癌、恶性淋巴瘤或平滑肌肉瘤可压迫阻塞胆总管下端引起梗阻性黄疸。化验检查血清总胆红素值升高,以直接胆红素为主。

(三)腹部包块

与小肠良性肿瘤相比较,小肠恶性肿瘤的包块一般质地相对较硬,表面呈结节状,肉瘤长径较大可达 20 cm 以上,多伴有压痛,移动度较小或发现时已固定不动。

(四)肠梗阻、肠穿孔

十二指肠内恶性肿瘤由于肿瘤浸润可致高位小肠梗阻,致患者出现上腹痛、恶心与呕吐等。空、回肠梗阻主要原因为肠腔狭窄与肠套叠。肠梗阻临床表现与一般机械性肠梗阻无异。由于肿瘤生长速度快肠穿孔的发生率远较小肠良性肿瘤高。

(五)其他

过大的肿瘤偶可致瘤体破裂而引发急性腹膜炎与内出血。

三、诊断

(一)十二指肠恶性肿瘤的诊断

1.十二指肠低张造影

通过双重对比检查可较详细观察病灶。恶性淋巴瘤主要所见为黏膜增粗、紊乱或消失,肠管变形,宽窄不一,肠壁变硬、边缘不规则。腺癌多表现为龛影或充盈缺损。平滑肌肉瘤则表现为充盈缺损或外压性缺损。

2.十二指肠镜

恶性淋巴瘤可见局部或多发性浸润性黏膜下肿块,黏膜表面常有糜烂、出血或坏死,此时选择恰当部位活检阳性率可达 70%～80%。腺癌和平滑肌肉瘤也可见到溃疡、肿块等,也可进行活检。超声内镜还有助于观察黏膜下病变与周围组织器官受累及淋巴转移情况。

3.其他影像学检查

其他影像学检查包括 B 超、CT 及 MRI 等项检查。可用于观察:①梗阻性黄疸征象。主要有胆囊增大、肝内外胆管扩张及主胰管扩张等梗阻性黄疸的间接影像。②消化道梗阻征象:梗阻以上肠管扩张、积气及积液等。③病变周围征象,可见有无周围脏器受累及淋巴结转移。④超声引导下肿块穿刺活检。

(二)空、回肠恶性肿瘤的诊断

诊断较难,常用方法包括小肠气钡造影、小肠镜检查及 B 超、CT 等,请参考小肠良性肿瘤诊断方法。

(三)小肠出血患者的诊断

诊断程序及方法与小肠良性肿瘤致出血患者相同,请参考前述内容。

四、治疗

(一)恶性淋巴瘤

手术仍为主要的治疗手段并可为术后进一步放、化疗创造条件。手术应切除病变肠段及所属淋巴结,断端距肿瘤边缘应在 10 cm 以上。位于十二指肠恶性淋巴瘤可行胰头十二指肠切除术。若手术时已属晚期无法切除,可行胃空肠吻合,也能改善患者生存质量延长寿命。术后可辅以病变区与区域淋巴结放疗。化疗对局部的有效性与放疗相似,医师可根据病变恶性程度、患者条件选择不同化疗方案。

(二)腺癌

十二指肠腺癌应行胰头十二指肠切除术,术式可采用传统的 Whipple 术式或保留幽门胰头十二指肠切除术,根治术后 5 年生存率可达 60%。对于癌肿较小的十二指肠乳头癌患者如患者为高龄体弱者也可行乳头局部切除术。空、回肠腺癌应切除病变及所属淋巴结,断端距肿块也应在 10 cm 以上。术后化疗与其他消化道癌大致相同。

(三)平滑肌肉瘤

平滑肌肉瘤对化疗和放疗均不敏感,治疗应以手术切除为主。切除范围多数学者认为距肿瘤2～3 cm即可,无须行淋巴结清扫术。位于十二指肠的平滑肌肉瘤若不宜行局部切除可行胰头十二指肠切除术。

除手术、放疗与化疗外,上述三种肿瘤均可辅以免疫治疗及中药治疗。

(仝德峰)

第七章

结肠、直肠、肛门疾病

第一节　溃疡性结肠炎

溃疡性结肠炎(ulcerative colitis,UC)是一种原因尚不十分清楚的发生于结、直肠的慢性非特异性炎症性疾病。以直肠和乙状结肠最常见,病变多局限于黏膜层和黏膜下层。临床表现以腹泻、黏液脓血便、腹痛为主,缓解和复发交替进展的慢性难治性疾病。

世界各地均有本病发生,年发病率最高的是欧洲,达24.3/10万,其次为北美,达19.2/10万,我国为0.3/10万～2.22/10万。患病率欧洲为505/10万,北美为249/10万,我国为11.6/10万。UC发病有种族差异,白种人比有色人种发病率高4倍;而白种人中,犹太人种比非犹太人高;有色人种和地中海地区较低。UC最常发生于青壮年期,根据我国统计资料,发病高峰年龄为20～49岁,男女性别差异不大(男女比为1.0∶1～1.3∶1)。

一、病因

病因至今不明,由遗传、环境、感染、免疫等多种因素共同导致的疾病。

(一)遗传因素

研究表明,5.7%～15.5%的UC患者,其一级亲属也患有UC。同卵双胞胎患UC的发病一致率为6%～13%,这证明了遗传因素与UC的关系。近年来,全基因组关联分析也证明了多个与UC有关的易感位点,如 *ECM1*、*STAT3* 等。由于本病的发病有一定的种族差异,也反映可能与遗传素质有关。近年来用转基因方法在动物体内注入与人自身免疫性疾病有关的 *HLA-B27* 基因,成功地制作出类似人类UC的模型。

(二)环境因素

与CD类似,UC发病也与环境因素有关,但不同的是,吸烟对UC可能起保护作用。

(三)感染因素

UC发病可能与感染有关,肠内细菌多是继发侵入,破坏黏膜。有人认为溶菌酶和黏蛋白酶是原发因素,UC患者大便内溶菌酶浓度增高,能溶解保护肠黏膜的黏液,使肠黏膜暴露于粪便,引起继发感染。在UC患者病变的肠段中分离出一种物质,其大小近似于病毒颗粒,将其注入动物肠段可出现类似的病变。也有人怀疑难辨梭状芽孢杆菌的毒素可能与本病的复发和活动性有关,但也可能细菌和毒素的存在是一种继发性感染。目前认为,肠道细菌在UC发病机制中的作用如下：①UC菌丛的组成和空间分布与对照组存在明显差异；②在肠道免疫系统中，一些共生菌株在黏膜内环境稳态和成熟方面起重要作用；③不同的细菌存在变异诱导UC。

（四）免疫因素

有研究发现某些侵犯肠壁的病原体和人结肠上皮细胞的蛋白质之间有共同的抗原性，从而推论患者的结肠黏膜经病原体重复感染后可能诱导体内产生对于自身结肠上皮具有杀伤作用的抗体、免疫复合物或淋巴细胞反应。支持这一论点的论据：①近年来发现在UC患者的肠上皮中存在一种40 kDa抗原，可产生具有特异性的抗结肠上皮的抗体，其抗体属于IgG1和IgG3亚型，具有产生补体和抗原—抗体复合物的活性；②患者的淋巴细胞和巨噬细胞被激活后，可释放多种细胞因子和血管活性物质，促进并加重组织炎症反应；③患者肠黏膜内淋巴细胞数量可增多，并对自身的肠上皮具有细胞毒作用，同时T细胞的免疫抑制功能减弱。上述免疫异常是病因还是炎症的后果，有待进一步研究。

UC作为一种非典型的Th2型反应，涉及肠屏障破坏、肠道菌群失调、免疫反应失衡等各方面。当肠道上皮的紧密连接及覆盖其表面的黏液层被破坏，肠道上皮通透性增加，对肠腔内抗原的摄取增多。巨噬细胞及树突状细胞就会通过TLR识别这些在正常状态下的非致病菌，从而导致NF-κB等通路激活，产生大量的促炎因子。研究表明，UC患者肠道内非经典的NKT细胞增多，后者可分泌IL-5和IL-13。IL-13可介导上皮细胞的细胞毒作用、细胞凋亡，导致上皮屏障的破坏。

（五）其他

精神心理因素、变态反应、自主神经紊乱、缺乏营养、代谢失调等也被认为与发病有关。

二、临床表现

（一）消化系统表现

1.腹泻

持续或反复发作，严重者每天排便10次以上，黏液脓血便是UC最常见症状，常伴腹痛和里急后重。有时以下消化道大出血为主要表现。

2.腹痛

腹痛一般较轻，为隐痛，病变广泛或病情严重者可有绞痛，多位于左下腹，便后缓解。

（二）全身表现

中、重度患者可伴有发热、营养不良、贫血等。

（三）肠外表现

皮肤黏膜可表现为口腔溃疡、结节性红斑和坏疽性脓皮病；关节损害可表现为外周关节炎、脊柱关节炎等；眼部病变可表现为虹膜炎、巩膜炎、葡萄膜炎等；肝胆疾病可有脂肪肝、原发性硬化性胆管炎、胆石症等；血栓栓塞性疾病等。

（四）并发症

1.中毒性巨结肠

中毒性巨结肠是严重的并发症，常见诱因为低血钾，服用可待因、地芬诺酯（苯乙哌啶）及阿托品等抗胆碱能药物，服用蓖麻油等泻剂，肠镜和钡剂灌肠检查也可诱发。扩张的结肠多在横结肠和脾曲。患者病情急剧恶化，出现毒血症明显，精神萎靡或谵语，间歇性高热，水、电解质、酸碱平衡紊乱。腹部很快膨隆，压痛，鼓音，肠鸣音减弱或消失。由于结肠快速扩张，肠壁变薄，血运障碍,常发生肠坏死穿孔,死亡率高达 30%～50%。

2.大出血

结直肠黏膜广泛渗血,一次出血量很多,可反复发作,出血量可达数千毫升,甚至出现休克。据统计,UC 占下消化道出血中的 8.3%。

3.肠穿孔

多发生于慢性复发和重度 UC 患者,造成弥漫性腹膜炎,死亡率较高。

4.癌变

病程 10 年以上、全结肠广泛病变,以及青少年、儿童期发病者,其癌变发病率明显增高。有报道,患病 10、20 和 30 年后,癌变率分别为 2%、8% 和 18%。癌变可发生在全结肠的任何部位,5%～42% 为多中心癌,多为低分化黏液腺癌,呈皮革状浸润肠壁生长,预后差。UC 患者应每年行肠镜检查,多处取活检,早期发现癌变。

5.肠腔狭窄

肠腔狭窄是晚期并发症,管壁僵硬,呈铅管样改变。但很少造成肠梗阻。

6.形成瘘

病变穿透肠壁,导致病变肠腔与其他肠腔或空腔脏器相通,形成内瘘;与皮肤相通形成外瘘。

7.肛周疾病

最常见周围脓肿和肛瘘,严重腹泻可导致混合痔脱出。

三、辅助检查

(一)实验室检查

粪常规和培养不少于 3 次,常规检查血常规、清蛋白、电解质、血沉、C 反应蛋白、免疫全项等。粪便钙防卫蛋白、血清乳铁蛋白等亦可作为辅助检查指标。应用免疫抑制剂维持缓解治疗时病情恶化,或重度 UC 患者,进行艰难梭菌或巨细胞病毒感染检查具有一定意义。

(二)结肠镜

结肠镜检查及活检为诊断本病的主要依据,应达回肠末段,了解病变范围及其界限,并多段多点取活检。本病为连续弥漫性分布,镜下多从直肠开始逆行向上蔓延:①黏膜血管纹理模糊、紊乱或消失,充血、水肿、质脆、自发或接触性出血,脓性分泌物附着,黏膜粗糙、呈细颗粒样改变;②病变明显处可见弥漫性、多发性糜烂或溃疡;③可见结肠袋变浅、变钝或消失,假息肉和桥黏膜形成等。重度急性发作期应先行腹部 X 线检查,了解肠管情况,需要行结肠镜检查时,禁忌喝泻药,慎重取活检,避免大出血及穿孔,最好在腹膜返折以下取活检。EUS 检查有助于 UC 和 CD 的鉴别诊断。

(三)影像检查

出现肠腔狭窄,结肠镜无法通过时,可行钡剂灌肠或 CT/MRI 结肠显像,有助于了解结肠受累范围和病变程度。可呈现结肠袋消失,结肠管腔绞窄、缩短、僵直呈铅管状改变,也可见多发息肉成像。重度 UC 不适于进行钡剂灌肠检查,应选择 CT/MRI 更安全。

(四)病理检查

1.外科标本

病变主要从直肠起病,向近端发展,呈弥漫性连续性分布,无跳跃区,左半结肠受累多于右半结肠,也可出现倒灌性回肠炎。病变黏膜与正常黏膜分界清楚,黏膜呈颗粒状改变,有浅表溃疡;

重度 UC 可以形成黏膜表面剥蚀,向下穿过黏膜肌层,多数出现炎性假息肉。晚期结肠袋减少或消失,结肠缩短。

2.镜下改变

弥漫连续的隐窝结构异常、上皮异常、炎性浸润、缺乏肉芽肿。隐窝结构异常是诊断 UC 的重要指标,包括分支、扭曲、萎缩、减少、表面不规则。上皮异常包括潘氏细胞化生和黏液分泌减少。全黏膜层炎性浸润包括固有膜内炎性细胞和嗜酸性粒细胞计数增多,基底部浆细胞增多及淋巴细胞聚集,以及间质改变。基底部浆细胞增多是早期诊断 UC 具有高度预测价值的指标。活动期可见固有层内中性粒细胞浸润,隐窝炎和隐窝脓肿,黏液分泌减少。

四、临床诊断

UC 诊断缺乏"金标准",主要结合临床表现、内镜、病理组织学进行综合分析,在排除感染性和非感染性结直肠炎基础上作出诊断。

(一)诊断要点

在排除其他疾病基础上:①具有 UC 典型临床表现者为临床疑诊,安排进一步检查;②同时具备上述结肠镜和/或放射影像特征者,可临床拟诊;③如再具备上述黏膜活检组织病理学特征和/或手术切除标本病理检查特征者,可以确诊;④初发患者如临床表现、结肠镜及活检组织学改变都不典型者,暂不确诊,应予随访。

(二)疾病评估

1.临床分型

(1)初发型:无既往病史首次发作。

(2)慢性复发型:临床缓解期再次出现症状。

2.病变范围

根据蒙特利尔 UC 病变范围分类,可将 UC 分为以下 3 种类型。

(1)E1 直肠型:结肠镜下所见炎性病变累及的最大范围局限于直肠,未达乙状结肠。

(2)E2 左半结肠型:病变累及左半结肠,脾区以外。

(3)E3 广泛结肠型:病变累及结肠脾区以近乃至全结肠。

3.按严重程度分类

UC 病情分为活动期和缓解期,根据改良的 Truelove 和 Witts 疾病严重程度分类标准将活动期分为轻、中、重度。

五、鉴别诊断

UC 需与慢性细菌性痢疾、阿米巴肠病、肠结核和血吸虫病等感染性肠炎相鉴别。轻症仅有便血,可被误诊为内痔,应予警惕。另外要与结肠息肉、大肠癌、结肠憩室炎、CD、缺血性结肠炎、胶原性结肠炎、放射性肠炎、白塞病、过敏性紫癜和 IBS 等疾病鉴别。

六、治疗

内科治疗目标为诱导缓解并维持缓解,促进黏膜愈合,防治并发症,改善生活质量。约 30%的 UC 患者需要手术治疗,可以达到治愈。

(一)一般治疗

充分休息,避免疲劳及精神过度紧张。给予易消化、少渣、少刺激及营养丰富的饮食,病情严重者应禁食,完全胃肠外营养。补充足够水分、电解质、维生素及微量元素,贫血者给予输血,补充铁剂及叶酸。益生菌有益于维持缓解,暂停服用牛奶及乳制品。

(二)药物治疗

1.活动期

(1)轻度 UC:氨基水杨酸制剂是主要用药,无效或病变广泛,可口服激素。氨基水杨酸制剂和激素保留灌肠,常用于 E1,可减轻症状,促进溃疡愈合。口服和局部联合用药疗效较好。

(2)中度 UC:足量氨基水杨酸类制剂一般治疗 2～4 周,症状控制不佳,特别是病变较广泛者,应及时加用激素。激素无效或依赖,可采用硫唑嘌呤类药物(AZA 和 6-MP)。激素和免疫抑制剂治疗无效、激素依赖、不能耐受上述药物不良反应,可用英夫利昔单抗治疗。

(3)重度 UC:首选静脉激素治疗,氢化可的松 300～400 mg/d,一般治疗5 天仍无缓解,应转换治疗。①首选药物再选手术,静脉滴注环孢素:2～4 mg/(kg·d),4～7 天无效应及时手术治疗。近年文献报道英夫利昔单抗用于拯救性治疗具有一定疗效。②首选手术治疗。著者更倾向于后者,因为前者再手术后并发症发生率较高,严重影响预后。继发感染时应静脉给予广谱抗生素和甲硝唑。禁用可诱发结肠扩张的药物。

2.缓解期

经规范治疗后活动期缓解,必须用氨基水杨酸制剂维持治疗 3～5 年或更长。也可用免疫抑制剂和英夫利昔单抗维持治疗,但不良反应较多且价格较高。激素只能用于诱导缓解,禁忌用于维持缓解。

中药、白细胞洗涤术、干细胞移植、粪菌移植等治疗方法的疗效有待进一步研究。

(三)手术治疗

1.手术适应证

(1)急诊手术适应证:有 5% 的患者需要行急诊手术。①肠壁穿孔或邻近穿孔;②中毒性巨结肠;③大量便血;④急性重度患者,规范内科治疗的同时病情继续恶化,或 48～96 小时病情无明显缓解。

(2)限期手术适应证:①癌变或疑似癌;②病变的肠黏膜上皮细胞轻到重度异型增生。病程与癌变率呈正相关,患病 5、10 和 15 年,癌变率分别为 5%、12%、24%。

(3)择期手术适应证:①规范的内科治疗无法控制症状;②不能达到可接受的生活质量;③导致儿童生长发育障碍;④对类固醇皮质激素抵抗或依赖;⑤不能耐受治疗药物的毒副作用;⑥发病初期药物治疗无效,病程持续 6 个月以上症状无缓解或 6 个月以内多次复发;⑦肠管狭窄,呈铅管样改变;⑧肠镜检查病变自直肠蔓延超过乙状结肠或广泛病变;⑨合并肠外并发症(虹膜炎、大关节炎、化脓性脓皮病等)。①至⑤统称为难治性 UC,临床最常见,对于手术时机目前在我国内外科是争议的焦点,需要达成共识,避免错过最佳手术时机。

2.术前常规检查

(1)化验室检查:①血常规、凝血功能;②尿常规、粪常规＋潜血、粪便菌群分析;③肝肾功能、血糖、血脂、血气。清蛋白水平＜35 g/L,近期体重下降 5 kg 以上提示术后并发症(如吻合口瘘)的发生率远高于一般患者,前清蛋白、转铁蛋白、纤维结合蛋白等对近期营养状况更加有意义。血浆总胆固醇水平低是评价患者缺乏性营养不良的敏感指标,其预测价值优于低蛋白指标,应作为常规检查。④免疫功能检查,包括自免肝、C 反应蛋白、血沉等,除外合并肝、胰等其他脏器免疫性疾病;⑤感染性疾病筛查,包括肝炎、梅毒、艾滋病、结核、巨细胞病毒、真菌等;⑥评价疾病活动度的粪便钙防卫蛋白。

(2)影像学检查:①上消化道和小肠钡剂造影、全腹 MRI,CD 可累及全消化道,UC 仅累及结直肠。②全结直肠气钡双重造影、CT 虚拟结肠镜,诊断结肠铅管样改变。③结肠超声检查,根据肠壁厚度和血流分支情况判断炎性分级,从而诊断缓解期或复发期。肠壁厚>4 mm,无血流为 1 级,伴点状或短血流为 2 级,伴长血流为 3 级,血流延伸系膜为 4 级。

(3)内镜检查:①胃镜,除外 CD 或淋巴瘤。②结肠超声内镜,CD 累及肠壁全层,UC 仅累及黏膜层和黏膜下层。

(4)病理活检:UC 黏膜上皮溃疡、糜烂,腺体萎缩、增生、甚至消失,隐窝脓肿多见;黏膜下层炎性细胞浸润,一般肌层很少受累。CD 黏膜上皮一般完整,腺体病变不显著,但肌层大量炎性细胞浸润,可见散在多发的非干酪样坏死性肉芽肿,这一点与结核较大融合的干酪样坏死性肉芽肿可以鉴别诊断。

(5)肛门功能检查:术前必须检查肛门括约肌功能,对是否行 IPAA 手术有指导作用。直肠静息压力<5.3 kPa(40 mmHg),可能出现肛周皮肤粪染,术后患者生活质量下降,对 IPAA 的满意程度也下降。年龄>50 岁患者,括约肌功能低下,造口还纳后自主排便能力较差。

(6)营养评估和食物不耐受检查:营养评估应用主观全面评价法和微型营养评定法,均采用国际通用的调查表。SGA 分级标准主要包括 8 个方面:近 2 周内体重变化、饮食摄入量、胃肠道症状、活动能力大小、应激反应程度、皮下脂肪减少、肌肉消耗和踝部水肿等。人体测量指标包括体重、身高、三头肌皮褶厚度、上臂围、上臂肌围、体重指数。食物不耐受检查,对个性化饮食指导具有重要意义,是当前欧洲各国研究的热点。人群中至少 50% 个体对某些食物产生不同程度的不良反应,排在前 3 位的食物为鸡蛋、蟹和牛奶。有些 UC 患者主诉进食某种食物后自觉症状加重。

3.手术方法

(1)腹会阴联合全结肠直肠肛门切除,腹壁永久性回肠单腔造口:Brooke 于 1944 年首先报道该术式,彻底切除了病变部位,消除了复发和癌变的风险,对 UC 的外科治疗具有划时代的意义,是最经典的术式。

然而,由于外置回肠造口袋给患者带来生活及社交上的诸多不便,故医师们纷纷对其改良,最著名的是 Kock 于 1972 年设计的可控制式回肠造口贮袋,即在回肠末端设计 1 个 S 形贮袋,用于储存粪便,并用导管连接腹壁回肠造口,通过生物瓣控制排便。Kock 回肠造口贮袋的应用为回肠贮袋肛管吻合手术的产生奠定了基础。

(2)全结肠及部分直肠切除,回肠直肠吻合:1949 年,Ravitch 和 Sabiston 推荐了经腹全结肠及直肠部分切除,直肠下段黏膜剥除,回肠经直肠肌鞘拖出与肛管吻合手术,该术式存在较多缺陷。第一,由于直肠黏膜炎性浸润,需剥离的黏膜过长,导致出血较多,也难免有病变黏膜残留;第二,直肠肌鞘较长,极易形成肌间脓肿,导致肛门括约肌环感染及瘢痕化,其顺应性消失,出现肛门功能障碍,引起失禁或狭窄,甚至既失禁又狭窄。

为了保留肛门功能,免除腹壁永久性回肠造口的痛苦,20 世纪 60 年代初期开展了全结肠切除,回肠直肠吻合。虽然该术式保留了肛门功能,但残留的直肠是复发和癌变的危险因素;回肠与病变的直肠吻合,吻合口瘘发生率较高。

(3)全结直肠切除回肠贮袋肛管吻合手术(ileal pouchanal anastomosis,IPAA):目前 IPAA

被国际学界公认为是治疗UC的标准术式。UC病变的靶器官是全结直肠黏膜,完全切除病变的靶器官可以达到治愈。全结直肠切除,腹壁回肠永久性造口是经典的手术方法,虽然患者得到了治愈,但术后终身残疾,降低了生活质量。IPAA不仅切除了病变的靶器官结直肠,而且保留了肛门功能,使患者不仅得到了治愈,而且还提高了术后生活质量,降低了复发和癌变的风险。IPAA开创了UC现代外科治疗的新时代。1978年Parks和Nicholls在全世界首先报道了该术式。

4.解析IPAA手术

(1)IPAA手术禁忌证。①绝对禁忌证:包括疑为或确诊为CD或淋巴瘤;肛门功能不良、肛门括约肌损伤或60岁以上的患者;反流性回肠炎导致回肠末端切除;低位直肠癌变或癌转移的患者;已行永久性回肠造口的患者。②相对禁忌证:长期大剂量激素或免疫抑制剂治疗后。目前我国较多激素依赖的UC患者都用激素维持治疗,导致组织水肿,机体蛋白合成能力减低,术后组织愈合较差,所以许多外科医师强调必须完全停用激素才可以手术,然而这是不现实的。因为一旦停用激素,这些患者势必复发,所以不得不在使用激素的同时进行手术,但要尽可能将激素使用剂量降到最低。

生物制剂停用不足12周。文献报道,生物制剂在体内12周完全代谢,有些UC患者在生物制剂治疗过程中病情进展,此时是否转至外科治疗是一个两难的选择,需要根据患者具体病情决定,这是对结直肠肛门外科医师临床经验和外科技能的考验。

(2)IPAA分期手术。①一期手术:一次完成全结直肠切除回肠贮袋肛管吻合手术,无须预防性腹壁回肠双腔造口。对于病程短、未使用过大剂量激素和免疫抑制剂治疗,而且营养状况较好,处于缓解期的患者,可一期完成IPAA。由于欧美国家内科治疗限度掌握较好,所以接受一期IPAA的患者较多,而我国极少。一期IPAA手术,术后并发症少,住院时间短,医疗费用低,应该是我们追求的目标。②二期手术:对于病程较长,长期使用激素或免疫抑制剂,贫血及低蛋白血症的患者,机体愈合能力差,可能出现吻合口瘘。所以需要采取分期手术。一期手术行全结直肠切除,回肠贮袋肛管吻合术,腹壁预防性回肠双腔造口,预防出现吻合口瘘时盆腔感染。一般一期术后3~6个月行第二期回肠双腔造口还纳手术。由于我国UC患者术前病史较长,激素使用较多,一般状况较差,所以二期IPAA手术较多。③三期手术:年轻UC患者接受急症手术时,既要降低手术风险,又要考虑今后生活质量,三期手术是较好的选择。一期手术有两种方法:第一,只行回肠末端单腔或双腔造口,保留回结肠动脉,保证二期手术能够完成贮袋制作;第二,行全结肠及腹膜返折以上直肠切除,回肠末端单腔造口,保留回结肠动脉。第1种方法术后仅38%的患者症状可以得到缓解,如果不能缓解,还需要再行第2种方法;如果第2种方法术后残留直肠继续出血,可以用阴道纱条填塞止血。著者更倾向于选择第2种方法。一期术后3~6个月行二期手术,即切除残留的全结直肠,回肠贮袋肛管吻合,腹壁预防性回肠双腔造口。一般二期术后3~6个月行第三期回肠双腔造口还纳。分三期手术可以控制手术风险,保证生命安全,提高术后生活质量,加大二期手术难度。欧美国家UC患者极少在急症状态下接受手术,如果需要,一般行全结肠直肠肛门切除,腹壁永久性回肠造口,极少行三期手术。随着免疫抑制剂和生物制剂的应用增加,三期手术也会增加。

(3)IPAA手术要点。

手术体位及切口:患者麻醉前清醒状态下摆成双下肢前倾外展截石位,请其感觉一个最舒服的体位,特别是膝关节,因为IPAA手术时间一般为5~6小时,既往有腓骨神经压迫损伤的报道。行左侧腹直肌旁正中切口,有利于结肠脾区的分离;选择右下腹预防性回肠造口,可减少切口污染。

结直肠切除:术者首先站在患者分腿处,取头高右转体位,将小肠放入盆腔。于大网膜无血管区进入小网膜腔,沿无血管区向左侧分离大网膜前后叶至结肠脾区,直视下切开脾结肠韧带及左侧腹膜至降结肠,锐性分离结肠系膜,避免脾脏损伤。于左结肠动脉第一分支处结扎、切断,保留较多结肠系膜,以利于全腹膜化;如果沿结肠壁结扎血管易出血,也会延长手术时间。

转换患者为头高平卧体位,于小网膜腔沿无血管区向右侧分离大网膜前后叶至结肠肝区,直视下切开肝结肠韧带及右侧腹膜至升结肠,锐性分离结肠系膜,避免十二指肠损伤。于中结肠动脉第一分支处结扎切断。直视下锐性分离回盲部及阑尾。

根据回肠贮袋制作具体情况决定回结肠动脉的处理方法。术者换位至右侧,患者取头低平卧位,将小肠放入上腹。提起乙状结肠,于卵圆孔处切开乙状结肠及直肠左侧腹膜至腹膜返折处,同法切开右侧腹膜至腹膜返折处,两边对合。直视下锐性游离骶前间隙、分离直肠前壁与阴道后壁、切断两侧肛提肌。避免双侧输尿管、生殖血管、骶前神经(特别是下腹下神经)的损伤,保证术后具有良好肛门功能、性功能和排尿功能。术者右手肛门指诊与左手示指在盆腔对顶检查,确认直肠下端前后左右均游离至肛门括约肌上缘。由于患者长期使用大剂量激素,导致血管收缩能力差,渗透性增加,术中渗血较多,所以必要时用干纱垫填压骶前间隙,可压迫止血。另外,在切除结肠时即输注血浆,切除直肠时可以减少盆腔渗血。

回肠贮袋制作:回肠贮袋有 J 型、H 型、S 型、W 型 4 种。贮袋类型根据回结肠动脉长度和回肠末端肠管的长度而定,一般长 15～20 cm。因为 J 型贮袋制作简单,使用的肠管较短,返折的肠管是逆蠕动,术后储便功能较好,所以选择较多。

目前国外在制作 J 型贮袋时,为了使贮袋与肛管松弛吻合,往往选择结扎回结肠动脉,造成只有回肠动脉分支单一供血,极易造成肠管缺血,出现贮袋炎。有学者在制作 J 型贮袋时保留回结肠动脉及其回肠支,保证了两路供血,避免了缺血的可能,显著降低了贮袋炎发生率。国外文献报道,贮袋术后 5 年贮袋炎发生率>50%。

十字切开无血管区,将小肠系膜游离至胰腺下缘,充分松解末端回肠。将回肠对折,单襻长度 15～20 cm,最低点可达耻骨联合下 4～6 cm,确认回肠贮袋与肛管可行无张力吻合。于回肠对折最低点切开肠壁,置入 80 mm 直线切割吻合器,确认无系膜挤压,行侧侧吻合两次。经贮袋出口灌注生理盐水 200～300 mL,将贮袋充盈,确认吻合处无液体漏出,将贮袋内液体吸出,呈淡血性,确认吻合处无活动性出血。于贮袋出口行荷包缝合后将胶管插入贮袋内,系紧荷包缝合线,并将贮袋自肛门拉出。如果末端回肠不够长,可行 H 型贮袋,但必须保留回结肠动脉及其回肠支。于末端回肠 20 cm 处切断肠管,输入肠管远端3～5 cm 作为输出端,于回肠中间切开肠壁,分别向近端和远端行侧侧吻合,将中间切口再闭合。由于S 型和 W 型使用肠管较长,制作复杂,必须手缝,所以现在很少采用。

回肠贮袋与肛管吻合:回肠贮袋与肛管吻合的方法有手缝吻合和双吻合器吻合,吻合的部位有肛直线和齿状线。不同的吻合方法和位置,术后肛门功能不同,这与肛管的解剖特点有关。

肛管解剖:肛管有 3 条解剖标志线,肛缘、齿状线和肛直线。肛缘与齿状线之间的区域称为齿线下区,管内覆以移行和复层扁平上皮,具有脊神经,痛觉敏感,称为皮肤肛管,即解剖肛管。齿状线与肛直线之间的区域称为齿线上区,即 ATZ 区,混合覆以立方、移行和扁平上皮,具有自主神经,感觉末梢丰富,具有痛、冷、压、触、摩擦等多种感受器,使肛门对气体和液体具有精细控便和排便功能。肛缘至肛直线包括齿线下区和上区,管壁全部由肛门括约肌环包绕,称为括约肌肛管,即外科肛管。肛门括约肌环是复合肌群,包括内括约肌、外括约肌、耻骨直肠肌和联合纵肌。

肠贮袋与肛直线手缝吻合:有学者经多年临床实践与观察,创新了回肠贮袋与肛直线手缝吻合。将 270°肛门镜置入肛门直肠内,在肛直线处切开直肠黏膜,于直肠后壁向近端游离 2 cm,切断黏膜下肠壁,将全结肠直肠拉出,再游离直肠前壁黏膜。用可吸收线连续缝合吻合回肠贮袋和肛直线,使吻合口可容纳示指。该方法保留了完整肛门括约肌环,肛门自制功能良好;保留了完整 ATZ 区,肛门精细排便功能良好;同时无直肠黏膜残留,降低了复发和癌变风险,提高了术后生活质量。

回肠贮袋与齿状线手缝吻合:这是早期 IPAA 回肠贮袋与肛管吻合的方法。在齿状线切开直肠黏膜,其他步骤与肛直线手缝吻合相同。该方法保留了完整肛门括约肌环,肛门自制功能良好;无直肠黏膜残留,降低复发和癌变风险;但是完全切除了 ATZ 区,肛门精细排便功能不良,术后肛门皮肤湿疹,影响生活质量。

双吻合器吻合回肠贮袋与肛管:吻合器吻合不能直视下切断直肠。为了保留完整肛门括约肌环和 ATZ 区,吻合器需放置较高位置,术后可保证肛门自制功能和精细排便功能良好;但是会有直肠黏膜残留,增加复发和癌变风险。为了避免直肠黏膜残留,将吻合器需放置较低位置,则会损伤部分肛门内括约肌,术后肛门自制功能欠佳。

尽量完全修复腹腔腹膜:因为 IPAA 手术损伤大,完全腹膜化是为了避免术后出现广泛的腹腔粘连和内疝,预防肠梗阻。

回肠双腔造口还纳手术:一般在前期术后 3～6 个月完成。术前必须行电子结肠镜检查和回肠贮袋病理活检,除外贮袋炎;排粪造影和贮袋肛门压力测定,评价回肠贮袋顺应性和肛门自制功能。如果排粪造影出现贮袋吻合口瘘,或电子结肠镜出现溃疡、贮袋炎表现,都应推迟回肠双腔造口还纳的时间。回肠双腔造口还纳手术一般用 80 mm 直线切割吻合器行回肠侧侧吻合,操作简单,减少吻合口狭窄发生。

(4)IPAA 术后常见并发症及治疗方法。

吻合口瘘:吻合口瘘可以发生在回肠侧侧吻合处和贮袋肛管吻合处,一般术后 1 周内出现。术前患者营养不良,长期大剂量使用激素是主要原因,吻合技术缺陷亦可导致。改善营养状态,充分引流,冲洗贮袋,一般 6 个月可以愈合,也有长期不愈合的。

感染:腹部切口感染与患者术前营养不良,长期大剂量使用激素有关。术后合理肠外营养可以改善营养状态;每天静脉输入 20 g 清蛋白和 10 mg 托拉塞米可以改善组织水肿,促进切口愈合。术中肠腔破溃,污染腹腔是造成腹腔感染的主要原因,术中一旦腹腔污染应及时做细菌培养和药物敏感试验,以便术后尽早合理使用抗生素。

贮袋瘘、贮袋阴道瘘和吻合口狭窄:主要是吻合技术有缺陷造成,一般迟发。贮袋与肛管手缝吻合不严密,或吻合过紧,导致吻合组织缺血坏死,形成肛门周围感染,切开引流或自行破溃后形成贮袋瘘,严重的可以影响肛门括约肌功能,应该注重术后患者肛门不适的主诉,及时指诊检查,可以早期发现和治疗。贮袋阴道瘘多发生在手缝吻合直肠前壁时,牵挂阴道后壁所致,或关闭吻合器时将阴道后壁一并加入,所以一定要注意保护阴道后壁。吻合口狭窄是由于吻合口缺血所致;手缝锁边吻合回肠贮袋和肛管常出现吻合口狭窄,连续或间断缝合并不断扩肛,使吻合口能容纳 1～2 指可避免。

残端直肠炎：直肠黏膜切除不完全，反复出现少量脓血便，电子肠镜显示吻合口远端黏膜糜烂出血，美沙拉秦栓纳肛是有效的治疗方法。

贮袋功能不良：贮袋吻合口瘘可导致盆腔感染，使贮袋顺应性降低，导致贮袋储粪量减少，排便和控便功能不良，所以预防性回肠造口的重要临床价值在于可以减轻或避免贮袋吻合口瘘发生时导致的盆腔感染。

贮袋炎：贮袋炎为远期并发症，国外报道 IPAA 术后 5 年以上有 50% 出现贮袋炎，主要病因是贮袋菌群失调，厌氧菌过度生长所致。表现为脓血便、里急后重、排便次数增加；肠镜显示黏膜糜烂、溃疡和出血，严重者可能需要废弃或切除贮袋，行腹部永久性回肠造口。目前国际公认甲硝唑和左氧氟沙星联合用药是治疗贮袋炎最有效的方法。有学者对 128 例 IPAA 术后患者随访 5 年以上，贮袋炎发生率<5%，我们认为这与中国人习惯吃熟食和软食有关，也与学者在贮袋制作时保留回结肠动脉及其回肠支有关，保证贮袋有回肠动脉和回结肠动脉的双路供血。近期有学者报道，贮袋炎与贮袋供血不足有关。

水吸收障碍导致的腹泻：结肠的主要功能是进一步吸收水分和电解质，使粪便成形、储存和排泄。全结肠直肠切除术后机体水吸收减少，粪便在体内停留时间缩短。所以术后早期可能出现腹泻，经蒙脱石散、利尿剂、补充电解质、益生菌等对症治疗后，回肠可以结肠化，回肠绒毛变短变粗，一般术后 6 个月后 80% 的患者，24 小时排便次数为 3～5 次，其中夜间排便 0～1 次。

慢性肾上腺皮质功能减退导致的腹泻：UC 患者术前长期大剂量糖皮质激素治疗，可导致慢性肾上腺皮质功能减退，使皮质醇分泌不足，胃蛋白酶和胃酸分泌减少，影响消化吸收，出现腹泻。血浆皮质激素降低和 ACTH 增高是诊断的重要依据，后者更稳定可靠。其腹泻特点：主要发生在小肠；多为吸收不良，分泌性水样便，无脓血，可含有脂肪或电解质；胃蠕动加速，肠鸣音亢进，无腹痛或轻度腹痛；抗生素治疗无效，激素替代治疗后症状缓解，口服氢化可的松 20 mg，每 12 小时 1 次，缓慢减量，治疗至少 6 个月。24 小时入量不超过 2 500 mL，其中包括 1 000 mL 电解质口服液（1 000 mL 水，食糖 20 g，食盐 3.5 g，碳酸氢钠 2.5 g），如果粪便量仍>1 000 mL，尿量少于 1 000 mL，应隔天输液 1 000 mL，预防水电解质酸碱平衡紊乱。

维生素 B_{12} 缺乏导致贫血：食物中的维生素 B_{12} 与蛋白质结合进入人体消化道，在胃酸、胃蛋白酶及胰蛋白酶的作用下，维生素 B_{12} 被释放，并与胃黏膜细胞分泌的一种糖蛋白内因子（IF）结合形成维生素 B_{12}-IF 复合物，在回肠被吸收。维生素 B_{12}-IF 复合物促进红细胞的发育和成熟，使机体造血功能处于正常状态，预防恶性贫血。IPAA 术后早期因为排便次数较多，维生素 B_{12}-IF 复合物在回肠吸收减少，极易出现恶性贫血。减少排便次数是解决这一问题的最好方法，因此要对症治疗，严重腹泻时可以口服肠蠕动抑制剂。

泌尿系统结石：正常人每天排尿量 1 000～1 500 mL，IPAA 术后出现腹泻可导致尿量减少，是形成泌尿系统结石的主要原因，术后应该密切观测尿量，及时对症治疗是最好的预防措施。

性功能和排尿功能障碍：虽然 UC 是良性疾病，但分离直肠后壁时，也必须在骶前间隙脏层和壁层之间直视下锐性分离，这样才能保证骶前神经无损伤，避免术后出现性功能和排尿功能障碍。

不孕不育：文献报道女性患者行 IPAA 术后 60% 不孕，主要是术后盆腔粘连导致输卵管不通所致。男性患者行 IPAA 术后可能出现逆行射精。在性发育时期长期大剂量激素治疗，可以导致性器官功能发育障碍，也可以造成不孕不育。术前将卵子和精子储藏是解决不孕不育的有效方法。

（蒋　晓）

第二节　结　肠　癌

　　大肠癌为我国常见的恶性肿瘤之一,据全球肿瘤流行病统计数据资料显示,我国结直肠癌发病 253 427 例,位于肺癌、胃癌、肝癌和乳腺癌之后,居第 5 位;死亡 139 416 例,位于肺癌、肝癌、胃癌和食管癌之后,居第 5 位。从世界肿瘤流行病学调查中可以看出,澳大利亚、新西兰、欧洲和北美的结直肠癌发病率最高,而西非、中非和中南亚发病率最低。我国结直肠癌以 50～70 岁年龄段的发病率为最高,50 岁以下及 80 岁以上发病率较低,中位发病年龄在 45～50 岁,男性发病率明显高于女性。近年来的统计资料表明,在胃癌、食管癌发病率下降的同时,大肠癌发病率却在不断增高,其中尤以结肠癌增加更为明显。近年来我国结肠癌的总发病率已超过直肠癌,改变了长期以来大肠癌中以直肠癌为主的格局。目前我国结直肠癌的好发部位依次为直肠、乙状结肠、升结肠、降结肠和横结肠。

一、病因

　　对于结肠癌的病因目前尚未完全明确。近年来多采用队列及配对调查方法对饮食、生活习惯及体格素质等因素与结肠癌的发病关系进行分析,同时也注意了环境影响、遗传、结肠腺瘤、慢性炎症等癌前状态及免疫功能缺陷因素的影响。

(一)饮食及环境因素

　　其在北美、西欧和澳大利亚发病率相对高,在非洲和亚洲相对低。根据这个发现提出了 Burkitts 假说:不同人群中的饮食差异,特定的纤维素和脂肪摄入导致了世界各地不同区域的结直肠癌的发病率的差异。

　　脂肪和红色肉类:饮食中肉类及脂肪含量高时,刺激肠道大量分泌胆汁,导致肠道中胆汁酸和胆固醇的含量增加,而高浓度的胆汁酸具有促癌作用。其促癌机制:①促进肠黏膜细胞、癌细胞增生;②致 DNA 损伤及干扰 DNA 代谢;③抑制肠黏膜固有层淋巴细胞增生,减弱免疫功能等。同时,在胆汁酸增高的情况下摄入高蛋白,会被肠道细菌降解产生致癌性的氨基酸产物。无论在试验性结肠癌或临床结直肠癌患者中,粪便中胆汁酸和胆固醇代谢产物的含量均明显高于对照组或正常人。进食高脂饮食国家的人群的结直肠癌的发病率要高于进食低脂饮食的国家的人群。而同时目前多项研究指出红色肉类的摄入与结直肠癌存在相关。红色肉类富含铁元素,一种促氧化剂。食物中的铁会增加肠道内的自由基产物,而这些自由基会导致肠黏膜的慢性损伤或增加致癌物。在人类,红色肉类的摄入以剂量响应模式刺激 N-亚硝基化合物的产物。因为许多 N-亚硝基化合物的产物是公认的致癌物,所以这是红色肉类与结直肠癌相关的潜在机制。经过明火烹调或加热完毕的肉类会产生杂环胺和多环芳烃等产物,这些产物在动物试验中是存在致癌性的。已有多篇 Meta 分析指出红色肉类的摄入与结直肠癌的发生存在关系。

　　膳食纤维:饮食中另外一个重要的因素是纤维素的含量。饮食中膳食纤维的含量也是结直肠癌发病的重要因素,高膳食纤维可降低结直肠癌发病机制的可能原因是其可吸收水分,增加粪便体积,稀释粪便中致癌物浓度,纤维可以加快肠道传输,便于其排出。但是目前关于膳食纤维对预防结肠癌的发生仍存在很多争论,两项美国的大宗队列研究发现,并没有证据证实膳食纤维能减少结肠癌的发生。而有的学者指出全谷物纤维可能对结直肠癌有预防作用,此外,纤维摄入本身可能没有预防作用,但可能与许多其他健康的生活方式及其他健康饮食的成分有关(比如大量蔬菜,低脂肪和低肉类)。与观察试验相比,随机研究缺少试验结果显示这可能是其中的原因。然而干预试验可能因试验周期太短而无法显示其效果。

肠道菌群:随着微生态学的发展,肠道菌群与结直肠癌的发病关系得到了越来越多的重视。健康人体肠道内的细菌种类有成百上千种,这些寄生在人体肠道中的微生物在维持健康方面有重要作用,如营养、能量代谢、免疫功能等。研究表明,结直肠癌患者的肠道菌群出现失调状态,粪便中的检查表现为厌氧菌与需氧菌的比值明显下降。另外,与健康人的肠道标本相比,具核梭杆菌在结直肠癌患者肠道中的比值很高。肠道菌群失调致结直肠癌发生的可能机制为肠道菌群通过慢性炎症刺激促进结直肠癌发病;肠道菌群通过酶与代谢产物致癌。同时,该学者还提出,益生菌能改善肠道菌群结构,影响肠道代谢,降低诱发结直肠癌的风险。

患者对照研究表明,叶酸和维生素 D 均可降低大肠癌发病的相对危险度。长期叶酸缺乏可导致胃肠道细胞核变形,甚至发生癌前病变。国内有学者通过试验发现,叶酸缺乏可能与结直肠癌的发生有关,其可能的机制是叶酸可导致肠黏膜上皮细胞的 DNA 甲基化状态发生改变。另外,葱、蒜类食品对机体的保护作用越来越受到人们的关注,试验证实大蒜油能减少甲基胆蒽引发的大肠黏膜损伤,临床流行病研究也证实喜于进食蒜类食品者的大肠癌发病率相对较低。与此相反,进食腌制食品可以造成大肠癌发生的相对危险度增高,从高至低增高危险度的分别是直肠癌、左半结肠癌、右半结肠癌。有学者认为腌制食品的致癌作用是由于食品腌制中产生的亚硝酸类化合物有关,而高盐摄入只是一种伴随状态。油煎和烘烤食品也可以增加大肠癌的发生风险,蛋白质在高温下所产生的甲基芳香胺可能是导致大肠癌的重要物质。

(二)个体因素

由流行病学研究得到的大肠癌易患因素中,可以归因于个体因素的原因十分复杂,可能需涉及个人体态、生活嗜好、体力活动、既往手术等多个方面。

肥胖似乎会增加男性和绝经期女性的结肠癌风险。在肥胖人群中,结直肠癌风险增加了两倍,其中一项机制是许多肥胖患者存在胰岛素抵抗。胰岛素抵抗会导致外周高血糖,并使胰岛素样生长因子活性增加。高 IGH-1 水平与细胞增生有关,并增加结肠肿瘤的风险。

在 2001 年的文献的综述显示吸烟与结直肠腺瘤的关系存在正相关,吸烟者腺瘤的风险是非吸烟者的 2~3 倍,而流行病学研究显示烟草与结直肠癌风险存在联系,吸烟者所吸入的烟雾中富含肼类烃合物和苯并芘,这二者均可引起大肠癌的发生,特别是在动物试验中已可复制相关模型。

另外,对照分析结果表明,体力活动较大者罹患大肠癌的可能性较小。研究认为中等强度的职业体力活动有助于防止结肠癌的发生,体力活动影响结直肠癌发生风险的生物机制并不清楚,增加体育锻炼会导致胰岛素敏感性和 IGF 水平的改变,而且胰岛素和 IGF 潜在参与到结直肠的致癌过程中。其他可能的机制包括体力活动对前列腺素合成的影响,对抗肿瘤免疫防御的影响和减少活动相关的身体中的脂肪。这些机制通常可能是多因素的。

目前国内外很多学者在研究胆囊切除术与结直肠癌的关系,但目前仍存在争论。胆囊切除术后,在粪便中可以检测到的胆酸盐的数量在增加,其可能在结肠致癌过程中起作用,但也可能与发生胆石症相关的饮食和生活方式因素与结直肠癌风险的关系极易混淆。前期的胆囊切除术并不是腺瘤形成的危险因素。其与结直肠癌的联系也是不确定的,但可能与近端结肠癌更相关。

随着心脑血管患者增多,服用阿司匹林与结直肠癌之间的关系也逐渐被人们所关注。研究证据显示使用阿司匹林或其他非甾体抗炎药对所有分期的结直肠致癌过程(异常隐窝灶,腺瘤,癌症和结直肠癌的死亡)都有保护作用。非甾体抗炎药的抗肿瘤机制并不完全清楚,但可以确定的是花生四烯酸依赖和花生四烯酸非依赖途径均有所涉及。因为化疗预防药物需要在普通人群广泛应用以最终减少肿瘤的风险,应用阿司匹林或非甾体抗炎药的化学预防风险可能会超过其益处。正常服用阿司匹林或非甾体抗炎药的患者可能会发生严重的胃肠道并发症。此外,COX-2抑制剂存在潜在的心脏毒性,因此将其用于化学预防是不受支持的。有很多学者评估了用非甾体抗炎药或COX-2抑制剂预防结直肠癌的成本效益,发现这些成分的化学预防作用无法有效地节省成本。

原发性免疫功能缺陷的患者恶性肿瘤发病率约为普通人群的1 000倍。脏器移植患者因长期使用免疫抑制剂,恶性肿瘤发病率也较高。将癌细胞植入健康人体一般较难生长和发展,如机体免疫功能低下或长期使用免疫抑制剂(如硫唑嘌呤、泼尼松,或在脏器移植后施行脾切除术、胸腺切除术,或投入抗淋巴血清等以增加免疫抑制治疗效果)使体内的免疫监视功能受到破坏,则恶性肿瘤发生机会大为增加。根据美国移植处的资料,脏器移植后恶性肿瘤的发病率为5%~6%,大于同龄普通人群的100倍,术后生存时间越长,恶性肿瘤发生率越高,每年递增5%,9年后可达44%。

(三)癌前病变

结直肠腺瘤与结直肠癌之间关系较为密切,欧美大肠癌高发地区大肠腺瘤的发病率也较高。日本宫城县50岁以上的尸检标本中,有26.8%可见到大肠腺瘤,而大肠癌高发区的夏威夷,50岁以上的日本移民尸检中,63.3%可发现大肠腺瘤。与大肠癌有关的两种腺瘤是绒毛状腺瘤及管状腺瘤。Rhoad观察到有腺瘤的每平方厘米大肠黏膜上发生癌的机会要比正常黏膜高100倍。典型的绒毛状腺瘤基底广,表面呈绒毛状、有显著恶变倾向,40%~50%浸润癌孕育于其中。管状腺瘤与结肠癌的发病年龄、性别及好发部位相同。从病理组织学上也观察到管状腺瘤有不同程度的非典型性增生,随着管状腺瘤的增大,细胞非典型性增生及浸润性癌的发生率也迅速增高。腺瘤直径<1 cm时,非典型细胞占细胞总数的3%,若直径超过2 cm,非典型细胞占28%。Ando用分子生物学方法研究大肠癌发生与腺瘤的关系:正常黏膜及伴轻度非典型增生的腺瘤无C-K-ras2基因密码子12突变;伴中度非典型性增生的腺瘤突变占8.1%;伴重度非典型增生的腺瘤突变占83.3%;原发性大肠癌突变占26%;转移癌突变占23.1%,伴重度非典型性增生的腺瘤的C-K-ras2基因12密码子突变率明显高于原发癌及转移癌,提示大肠癌可能并非由重度非典型增生的腺瘤发展而来。尽管如此,一般认为腺瘤恶变与其病理类型、不典型增生程度、位置、数目及大小有关。

大肠的慢性炎症也是导致大肠癌的重要因素,其主要包括炎症肠病、血吸虫性结肠炎。长期罹患炎性肠病的患者其结直肠癌风险更高,UC存在巨大的癌症风险;对于长期患病,病变广泛的患者来说,全结肠切除术是最有效的预防结直肠癌风险的方式。其他一些手段包括内镜监测异常的病变或使用一些化学预防药物。内镜检查通常适用于全结肠炎病史超过10年并且不希望切除全结肠的患者。有证据显示UC患者给予化学预防结直肠癌是可能的。5-ASA产物可能会减低UC患者发生恶变的比率。其他的一些药物包括叶酸,钙,以及合并原发性硬化性胆管炎患者给予熊去氧胆酸。CD与结直肠癌的进展存在联系的观点是有争议的。一些研究显示,结直肠癌进展的风险在罹患广泛CD的患者中是增加的。其增加的风险似乎与UC相似。然而,最近的一些基于人群的研究却显示其作用要更弱。在血吸虫病流行区,血吸虫感染与大肠癌有明显相关性。据浙江嘉兴市第一医院报道,在 314 例大肠癌患者中,有 96.1% 合并血吸虫病,在 3678 例晚期血吸虫患者中,发现大肠血吸虫性肉芽肿 241 例,占 6.6%,其中继发性大肠腺癌者占 62.7%。苏州医学院报道的 60 例血吸虫性大肠炎手术切除标本上,53% 有 Ⅰ～Ⅱ 级间变,7% 发生原位癌。多数发生于乙状结肠及直肠,即虫卵沉积最多的部位,从病理组织学上尚可观察到从黏膜增生到癌变的渐进过程。

(四)遗传因素

Duke 在 1913 年就注意到结肠癌有家族性集聚现象,据估计 20%～30% 的大肠癌患者中家族遗传因素起着重要的作用。与遗传有关的病变,在一项最近的包括 59 项研究的 meta 分析中,一个一级亲属罹患结直肠癌的患者发生结直肠癌的 RR 值为 2.24,超过两个一级亲属罹患结直肠癌的患者其 RR 值为 3.97。有学者曾对 2 例先后发生了 3 次及 6 次癌的患者进行了细胞遗传学检查发现其染色体结构畸变率达36.5%($P<0.01$)、二倍体数较正常人少($P<0.05$),姐妹染色单体互换率高于正常人($P<0.01$),并伴有免疫功能低下,说明对高危患者应用细胞遗传学方法进行分析,是研究大肠癌病因学的一种有效手段。

二、发病机制

癌的发生是细胞生长、更新的生理过程的病理扩展,正常的结肠黏膜上皮细胞 5～6 天更新 1 次,新生的细胞在到达黏膜表面时已停止了 DNA 的合成及细胞增生活动。

大多数大肠癌通常发生在良性腺瘤性肿瘤基础之上。按照 Morson 的观点需经历正常上皮黏膜、异常增生、腺瘤、恶变,直至发生腺癌这样一个漫长的过程,进程长者可达 10 年以上。其发展过程中涉及多种基因的突变和甲基化的发生,癌的发生是原癌基因激活和抑癌基因失活的综合性累积效应。Ras 基因(包括 *Ha-ras*、*KI-ras*、*N-ras* 等)的点突变是伴随恶性病变的重要生物学变化,但与肿瘤的临床生物学行为无明显关系。APC 基因位于 5 号染色体(5q)的长臂上,被认为是结直肠癌致癌过程的管家基因,APC 基因的变异会导致癌症的发生。APC 基因的变异发生在 50% 散发的腺瘤和 75% 散发的结直肠癌患者中。P53 基因为肿瘤抑癌基因,其缺失或点突变能使该基因失活,对人类恶性肿瘤的发生可能起决定性作用,Shirasawa(1991)用体外基因扩增技术(polymeras chain reaction,PCR)及变性梯度凝胶电泳方法发现 *p*53 基因在腺瘤型息肉、家族性结肠及结肠癌标本的斑点杂交中均有突变。故 *p*53 基因突变是大肠癌发生、发展中最常见的基因变化之一。大肠癌是研究肿瘤多步发展的一个很好的模型,腺瘤型息肉是癌的前驱形式,癌家族综合征的特点是结肠上有许多息肉,可利用它做连续分析。第 5 号染色体长臂 2 区 1 带(521)上有 2 个基因:APC、MCC,以及另外一种抑癌基因 DCC 的突变或缺失也与腺瘤向腺癌转变密切相关。

由腺瘤转变为腺癌可能是大肠癌发生的重要途径,但并不能囊括所有大肠癌发病机制。从正常肠黏膜不经腺瘤阶段,直接恶变生成腺癌也是一不容忽视的发病机制。使用微卫星标志物可以证明存在于 HNPCC 患者的 FCC(familial colorectal cancer)基因决定着大肠癌的易感性,与 DNA 频繁发生复制误差有关。

三、病理

结肠癌的发病部位以乙状结肠癌为最高,以下依次为右半结肠、横结肠、降结肠。多为单发,但在结肠不同部位同时发生、在不同时期先后发生或合并其他脏器肿瘤者亦非鲜见。

(一)形态学分类

根据1982年全国大肠癌病理研究协会组讨论决定,将大肠癌分为早期癌及中晚期癌两大类,结合其大体形态再分为若干不同类型。

1.早期结肠癌分类

(1)息肉隆起型(Ⅰ型):多为黏膜内癌(M癌),又可分为有蒂型(Ip)及广基型(Is)。

(2)扁平隆起型(Ⅱa型):多为黏膜下癌(SMV癌),形似盘状。

(3)扁平隆起溃疡型(Ⅲ型):也有称为Ⅱb+Ⅱc型,呈小盘状隆起,中央凹陷为一浅表溃疡,亦属于黏膜下层癌。

2.进展期结肠癌分类

(1)隆起型:瘤体较大,呈球状、半球状、菜花样或盘状突起,向肠腔内生长,表面易发生溃疡、出血及继发感染,多见于右半结肠。较少累及周围肠壁,肠腔狭窄较少见。临床常见贫血、毒素吸收后的中毒症状及恶病质等。一般生长缓慢,浸润性小,局部淋巴转移也较晚,预后较好。

(2)浸润型:肿瘤沿肠壁周径浸润生长,常见于左半结肠,因含结缔组织较多质较硬,故又称为硬癌。多伴纤维组织反应,引起肠腔狭窄。一般生长较快,易导致急性肠梗阻,淋巴转移较早,恶性度高,预后较差。

(3)溃疡型:50%以上的结肠癌属于溃疡型,可以在肿块型基础上瘤体表面坏死脱落形成溃疡,也可以从开始即表现为溃疡型病变。周围浸润较广,早期侵犯肌层,易发生穿孔、出血等并发症。此型根据溃疡的外形和生长情况又可以分为两类,一类是局限溃疡型,由不规则的溃疡形成,貌似火山口状,边缘隆起外翻,基底为坏死组织,肿瘤向肠壁深层浸润性生长,恶性程度较高;另一类是浸润溃疡型,肿瘤向肠壁深层浸润性发展,与周围组织分界不清,中央坏死,为底大的深在溃疡,边缘黏膜略呈斜坡状抬高,形状与局限性溃疡明显不同。

(二)组织学分类

根据2010年WHO对结肠肿瘤的组织学分类,结肠癌可分为:①腺癌;②黏液腺癌;③印戒细胞癌;④鳞癌;⑤腺鳞癌;⑥髓样癌;⑦未分化癌;⑧其他;⑨不能确定类型的癌。

(三)恶性程度

根据Broders分级,将结肠癌分为4级,其中:Ⅰ级指2/3以上癌细胞分化良好,属高分化,恶性程度低;Ⅱ级指1/2~2/3癌细胞分化良好,属中分化,恶性程度较高;Ⅲ级指癌细胞分化良好者不足1/4,属低分化,恶性程度高;Ⅳ级指未分化癌。细胞学本身的分化程度虽然是肿瘤恶性程度重要标志,但并不完全,组织结构的异型程度、肿瘤组织浸润能力和血管生成能力都在不同的程度上影响着肿瘤的恶性程度。

(四)播散途径

结直肠癌有多种播散、转移方式,主要包括直接浸润、淋巴转移、血行转移及种植转移等4种途径播散。

1.直接浸润

肿瘤可向3个方向上发生局部浸润与扩散:①沿肠管纵向扩散,速度较慢,一般局限于5cm范围内,很少超过8cm;②沿肠管水平方向环形浸润,一般浸润肠管周径1/4需6个月,浸润1/2周径需1年,浸润1周约需2年;③肠壁深层浸润,从黏膜向黏膜下、肌层和浆膜层浸润,最后穿透肠壁,侵入邻近组织器官,肠壁深层浸润深度是目前常用结肠癌分期的基础,如Duke或TNM

分期。

2.淋巴转移

淋巴转移是扩散和转移的主要方式,结肠的淋巴引流一般通过 4 组淋巴结,即结肠上淋巴结、结肠旁淋巴结、中间淋巴结及中央淋巴结。结肠壁存在淋巴管,因此淋巴管浸润与肿瘤肠壁浸润深度有相关性。T_1 肿瘤淋巴管浸润率为 9%,T_2 上升至 25%,T_3 则达到 45%。大多数分期系统都包含了对 T 分期和淋巴结转移的评价,并且预后与总分期有相关性。结肠淋巴回流与静脉相伴行,最终汇入门静脉流入肝脏。因此结肠癌常出现肝转移。

3.血行转移

结肠癌通常较少侵入动脉,但侵入静脉却十分常见。结肠的静脉回流分别经上、下静脉汇入门静脉。癌细胞继续经门静脉进入体循环,进而播散至全身,如肺、骨、脑等脏器转移。但在极少数患者中也发现了首先出现肺或骨转移的现象。

4.种植播散

浆膜阳性的肿瘤有可能会出现腹膜种植,肿瘤细胞通过盆腔腹膜种植到各种器官组织。最常出现种植的有卵巢,网膜,浆膜或腹膜表面,可形成 12 mm 大小的白色硬质结节,外观酷似粟粒型结核,广泛的腹膜种植常伴有血性腹水。

此外,还有极少数肿瘤通过浸润神经周围间隙或神经鞘,沿着结肠的神经播散。多项试验证实出现神经侵犯的患者预后变差。

四、分期

最初的结直肠癌分期是由 Cuthbert Dukes 在 1930 年提出的,后经过不断地修订,该系统将结直肠癌分为 A、B、C、D 4 个阶段。

(1)Dukes 分期。

A 期:癌细胞局限于肠壁内。

B 期:癌细胞浸出肠壁,其中 B1 期肿瘤浸润部分肌层,B2 期肿瘤渗透全层,均无淋巴结转移。

C 期:在 A、B 的基础上淋巴结有转移,其中癌灶邻近淋巴结转移属 C1 期,肠系膜淋巴结或肠系膜血管根部淋巴结转移属 C2 期。

D 期:远处有癌细胞转移。而目前 TNM 分期是首选的结直肠癌分期标准;TNM 分期系统是 1950 年由国际抗癌联盟(UICC)首先提出,1978 年美国癌症分期和疗效总结联合委员会(AJC)建议在人肠癌分期中使用的。其中 3 个字母分别代表 3 个系统的首字母,即 T 为肿瘤浸润深度,N 为淋巴结受累,M 为远处转移。基于 T、N、M 的组合,能够对给定肿瘤以相应的 I 至 IV 分期。以下为 2009 年 AJCC 第七版 TNM 分期。

原发肿瘤(T)如下。

T_x:原发肿瘤无法评价。

T_0:无原发肿瘤证据。

T_{is}:原位癌;局限于上皮内或侵犯黏膜固有层。

T_1:肿瘤侵犯黏膜下层。

T_2:肿瘤侵犯固有肌层。

T_3:肿瘤穿透固有肌层到达浆膜下层,或侵犯无腹膜覆盖的结直肠旁组织。

T_{4a}:肿瘤穿透腹膜脏层。

T_{4b}:肿瘤直接侵犯或粘连于其他器官或结构。

区域淋巴结(N)如下。

N_x:区域淋巴结无法评价。

N_0:无区域淋巴结转移。

N_1:有 1～3 枚区域淋巴结转移。

N_{1a}:有 1 枚区域淋巴结转移。

N_{1b}:有 2～3 枚区域淋巴结转移。

N_{1c}:浆膜下、肠系膜、无腹膜覆盖结肠或直肠周围组织内有肿瘤种植,无区域淋巴结转移。

N_2:有 4 枚以上区域淋巴结转移。

N_{2a}:4～6 枚区域淋巴结转移。

N_{2b}:7 枚及更多区域淋巴结转移。

远处转移(M)如下。

M_0:无远处转移。

M_1:有远处转移。

M_{1a}:远处转移局限于单个器官或部位(如肝脏、肺、卵巢和非区域淋巴结)。

M_{1b}:远处转移分布于 1 个以上的器官或部位或腹膜转移。

(2)Tis 包括肿瘤细胞局限于腺体基膜(上皮内)或黏膜固有层(黏膜内),未穿过黏膜肌层到达黏膜下层。

(3)T_4 的直接侵犯包括穿透浆膜侵犯其他肠段,并得到镜下诊断的证实(如盲肠癌侵犯乙状结肠)。或者位于腹膜后或腹膜下肠管的肿瘤,穿破肠壁固有基层后直接侵犯其他脏器或结构,例如降结肠后壁的肿瘤侵犯左肾或侧腹壁,或者中下段直肠癌侵犯前列腺、精囊腺、宫颈或阴道。

(4)肿瘤肉眼上与其他器官或结构粘连则分期为 cT_{4b}。但是,若显微镜下粘连处未见肿瘤存在则分期为 pT_3。V 和 L 亚分期用于表明是否存在血管和淋巴管浸润,而 PN 则用以表示神经浸润(可以是部位特异性的)。

五、临床表现

结肠癌多见于中老年人,30～69 岁占绝大多数,男性多于女性。早期症状不明显,中晚期患者常见的症状有腹痛、消化道刺激症状、腹部肿块、排便习惯及粪便性状改变、贫血及慢性毒素吸收所致的全身症状,以及肠梗阻、肠穿孔等。

(一)腹痛及消化道刺激症状

多数患者有不同程度的腹痛及腹部不适,腹痛的类型、定位及疼痛强度多有不同,如结肠肝曲癌可表现为右上腹阵发性绞痛,类似慢性胆囊炎。一般认为,右半结肠癌疼痛常反射至脐上部;左半结肠癌疼痛常反射至脐下部。当出现肿瘤较大出现梗阻时,此时腹痛多为绞痛,并与进食相关,常在餐后出现,多为脐周或中腹部,而当肿瘤穿透肠壁引起局部炎性粘连,或在慢性穿孔之后形成局部脓肿时,疼痛部位即为癌肿所在部位。

(二)排便习惯及粪便性状改变

其为癌肿坏死形成溃疡及继发感染的结果。首先表现为排便次数增加或减少,有时腹泻与便秘交替出现,排便前可有腹部绞痛,便后缓解,有时出现便中带血,血的颜色则与肿瘤的位置相关。特征性的改变还包括粪便变细,形状不规则,稀便。这一变化主要取决于肿瘤位置,右半结肠肿瘤因管腔大、粪便含水量多故出现症状较晚;但左半结肠因管腔狭小、粪便成形故出现时间较早。

(三)腹部肿块

一般形状不规则、质地较硬、表面呈结节状。横结肠和乙状结肠癌早期有一定的活动度及轻压痛。升、降结肠癌如已穿透肠壁与周围脏器粘连,慢性穿孔形成脓肿或穿破邻近脏器形成内瘘时,肿块多固定不动,边缘不清楚,压痛明显。但要注意的是,有时梗阻近侧的积粪也可表现为腹部肿块。

(四)贫血及慢性毒素吸收症状

癌肿表面坏死形成溃疡可有持续性少量渗血、血与粪便混合不易引起患者注意,从而导致出现贫血。同时也因毒素吸收及营养不良出现贫血、消瘦、乏力及体重减轻。晚期患者有水肿、肝大、腹水、低蛋白血症、恶病质等现象。如癌肿穿透胃、膀胱形成内瘘也可出现相应的症状。

(五)肠梗阻和肠穿孔

肠梗阻和肠穿孔多为肿瘤中晚期症状,因肠腔内肿块填塞、肠管本身狭窄或肠腔外粘连、压迫所致。多表现为进展缓慢的不完全性肠梗阻。梗阻的早期患者可有慢性腹痛伴腹胀、便秘,但仍能进食,进食后症状较重。经泻药、洗肠、中药等治疗后症状多能缓解。经过较长时间的反复发作之后梗阻渐趋于完全性。当结肠癌发生完全性梗阻时,因回盲瓣阻挡结肠内容物逆流至回肠而形成闭襻性肠梗阻。从盲肠至梗阻部位的结肠可以极度膨胀,肠腔内压不断增高,迅速发展为绞窄性肠梗阻,甚至肠坏死穿孔,引起继发性腹膜炎。位于盲肠、横结肠、乙状结肠的癌肿在肠蠕动剧烈时可导致肠套叠。

六、诊断

(一)疾病史和家族史

(1)结直肠癌发病可能与以下疾病相关:UC、结直肠息肉病、结直肠腺瘤、CD、血吸虫病等,应详细询问患者相关病史。

(2)遗传性结直肠癌发病率约占总体结直肠癌发病率的 6%,应详细询问患者相关家族病史:遗传性非息肉病性结直肠癌、家族性腺瘤性息肉病、黑斑息肉综合征、幼年性息肉病等。

(二)体格检查

腹部体征与病程进展关系密切。早期患者无阳性体征;病程较长者腹部可触及肿块,也可有消瘦、贫血、肠梗阻的体征。对于怀疑结肠癌的患者也应常规行肛门指诊,可明确是否合并有距肛门 8 cm 以内的病变,同时可明确有无盆腔种植转移。

(三)实验室检查

血常规检查可了解有无贫血。粪常规检查应注意有无红细胞、脓细胞。结肠癌大便潜血试验多为阳性,大便潜血试验简便易行可作为大规模普查的方法,如消化道癌肿行根治术后,大便潜血试验呈持续阳性反应,应高度怀疑癌肿复发或在消化道其他部位又发生新的癌肿。血清肿瘤标志物测定,结肠癌患者在诊断、治疗前、评价疗效、随访时必须检测癌胚抗原(CEA)和糖链抗原 19-9(CA19-9);有肝转移患者建议检测 AFP;疑有卵巢转移患者建议检测 CA125。目前 CEA、CA19-9 在对术后复发监测和预后判定方面的作用得到较好的认可。

(四)内镜检查

乙状结肠镜及纤维结肠镜是诊断结肠癌的重要方法。乙状结肠镜镜身长 30 cm,75%~80%的直肠、乙状结肠癌均能通过乙状结肠镜检查发现,而纤维结肠镜检查可观察整个结肠,对诊断钡灌肠不易发现的较小病变甚为重要,可明确肿物大小、距肛缘位置、形态、局部浸润范围。同时结肠镜可以进行病理活检进行确诊。但要注意的是结肠肠管在检查时可能出现皱缩,因此,内镜所见肿物远侧至肛缘的距离可能存在误差,建议结合 CT、MRI 或钡剂灌肠检查明确病灶部位。

(五)影像学检查

1.结肠钡剂灌肠检查

特别是气钡双重造影检查是诊断结直肠癌的重要手段,可了解全结肠情况。钡灌肠的 X 线表现与癌肿大体形态有关:肿块型表现为肠壁充盈缺损、黏膜破坏或不规则;溃疡型较小可见龛影,较大时该处黏膜完整性遭到破坏;浸润性累及部分肠壁一侧缩小、僵硬,如病变浸润肠管全周则呈环形狭窄。但疑有肠梗阻的患者应当谨慎选择。

2.超声检查

超声检查可分为经腹壁超声检查和内镜超声检查(EUS)。经腹部超声检查可了解患者有无肿瘤复发转移,具有方便快捷的优越性。EUS 可以清晰显示肠壁黏膜、黏膜肌层、黏膜下层、固有肌层和浆膜层,有助于对肿瘤浸润深度的判定,其正确率可达到 80%左右。

3.CT 与 MRI 检查

CT 检查可以帮助临床医师了解肿瘤的位置、对周围组织、器官有无侵犯,是否合并远处转移,进行术前分期。MRI 可以弥补 CT 的不足,能更易于了解肿瘤对周围脂肪组织的浸润程度。近年来,由 CT 或 MRI 可进行消化道重建成像,被称为"放射内镜",可以清晰显示肿物的主体状态和向深层的浸润情况。

4.PET/CT 检查

不推荐常规使用,但对于病情复杂、常规检查无法明确诊断的患者可作为有效辅助检查。术前检查提示为Ⅲ期以上肿瘤,为了解有无远处转移,推荐使用。

5.排泄性尿路造影检查

不推荐术前常规检查,仅适用于肿瘤较大可能侵犯泌尿系统的患者。

6.病理组织学检查

病理学活组织检查仍为明确占位性病变性质的"金标准",组织病理学检查能对恶性细胞的分化程度、组织结构进行进一步的确认,有助于治疗方案的确定。病理活检诊断为浸润性癌的患者进行规范性结直肠癌治疗。而确定为复发或转移性结直肠癌时,推荐检测肿瘤组织 Ras 基因及其他相关基因状态以指导是否可采取靶向药物治疗。

7.开腹或腹腔镜探查术

当出现下述情况时,则建议行开腹或腹腔镜探查术:①经过各种诊断手段尚不能明确诊断且高度怀疑结直肠肿瘤;②出现肠梗阻,进行保守治疗无效;③可疑出现肠穿孔;④保守治疗无效的下消化道大出血。

七、筛查

目前有明确证据证明,筛查及切除结直肠腺瘤可预防结直肠腺癌,并且监测早期的肿瘤可减低此病的死亡率。腺瘤和早期肿瘤通常没有症状。而当肿瘤生长足够大并引起症状时将导致不良预后。因此,对无症状人群的筛查更加重要。而在国外和国内的多地已开展了相关工作。

美国癌症协会建议对平均风险的人群从 50 岁(黑人应在 45 岁开始)开始进行筛查。筛查建议包括以下几点:①每年 1 次高灵敏度的粪便潜血试验或粪便免疫试验;②每 5 年 1 次乙状结肠镜检查;③每 5 年1次气钡双重造影检查;④每 5 年 1 次 CT 检查;⑤每 10 年 1 次结肠镜检查;⑥粪便 DNA 测试(没有指定的时间间隔)。

八、治疗

以手术切除癌肿为主的综合治疗法仍是当前治疗结肠癌的主要而有效的方法,化疗、放疗治疗、生物治疗的效果有待于进一步评价,近年来推崇了术前化疗、术前放疗等新辅助治疗增加了对晚期大肠癌根治切除机会,但对早期和进展期大肠癌是否值得贻误手术时机去完成术前治疗亟待商榷。

(一)治疗原则

就结肠癌的临床治疗水平而言,结肠癌治疗方案各地区或不同等级医院仍难能统一,但以下治疗原则已为多数学者认同,并证实可有效减少患者痛苦,提高生存率。

(1)对于 T_1 期的结肠癌建议局部切除。而直径>2.5 cm 的绒毛状腺瘤癌变率高,推荐行结肠切除联合区域淋巴结清扫。

(2)肿瘤局限于肠壁,且无明显淋巴结转移时,进行标准的结肠癌根治性手术就可达到根治目的。而当癌肿侵破肠壁浆膜或已伴有区域淋巴结转移时,在施行根治性手术的基础上还要在术中及术后使用辅助治疗,以除去难以避免的微转移灶或脱落的癌细胞。

(3)对晚期结肠癌,如果患者一般情况允许,也需要采取积极的治疗态度。对局部癌肿比较固定,手术切除比较困难,但无远处转移者,应采用新辅助化疗等方法使局部肿瘤降期,争取完成比较彻底的根治手术,对已有远处转移但原发灶尚能切除的患者,应争取尽量切除原发肿瘤,对癌肿局部情况较好,但伴有单发性远处转移灶者,可力争行转移灶的一期或二期切除;伴有多发性转移灶者,应进行综合治疗。

(4)对于确实无法根治性切除的肿瘤,应争取切除主要瘤体进行姑息性手术;对于无法切除的患者为解除或预防梗阻进行短路手术或造瘘手术等减症性手术。

(二)手术治疗

1.手术适应证和禁忌证

(1)适应证:①全身状态和各脏器功能可以耐受手术;②肿瘤局限于肠壁或侵犯周围脏器,但可以整块切除,区域淋巴结能完整清扫;③已有远处转移(如肝转移、卵巢转移、肺转移等),但可以全部切除,酌情同期或分期切除转移灶;④广泛侵袭或远处转移,伴有梗阻、大出血、穿孔等症状应选择姑息性手术。

(2)禁忌证:①全身状态和各脏器功能不能耐受手术和麻醉;②广泛侵袭和远处转移,无法完整切除,无梗阻、穿孔、大出血等严重并发症。

2.术前准备及术后处理

(1)术前准备:一般性准备,应了解有无出血倾向及药物过敏史,检查及纠正贫血、低蛋白血症以保证吻合口愈合;检查并纠正水、电解质及酸碱失衡;全面了解心、肝、肾等重要脏器功能;对合并高血压、心脏病、糖尿病、甲状腺功能亢进等患者必须使并发症迅速控制后再进行手术治疗。

肠道准备一直以来被认为是患者术前准备必不可少的一部分。机械清肠和口服抗生素能够降低结肠内厌氧菌和需氧菌的浓度,保证术后吻合口一期愈合,并降低伤口感染的发生率。但近年对这种观点存在很多争论甚至是全盘否定。多篇近期前瞻性随机试验质疑,与适时静脉应用恰当的抗生素相比,肠道准备无额外的获益。Bucher 等所做的一项 Meta 分析对比了 565 例进行机械肠道准备的患者和 579 例未行肠道准备的患者,除一项研究外其他所有研究均证实机械肠道准备组有更高的吻合口瘘发生率。但在国内外尚未完全一致认同时,仍应重视术前肠道准备。对于无梗阻的患者术前不必禁食,可于术前 2 天起进食流质,同时给予静脉补液,维持水电解质平衡。术前 1 天口服泻药,如聚乙二醇电解质散等。对伴有不全性梗阻或慢性梗阻的患者不宜使用泻药。

（2）术后处理。①胃肠减压:胃肠减压应持续进行,直到术后 2～3 天,患者无腹胀,肠鸣音已恢复,已有肛门排气为止。在应用胃肠减压期间,每天应经静脉补充必要水、葡萄糖、电解质、维生素,保持水、电解质平衡,补充血容量,注意各重要脏器功能状态。②饮食:肛门排气后可开始进流质,如无腹胀再改为半流质,一般在两周后可进少渣普通饮食。③抗生素:已有许多临床试验证明,术前预防性使用全身抗生素后,术后没有必要再继续应用抗生素。如确实术中发生肠内容物沾染,可在术后极短时间内再应用抗菌药物 1～2 次,但切忌过长时间应用。在选择抗生素时,应根据细菌流行学情况,抗生谱应覆盖 G^- 杆菌和厌氧菌。④引流管的处理:腹部引流一般留置 48～72 小时,如渗液量少,非血性、无感染迹象,即可予以拔除。⑤结肠造口的处理:对单腔造瘘应注意造口处肠黏膜的血运情况,有无出血、缺血、坏死、回缩及周围感染等情况现象。造口周围皮肤用氧化锌软膏保护。术后以低渣饮食为主,防止腹泻,训练患者养成定时排便习惯。

3.手术方式

结肠癌的手术方式和切除范围应根据癌肿的部位、病变浸润和转移的范围,以及有无肠梗阻等情况而定。就手术方式和手术效果而言,结肠癌手术分为局部切除、根治性手术和包括减荷手术、减症手术在内的姑息性手术。

（1）局部切除:对于 $T_1N_0M_0$ 结肠癌,建议局部切除。术前检查属 T_1 或局部切除术后病理提示 T_1,如果切除完整且具有预后良好的组织学特征(如分化程度良好,无脉管浸润),则无论是广基还是带蒂,均不推荐再行根治性手术。如果是带蒂,但具有预后不良的组织学特征,或者未完整切除,或标本破碎、切缘无法评价,则推荐行结肠切除术加区域淋巴结清扫。

（2）根治性手术:应将原发性病灶与所属引流淋巴结整块切除。为了减少及防止肿瘤复发,应遵循以下原则:①切缘应保证足够的无瘤侵犯的安全范围,切除肿瘤两侧包括足够的正常肠段。如果肿瘤侵犯周围组织或器官,需要一并切除,同时要保证切缘足够以清除所属区域的淋巴结。切除肿瘤两侧 5～10 cm 正常肠管已足够,但为了清除可能转移的肠壁上、结肠旁淋巴结,以及清除系膜根部区域淋巴结,结扎主干血管,故实际切除肠段的范围应根据结扎血管后的肠管血运而定。②完全清除区域淋巴结;③避免挤压肿瘤;④防止肠腔内播散。

根治性右半结肠切除术:适用于盲肠、升结肠、结肠肝曲癌。切除范围包括回肠末端 10～15 cm、盲肠、升结肠、横结肠肝曲和部分横结肠,连同有关的肠系膜及其中的淋巴结。在肠系膜根部切断回盲肠动脉、右结肠动脉、结肠中动脉右支或主干,暴露肠系膜上静脉外科干以清扫肠系膜根部淋巴结,然后做回肠与横结肠对端吻合术。根据具体切除肠段情况和离断血管情况,根治性右半结肠切除术也有一些变形。如针对盲肠癌可不切断结肠中血管,并保留肝曲,此术式有学者称为右侧结肠切除术。而在肝曲癌时往往要离断结肠中血管主干,于近脾曲切断肠管,被称为扩大右半结肠切除术。

根治性横结肠切除术:适用于横结肠癌。切除范围包括肝曲、脾曲的整个横结肠,连同系膜及其中淋巴结、胃结肠韧带及其淋巴结一并切除。在根部切断结肠中动脉,然后做升结肠与降结肠对端吻合术。

根治性左半结肠切除术:适用于结肠脾曲、降结肠。切除范围包括横结肠左半、降结肠、部分乙状结肠,自根部切断左结肠动脉、乙状结肠动脉。在乙状结肠全部切除时,也可从根部切断肠系膜下支脉,然后做横结肠与直肠对端吻合术。和结肠肝曲癌手术类似,在处理脾曲癌时可离断结肠中血管左支,近肝曲离断肠管,实行扩大左半结肠切除术。

根治性乙状结肠切除术:适用于乙状结肠癌。切除范围包括降结肠远端、乙状结肠和乙状结肠直肠曲,自根部离断肠系膜下动、静脉,以更方便清扫肠系膜下血管根部淋巴结。做降结肠直肠吻合,如降结肠张力较大,可游离脾曲以保证吻合口处于无张力状态,防止发生吻合口瘘。

在实际操作中,如肠襻切除不充分,肠系膜保留过多,或未从血管干根部切除等,都会影响手术的疗效。另一方面,当淋巴管被癌细胞栓塞后,随着淋巴流向的改变可出现逆向性转移或累及邻近肠襻的结肠旁淋巴结,因此必须按照根治性手术的要求去操作才能达到根治目的。在升、降结肠切除时,必须在 Toldt 筋膜深面游离结肠系膜才能保证根治性手术的彻底性,但要十分注意后腹壁血管和输尿管,以防发生损伤,标本的整块切除、Turnbull 等提出的无触瘤手术、顺行结肠切除、术中局部化疗等手段无疑提高了根治性手术的质量,确保了根治的彻底性。凡结肠癌与周围脏器有炎性粘连、癌性浸润、穿破到其他脏器或肝脏有局限性转移时,只要有可能切除均应与原发病灶一起切除。近年来,结肠癌的同时性或异时性肝转移采用肝切除手术积累了许多经验,成绩斐然,患者术后生存时间与 Dukes C 期的预期生存时间相仿,从而改变了长期以来对结肠癌肝转移治疗上的消极态度和预后上的悲观观点。

腹腔镜技术在结直肠手术中应用已超过 15 年。然而直到 2004 年多中心前瞻性随机试验 COST 结果的发表开始,它才广泛应用于结直肠癌的治疗。许多研究证实了腹腔镜技术的短期获益,比如肠道功能的快速恢复、住院时间的缩短,以及麻醉用药的减少。同时 2007 和 2009 年,英国 CLASICC 和欧洲 COLOR 试验均报道结肠癌腹腔镜和开腹结肠切除的各分期生存率和复发率相当。CLASICC 试验包括生存质量评分,而且再次证明腹腔镜与开腹结肠切除术二者无差异。两项试验均证实存在与腹腔镜结肠切除相关的明显的学习曲线。因此在经验充足的情况下,腹腔镜结肠切除术应用于右侧或左侧的结肠癌是安全的,而且提供了与开腹结肠切除术相似的预后。目前尚无关于横结肠癌腹腔镜切除的数据。最新的机器人手术在结直肠癌手术中也逐渐应用,但需要更多的数据。

(3)姑息性手术:如结肠癌已浸润到盆壁、已有腹膜广泛种植、弥漫性肝或肺转移等,均属晚期已无根治的可能。其中 95% 以上的患者在 3 年内死亡。姑息性手术只能减轻症状、延长生存时间。姑息性手术包括局部切除、短路手术及近端结肠造瘘等,应根据患者的不同情况加以选用。

(4)紧急性手术:结肠癌所致的完全性肠梗阻或肠穿孔等,应在适当准备(补充血容量、纠正脱水、纠正酸中毒及电解质紊乱、胃肠减压)后紧急手术治疗。

梗阻性结肠癌的手术处理:急性结肠梗阻导致梗阻近端肠管膨胀,其内大量排泄物堆积。与之相关的近端肠管菌群过度繁殖及可能存在的血运破坏,是典型的需要切除和近端造瘘的主要因素。有条件的医院可首先使用内镜下放置自扩张金属支架处理急性结肠梗阻的患者,能作为择期手术的桥梁,使可手术癌症患者的急诊手术转变为择期手术。试验显示支架作为手术的桥梁,有助于减少吻合口瘘的发生率、减少伤口感染率,缩短住院时间。

对于无法进行放置肠道支架或放置失败的患者应在胃肠减压,补充容量、纠正水电解质紊乱和酸碱平衡失调后,宜早期进行手术。盲肠癌如引起梗阻时,临床上常表现为低位小肠梗阻的征象。虽然发生坏死穿孔的危险性似乎较小,但梗阻趋向完全性,无自行缓解的可能,故亦以早期手术为宜。在手术处理上可遵循下列原则:①右侧结肠癌并发急性梗阻时应尽量争取做右半结肠切除一期吻合术;②对右侧结肠癌局部确已无法切除时,可选做末端回肠与横结肠侧侧吻合术-内转流术(短路手术);③盲肠造口术由于减压效果不佳,目前已基本被废弃;④左侧结肠癌引起的急性梗阻在条件许可时应尽量一期切除肿瘤。切除手术有3种选择,一是结肠次全切除,回肠乙状结肠或回肠直肠吻合术;二是左半结肠切除,一期吻合、近端结肠失功性造口术,二期造口关闭;三是左半结肠切除,近远端结肠造口或近端造口,远端关闭,二期吻合;⑤对肿瘤已无法切除的左侧结肠癌可选做短路手术或横结肠造口术。

结肠癌穿孔的处理:结肠癌并发穿孔大多发生在急性梗阻后,少数亦可发生在癌肿穿透肠壁溃破。不论其发生的机制属哪一种都是极其严重的临床情况,急性梗阻时发生的穿孔大多发生在盲肠,由于肠腔内压力过高导致局部肠壁缺血、坏死而穿孔,此时将有大量粪性肠内容物进入腹腔,产生弥漫性炎性粪性腹膜炎,并迅速出现中毒性休克。因此感染和中毒将成为威胁患者生命的两大因素。至于癌肿溃破性穿孔则除粪汁污染腹腔外,尚有大量癌细胞的腹腔播散、种植。因此即使闯过感染和中毒关,预后仍然不佳。在处理上首先强调一旦明确诊断即应急诊手术,同时加强全身支持和抗生素治疗。手术原则为不论哪一类穿孔,都应争取一期切除癌肿,右侧结肠癌引起穿孔者可一期吻合,左侧结肠癌并发穿孔者切除后,宜近侧造口。对癌肿溃破而不作切除的患者,结肠造口宜尽量选在肿瘤近端,并清除造口远端肠腔内粪便,以免术后粪便随肠蠕动不断进入腹腔。

4.转移灶的处理原则

(1)肝转移:完整切除必须考虑肿瘤范围和解剖部位。切除后,剩余肝脏必须能够维持足够功能。不推荐达不到R0切除的减瘤手术。无肝外不可切除病灶。新辅助治疗后不可切除的病灶要重新评估其切除的可能性。当所有已知的病灶均可做消融处理时可考虑应用消融技术。全身化疗无效或化疗期间肝转移进展,可酌情选择肝动脉灌注化疗及栓塞化疗,但不推荐常规应用。当确定原发灶能够得到根治性切除时,某些患者可考虑多次切除转移灶。

(2)肺转移:肺转移的外科治疗原则如下。原发灶必须能根治性切除(R0);有肺外可切除病灶并不妨碍肺转移瘤的切除;完整切除必须考虑肿瘤范围和解剖部位,肺切除后必须能维持足够肺功能;某些部分患者可考虑分次切除;无论肺转移瘤能否切除,均应考虑化疗;不可手术切除的病灶,可以消融处理(如能完全消融病灶);必要时,手术联合消融处理;肺外可切除转移病灶,可同期或分期处理;肺外有不可切除病灶不建议行肺转移病灶;推荐多学科讨论后的综合治疗。

5.影响吻合口愈合的因素

为使根治性手术获得成功,除加强术前准备、术后处理、控制感染外,吻合口的安全性尚依赖于保持肠管良好的血运、正确的操作技术及吻合口无张力。结肠由垂直进入肠壁的终末血管所供应,右侧结肠因有回结肠动脉、右结肠动脉及结肠中动脉的右支相互连接成网,故血运较好。左结肠动脉与结肠中动脉左支因联络线太长,与乙状结肠动脉、痔上动脉间侧支吻合更少,在行根治性手术时因结扎血管干及清除动脉旁淋巴结进一步破坏了肠壁的血液供应。由于左半结血运较差,在采用离断肠系膜下血管的乙状结肠根治术及直肠癌根治术时,尤应妥善保护降结肠的边缘血管弓,必要时可使用动脉类试验性暂时阻断肠系膜下动脉 30 分钟,如降结肠近端无缺血表现,再行血管断离。手术时对颜色苍白发暗、终末血管无搏动的肠管应予以切除,肠管的对系膜缘亦多切除些。操作应轻柔,吻合口缝线的疏密应适度,不宜缝扎过紧。

6.手术过程中癌细胞扩散途径及预防

在手术操作过程中,癌细胞可经肠壁、肠腔、静脉、淋巴扩散,也可脱落种植于腹膜及吻合口,因此需要采取必要的预防措施,以提高手术效果。

(1)操作宜轻柔,避免挤压触摸癌肿。先用布带结扎癌肿两端肠管,如技术上可能,在解剖及分离受累肠段之前,先结扎其根血管,吻合前用抗癌液冲洗肠腔。

(2)肠管切缘应距癌肿 10 cm,以保证断端无癌细胞残留,避免局部复发及肠壁内扩散。

(3)从探查开始即给予抗癌药静脉滴注,可用氟尿嘧啶 10 mg/kg 体重,以减少经血行扩散。

(4)术中所用之针线用抗癌药液浸泡,减少创面种植,局部以抗癌药或低渗液(无菌水)冲洗以破坏脱落的癌细胞,关闭腹腔前应更换器械手套。

术中严格遵守癌外科原则可显著提高结肠癌根治术的 5 年生存率。

7.术后并发症及其预防和处理

(1)切口裂开及感染:常见于营养不良,贫血及低蛋白血症患者。切口有积血也是导致切口裂开和感染的常见原因,多发生于术后 5～14 天。切口一旦裂开多有粉红色液体渗出或肠管膨出,此时应消除患者的恐惧心理、以无菌纱布垫覆盖伤口防止肠管进一步大量膨出,立即将患者送手术室在适当麻醉下对腹壁皮肤及外露肠管进行消毒,将肠管送回腹腔以张力缝线全层缝合腹壁。如切口部分裂开可将肠管送回后在腹壁无张力的情况下使两侧对合以宽胶布固定。无论缝合或固定切勿将肠管或网膜夹于两侧切缘内。术后应补充全血或清蛋白,用抗生素有效地控制腹腔感染。

切口感染多与切口被肠内容物污染、脂肪或肌肉集束结扎或电刀应用造成坏死有关。术中妥善保护切口、操作细致轻柔、术前规范预防应用抗生素是防止感染发生的关键,一旦发生切口感染,应尽早拆除缝线,敞开伤口充分引流,使用碘伏纱条覆盖被感染的创面有助于伤口的愈合。

(2)非吻合口性肠梗阻:可发生于肠切除、肠造口术时对肠系膜关闭不全,小肠进入孔隙形成的内疝。乙状结肠切除过多时膀胱后出现较大的空腔,如小肠坠入与周围粘连则可形成梗阻。因此,术中注意缝合肠系膜空隙以防小肠脱出。一旦确诊应立即手术探查并矫正之。

(3)吻合口瘘:为结肠癌手术的严重并发症。多见于结肠癌合并肠梗阻术前肠道准备不充分;患者有贫血或低蛋白血症;吻合口血运不良,吻合口张力过大或缝合不够严密等。常发生于术后 4～9 天。如吻合口瘘发生在腹腔内,表现为弥漫性腹膜炎,全身中毒症状十分明显,应立即引流,同时做吻合口近侧结肠造口。如漏发生在盆腔,则出现明显的直肠刺激症状,引流处有大便排出,但腹痛、发热等症状可不明显。时间较长的可形成盆腔脓肿甚至直肠阴道瘘。处理时应加强局部引流,控制感染,根据破口大小决定是否需要做横结肠造口术。

(4)吻合口绞窄:在结肠癌手术中并不多见,多源于吻合口术后水肿、机体低蛋白性营养不良,一般需 2～3 周多能在水肿消退后自行缓解。吻合手术操作对吻合口绞窄的产生也具有一定的作用。使用断端对合型吻合可有效防止肠壁断端内翻过多,加之水肿造成吻合口绞窄。

(5)结肠造口并发症:由于术中损伤了结肠边缘动脉,腹壁切口太小或拉出肠管及系膜太短,张力太大,均可发生结肠造口坏死。如坏死范围较大,应再次手术切除坏死肠管重新做结肠造口。如腹壁切口太小,或该处感染后瘢痕挛缩可引起造口绞窄。如绞窄处能通过小指可定期扩张造口,如不能通过小指则需要新造。

(6)假膜性肠炎:多发生于术后2~5天。临床表现为剧烈腹泻排出大量暗绿色浑浊的稀薄液体,有时含坏死的黏膜组织。因肠液及电解质大量丢失,患者很快进入脱水、酸中毒、休克。治疗时首先补充血容量;维持水、电解质平衡,纠正酸中毒;停止原来使用的抗生素改用对难辨梭状芽孢杆菌、金黄色葡萄球菌有效的抗生素,如万古霉素和甲硝唑等;严重时可插肛管注入正常人粪便混悬液以恢复肠道内的菌群比例。

8.手术死亡率

近年来因对结肠癌的认识不断提高,术前准备比较充分,手术操作的改进及加强术后管理,手术死亡率已大为下降。在肿瘤专科医院死亡率为1.7%~1.8%。在综合性医院因患者病情较复杂(如有并发症的紧急手术较多,合并心脑血管疾病、高血压、糖尿病等),患者对手术的耐受能力低下,手术死亡率可高达7%。

(三)化疗

作为结肠癌综合性治疗的一部分,化疗亦常被采用,能提高根治术后患者的生存率。化疗应根据患者肿瘤原发部位、病理学分期、分子指标及术后恢复状况来决定。推荐术后8周内开始。

辅助化疗的原则如下。

1.Ⅰ期($T_{1-2}N_0M_0$)或者有化疗禁忌的患者

不推荐辅助化疗。

2.Ⅱ期结直肠癌的辅助化疗

Ⅱ期结直肠癌患者,应当确认有无以下高危因素:组织学分化差(Ⅲ或Ⅳ级)、T_4、血管淋巴管浸润、术前肠梗阻或肠穿孔、标本检出淋巴结不足(<12枚)。

(1)Ⅱ期结直肠癌,无高危因素者,建议随访观察,或者单药氟尿嘧啶类药物化疗。

(2)Ⅱ期结直肠癌,有高危因素者,建议辅助化疗。化疗方案推荐选用氟尿嘧啶/LV、卡培他滨、氟尿嘧啶/LV/奥沙利铂或CapeOx方案。

(3)建议有条件者检测组织标本MMR或微卫星不稳定性(microsatellite instability,MSI),如为错配修复缺陷(dMMR)或微卫星不稳定性(MSI-H),不推荐氟尿嘧啶类药物的单药辅助化疗。

3.Ⅲ期结直肠癌的辅助化疗

Ⅲ期结肠癌患者,推荐辅助化疗。化疗方案推荐选用氟尿嘧啶/CF、卡培他滨、FOLFOX或FLOX(奥沙利铂+氟尿嘧啶+醛氢叶酸)或CapeOx方案。

氟尿嘧啶:是结直肠癌中应用最广,疗效较为可靠的国际公认药物,但单剂治疗的反应率仅为10%~20%,有效时间持续<1年,对生存率并无影响。大量资料显示肿瘤细胞如果暴露在大剂量高浓度氟尿嘧啶中或长时间持续暴露在氟尿嘧啶中,氟尿嘧啶的抗癌活性会明显提高,这些资料支持延长肿瘤细胞暴露于氟尿嘧啶中的给药方法是合理的,但持续静脉滴注的方法仅在欧洲被广泛接受,而美国则由于静脉推注较之更为方便和花费较低而未被接受,此外,持续静脉滴注还有需留置中央静脉导管,从而产生相关的并发症等缺点。目前国内采用经外周静脉留置导管便携式化疗泵的方法,避免了住院、卧床静脉滴注和留置中心静脉导管及由此引起的并发症。

亚叶酸钙(leucovorin,LV)具有使氟尿嘧啶增效作用,其作为生物化学调节剂的作用越来越为人们所重视,通过对一项包括9个临床试验、1 400例患者的综合分析,表明氟尿嘧啶/LV联合治疗的反应率为23%,明显较单用氟尿嘧啶(反应率11%)高,但二者的中位生存期并无差异。当用于辅助治疗时,氟尿嘧啶/LV联合治疗可明显提高术后5年生存率。故氟尿嘧啶/LV联合治疗被国际第一个公认作为结直肠癌术后辅助化疗的标准方案和进展期结直肠癌的一线化疗方案。

具体应用时有许多方案,最广泛的为美国 Mayo Clinic 方案和欧洲的 DeGramont 方案。①Mayo Clinic方案:LV 20 mg/(m^2·d)静脉推注,氟尿嘧啶 425 mg/(m^2·d)静脉推注,每天1次,每4周连用5天为1个疗程。可以将5天药量溶解于5%葡萄糖溶液或生理盐水中至240 mL,然后灌注在250 mL化疗泵中,以2 mL/h的速度自动滴注。②De-Gramont方案:LV 200 mg/(m^2·d)静脉滴注2小时,氟尿嘧啶 400 mg/(m^2·d)静脉推注,然后氟尿嘧啶 600 mg/(m^2·d)静脉滴注24小时,每2周连续给药2天,作为1个周期,2个周期为1个疗程。也可以灌注于250 mL化疗泵中,以5 mL/h的速度自动滴注,但应调整药物剂量,LV应按20 mg/(m^2·d)给予,因为如果按200 mg/(m^2·d)会引起严重的口腔溃疡,氟尿嘧啶的总剂量也应由原方案中的1 000 mg/(m^2·d)改为750 mg/(m^2·d),避免发生严重的毒副作用。

卡培他滨商品名为希罗达,是新一代的氟尿嘧啶前体(氟尿嘧啶氨基甲酸酯),口服后可以迅速吸收,在肝脏内被代谢成5′脱氧-5-氟胞苷(5′-DFCR)和5′脱氧-5-氟尿苷(5′-DFUR)两种没有细胞毒性的中间代谢产物,它们进入肿瘤细胞后,通过胸腺嘧啶磷酸化酶(TP)的作用,迅速转化成氟尿嘧啶,而正常细胞缺乏TP酶,不会产生氟尿嘧啶,因此具有选择性产生和发挥作用的特点。此外,卡培他滨还具有模拟持续滴注的作用,疗效高、耐受性好,使用方便,其单药疗效可以与氟尿嘧啶媲美。卡培他滨的给药方案:①卡培他滨 2 000 mg,每天2次,服用14天停7天为1个疗程;②卡培他滨 1 250 mg/(m^2·d),分2次口服,相当于1 000 mg,每天2次,连服4周,为1个疗程。目前美国FDA已经批准卡培他滨作为Ⅲ期结肠癌术后辅助化疗的标准方案之一。

第3个被国际批准的是MOSAIC的FOLFOX方案,即奥沙利铂+氟尿嘧啶/LV,采用De-Gramont的两周方案。两周为1个周期,两周期为1个疗程,术后应用6个疗程。鉴于卡培他滨已被证明不但疗效不比氟尿嘧啶/LV差,更具毒副作用轻、使用方便等优点,故也可用XELOX方案。

化疗注意事项:治疗期间加强营养,配合用升血小板及白细胞的药物,加用激素,如泼尼松以动员处于静止状态的癌细胞(G0期细胞)进入细胞增殖周期,增强抗癌药的杀伤能力。配合免疫治疗(免疫球蛋白、左旋咪唑等)刺激免疫可提高患者的抵抗力及耐受力。用药期间定期检查血常规、肝功能,如消化道反应明显应暂停给药。

(四)靶向性药物

在过去的几年中,对于转移性结肠癌患者的治疗可以采用针对特定的肿瘤蛋白的单克隆抗体。这些抗体也能用于辅助治疗。已有多处中心进行了表皮生长因子受体抗体(西妥昔单抗)和血管内皮生长因子抗体(贝伐珠单抗)的研究,并取得一定了阳性结果。尤其是对于晚期结直肠肿瘤患者,靶向治疗正发挥着重要的作用。多项Ⅱ、Ⅲ期临床试验结果表明,针对EGFR通路的抗EGFR单克隆抗体和针对VEGF通路的贝伐单抗为代表的两类靶向药物应用于晚期结直肠癌患者,可以延长无进展生存期和总生存期。应用前应监测相关基因表达及突变情况,如KRAs、EGFR、BRAF等。

(五)放疗

当前,辅助放疗在结肠癌治疗中的确切作用仍不确定。目前尚无数据支持把辅助放疗确定为一个公认的结肠癌治疗辅助疗法。放疗仅限于以下情况:局部肿瘤外侵固定无法手术;术中局部肿瘤外侵明显,手术无法切净;晚期结肠癌骨转移或其他部位转移时的姑息止痛治疗;术中发现肿瘤无法切除或切净时,可考虑术中局部照射配合术后放疗;除晚期结肠癌姑息止痛治疗外,结肠癌的放疗应基于氟尿嘧啶之上的同步放化疗。结肠癌辅助放疗的潜在风险,特别是辐射损伤周围器官(如小肠)的风险很大。对存在局部复发高风险的结肠癌患者,根治术后可采用个性化的治疗方案。

(六)生物治疗

所谓生物治疗包括免疫治疗和基因治疗两部分。基因治疗是指用正常或野生型基因矫正或置换致病基因的一种治疗手段,达到基因置换、修正或修饰、失活的目的。基因治疗是目前肿瘤治疗的最为理想方式,但将其应用于临床尚待许多问题的解决。

免疫治疗是以细胞免疫或体液免疫的方法消灭癌细胞,监护癌肿复发,从理论上讲也是治疗癌症的理想方法。它没有手术切除所带来的破坏性及功能障碍,也不像化疗、放疗对正常细胞的普遍杀伤力,因而是一种相对无损伤性治疗。但实践中免疫疗法的效果是有限的,因机体的抗癌能力只能消灭少量的癌细胞$(1\sim10)\times10^5$(100万~1 000万/mm³),如临床发现直径1 cm的癌肿,其癌细胞数大约为10×10^7(10亿),早已超过机体免疫所能控制的范围。因此免疫治疗只能配合手术切除、放疗、化疗以消灭残余的癌细胞。目前多以非特异性免疫佐剂刺激免疫系统,增强患者对自身癌肿的免疫反应。常用的卡介苗(BCG)、棒状杆菌属、卡介苗的甲醇提取残渣(MER)、levamisole、多核苷酸。也可用被动免疫获得抗血清、免疫活性细胞及单克隆抗体等,如LAK细胞、白细胞介素、干扰素,甚至血管生成抑制因子等。

(七)中医中药

目的在于扶正祛邪,配合手术、化疗以增强机体抵抗力。半枝莲、白花蛇舌草、山蘑菇也有抗癌作用。

九、预后

重视结肠癌的高发因素、提高早期结肠癌诊断率,改善进展期结肠癌的发现时间,拓宽晚期结肠癌的治疗手段,是延长结肠癌患者生存时间的关键,随着诊断水平的提高、治疗手段的拓宽,结肠癌患者生存时间多年徘徊的局面即将改变。结肠癌的预后较食管癌、胃癌等为佳。其生长较缓慢,恶性程度较低,转移发生较晚,且肠管游离度大切除率高。不经治疗的结肠癌,自症状出现后平均生存期为9.5个月(4周到6年)。在影响预后的诸多因素中,以癌细胞分化程度及扩散范围最为重要。分化程度较好的腺癌比黏液癌预后好;低分化癌因病程进展快、淋巴结转移率高,预后最差。有学者统计:Ⅰ期癌根治切除术后5年生存率92.5%,10年生存率53.6%;Ⅱ期癌5年生存率61.7%,10年生存率31.7%;Ⅲ期癌5年生存率33.3%,10年生存率29.2%。影响预后的其他因素,如患者年龄、癌肿部位、单发或多发、治疗方式及患者的免疫功能等。

十、预防

(一)改变饮食习惯

减少食物中肉类及脂肪含量,食物不宜过于精细,要多吃蔬菜、水果及含粗纤维、维生素A、维生素C的食物。同时保持规则排便习惯,忌烟及减少环境污染也有助于大肠癌的预防。

（二）早期处理结肠腺瘤

Gilbertsen 对 45 岁以上无症状的人群，每年做 5 次乙状结肠镜检查并切除所发现的腺瘤，25 年中共检查 18 158 人，结果低位大肠癌的发病率比预期的减少了 85％。Lee 报道美国结肠镜发病率上升，但直肠癌的发病率在近 25 年中下降了 26％，这与广泛开展乙状结肠镜检查及积极治疗有关疾病密切相关。

（三）加强对结肠癌高发人群的定期检查

对结肠癌高发人群定期检查有助于降低结肠癌的发病率和死亡率。2％～7.8％的大肠癌患者同时或异时性大肠多发源癌，常见于消化道的其他部位及泌尿生殖系统，可同时发生，也可以先后发生。近年来随着手术死亡率的下降及术后生存期延长异时性多发源大肠癌的发生率亦随之增加。结肠癌术后在剩余结肠上发生癌的机会较正常人群增加 3 倍。Pok 报道一组 2 157 例大肠癌患者，其中生存期超过 5 年的约 1/3 继发结肠或结肠以外的恶性肿瘤，发生次数有的达 4～5 次（1 例患者在先后施行手术的两位外科医师都已故去而他还健在）。因此不能忽视大肠癌患者的术后定期随访工作。

（四）积极治疗血吸虫病

在血吸虫病流行地区约 10.8％的大肠癌合并血吸虫病，因此积极防治血吸虫病是预防大肠癌的有效措施。

（王永立）

第三节 直 肠 癌

一、临床表现

早期直肠癌仅限于黏膜层常无明显症状，仅有间歇性少量便血和大便习惯改变。肿瘤进展后出现破溃，继发感染，可产生直肠刺激症状，表现为大便次数增多，里急后重或排便不尽感；肿瘤破溃感染后可有出血及黏液排出。便血为直肠癌最常见的症状，80％以上的直肠癌有便血。癌引起肠腔狭窄可致腹胀、腹痛、排粪困难甚至肠梗阻，如癌累及肛管括约肌，则有疼痛。男性直肠癌可侵犯尿道、前列腺和膀胱，女性直肠癌可侵犯阴道后壁，并出现相应症状。病程晚期，肿瘤可侵犯骶神经导致会阴部疼痛；癌转移至肝脏和腹膜时，可出现黄疸、腹水等。

二、诊断

直肠癌早期症状不明显，最初多为无痛性便血、黏液血便或大便次数增多，不易引起重视，常被误诊为"痔疮"或"痢疾"，使病情延误。因此对由上述表现者，应认真做下列检查。

（一）直肠指诊

直肠指诊目前仍是诊断直肠癌最基本、最重要和最简单的方法。直肠癌好发于直肠中、下段，约 80％的直肠癌可经直肠指诊发现，在直肠癌被误诊者中，约 80％是因未行直肠指诊。

(二)实验室检查

1.粪隐血试验

此方法简便易行,且由于80%～90%的直肠癌有便血,此试验可作为直肠癌普查初筛的常规检查,但阴性结果亦不能完全排除肿瘤。

2.血清癌胚抗原(CEA)检测

CEA检测特异性较差,有一定的假阳性和假阴性,不适合普查和早期诊断,但对估计预后、检查疗效及复发有一定帮助。对CEA升高的直肠癌患者,术后应随访CEA水平,如下降表示手术效果好,如不降或反升则有复发或转移。化疗后如CEA下降,表示对化疗敏感,反之则无效。对术前CEA不升高者,术后监测CEA意义不大。

(三)内镜检查和影像学检查

1.直肠镜、乙状结肠镜检查

对所有指诊怀疑直肠癌者均应做内镜检查,在内镜直视下协助诊断并取活检作出病理诊断。取活检时需考虑不同部位的肿瘤细胞分化存在差异,要做多点活检,以便明确诊断。

2.钡剂灌肠、纤维结肠镜检查

该检查适用于直肠上段或乙状结肠与直肠交界处癌的检查,尚可除外结肠部同时有多发性原发癌或息肉。

3.CT检查

可明确肿瘤大小、肠壁内外及周围淋巴结受累情况,对直肠癌分期有重要意义。但难以发现直肠黏膜表面异常或直径<1 cm的病灶,因此不能作为早期诊断的方法。当肿瘤向肠壁外生长,侵及周围组织使肠壁外侧轮廓模糊时,CT有助于作出诊断。直肠癌在CT图像上表现为腔内肿块,肠壁局限性或环形增厚超过2 cm,病变区CT值为40～60 Hu,病变区弥漫性钙化或坏死导致病变中央密度降低,直肠周围组织结构模糊、增厚或密度增加。CT对晚期和复发性直肠癌的评估意义较大,可以直接观察到肿瘤侵犯邻近组织,尤在Miles手术后不能做内镜和直肠腔内超声者,手术后3个月可做盆腔CT扫描作为基础,便于以后随访时对照用。随访时复查CT,与术后3个月的摄片比较,若发现有组织影增大,中央出现低密度区或弥漫性钙化,则可能有复发。诊断不能明确时,可在CT引导下做细针吸取细胞学诊断。但CT对判断淋巴结转移准确性较差。

4.直肠腔内超声检查

直肠腔内超声检查是探测直肠癌外侵和直肠壁浸润的一种新的诊断方法,于20世纪80年代开始应用于临床,用于直肠癌的术前分期。腔内超声能准确地诊断出肿瘤所侵犯的部位及大小。在正常人,直肠内超声图像上可见到同心圆排列的直肠壁各层结构。由内向外分别是黏膜、黏膜肌层、黏膜下层、肌层和浆膜或直肠周围脂肪。而肿瘤表现为局部破坏的不规则影像,失去了原直肠周围的正常腔隙结构。近年来,不少国内外文献报道,直肠腔内超声检查判断肿瘤侵犯深度对直肠癌术前分期较CT摄片更灵敏和精确。但腔内超声对淋巴结的检查只能估计其大小,不能分辨其性质。

5.MRI检查

MRI检查对盆腔肿块有较高的敏感性,能根据解剖学改变和信号强弱的变化来区别其良、恶性,对直肠癌的外侵,MRI检查较CT更有意义,用于直肠癌的术前分期。MRI检查尚优于直肠内超声检查,直肠内超声不能探测肿瘤的广度和传感器探头外的淋巴结,对直肠系膜淋巴结诊断准确率低,而 MRI 观察范围广,可识别肿瘤浸润深度、直肠系膜累及、淋巴结及肿瘤的位置,对直肠高位病变或狭窄亦可成像。

三、治疗

近年来,随着学者们对直肠盆底结构局部解剖、直肠癌肿瘤生物学的再认识,医疗器械设备的不断发展,外科医师手术技巧和手术方法的改进,以及多学科规范化、个体化综合治疗的广泛应用,使直肠癌外科治疗模式发生了根本性的变化。现代直肠癌外科仍遵循肿瘤根治第一、器官功能保留最大化的治疗原则。直肠癌的外科治疗 5 年生存率在 50%～60%,局部复发率和远处转移的发生率较高。为了更好地提高治疗效果,应强调早期发现、早期诊断、早期治疗,对进展期直肠癌应强调规范化的综合治疗。

直肠癌手术应遵循 Heald 1982 年首先提出的全直肠系膜切除术(total mesorectal excision,TME)原则,所谓直肠系膜是一潜在间隙,内含淋巴和脂肪组织,不是真正的肠系膜。直肠癌术后局部复发最可能是由于原发肿瘤远侧的直肠系膜内残留了播散的癌组织。直肠癌外科治疗的 TME定义为直视下完整锐性切除直肠及直肠系膜,并保证切除标本环周切缘阴性。该法切除了包括盆腔筋膜脏层内的全部直肠系膜,其目的在于整块地切除直肠原发肿瘤及所有的区域性播散。这一手术使术后 5 年局部复发率降至 4%～10%,无瘤 5 年生存率为 80% 以上,这是近年来对直肠癌手术的理念革新和技术规范,被称为直肠癌手术新的"金标准"。

(一)手术治疗

直肠癌的治疗以手术根治切除为主,根治范围包括全部癌灶、两端足够的肠段、周围可能被癌浸润的组织及有关的肠系膜和淋巴结。

1.直肠癌根治,永久性结肠造瘘

(1)腹会阴联合切除术(APR 手术):这一经典的手术方式由 Miles 于1908 年首次提出,其手术过程和操作至今改变不多。其适用于距肛缘 7 cm 以下的直肠下段癌。手术范围包括乙状结肠及其系膜、直肠、肛管、肛提肌、坐骨肛门窝脂肪和肛周皮肤,一般包括全部乙状结肠及结肠系膜内直肠上、肠系膜下血管及淋巴结及连接直肠上部分腹膜。此手术缺点是需做永久性人工肛门,给患者带来不便。

(2)盆腔后部切除术(后盆腔清除术):主要适用于女性低位直肠癌,尤其癌位于直肠前壁或侵及直肠前壁 Dukes B、C 期的低位直肠癌,手术切除范围基本上同腹会阴联合切除,再联合阴道侧后壁、子宫和双侧附件一并切除。

(3)盆腔脏器清除术(全盆腔清除术):适用于直肠前壁癌向膀胱后壁及前列腺或者尿道浸润无法分离者。手术切除范围为腹会阴联合切除连同全膀胱、前列腺及部分后尿道一并切除。需做永久性人工肛门及尿路改道术。此手术创伤大,并发症多,术后粪便和尿路双重改道给患者生活带来很大不便,故临床应用较少。

(4)直肠癌扩大切除术:随着对直肠淋巴结转移规律的深入研究,近来发现直肠癌尤其是位于腹膜返折以下的直肠癌侧方淋巴结转移发生率较高。故对于癌下缘位于腹膜返折以下的直肠癌,有侧方淋巴结转移的可能性,除了进行上方淋巴结清扫外还应进行侧方清扫,即行扩大根治术。手术清扫范围为腹会阴切口,上方清扫直肠系膜下动脉根部,如同 APR 手术,肛提肌于起始部切断,根部切断直肠下动脉,彻底清除坐骨肛门窝内脂肪淋巴组织,并清除髂内动脉及其主要分支周围的脂肪淋巴组织。对病灶局限固定于骶 2 平面以下、无远处转移的直肠癌,可合并行部分骶、尾骨切除。针对传统腹会阴联合切除术治疗低位直肠癌术后局部复发率较高的缺点,近年来提出了柱状腹会阴联合切除术(CAPR)的手术方法和经肛提肌外腹会阴联合切除术(ELAPE)。

2.保留肛管括约肌的直肠切除术

(1)直肠前切除术(Dixon 手术):适用于肿瘤下缘距肛缘 6 cm 以上的直肠中上段癌。远侧切断距肿瘤缘 3～5 cm,在腹腔内直肠与乙状结肠做吻合,完全保留肛门括约肌,该术是直肠癌切除术中控制排粪功能最为满意的一种手术。但是直肠下段切除组织和范围有限,根治不彻底,盆腔内吻合困难,术后有一定的并发症,如吻合口瘘、盆腔感染出血、吻合口狭窄和复发等。传统手工行结直肠吻合,现多采用吻合器手术,这是一种新型的外科技术,经过多年的临床实践效果满意。器械吻合优点为扩大了前切除的适应证,使更低位的直肠癌得以经此手术保留了肛门括约肌功能。

吻合器手术过程与前切除大致相同,主要操作步骤为在肿瘤下方 3 cm 处用旋转头线型闭合器关闭并切断远端直肠,切除肿瘤段直肠、乙状结肠及其系膜淋巴结,近端结肠行荷包缝合并置入钉钻座,经肛门放入端-端吻合器,其锥形头从直肠闭合端中央戳空而出,插入钻座中心杆内,旋紧尾端螺杆使两断端靠紧,击发切割,打钉变成吻合。双吻合器方法较通常吻合器操作更简便、安全,吻合成功率高,对远端直肠可一次切割闭合,避免了低位盆腔内荷包缝合操作的困难和污染盆腔的缺点,尤其适用于低位和超低位直肠吻合术,成为低位直肠癌实行保肛手术的首选术式。

(2)经腹骶联合切除术:因中低位直肠癌经腹手法吻合困难,有学者采用腹骶联合切除术。右侧卧位,首先进腹游离直肠和乙状结肠,缝合腹壁,然后在骶尾部做横切口,切除尾骨,暴露直肠,将乙状结肠、直肠和肿瘤由骶部切口牵出,切除吻合后送入盆腔。该手术暴露好,吻合安全可靠,但手术费时,并发症多。

(3)经腹肛切除吻合术(Parks 手术):适用于低位直肠肿瘤,肛提肌上方残留直肠太短而无法进行低位吻合者,腹部手术与前切除术相同,在肛提肌上约 0.5 cm 处将直肠横断,齿状线上 1 cm 处将黏膜环形切除,将近端结肠拉至肛缘,将结肠断端与肛管黏膜做吻合。为防止吻合口瘘,可做一临时性横结肠造口。

(4)直肠经腹、肛管拉出切除术(改良 Bacon 手术):手术适应证和操作与 Parks 手术基本相同。在剥离直肠黏膜和切除直肠肿瘤后,经肛门拉出近端结肠 6～7 cm,将直肠残端与结肠浆肌层缝合固定,拉出肠段在术后 12～14 天在齿线平面切断,并将其断段与齿状线做一圈缝合,该术式现已较少应用。

(5)Maunsell-Weir 手术:经腹低位切除直肠和部分乙状结肠,将肛管、直肠外翻,近端结肠经肛门拖出,在肛外做结肠直肠吻合后退回盆腔。手术优点:保留了正常的排便反射及肛管括约肌功能,缺点为手术困难,根治性差,易出现吻合口瘘、狭窄及复发。

(6)Turnbull-Curait 手术:即将 Maunsell-Weir 手术分成二期手术:肛管、直肠残端拉出外翻,中央置一胶管,使外翻肛管、直肠与结肠浆膜愈合,2 周后切除外突的直肠和结肠,将结肠端与直肠黏膜缝合,推回肛门。手术比较安全,肛门功能较好。但可发生肠坏死。

(7)经括约肌间手术:分为内括约肌部分切除和内括约肌全切除。适用于 T1 和部分 T2 期低位直肠癌,腹部操作:远端超过盆底肌裂孔沿内外括约肌间隙游离,保证远端切缘阴性前提下行乙状结肠/直肠-肛管手法吻合,可做一临时性保护性造口。该术式肿瘤根治性和肛门功能评估还有待大样本资料长期随访。

(8)经前会阴平面超低位前切除术(APPEAR):英国的 Williams 等首先应用,适用于常规需要行 APR 手术或全直肠切除手术而不能保肛的良恶性疾病。该技术是先通过腹部游离直肠中上段,再经前会阴平面(男性在直肠和尿道之间,女性在直肠和阴道之间)途径到达所谓"无人区",游离下段直肠,切除标本后通过吻合器或手工缝合的方法保留肛管括约肌。"无人区"所含的直肠位于盆底肌肉组织中,其上界为肛提肌的上沿,下界为肛门外括约肌的上缘(在肛管直肠连接处为耻骨直肠肌),加行保护性回肠造口。

3.治愈性局部切除术

在对直肠癌病理学和生物学特性的深入研究中,人们发现早期直肠癌淋巴转移率<10%,在早期患者中行局部扩大切除可获得治愈性的效果。但仍需按临床和病理学特点严格选择手术患者。此手术适用于:年老、体弱及合并严重器质性疾病不能耐受根治手术的患者,病灶限于黏膜层,位于直肠中下端直肠病灶,分化好或中等,直径<3 cm,活动度好,与肌层无粘连、肠壁外无侵犯及无淋巴结转移的直肠癌。

(1)经肛门局部切除:经肛门局部切除术包括传统的经肛门局部切除术和经肛门内镜微创手术(TEM),适合于距齿状线 5 cm 以下的病灶,根据切除深度分为黏膜下切除及全层盘状切除。经肛门黏膜下切除术适用于病灶尚未侵及直肠肌层者,切缘距癌 1 cm 以上,经肛门全层盘状切除术适用于溃疡性肿瘤,将肠壁全层切除,切缘 2 cm 以上。对于超过 T_2 的直肠癌不适于行局部切除术,因为随着分期的增加,淋巴结转移率增高,行局部切除术后的局部复发率也会增高。

(2)经括约肌局部切除:适合于齿状线上 5～12 cm 的 Dukes A 或 B 期肿瘤。术中需仔细切开括约肌每一层肌肉组织,切除肿瘤后用不吸收缝线逐层缝合切断的括约肌,为防止切口感染可做临时性肠造口。

(3)经骶骨部切除:适用于距齿状线 5 cm 以上中上位直肠癌。在骶尾关节处做横切口,切除尾骨及部分骶骨,以获得对高位直肠肿瘤的暴露。

4.腹腔镜直肠切除术

美国的 COST 研究、欧洲的 COLOR 研究及英国的 CLASSIC 研究奠定了腹腔镜手术在结肠癌手术治疗中的地位。目前腹腔镜直肠癌手术在国内外也已广泛开展,近年来 3D 腹腔镜手术、机器人辅助腹腔镜直肠手术也逐步在临床推广应用。其手术方法有以下几种:①腹腔镜辅助的腹会阴联合切除。腹腔镜下游离降结肠与乙状结肠,腹腔镜下分离结肠系膜血管,离断降结肠。会阴部做切口,直视下分离直肠下端与腹腔会合,拖出直肠及病灶,降结肠近端自左下腹拉出造口。②腹腔镜辅助直肠切除及通过吻合器吻合术。经腹腔镜分离左半结肠,离断结肠,经左下腹切口将直肠拉出,结扎血管,常规法切除病变肠段,在近端结肠做荷包放入吻合器钉钻座,放入腹腔,重建气腹,自肛门伸入管状吻合器,做降结肠直肠吻合。腹腔镜手术优点是手术切口小、疼痛轻、术后恢复快,缺点为需要一定时段的学习曲线,手术器械的依赖性强。

5.其他手术

(1)经腹直肠切除、永久性结肠造瘘术(Hartmann 手术):适用于直肠癌经腹切除后因全身和局部条件不宜做吻合者。手术操作基本与 Dixon 术相同,只是远端予以缝闭,近端自腹壁引出造瘘。

(2)结肠造瘘术:目的是减压和排粪。适用于伴急性肠梗阻及肿瘤无法切除者。分为临时性和永久性两类。造口方式可为端式造口和襻式造口。造口部位多选在乙状结肠或横结肠。

(二)转移和复发患者的治疗

1.局部复发直肠癌(LRRC)的治疗

直肠癌局部复发是指直肠癌根治术后原发肿瘤部位或者术野范围内出现与原发疾病病理相同的肿瘤。常见的复发部位有吻合口、盆腔器官、会阴部、骨性骨盆、淋巴结等,患者可出现肠梗阻、腹痛、便血、会阴部坠胀、包块、会阴部窦道不愈等临床症状。有时临床症状多不典型,与肿瘤复发部位密切相关,也较常被患者忽视。统计资料显示,60%～80% LRRC 患者在肿瘤根治术后 2 年内复发,50%的复发患者肿瘤局限于盆腔内。最新统计数据表明,进展期中低位直肠癌局部复发率为 6%～10%。虽然所占的百分比不高,但绝对数值还是不小。若不经治疗,LRRC 患者的中位生存期<8 个月。虽然放/化疗能部分改善 LRRC 患者的生活质量,但 LRRC 预后仍极差,中位生存期仅为 4～13 个月,许多患者常在痛苦和绝望中等待死神的来临,这是结直肠外科领域的诊治难题。多学科协作模式下的 LRRC 手术是目前唯一有机会根治直肠癌复发的治疗手段。对符合手术指征的患者而言,LRRC 不再是绝症,是有希望治愈的,应该摒弃姑息疗法的传统思想,采取多学科积极治疗。

2.肝转移的治疗

对于直肠癌切除术后肝转移手术的指征,以往受限于肝转移癌数目、大小、分布的可切除性标准已经被摒弃,取而代之以新的标准:所有的肝脏转移灶均 R_0 切除后,尚能够保留足够的残余肝(约 30%正常肝脏或 50%硬化肝脏);没有无法切除的肝外转移灶。对同期肝转移的处理多主张分期行肝转移灶切除。理由:①同期的切口暴露困难;②除发现转移灶外,可能还有隐藏着的微小结节而术前未做仔细检查;③原发灶生物学特性不明,不能选择手术类型;④分期切除比同期切除预后好。故尽可能原发灶切除后4～6 个月再行肝转移灶根治术。但随着微创外科技术和综合治疗手段的进步,现在有越来越多的医师逐步接受了原发灶和肝转移灶的同步切除手术。肝转移癌切除术后有 10%～20%的患者可在肝内再次复发,近来多主张再次手术以提高生存率。目前认为手术治疗直肠癌肝转移是唯一能治愈的手段,但切除率仅为 10%～15%。对许多不能切除的患者可通过全身化疗(可联合分子靶向药物)、肝动脉化疗等多种治疗手段来获得肿瘤降期,以获得更多的根治性切除机会,有效率为 50%～70%。

(三)男性直肠癌术后性功能障碍的处理

1.发生机制

男性阴茎勃起由副交感神经控制,起于骶 2～4 的内脏传入纤维,自骶孔发出盆内脏神经沿盆腔与腹下神经汇合而形成盆丛;而射精则由交感神经控制,其于胸 12 至腰 1,沿主动脉下降,形成上腹下丛和分出腹下神经。盆丛位于直肠壶腹的外前侧,紧贴盆侧壁。在一般的经腹会阴切除手术不易损伤盆丛,但在 Miles 术会阴操作时,勃起神经可能随 Waldayer 筋膜的撕裂而在其骶根部断裂;副交感神经纤维更可在前列腺周围丛处损伤,如在直肠癌浸润直肠前列腺筋膜而行广泛切除时。交感神经损伤则多发生在其骶岬水平和直肠周围近腹膜处。Miles 术后性功能障碍的发生率可高达 20%,在扩大根治术后尤为多见,偶见于直肠前侧切除术后。

2.预防和治疗

关键在于术中保护自主神经,打开后腹膜后,在腹主动脉近分叉处的前方游离并保护交感神经,随后行淋巴结清扫。直视神经束的行径,在直肠侧后方切开其深筋膜,认清腹下神经丛及其膀胱支和直肠支,保护其膀胱支,在骶前切断直肠及其直肠支神经。如癌已浸润直肠周围脂肪和直肠前列腺筋膜,行扩大根治术就很难保护前列腺周围丛副交感神经。在彻底清除癌和淋巴结病灶的条件下,自主神经的完整保护就成为次要地位。自主神经损伤引起的性功能障碍很难恢复,如应患者要求,可试行膨胀的阴茎假体植入术。

(四)放疗

1.直肠癌术前放疗

直肠癌术前放疗又称新辅助放疗,常结合氟尿嘧啶为基础的同期化疗,适用于距肛缘 10 cm 内 $T_{3\sim4}N_x$ 或 $T_xN_{(+)}$ 的进展期中低位直肠癌,其目的是:①使肿瘤缩小,提高手术切除率;②减少淋巴结转移;③减少远处转移;④减少局部复发机会。多采用体外照射,放疗后手术时间随剂量不同而异。长程放化疗:45~50 Gy/25~28 Fx,放疗同期联合氟尿嘧啶类药物,放疗结束后6~10 周接受手术;短程放疗:25 Gy/5 Fx,放疗结束后 1 周接受手术。目前认为术前放疗比术后放疗更有效,术前放疗的局部复发率明显低于术后放疗。

2.直肠癌术后放疗

术后放疗可减少局部复发率,提高生存率。适用于手术切除不彻底,Dukes B、C 期患者或任何一期的直肠中、下段癌。常用剂量为 45~55 周内 45 Gy/(20~25)次。

3.直肠癌术前、术后放疗及放疗-手术-放疗

其被称为"三明治"式治疗,此法可提高疗效。可于术前 1 次照射 5 Gy,然后手术,手术后再放疗45 Gy/5 周。有报道称此法治疗的 5 年生存率为 78%,明显高于单纯手术者的 35%。

4.术中放疗

近年来有报道采用术中直视下放疗,这样可提高肿瘤组织的照射剂量并减少正常组织的不必要照射。应 1 次照射 10~20 Gy,适用于肿瘤过大而无法切除或局部复发患者,效果很好。

5.不能手术直肠癌的放疗

对晚期直肠癌不能手术者,部分患者在接受一定剂量的放疗后可以增加手术切除的机会,大多可以达到缓解症状或镇痛的效果。

(五)化疗

主要用于手术切除后预防复发或转移及治疗未切除尽的残留癌。在结、直肠癌的化疗领域中,最常用的化疗药物氟尿嘧啶(5-FU)目前仍占主导地位。

用药方案有下列几种。①每周给药 1 次方案:每次 5-FU 500~750 mg,缓慢静脉注射,每周 1 次。②负荷剂量方案:5-FU 每天 12 mg/kg,连用 5 天,以后隔天半量给药,直至出现毒性反应或 11 次后每周 15 mg/kg 维持,其有效率为 33%。辅助化疗的时间,有认为以 5-FU 为主的化疗药物,在术前术中就开始使用,即使癌肿早期,术前很可能已有远处转移灶存在,在术中其可消灭手术中逸出的癌细胞,术后化疗持续 0.5~2.0 年。

5-FU 可单独给药(氟嘧啶甲氨酸酯剂卡培他滨口服化疗)也可联合化疗,目的在于增加疗效,减少化疗药物的毒性和耐药性。目前有 5-FU 和丝裂霉素(MMC)或 5-FU 和顺铂(DDP)/奥沙利铂或 5-FU 和伊立替康联合等方法。部分患者联合分子靶向药物贝伐单抗或西妥昔单抗可进一步提高疗效。

(王永立)

第四节　直肠肛管周围脓肿

直肠肛管周围脓肿是指直肠肛管周围软组织内或其周围间隙发生的急性化脓性感染,形成脓肿,也可继发于肛周皮肤感染、损伤、肛裂、内痔、药物注射、骶尾骨骨髓炎等。另外 Crohn 病、溃疡性结肠炎及血液病患者易并发直肠肛管周围脓肿。

一、病因和病理

绝大部分直肠肛管周围脓肿是由肛腺感染引起。肛腺多位于内外括约肌之间。腹泻、便秘时易引发肛腺发炎,向上可达直肠周围疏松结缔组织,形成高位肌间脓肿或骨盆直肠间隙脓肿;向下达肛周皮下,形成肛周脓肿;向外穿过外括约肌,形成坐骨肛管间隙脓肿;向后可形成肛管后间隙脓肿或直肠后间隙脓肿。以肛提肌为界,将直肠肛管周围脓肿分为肛提肌上部脓肿和肛提肌下部脓肿。

二、诊断

(一)症状

1.肛周脓肿

最常见,全身感染症状不明显,以局部症状为主,肛周持续性跳动性疼痛,行动不便,坐卧不安。病变处明显红肿,有硬结和压痛,脓肿形成可有波动感,穿刺可抽出脓液。

2.坐骨肛管间隙脓肿

坐骨肛管间隙脓肿又称坐骨直肠窝脓肿,也比较常见,多由肛腺感染经外括约肌向外扩散到坐骨直肠间隙而形成。此间隙较大,因而形成的脓肿亦大而深,容量可达 90 mL。患侧出现持续性肿胀痛,逐渐加重,继而为持续性跳痛,排便或行走时疼痛加剧,可有排尿困难和里急后重;全身症状明显,如头疼、乏力、发热、食欲缺乏、恶心、寒战等。早期症状不明显,以后出现肛门患侧红肿,双臀不对称;局部触诊或直肠指检时患侧有深压痛,甚至波动感。如不及时切开,脓肿多向下传入肛管周围间隙,再由皮肤穿出,形成肛瘘。

3.骨盆直肠间隙脓肿

骨盆直肠间隙脓肿又称骨盆直肠窝脓肿,较为少见,但很重要。多由肛腺脓肿或坐骨直肠间隙脓肿向上穿破肛提肌进入骨盆直肠间隙引起,也可由直肠炎、直肠溃疡、直肠外伤引起。此间隙较大较深,引起局部症状不明显但全身症状较重,早期即可有全身中毒症状,如发热、寒战等,局部有直肠坠胀、便意、排尿困难。局部皮肤多无异常,直肠指检可在直肠壁上触及肿块,有压痛和波动感。肛管超声或 CT 检查,穿刺抽出脓液可作出最后诊断。

4.其他

肛门括约肌间隙脓肿、直肠后间隙脓肿、高位肌间脓肿、直肠壁内脓肿(黏膜下脓肿)。位置深,局部症状不明显,主要表现为会阴部坠胀和排便疼痛感;有不同程度的全身感染症状,直肠指检可摸到疼痛性肿块。

(二)体检

直肠指诊:肛门周围有硬结或肿块,局部温度增高、压痛或有波动;位于肛提肌以上的脓肿可触及痛性肿块。肿块有波动时穿刺可抽出脓液。

(三)实验室检查

血常规化验结果表现为白细胞计数及中性粒细胞比例增高。

(四)辅助检查

B超或CT检查可探及脓腔。

三、鉴别诊断

(一)血栓性外痔

边界清楚,周围皮肤无炎性反应,但有时可引起脓肿。

(二)肛周皮肤疖肿感染

有一个或多个毛囊感染病史,表面可见脓头,可发展成脓肿。

四、治疗原则

(一)非手术治疗

(1)抗生素治疗:选用对革兰氏阴性杆菌有效的抗生素。

(2)局部坐浴或理疗。

(3)服缓泻剂或液状石蜡以减轻排便时疼痛。

(二)手术治疗

脓肿切开引流是治疗直肠肛管脓肿的主要方法,一旦明确诊断,即应切开引流。手术方式是因脓肿部位而定。

1.肛周脓肿

在局麻下进行,以波动感明显处做放射形切口,无须填塞以保证引流通畅。

2.坐骨肛管间隙脓肿

手术要在腰麻或骶麻下进行,在压痛明显处用粗针先做穿刺,抽出脓液后,在该处做一平行于肛缘的弧形切口,切口要够长,可用手指探查脓腔。切口应距肛缘 3～5 cm 以免损伤括约肌。置管或放油纱布条引流。

3.骨盆直肠间隙脓肿

在硬膜外麻醉或全麻下进行,切开部位因脓肿来源不同而不同,脓肿向肠腔突出,手指在直肠内可触及波动,应在肛镜下行相应部位切开引流,切缘用可吸收线缝扎止血。若经坐骨直肠间隙引流,日后易出现肛门括约肌外瘘。对于经括约肌肛瘘感染者,引流方式与坐骨肛管间隙脓肿相同,只是手术切口应稍偏后外侧,示指在直肠内做引导,穿刺出脓液后,切开皮肤、皮下组织,使用止血钳分离,当止血钳触及肛提肌时,会遇到阻力,在示指的引导下,稍用力就可穿破肛提肌达脓腔。若经直肠壁切开引流,易导致难以治疗的肛管括约肌瘘。其他部位脓肿若位置较低,在肛周皮肤上直接切开引流;若位置较高,应在肛镜下切开直肠壁引流。

（李　　伟）

第五节　痔

痔是最常见的肛肠疾病。肛垫的支持结构、静脉丛及动静脉吻合支发生病理性改变或移位称为内痔；齿状线以下静脉丛的病理性扩张或血栓形成称为外痔；内痔通过静脉丛吻合支与相应部位的外痔相互融合称为混合痔。痔确切的发病率很难统计，很多患者已经有了临床症状但并不去就诊，任何年龄都可生痔，随年龄增长，发病率逐渐增高，痔的症状也逐渐加重。据不完全统计，痔手术占肛肠外科手术的 50% 以上，是肛门手术中最基本的手术。

一、病因

痔的致病原因还未完全清楚，静脉回流障碍、肛垫脱垂、饮食结构和行为因素等均是导致痔症状恶化的因素。

(一)静脉回流障碍

在正常应力情况和排便时痔充血，接着就会恢复正常，但如果患者内痔部分承受应力时间延长，如慢性便秘、妊娠、慢性咳嗽、盆腔肿物、盆底功能障碍或腹水状态等，由于腹内压增高，内痔静脉回流受阻，内痔就会持续淤血。也会呈现和慢性便秘相同的状况。门静脉高压症与痔的发生无直接关系。

(二)肛垫脱垂

1975 年 Thomson 指出痔由肛垫形成，包含血管、结缔组织、Trietz 肌和弹性纤维构成。Trietz 肌起于联合纵肌，对痔起到支撑作用，将痔固定于内括约肌。这些支持组织一旦变弱，痔就会变得越来越有移动性并可以出现脱垂，痔脱垂后，静脉回流受阻，痔体积增大，痔支持组织就会进一步弱化，形成恶性循环。

(三)饮食结构和行为因素

饮食结构和行为方式也是产生痔症状的因素。低纤维饮食使得大便干硬、便秘，从而使痔组织承受过多应力，使痔组织脱垂。干硬大便还能损伤局部组织，引起出血。如厕习惯和排便方式被广泛认为可以影响痔症状的进展，长时间坐便使得痔组织承受更长时间的应力。

便秘可以加重痔的临床症状，而腹泻和肠运动增快也会引起相同的结果。区别于其他因素，高龄是一个独立的影响因素，组织学证据表明 Trietz 肌随着年龄的增长，支持作用逐渐下降。

(四)湿热学说

中医学论痔是湿热所致，大肠湿热应随粪便排出，如排出不畅，蓄积日久，肛门和直肠受其毒害，则生成痔。

二、分类

按痔所在解剖部位分为 3 类。

(一)内痔

发生在齿线上方、被覆直肠黏膜，常位于直肠下端左侧、右前、右后位置。根据痔的脱垂程度将痔分为 4 度：Ⅰ度——内痔位于肛管内，不脱垂；Ⅱ度——大便时内痔脱出肛门外，可自行还纳;Ⅲ度——内痔脱出,需用手协助还纳;Ⅳ度——内痔脱出无法还纳。

(二)外痔

发生在齿线下方,被覆肛管皮肤。外痔分为血栓性外痔、结缔组织性外痔、静脉曲张性外痔和炎性外痔。

(三)混合痔

发生在齿线附近,有内痔和外痔两种特性。当混合痔逐步发展,痔块脱出在肛周呈梅花状时,称为"环形痔"。

三、临床表现

内痔可能表现为便血、脱出、疼痛、瘙痒和肛周不洁等。

(一)便血

特征性的内痔便血为大便时鲜红色血便,患者往往描述为卫生纸染血、便盆内滴血或者喷血。内痔出血一般发生在排便结束时,由于大便损伤了增大的痔组织从而导致出血。该症状必须和血与大便混合的混合血便相鉴别,后者往往预示着结直肠恶性肿瘤。

(二)痔脱出

内痔内脱垂可引起便后充盈感、便急,或排便不尽感。如果内痔完全脱垂,患者会感到肛门外肿块,常常引起肛周潮湿或污染。当黏膜脱垂时,黏液、血、大便可以污染肛周。脱出的内痔可自动还纳或需用手协助还纳。

(三)疼痛

单纯性内痔无疼痛,可有肛门部坠胀感。如有嵌顿、感染和血栓形成则有疼痛。

(四)瘙痒

痔脱出时分泌物增多,刺激肛门周围皮肤,引起瘙痒。

外痔可以表现为肛周多余组织、包块、便血或者便后清洁困难,另外外痔可以引起肛周炎症,症状往往没有内痔那么严重,部分患者表现为轻微的肛门急性疼痛,这种疼痛往往在腹泻或便秘以后出现,有时也可以没有明显的诱因。

四、诊断和鉴别诊断

痔的诊断主要依靠病史和肛门直肠检查。

(一)病史

详细询问病史,包括排便习惯、便秘、腹泻、便急、便频及便血情况等。比如混合血便和排便习惯改变,往往预示着恶性病变,慢性腹泻引起肛门疼痛往往提示 CD,肛周包块流脓往往提示脓肿或肛瘘,不伴有便血或脱垂的慢性肛门瘙痒往往提示皮肤炎症,大便后肛门疼痛往往提示肛裂等,如有间断性出血或肿块脱出,应想到内痔。

(二)肛门直肠检查

肛门直肠检查时视诊可以分辨外痔、皮赘、内痔脱出、直肠脱垂、皮肤损伤、肛裂、肛瘘、脓肿、肛管癌、皮疹或皮炎。对硬结、压痛区、包块或外痔血栓应仔细触诊。如为痔,可见突出肿块,其下部被覆皮肤,上部被覆黏膜,上方黏膜可见灰白色鳞状上皮,部分严重患者可见局部溃烂。指诊发现肛门松弛,部分患者可触及软块或纵行褶皱。

直肠镜或肛门镜检查发现在齿线上方可见曲张静脉突起或圆形痔块,红紫色,黏膜光滑,有时可见出血点或溃烂。

五、治疗

痔的治疗就是针对痔临床症状的治疗,由于痔组织是正常解剖结构的一部分,没有必要全部去除。

痔的治疗措施分为三大类:①保守治疗,包括饮食疗法和行为治疗;②门诊治疗;③手术治疗。

治疗时应遵循以下 3 个原则:①无症状的痔无须治疗;②有症状的痔无须根治;③以非手术治疗为主。

(一)保守治疗

在痔的初期,增加纤维进食、增加饮水、改变不良排便习惯即可改善症状,不需特殊治疗。坐浴治疗缺乏客观证据支持,然而,许多患者感到坐浴可以缓解痔的症状,考虑到坐浴成本低、风险小,还是应该继续向患者推荐坐浴疗法。

(二)注射疗法

注射疗法是一种内痔固定技术,这种门诊治疗技术是应用化学药剂来形成局部纤维化并将痔固定于内括约肌,同时,硬化剂破坏内痔血管,使得痔缩小。临床有多种硬化剂,常见硬化剂包括 5%苯酚植物油、5%奎宁尿素水溶液、4%明矾水溶液等。治疗时在齿状线近端 1~2 cm 处的内痔基底部或接近基底部注入 2~3 mL 硬化剂。硬化剂应注入黏膜下层,尽量避免注入黏膜层或肌层,后者会引起局部黏膜脱落,从而导致溃疡形成或引起剧烈疼痛。注射疗法的并发症通常是由于将硬化剂注射到了错误的解剖间隙,从而引起严重的炎性反应,形成脓肿,引起尿潴留,甚至阳痿。

(三)红外线凝固疗法

该方法适用于Ⅰ度、Ⅱ度内痔,红外线凝固疗法采用红外辐射产生热量,使蛋白凝固,局部纤维化、瘢痕形成,从而将内痔固定。该疗法复发率高,且相比套扎疗法昂贵,目前临床应用不多。

(四)胶圈套扎疗法

该方法适用于Ⅰ度、Ⅱ度及Ⅲ度内痔,是一种最常用的内痔门诊治疗方法。由于其疗效好、安全性高,成本低,临床上被广泛采用。胶圈套扎术的治疗原理是通过将一个橡胶圈置入内痔根部,使痔缺血坏死,诱发炎症反应,局部纤维化,从而将内痔固定。胶圈套扎器种类很多,主要有牵拉套扎器和吸引套扎器两类。1 次套扎多个痔核是安全的,没有证据表明会明显增加术后并发症。但一次性套扎多个痔核术后相对较痛,出于这个原因,一些外科医师会选择先套扎一个痔核,间隔一段时间后,再套扎更多的痔核。

(五)手术治疗

1.痔切除术

对于非手术治疗无效、症状进行性加重、不适合非手术治疗或外痔严重需要手术切除的患者及合并其他肛门直肠疾病的患者,如肛裂、肛瘘或脓肿,此时应行痔切除术。另外,无法忍受门诊治疗或抗凝治疗的患者需要确切止血时也适合手术治疗。外科手术治疗方法主要有痔切除术和吻合器痔上黏膜环切术(PPH 术),对于血栓性外痔,采用血栓剥离术。

痔切除术的安全性和有效性经受了数十年的考验,相对于其他治疗方法,仍是手术的标准。痔切除术的方法很多,根据切除痔核后肛管直肠黏膜及皮肤是否缝合分为开放式和闭合式痔切除术两大类。由于闭合式痔切除术存在伤口愈合不良需要再次敞开的风险，目前国内主要采用开放式痔切除术，具体方法如下：取截石位、折刀位或侧卧位，骶管麻醉或局麻后扩肛至 4～6 指，充分显露痔块，钳夹提起痔块，取痔块基底部两侧皮肤 V 形切口切开，将痔核与括约肌剥离，根部钳夹后贯穿缝扎，离断痔核。齿状线以上黏膜用可吸收线缝合，齿状线以下皮肤创面用凡士林纱布填塞，丁字带加压包扎。

2.PPH 术

主要适用于Ⅲ～Ⅳ度内痔、多发混合痔、环状痔及部分合并大出血的Ⅱ度内痔。另外，对于直肠黏膜脱垂、直肠内套叠及Ⅰ～Ⅱ度直肠前突的患者，也适用于该术式。其方法是通过吻合器环形切除齿状线上 2 cm 以上的直肠黏膜 2～3 cm，从而将下移的肛垫上移并固定。目前该术式已在国内外广泛应用，临床疗效良好。对于不需要完全环形切除直肠黏膜的患者，可采用经该术式改进的选择性痔上黏膜切除术（TST 术）。

3.血栓性外痔剥离术

该术式特异性针对血栓性外痔，于局麻下梭形切开痔表面皮肤，通过挤压或剥除的方式将血栓清除，伤口可一期缝合，但大多数外科医师选择伤口内填塞凡士林纱布后加压包扎。

4.其他治疗方法

如内痔插钉术、内痔扩肛术、环状切除术（Whitehead 术）及冷冻疗法等由于疗效及安全性等原因，在临床上已逐步被淘汰。

（六）手术后并发症的预防与处理

痔切除术后常见并发症包括尿潴留、出血、粪便嵌塞、肛门狭窄、肛门失禁及感染等。

1.尿潴留

由于麻醉、术后疼痛、肛管内填塞纱布、前列腺肥大等因素，术后尿潴留发生率较高。手术后限制液体，尽早取出肛管内纱布，会阴部热敷，鼓励患者站立排尿等方式可减少尿潴留，也可皮下注射新斯的明，必要时导尿。

2.出血

术后严重迟发性出血不到 5%，但出血仍是常见的痔切除术后并发症。原发性出血是指手术后 48 小时内出血，这可能更多和技术因素相关。而迟发性出血主要考虑与感染有关。针对大量出血，需在麻醉下找到出血点，结扎或缝合止血。如弥漫性出血，可采用压迫止血，同时补液及抗感染治疗。

3.粪便嵌塞

因肛门部疼痛不敢排粪，导致直肠内蓄积粪块。手术后半流质粗纤维饮食，口服液状石蜡，可防止便秘。一旦出现粪便嵌塞时可采用液状石蜡保留灌肠，然后用盐水灌肠，必要时手辅助排便。

4.肛门狭窄

多因过多切除肛门部皮肤或结扎过多黏膜引起。术后 10 天左右开始扩肛，每周 1～2 次，直至大便恢复正常。

5.肛门失禁

多因括约肌损伤过多、大面积损伤黏膜致排便反射器破坏、肛门及周围组织损伤过重至瘢痕形成，肛门闭合功能不全等引起。术中尽量减少组织损伤，避免大范围瘢痕形成，注意保留足够的黏膜皮肤，保留排便感受器，预防术后肛门失禁。对于完全性肛门失禁可行手术治疗，但疗效欠佳。

（李　伟）

第六节 肛 瘘

肛瘘是肛管或直肠与肛周皮肤相通的肉芽肿性管道,经久不愈或间歇性反复发作是其特点。早在公元前 5 世纪 Hippocrates 著文及 1376 年 John 和 1612 年 Lowe 等著文讨论关于肛瘘的诊治方法以来,肛瘘的发病率不见下降,复杂性肛瘘的处理依然困难,肛瘘手术导致的肛门失禁等并发症仍有发生,故仍需重视。

一、病因及病理

除外先天性、肿瘤及外伤等,直肠肛管感染是肛瘘的主要病因。感染有特异性感染,如结核、克罗恩病、放线菌病及性病等;非特异性感染则多由肛腺隐窝炎症所致。

解剖学显示有两类肛腺起自直肠窦下部,一类是黏膜下层的单纯腺体结构,另一类是穿入肌层的腺体分支管,也称肌内肛腺,其数目在 6～8 个,该肛腺主要导管多向外下方穿入内括约肌,Lockhart Mummery 认为这些腺体提供的肠道细菌是引起直肠周围脓肿的途径。肛管感染是沿内、外括约肌行走的肛管纵肌向直肠肛管周围组织蔓延的。肛腺的数目、深度和形态变异很大,半数的肛管可见肛腺管,其中 33％穿入内括约肌,10％的导管壁有黏液生成细胞,导管的开口位于肛管的后方,这也就是肛瘘多发于后位的原因。位于肌层内的肛腺和具有黏液分泌功能者一旦发生感染尤易形成肛瘘。Seow-Choen 分析肛瘘管道肉芽组织的细菌学调查,发现大肠埃希菌、肠球菌和脆弱类杆菌是主要的需氧菌和厌氧菌。Goliger 认为肛腺隐窝感染学说并不能完全阐明肛瘘的发病过程,因为肛瘘肉芽组织中细菌量不多,毒力也不大。

总之,肛腺与肛瘘之间的关系至今仍未完全明确,但从肛管、直肠周围脓肿的两种不同类型来看,一类是肛腺与肛瘘有关的原发性急性肛腺肌间瘘管性脓肿,另一类是肛腺与肛瘘无关的急性非肛腺瘘管性脓肿。前一类肛管直肠周围脓肿经破溃或切开引流后,脓腔缩小,形成迂曲的管道,外口缩小,成为肛瘘。肛瘘有内口、外口、瘘管及支管。内口是引起肛瘘的感染入口,多在肛窦内或附近,肛管后部中线两侧多见。有人称肛隐窝炎为肛瘘的伴发症或前驱病。肛隐窝炎好发于肛管后正中,这是因为该部位有较多且明显的隐窝,形似漏斗,易受粪便的刺激,肠腔内病原体可渗透到隐窝底部肛腺开口处,导致腺管水肿、阻塞而使炎症扩散。

肛瘘的主要瘘管是原发内、外口之间的瘘管,管道有弯有直,可浅可深,大多数瘘管行走在内、外括约肌之间,有的经过外括约肌进入坐骨肛门窝内,少数有分支。如主要瘘管引流不畅,可引发周围脓肿,破溃后形成小瘘管。外口是肛管直肠脓肿破溃或切开引流部位,在肛周皮肤上,大多靠近肛门。由于细菌不断通过内口进入瘘管,瘘管迂曲引流不充分,管壁由肉芽和纤维组织构成,故难以自行愈合。一般单纯性肛瘘只有一个内口和一个外口,这种类型最为多见,若外口暂时封闭,引流不畅,可继发脓肿,脓肿可向其他部位破溃形成另一外口。如此反复发作,可使病变范围扩大形成多个外口,这种肛瘘称为复杂性肛瘘。

肛瘘的发病及其发展:内口是感染的入口,已被公认,瘘管久治不愈是由于不断有感染来自内口,因此手术时正确寻找内口、切开或切除内口同时保护肛门括约肌功能是治愈肛瘘的关键。

二、分类

肛瘘的分类方法很多,常用的有 Goodsall 分类法、Milligan 分类法、Goligher 分类法、Steltzner 分类法和 Parks 分类法等。目前临床上最常用的是 Parks 分类法,该分类法对指导手术很有帮助。

Parks 分类法共分成括约肌间瘘(再分成单纯性、高位盲管、高位直肠瘘口和无会阴瘘口等几种)、经括约肌瘘(在高位或低位穿入外括约肌,又分成非复杂性和高位盲管两种)、括约肌上瘘和括约肌外瘘 4 种。

(一)括约肌间瘘

括约肌间瘘多为低位肛瘘,最常见,占 70% 左右,为肛管周围脓肿的结果。瘘管穿过内括约肌间在内、外括约肌间下行,开口于肛缘皮肤。

(二)经括约肌瘘

经括约肌瘘可分高、低位的肛瘘,占 25% 左右,多为坐骨肛门窝脓肿的结果。瘘管穿过内括约肌和外括约肌深、浅部之间,外口有一个或数个,并有分支相互沟通,外口距肛缘较近。

(三)括约肌上瘘

括约肌上瘘为高位肛瘘,较少见。瘘管向上穿过肛提肌,然后向下经坐骨肛门窝穿出皮肤。因瘘管常累及肛管直肠环,故手术需分期进行。

(四)括约肌外瘘

括约肌外瘘最少见,为骨盆直肠脓肿合并坐骨直肠脓肿的后果。瘘管穿过肛提肌而直接与直肠相通。这类肛瘘常见于克罗恩病或由外伤所致。

三、临床表现和诊断

肛瘘常有肛周脓肿自行破溃或切开引流的病史,此后伤口经久不愈,成为肛瘘的外口。主要症状为溢脓,脓液多少与瘘管长短及病程长短有关,有时瘘口暂时封闭,脓液积聚,可出现局部肿痛伴发热,以后封闭的瘘口破溃,又排出脓液。如此反复发作可形成多个瘘管互相沟通。少数患者可由外口排出粪便和气体。肛门皮肤因脓液刺激常感瘙痒、变色和增厚,甚或并发慢性湿疹。

外口常在肛周皮肤表面,凹陷或隆起,挤压有脓液流出,浅部的瘘管可在皮下摸到硬的条索,由外口通向肛门。高位肛瘘位置较深,不易摸到瘘管,且外口常有多个。如肛门左、右侧均有外口,应考虑为"马蹄形"肛瘘,这是一种特殊类型的肛瘘,瘘管围绕括约肌,由一侧坐骨肛门窝通向对侧,或呈半环形,如蹄铁状,在齿状线附近有一个内口,外口数目较多,位于肛门左右两侧。

诊断时需明确瘘管的走向,尽可能找到瘘管内口,方法有以下几种。

(一)直肠指诊

可初步了解内口位置、有无分支及其类型,指诊时可摸到内口似硬结,有压痛,按压后见脓液排出。

(二)肛镜检查

仔细检查齿状线上下,注意肛窦有无充血、凹陷或排脓,对可疑存在的内口可用探针探查以明确诊断。

(三)探针检查

可用探针探查瘘管的行径、方向和深浅。探针应细而软,从外口插入后沿管道轻轻探入,不可用力,以免探针穿破瘘管壁引起感染或假道。

(四)注入亚甲蓝染料

把5%亚甲蓝溶液自瘘管外口注入瘘管内,观察事先放入肛管直肠内白纱布上的染色部位以判断内口位置。对于复杂肛瘘患者有一定帮助。

(五)瘘管造影术

向瘘管内注入30%～40%的碘甘油或复方泛影葡胺,X线摄片可显示瘘管的部位、走向及分布。目前由于准确率不高,存在假阳性可能,故临床应用较少。

(六)Goodsall 规律

在肛门中间画一横线,若肛瘘外口在横线前方,瘘管常呈直型,呈放射状分布;若外口在横线后方,瘘管常呈弯型,内口多在肛管后正中肛隐窝处。

(七)经肛门腔内超声检查

对确定肛瘘分类及内口位置有一定作用,但准确率较 MRI 略低。另外,腔内超声可用于判断肛门括约肌完整性和寻找较小的括约肌间脓肿。

(八)MRI 检查

MRI 检查可能是目前诊断肛瘘最为理想的手段之一,可在术前明确肛瘘类型,排除复发性肛瘘可能存在的其他原因。对复杂性肛瘘、马蹄形肛瘘和手术处理困难的患者,MRI 检查有其优势且准确率高,临床正确使用 MRI 检查尚可提高手术成功率,并有效监测复杂性肛瘘的治疗效果。

四、治疗

肛瘘形成后不能自愈,需采用手术治疗。对有些复杂性或复发的肛瘘,如明确合并有结核、克罗恩病、放线菌病及性病时,需积极治疗合并的疾病,否则仅用手术不易治愈。手术方法是将瘘管切开,必要时将瘘管周围瘢痕组织同时切除,敞开创面以利于愈合。同时必须确定内口,并完全切除之,以防复发。根据瘘管深浅、曲直度及其与肛管括约肌的关系选用肛瘘切开、切除术或挂线疗法等治疗。非手术治疗包括热水坐浴,应用抗菌药物及局部理疗,但只适用于脓肿初期及术前准备时。

(一)肛瘘切开术

该手术适用于低位肛瘘。手术时充分敞开瘘管,利用肉芽生长使创口愈合。手术中先要确定内口位置,用探针检查或由外口注入亚甲蓝,也可在探针引导下边切开瘘管边逐步探查直至找到内口为止。弄清瘘管与肛管直肠环的关系,如探针在环下方进入,可全部切开瘘管而不引起肛门失禁。如探针在环上方进入直肠(如括约肌上瘘或括约肌外瘘),则不可将瘘管全部切开,应用挂线疗法或分期手术。第一期将环下瘘管切开,环上瘘管用挂线扎紧;第二期等大部分外部伤口愈合后,肛管直肠环已粘连固定,此时再沿挂线处切开肛管直肠环。术中应切除边缘组织及瘘管壁上的腐烂肉芽,使伤口呈底小口大的 V 字形,以便创口由深向浅愈合。

(二)肛瘘切除术

肛瘘切除术适用于瘘管壁较硬的低位肛瘘。术中先确定内口,明确瘘管与肛管直肠环的关系,用组织钳夹住外口的皮肤,从外向内将瘘管壁及周围瘢痕组织一同切除;创面完全敞开或部分缝合,止血后填入碘仿纱条或凡士林纱布。

(三)挂线疗法

该方法适用于高位肛瘘或老年人有肛门手术史及肛管括约肌功能不良者,以及瘘管走向与括约肌关系不明确的患者。

挂线疗法有两个目的:①松结扎以供引流之用,或用以刺激瘘管壁周围产生炎症并发生纤维化,或标记瘘管。②紧紧结扎挂线以缓慢切割管壁,使被结扎的括约肌发生血运障碍,逐渐受压并坏死,并使基底创面逐渐愈合。

此法的优点是肛管括约肌虽被切割,但不会收缩过多而改变位置,一般不会引起肛门失禁,术后2周左右被扎组织自行断裂。

该方法成功的要点:①要准确找到内口;②伤口必须从基底部开始,使肛管内部伤口先行愈合,防止表面皮肤过早粘连封闭。应用挂线疗法治疗复杂或高位肛瘘疗效满意,仅少数患者出现肛门失禁,复发率低。

(四)瘘管切除一期缝合术

该术式适用于单纯性或复杂性低位肛瘘。术前需做肠道准备,术后控制排便5~7天,手术前、后使用抗菌药物。手术要点:①瘘管全部切除,留下新鲜创面;②皮肤及皮下脂肪不宜切除过多,便于伤口缝合;③伤口要缝合对齐,不留无效腔;④术中严格无菌操作,防止污染。

(五)视频辅助治疗肛瘘

视频辅助治疗肛瘘(VAAFT)是Meinero等在2006年提出的一种既可用于诊断,又可用于治疗复杂或高位肛瘘的新的微创手术方式,通过肛瘘镜直观地找到内口,在视频下准确处理内口,然后由内向外清除瘘管。通过对136例经VAAFT治疗的肛瘘患者随访,术中内口发现率达82.6%,术后一年治愈率达87.1%,未发现并发症。目前国内对该技术应用还较少,远期疗效还需进一步观察。但VAAFT对于肛瘘外科治疗器械的改进有一定的价值,有望为肛瘘的微创治疗开辟一条新的途径。

(李 伟)

第七节 肛 裂

肛裂是齿状线下肛管皮肤层裂伤后形成的纵向缺血性溃疡,呈梭形或椭圆形,常引起剧烈疼痛,反复发作,难以自愈。肛裂绝大多数是在肛管后正中线上。

肛裂分急性和慢性两种。急性肛裂病史短,裂口创面新鲜,色红,基底浅平,无瘢痕形成。慢性肛裂病史长,裂口色苍白,基底深,底部肉芽组织增生、裂口上端常见肥大肛乳头,下端皮肤水肿增生形成"前哨痔"。此三者被称为肛裂"三联征"。慢性肛裂用非手术治疗很难痊愈。

一、病因

肛裂的发生可能与肛管的特殊解剖有关,肛管外括约肌在肛门后方形成肛尾韧带,该韧带的血供及伸缩性差。肛管向后、向下形成肛管直肠角,排便时肛管后侧所承受压力较大,在后正中位处易受损伤。慢性便秘患者,因大便干硬,排便时用力过猛,容易损伤肛管皮肤。如此反复损伤会使局部裂伤深及皮肤全层,形成一慢性溃疡。此外,齿状线附近的慢性感染,如肛窦炎等向下发展形成皮下脓肿,脓肿破溃后即形成慢性溃疡。

近来研究发现,肛裂的形成与内括约肌痉挛有关。内括约肌痉挛导致肛管压力增高,引起肛管在后壁本身血供差的基础上缺血症状加重。

二、症状与诊断

肛裂常见于中、青年人,常见症状为疼痛、便秘和便血,疼痛是肛裂的主要症状。排便时肛管扩张、干硬的粪块直接刺激肛裂溃疡面的神经末梢,以及排便后肛管括约肌的长时间痉挛,导致患者排便时和排便后肛门的剧烈疼痛,患者因肛门疼痛而不愿大便,久而久之引起便秘并使便秘加重,便秘后更为干硬的粪块通过肛管,使肛裂进一步加重,如此形成恶性循环。出血也是肛裂的常见症状,色鲜红,但出血量不多,仅见于粪便表面或在便纸上发现,很少发生大出血。

根据上述典型症状,结合体检发现肛管后正中位上的肛裂溃疡创面或肛裂"三联征",即可明确诊断。若侧方有肛裂或多处裂口,应考虑克罗恩病、溃疡性结肠炎、结核病、白血病、AIDS 或梅毒的可能。如溃疡创面经适当的治疗后难以愈合,则有必要行活检以排除恶性肿瘤。

三、治疗

对肛裂的治疗原则是软化、通畅大便,制止疼痛,解除括约肌痉挛,促进溃疡创面愈合。具体需根据急、慢性肛裂来选择不同的治疗方案。浅表的急性肛裂可采用非手术治疗,多能治愈;慢性肛裂者多需手术治疗。

(一)非手术治疗

1.坐浴、照射

急性肛裂患者可通过软化大便,保持大便通畅,局部用浓度为 1∶5 000 高锰酸钾温水坐浴,或局部红外线、微波照射进行治疗。肛裂创面可用 20% 的硝酸银烧灼以利于肉芽组织生长。疼痛甚者,局部涂以镇痛油膏。

2.药物治疗

期望通过药物缓解内括约肌痉挛,改善局部血供,达到肛裂溃疡愈合的目的。由此诞生了几类有"化学性内括约肌切开术"作用的药物。

(1)一氧化氮供体:其代表药物为硝酸甘油膏(GTN),局部应用可降低肛管压力,使肛管的血管扩张。主要不良反应是头痛。耐受性和依从性差是影响疗效的重要因素。

(2)钙通道阻滞剂:通过限制细胞的钙离子内流降低心肌和平滑肌的收缩力,从而降低肛门内括约肌张力。常用的有硝苯地平和地尔硫䓬。硝苯地平局部应用与肛门内括约肌侧切术相比,治愈率分别为 93% 和 100%。但口服钙通道阻滞剂治愈率低,且会出现较多的不良反应。

(3)肉毒杆菌毒素(BT):其注射治疗肛裂的主要机制是阻断神经和肛门内括约肌的联系,缓解内括约肌痉挛,降低肛管压力。1990 年始用于肛裂的治疗。有研究将其与硝酸甘油膏、地尔硫䓬软膏进行治疗比较,三者的治愈率相近,应用肉毒杆菌毒素的复发较多。主要不良反应是暂时性的肛门失禁。

慢性肛裂的药物治疗大部分学者认为应首选 GTN,GTN 治疗失败时采用 BT 注射疗法。

(二)手术治疗

1.肛管扩张术

该手术适用于急、慢性肛裂不伴有肛乳头肥大或"前哨痔"者。局麻下进行,要求扩肛逐步伸入 4～6 指,以解除括约肌痉挛。优点是操作简便,不需特殊器械,疗效快,术后只需每天坐浴即可。但此法可并发出血、肛周脓肿、痔脱垂及短时间大便失禁,并且复发率较高。

2.肛裂切除术

切除肛裂及周围瘢痕组织,使之形成一新鲜创面而自愈。全部切除"前哨痔"、肛裂和肛乳头肥大,并切断部分内括约肌。目前此法仍常采用,优点是病变全部切除,引流畅,便于创面从基底愈合;缺点是创面大,伤口愈合缓慢。

3.内括约肌切断术

基于慢性肛裂患者内括约肌张力过高的学说,内括约肌发生痉挛及收缩是造成肛裂疼痛的主要原因,故可用括约肌切断术治疗肛裂。自 1959 年 Eisenhammer 提出侧位内括约肌切断术以来,该手术已成为慢性肛裂的首选手术方法。但术者必须有熟练技术,掌握内括约肌切断的程度,否则可能造成肛门失禁的不良反应。方法有下列两种。

(1)侧位开放式内括约肌切断术:在肛管一侧距肛缘 1.0～1.5 cm 做约 1 cm 的横切口,确定括约肌间沟后用弯血管钳由切口伸到括约肌间沟,显露内括约肌后,直视下用电刀切断内括约肌,并切取一小段肌肉送活检,两断端严密止血。可一并切除肥大肛乳头和"前哨痔"。此法优点为直视下手术,切断肌肉完全,止血彻底,并能进行活组织检查。

(2)侧位皮下内括约肌切断术:摸到括约肌间沟,用小尖刀刺入内、外括约肌之间,由外向内将内括约肌切断。此法优点是避免开放性伤口,痛苦少,伤口小,愈合快;缺点是肌肉切断不够完全,有时易并发出血。

上述各术式有各自的特点,二者在治愈率和失禁率方面无明显差异。术者应根据患者病情及自身情况酌情选用。

（李　伟）

第八章

阑尾疾病

第一节 正常位急性阑尾炎

一、常见型急性阑尾炎

急性阑尾炎是急腹症中最为常见的病种之一,也是外科领域中一个常见病、多发病,临床表现典型者诊断相对容易。但实际上,急性阑尾炎的临床和病理表现多变,也易被误诊,处理上偶也会遇到意外或复杂情况。本节提到的常见型急性阑尾炎,是指在成年患者中临床表现相对典型的常见患者,但不应由于病情简单而不予重视。

(一)概述

急性阑尾炎如能及时治疗,预后良好;但延误诊断或不合理治疗,也会发生严重并发症甚而死亡。瑞典的相关统计资料显示:117 424例阑尾炎相关手术统计资料,患者中位年龄为23岁,男女分别占50.7%和49.3%。80.9%患者的出院诊断为阑尾炎,余为非外科性腹痛或淋巴结炎。20.2%存在阑尾穿孔。术后30天内共死亡287例(0.24%),占每年10万人口中的0.2%。在瑞典每1 000例阑尾切除术中,死亡率为2.44‰,与年龄明显相关,其中0~9岁组为0.31,20~29岁降至0.07,以后随年龄的增长而逐增,至90~99岁组可高达164例。在老年组的死亡原因多为心血管疾病(占25.8%),穿孔性阑尾炎次之(占19.9%),非穿孔性阑尾炎为14.3%,合并肿瘤者为12.9%。国内尚缺乏大宗患者统计,但因阑尾炎诊治问题引起的医疗纠纷者不在少数。国内急性阑尾炎的发病年龄以20~39岁组为多见,小儿不易配合和表达,易发生误诊;老年人反应差,并发症多,死亡率高,不能等轻视。

(二)病因和病理

阑尾腔梗阻并继发细菌感染是急性阑尾炎的最常见病因。阑尾腔常因阑尾扭曲(与其阑尾系膜短有关)、腔内粪石、淋巴组织增生、肿瘤、寄生虫或异物等而引起阻塞,继而腔内细菌或身体其他部位感染的细菌(扁桃体炎或上呼吸道感染等)经血液循环进入阑尾壁致病。在少数无阑尾腔梗阻存在者,细菌感染则是急性阑尾炎的直接致病原因。

由于阑尾动脉是终末血管,与其他动脉极少侧支吻合,一旦栓塞,迅速引起阑尾壁坏死和穿破,故阑尾感染若不及时控制或行阑尾切除,阑尾坏疽和穿孔是其必然的结果。

病理和临床分类有急性单纯性阑尾炎、急性化脓性阑尾炎(又称蜂窝织炎性阑尾炎)、坏疽性和穿孔性阑尾炎、阑尾周围脓肿4型,后者是指炎性阑尾被大网膜等周围组织粘连包裹形成炎性包块,或是阑尾穿孔伴发局限性腹膜炎而形成阑尾周围脓肿,但将两者统称为阑尾包块并不妥当,两者的处理原则并不相同。

(三)典型的临床表现

典型的临床表现分为症状、体征和实验室检查三方面。

1.症状

持续性腹痛是最主要的表现。腹痛位置多先位于中上腹或脐周,数小时后转移至右下腹,这一转移性腹痛是急性阑尾炎的特征表现。因为早期阶段阑尾炎症局限于其黏膜和黏膜下层,刺激内脏神经,疼痛为反射性,范围弥散,程度不重,定位不明确;待炎症扩展至浆膜层或腹层腹膜,疼痛固定于右下腹,定位确切,是由体神经刺激的结果。20%～30%患者没有这一转移性腹痛特征,如阑尾黏膜层内脏神经感受器已损害(见于慢性阑尾炎急性发作患者)或阑尾壁感染迅速蔓延至全层(见于小儿的血液循环细菌感染)而未能反映内脏神经传导腹痛的情况时,故无转移性腹痛并不能否定阑尾炎的诊断。如起病时即有剧烈腹痛而后变轻,则需要首先排除其他病变,如女性的黄体或滤泡破裂、异位妊娠等。

不同病理类型的阑尾炎腹痛有所差异,如单纯性阑尾炎的腹痛常较轻微,呈持续性胀痛和钝痛;如渐加重成持续性剧痛往往提示化脓性或坏疽性阑尾炎。持续剧痛波及中下腹或两侧下腹,常为阑尾坏疽穿孔的征象。有时阑尾穿孔,神经末梢失去感受和传导功能,或腔内压力骤减,腹痛会有所减轻,但这种疼痛缓解是暂时的,且其他伴随症状和体征并未改善,甚至有所加剧。

单纯性阑尾炎也可伴有食欲缺乏、恶心、呕吐等胃肠道症状,盆位阑尾炎或阑尾坏疽穿孔因直肠周围炎而排便次数增多。并发腹膜炎、肠麻痹则出现腹胀和持续性呕吐。频繁腹泻者要首先考虑肠道炎性疾病。

全身症状极少,主要为不同程度的发热,在发生坏疽、穿孔之前,体温一般不超过38℃,且多出现在腹痛之后。如发热为首发症状,要首先考虑内科疾病。严重高热或伴寒战者仅见于化脓性门静脉炎或肝脓肿并发症之时。

2.体征

腹部压痛是壁腹膜受炎症刺激的表现,也是诊断急性阑尾炎的最重要证据,多数位于麦氏点(右髂前上棘与脐部连线的外、中1/3的交界处),但由于压痛部位取决于阑尾的位置,因此凡位于麦氏点邻近部位而不是真正的麦氏点位置,只要压痛点固定(指反复检查时其位置不变)者即为典型的体征。反跳痛和肌紧张等腹膜刺激征的轻重是阑尾炎症轻重程度的反映,要注意在肥胖或盲肠后位阑尾炎患者,腹部压痛可不明显,但可有反跳痛,后者有重要的诊断价值,提示阑尾炎症存在。结肠充气试验可帮助诊断,腰大肌试验提示炎症阑尾位置较深或呈后位,贴近腰大肌;闭孔内肌试验阳性提示阑尾位于闭孔内肌前方;直肠指诊有直肠右前方触痛提示炎症阑尾位于盆腔内。

在阑尾炎早期,尤其是阑尾腔有梗阻时,可出现右下腹皮肤感觉过敏现象,范围相当于第10～12胸髓节段神经支配区,位于右髂嵴最高点、右耻骨嵴及脐构成的三角区,也称Sherren三角,它并不因阑尾位置不同而改变。如果阑尾已坏疽穿孔,则这三角区的皮肤过敏现象即消失。

3.实验室检查

一般见血白细胞计数和中性粒细胞分类升高,但其升高程度不一定与其炎症的严重程度成正比。粪、尿常规检查可以与其他疾病相鉴别。

4.影像学检查

在急性阑尾炎并发局限性或弥漫性腹膜炎时,腹部 X 线片可见盲肠扩张和气液平、右下腹软组织影或穿孔所致的气腹等,偶可见钙化粪石,但该检查特异性差。B 超检查可发现肿大阑尾或脓肿,是一种较有价值的手段,有报道其准确率可高达 95%。CT 扫描与 B 超有相似的效果,并可显示阑尾周围软组织影及其与邻近组织的关系,其敏感性达 94%,但特异性仅为 79%。腹腔镜探查也是可以选择的方法之一。但是需要强调的是这些特殊检查不是诊断阑尾炎所必需的,只有当诊断困难时选择性应用。

(四)诊断和鉴别诊断

1.诊断要点

诊断根据三大临床表现为主,即腹痛、压痛和血白细胞计数及中性粒细胞分类增高。典型的急性阑尾炎诊断比较容易,但 20%~30%患者缺乏典型的临床表现,误诊和漏诊时有发生,其主要原因在于临床医师草率处理和忽视不典型急性阑尾炎的多变的临床表现;或对转移性右下腹痛的理解出现偏差,而把其他疾病的右下腹痛均认为是急性阑尾炎的表现。另外,对于腹痛和压痛部位的认识不足也是误诊的原因之一,急性阑尾炎的腹痛和压痛通常位于右下腹,但如果中肠旋转异常、盲肠和阑尾异位,则腹痛和压痛部位会发生相应变化,故要重视病史的采集,详细询问腹痛的起始、性质和变更。腹部检查是重点,但也不能忽视胸部的检查。凡腹痛、压痛及血液检查三者均典型者,可列为诊断明确。如症状和体征中任一项典型者应列为可疑患者,宜严密观察随访,暂留急诊室,如其中伴有血白细胞计数增高者要考虑腹腔镜探查。

对于急性阑尾炎的诊断不可仅仅满足于"是"与"不是",还应根据其临床表现估计其病理类型,以便制定相应的治疗方案。

2.鉴别诊断

鉴于很多疾病可以有右下腹痛病史,尤其女性患者,需予以详细鉴别。首先需除外非外科疾病引起的急性右下腹痛,常见的有右下肺的大叶性肺炎、右侧胸膜炎、溃疡病、胃肠炎、代谢性疾病、过敏性紫癜、尿毒症等。这类疾病通常先有发热史,后出现腹痛,主诉多而模糊。女性患者要详细询问月经史,腹痛剧烈的要排除右侧输卵管妊娠破裂、右侧卵巢囊肿扭转、右侧卵巢滤泡或黄体破裂,做直肠指诊(在已婚妇女做阴道腹部双合诊)常有阳性发现;急性输卵管炎和急性盆腔炎多见于已婚妇女,通常发病初期即有明显发热,腹痛位置偏腹部下方。其次要与其他脏器引起的外科急腹症项鉴别,如胃、十二指肠溃疡穿孔、急性胆囊炎坏疽穿孔、肝肿瘤破裂出血、急性胰腺炎、Meckel 憩室炎等。需要仔细分析腹痛性质,如呈阵发性腹痛并向外生殖器区放射,要排除右侧输尿管结石,注意结石嵌顿时尿液检查可呈阴性,待腹痛缓解时,反而见血尿(肉眼或镜检)征象。盲肠后位炎症阑尾与输尿管邻近,尿液检查也可见少量红细胞,需做 X 线尿路平片。急性肠系膜淋巴结炎多见于儿童,常有上呼吸道感染病史,腹痛前后常有高热,体检腹部压痛范围较广,反跳痛不明显,有时很难与急性阑尾炎鉴别,可在短时期内重复比较。如此逐一排除,最后才考虑急性阑尾炎的诊断,这一思路可防止片面主观思维的错误。如果先入为主,一开始就考虑急性阑尾炎,病史询问中集中与之有关的问题而忽视重要的阳性病史,出现片面性和主观臆断的思维错误。

(五)治疗

1.开放的阑尾切除术

一旦急性阑尾炎诊断明确后,应尽早手术切除阑尾。如诊断不能完全肯定,经短期观察后症状和体征继续加重,尤其是右下腹压痛明显或已能排除内科疾病的可能,还是以手术探查为宜。如仍属可疑者,可按下文"可疑急性阑尾炎的处理"内容进行治疗。非手术治疗只适合于早期单纯性急性阑尾炎,因伴其他严重器质性疾病而禁忌手术者;或者感染已局限而形成炎性包块,且病情有进一步好转。

急症阑尾切除术的禁忌证:①阑尾脓肿经药物治疗后好转,不必急于做手术,可择期行阑尾切除术;②阑尾坏疽伴周围脓肿,尚未局限者;③术中见阑尾脓肿周围粘连致密,解剖不清或组织严重水肿,不要强行剥离以解剖阑尾而致肠道损伤,改做引流术。

术前准备:应在短期内补液以初步纠正失水和电解质紊乱,尤在病情较重、小儿或老年患者。全身感染严重或伴腹膜炎者应给予抗菌药物治疗,但在急性单纯性阑尾炎患者不宜常规使用抗菌药物。

切口的选择。诊断明确的做右下腹麦氏切口,其优点如下:更符合解剖学,肌肉和筋膜损伤最少;切口虽小,但距阑尾较近,瘢痕愈合好,不易发生切口疝等。但其最大的缺点是暴露不够,不能有效地详细探查腹内脏器。故凡诊断不完全肯定而需探查其他脏器者,以做右腹直肌旁切口为好。

阑尾切除术操作要点如下。

(1)寻找阑尾:宜首先找到盲肠,因阑尾部恒定位于盲肠3条结肠带的会合处。用海绵钳轻轻提起盲肠,沿纵行结肠带向下即可找到阑尾。尽量不用手接触阑尾,更不可用手指挖出阑尾。如未能找到,可扩大切口沿斜方向切开原切口的上、下端1~2 cm。如在充分的显露下,仍不能找到者,要考虑盲肠后位阑尾的可能,将盲肠向左侧推开,使盲肠的外下方清楚暴露。切开盲肠外侧的后腹膜,游离盲肠并将其向内上方翻起,盲肠和结肠后面得以显露,有时仍不能发现阑尾,仔细触摸盲肠后壁,始能在其浆膜下摸到,切开浆膜,即可将阑尾分出。凡经努力仍找不到阑尾者应终止手术。

(2)分离阑尾系膜和切除阑尾:如系膜暴露容易,用阑尾钳或鼠齿钳夹住阑尾系膜向外提出,但不能钳夹阑尾本身。游离和全部提出阑尾后,用两把止血钳钳夹阑尾系膜,在其间切断和结扎贯穿缝扎。最后将阑尾自根部直至其尖端完整取出。

(3)处理阑尾残端:阑尾残端先后用纯苯酚烧灼(破坏残端腔内黏膜,以防黏液分泌和黏液囊肿形成),75%乙醇中和盐水棉签涂抹,弃去围在盲肠上的纱布,助手一手将无齿镊提起盲肠,另一手持蚊式止血钳将残端向盲肠内推入,使残端内翻,术者则收紧预置的荷包缝线后打结。残端的处理方法很多,术者可根据各自的实践经验和习惯采用不同的方法,如残端不推入盲肠内或推入后仅做荷包缝合。残端结扎处血管钳压榨几下,然后结扎,期望缝线在数天后脱落,不使结扎处和荷包缝合之间的残端有无效腔形成。也有主张以电灼法切除阑尾,残端结扎后不做内翻包埋,或用网膜或邻近组织覆盖,操作简单,效果也满意,但须注意电灼时易灼伤肠壁。前述的荷包缝合法在有些单位已长期习用,仍不失为一种可以应用的方法,但不宜应用于小儿阑尾切除术中,因幼儿的肠壁较薄,荷包缝合时易穿破肠壁。

(4)缝合切口:依次缝合腹膜、肌筋膜、皮下和皮肤。不管采用什么方法,留有阑尾残端,不属阑尾全切除术,仍属近似全切除范畴。

(5)引流物的放置。凡有下列情况,宜引流腹腔:①阑尾坏疽已伴穿孔;②伴腹膜炎和腹腔内积液、积脓;③阑尾残端周围组织水肿严重经估计愈合不良而有肠内容物渗漏可能者。凡阑尾无穿孔,伴有腹腔内清澄积液,可吸净积液而不予引流。在切除手术中,不慎挤破阑尾而污染腹腔不严重者,清洗后也可不予引流,但术后可适当应用抗菌药物治疗。

(6)引流物有双套管和闭式引流塑料管两种,前者用于腹腔积脓、感染严重或有坏死组织者。引流管均需另做戳创引出引流管,不宜经切口引出,以免污染切口。

(7)引流管放置的数目依具体情况而定,阑尾残端附近髂窝必须放置一根,有积液、积脓处(如盆腔)也须放置一根。待感染控制和渗液量极少时先后分别拔除。

2.腹腔镜阑尾切除术

近年来,随着腹腔镜技术的发展,腹腔镜阑尾切除术得到广泛应用。诊断明确的急、慢性阑尾炎,排除腹腔镜手术禁忌后,多首选腹腔镜阑尾切除术;腹腔镜也可以作为诊断不能明确的拟似急性阑尾炎患者的探查手段。

腹腔镜阑尾切除术的禁忌证:①不能耐受全身麻醉,如严重的心、肺、肝等主要脏器功能不全;②严重凝血功能障碍;③妊娠期患者;④肠梗阻伴有明显腹胀;⑤阑尾穿孔合并急性腹膜炎;⑥腹腔广泛严重粘连等导致不能进行穿刺;⑦身体衰竭,如感染性休克等。

术前准备:同开放阑尾切除术。

腹腔镜摆放:腹腔镜屏幕置于患者右膝水平,术者立于患者左脚侧,扶镜手立于患者左头侧。

患者体位:在造气腹时取平卧位,置入腹腔镜探查全腹后改头低脚高的左倾位;若腹腔积脓时,宜采用头高脚低位的左倾位,以防止脓液流入膈下造成膈下感染,若术野显露不清,可采用小纱布推开小肠,以充分显露视野。

Trocar数量和位置:常用3枚trocar,脐上置入10 mm trocar为观察孔,麦氏点、反麦氏点和耻骨联合上方2 cm阴毛处任选两点置入5 mm trocar为操作孔(图8-1)。取耻骨联合上方穿刺点时,应注意预先留置导尿排空膀胱,以免穿刺损伤膀胱。

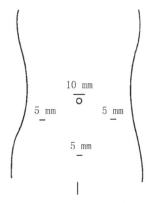

图8-1 Trocar位置

腹腔镜阑尾切除术操作要点。

(1)腹腔镜探查:脐上缘做弧形切口,建立气腹,置入10 mm trocar与镜头,再于麦氏点或反麦氏点置入5 mm trocar,在肠钳辅助下探查腹盆腔积液性状、阑尾周围粘连情况及是否有脓肿形成等。

(2)手术步骤:顺结肠带找寻阑尾,如有粘连,可用电钩或超声刀予以分离;牵起阑尾,于其根部系膜上开窗,超声刀或ham-lock离断阑尾系膜,圈套器套扎阑尾根部(图8-2),注意不要套扎过紧,以免造成切割,导致阑尾残端漏,再用超声刀距离阑尾根部5 mm处离断阑尾,阑尾标本装入异物袋取出;阑尾残端用电灼法去除黏膜;若阑尾炎性水肿明显或根部坏疽,残端电灼后再荷包缝合包埋；必要时于麦氏点 trocar 孔放置引流。

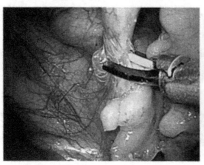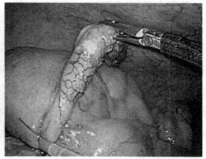

图 8-2　腹腔镜阑尾切除术

注：左：ham-lock 离断阑尾血管；右：圈套器套扎阑尾根部

（3）缝合切口：10 mm 穿刺口用胖圆针粗线缝合，5 mm 穿刺口创可贴黏合。

近年来单孔腹腔镜或经自然腔道的内镜阑尾切除术也有开展，在病情允许、术者操作熟练或患者对腹壁外形要求高的情况下可以考虑应用，其操作要点同上，本节不再赘述。

3.阑尾包块的治疗

（1）治疗原则：已如前述，所谓阑尾包块者，有两种情况，一种是炎性阑尾与其周围组织包括网膜粘在一起成块，病史较短，仅 2～3 天者仍可行急症手术，此时较易钝性分离粘连而完成阑尾切除手术。如粘连的网膜水肿严重，也可予以一并切除。如病程历时较长，可先予抗菌药物治疗和继续观察。另一种是阑尾周围脓肿，均应暂缓手术，行保守疗法，伴急性腹膜炎时处 Fowler 半坐位，禁食 48 小时，给静脉营养输注，给抗菌药物治疗，待包块逐渐缩小甚至消失，2～3 个月再行阑尾切除。在保守治疗过程中，肿块无缩小趋向，或反见增大，体温和白细胞计数继续增高，则需行引流手术。

（2）脓肿引流术：切口同常规阑尾切除术。如阑尾容易见到而不需寻找或估计切除阑尾毫无困难者，可同时切除阑尾。否则，不应强行分离粘连，以免引起炎症扩散或肠曲穿破，仅置一引流管引流，待切口愈合后 2～3 个月再择期切除阑尾。

二、特殊类型急性阑尾炎

(一)小儿急性阑尾炎

1.发病情况

急性阑尾炎也是小儿急腹症最常见的疾病，虽较成人的发病率为低，但也不少见。更重要的是误诊率高、穿孔率高和死亡率高，必须引起足够的重视。

2.解剖和病理特点

幼儿和婴儿的阑尾腔多呈漏斗状，基底部较宽大，不易产生腔内梗阻。至年龄较大的儿童，阑尾腔渐变细，与成人的阑尾几乎无区别。系膜一般较阑尾为短，因而易使阑尾呈弯曲状。小儿的阑尾壁较薄，易发生缺血、坏死和穿孔，这是小儿阑尾炎的病理特点。在幼小婴儿中，细菌感染占主导地位，如在扁桃体炎、上呼吸道感染的链球菌经血液循环流至阑尾，由于阑尾壁内淋巴组织丰富，细菌停留于阑尾壁淋巴组织内而发生急性阑尾炎。链球菌感染以引起组织渗出为主，造成感染后容易扩散。幼儿的大网膜较短，不易包裹阑尾，一旦发生穿孔，也不易局限。

小儿阑尾炎的病理分型与成人者相同，但另有一型，称之痉挛性阑尾炎，由于小儿的肠蠕动活跃、生活环境和饮食改变等因素,使受神经支配的阑尾肌层和血管发生痉挛,所谓阑尾痉挛症促使阑尾壁的损害或加重原已存在的阑尾腔部分梗阻,而致阑尾炎发作,病理切片示阑尾壁正常,也仅一些嗜酸性粒细胞浸润和淋巴滤泡增生,有人认为可能是被蛔虫钻入而又退出所致,但缺乏直接证据。

3.临床表现特点

较大儿童急性阑尾炎的临床表现与成人相似,但在婴幼儿和年龄较小儿童的临床表现多不典型。

(1)腹痛:发病前常有扁桃体炎、咽喉炎、上呼吸道感染、肠炎等诱发因素。由于较小儿童不能准确主诉腹痛的演变过程。加上炎性渗出较早,腹痛的程度和范围也随之迅速加剧和扩大,甚至波及全腹。

(2)胃肠道症状:恶心、呕吐是最常见的症状,较成人多见。呕吐次数不多,量不大,少数有频繁呕吐。早期呕吐,多为反射性胃肠道痉挛的结果,较晚期往往是腹膜炎肠麻痹所致。腹泻症状较成人多见,容易引起脱水和电解质及酸碱平衡失调。

(3)全身反应:较成人严重,因腹腔内渗透毒素易迅速经腹腔吸收,发热发生较早且显著,39~40 ℃不在少数,有时出现全身中毒症状。

(4)体征:压痛和肌紧张,仍是小儿急性阑尾炎的重要体征。由于小儿的盲肠位置较高较游离,其压痛范围较大,且位置较高和偏内侧。由于小儿腹肌薄弱,腹肌紧张不明显,且不易取得配合,检查结果常不满意。

其他体征与成人型相似,但腹胀和肠鸣音减弱是小儿急性阑尾炎的特征。年龄越小,腹胀越多见,反映了胃肠功能抑制的结果。肠鸣音以减弱为多见,也有个别呈亢进,这与存在恶心、呕吐和腹泻等症状有关。

4.诊治原则

年龄较大的儿童诊断不难,年龄较小者的临床表现多不典型,故诊断较难。凡小儿有腹痛,甚至婴儿有呕吐、腹泻和原因不明的发热时,应保留急性阑尾炎的可能,设法进一步检查以确诊或排除这一可能性。尤要注意与肠系膜炎、淋巴结炎的鉴别。

由于小儿急性阑尾炎病情发展较快,易穿孔而发生腹膜炎,故一旦诊断明确,更应及早做手术治疗。手术操作基本上同成人型急性阑尾炎,如果做麦氏切口,应略较成人典型切口的位置为高。至于残端的处理,盲肠有炎症或水肿,荷包缝合相当勉强者一般不做荷包埋入残端。幼小婴儿有时阑尾根部粗而盲肠相当小,残端翻入后有成为肠套叠起点的可能,因此可以不予翻入,而取周围系膜组织覆盖缝严,以免残端暴露而发生粘连。婴儿盲肠壁薄,不宜做荷包缝合,因易穿破肠壁。

(二)老年急性阑尾炎

老年急性阑尾炎占急性阑尾炎总数的1%~4%,其发病原因、病理、临床表现和诊断原则与成人型相似,以下仅指出老年型的不同点和特点。

(1)老年人并发症多,术后并发症和死亡率高,尤在70岁以后。

(2)老年人动脉大多硬化,一旦阑尾发炎而致动脉栓塞,易使阑尾迅速坏疽穿孔;老年人抵抗力差,免疫反应能力低下,使炎症较易扩散而不能局限,这是老年型急性阑尾炎的病理特点。

(3)老年人对疼痛反应迟钝,起病不如青年人突然,腹痛一般不剧烈,转移性腹痛出现较晚或不明显;老年人腹肌萎缩,腹肌紧张常不明显;全身反应如体温、脉搏和白细胞计数变化不如青年人明显。这些是临床表现的特点。

（4）鉴于上述临床表现特点，诊断有时不易而致误诊，治疗原则仍以早期急症手术为主，为了顺利度过手术和减少术后并发症，宜加强手术前准备和围术期护理。

（三）妊娠急性阑尾炎

妊娠期急性阑尾炎的诊断是比较困难的。恶心、呕吐常被误认为早期妊娠症状。妊娠后期，阑尾位置的变更使体征不典型而被忽略以致延误治疗。一旦发生穿孔和腹膜炎，胎儿和妊娠妇女的死亡率将明显增多，应慎重对待。

1.在妊娠期阑尾位置的改变

根据 Baer 的研究得知阑尾的位置随子宫的增大而被推向上外方。妊娠 2 个月时，阑尾基部的位置在髂耻线上两横指处；3 个月后，阑尾向上移位，约在髂峰线下两横指处；4 个月后，在髂峰下一横指处；5 个月后，大部分达髂峰平面，甚至有 1/3 患者的阑尾超过髂峰平面以上；6 个月后，有 2/3 患者在髂峰平面以上；在 7 个月后，有 88％妊娠妇女的阑尾移位至髂峰平面以上约 1 横指半处；在 8 个月以后，93％妊娠妇女的阑尾位置均超过髂峰平面，平均在髂峰以上两横指处。至分娩以后 10 天，阑尾才恢复至原来髂耻线上的位置。

同时，Baer 也观察到阑尾的长轴方向也有改变。原阑尾的尖端是处于向下向内的方向；随着妊娠的进展，阑尾的长轴逐渐向内向上旋转，最后形成阑尾基部在下而其尾部在上的垂直位置。同样，盲肠的位置也随同被推向外上方。这一位置的改变，对诊断妊娠期急性阑尾炎造成了不少困难。

2.病因和发病机制

各学者对于妊娠与急性阑尾炎的发病关系，尚未有统一的意见。妊娠 3 个月后子宫增大，迫使阑尾移位，并压迫了盲肠和升结肠，引起阑尾区域的循环不良。结肠和盲肠的蠕动减少，使粪便易于淤积，更增加了细菌繁殖的机会，容易引起阑尾发炎。如阑尾以往经常有炎症的发作，日益增大的子宫确能促进阑尾炎症复发，其复发率可高达 50％。

3.临床表现特点

在妊娠早期，恶心的发生较多见，此点须与妊娠早期反应相区别。在妊娠中、后期，由于阑尾位置的改变更显著，腹痛和压痛点也随之移至脐旁或脐上外方。胀大的子宫可能部分或全部覆盖了盲肠和阑尾，压痛受子宫影响可会不明显，或出现右后腰痛。在体征方面，不能过分偏重于肌紧张或痉挛的存在，因在妊娠后期，腹腔前部被增大的子宫所占满，甚至当腹膜炎存在时，腹肌紧张或痉挛不易显现。要注意，在正常的妊娠妇女，白细胞计数一般较非妊娠者稍高。总之，在妊娠后期，临床表现较不典型，在诊断时更要慎重考虑和仔细分析。

4.治疗原则

妊娠期急性阑尾炎的治疗原则依旧是早期手术切除阑尾，主要的问题在于如何减少早产和胎儿的死亡。由于大网膜被推离阑尾，感染局限的能力减弱，一旦发生阑尾穿孔，炎症不易局限，这给妊娠妇女和胎儿均带来巨大的危害。故无论在妊娠任何时期并发急性阑尾炎，依然以早期切除阑尾为上策，但要注意以下几点。

（1）切口的选择：其目的是改善阑尾的显露和减少子宫的牵动。在妊娠早、中期，切口的部位应随妊娠期的增长和压痛点而偏向上外方，切口稍长些。在妊娠后期，子宫增大而占满了腹腔前方，显露阑尾比较困难。尤当阑尾呈盲肠后位时，手术视野显露不够令人满意。为了改善显露，常需牵开子宫，因此移动子宫，增加了流产（妊娠早期）或早产（妊娠后期）的机会。在妊娠后期，也可尝试采用右上腹外侧斜切口。术时患者向左侧,右腰背下放置一枕头,使子宫移向左侧。在肋缘下两横指处,自脐中线开始,向下向内侧做斜行切口。切开部分背阔肌及腹内外斜肌,进入腹腔。这种切口的位置较偏向后方,切口在阑尾的后外侧,不受前方的子宫所妨碍,手术野显露较好,不须牵动子宫。在伴发的腹膜炎患者中,引流管自切口的下方引出,不刺激子宫,引流也通畅,无发生早产的危机。

(2)麻醉:采用硬脊膜外麻醉,但剂量要酌减,因在同样的麻醉平面,妊娠妇女易受呼吸障碍的影响,故麻醉平面不宜过高。

(3)操作轻柔:尽量缩短手术时间。

(4)术后处理:对早期妊娠,给保胎药物,如黄体酮肌内注射,10 mg 每天 1～2 次,给予 3～7 天。术后给镇静药,对减少子宫收缩有帮助,但剂量不宜过大过多,以免影响胎儿。

三、可疑急性阑尾炎

具有典型临床表现的急性阑尾炎诊断多不困难。但是可疑患者仍不少见,长久以来这一问题仍然困扰着人们。有报道急性阑尾炎一旦发生急性腹膜炎其死亡率可高达 76%,鉴于此,外科医师对待诊断不明或可疑的阑尾炎患者均是持着早期手术探查的态度,结果是阴性探查率增加了。直至今日,尽管开展了 B 超和 CT 扫描及腹腔镜检查,延误诊断和治疗阑尾炎穿孔率和阴性切除率仍无改变。Hale 等分析 4 950 例阑尾切除术的资料,发现男女患者的阑尾穿孔率分别为 25% 和 22%($P=0.016$)。阑尾阴性切除率占 13.2%,其中 5 岁以下、45 岁以上和 5～45 岁组分别为 22%、4% 和 13%。可见阑尾穿孔和阴性切除率仍无明显下降,这正是由于缺乏有效的客观诊断方法的缘故。

(一)主要的诊断依据

已如上述,症状、体征及血白细胞计数是传统上采用的阑尾炎诊断方法,也可以说是主要的诊断依据,这些诊断依据在可疑急性阑尾炎患者也不例外。强调腹痛和压痛的固定性,因为这是躯干神经系统受刺激的反映,尤其是压痛的程度伴有反跳痛、肌卫或痉挛反映炎症的严重程度,转移性腹痛史是阑尾炎的一个特征性表现,但缺乏特异性,因为任何一个器官随着炎症的加重,它的疼痛是由内脏神经向躯干神经为主传导的反映,其部位必然由内脏神经根部(上腹或正中部)向病灶部位转移。况且又在慢性阑尾炎的基础上,其阑尾黏膜感受器已损毁或阑尾炎症发展迅速扩展至其浆膜层,则不出现典型的转移性腹痛病史。

不管如何,比较症状和体征的加重或减轻是确诊的一个重要内容,尤在积极观察阶段。要详细分析病史,作出鉴别诊断,排除阑尾炎以外的情况,仔细检查。即使在科技迅速发展的今天,详尽的病史询问和仔细的体格检查在阑尾炎的诊断中仍占有重要地位,不能本末倒置而过分依赖其他的辅助检查。

根据麦氏点压痛和白细胞计数增高所得的急性阑尾炎确诊率不到 80%,为了减少不必要的阑尾切除,Gronroos 分析白细胞计数和 C 反应蛋白(CRP)在急性阑尾炎的诊断价值。在 300 例患者中,分成 A 组阑尾无炎症,B 组单纯性阑尾炎,C 组穿孔性和阑尾周围脓肿,每组各 100 例,其平均年龄分别为 32、32 和 41 岁,男性分别占 38、55 和 67 例。在 A 组中,多是泌尿道感染、肠系膜淋巴结炎、急性肠憩室炎或卵巢囊肿误诊为阑尾炎而施行了手术,术前均做白细胞值和 CRP 测定,结果如表 8-1,t 检验示 B、C 组的白细胞计数明显高于 A 组,而 C 组的 CRP 值明显高于 A、B 组($P<0.001$)。

表 8-1　3 组患者的白细胞计数和 CRP 值

分组	白细胞计数(10^9/L)	CRP(mg/L)
A	10.9±0.4	32±5
B	14.5±0.4	31±4
C	14.3±0.4 *	99±7△

注：*C 组与 B 组比，$P>0.05$；△C 组与 A、B 组比，$P<0.01$

可见白细胞计数在单纯性阑尾炎组多低于阑尾穿孔或脓肿形成，但差别不大，如与 CRP 测定联合应用对于阑尾炎的诊断有一定的价值。

（二）积极有效的观察

遇到诊断尚不肯定的患者，可进行短期的、有计划的、积极的观察。诊断不明者进行观察确有阑尾穿孔的危险，但进行积极有效的观察，包括静脉输液、禁食、规范化护理记录和严密观察，以及系列检查血白细胞和分类复查，近期还包括 C 反应蛋白测定，2～3 小时最好由同一外科医师再进行评估，一般可将患者分为 3 类。

1.第一类

第一类尤在儿童，确定腹痛为内科疾病所致，如急性呼吸道或泌尿道感染、便秘和少见的糖尿病酮症酸中毒等。即可开始针对性治疗。

2.第二类

第二类少数但属重要组，数小时后出现明显的腹腔内病变征象，在儿童和男性成人需手术探查，但在女性患者问题比较复杂，需做妊娠试验，排除炎性盆腔疾病和卵巢异常等，需要精确的评估，此时腹腔镜检查有帮助。

3.第三类

第三类占全部患者的 30％～40％，在第一次再检查时仍不能肯定诊断，病情不见进展，可继续严密观察，多数恢复，回顾性分析这是急性非特异性腹痛的发作。

少数患者的症状和体征持续不变，诊断仍不肯定。可做腹部超声扫描，除急性阑尾炎外，偶可发现 Mechel 憩室炎、乙状结肠或盲肠憩室炎、阑尾类癌或卵巢病变等，在观察期间仍需随访白细胞做分类和 C 反应蛋白。经过上述严密而积极的观察，至少有 1/3 患者可免除不必要的手术探查。

（三）辅助诊断方法

在积极观察的过程中，要考虑阑尾穿孔的危机。综合 11 篇文献总共 2 491 例可疑阑尾炎患者，经严密积极观察，阴性阑尾切除者（即正常阑尾者）160 例（6％），死亡 1 例，是入院时已有严重腹膜炎的患儿。穿孔率仅为 1.2％（共穿孔 87 例，其中 80 例在入院后即行手术，2 例需经复苏后行手术，仅 5 例是在观察期间发生穿孔的）。Walker 报道 248 例不同年龄患者经观察 24 小时后行手术者并不明显增加穿孔率（这里需要严密观察，根据不同变化给予相应处理）。另 7 篇文章报道 9 147 例未经观察而行手术者，阴性阑尾切除率达 14％～27％。

要注意幼儿和老年阑尾炎穿孔率较高，一般在婴儿阑尾穿孔率为 50％，随着年龄的增长其穿孔率逐步下降，一般在 10～39 岁为 10％，40～59 岁为 30％，至 75 岁以上又为 50％。另一类是患者经观察后症状缓解而出院，对非特异性腹痛者要追究其病因，尤在 50 岁以上者要排除结肠直肠癌的可能。为了减少阑尾穿孔的危机和降低阴性阑尾切除率，不能观察时间过长，可选用下列辅助检查方法。

1.腹部 B 超

腹部 B 超不列为常规检查方法,但它具有无创性、简易可行的优点,对不典型或可疑患者均可适用,包括儿童、妇女和老年患者。正常阑尾呈条索状中等回声,6～7 mm 粗细,内腔不易显示。阑尾炎可在声像图上显示充血、水肿的阑尾,为条索低回声。

若扫描见阑尾周围低回声区,横切面呈同心圆形"靶状",直径＞12 mm 时可诊断为阑尾炎,但有假阳性结果,须结合临床表现才能提高确诊率。穿孔后则见液体积聚,如遇有右下腹包块,B 超检查有一定帮助。Gallego 等分析 192 例可疑阑尾炎的临床诊断和超声扫描的评分结果(表 8-2)。根据病理结果,阳性权重＝10×In[敏感性/(1－特异性)],阴性权重＝10×In[(1－敏感性)/特异性]。

表 8-2 诊断因素评估价值

指标	诊断权重(阳性→阴性)	敏感性(%)	特异性(%)	预测值(%)		正确率(%)
				阳性	阴性	
反跳痛	3→－3	60	56	60	56	58
肌卫	3→－7	81	37	58	64	60
白细胞＞10 500	4→－9	82	46	63	70	65
白细胞左移 75%	5→－10	81	52	65	71	67
腹部摄片	3→－2	20	99	95	52	57
超声扫描	3→－16	82	96	95	82	88

2.CT 扫描和磁共振成像检查

对阑尾炎的诊断缺乏实用价值,仅供排除腹腔内其他疾病之用,尤其对肿瘤的诊断有一定的帮助。Rao 报道 CT 检查可排除 99% 非阑尾炎患者,由此均未行手术探查,阑尾穿孔率自应用 CT 扫描前的 22% 降至应用 CT 扫描后的 14%,故对降低阴性阑尾切除(指阑尾正常者)和阑尾穿孔率很有帮助。

3.腹腔镜检查

腹腔镜检查可以直接窥视阑尾的真实情况,其诊断正确率几乎高达 100%(除盲肠后位,腹膜外位阑尾炎外),并可以同时做阑尾切除术,目前应用逐渐增多。

(李步军)

第二节 异常位急性阑尾炎

第六周的胚胎,中肠远侧支系膜出现一个锥形盲囊,即盲肠和阑尾的原基。盲囊的尖端渐成长为阑尾。于第十周,脐带内的中肠返回腹腔,并开始逆时针方向旋转。至出生共旋转 720°,原左下方的盲肠和阑尾旋转到右髂部。如果中肠不旋转或旋转不全,盲肠和阑尾则位于左下腹原位或转位途中的某一位置,即形成异位阑尾。异位阑尾的另一个原因是中肠固定不完全致盲肠和阑尾处于游离状态。后天发生的阑尾异位多由于炎症粘连所致。

一、盲肠后腹膜外急性阑尾炎

这是由于盲肠突生长较慢,细小的阑尾未能突出浆膜而贴近后壁,因之形成阑尾位于后腹膜的后方,又称后腹膜外阑尾。一旦发生炎症,其临床表现与位于后腹膜前方的腹膜后位阑尾炎(又称腹腔内盲肠后位阑尾炎)相仿。但腹膜外阑尾缺乏浆膜,故发生急性炎症时易向腹膜外疏松组织内扩散。由于不能及时确诊,阑尾炎穿孔而不易局限。不少腹膜外阑尾炎常以髂窝脓肿、腰部脓肿或肾周围感染等疾病就诊。

二、高位急性阑尾炎

高位阑尾是指阑尾位于脐水平线以上者,由于胚胎时中肠旋转后盲肠未降而仍停留在右上腹肝下区所致。临床表现示右上腹疼痛和压痛,酷似急性胆囊炎,甚至也有炎症刺激膈神经而引起右肩背放射痛,麦氏征阴性。肝区叩击胆囊部位无震痛感。B超检查可排除急性胆囊炎。由于局部压痛明显而需右腹直肌旁切口探查,确诊后常规切除阑尾。

三、低位急性阑尾炎

低位阑尾是指阑尾基部位置位于两髂前上棘水平线以下的盆腔内,均是胚胎发育异常的结果。低位阑尾的炎症刺激邻近脏器可引起相应的症状,如刺激膀胱的尿频、尿痛,直肠的腹泻、里急后重等。腹痛的位置可移至耻骨上方,在女性常需与输卵管炎或盆腔炎相鉴别,直肠指诊对诊断有很大的帮助,如发现直肠壁触痛或盆腔内压痛。闭孔肌试验可呈阳性。

四、左位急性阑尾炎

先天性内脏转位,有心脏转向右侧,而盲肠、阑尾转向左侧,肠旋转异常,盲肠游离也可使盲肠阑尾位于左下腹。急性阑尾炎发生后,压痛和腹肌紧张局限于左下腹。此时若能注意体检,会发现内脏转位现象,要考虑到左位急性阑尾炎的可能。

五、游离盲肠阑尾炎

小儿比较多见,盲肠的位置变异很大,压痛的位置也随之变异,如接近腹中线的脐下、耻骨上方,甚至左腹侧。由于多数小儿有时也主诉右下腹痛,术中可获确诊。

六、壁内急性阑尾炎

阑尾偶有位于回盲部组织内,多数埋藏在盲肠壁浆膜层下,由于胚胎时阑尾发展过程中出现异常,阑尾组织分化减慢而未从盲肠壁分化出来而被浆肌层所包裹;有些阑尾向回结肠系膜的浆膜下生长,由此派生出盲肠壁内、回肠壁内、系膜内阑尾 3 种类型。壁内阑尾发生急性炎症时,在盲肠或回结肠浆肌层下扪及硬性索条状块物,如在结肠带会合处未能找到阑尾时要考虑这些可能性。可切开探查,注意不要伤及回结肠、回盲部黏膜,切除阑尾后要间断缝合切开的浆肌层,以免发生盲肠瘘。

七、右斜疝合并疝内阑尾炎

右斜疝合并疝内阑尾炎多见于盲肠滑疝患者中,阑尾随盲肠一起滑入疝囊。一旦阑尾炎急性发作,因疼痛、呕吐、疝内容物不能回纳,疝囊处压痛明显,皮肤温度增高,早期往往误诊为嵌顿性斜疝。如感染不严重,在阑尾切除后仍可同时行疝修补术,术后加用抗菌药物。

(李步军)

第九章

肝 脏 疾 病

第一节　门静脉高压症

一、临床表现

门静脉高压症可发生于任何年龄,多见于 $30\sim60$ 岁的中年男性。病因中以慢性肝炎为最常见,在我国占 80% 以上,其他病因有血吸虫病、长期酗酒、药物中毒、自身免疫性疾病和先天异常等。其临床表现包括两方面:一是原发疾病本身如慢性肝炎、肝硬化或血吸虫病引起的虚弱乏力、食欲缺乏、嗜睡等。另一类是门静脉高压症所引起的,如脾大和脾功能亢进、呕血黑便及腹水等。

(一)症状

1.脾大和脾功能亢进

所有门静脉高压症患者都有不同程度的脾大。体检时,多数可在肋缘下扪及脾脏,严重者脾下极可达脐水平以下。随着病情进展,患者均伴有脾功能亢进症状,出现反复感染、牙龈及鼻出血、皮下瘀点、瘀斑、女性月经过多和头晕乏力等症状。

2.黑便和/或呕血

所有患者均有食管胃底静脉曲张,其中 $50\%\sim60\%$ 可在一定诱因下发生曲张静脉破裂出血。诱因有胃酸反流、机械性损伤和腹压增加。出血的表现形式可以是黑便、柏油样便,也可以是呕血伴黑便,这与出血量和出血速度相关。如出血量大、速度快,大量血液来不及从胃排空,即可发生呕血伴黑便,出血量特大时,可呕吐鲜血伴血块,稀血便也呈暗红色。少量的出血可以通过胃肠道排出而仅表现为黑便。由于食管胃底交通支特殊的位置和组织结构,以及肝功能损害使凝血酶原合成障碍,脾功能亢进使血小板计数减少,因此出血自止困难。

出血早期可出现脉搏加快、血压下降等血容量不足的表现,如不采取措施或者出血速度极快,患者很快就进入休克状态。组织灌注不足、缺氧等可使肝功能进一步损害,最终导致肝性脑病。据冷希圣统计,上消化道大出血是门静脉高压症死亡的主要原因之一,占 42%。首次大出血的死亡率为 19.3%,再次出血的死亡率为 58%。而一旦发生出血,1 年内再出血率可达 70%,2 年内接近 100%。

3.腹水

1/3 患者有腹水。腹水的产生往往提示肝功能失代偿,出血、感染和手术创伤可以加重腹水。少量腹水时患者可以没有症状,大量腹水时患者出现腹胀、气急、下肢水肿和尿少等症状,合并感染时会出现腹膜炎征象。如果通过保肝、利尿和休养等措施使腹水得以消退,说明肝功能有部分代偿能力。有些患者的腹水治疗后亦难消退,即所谓难治性腹水,提示预后不佳。

(二)体征

患者一般营养不良,可有慢性肝病的征象如面色晦暗、巩膜黄染、肝掌、蜘蛛痣、男性乳房发育和睾丸萎缩。腹部检查可见前腹壁曲张静脉,程度不一,严重者呈蚯蚓样,俗称"水蛇头"。肝右叶不肿大,肝左叶可在剑突下扪及,质地硬,边缘锐利,形态不规则。脾脏肿大超过左肋缘,严重者可达脐下。肝浊音界缩小,移动性浊音阳性。部分患者下肢有指压性水肿。

二、检查

(一)实验室检查

1.血常规

脾功能亢进时全血细胞计数均减少,其中白细胞和血小板计数下降最早,程度重。前者可降至 $3×10^9/L$ 以下,后者可降至 $30×10^9/L$ 以下。红细胞计数减少往往出现较晚,程度较轻。

2.肝功能

门静脉高压症患者的肝功能均有不同程度异常,表现为总胆红素升高,清蛋白降低,球蛋白升高,清蛋白/球蛋白比例倒置,凝血酶原时间延长,转氨酶升高等。肝炎后和酒精性肝硬化的肝功能异常往往比血吸虫性肝硬化严重。

3.免疫学检查

肝硬化时血清 IgG、IgA、IgM 均可升高,一般以 IgG 升高为最显著,可有非特异性自身抗体,如抗核抗体、抗平滑肌抗体等。乙肝患者的乙肝病毒标记可阳性,同时应检测 HBsAg、HbcAb IgM 和 IgG、HbeAg、HbeAb 和 HBV-DNA,了解有无病毒复制。丙肝患者的抗 HCV 抗体阳性。乙肝合并丁肝患者抗 HDV 阳性。

肝活检虽然可以明确肝硬化的病因和程度,肝炎的活动性,但是无法了解门静脉高压症的严重程度,而且可能引起出血、胆漏,存在一定的风险,应该慎用。

(二)特殊检查

1.食管吞钡 X 线检查

钡剂充盈时,曲张静脉使食管轮廓呈虫蚀状改变;排空时,曲张静脉表现为蚯蚓样或串珠样负影。此项检查简便而安全,容易被患者接受。但是它仅能显示曲张静脉的部位和程度,无法判断出血的部位,对上消化道出血的鉴别诊断有一定的局限性。

2.内镜检查

内镜已经广泛应用于食管静脉曲张检查,基本取代吞钡 X 线检查,成为首选。过去认为内镜检查容易引起机械性损伤,诱发曲张静脉破裂出血。随着内镜器械的更新换代和操作技术的熟练,对有经验的内镜医师而言这种风险已经很小。内镜检查可观察食管胃底曲张静脉的范围、大小和数目,观察曲张静脉表面黏膜有无红色条纹、樱红色斑或血泡样斑,这些改变统称为红色征,红色征往往预示着患者出血的风险明显加大。急症情况下内镜可清楚、直观地观察出血部位,有条件时,可对曲张静脉进行硬化剂注射或者套扎。同时,内镜可深入胃及十二指肠,了解有无出血病灶,有很好的鉴别诊断价值。

3.腹部超声检查

B超可以显示肝的大小、密度、质地及有无占位,脾脏大小,腹水量。彩色多普勒超声可以显示门静脉系统血管的直径、血流量、血流方向、有无血栓及侧支血管开放程度。

4.磁共振门静脉系统成像(MRA)检查

可以整体地三维显示肝血管系统、门静脉系统、侧支血管分布位置、肾血管及肾功能状态,具有无创、快捷、准确和直观等优点,对门静脉高压症的手术决策有重要的指导作用。MRA 结合多普勒超声已经成为门静脉高压症的术前常规检查项目。

5.CT 检查

CT 结合超声检查可以了解肝体积、密度及质地,腹水量,有助于判断患者对手术的耐受力和预后,但更重要的是排除可能同时存在的原发性肝癌。

三、诊断

详细询问病史以了解病因。例如有无血吸虫病、病毒性肝炎、酗酒或者药物中毒等引起肝硬化的病史;有无腹部外伤、手术、感染或者晚期肿瘤等可能引起门静脉炎症、栓塞或外在压迫的因素。询问上消化道出血的情况,主要是出血的时间、程度、次数、频度和治疗措施。有无输血史。了解有无脾功能亢进的表现,如贫血、经常感冒、牙龈和皮下出血、月经量多等。了解是否有过腹水的表现,如腹胀、食欲缺乏、乏力和下肢水肿等。

体检时注意营养状况,有无贫血貌、黄疸、肝掌、蜘蛛痣、腹壁脐周静脉曲张、肝脾大及腹水等。

对于血常规变化不完全符合脾功能亢进者,必要时需行骨髓穿刺涂片检查,以除外骨髓造血功能障碍。按照 Child 标准或者国内标准对肝功能检查指标进行分级,以评价患者的肝功能储备。病原学检查时应同时检测甲胎蛋白以除外伴发肝癌的可能。

影像学检查可显示肝、脾、门静脉系统的改变,内镜检查可显示食管胃底曲张静脉的情况,两者结合可为门静脉高压症提供一幅三维图像。这既有助于明确诊断,又可为制订治疗方案提供参考。

如有典型的病史,结合实验室检查、影像学检查和内镜检查,门静脉高压症的诊断均可确立。

四、鉴别诊断

(一)上消化道出血

凡遇急性上消化道出血患者,首先要鉴别出血的原因及部位,除了曲张静脉破裂出血以外,常见原因还有胃癌和胃十二指肠溃疡。

从病史上分析,胃癌好发于老年患者,多数有较长时间的中上腹隐痛不适、食欲缺乏、呕吐和消瘦。门静脉高压症好发于中年患者,有较长的肝炎、血吸虫病或者酗酒病史,表现为面色晦暗、肝掌、蜘蛛痣、腹壁静脉曲张、脾大和腹水。溃疡病好发于青年患者,季节变化易发,多数有空腹痛、嗳气和反酸等典型症状。从出血方式和量上分析,溃疡病和胃癌的出血量少,速度慢,以黑便为主,药物治疗有效。曲张静脉破裂的出血量大,速度快,以呕吐鲜血为主,同时伴有暗红色血便,药物治疗往往无效。

内镜检查对于急性上消化道出血的鉴别诊断很有价值,它既能及时地查明出血部位,进而明确出血原因,也能做应急止血治疗。值得注意的是,在门静脉高压症伴上消化道出血的患者中,有 25% 不是因为曲张静脉破裂,而是门脉高压性胃黏膜病变(PHG)或者胃溃疡。这些患者常合并有反流性胃炎,同时胃黏膜淤血、缺氧,从而导致胃黏膜糜烂出血。

如果情况不允许做内镜检查,可采用双气囊三腔管压迫法来帮助鉴别诊断。如经气囊填塞压迫后出血停止,胃管吸引液中不再有新鲜血液,可确定为食管胃底曲张静脉破裂出血。三腔管压迫同时也可用来暂时止血,避免患者失血过多,为下一步治疗争取时间。

(二)脾大和脾功能亢进

许多血液系统疾病也可能有脾大、周围血全血细胞减少等情况,但这些患者无肝炎病史,肝功能正常,内镜和影像学检查也没有门静脉压力增高的征象,一般容易鉴别。鉴别困难时可行骨髓穿刺涂片或活检。

(三)腹水

肝硬化腹水需要与肝静脉阻塞综合征、缩窄性心包炎、恶性肿瘤及腹腔炎症(特别是结核性腹膜炎)引起的腹水作鉴别。除了典型的病史和体征以外,影像学检查是很好的鉴别方法。绝大多数可借此得到明确的诊断。如果怀疑是恶性肿瘤和炎症引起的腹水,还可通过腹腔穿刺抽液来获得直接证据。

五、治疗

肝硬化的病理过程是难以逆转的,由肝硬化引起的门静脉高压症也是无法彻底治愈的。外科治疗只是针对其所引起的继发症状,如食管胃底静脉曲张、脾大和脾功能亢进、腹水而进行。其中又以防治食管胃底曲张静脉破裂出血为最主要的任务,目的是为了暂时挽救患者的生命,延缓肝功能的衰竭。本节主要介绍这方面的内容。

根据食管胃底曲张静脉破裂出血的自然病程,预防和控制上消化道出血的治疗包括 3 个层次:①预防首次出血,即初级预防;②控制活动性急性出血;③预防再出血,后两项称为次级预防。

(一)预防首次出血

药物是预防曲张静脉出血的重要方法。首选非选择性 β 受体阻滞剂,如普萘洛尔、纳多洛尔及噻吗洛尔等,这类药物的作用机制:①通过 $β_1$ 受体阻滞减少心排血量,反射性引起脾动脉收缩,减少门静脉血流量;②通过 $β_2$ 受体阻滞,促进内脏动脉收缩,减少门静脉血流量;③直接作用于门静脉侧支循环,降低食管、胃区域的血流量。研究证实给予足量非选择性 β 受体阻滞剂后门静脉压力可降低 20%~30%,奇静脉压力可降低 30%,首次出血的相对风险降低 45%~50%,绝对风险降低 10%。目前临床常用的是普萘洛尔(心得安),10~20 mg,1 天 2 次,每隔 1~3 天增加原剂量的 50% 使之达到有效浓度。目标是使静息时心率下降到基础心率的 75% 或达 50~60 次/分,然后维持治疗至少 1 个月。可长期用药,根据心率调整剂量。普萘洛尔的禁忌证包括窦性心动过缓、支气管哮喘、慢性阻塞性肺部疾病、心力衰竭、低血压、房室传导阻滞及 I 型糖尿病等。

扩血管药物如硝酸酯类也能降低门静脉和侧支循环的阻力,从而降低门静脉压力。但没有证据表明其在降低首次出血发生率和死亡率方面的优势。所以,目前不主张单独或联合使用硝酸酯类药物来预防首次出血。

内镜治疗也可以用于预防首次出血。相比硬化剂治疗,套扎治疗根除曲张静脉快,并发症少,疗效优于药物治疗,因此可推荐使用。

是否需要行手术以预防首次出血,目前还存在争议。大量统计数据表明,肝硬化患者中约有40%存在食管胃底静脉曲张,而其中50%～60%可能并发大出血。这说明有食管胃底静脉曲张的患者不一定会发生大出血。临床上还看到,部分从未出血的患者在预防性手术后反而发生出血。另外,肝炎后肝硬化患者的肝功能损害都比较严重,手术也会给他们带来额外负担,因此一般不主张做预防性手术。

(二)控制活动性急性出血

食管胃底曲张静脉破裂出血的特点是来势迅猛,出血量大,如不及时治疗很快就会危及生命。因此,处理一定要争分夺秒,不一定非要等待诊断明确。

1.初步处理

初步处理包括维持循环、呼吸功能和护肝疗法3个方面。在严密监测血压、脉搏和呼吸的同时,应立即补液、输血,防止休克。如果收缩压低于10.7 kPa(80 mmHg),估计失血量已达800 mL以上,应快速输血。补液、输血时应该注意:①切忌过量输血,由于肝硬化患者均存在水钠潴留,血浆容量比正常人高,过多的输注反而会导致门静脉压力增高而再出血。因此,在补充丧失量时只需维持有效循环或使血细胞比容维持在30%即可;②以输注24小时内新鲜血为宜,由于肝硬化患者缺乏凝血因子并伴有纤溶系统异常,血小板计数也明显减少,大量输注库存血会加重凝血功能障碍。另外,肝硬化患者红细胞内缺乏具有将氧转运到组织能力的2,3-双磷酸甘油酸,而库存血中此物质也呈进行性降低,因此新鲜血不但能纠正凝血功能障碍,而且还能改善组织的氧供。如果无条件输注新鲜血,可在输血的同时加输适量新鲜血浆及血小板;③避免或少用含盐溶液,因为肝硬化患者存在高醛固酮血症,水钠潴留,含盐溶液会促进腹水的形成。

出血时应维持呼吸道的通畅,给氧。有大量呕血时应让患者头侧转,防止误吸导致窒息。年老体弱、病情危重者可考虑呼吸机维持呼吸。

出血时应给予护肝药物,改善肝功能。忌用任何对肝肾有损害的药物,如镇静药、氨基糖苷类抗生素。出血时容易并发肝性脑病,原因有血氨升高、脑缺氧、低钾血症和过量使用镇静药等,而血氨升高是主要原因。因此,预防肝性脑病除了积极改善肝血供以外,可给予高浓度葡萄糖液和大量维生素,必要时还可加用脱氨药物如乙酰谷氨酰胺与谷氨酸盐,以及左旋多巴(对抗假性神经递质制剂)。支链氨基酸对维持营养和防治肝性脑病有重要价值。同时清除肠道内积血。为抑制肠道细菌繁殖以减少氨的形成和吸收,可经胃管或三腔管用低温盐水灌洗胃腔内积血。然后用50%硫酸镁60 mL加新霉素4 g从胃管内注入,亦可口服10%甘露醇溶液导泻或盐水溶液灌肠。忌用肥皂水灌肠,因碱性环境有利于氨的吸收,易诱发肝性脑病。半乳糖苷-果糖口服或灌肠也可减少氨的吸收,还可以促进肠蠕动,加快肠道积血的排出。

由于呕吐(吐血)、胃肠减压及冲洗,患者容易出现低钾血症和代谢性碱中毒。使用利尿剂也可增加尿钾的丢失,加重碱中毒。两者共同作用既可以阻碍氧向组织中释放,又可增加氨通过血-脑屏障的能力,加重肝功能的损害,诱发肝性脑病。因此,应密切监测血气分析和电解质,及时纠正低钾血症和代谢性碱中毒。

2.止血治疗

(1)药物止血:门静脉压力的高低取决于门静脉血流量的多少,以及肝内和门体间侧支循环的压力高低这两个因素。门静脉血流量取决于心排血量和内脏小动脉的张力。血管收缩剂和血管扩张剂是经常使用的两类止血药物,前者选择性作用于内脏血管床,通过减少门静脉血流量直接降低门静脉压力,而后者是通过减小门静脉和肝血窦的阻力来降低门静脉压力,两类药物联合应用可以最大限度地达到降压的目的。

特利加压素是人工合成的赖氨酸血管升压素,具有双重效应:即刻发挥缩血管作用,然后其末端甘氨酰基脱落,转化为血管升压素继续发挥晚发的缩血管效应。因此它的生物活性更持久,且因为对平滑肌无作用而使全身反应轻,临床推荐为一线使用。特利加压素的标准给药方式为:最初 24 小时用 2 mg,每 4 小时静脉注射 1 次,随后 24 小时用 1 mg,每 4 小时静脉注射 1 次。

血管升压素:为半衰期很短的肽类,具有强烈的收缩内脏血管、减少心排血量、减慢心率、减少门静脉血流量及降低肝静脉楔压的作用。常用剂量:以 5% 葡萄糖将药物稀释成 $0.1\sim0.3$ U/mL,用 0.4 U/min 速度进行外周静脉滴注,并维持 24 小时。若有效,第 2 天减半用量,第 3 天用 1/4 剂量。此药最严重的并发症为脑血管意外、下肢及心肌缺血,因此不作为一线治疗。使用时应同时静脉滴注硝酸甘油($10\sim50$ μg/min),这样不仅可抵消对心肌的不良反应,而且可使门静脉压力下降更明显。另外,血管升压素还具有抗利尿激素作用,可导致稀释性低钠血症、尿少及腹绞痛,使用时应注意。

生长抑素:天然的生长抑素为 14 肽,由下丘脑的正中隆起和胰岛的 α 细胞合成和分泌。除了具有调节内分泌激素的作用外,还具有血管活性作用,故可用于急性出血的治疗。生长抑素可选择性地减少内脏尤其是肝的血流量,因此具有降低门静脉压力和减少侧支循环血流量的作用。同时对全身其他部位血管没有影响,心搏出量和血压不会改变。生长抑素在肝代谢,其半衰期非常短,正常人仅 $2\sim3$ 分钟,肝硬化者为 $3\sim4.8$ 分钟。所以需要不间断静脉滴注。用法为首剂 250 μg 静脉推注,继以 250 μg/h 持续静脉滴注,必要时可将剂量加倍。有证据表明双倍剂量的效果优于标准剂量。人工合成的 8 肽生长抑素类似物——奥曲肽,其半衰期可达 $70\sim90$ 分钟,作用更强,持续时间更长。用法为首剂 100 μg 静脉推注,继以 $25\sim50$ μg/h 持续静脉滴注。生长抑素应该在出血后尽早使用,一般维持 $3\sim5$ 天,短期内无效应考虑其他止血措施。

(2)三腔管止血:由于患者出血程度的减轻和药物控制出血的效率提高,真正需要使用三腔管来止血的患者明显减少,占 $5\%\sim10\%$。这项措施是过渡性的,目的就是暂时止血或减少出血量,为后续治疗赢得时间。它操作简便,不需要特殊设备,止血疗效确切,可以在大多数医院开展。现在最常用的是双气囊三腔管,胃气囊呈球形,容积 200 mL,用于压迫胃底及贲门以减少自胃向食管曲张静脉的血流,也能直接压迫胃底的曲张静脉。食管气囊呈椭圆形,容积 150 mL,用于直接压迫食管下段的曲张静脉。三腔管还有一腔通胃腔,经此腔可以行吸引、冲洗和注入药物、营养等治疗。三腔管主要用于下列情况:①药物治疗无效且无内镜治疗条件;②内镜治疗无效且无手术条件;③作为术前准备以减少失血量,改善患者情况的措施。首次使用三腔管止血的有效率达 80%,但拔管后再出血率为 $21\%\sim46\%$,且与肝功能代偿情况直接有关。再出血后再压迫的止血率仅为 60%,而第 2 次止血后再出血率为 40%。

应用三腔管的患者应安置在监护室里。放置前应做好解释工作,减轻患者的心理负担。放置时应该迅速、准确。放置后应让患者侧卧或头部侧转,便于吐出唾液。定时吸尽咽喉部分泌物,以防发生吸入性肺炎。三腔管放置后应做标记,严密观察,慎防气囊上滑堵塞咽喉引起窒息。注水及牵引力量要适度,一般牵引力为 250 g。放置期间应每隔 12 小时将气囊放空 $10\sim20$ 分钟,以免压迫过久使食管胃底黏膜糜烂、坏死,甚至破裂。三腔管一般先放置 24 小时,如出血停止,可先排空食管气囊,再排空胃气囊,观察 $12\sim24$ 小时。如又有出血可再向胃、食管气囊注水并牵引,如已止血,可将管慢慢拉出,拔管前宜让患者口服适量液状石蜡。放置三腔管的时间不宜超过 3 天,如果仍有出血则三腔管压迫治疗无效,应考虑采取其他方法。三腔管的并发症发生率为 10%～20%,主要有鼻孔区压迫性坏死、吸入性肺炎、纵隔填塞、窒息、食管破裂等。已有致死性并发症的报道。

(3)内镜止血:急症内镜既可以明确或证实出血的部位,又可以进行止血治疗,是非手术止血中必不可少的、首选的方法。

硬化剂注射治疗(EST):经内镜将硬化剂注射到食管胃底的曲张静脉周围或血管腔内,既可栓塞或压迫曲张静脉而控制出血,又可保留其他高压的门静脉属支以维持肝的血供。常用硬化剂为 1% 乙氧硬化醇,每次注射 3～4 个点,每点 4～5 mL,快速推注。注射后局部变白,24 小时形成静脉血栓、局部坏死。7 天左右形成溃疡,1 个月左右纤维化。出血患者经药物或三腔管压迫初步奏效后 6～24 小时或止血后 1～5 天就可行 EST。初步止血成功后,需在 3 天或 1 周后重复注射。如经注射治疗后未再出血,亦应在半年及一年时再注射一次,以防血管再通而再次出血。EST 的急症止血率可达 90% 以上,但近期再出血率为 25%～30%。说明 EST 适用于急症止血,待出血停止后还应采用其他措施以防止再出血。EST 的并发症发生率为 9%,主要有胸痛、食管黏膜脱落、食管漏、食管狭窄、一过性菌血症、门静脉栓塞及肺栓塞等。

食管曲张静脉套扎治疗(EBL):在内镜下用橡皮圈套扎曲张静脉以达到止血的目的。其方法是在贲门上 5 cm 范围内套扎 6～8 个部位的曲张静脉。EBL 的急症止血率为 70%～96%,并发症发生率低于 EST,但再出血率高于 EST。

EST 和 EBL 不适合用于胃底曲张静脉破裂出血,因为胃底组织较薄,易致穿孔。

组织黏合剂注射治疗:组织黏合剂是一种合成胶,常用的是氰丙烯酸盐黏合剂。黏合剂一旦与弱碱性物质如水或者血液接触则迅速发生聚合反应,有使血管闭塞的效果。方法是将 1:1 的碘油和黏合剂混合液 1～2 mL 快速注入曲张静脉腔内,每次注射 1～2 点。注射后黏合剂立即闭塞血管,使血管发生炎症反应,最终纤维化,而黏合剂团块作为异物被自然排入胃腔,这一过程需 1～12 个月。此方法的急症止血率为 97%,近期再出血率仅 5%。并发症发生率为 5.1%,主要有咳嗽、脾梗死、小支气管动脉栓塞、脓毒症、短暂偏瘫等。此方法可用于胃底曲张静脉破裂出血的治疗。

(4)介入治疗止血:介入治疗包括脾动脉部分栓塞术(PSE)、经皮肝食管胃底曲张静脉栓塞术(PTVE)和经颈静脉肝内门腔静脉分流术(TIPSS)。后两者可用于急症止血治疗。

PTVE:1974 年由瑞典人 Landerquist 和 Vang 首先应用于临床。在局麻下经皮穿刺肝内门静脉,插入导管选择性地送入胃冠状静脉,注入栓塞剂堵塞曲张静脉可达到止血目的。常用栓塞剂有无水乙醇、吸收性明胶海绵和不锈钢圈等。这种方法适用于药物、三腔管和内镜治疗无效而肝功能严重失代偿的患者。PTVE 的急症止血率为 70%～95%,与内镜治疗相当。技术失败率为 5%～30%。早期再出血率为 20%～50%。并发症有腹腔内出血、血气胸和动脉栓塞(肺、脑、门静脉)等。由于 PTVE 不能降低门静脉压力,再出血率较高,故它只是一种暂时性的止血措施。待患者病情稳定、肝功能部分恢复后,还应该采取其他的治疗预防再出血。

TIPSS:1988 年由德国人 Richter 首先应用于临床。它是利用特殊的器械,通过颈静脉在肝内的肝静脉和门静脉之间建立起一个有效的分流通道,使一部分门静脉血不通过肝而直接进入体循环,从而降低门静脉压力,达到止血的目的。常用的金属内支架有 Wallstent、Palmaz、Strecker-stent 及国产内支架等。适应证:①肝移植患者在等待肝供体期间发生大出血;②非手术治疗无效而外科手术风险极大的出血患者;③外科手术后或内镜治疗后再出血的患者。如肝内外门静脉系统有血栓或闭塞则不适用。据资料报道,TIPSS 术后门静脉主干压力可由

3.9 kPa（29.3 mmHg）±0.3 kPa（2.4 mmHg）降至 2.2 kPa（16.5 mmHg）±0.2 kPa（1.5 mmHg）。血流量可由 13.5 cm/s±4.8 cm/s 增至 52.0 cm/s±14.5 cm/s。曲张静脉消失率为 75%，急症止血率为 88%，技术成功率为 85%～96%。并发症有腹腔内出血、胆道损伤、肝功能损害、感染和肝性脑病等。TIPSS 术后支架的高狭窄率和闭塞率是影响其中远期疗效的主要因素。6 个月、12 个月的严重狭窄或闭塞发生率分别为 17%～50%、23%～87%。若能解决好这一问题，则 TIPSS 可能得到更广泛的应用。

（5）手术止血：如果选择适当，前述的几种治疗方法可使大多数患者出血停止或者减轻，顺利地度过出血的危险期，为下一步预防再出血治疗创造全身和局部条件。所以，目前多不主张在出血时行急诊手术。当然，如果经过 24～48 小时非手术治疗，出血仍未被控制，或虽一度停止又复发出血，此时过多的等待只会导致休克、肝功能恶化，丧失手术时机。因此，在这种情况下，只要患者肝功能尚可，如没有明显黄疸和肝性脑病，转氨酶正常，少量腹水，就应该积极地施行急症手术以挽救生命，手术方式以创伤小、时间短、止血效果确切的断流术为主。据资料报道断流术的急症止血率为 94.9%。

（三）预防再出血

如前所述，门静脉高压症患者一旦发生出血，1 年内再出血率可达 70%，2 年内接近 100%。每次出血都可加重肝功能损害，最终导致肝衰竭。所以，预防再出血不仅能及时挽救患者的生命，而且能阻止或延缓肝功能的恶化，所以是治疗过程中的重要举措。

1.内镜治疗

由于技术和器械的进步，内镜已经成为预防再出血的重要手段。其优点是操作容易，创伤小，可重复使用，在一定时期内可降低再出血风险。缺点是曲张静脉复发率高，因此长期效果不甚理想。相比硬化剂注射，套扎术更加适合用于预防再出血。

2.药物治疗

β受体阻滞剂是预防再出血的主要药物。与内镜相比，药物具有风险低、花费少的优点，但再出血率较高。因此，现在多数是将药物和内镜治疗联合应用。文献报道，套扎术联合β受体阻滞剂的疗效优于单独使用药物或内镜治疗的疗效。

3.介入治疗

脾动脉部分栓塞术（PSE）可以用于预防再出血。优点是创伤小、并发症少、适应证广，特别适用于年老体弱、肝功能严重衰竭无法耐受手术的患者。但是，PSE 降低门静脉压力的作用是短暂的，一般 3～4 天后就逐渐恢复到术前水平。因此其远期疗效不理想。而且脾动脉分支栓塞后，其所供应的脾组织发生缺血、坏死，继而与膈肌致密性粘连，侧支血管形成，增加以后脾切除术的难度。因此，对于以后可能手术治疗的患者来说，PSE 应当慎用。

经颈静脉肝内门腔静脉分流术（TIPSS）相当于外科分流手术，也可用于预防再出血。但是，TIPSS 术后的高狭窄率和闭塞率是影响其中长期效果的主要因素，所以目前主要应用于年老体弱、肝功能 Child C 级不适合手术，或者在等待肝移植期间有出血危险的患者。

4.手术治疗

虽然肝移植是治疗门静脉高压症的最好方法，但是由于供肝有限，治疗费用昂贵等原因，肝移植还难成为常规治疗手段。因此，传统的分流或断流手术在预防再出血中仍然占有重要地位。尽管手术也是一种治标不治本的方法，但相对于其他治疗手段来说，其预防再出血的长期效果仍有优势。

(1)手术时机：手术时机的选择非常重要，因为出血后患者的全身状况和肝功能都有不同程度的减退。表现为营养不良、贫血、黄疸、腹水和凝血功能障碍。过早手术不仅会使手术本身风险增加，而且会增加术后并发症发生率和死亡率。但是过长时间的准备可能会等来再次出血，从而错失手术时机。有上消化道大出血史的患者，只要肝功能条件允许，宜尽早手术。近期有大出血的患者，在积极护肝、控制门静脉压力的准备下，宜在1个月内择期手术。

(2)术式选择：以往的经验是根据肝功能 Child 分级来选择手术方式：对 A、B 级的患者，可选择行分流或断流术。对 C 级的患者应积极内科治疗，待恢复到 B 级时再手术，术式也宜选择断流术。若肝功能始终处于 C 级，则应放弃手术。但是肝功能 Child 分级反映的是肝功能储备，强调的是手术的耐受性，它没有考虑门静脉系统的血流动力学变化。

随着对门静脉系统血流动力学的认识加深，现在的个体化治疗是强调根据术前和/或术中获得的门静脉系统数据来选择手术方式。术前主要依靠影像学资料，其中最简便和常用的是磁共振门静脉系统成像（MRA）和彩超，从中可以估计门静脉血流量和血流方向，为术式的选择提供一定的参考：①如果门静脉为向肝血流且灌注接近正常，可行断流术；②如果门静脉为离肝血流，可行脾-肾静脉分流术、肠-腔静脉侧-侧或架桥分流术，不宜行断流术、肠-腔静脉端-侧分流术及远端脾-肾静脉分流术（Warren 术）；③如果门静脉系统广泛血栓形成，则不宜行断流术或任何类型的分流术。术中插管直接测定门静脉压力是最简单、可靠的方法，比较脾切除前后的门静脉压力改变对选择术式、判断预后具有较强的指导意义。如果切脾后门静脉压力＜0.35 kPa（35 mmH$_2$O），仅行断流术即可。如＞0.35 kPa（35 mmH$_2$O），则宜在断流术基础上再加行分流术，如脾-肾或脾-腔静脉分流术。

(3)分流术：分流术是使门静脉系统的血流全部或部分不经过肝而流入体静脉系统，降低门静脉压力，从而达到止血的目的。分流术的种类很多，根据对门静脉血流的不同影响分为完全性、部分性和选择性3种。完全性分流有门-腔静脉分流术。部分性分流有脾-肾或脾-腔静脉分流术、肠-腔静脉分流术及限制性门-腔静脉分流术等。选择性分流有 Warren 术和冠-腔静脉分流术。这样的分类是有时限性的，如部分性分流随着时间的推移可转变为完全性分流，选择性分流到后期可能失去特性而成为完全性分流。血管吻合的方式也很多，有端-侧、侧端、侧-侧和 H 架桥，主要根据手术类型、局部解剖条件和术者的经验来选择。许多分流术式由于操作复杂、并发症多和疗效不甚理想而已被淘汰，目前国内应用比较多的有脾-肾静脉分流术、脾-腔静脉分流术、肠-腔静脉侧-侧或 H 架桥分流术和 Warren 术。

脾-肾静脉分流术：1947年由 Linton 首先应用于临床。方法就是脾切除后行脾静脉与左肾静脉端-侧吻合，使脾静脉血通过肾静脉直接进入体循环。它的优点在于：①直接降低胃脾区静脉压力；②减少脾脏回血负荷，同时有效解除脾功能亢进症状；③维持一定的门静脉向肝血流，减少肝性脑病的发生；④脾静脉口径相对固定，不会随时间推移而明显扩张；⑤保留门静脉和肠系膜上静脉的完整性，留作以后手术备用。北京人民医院报道140例的术后再出血率为2.7%，肝性脑病发生率为3.8%，5、10和15年生存率分别为67.8%、52%和50%，总体疗效较好。适应证：肝功能 Child A、B 级，反复发生上消化道出血伴中度以上脾大和明显的脾功能亢进，食管胃底中重度静脉曲张，术中脾切除后门静脉压力＞3.4 kPa（35 cmH$_2$O），脾静脉直径＞10 mm，左肾静脉直径＞8 mm，左肾功能良好。禁忌证：年龄＞60岁，伴有严重的心、肺、肾等器官功能不全；肝功能 Child C 级；急性上消化道大出血；有食管胃底静脉曲张，但无上消化道出血史；有胰腺炎史或脾静脉内血栓形成。

脾-腔静脉分流术:1961 年由麻田首先应用于临床,是脾-肾分流术的变种,适用于肥胖、肾静脉显露困难和肾有病变的患者。由于下腔静脉管壁厚、管径大,故无论是解剖还是血管吻合均较肾静脉容易。另外,下腔静脉血流量大,吻合口不易发生狭窄或血栓形成。其疗效优于脾-肾分流术,而肝性脑病发生率低于门-腔分流术。钱志祥等报道 24 例的手术死亡率为 4.2%,无近期再出血。平均随访 18 年,再出血率为 4.3%,肝性脑病发生率为 4.3%。5、10 和 15 年生存率分别为 87%,78.3% 和 74%。但是,由于脾、腔静脉距离较远,所以要求脾静脉游离要足够长,在有胰腺炎症或脾蒂较短的患者,解剖难度较大。另外,在吻合时要尽量避免脾静脉扭曲及成角,防止吻合口栓塞。所以,从解剖条件上来看能适合此术式的患者并不多。适应证和禁忌证同脾-肾分流术。

肠-腔静脉分流术:20 世纪 50 年代初由法国的 Marion 和 Clatworthy 首先应用于临床。现在多用于术后再出血和联合手术中。该术式的优点是操作简便、分流量适中、降压范围合理、术后肝性脑病发生率低。常用的吻合方式有 H 型架桥、侧-侧吻合和端-侧吻合。后者由于存在术后下肢水肿和严重的肝性脑病而被弃用。H 型架桥有两个吻合口,且血流流经此处时呈直角状态,所以容易导致血流缓慢、淤滞、血栓形成。这在选用人造血管架桥时更加明显。侧-侧吻合时血流可以直接从高压的肠系膜上静脉注入下腔静脉,不需要转两个直角,降压效果即刻出现且不容易形成血栓。因此,目前首选侧-侧吻合,吻合口径<10 mm。此方法受局部解剖条件的限制较多,如肠系膜上静脉的外科干长度过短或肠、腔静脉间距过宽,易使吻合口张力过大甚至吻合困难。所以在解剖条件不理想时宜采用 H 形架桥。适应证:反复发生上消化道出血,食管胃底中重度静脉曲张,且脾、肾静脉局部条件不理想;断流术后或门-体分流术后再出血。

Warren 术:1967 年由 Warren 首先应用于临床。1989 年 Warren 又提出应在分流前完全离断脾静脉的胰腺属支。因此,现在的 Warren 术应包括远端脾-肾静脉分流术＋脾-胰断流术,它属于选择性分流术。在门静脉高压状态下,内脏循环分为肠系膜区和胃脾区,两者在功能上保持相对独立。Warren 术能够降低胃脾区的压力和血流量以防止食管胃底曲张静脉破裂出血,同时保持肠系膜区的高压状态以保证门静脉向肝血流。为防止术后脾静脉"盗血",要求术中结扎脾静脉的所有属支、肠系膜下静脉、胃右静脉、胃网膜右静脉和胃左静脉。Henderson 分析 25 所医院的 1 000 例患者,手术死亡率为 9%,再出血率为 7%,肝性脑病发生率为 5%~10%,5 年生存率为 70%~80%。虽然此术式在理论上最符合门静脉高压症的病理生理改变,但在实践中仍存在不少问题,比如手术操作复杂,手术时间长,术后易产生吻合口血栓、腹水、淋巴漏和乳糜漏等,临床效果远不如报道的好。因此,目前主要用于肝移植等待供体及有保留脾脏要求(如青少年)的患者。

(4)断流术:断流术是通过阻断门、奇静脉之间的反常血流,达到止血的目的。近年来国内应用广泛,目前已占到门静脉高压症手术的 90%。与分流术相比,断流术有以下特点:①术后门静脉压力不降反升,增加了门静脉向肝血流;②主要阻断脾胃区,特别是胃左静脉(冠状静脉食管支)的血流,针对性强,止血效果迅速而确切;③术后并发症少,肝功能损害轻,肝性脑病发生率低;④手术适应证较宽;⑤操作相对简单,适合在基层医院开展。断流术的方式很多,国内主要应用贲门周围血管离断术及联合断流术。

贲门周围血管离断术(Hassab 手术):1967 年由 Hassab 首先应用于临床。原方法仅游离食管下段约 3 cm,没有切断、结扎高位食管支和/或异位高位食管支。虽然操作简单,急症止血效果确切,但术后再出血率较高。因此,裘法祖等对其进行了改进,要求至少游离食管下段 5~

7 cm,结扎冠状静脉食管支、高位食管支和异位高位食管支。经过多年的实践,此术式更趋完善,逐渐成为治疗门静脉高压症的主要术式。操作上主要有以下几方面要求。①有效:紧贴胃食管外壁,彻底离断所有进入的穿支血管;②安全:减轻手术创伤,简化操作步骤;③合理:保留食管旁静脉丛,在一定程度上保留门-体间自发形成的分流。杨镇等报道 431 例的手术死亡率为5.1%,急诊止血率为 94.9%。平均随访 3.8 年,5、10 年再出血率为 6.2%、13.3%。5、10 年肝性脑病发生率为 2.5%、4.1%。5、10 年生存率可分别达到 94.1%、70.7%。适应证:反复发生上消化道出血;急性上消化道大出血,非手术治疗无效;无上消化道出血史,但有食管胃底中重度静脉曲张伴红色征、脾大和脾功能亢进;分流术后再出血;区域性门静脉高压症。禁忌证:肝功能Child C 级,经过积极的内科治疗无改善;老年患者伴有严重的心、肺、肾等器官功能不全;门静脉和脾静脉内广泛血栓形成;无上消化道出血史,仅有轻度食管胃底静脉曲张、脾大和脾功能亢进;脾动脉栓塞术后。

联合断流术(改良 Sugiura 术):1973 年由 Sugiura 首先应用于临床。Sugiura 认为食管胃底黏膜下曲张静脉内的反常血流占到脾胃区的 1/8～1/6,这是 Hassab 术后再出血率较高的主要原因。因此,他主张在 Hassab 手术后再横断食管下端或胃底的黏膜下静脉网以降低再出血率。Sugiura 报道 671 例的手术死亡率为 4.9%,术后再出血率为 1.4%,无肝性脑病。由于 Sugiura 术式要分胸、腹二期施行,患者往往无法耐受,手术死亡率高。因此,许多学者对 Sugiura 术进行了改良,目前常用的方法是完全经腹行脾切除＋Hassab 术,然后再阻断食管胃底黏膜下的反常血流。阻断方法:①食管下端或胃底横断再吻合术;②食管下端胃底切除术;③食管下端或胃底环形缝扎术;④胃底黏膜下血管环扎术;⑤Nissen 胃底折叠术等。目前这部分操作基本上由吻合器或闭合器来完成。复旦大学中山医院普外科在 1995－2005 年共完成 174 例改良 Sugiura术,采用的是闭合器胃底胃壁钉合术。在完成脾切除＋Hassab 术后,在胃底、体交界处大弯侧切开胃壁 1 cm,放入直线型切割吻合器(75～80 mm,先将刀片去除)或钳闭器(XF90),先钳夹胃前壁,换钉仓后再钳夹胃后壁,最后缝合胃壁上小切口。手术死亡率为 2.3%,并发症发生率为11.5%,无肝性脑病。远期再出血率、肝性脑病发生率和 5 年生存率分别为 15%、2%和 95.2%,因此我们认为改良 Sugiura 术是治疗门静脉高压症的理想术式。手术适应证和禁忌证同贲门周围血管离断术。

(5)联合手术:由于分流、断流术的疗效不能令人满意,因此,从 20 世纪90 年代开始有人尝试行联合手术,以期取长补短,获得较分流或断流单一手术更好的临床效果。所谓的联合手术就是在一次手术中同时做断流术和分流术,断流术采用贲门周围血管离断术,分流术采用脾-肾静脉分流术,肠-腔静脉侧-侧或 H 型架桥分流术。目前认为分、断流联合手术具有以下优点:①直接去除引起上消化道出血的食管胃底曲张静脉,减少再出血的机会;②缓解离断侧支后的门静脉高血流状态,降低门静脉压力;③减轻和预防门静脉高压性胃病。第二军医大学长征医院总结了12 年 117 例联合手术的效果。与术前相比,门静脉直径平均缩小 0.4 cm,压力平均下降 16%。无手术死亡,近期无再出血,远期再出血率为 8.3%,肝性脑病发生率为 16.6%。5、10 年生存率分别为 98.3%及 84.6%。吴志勇等指出在各种联合手术中,脾切除、脾-肾静脉分流加贲门周围血管离断术不受门静脉血流动力学状态的限制,手术适应证宽。而且可预防脾、门静脉血栓形成,保持肠系膜上-门静脉的血流通畅,为将来可能的分流术或肝移植保留合适的血管条件。认为这种术式可作为联合手术中的首选。但也有学者提出,门静脉高压症的手术效果取决于患者的肝功能状况,与术式关系不大。既然如此,就没有必要在断流术的基础上再行分流术,这样只能增加手术难度和创伤,延长手术时间,加重肝功能的损害。分、断流联合手术有无优势,尚需要大样本前瞻性临床研究进行深入的探讨。

(熊剑明)

第二节　食管胃底静脉曲张破裂出血

一、病因、发病率及死亡率

(一)病因

食管胃底静脉曲张破裂出血是门静脉高压症的临床表现之一。其原发病在我国南方半数以上为血吸虫病所致的肝硬化,北方则大多数为肝炎后肝硬化。欧美国家以酒精性肝硬化为多见,如美国的肝硬化患者90%是酒精性肝硬化。

升高的门静脉压和粗大的曲张静脉是食管曲张静脉出血的基本因素。曲张静脉的大小、血管壁的厚薄及血管壁外组织的抗力决定了曲张静脉血管壁的应力,是曲张静脉破裂的物理基础。诱发出血的因素至今尚未明确。曾有人认为胃液反流引起的食管黏膜糜烂是出血的重要诱因。在食管曲张静脉出血死亡患者的尸检中可见到50%的患者有食管炎,但此种黏膜的改变可能是休克时的循环衰竭、双囊三腔管的压迫和刺激或为死亡后的改变。

Tabagcholi和Dawson发现在肝硬化患者中,不少患者胃酸分泌正常甚至减少。Dogradi在35例食管曲张静脉出血患者中发现,亚急性糜烂性食管炎占10.2%、急性糜烂性食管炎占2.7%,食管溃疡占0.9%。

以上资料可以说明胃液反流与食管新膜糜烂不是诱发出血的主要因素。近年来的试验证明,曲张静脉内流体静压的骤然改变可能是诱发曲张静脉的重要原因。引起食管下段曲张静脉内流体静压改变的因素有呃逆、恶心、呕吐和咳嗽等。食管损伤及溃疡也可以是诱发出血的原因。

(二)发病率及死亡率

肝硬化患者伴有食管静脉曲张者占22.5%~63%。Turcoff认为肝硬化患者只有50%发生食管静脉曲张,出血者只占静脉曲张患者1/3(25%~35%),但亦有人报道在食管静脉曲张患者中,有50%~60%并发大出血。

食管曲张静脉出血占上消化道出血的3%~25.4%,居第2位。据国内1篇15个单位的综合报道,上消化道出血中溃疡病出血占48.7%;食管曲张静脉出血占25.4%;胃炎占4.5%;胃肿瘤占3.1%;其他原因出血占18.3%。在上消化道出血中食管胃底静脉曲张破裂出血的死亡率最高。在肝硬化患者中约1/3患者死于食管曲张静脉出血。食管曲张静脉出血死亡率可高达43%。初次出血死亡率为53%(亦有报道为73%)。内科非手术疗法生存率仅14%~17%。可见肝硬化食管曲张静脉大出血的治疗仍然是当今亟待解决的重大问题。

二、诊断

完整的食管曲张静脉出血的诊断需要回答以下3个问题。

277

(1)患者有无肝硬化。

(2)有无门静脉高压和食管静脉曲张。

(3)出血是由于食管或胃底曲张静脉破裂而不是其他原因。值得注意的是肝硬化患者有29.3％合并有胃十二指肠溃疡。溃疡出血亦为上消化道出血最常见原因,故应与之鉴别。食管曲张静脉出血患者中有 25％为急性胃黏膜病变或溃疡出血,如误认为曲张静脉出血而给予手术将会造成很大错误。

三、临床表现

大多数患者以骤然大量呕血到医院就诊。患者常有进食、咳嗽、恶心、呕吐、呃逆或情绪变化时发病。大量呕血时血色鲜红,呕血后不久即可有柏油便或暗红色血便。出血常可引起休克及肝性脑病。多数患者呈现肝病所特有的临床表现,如鼻出血、牙龈出血、面色灰暗并色素沉着,还可有黄疸、肝掌、蜘蛛痣、肌萎缩、下肢水肿、腹壁静脉怒张、肝脾大和腹水等,也有不少患者并不完全具备这些特征。

患者多有肝炎或血吸虫病史。有些患者既往有上消化道出血史,出血发作间歇期不一。食管静脉曲张患者一旦出血在 1 年内再出血的机会超过 90％。个别患者出血间歇期可长达13 年。

四、实验室检查

(一)免疫学检验

患者入院后应立即检查血、尿、便常规和血型,肝肾功能试验与血液生物化学分析,血气分析及乙肝表面抗原等免疫学检验。

(二)上消化道钡餐检查

待出血已得到控制,病情稳定 1～2 周,可做上消化道钡餐检查,为 90％以上的食管静脉曲张患者确诊,并有助于上消化道出血的鉴别诊断。钡餐检查可显示食管轻度扩张。曲张静脉可呈现泡沫样或虫蚀样充盈缺损。静脉曲张通常以食管下段最为显著,病变也可累及胃底乃至全食管。国人门静脉高压症胃底静脉曲张较欧、美人多见。由于食管收缩可使局部曲张静脉空瘪而影响曲张静脉显影,故应在食管松弛时或蠕动过后再摄片。卧位观察较立位好。连续摄片可增加曲张静脉显影阳性率。亦有人主张用右旋糖酐快速静脉滴注(6％右旋糖酐生理盐水1 000 mL于 30～40 分钟内输完),可增高门静脉压以利曲张静脉显影。抗胆碱能药物也可有同样作用。

(三)内镜检查

此法简单易行,可在急诊室床旁进行检查。现已普遍作为急性上消化道出血的常规检查。疑为曲张静脉出血的患者中,至少 30％内镜检查无食管静脉曲张。故应注意与非静脉曲张出血疾病相鉴别。

急症内镜检查最好在出血 24 小时内进行,可获较高阳性率(93.9％),48 小时内检查阳性率降到 74.1％。急症内镜检查并发症发生率为 2.5％。检查前需用冰盐水彻底洗胃,直至返回的水清亮时再做检查。检查期间仍应继续灌洗。内镜检查可对出血原因及部位作出明确诊断。对神志障碍或昏迷患者检查时应予以气管内插管预防误吸。

(四)脾门造影与脾测压

这一检查对食管曲张静脉出血患者不常需要,但在疑为肝外门静脉梗阻时脾门造影可显示门静脉系统与查明梗阻部位。做脾门造影时可测量脾髓压推测门静脉压。脾髓压为 2.45 kPa(<25 cmH$_2$O)不常发生食管曲张静脉出血。1.96 kPa(<20 cmH$_2$O)极少发出血。有腹水、黄疸与凝血功能障碍应列为禁忌。仅有 1%～2% 的患者做此检查后因严重出血而需输血。

常用的各种特殊检查法有其各自的优点与适用范围,如能正确选用可以大大提高上消化道出血诊断的准确性。有资料报道钡餐检查对食管静脉曲张诊断阳性率为 96%,假阳性 4%。一旦食管静脉曲张被证实,其他病变造成出血的机会不超过 10%。但 X 线检查只能揭示曲张静脉存在,表浅病变则易遗漏。内镜检查可在急性出血情况下直接观察到出血病变对于鉴别诊断帮助较大。选择性动脉造影为一种提示出血部位的方法,对于原因不明的消化道出血可以选用。

五、治疗

急性食管曲张静脉破裂大出血死亡率很高,死亡的主要原因是失血性休克和大量出血所造成的肝、肾损害。因此,治疗的关键在于控制出血、预防再出血和保护肝脏功能。治疗方法的选择应根据患者身体条件和出血情况而定,但迄今尚无一种公认的理想治疗方法。

(一)内科疗法

1.迅速补充血容量防治休克

积极以全血补充失血。宜采用 24 小时内的新鲜血,因肝硬化患者缺乏凝血因子并伴有蛋白凝血因子异常,加以大多数患者皆有血小板计数减少,大量输入库存血往往会加重凝血功能障碍。此外,现已发现肝硬化患者红细胞内缺乏 2,3-双磷酸甘油酸,缺乏此物质可影响红细胞对组织的氧转运。由于库存血中 2,3-双磷酸甘油酸进行性降低,故应采用新鲜血,这不但可纠正凝血功能障碍,且可改善出血患者的组织缺氧。除了补充失血外,尚应给予维生素 K 和止血药物,还应补充钙剂。不少报道表明食管曲张静脉出血患者至少有半数患者需补血 2.5 L 以上方能存活。

应严密观察各项生命指征、血细胞比容、尿量及中心静脉压变化,并准确估计失血量,及时了解血气分析变化。这些指标可为纠正休克、维持循环系统稳定和内环境平衡提供可靠依据。

2.防治肝性脑病

肝病并发神志障碍的机制尚未完全明白,可有多种因素导致肝性脑病。血氨升高、脑缺氧、低钾血症及过量使用镇静药均可引起神志障碍。大量失血时肝脏血液灌注不足及组织缺氧加重了肝细胞损害。因而鸟氨酸循环发生障碍使血氨升高。肠内积血被细菌腐败产生大量氨通过门静脉系统的侧支循环进入体循环,是血氨升高的另一因素。血氨升高可导致肝性脑病。

对肝性脑病防治除了给予高浓度葡萄糖和大量维生素外,应积极清除肠道积血和给肠道抑菌剂,以减少氨的形成与吸收。可经三腔管或胃管用低温盐水灌洗胃腔积血,然后用 50% 硫酸镁 60 mL 与新霉素 4 g 由胃管注入;亦可口服 10% 甘露醇溶液致泻或盐水清洁灌肠。

忌用肥皂水洗肠,因碱性环境有利于氨的吸收。此外尚可用新霉素 2 g 溶于 200 mL 水,或米醋 50 mL 加水 100 mL 保留灌肠。半乳糖苷-果糖口服或灌肠也可减少氨吸收。脱氨药物如乙酰谷氨酰胺与谷氨酸盐合用,以及左旋多巴(对抗假性神经递质制剂),均可用于防治肝性脑病。支链氨基酸对维持患者营养及防治肝性脑病有重要价值。

3.纠正低血钾与代谢性碱中毒

食管曲张静脉出血患者可因呕吐（吐血）、胃肠吸引从胃腔灌洗等因素造成低血钾与碱中毒。手术创伤或因服用利尿剂均可增加尿钾丢失加重低血钾症。缺钾可加重或导致碱中毒。故患者入院后应注意纠正低血钾和代谢性碱中毒。低血钾的危害已为人们所共知，但碱中毒对机体的影响更为重要。①由于碱中毒使氧血红素离解曲线左移而阻碍了氧向组织中的释放；②碱中毒与低血钾共同作用促使心律失常，对服用洋地黄的患者影响尤著；③使氨中毒的可能性增加并增加氨通过血-脑屏障；④细胞外液钙离子水平下降，患者可发生痉挛。

4.止血措施

（1）药物止血：包括血管升压素、奥曲肽、普萘洛尔、钙通道阻滞剂。

血管升压素：可使内脏小动脉收缩血流减少，因而门静脉血回流量减少，可使门静脉压降低30％～50％。给药后多数患者可暂时止血，但在8小时内未进行手术的患者，多数仍可再出血。血管升压素可经周围静脉滴注或做选择性肠系膜上动脉插管连续滴注。后者旨在使血管升压素在内脏血管内直接而持续地发挥作用。近年来的研究表明，选择性动脉插管滴注加压素常伴有心排血量降低，腹主动脉血氧分压下降，门静脉氧分压下降和血压上升。其初期控制出血效果虽好，但不如周围静脉给药简单和安全。血管升压素20 U溶于10％葡萄糖200 mL，由静脉在20～30分钟内滴完。药物作用持续1小时左右，必要时4小时后再重复给药，如仍不止血，再次给药亦难奏效。长时间用此药可影响重要器官的血液灌注，对冠心病患者应慎用。亦有人主张用较小剂量连续滴注，以图延长止血期。肠系膜上动脉加压灌注加压素的速度一般为0.2 U/min。八肽加压素对门静脉有选择性降压作用，较少引起体循环血管收缩。有人试用 Arfo-ned R 0.1％溶液，以一定速度静脉滴注产生控制性低血压，使患者血压降至9.3～10.7 kPa（70～80 mmHg）可使门静脉压降低31％，以控制食管曲张静脉出血。联合应用血管收缩剂和血管扩张剂（如硝酸甘油）可加强降低门静脉压作用，并减少和防止垂体后叶素对全身血管及消化道的影响。

奥曲肽：为人工合成的生长抑素，作用与生长抑素相似，半衰期为1～2小时，可选择性减少门静脉血流量和曲张食管静脉内血流量，降低肝静脉楔压，控制出血，其止血率、止血速度，均明显优于垂体后叶素。急诊可用0.1 mg加20％葡萄糖20 mL内静脉直接注射，再以0.5 mg溶于5％葡萄糖1 000 mL静脉滴注，维持24小时，以后用量逐渐减少，可连续用药3天。

普萘洛尔：1980年lebrec最早发现普萘洛尔可使门静脉压下降。普萘洛尔连续口服可持久地降低门静脉压，有效地治疗和预防食管曲张静脉出血。普萘洛尔为非选择性心脏β受体阻滞剂，可使肝动脉收缩阻力增加肝血流量减少，似对门静脉直接影响不大。服用普萘洛尔可使心脏在安静状态下的心率减少25％，因而每搏输出量减少，门静脉血回流量减少，压力降低血流缓慢，有利于出血自停。门静脉压下降幅度可达25.6％～29.4％。普萘洛尔使肝血流量减少对肝脏的合成代谢及解毒能力可能有影响。有人报道用普萘洛尔后血氨升高，故肝硬化患者用β受体阻滞剂应慎重。心力衰竭、哮喘和不稳定糖尿病患者应忌用。也有资料说明预防性使用β受体阻滞剂未能改善生存率。

钙通道阻滞剂：粉防己碱可使平滑肌松弛，门静脉血管阻力降低，使门静脉静脉压下降。

（2）食管胃低温止血法：低温疗法可使局部血管收缩并消除胃液消化活力，可获得暂时止血。在胃低温疗法的患者未发现门静脉压的变化。方法是用10～14 ℃生理盐水200 mL加肾上腺素16 mg经胃管灌洗胃腔。这只是临时措施不宜长时间使用。

（3）双囊三腔管压迫疗法：1930年Westphal首先介绍了球囊压迫疗法，后经Sengstaken和

Blake-More(1950)加以改进方得到普及,即现今广泛采用的双囊三腔管压迫疗法。借充气球囊分别压迫食管及胃底曲张静脉,可使70%～75%患者获得暂时止血。但有60%患者于去除球囊压迫后又复出血。因此,应用三腔管压迫疗法的价值仅仅是为了暂时止血与减少失血量。①该疗法主要适用于以下情况:作为术前准备减少失血量与稳定患者情况的暂时措施;由于技术原因不能做硬化剂注射治疗或对药物治疗无反应者;注射硬化剂疗法失败而患者不适合手术者。②应正确使用双囊三腔管,球囊安放位置要准确,充气及牵引力量要适度,否则球囊压迫无效或因滑脱造成窒息。还应避免长时间压迫致使食管黏膜坏死。一般主张牵引压迫12小时后放掉气囊气体(先开放食管囊后开放胃囊),观察20～30分钟如仍有出血再向气囊充气(先将胃囊充气,后给食管囊充气)。三腔管留置时间最多不超过72小时,必要时可适当延长留置时间。气囊放气后观察24小时如无出血即可拔管。拔管时先放掉囊内气体并口服液状石蜡,之后徐徐拔管。③这一疗法效果不能令人满意。拔管后又复出血而被迫手术的患者死亡率显著上升。过去曾用三腔管压迫作为食管胃底静脉曲张破裂出血的首选非手术治疗,现只用它作为手术准备期间暂时止血的过渡方法,而以注射方法或套扎作为首选的非手术治疗方法。对压迫止血效果不满意的患者应及时手术治疗。此疗法的并发症有肺感染、食管破裂与窒息等。应加强护理避免并发症的发生。

(4)内镜止血:包括硬化剂注射疗法和经内镜食管曲张静脉结扎术。

硬化剂注射疗法:硬化剂注射疗法在国内外已广泛应用于治疗食管曲张静脉出血。尤其在日本和欧美国家已把这一疗法作为治疗食管静脉曲张出血的首选方法。其他各种治疗方法只是在硬化剂疗法失败时才选用。①急症硬化剂疗法可以在初次诊断性内镜检查时立即进行或推迟到非手术疗法控制了出血后再使用。立即注射止血成功率为65%,延期注射止血率为90%。如在药物止血失败后再做硬化剂注射其止血效果较差(止血成功率为55%)。硬化剂注射治疗需要高度熟练的技巧,如能成功可获得立即止血效果。近期再出血率30%左右。本疗法优于单独使用三腔管压迫疗法或药物疗法,后二者止血成功率仅40%～50%。三腔管压迫与药物治疗失败者可选用硬化剂注射疗法。此疗法尤其适用于不能承受手术的肝功能Ⅲ级患者。②常用硬化剂有凝血酶,5%鱼肝油酸钠和油酸己胺等。国内有试用中药制剂作硬化剂亦可获得较好效果。在美国大多数医疗中心采用血管内注射法,而欧洲则多采用血管旁注射法或二者相结合的注射法。有人认为血管内注射法优于血管旁注射法。③经内镜确定食管静脉曲张部位后,即可注入硬化剂,每处注射3～5 mL。总量不超过30 mL。内镜外加一透明管鞘注射硬化剂的方法已普遍应用。出血初期注射硬化剂止血成功后,需在3天或1周后重复注射,以后每隔1个月注射1次,以免血管腔硬化角度出血,10%患者可发生局部。如经注射治疗后未再出血、食管溃疡、食管狭窄、食管坏死穿孔与纵隔炎等并发症。Sodium tetraclecy与乙醇合用可减少食管溃疡的发生。经两次或多次注射治疗仍未能控制出血,则应考虑手术治疗。硬化剂注射疗法治疗食管曲张静脉出血效果已肯定。但这一疗法是否能改善生存率目前尚有争议。意大利的研究者们对于预防性注射硬化剂疗法颇感兴趣。

经内镜食管曲张静脉结扎术:Stiegmann(1986)创用橡皮圈结扎曲张静脉治疗食管静脉曲张出血,其方法是在贲门上5 cm内结扎6～8个部位的曲张静脉,出血多数可停止。这一方法安全易行,无注射硬化剂引起的并发症,肝功能属Child C级患者亦可采用此法。现已广泛应用于临床。

(5)经皮经肝穿刺曲张静脉栓塞法:经皮经肝门静脉穿刺插管注射血凝块、止血聚合体或硬化剂(如 50％葡萄糖加纤维蛋白酶)于冠状静脉,使食管胃底曲张静脉闭塞。这一技术操作较困难,常需较长时间才能将导管插入冠状静脉,成功率不高。国外已很少应用。

(二)外科手术疗法

硬化剂注射疗法和套扎疗法虽已广泛用于治疗食管曲张静脉出血,提高了内科非手术治疗早期生存率。但控制出血后常可复发出血。有资料证明该疗法不能改善生存率。美国的研究表明硬化剂疗法有较高死亡率和较多再出血率。死亡患者中 75％与出血有关。故一旦内科非手术疗法未能有效地控制出血而患者情况允许时应积极采用手术治疗。避免延误手术时机。

外科手术治疗急性食管曲张静脉破裂大出血的目的在于控制出血与极力避免术后再出血,可能同时切除功能亢进的巨大脾脏。以下情况应考虑手术治疗:①初次大出血甚为猛烈,非手术疗法未能有效地控制出血;②内科非手术疗法虽曾控制出血但近期又复出血;③反复出血,出血间歇期短,或曾有少量多次出血又骤然大量出血者。此等情况内科非手术疗法常不能奏效。

手术方式大体分急症分流术和门-奇静脉断流术两类。前者可降低门静脉压,后者不降低门静脉压只切断食管胃底黏膜下反常血流。由于分流术减少了肝脏血液灌注其远期效果并不优于门-奇静脉断流术。急症分流术要求患者具备较好条件,且死亡率高达 50％,而急症门-奇静脉断流术近期死亡率为 36％。故从 20 世纪 70 年代以来,国内外对急性出血患者需手术治疗时大多主张采用急症门-奇静脉断流术和脾切除术。

门-奇静脉断流术优点如下:①近期死亡率、远期再出血率不高于其他术式。如患者情况危重可保留脾脏仅结扎脾动脉和做门-奇静脉断流术;②远期效果好,生存患者远期随访无死于肝性脑病者。术后无肝性脑病发生;③手术创伤较小,操作简单,适应证宽,只要无多量腹水,无显著黄疸及肝性脑病均可采用这种手术。

1.门-奇静脉断流术

(1)食管、胃黏膜下曲张静脉结扎术:①经胸食管曲张静脉结扎术,1984 年 Borema 首先介绍这一方法。手术从主动脉弓至膈裂孔做纵切口暴露食管。剖开食管常可见 3 个大的柱状黏膜凸起,将曲张静脉做多个间断缝合结扎,并在两个结扎间注入硬化剂以栓塞曲张静脉。此手术控制和预防出血效果欠佳,故现已很少采用。Crile 所设计的经胸食管曲张静脉结扎术,先游离食管下段及贲门,结扎周围血管并将食管下段前壁横断,继而缝合结扎后壁黏膜下曲张静脉,最后再将食管前壁缝合。曾做脾切术与门-奇静脉断流术或分流术,膈下有粘连的再出血患者可选用此法。②经腹胃底曲张静脉结扎术,此手术方法在 1956 年由兰锡钝等首次提出。由于我国门静脉高压症胃底静脉出血者较多,加之此手术较简单,故在20 世纪 60 年代国内较多采用。但此手术止血可靠性差,有些患者术中可见食管仍有血液流出。术后缝线脱落可再次出血,近期和远期再出血率均较高,且易引起膈下感染,故现已很少采用。

(2)食管下段胃底横断或切除术:①经胸食管横断术,此手术较复杂,并发症亦多,常影响食管下段功能。现已很少采用。②经腹腹段食管黏膜横断吻合术(平岛),本术式模仿 Walker 经胸食管横断术,手术安全易做,控制和预防出血效果好,且不影响食管下段功能。该手术分 4 步进行:脾切除;切断胃左血管,断离近半个胃血管;腹段食管黏膜横断;幽门成形术,腹段食管黏膜横断术是在第 2 步操作完成后游离食管下段,以一个软直角钳在膈下水平夹住食管并以 Doyen钳夹住食管胃连接处。自贲门上方 1 cm 处向上做 4 cm 纵行切口仅切开肌层,暴露黏膜层。以边切边缝的方法横断及吻合食管黏膜 1 周,而后缝合肌层纵行切口。将胃管通过吻合口至胃腔左半侧,最后做幽门成形术。左膈下方置两个引流管。术后死亡率为 11.1％。③贲门胃底切除加幽门成形术,此于术较复杂,并发症多。用于术后再出血而又不能做分流术的患者。④膈下胃横断术,此术式较为彻底地切断食管下段和胃底曲张静脉的反常血流,故对控制出血与预防再出血效果较好。国内较多采用。在完成脾切除与结扎胃左血管后,在贲门下 5 cm 处将胃底横断并重新吻合。由于胃底切断吻合后形成较坚实的瘢痕环,故能达到持久止血目的。此外,在切断胃底反常血流后门静脉压升高,则可促进肝门及腹膜后侧支循环并有利于肝功能的改善。此手术有腹腔污染与吻合口瘘的可能。吻合时应注意两端的血液循环,缝合要严密。术后留置胃管3～4 天。据武汉医学院资料,手术死亡率 21%。多因肝衰竭而死亡。随访 3/4 患者未再出血。再出血者常为少量黑便。术后复查食管曲张静脉大部分消失或明显减轻。

(3)贲门胃底周围血管离断,胃冠状静脉结扎与脾切除术:Hassab 积极主张扩大食管胃周围血管离断范围。即于脾切除后结扎胃冠状静脉主干或切除包括胃左动静脉在内的小网膜组织。食管下段游离 6～8 cm 并将近半胃周围血管离断。该手术虽能较彻底离断食管下段与胃周围血管,但未能切断胃及食管黏膜下血管,加之门静脉高压症患者胃黏膜下动静脉短路开放,故黏膜下血管仍可有异常血流;因此 Hassab 手术断流亦不很彻底。术后再出血率不比其他断流术低。

(4)联合断流术:①Sugiura 式式为近年来有代表性的联合断流式式。此手术将肺下静脉平面以下的食管贲门旁血管全部切断并横断食管下段,同时做脾切除及幽门成形术。该手术原是经胸进行,但在日本和我国多数主张采用经腹 Sugiura 联合断流术。更有主张不做食管下段横断术,用胃壁环行缝扎术以阻断黏膜下反常血流。由于 Sugiura 手术切断了食管下段及近半胃周围血管,黏膜下血管的反常血流亦被切断,故断流较彻底再出血率较其他断流术为低。黄耀权等曾介绍在施行食管下段与近半胃广泛血管断离的基础上,再补加胃浆肌层环行切开缝扎黏膜下血管,可进一次阻断黏膜下曲张静脉的反常血流。即于胃小弯侧距贲门 4～5 cm 处环行切开前后胃壁浆肌层达胃周径的 3/4(近大弯侧浆肌不切开),暴露黏膜下血管予以缝扎。尔后将浆肌层切口缝合。此法与胃底横断术比较无腹腔污染及胃瘘之虑。②青木春夫联合断流术与经腹 Sugiura 手术近似,即脾切除后将食管下段胃底周围血管断离,并于贲门下 3～4 cm 处环行缝扎胃壁和做迷走神经切断与幽门成形术。有学者体会经腹 Sugiura 手术如能保留迷走神经,以类似高选迷走神经切除方法做食管下段与近半胃周围血管离断术,再加上食管下段管状吻合器横断吻合或做胃浆肌层环行切开黏膜下血管缝扎术,不但断流较为彻底,而且可保留胃窦功能免做幽门成形术。有人认为迷走神经切断与幽门成形术可加重胃黏膜病变。此外,术前如能给患者做食管钡餐或内镜检查,可根据曲张静脉的部位选择食管下段横断或胃黏膜下血管环行缝扎术;如食管静脉曲张显著胃底无明显静脉曲张,可做食管下段横断术,如食管胃底静脉曲张均显著,以胃黏膜下血管环行缝扎术为宜。

(5)经腹胃冠状静脉栓塞法:刘效恭等创用直视下胃冠状静脉栓塞与脾切除术。这一术式是在脾切除后,向冠状静脉分支内注入 8 mL TH 胶(a 氰基丙烯正辛酯),使胃冠状静脉分支及胃黏膜下曲张静脉闭塞。手术虽简单但有远处栓塞可能,故未能推广。马绍华等介绍胃冠状静脉插管滴注硬化剂防治胃底食管曲张静脉出血。术中做冠状静脉主干或分支插管,术后每天经导管滴注 50%葡萄糖 100～200 mL,2～3 小时滴完。连续 7～10 天。近远期效果良好。

2.门-体静脉分流术

(1)急症门腔分流术:此术式能有效地降低门静脉压控制食管曲张静脉出血,为急症门-体静脉分流术中较理想的术式。近期止血率达 90%,远期再出血率低于 10%。但手术死亡率较高,约近 50%。此外由于门腔分流术减少了肝血流量所以远期效果不佳,术后肝性脑病及肝性脑病发病率高。限制性门腔分流术能较少地减少肝血流量,取得较好的近远期疗效。近数年来更创用限制环确保了限制性门腔分流的口径,改善了近远期疗效。为降低急症分流死亡率应掌握以下适应证:①窦后梗阻门静脉血流量<700 mL/min宜选用门-奇静脉断流术;②患者年轻,一般情况良好。经输血血压维持在12.0 kPa(90 mmHg),尿量20~50 mL/h;③肝功无明显异常,无黄疸、腹水及肝性脑病。此外,术者技术熟练和具有应有的设备,亦为手术所必需的条件。

(2)脾腔分流术:此式式一般应用于择期手术,亦有用于急性出血患者取得成功者。近远期止血率达90%。但此手术操作较复杂,费时较多,急性出血患者很少能耐受。根据天津市第一中心医院统计,急诊门-奇静脉断流术于术死亡率为36.36%,择期手术死亡率为5.65%。这一结果说明择期手术死亡率可显著降低。故对急性出血患者宜先用硬化剂注射或套扎疗法等内科综合治疗措施,如能控制出血,以后施行择期手术最为理想。肝硬化患者是"代谢破产者",对麻醉、输血及其他药物治疗都缺乏适应性。手术创伤及由于失血引起的长时间低血压和低氧血症均可加重肝脏损害,故应注意维护肝脏功能。如手术控制了出血,则肝性脑病是术后死亡的主要原因。腹水与SGOT升高对死亡率有重要影响。严重的肌萎缩和肝性脑病有更高的死亡率。由于肝硬化患者有33%~84%(平均63%)死于上消化道出血,30%死于肝性脑病,而肝性脑病又常为出血的后果,故积极治疗出血是挽救患者生命之关键。有的资料证明,除严重肝功能障碍外,黄疸与肝性脑病并不影响手术死亡率。因此,对急诊手术应持积极态度,不可由于肝功条件而失去可能挽救患者生命的手术机会。黄疸、腹水、肝功能严重损害者(Child C级),手术死亡率高达60%~70%宜采用硬化剂注射或套扎疗法。但当非手术疗法效果不佳而患者情况允许时,也应及时手术治疗。积极的手术有可能挽救一些肝功能Ⅲ级的患者。手术治疗门静脉高压症食管曲张静脉出血只是为了控制出血和预防出血,而肝硬化却沿着它自身固有的进程继续进展。迄今各种手术均不甚理想,手术的打击又可加重肝硬化的进程。近年来,欧、美等国家认为肝硬化门静脉高压症食管曲张静脉出血是肝硬化晚期表现,是肝移植的适应证。肝移植可去除门静脉高压症的根本原因——肝硬化,可有效地防止再出血。近远期疗效均较满意。他们主张凡有反复出血临床表现的临近晚期的肝硬化,如患者健康状况尚可,应考虑肝移植术。

总之,鉴于食管曲张静脉大出血的急症外科手术治疗有效率高于死亡率和再出血率高,硬化剂注射或套扎疗法已逐渐成为首选方法,更由于肝移植不但能去除门静脉高压症的根本病因,而且能有效地防止再出血,硬化剂注射和套扎疗法和肝移植术已向既往治疗食管曲张静脉的传统手术——门-体静脉分流术与门-奇静脉断流术提出了挑战。

(三)急症手术患者的术后治疗

1.术后监护

术后患者需给予监护,严密观察生命指标和进行各项实验室检查以了解患者心及肺功能、肝及肾功能、血容量、体液、电解质与酸碱平衡情况,发现问题及时进行处理。

2.液体疗法

由于肝硬化患者在出血或手术前往往已有水潴留和排出障碍,出血和手术创伤促使肾对钠和水的保留而加重了已经存在的体液失调,故对此等患者术后应限制液体摄入。对体液的丢失主要以10%葡萄糖液补充。每天液体摄入量限制在1 500~2 000 mL以内。钠的补充仅需补偿胃管的丢失,每天很少需要超过40 mmol/L。钾仅补充尿钾的丢失即可,但应保持血钾于4~5 mmol/L。若有酸碱平衡失调亦应积极纠正。此外,还应根据需要补充血浆、清蛋白和新鲜血。急症门腔分流术术后的体液疗法应注意热量的补充,常需给浓缩葡萄糖氨基酸液。尤其应注意支链氨基酸的补充。肠内和肠外营养在手术前后的治疗中有重要价值。

3.防治感染

肝硬化患者体质虚弱,在大量失血、手术创伤及脾切除术后。患者免疫功能可进一步下降,术后感染率高,尤以左膈下感染为多见。膈下感染的预防应注意术中充分止血,以脾、肾韧带覆盖脾床创面,还要做充分的膈下引流。引流管一般可在术后 2~3 天拔除,不要留置过久,若有腹水应及时拔管并缝合引流之戳口。肺感染是肝硬化出血患者常见的并发症和死亡原因,由于肝硬化患者常有心肺功能异常和广泛的动静脉短路存在,故术后应持续给氧 5~7 天,并鼓励患者翻身、咳嗽和深呼吸等胸部体育疗法。必要时给予间断正压呼吸。预防性的抗生素要依据患者具体情况来选择。

4.预防高排出量心力衰竭和肺水肿

肝硬化门静脉高压症患者血容量可较正常人多 30%~50%。由于血管张力与外周阻力降低,动静脉短路的存在,故心排血量往往增加,使患者的血液循环处在高动力状态。门腔分流术可加重患者血液循环高动力状况。因此在老年和重症肝病患者,易发生高排出量心力衰竭和肺水肿。肝硬化患者水和钠的潴留也是导致肺水肿的重要因素。术后应严格记录液体出入量与限制液体摄入,以防止循环负荷过重。有人提出测量患者术前和术后心排血量,如呈高动力状态(每分钟心排血量超过 6 L),在任何心力衰竭症状未出现前即可给予洋地黄化。若出现水过多表现则应给利尿剂。

5.防治胃黏膜病变与应激性溃疡出血

门静脉高压症患者术后上消化道出血不少是胃黏膜病变出血或应激性溃疡出血。故应与静脉曲张出血相鉴别。胃黏膜病变与应激性溃疡不同,前者为门静脉高压症引起的胃黏膜改变,黄志平等对 57 例门静脉高压症患者的胃镜检查结果证明,有急性胃黏膜糜烂者占 47.3%,并发现其发生率与静脉曲张的程度密切相关。门静脉高压症胃黏膜病变的发生是因门静脉高压使胃黏膜更趋于缺血以致黏膜血流量降低和血氧饱和度降低。此外,由于病变黏膜黏液分泌减少和黏膜前列腺素含量降低,使黏膜防御功能降低,黏膜屏障功能破坏,H^+ 反渗,导致胃黏膜病变发生。病变黏膜呈现水肿充血、红色斑点或黏膜表面片状剥脱糜烂,重者可致出血。

对术后胃黏膜病变出血的治疗应以非手术治疗为主。抗酸剂及 H_2 受体拮抗剂效果常不明显。近年来主张以降低门静脉压和保护胃黏膜为目的的药物治疗。如普萘洛尔、丹参、粉防己碱和前列腺素等亦可对出血部位黏膜局部用药,如孟氏液口服或经内镜局部喷洒等。

应激性溃疡大出血非手术治疗失败时可手术治疗。门腔分流术后可出现高胃酸分泌,故术后应避免刺激性饮食,如有症状应给予制酸剂等药物治疗。有人主张门腔分流术后,在拔除胃管后即应开始抗酸治疗并持续终身。

6.肝衰竭

肝衰竭是术后最常见的死亡原因。出血和手术创伤可加重肝损害,故几乎所有的患者在术后 2~3 天均可出现肝功能恶化的现象。其中许多患者的肝损害在一定时间后可逐步改善,有些患者则可不断恶化并发展为肝性脑病。术后早期出现的肝性脑病多由肝细胞损害所致,并非因肠道氨吸收或门体分流所致之氨中毒。门腔分流术术后肝性脑病的发病较其他术式为高。目前对肝性脑病尚无理想的治疗方法,力所能及者只是支持疗法和对症治疗,如提供高热量、补充支链氨基酸、使用肠道制菌剂和清除肠道积血等。血液净化、血浆置换及杂化型(生物型)人工肝,在国内外已成功地应用于临床,为治疗肝衰竭增加了新的治疗方法,亦为等待供肝的重症肝衰竭患者提供了"桥接"的治疗措施。

7.肾衰竭

继发于食管曲张静脉出血和急症手术术后的肾衰竭通常有两种类型。一是由于低血压期间肾血流灌注不足.肾小管坏死所致之急性肾衰竭。其表现为少尿、氮质血症、高钾血症、低尿比重和低渗透压,尿钠增加、尿中出现管型与红细胞;其二是由于肝失代偿使肝代谢发生障碍和解毒功能下降所致肾损害-肝肾综合征;这两处肾衰竭都应忌用利尿剂,因可加重肾小管损害,血管活性物质可改善肾血流量,但不会有重大成效。血液透析能较好地改善患者情况。肝与肾损害并存时死亡率高。

（张学文）

第三节　肝　脏　外　伤

肝脏外伤是指由锐性或钝性暴力而引起的肝脏完整性被破坏,病理学可分类为被膜下破裂、中央型肝破裂和真性肝破裂。病因分为因锐性外力所致的开放性肝外伤和钝性暴力所致的闭合性肝外伤。肝外伤的临床表现因肝脏损伤的病理类型、损伤范围和严重程度而不同。最常见的为右上腹痛和腹膜刺激征,严重者会有休克表现。休克发生率及病情分级和肝外伤的严重性呈正相关。严重肝外伤导致肝内的大量血液和胆汁的混合液积聚在肝脏周围,可刺激膈肌,放射致右下胸及右肩痛。腹膜刺激征较胃穿孔等消化液直接刺激为轻。积血量大者可伴明显腹胀。肝脏外伤较轻者仅有局限性小的裂伤或肝被膜下破裂,患者症状局限,可仅表现为右上腹疼痛和不明显的压痛。

注意:肝右叶比肝左叶更易遭受外伤,平均高达 4～7 倍。以右膈顶部外伤最多见。肝内血肿若与胆道相通可致胆道出血,血肿的继发感染可出现肝脓肿,血肿压迫可致肝组织缺血坏死。

一、诊断要点

(一)病史与体检

1.病史

(1)上腹痛为主,可伴有腹胀、恶心、呕吐。

(2)往往有暴力或锐器直接或间接作用于胸腹部的外伤史。

(3)不断加重的腹腔内出血和腹膜刺激征。注意:肝硬化及肝癌患者,仅需轻度外伤即可破裂。部分肝癌患者甚至出现自发性肝破裂。

2.体格检查

(1)右上腹出现压痛、反跳痛,伴随局限性甚至全腹肌紧张。

(2)被膜下的血肿可表现为右上腹胀痛、肝区包块、肝脏浊音区扩大。

(3)积血量大者可有腹部移动性浊音和直肠刺激症状。

(4)右上腹、右下胸或右腰部皮肤挫伤及右胸部第六肋以下骨折应考虑肝外伤。

(二)辅助检查

1.腹部超声、超声造影

彩超可检查腹腔和腹膜后积血,显示肝被膜连续性破坏的部位和形态。发现可疑无回声区,有凝血块出现时显示异常高回声。超声造影能更清晰地显示肝脏创面,尤其通过静脉造影剂发现肝脏异常增强区可判断活动性出血的部位和出血量。注意:超声造影相较于超声更易检测出创面的活动性出血,可显著提高肝外伤的诊断率。

2.诊断性腹腔穿刺术、腹腔穿刺灌洗术

诊断性腹腔穿刺术抽出不凝血证实腹腔内出血的正确率达80%以上,腹腔穿刺灌洗术的正确率几乎为100%。腹腔内出血是手术探查的重要指征。

注意:腹腔穿刺术出血量少可能有假阴性的结果。一次结果阴性不能除外肝脏损伤可能,怀疑肝脏创伤者,需在不同位置及时间,重新穿刺检查。

3.实验室检查

疾病早期可有白细胞计数、血清丙氨酸氨基转移酶(谷丙转氨酶)和天冬氨酸氨基转移酶(谷草转氨酶)升高。随病情加重,红细胞计数、血红蛋白和血细胞比容会逐渐下降。注意:血清谷丙转氨酶在肝中选择性浓缩,肝损伤后大量释放,所以肝外伤时谷丙转氨酶较谷草转氨酶更有诊断意义。怀疑腹腔内出血时需定期复查血常规,以免延误病情。

4.X线检查

X线征象多为间接表现。肝创伤时可能显示肝区阴影增大,右侧膈肌升高,右侧胸腔积液,甚至右侧肋骨骨折。X线透视可见膈肌运动减弱。

5.CT

肝被膜下破裂会在肝被膜与肝实质之间形成新月形或凸透镜形低密度区。中央型肝破裂显示肝实质内边缘模糊的异常低密度区。真性肝破裂可见肝脏一处或多处不规则线性低密度影。

6.MRI

MRI能更精确地显示肝损伤程度。急性肝外伤 T_2WI 出现明显高信号,6~8天后转变为血肿外缘高信号并逐渐向中心转变。注意:当血流动力学不稳定时,切忌苛求完善各种影像学检查而延误诊治。

7.肝动脉造影

肝动脉造影既是检查手段又是治疗方法,必要时可及时栓塞外伤所致的出血动脉以控制出血。

(三)分级标准

较为通用的是美国创伤外科学会(AAST)的肝外伤分级标准,共分6级。

Ⅰ级:包膜下血肿:<10%表面积的非膨胀性血肿裂伤:包膜下涉及实质深度<1 cm的撕裂。

Ⅱ级:包膜下血肿:占肝脏表面积10%~50%的实质内血肿:直径<10 cm的非膨胀性血肿;裂伤:包膜撕裂长度<10 cm,深度在1~3 cm。

Ⅲ级:包膜下血肿:大于肝脏50%表面积的血肿或进行性扩张的膨胀性血肿;实质内血肿:直径>10 cm的血肿或膨胀性血肿;裂伤:实质裂伤深度>3 cm。

Ⅳ级:裂伤:实质裂伤累及 25%~75%肝叶,或在一肝叶中累及 1~3 个肝段。

Ⅴ级:裂伤:实质裂伤累及＞75％肝叶,或在同一肝叶内累及 3 个以上肝段;血管:近肝静脉的损伤。

Ⅵ级:肝血管性撕脱伤。

(四)鉴别诊断

1.胸腹壁挫伤

局限性的压痛,皮下淤血、血肿。做腹肌收缩动作时疼痛加重,屈身侧卧位时疼痛减轻。鉴别要点:胸腹壁挫裂症状往往更局限,病情变化波动小,少有全身症状,挫伤广泛时可有发热。

2.脾脏破裂

左上腹腹痛为主,左上腹体征明显,腹式呼吸受限。鉴别要点:脾脏破裂可扪及左上腹固定包块,伴脾大的 Balance 征。

3.小肠损伤

腹胀、腹痛症状明显,伴恶心、呕吐,腹膜刺激征强烈。创伤后肠鸣音消失。鉴别要点:小肠破裂时,诊断性腹腔穿刺可抽出肠液、胆汁及食物残渣。

4.结直肠损伤

腹膜内结肠破裂诊断性腹腔穿刺液呈粪便样液体,腹膜外结肠破裂者腰部压痛较腹部压痛更明显,影像学检查发现腹膜后积气及腰大肌阴影模糊。直肠损伤时直肠指诊指套染血。

5.胰腺损伤

上腹部深入腹腔的损伤都要考虑。腹腔穿刺或腹腔灌洗液淀粉酶升高。彩超及 CT 方便证实。鉴别要点:胰腺损伤后血清淀粉酶测定缺乏特异性。

二、治疗

(一)非手术治疗

卧硬板床休息,加强腰背肌锻炼,辅以理疗、非甾体抗炎药及牵引治疗。

非手术治疗指征包括以下几点。

(1)患者血流动力学稳定。

(2)患者神志清楚,无昏迷、休克。

(3)有影像学资料证实肝实质裂伤轻微或肝内血肿,无活动性出血。

(4)未合并其他需手术的腹内脏器损伤。

注意:血流动力学稳定且无腹膜刺激征的患者,无论损伤程度,应以保守治疗为主。

方法:绝对卧床休息,禁食,胃肠减压,预防性广谱抗生素应用(以减少形成肝脓肿和腹腔脓肿),定期监测肝功,定期腹部 CT 检查,选择性肝动脉造影。

(二)手术治疗

1.适应证

(1)肝脏外伤休克患者。

(2)积极补液治疗,血流动力学仍不稳定者。

(3)创伤性肝血肿进行性增大者。

(4)创伤性肝血肿并发感染者。

(5)经观察,病情不好转甚至加重者。

2.禁忌证

高龄体弱及血友病患者慎行手术治疗

3.术前准备

(1)完善常规术前检查。

(2)肝脏及腹部彩超或CT等影像学诊断依据。

(3)迅速建立输液通道。

(4)积极交叉配血并术中备血。

4.手术方式

(1)单纯缝合术。

(2)局部清创加大网膜填塞及缝合修补术。

(3)筛网肝修补术。

(4)肝动脉结扎术。

(5)填塞法。

(6)肝切除术。

(7)肝移植术。

(8)腹腔镜破裂修补术。

5.手术常见并发症

(1)感染。

(2)出血。

(3)创伤性胆道出血。

(4)胆漏。

(5)创伤性肝囊肿。

(6)肝肾综合征

6.术后康复

(1)开腹手术术后2～3天可下地活动。

(2)腹腔镜破裂修补患者,术后1天后可下地活动。

(3)排气后即可拔除胃肠减压管。

(4)术后第1天间断性夹闭尿管,患者有憋尿感后拔除尿管。

(5)排气后即可进食,如无合并腹腔内其他脏器损伤,建议早期进食或肠内营养。

(6)术后1个月可适当进行轻体力劳动。

三、健康教育

了解患者一般状况,把握患者心理动态,客观阐述病情,指导患者及家属配合。

因急诊入院,术前无充足时间详细指导,故术后应加强指导呼吸功能锻炼,重视消毒卫生重要性,练习有效排痰,加强活动及卧床指导,加强营养指导。

注意:尤其是钝性所致肝外伤,诊断难度较大,死亡率高于开放性肝外伤,更要敦促患者积极就诊。

四、转诊条件

(1)涉及医疗服务内容超出医疗机构核准登记的诊疗科目范围的。

(2)依据卫生计生委规定,基层医疗卫生机构不具备相关医疗技术临床应用资质或手术资质的。

(3)重大伤亡事件中伤情较重及急危重症,病情难以控制的。

(4)在基层医疗卫生机构就诊 3 次以上(含 3 次)仍不能明确诊断,需要进一步诊治的。

(5)病情复杂,医疗风险大、难以判断预后的。

(张学文)

第四节 肝 脓 肿

一、细菌性肝脓肿

(一)流行病学

细菌性肝脓肿通常指由化脓性细菌引起的感染,故亦称化脓性肝脓肿。本病病原菌可来自胆管疾病(占 16%~40%),门静脉血行感染(占 8%~24%),经肝动脉血行感染报道不一,最多者为 45%,直接感染者少见,隐匿感染占 10%~15%。致病菌以革兰氏阴性菌最多见,其中 2/3 为大肠埃希菌,粪链球菌和变形杆菌次之;革兰氏阳性球菌以金黄色葡萄球菌最常见。临床常见多种细菌的混合感染。细菌性肝脓肿 70%~83%发生于肝右叶,这与门静脉分支走行有关。左叶者占 10%~16%;左右叶均感染者为6%~14%。脓肿多为单发且大,多发者较少且小。少数细菌性肝脓肿患者的肺、肾、脑及脾等亦可有小脓肿。尽管目前对本病的认识、诊断和治疗方法都有所改进,但死亡率仍为 30%~65%,其中多发性肝脓肿的死亡率为 50%~88%,而孤立性肝脓肿的死亡率为 12.5%~31%。本病多见于男性,男女比例约为2:1。但目前的许多报道指出,本病的性别差异已不明显,这可能与女性胆管疾病发生率较高,而胆源性肝脓肿在化脓性肝脓肿发生中占主导地位有关。本病可发生于任何年龄,但中年以上者约占 70%。

(二)病因

肝由于接受肝动脉和门静脉双重血液供应,并通过胆管与肠道相通,发生感染的机会很多。但是在正常情况下由于肝的血液循环丰富和单核吞噬细胞系统的强大吞噬作用,可以杀伤入侵的细菌并且阻止其生长,不易形成肝脓肿。但是如各种原因导致机体抵抗力下降时,或当某些原因造成胆管梗阻时,入侵的细菌便可以在肝内重新生长引起感染,进一步发展形成脓肿。化脓性肝脓肿是一种继发性病变,病原菌可由下列途径进入肝。

1.胆管系统

这是目前最主要的侵入途径,也是细菌性肝脓肿最常见的原因。当各种原因导致急性梗阻性化脓性胆管炎,细菌可沿胆管逆行上行至肝,形成脓肿。胆管疾病引起的肝脓肿占肝脓肿发病率的21.6%~51.5%,其中肝胆管结石并发肝脓肿更多见。胆管疾病引起的肝脓肿常为多发性,以肝左叶多见。

2.门静脉系统

腹腔内的感染性疾病,如坏疽性阑尾炎、内痔感染、胰腺脓肿、溃疡性结肠炎及化脓性盆腔炎等均可引起门脉属支的化脓性门静脉炎,脱落的脓毒性栓子进入肝形成肝脓肿。近年来由于抗生素的应用,这种途径的感染已大为减少。

3.肝动脉

体内任何部位的化脓性疾病,如急性上呼吸道感染、亚急性细菌性心内膜炎、骨髓炎和痈等,病原菌由体循环经肝动脉侵入肝。当机体抵抗力低下时,细菌可在肝内繁殖形成多发性肝脓肿,多见于小儿败血症。

4.淋巴系统

与肝相邻部位的感染如化脓性胆囊炎、膈下脓肿、肾周围脓肿、胃及十二指肠穿孔等,病原菌可经淋巴系统进入肝,亦可直接侵及肝。

5.肝外伤后继发感染

开放性肝外伤时,细菌从创口进入肝或随异物直接从外界带入肝引发脓肿。闭合性肝外伤时,特别是中心型肝损伤患者,可在肝内形成血肿,易导致内源性细菌感染。尤其是合并肝内小胆管损伤,则感染的机会更高。

6.医源性感染

近年来,由于临床上开展了许多肝脏手术及侵入性诊疗技术,如肝穿刺活检术、经皮肝穿刺胆管造影术(PTC)、内镜逆行胰胆管造影术(ERCP)等,操作过程中有可能将病原菌带入肝形成肝的化脓性感染。肝脏手术时由于局部止血不彻底或术后引流不畅,形成肝内积血积液时均可引起肝脓肿。

7.其他

有一些原因不明的肝脓肿,如隐源性肝脓肿,可能肝内存在隐匿性病变。当机体抵抗力减弱时,隐匿病灶"复燃",病菌开始在肝内繁殖,导致肝的炎症和脓肿。Ranson指出,25%隐源性肝脓肿患者伴有糖尿病。

(三)临床表现

细菌性肝脓肿并无典型的临床表现,急性期常被原发性疾病的症状所掩盖,一般起病较急,全身脓毒性反应显著。

1.寒战和高热

寒战和高热多为最早也是最常见的症状。患者在发病初期骤感寒战,继而高热,热型呈弛张型,体温在38~40 ℃,最高可达41 ℃,伴有大量出汗,脉率增快,一天数次,反复发作。

2.肝区疼痛

由于肝增大和肝被膜急性膨胀,肝区出现持续性钝痛;出现的时间可在其他症状之前或之后,亦可与其他症状同时出现,疼痛剧烈者常提示单发性脓肿;疼痛早期为持续性钝痛,后期可呈剧烈锐痛,随呼吸加重者提示脓肿位于肝膈顶部;疼痛可向右肩部放射,左肝脓肿也可向左肩部放射。

3.乏力、食欲缺乏、恶心和呕吐

由于伴有全身毒性反应及持续消耗,患者可出现乏力、食欲缺乏、恶心、呕吐等消化道症状。少数患者还出现腹泻、腹胀及顽固性呃逆等症状。

4.体征

肝区压痛和肝增大最常见。右下胸部和肝区叩击痛;若脓肿移行于肝表面,则其相应部位的皮肤呈红肿,且可触及波动性肿块。右上腹肌紧张,右季肋部饱满,肋间水肿并有触痛。左肝脓肿时上述症状出现于剑突下。并发于胆管梗阻的肝脓肿患者常出现黄疸。其他原因的肝脓肿,一旦出现黄疸,表示病情严重,预后不良。少数患者可出现右侧反应性胸膜炎和胸腔积液,可查及肺底呼吸音减弱、啰音和叩诊浊音等。晚期患者可出现腹水,这可能是由于门静脉炎及周围脓肿的压迫影响门静脉循环及肝受损,长期消耗导致营养性低蛋白血症引起。

(四)诊断

1.病史及体征

在急性肠道或胆管感染的患者中,突然发生寒战、高热、肝区疼痛、压痛和叩击痛等,应高度怀疑本病的可能,做进一步详细检查。

2.实验室检查

白细胞计数明显升高,总数达$(1\sim2)\times10^{10}/L$或以上,中性粒细胞在90%以上,并可出现核左移或中毒颗粒,谷丙转氨酶、碱性磷酸酶升高,其他肝功能检查也可出现异常。

3.B超检查

B超检查是诊断肝脓肿最方便、简单又无痛苦的方法,可显示肝内液性暗区,区内有"絮状回声"并可显示脓肿部位、大小及距体表深度,并用以确定脓腔部位作为穿刺点和进针方向,或为手术引流提供进路。此外,还可供术后动态观察及追踪随访。能分辨肝内直径2 cm以上的脓肿病灶,可作为首选检查方法,其诊断阳性率可达96%以上。

4.X线片和CT检查

X线片检查可见肝阴影增大、右侧膈肌升高和活动受限,肋膈角模糊或胸腔少量积液,右下肺不张或有浸润,以及膈下有液气面等。肝脓肿在CT图像上均表现为密度减低区,吸收系数介于肝囊肿和肝肿瘤之间。CT可直接显示肝脓肿的大小、范围、数目和位置,但费用较高。

5.其他

如放射性核素肝扫描(包括ECT)、选择性腹腔动脉造影等对肝脓肿的诊断有一定价值。但这些检查复杂、费时,因此在急性期患者最好选用操作简便、安全、无创伤性的B超检查。

(五)鉴别诊断

1.阿米巴性肝脓肿

阿米巴性肝脓肿的临床症状和体征与细菌性肝脓肿有许多相似之处,但两者的治疗原则有本质上的差别,前者以抗阿米巴和穿刺抽脓为主,后者以控制感染和手术治疗为主,故在治疗前应明确诊断。阿米巴肝脓肿常有阿米巴肠炎和脓血便的病史,发生肝脓肿后病程较长,全身情况尚可,但贫血较明显。肝显著增大,肋间水肿,局部隆起和压痛较明显。若粪便中找到阿米巴原虫或滋养体,则更有助于诊断。此外,诊断性肝脓肿穿刺液为"巧克力"样,可找到阿米巴滋养体。

2.胆囊炎、胆石症

此类病有典型的右上部绞痛和反复发作的病史,疼痛放射至右肩或肩胛部,右上腹肌紧张,胆囊区压痛明显或触及增大的胆囊,X线检查无膈肌抬高,运动正常。B超检查有助于鉴别诊断。

3.肝囊肿合并感染

这些患者多数在未合并感染前已明确诊断。对既往未明确诊断的患者合并感染时,需详细询问病史和仔细检查,亦能加以鉴别。

4.膈下脓肿

膈下脓肿往往有腹膜炎或上腹部手术后感染史,脓毒血症和局部体征较化脓性肝脓肿为轻,主要表现为胸痛,深呼吸时疼痛加重。X线检查见膈肌抬高、僵硬、运动受限明显,或膈下出现气液平。B超可发现膈下有液性暗区。但当肝脓肿穿破合并膈下感染者,鉴别诊断就比较困难。

5.原发性肝癌

巨块型肝癌中心区液化坏死而继发感染时易与肝脓肿相混淆。但肝癌患者的病史、发病过程及体征等均与肝脓肿不同,如能结合病史、B超和 AFP 检测,一般不难鉴别。

6.胰腺脓肿

有急性胰腺炎病史,脓肿症状之外尚有胰腺功能不良的表现;肝无增大,无触痛;B超及 CT 等影像学检查可辅助诊断并定位。

(六)并发症

细菌性肝脓肿如得不到及时、有效的治疗,脓肿破溃后向各个脏器穿破可引起严重并发症。右肝脓肿可向膈下间隙穿破形成膈下脓肿;亦可再穿破膈肌而形成脓肿;甚至能穿破肺组织至支气管,脓液从气管排出,形成支气管胸膜瘘;如脓肿同时穿破胆管则形成支气管胆瘘。左肝脓肿可穿破入心包,发生心包积脓,严重者可发生心脏压塞。脓肿可向下穿破入腹腔引起腹膜炎。有少数患者,脓肿穿破入胃、大肠,甚至门脉、下腔静脉等;若同时穿破门静脉或胆管,大量血液由胆管排出十二指肠,可表现为上消化道大出血。细菌性肝脓肿一旦出现并发症,死亡率成倍增加。

(七)治疗

细菌性肝脓肿是一种继发疾病,如能及早重视治疗原发病灶可起到预防的作用。即便在肝脏感染的早期,如能及时给予大剂量抗生素治疗,加强全身支持疗法,也可防止病情进展。

1.药物治疗

对急性期,已形成而未局限的肝脓肿或多发性小脓肿,宜采用此法治疗。即在治疗原发病灶的同时,使用大剂量有效抗生素和全身支持治疗,以控制炎症,促使脓肿吸收自愈。全身支持疗法很重要,由于本病的患者中毒症状严重,全身状况较差,故在应用大剂量抗生素的同时应积极补液,纠正水、电解质紊乱,给予 B 族维生素、维生素 C、维生素 K,反复多次输入少量新鲜血液和血浆以纠正低蛋白血症,改善肝功能和输注免疫球蛋白。目前多主张有计划地联合应用抗生素,如先选用对需氧菌和厌氧菌均有效的药物,待细菌培养和药敏结果明确再选用敏感抗生素。多数患者可望治愈,部分脓肿可局限化,为进一步治疗提供良好的前提。多发性小脓肿经全身抗生素治疗不能控制时,可考虑在肝动脉或门静脉内置管滴注抗生素。

2.B超引导下经皮穿刺抽脓或置管引流术

适用于单个较大的脓肿,在B超引导下以粗针穿刺脓腔,抽吸脓液后反复注入生理盐水冲洗,直至抽出液体清亮,拔出穿刺针。亦可在反复冲洗吸净脓液后,置入引流管,以备术后冲洗引流之用,至脓腔直径<1.5 cm 时拔除。这种方法简便,创伤小,疗效亦满意。特别适用于年老体虚及危重患者。操作时应注意:①选择脓肿距体表最近点穿刺,同时避开胆囊、胸腔或大血管。②穿刺的方向对准脓腔的最大径。③多发性脓肿应分别定位穿刺。但是这种方法并不能完全替代手术,因为脓液黏稠,会造成引流不畅,引流管过粗易导致组织或脓腔壁出血,对多分隔脓腔引流不彻底,不能同时处理原发病灶,厚壁脓肿经抽脓或引流后,脓壁不易塌陷。

3.手术疗法

(1)脓肿切开引流术:适用于脓肿较大或经非手术疗法治疗后全身中毒症状仍然较重或出现并发症者,如脓肿穿入腹腔引起腹膜炎或穿入胆管等。常用的手术途径有以下几种。①经腹腔切开引流术:取右肋缘下斜切口,进入腹腔后,明确脓肿部位,用湿盐水垫保护手术野四周以免脓液污染腹腔。先试穿刺抽得脓液后,沿针头方向用直血管钳插入脓腔,排出脓液,再用手指伸进脓腔,轻轻分离腔内间隔组织,用生理盐水反复冲洗脓腔。吸净后,脓腔内放置双套管负压吸引。脓腔内及引流管周围用大网膜覆盖,引流管自腹壁戳口引出。脓液送细菌培养。这种入路的优点是病灶定位准确,引流充分,可同时探查并处理原发病灶,是目前临床最常用的手术方式。②腹膜外脓肿切开引流术:位于肝右前叶和左外叶的肝脓肿,与前腹膜已发生紧密粘连,可采用前侧腹膜外入路引流脓液。方法是做右肋缘下斜切口或右腹直肌切口,在腹膜外间隙,用手指推开肌层直达脓肿部位。此处腹膜有明显的水肿,穿刺抽出脓液后处理方法同上。③后侧脓肿切开引流术:适用于肝右叶膈顶部或后侧脓肿。患者左侧卧位,左侧腰部垫一沙袋。沿右侧第12肋稍偏外侧做一切口,切除一段肋骨,在第1腰椎棘突水平的肋骨床区做一横切口,显露膈肌,有时需将膈肌切开到达肾后脂肪囊区。用手指沿肾后脂肪囊向上分离,显露肾上极与肝下面的腹膜后间隙直达脓肿。将穿刺针沿手指方向刺入脓腔,抽得脓液后,用长弯血管钳顺穿刺方向插入脓腔,排出脓液。用手指扩大引流口,冲洗脓液后,置入双套管或多孔乳胶管引流,切口部分缝合。

(2)肝叶切除术适用于:①病期长的慢性厚壁脓肿,切开引流后脓肿壁不塌陷,长期留有无效腔,伤口经久不愈合者。②肝脓肿切开引流后,留有窦道长期不愈者。③合并某肝段胆管结石,因肝内反复感染、组织破坏、萎缩,失去正常生理功能者。④肝左外叶内多发脓肿致使肝组织严重破坏者。肝叶切除治疗肝脓肿应注意术中避免炎性感染扩散到术野或腹腔,特别对肝断面的处理要细致妥善,术野的引流要通畅,一旦局部感染,将导致肝断面的胆瘘、出血等并发症。肝脓肿急诊切除肝叶,有使炎症扩散的危险,应严格掌握手术指征。

(八)预后

本病的预后与年龄、身体素质、原发病、脓肿数目、治疗及时与合理,以及有无并发症等密切相关。有人报道多发性肝脓肿的死亡率明显高于单发性肝脓肿。年龄超过50岁者的死亡率为79%,而50岁以下则为53%。手术死亡率为10%～33%。全身情况较差,肝明显损害及合并严重并发症者预后较差。

二、阿米巴性肝脓肿

(一)流行病学

阿米巴性肝脓肿是肠阿米巴病最多见的主要并发症。本病常见于热带与亚热带地区。好于20～50岁的中青年男性,男女比例约为10∶1。脓肿以肝右后叶最多见,占90%以上,左叶不到10%,左右叶并发者亦不罕见。脓肿单腔者为多。国内临床资料统计,肠阿米巴病并发肝脓肿者占1.8%～20%,最高者可达67%。综合国内外报道4 819例中,男性为90.1%,女性为9.9%。农村高于城市。

(二)病因

阿米巴性肝脓肿是由溶组织阿米巴原虫所引起,有的在阿米巴痢疾期间形成,有的发生于痢疾之后数周或数月。据统计,60%发生在阿米巴痢疾后4～12周,但也有在长达20～30年或之后发病者。溶组织阿米巴是人体唯一的致病型阿米巴,在其生活史中主要有滋养体型和虫卵型。前者为溶组织阿米巴的致病型,寄生于肠壁组织和肠腔内,通常可在急性阿米巴痢疾的粪便中查到,在体外自然环境中极易破坏死亡,不易引起传染;虫卵仅在肠腔内形成,可随粪便排出,对外界抵抗力较强,在潮湿低温环境中可存活12天,在水中可存活9～30天,在低温条件下其寿命可为6～7周。虽然没有侵袭力,但为重要的传染源。当人吞食阿米巴虫卵污染的食物或饮水后,在小肠下段,由于碱性肠液的作用,阿米巴原虫脱卵而出并大量繁殖成为滋养体,滋养体侵犯结肠黏膜形成溃疡,常见于盲肠、升结肠等处,少数侵犯乙状结肠和直肠。寄生于结肠黏膜的阿米巴原虫,分泌溶组织酶,消化溶解肠壁上的小静脉,阿米巴滋养体侵入静脉,随门静脉血流进入肝;也可穿过肠壁直接或经淋巴管到达肝内。进入肝的阿米巴原虫大多数被肝内单核-吞噬细胞消灭;仅当侵入的原虫数目多、毒力强而机体抵抗力降低时,其存活的原虫即可繁殖,引起肝组织充血炎症,继而原虫阻塞门静脉末梢,造成肝组织局部缺血坏死;又因原虫产生溶组织酶,破坏静脉壁,溶解肝组织而形成脓肿。

(三)临床表现

本病的发展过程一般比较缓慢,急性阿米巴肝炎期较短暂,如不能及时治疗,继之为较长时期的慢性期。其发病可在肠阿米巴病数周至数年之后,甚至可长达30年后才出现阿米巴性肝脓肿。

1.急性肝炎期

在肠阿米巴病过程中,出现肝区疼痛、肝增大、压痛明显,伴有体温升高(持续在38～39 ℃),脉速、大量出汗等症状亦可出现。此期如能及时、有效治疗,炎症可得到控制,避免脓肿形成。

2.肝脓肿期

临床表现取决于脓肿的大小、位置、病程长短及有无并发症等。但大多数患者起病比较缓慢,病程较长,此期间主要表现为发热、肝区疼痛及肝增大等。

(1)发热:大多起病缓慢,持续发热(38～39 ℃),常以弛张热或间歇热为主;在慢性肝脓肿患者体温可正常或仅为低热;如继发细菌感染或其他并发症时,体温可高达40 ℃以上;常伴有畏寒、寒战或多汗。体温大多晨起低,在午后上升,夜间热退时有大汗淋漓;患者多有食欲缺乏、腹胀、恶心、呕吐,甚至腹泻、痢疾等症状;体重减轻、虚弱乏力、消瘦、精神不振、贫血等亦常见。

(2)肝区疼痛:常为持续性疼痛,偶有刺痛或剧烈疼痛;疼痛可随深呼吸、咳嗽及体位变化而加剧。疼痛部位因脓肿部位而异,当脓肿位于右膈顶部时,疼痛可放射至右肩胛或右腰背部;也可因压迫或炎症刺激右膈肌及右下肺而导致右下肺肺炎、胸膜炎,产生气急、咳嗽、肺底湿啰音等。如脓肿位于肝的下部,可出现上腹部疼痛症状。

(3)局部水肿和压痛:较大的脓肿可出现右下胸、上腹部膨隆,肋间饱满,局部皮肤水肿发亮,肋间隙因皮肤水肿而消失或增宽,局部压痛或叩痛明显。右上腹部可有压痛、肌紧张,有时可扪及增大的肝脏或肿块。

(4)肝增大:肝往往呈弥漫性增大,病变所在部位有明显的局限性压痛及叩击痛。右肋缘下常可扪及增大的肝,下缘钝圆有充实感,质中坚,触痛明显,且多伴有腹肌紧张。部分患者的肝有局限性波动感,少数患者可出现胸腔积液。

(5)慢性患者:慢性期疾病可迁延数月甚至1～2年。患者呈消瘦、贫血和营养性不良性水肿甚至胸腔积液和腹水;如不继发细菌性感染,发热反应可不明显。上腹部可扪及增大坚硬的包块。少数患者由于巨大的肝脓肿压迫胆管或肝细胞损害而出现黄疸。

(四)并发症

1.继发细菌感染

继发细菌感染多见于慢性患者,致病菌以金黄色葡萄球菌和大肠埃希菌多见。患者表现为症状明显加重,体温上升至 40 ℃以上,呈弛张热,白细胞计数升高,以中性粒细胞为主,抽出的脓液为黄色或黄绿色,有臭味,光镜下可见大量脓细胞。但用抗生素治疗难以奏效。

2.脓肿穿破

巨大脓肿或表面脓肿易向邻近组织或器官穿破。向上穿破膈下间隙形成膈下脓肿;穿破膈肌形成脓胸或肺脓肿;也有穿破支气管形成肝-支气管瘘,常突然咳出大量棕色痰,伴胸痛、气促,胸部 X 线检查可无异常,脓液自气管咳出后,增大的肝可缩小;肝右叶脓肿可穿破至心包,呈化脓性心包炎表现,严重时引起心脏压塞;穿破胃时,患者可呕吐出血液及褐色物;肝右下叶脓肿可与结肠粘连并穿入结肠,表现为突然排出大量棕褐色黏稠脓液,腹痛轻,无里急后重症状,肝迅速缩小,X 线显示肝脓肿区有积气影;穿破至腹腔引起弥漫性腹膜炎。Warling 等报道 1122 例阿米巴性肝脓肿,破溃 293 例,其中穿入胸腔 29%,肺 27%,心包 15.3%,腹腔 11.9%,胃 3%,结肠 2.3%,下腔静脉 2.3%,其他 9.25%。国内资料显示,发生破溃的 276 例中,破入胸腔37.6%,肺 27.5%,支气管 10.5%,腹腔 16.6%,其他 7.6%。

3.阿米巴原虫血行播散

阿米巴原虫经肝静脉、下腔静脉到肺,也可经肠道至静脉或淋巴道入肺,双肺呈多发性小脓肿。在肝或肺脓肿的基础上易经血液循环至脑,形成阿米巴性脑脓肿,其死亡率极高。

(五)辅助检查

1.实验室检查

(1)血液常规检查:急性期白细胞总数可达$(10\sim20)\times10^9/L$,中性粒细胞在 80%以上,明显升高者应怀疑合并有细菌感染。慢性期白细胞升高不明显。病程长者贫血较明显,血沉可增快。

(2)肝功能检查:肝功能多数在正常范围内,偶见谷丙转氨酶、碱性磷酸酶升高,清蛋白下降。少数患者血清胆红素可升高。

(3)粪便检查:仅供参考,因为阿米巴包囊或原虫阳性率不高,仅少数患者的新鲜粪便中可找到阿米巴原虫,国内报道阳性率约为 14%。

(4)血清补体结合试验:对诊断阿米巴病有较大价值。有报道结肠阿米巴期的阳性率为15.5%,阿米巴肝炎期为 83%,肝脓肿期可为 92%~98%,且可发现隐匿性阿米巴肝病,治疗后即可转阴。但由于在流行区内无症状的带虫者和非阿米巴感染的患者也可为阳性,故诊断时应结合具体患者进行分析。

2.超声检查

B 超检查对肝脓肿的诊断有肯定的价值,准确率在 90%以上,能显示肝脓性暗区。同时 B 超定位有助于确定穿刺或手术引流部位。

3.X 线检查

由于阿米巴性肝脓肿多位于肝右叶膈面,故在 X 线透视下可见到肝阴影增大,右膈肌抬高,运动受限或横膈呈半球形隆起等征象。有时还可见胸膜反应或积液,肺底有云雾状阴影等。此外,如在 X 线片上见到脓腔内有液气面,则对诊断有重要意义。

4.CT

CT 可见脓肿部位呈低密度区,造影强化后脓肿周围呈环形密度增高带影,脓腔内可有气液平面。囊肿的密度与脓肿相似,但边缘光滑,周边无充血带;肝肿瘤的 CT 值明显高于肝脓肿。

5.放射性核素肝扫描

放射性核素肝扫描可发现肝内有占位性病变,即放射性缺损区,但直径<2 cm 的脓肿或多发性小脓肿易被漏诊或误诊,因此仅对定位诊断有帮助。

6.诊断性穿刺抽脓

这是确诊阿米巴肝脓肿的主要证据,可在 B 超引导下进行。典型的脓液呈巧克力色或咖啡色,黏稠无臭味。脓液中查滋养体的阳性率很低(为 3%~4%),若将脓液按每毫升加入链激酶10 U,在 37 ℃条件下孵育 30 分钟后检查,可提高阳性率。从脓肿壁刮下的组织中,几乎都可找到活动的阿米巴原虫。

7.诊断性治疗

如上述检查方法未能确定诊断,可试用抗阿米巴药物治疗。如果治疗后体温下降,肿块缩小,诊断即可确立。

(六)诊断及鉴别诊断

对中年男性患有长期不规则发热、出汗、食欲缺乏、体质虚弱、贫血、肝区疼痛、肝增大并有压痛或叩击痛,特别是伴有痢疾史时,应疑为阿米巴性肝脓肿。但缺乏痢疾史,也不能排除本病的可能性,因为 40%阿米巴肝脓肿患者可无阿米巴痢疾史,应结合各种检查结果进行分析。应与以下疾病相鉴别。

1.原发性肝癌

同样有发热、右上腹痛和肝大等,但原发性肝癌常有传染性肝炎病史,并且合并肝硬化占80%以上,肝质地较坚硬,并有结节。结合 B 超检查、放射性核素肝扫描、CT、肝动脉造影及AFP 检查等,不难鉴别。

2.细菌性肝脓肿

细菌性肝脓肿病程急骤,脓肿以多发性为主,且全身脓毒血症明显,一般不难鉴别(表 9-1)。

表 9-1　细菌性肝脓肿与阿米巴性肝脓肿的鉴别

鉴别点	细菌性肝脓肿	阿米巴性肝脓肿
病史	常先有腹内或其他部位化脓性疾病,但近半数不明	40%~50%有阿米巴痢疾或"腹泻"史
发病时间	与原发病相连续或隔数天至 10 天	与阿米巴痢疾相隔 1~2 周,数月至数年
病程	发病急并突然,脓毒症状重,衰竭发生较快	发病较缓,症状较轻,病程较长
肝	肝增大一般不明显,触痛较轻,一般无局部隆起,脓肿多发者多	增大与触痛较明显,脓肿多为单发且大,常有局部隆起
血液检查	白细胞和中性粒细胞计数显著增高,少数血细菌培养阳性	血细胞计数增高不明显,血细菌培养阴性,阿米巴病血清试验阳性
粪便检查	无溶组织阿米巴包囊或滋养体	部分患者可查到溶组织内阿米巴滋养体
胆汁	无阿米巴滋养体	多数可查到阿米巴滋养体
肝穿刺	黄白或灰白色脓液能查到致病菌,肝组织为化脓性病变	棕褐色脓液可查到阿米巴滋养体,无细菌,肝组织可有阿米巴滋养体
试验治疗	抗阿米巴药无效	抗阿米巴药有效

3.膈下脓肿

膈下脓肿常继发于腹腔继发性感染,如溃疡病穿孔、阑尾炎穿孔或腹腔手术之后。本病全身症状明显,但腹部体征轻;X线检查肝向下推移,横膈普遍抬高和活动受限,但无局限性隆起,可在膈下发现液气面;B超提示膈下液性暗区而肝内则无液性区;放射性核素肝扫描不显示肝内有缺损区;MRI检查在冠状切面上能显示位于膈下与肝间隙内有液性区,而肝内正常。

4.胰腺脓肿

本病早期为急性胰腺炎症状。脓毒症状之外可有胰腺功能不良,如糖尿、粪便中有未分解的脂肪和未消化的肌纤维。肝增大亦甚轻,无触痛。胰腺脓肿时膨胀的胃挡在病变部前面。B超扫描无异常所见,CT可帮助定位。

(七)治疗

本病的病程长,患者的全身情况较差,常有贫血和营养不良,故应加强营养和支持疗法,给予高糖类、高蛋白、高维生素和低脂肪饮食,必要时可补充血浆及蛋白,同时给予抗生素治疗,最主要的是应用抗阿米巴药物,并辅以穿刺排脓,必要时采用外科治疗。

1.药物治疗

(1)甲硝唑:为首选治疗药物,视病情可给予口服或静脉滴注,该药疗效好,毒性小,疗程短,除妊娠早期均可适用,治愈率为70%~100%。

(2)依米丁(吐根碱):由于该药毒性大,目前已很少使用。对阿米巴滋养体有较强的杀灭作用,可根治肠内阿米巴慢性感染。本品毒性大,可引起心肌损害、血压下降、心律失常等。此外,还有胃肠道反应、肌无力、神经闪痛、吞咽和呼吸肌麻痹。故在应用期间,每天测量血压。若发现血压下降应停药。

(3)氯喹:本品对阿米巴滋养体有杀灭作用。口服后肝内浓度高于血液200~700倍,毒性小,疗效佳,适用于阿米巴性肝炎和肝脓肿。成人口服第1、2天每天0.6 g,以后每天服0.3 g,3~4周为1个疗程,偶有胃肠道反应、头痛和皮肤瘙痒。

2.穿刺抽脓

经药物治疗症状无明显改善者,或脓腔大或合并细菌感染病情严重者,应在抗阿米巴药物应用的同时,进行穿刺抽脓。穿刺应在B超检查定位引导下和局部麻醉后进行,取距脓腔最近部位进针,严格无菌操作。每次尽量吸尽脓液,每隔3~5天重复穿刺,穿刺术后应卧床休息。如合并细菌感染,穿刺抽脓后可于脓腔内注入抗生素。近年来也加用脓腔内放置塑料管引流,收到良好疗效。患者体温正常,脓腔缩小为5~10 mL后,可停止穿刺抽脓。

3.手术治疗

常用术式有两种。

(1)切开引流术:下列情况可考虑该术式。①经抗阿米巴药物治疗及穿刺抽脓后症状无改善者。②脓肿伴有细菌感染,经综合治疗后感染不能控制者。③脓肿穿破至胸腔或腹腔,并发脓胸或腹膜炎者。④脓肿深在或由于位置不好不宜穿刺排脓治疗者。⑤左外叶肝脓肿,抗阿米巴药物治疗不见效,穿刺易损伤腹腔脏器或污染腹腔者。在切开排脓后,脓腔内放置多孔乳胶引流管或双套管持续负压吸引。引流管一般在无脓液引出后拔除。

(2)肝叶切除术:对慢性厚壁脓肿,引流后腔壁不易塌陷者,遗留难以愈合的无效腔和窦道者,可考虑做肝叶切除术。手术应与抗阿米巴药物治疗同时进行,术后继续抗阿米巴药物治疗。

(八)预后

本病预后与病变的程度、脓肿大小、有无继发细菌感染或脓肿穿破及治疗方法等密切相关。根据国内报道,抗阿米巴药物治疗加穿刺抽脓,死亡率为 7.1%,但在兼有严重并发症时,死亡率可增加 1 倍多。本病是可以预防的,主要在于防止阿米巴痢疾的感染。只要加强粪便管理,注意卫生,对阿米巴痢疾进行彻底治疗,阿米巴肝脓肿是可以预防的;即使进展到阿米巴肝炎期,如能早期诊断、及时彻底治疗,也可预防肝脓肿的形成。

(张学文)

第五节　肝　囊　肿

肝囊肿按其病因是否为寄生虫引起和多发或单发分为以下几种:①非寄生虫性孤立性肝囊肿;②非寄生虫性多发性肝囊肿,即多囊肝;③寄生虫性肝囊肿,即肝棘球蚴。

一、非寄生虫性孤立性肝囊肿

以往认为非寄生虫性孤立性肝囊肿发病率较低,如今随着腹部影像技术的不断发展和普及,肝囊肿发病率逐渐增加,无症状的肝囊肿并不少见,尸检检出率为 1%,B 超及 CT 检出率不同文献报道为 2.5%~4.75%,其中 61.2% 为单纯性肝囊肿,其中 92% 以上患者的年龄超过 40 岁,而 60 岁以上的发病率明显增加。女性更为常见,无症状患者女性与男性的比率为 1.5∶1,有症状患者女性与男性的比率为 9∶1。

(一)病因与病理

非寄生虫性孤立性肝囊肿的病因可分为先天性、肿瘤性、外伤性及炎症性 4 种,其中先天性多见,其他原因所致者均少见。囊肿又有单房与多房之分,以单房囊肿为多见。

先天性肝囊肿病因目前尚未完全清楚,多数学者认为在胚胎发育时局部胆管或淋巴管因炎症上皮增生阻塞,导致管腔内容物潴留,逐渐形成囊肿。肿瘤性囊肿主要包括囊腺瘤和囊腺癌。外伤性囊肿为肝挫伤后肝实质产生血肿,血肿液化坏死后形成一假性囊肿,囊肿壁无上皮内衬。炎症性肝囊肿为肝内胆管多发结石阻塞或炎症狭窄梗阻,在梗阻以上或两段梗阻之间的胆管囊性扩张,乃肝内结石的并发症。后两种均系假性囊肿,治疗方法亦不同,在诊断时需加以鉴别。

非寄生虫性孤立性肝囊肿多发生于肝右叶。囊肿的大小差异很大,囊内为浆液,不与胆管想通,所含液体由数毫升至十余升。此种囊肿发生于肝实质内,较大囊肿突出于肝表面。囊肿突出肝脏部分的表面为肝脏腹膜所覆盖,表面光滑呈圆形或椭圆形,有少数囊肿与肝脏脏面相连呈悬垂状。囊壁内衬以柱状或立方上皮,外层为纤维组织。周围肝组织因受压而发生萎缩变性。囊内液体多为清亮透明,不含胆汁;若肝囊肿曾经合并囊内出血、感染等并发症,囊液可变为棕褐色混浊液。

(二)临床表现

本病虽多为先天原因,中年女性多见,因需相当长时间囊内液体才能达到足够数量。

大多数非寄生虫性孤立性肝囊肿是无症状的。多为无意中或查体时被医师发现右肋缘下或上腹有一肿物。较大囊肿可能出现压迫症状,如压迫胃肠道可出现饭后上腹不适,向上压迫胸腔

299

可能有气短,不能平卧等。囊肿压迫下腔静脉可引起双下肢水肿,压迫门静脉可导致门静脉高压症,囊肿压迫胆管引起黄疸。囊肿若发生出血、继发感染可有上腹痛及发热等。

查体可发现在上腹或右上腹可触及一无痛性肿块,随呼吸移动,表面光滑有韧性或囊性;有时可触及肝边缘,因囊肿将肝向下推移所致。化验室检查无异常,肝功能试验一般为正常。

(三)影像学检查

1.B超

B超是最简单而准确的诊断方法,典型表现为肝内单个或多发圆形边界清楚的无回声区,壁薄且光滑。它可明确囊肿的部位、大小、并可与肝、腹腔囊肿,肝棘球蚴囊肿等相鉴别。其敏感性和特异性均超过90%以上,是首选的诊断方法。

2.CT

CT平扫单纯性肝囊肿呈单发或多发低密度影像,边缘光滑锐利,其CT值范围在10～15 HU,增强后扫描肝囊肿不强化。如发现囊肿分隔多腔或囊腔内有乳头状突起,并有强化时,应考虑囊腺瘤或囊腺癌的可能。

3.MRI

肝囊肿具有很长的 T_1 和 T_2 弛豫时间,在 T_1 加权图像上较大肝囊肿一般呈极低信号区,信号强度均匀,边界清楚锐利,T_2 加权图像上,肝囊肿呈均匀高信号,边界清楚。

(四)治疗

本病发展缓慢,绝大多数单纯性肝囊肿保持无症状,较小囊肿可用B超检查定期观察。较大囊肿因能压迫邻近肝组织导致萎缩,具有压迫症状或感染、出血等并发症时,以手术治疗为宜。

1.手术方法

手术方法包括开腹或腹腔镜下手术。随着腹腔镜技术的日益成熟,具有微创、恢复快、复发率低等优点,目前已被广泛应用于有症状的单纯性肝囊肿的治疗。①囊肿切除术:囊肿多与正常肝组织之间有较清楚的界限,能较容易地从肝脏解剖出来将囊肿完全切除,将肝断面缝合;适于单纯性肝囊肿诊断不够明确、不能排除胆管囊腺瘤(癌)及合并感染出血等情况患者。②肝叶切除术:囊肿如位于左外侧叶可将左外侧叶与囊肿一并切除;因肝叶切除手术风险较高尤其适于考虑囊腺瘤或囊腺癌患者。③囊肿开窗术:适用于较表浅的囊肿。如囊肿与周围肝组织粘连紧密不易分离,或囊肿位置接近肝门或第2肝门处可将囊肿壁剪开,吸尽囊内容,再用甲醛溶液涂布在囊内壁,破坏囊内壁上皮,用生理盐水洗净后,放粗硅胶管于囊腔内引流,以后囊壁受腹腔内脏器压迫自然闭合,引流管无分泌物后拔除。肝囊肿开窗术中应尽量选择低位、无肝实质的囊壁处,尽量切除多一些囊壁(>1/3);应先穿刺抽液确认不含胆汁后才能实施;囊壁应以氩氦刀、电凝等破坏内皮细胞,消除其分泌功能。

2.B超、CT定位引导经皮穿刺注射硬化剂治疗肝囊肿

B超、CT定位引导经皮穿刺注射硬化剂治疗肝囊肿在很多单位已经成为常规治疗方法,是经B超、CT定位引导经皮穿刺至囊腔,将囊内液体抽吸后注入无水乙醇,方法简便,尤其在彩色多普勒超声显像,更具有优越性,因囊内分隔,产生大量强回声干扰,往往影响辨别针尖位置,彩色多普勒超声显像则可克服这一不足,而且还可以避开(血管及重要脏器结构,降低出血等严重并发症发生机会。该方法具有创伤小、恢复快、简便易行等优点。缺点是治疗后肝囊肿复发率仍较高,反复治疗有并发感染可能,尤其是对巨大肝囊肿。囊液内含有胆汁疑与胆道相通者则不适于此方法治疗;合并感染或压迫胆道引起黄疸患者,可先穿刺减压,病情明确后再进一步处理。

二、非寄生虫性多发性肝囊肿

非寄生虫性多发性肝囊肿又叫多囊肝或肝囊性病。本病为先天性原因,多囊肝是一种常染色体显性遗传病。目前已知与多囊肝相关基因包括独立型多囊肝基因 PRCKSH、SEC63,多囊肾病基因有 PKD1 与 PKD2。多囊肝好发于女性。因肝内管道系统的连接异常,在肝内形成无数的潴留性囊肿。管道畸形主要为淋巴管异常,囊内液体为淋巴性。

(一)临床表现

患者多无黄疸,此与先天性肝内胆管闭锁不同。本病有时合并其他脏器的多发性囊肿,如肾、胰、肺、脾等。本病与单发囊肿相似,出现症状多在中年以后。首先出现的症状是上腹及右肋下肿块,不痛,除囊肿很大能出现压迫症状外无其他异常。随着病情进展,肝内囊肿不断增大、增多,患者逐渐出现加重的腹胀、餐后饱胀、食欲减退、恶心甚至呕吐,可扪及上腹部包块;囊肿压迫胆管可引起黄疸;压迫下腔静脉时,患者可出现下肢水肿等症状;晚期可引起肝衰竭。

(二)影像学检查

B 超和 CT 检查可见到肝内有无数大小不等的囊肿,囊肿彼此相连,多呈簇状分布,多房融合成分隔,之间多无正常肝组织,囊肿所占肝体积 50% 以上。

(三)分型

Gigot 等于 1997 年提出根据 CT 扫描所显示的肝内囊肿数目、大小及剩余肝实质量将多囊肝分为以下 3 型:①Ⅰ型是指肝内有数目<10 个的大囊肿(直径>10 cm);②Ⅱ型是指肝内弥漫分布多发、中等大小的囊肿,数目>10 个,但还剩余较多量正常的肝实质;③Ⅲ型是指肝内弥漫分布多发、小至中等大小的囊肿,且仅剩余少量正常的肝实质。

(四)治疗

本病的最后转归为多为囊肿压迫肝组织萎缩最后导致肝功能不全,外科手术不能得到根治。超声引导肝囊肿穿刺抽液、硬化剂注射治疗,起到暂时缓解症状的目的。对囊肿较大有压迫症状者可做开腹或腹腔镜手术,对大囊肿逐一做开窗术,以后囊内液体溢至腹腔内可通过腹膜吸收,能达到延缓病程和解除压迫的作用。可用于 Gigot Ⅰ 型、部分 Ⅱ 型的多囊肝患者,为暂时姑息治疗。开腹或腹腔镜下肝囊肿切除术,适用于肝功能好、至少有部分肝脏没有明显病变的 Gigot Ⅱ 型、Ⅲ 型的多囊肝患者;多囊肝有肝功能不全的威胁,不合并其他器官多囊性变者,是肝移植的适应证。合并多囊肾导致肾功能不全的必要时可行肝肾联合移植术。

三、寄生虫性肝囊肿

寄生虫性肝囊肿主要指肝棘球蚴病,又称肝棘球蚴病。棘球蚴病 70% 发生于肝脏;约 20% 发生于肺部;发于心、脑、肾脏、眼眶、骨髓腔者约占 10%。肝棘球蚴病包括囊型与泡型两类:大多数为囊型棘球蚴病,即细粒棘球绦虫的蚴侵入肝脏引起的单房型棘球蚴病;少部分为多房型棘球绦虫的蚴引起的多房型棘球蚴病,即泡型棘球蚴病。本病在世界范围内均有流行,为畜牧区常见病,好发地区包括中亚、我国西北和西南地区、俄罗斯、澳洲、南美、地中海区域、中东及非洲等地。近年随着旅游贸易发展,频繁的人口流动等影响,分布更加广泛,使该病逐渐成为全球性公共卫生问题。

(一)病因与病理

棘球蚴病是由棘球属虫种的幼虫所致的疾病。目前被公认的致病虫种有细粒棘球绦虫、多房棘球绦虫、伏氏棘球绦虫、少节棘球绦虫。其形态、宿主和分布地区略有不同,我国主要以细粒棘球绦虫最为常见,少部分为多房棘球绦虫。

细粒棘球绦虫终末宿主是犬,羊、猪、牛及人为其中间宿主。主要感染途径为与犬的密切接触。成虫长数厘米,具有头节、颈、一个未成熟体节、一个已成熟体节与一个妊娠体节。成虫寄生于犬小肠,妊娠体节破溃后,虫卵随粪便排出、常附着于犬的皮毛。与犬接触的人类容易经口直接感染,或通过人畜共饮水源间接感染。虫卵经小肠孵化后进入门静脉,70%在肝脏中被滤出,形成囊肿,其余可能透过肝脏侵入,发于肺、心、脑、肾脏、眼眶、骨髓等处。细粒棘球绦虫引起的囊型棘球蚴病多为囊球形、充满无色囊液的单房型囊肿。囊壁分为内囊与外囊,内囊分为内外两层,内层为白色具有弹性的生发层,外层为非上皮细胞化的角皮层。这种寄生虫性囊肿逐渐生长,导致宿主组织异物反应,遂包裹空囊周围形成很厚的纤维组织层,也就是外囊。

囊内充满无色液体,上层漂浮着大量带蒂、有生殖细胞的子囊与头节,称为囊沙,子囊由生发层生出,子囊又生出头节。囊液内营养成分被子囊与头节消耗,导致虫体死亡,囊壁钙化。囊液也含有毒素,使宿主产生变态反应。棘球蚴囊生长缓慢,病程较长,临床多见囊肿小至 $200\sim500$ mL,大至超过 $10\,000$ mL。随着囊肿生长,囊壁可能破裂,头节排出至周围组织形成继发性囊肿,此外还经常会形成囊内分隔及母囊周围的囊肿。

关于细粒棘球绦虫病的免疫反应机制已经有大量研究,早期囊肿发展过程中,细胞免疫主要涉及巨噬细胞、中性粒细胞及嗜酸性粒细胞,感染早期的 IgE,IgG2 与 IgG4 水平显著增高,IgE 水平增高与变态反应相关,会引起包括皮肤瘙痒、荨麻疹、过敏性休克等症状。细粒棘球绦虫病还可以诱导 TH_1 与 TH_2 反应,TH_1 细胞因子,尤其 IFN-γ 是水平升高;而 TH_2 细胞因子,例如 IL-4,IL-5 与 IL-6 水平也显示升高。但是通常来说,TH_1 与 TH_2 反应为互相抑制的,因此二者为何均被诱导机制尚不明确。而在患者经过化疗、外科手术后,TH_2 反应迅速下降,TH_1 反应占据主要地位。

(二)临床表现

1.症状与体征

本病多见于畜牧区居民,患者常有多年病史,男性居多。因为囊肿生长缓慢,在肝脏内直径每年大概生长 $1\sim5$ mm,所以大多患者早期没有症状,逐渐长大则可能产生各种压迫感,具体症状与囊肿的大小、数目、位置及周围器官组织有关。例如位于肝上部的囊肿,因横膈上抬可能影响呼吸,而位于肝下部囊肿则可能压迫胆道、胃肠道、门静脉而相应引起黄疸、胆囊增大、恶心呕吐、门脉高压症等表现。

囊肿破裂除了可能引起变态反应外,还会导致继发性囊肿。如果破裂入胆道引起剧烈胆绞痛和黄疸,破入腹腔引起剧烈腹痛和腹膜炎,破入胸腔引起胸膜炎或支气管瘘或支气管-胆管瘘。$5\%\sim40\%$患者的囊肿会出现感染并发展为肝脓肿。有部分学者统计胆道穿孔发生率在 90% 以上。此外还会出现荨麻疹、皮肤瘙痒、呼吸困难、咳嗽、发绀等现象,晚期患者可有贫血、消瘦、乏力等表现。

2.实验室检查

血常规嗜酸性粒细胞计数增多,若囊肿破入消化道,则粪便或呕吐物中可能发现虫卵。棘球蚴囊液皮内试验具有简单、易行、阳性率高(90%~95%)等优点。间接血凝试验可显示棘球蚴囊液或膜的特异性 IgM 抗体,阳性率为 89%,敏感性与特异性较高,交叉反应少,假阳性率低,目前已经广泛应用。Weiberg 补体结合试验阳性率为 80%~90%,缺点为囊肿切除后半年左右时间或棘球蚴死亡时,该实验结果可靠性较差。

(三)影像学检查

1.B超检查

超声检查简单便宜,敏感性比较高,但特异性稍差,浆液性良性囊肿、脓肿、肿瘤可能会显示出相似影像。因此可作为对疫区筛查及术后检测的首选手段。根据发育阶段的不同,可将肝棘球蚴囊肿分为五型:①Ⅰ型,单纯囊液积聚;②Ⅱ型,Ⅰ型伴有囊壁分裂;③Ⅲ型,Ⅰ型伴有囊内分隔;④Ⅳ型,囊内杂乱回声;⑤Ⅴ型,囊壁增厚。声像图为囊肿壁呈内外双层结构,囊腔一般为无回声区。若内囊破裂,可见囊液中弯曲折叠的回声带,形似"水百合花"形,液性暗区充于内外囊间,塌陷或浮动于囊液中的内囊壁;单纯型囊壁底部可见细小光点堆积(棘球蚴砂),改变体位可移动,一个大的囊腔内,可出现大小不一、数目不等的圆形或椭圆形小囊,此为(棘球蚴病特有的囊中囊征象);囊壁呈强回声甚至"蛋壳样"改变提示为钙化。

2.CT

CT可对囊肿进行准确定位,泡球蚴型肝棘球蚴病CT下无明显界限,常呈类实质斑块状,其内可见弥散分布的点状、斑片状钙化影及病灶内坏无效腔呈岩洞样改变。若囊肿破入胆管,则CT显示肝内胆管扩张,肝实质内树枝状低密度影,胆总管内可显示"串球"样低密度影。若囊肿破裂,则内囊分离形成双层囊壁"双边征"内囊。

3.MRI

T_1加权图像上呈单发或多发,圆形或卵圆形低密度影,边界清晰。T_2加权图像上呈高信号,母囊信号强度高于子囊。MRI检查具有比CT更好的特异性,该检查能够更好地显示囊肿的形态与密度。在对泡型棘球蚴病的影像学评估中,MRI也能更好地显示其相对于CT的优越性。

(四)诊断

肝棘球蚴病的诊断一般根据有无疫区生活史,有上腹部囊性肿块,病程较久而健康状况可者,应怀疑肝棘球蚴病。结合棘球蚴抗体试验和影像学诊断即可诊断肝棘球蚴病。在鉴别诊断中,需注意囊肿合并感染者往往诊断为肝脓肿而忽视肝棘球蚴病,若囊肿破入胆道后子囊与碎屑堵塞胆道时,可误诊为胆石症,以上情况需结合病史参考。

(五)治疗

肝棘球蚴病的治疗目的:①彻底清除寄生虫;②阻止复发;③降低死亡率及发病率。因此要对患者的病情进行准确评估。包括囊肿的数量、大小、部位、囊肿胆管是否相通等,此外还要考虑患者的身体条件及外科与介入科医师技能熟练度。

肝囊型棘球蚴病的治疗方法主要有三种:药物治疗、手术(开腹或腹腔镜)治疗与穿刺治疗。手术仍被认为是治疗肝棘球蚴病最有效的方法,也是唯一有望根治肝棘球蚴病的治疗方法。

1.穿刺治疗

当患者已经不能耐受手术,且棘球蚴侵犯多个器官,又伴有感染,可以采用经皮穿刺囊肿引流缓解症状;对于泡型肝棘球蚴无法根治性切除,又不具备做肝移植的条件但又造成胆道梗阻者,可以行PTCD缓解症状。

2.手术治疗

手术方法:包括非根治性手术与根治性手术。

(1)非根治性手术:①内囊摘除术与外囊部分切除术,切口一般选择在上腹包块隆起较显著处,充分显露病变部位后,先用过氧化氢溶液(或 10％甲醛溶液)纱布垫在棘球蚴周围,避免在手术操作过程中囊液外流导致过敏性休克。用棘球蚴穿刺针穿刺棘球蚴囊腔,并用吸引器连接于穿刺针将其囊液吸出,将囊壁切开取出内囊,然后用过氧化氢溶液(双氧水)反复冲洗棘球蚴囊腔并擦洗囊壁,注意有无胆汁,缝合囊壁内的毛细胆管,将大网膜填入以消灭残腔,可在残腔内放置孔胶管一根穿于体外,术后引流管内无明显引流物,夹闭引流管 2 天左右若患者无明显不适即可拔管。该术式简单安全,但因残留部分外囊,故复发率高;且易发生胆漏。②肝脏部分切除术,其优势在于切除病灶彻底,没有残腔的产生。适用于局部多发病灶和大病灶,棘球蚴囊壁厚,合并囊内感染或者囊壁并发其他病症,能够耐受此手术患者均可行肝脏部分切除术。治疗囊型棘球蚴病时,相对于保守的手术,积极的肝切除术应该是优先被考虑的。病灶巨大,剩余肝脏不能够代偿者,是该手术的禁忌。③姑息切除术,该法是针对晚期复杂的泡型肝棘球蚴病,棘球蚴已侵犯重要血管或胆道系统,造成胆道梗阻或静脉回流障碍,患者又不具备做肝脏移植的条件,通过切除大部分病灶后再配合药物治疗,使患者的症状得到缓解,甚至临床症状消失。目前通过观察,做姑息切除的患者生存时间和生活质量并不低做肝脏移植的受体,但姑息切除患者的治疗费用要远远低于肝脏移植所需要的巨额费用。

(2)根治性手术:肝切除术为根治性方法,囊性和泡型均适用。由于肝泡状棘球蚴病行为方式类似慢性生长的肝癌,故又称虫癌,自 1985 年起肝移植被广泛应用于治疗该病,Koch 等报道 5 年生存率为 71％,无复发的 6 年生存率可达 58％,肝棘球蚴病外科处理失败或多次手术导致肝衰竭者也可考虑行肝移植术。

3.药物治疗

在肝脏广泛受损,高龄孕妇,存在其他并发症,难以手术的复杂囊肿,部分稳定或已经钙化的囊肿,以及患者拒绝手术的情况下,可以考虑药物治疗。苯并咪唑的复合衍生药物,阿苯达唑(albendazole,ALB)和甲苯达唑(mebendazole,MZB)已经被 7 个随机对照临床试验所研究。从 1984 年到 1986 年,世界卫生组织在欧洲进行了 2 个多中心研究,比较 ALB 与 MBZ,发现两者的临床疗效相似,但 MBZ 需要更高的剂量,且疗程不固定。Franchi 等的随机对照临床试验结果提示 ALB 的临床疗效优于 MBZ。在一篇系统评价中,我们可以认为 ALB 优于安慰剂,该药可以使疗程缩短,在口服 3 个月的疗效后,通过影像学观察囊肿减小程度,发现具有更好的疗效与治愈率。当然,已经发表的 7 篇文献中,有 5 篇认为单独应用 ALB 治疗肝棘球蚴病,治愈率不到 60％。而联合手术治疗,则治愈率＞90％,因此可以认为,苯并咪唑衍生物单独应用无法消除病灶。ALB 剂型分乳剂、胶囊和片剂等,一般乳剂效果好于片剂和胶囊。

(张学文)

第六节 肝棘球蚴病

一、概述

肝棘球蚴病是由棘球蚴绦虫(犬绦虫)的蚴虫(棘球蚴)侵入肝脏而引起的寄生虫性囊性病变,为牧区常见的人畜共患的寄生虫病,分为单房性棘球蚴病(棘球蚴囊肿)和泡状棘球蚴病(滤泡型肝棘球蚴病)两类。前者多见,分布广泛,多见于我国西北和西南牧区。本病可发生于任何年龄和性别,但以学龄前儿童最易感染。当人食用被虫卵污染的水或食物,即被感染。棘球蚴可在人体各器官生长,但以肝脏受累最为常见,约占 70%,其次为肺(约 20%)。

二、病因及流行病学

棘球蚴病是一种人畜共患病,在我国西部牧区及相邻地区流行,且历史悠久,因为发病缓慢,常常得不到重视和及时治疗,严重威胁人民健康,在中国五大牧区之一的新疆,棘球蚴病分布全区。人群棘球蚴病患病率为 0.6%~5.2%。在北疆地区绵羊棘球蚴的平均感染率为 50%,个别地区成年绵羊棘球蚴感染率几乎达到 100%;南疆地区绵羊平均感染率为 30%;全疆牛棘球蚴感染率 40%,骆驼感染率 60%,猪感染率 30%,犬的感染率平均为 30%。有关部门 1987 年在北疆某地一个乡调查 7~14 岁中小学生 319 名,棘球蚴病患病率 0.94%,1999 年同地调查 404 名同龄学生,患病率上升到 2%。甘肃省畜间棘球蚴在高发区牛、羊的平均感染率达到 70%~80%,个别乡镇牲畜感染率高达 100%;感染率在 20%以上的县占全省总县数的 32.55%;家犬感染率为 36.84%,而 20 世纪 60 年代家犬棘球蚴感染率为 10.11%。青海省和西藏的高原牧区畜间棘球蚴感染率同样呈高发水平。本病可发生于任何年龄及性别,但最常见的为 20~40 岁的青壮年,男女发病率差异不大。

三、病理及病理生理学

棘球蚴绦虫(犬绦虫)最主要的终宿主是犬,中间宿主主要为羊、牛、马,人也可以作为中间宿主。成虫寄生于犬的小肠上段,以头节上的吸盘和小钩固着小肠黏膜上,孕节或虫卵随粪便排出,污染周围环境,如牧场、畜舍、土壤、蔬菜、水源及动物皮毛等,孕节或虫卵被人或多种食草类家畜等中间宿主吞食后,在小肠中卵内六钩蚴孵出,钻入肠壁血管,随血液循环至肝、肺等器官,经 5 个月左右逐渐发育为棘球蚴。棘球蚴生长缓慢,需 5~10 年才达到较大程度。棘球蚴的大小和发育程度不同,囊内原头蚴的数量也不等,可由数千至数万,甚至数百万个。原头蚴在中间宿主体内播散会形成新的棘球蚴,进入终宿主体内则可发育为成虫。

六钩蚴在其运行中可引起一过性的炎性改变,其主要危害是形成棘球蚴囊,棘球蚴囊最常定位于肝。其生长缓慢,五到数十年可达到巨大。棘球蚴囊周围有类上皮细胞、异物巨细胞、嗜酸性粒细胞浸润及成纤维细胞增生,最终形成纤维性包膜(外囊)。棘球蚴囊囊壁分为两层,内层为生发层,有单层或多层的生发细胞构成,有很强的繁殖能力。生成层细胞增生,形成无数的小突起,为生发囊,其内含有头节。生发囊脱落于囊中称为子囊。棘球蚴囊壁的外层为角质层,呈白色半透明状,如粉皮,具有吸收营养及保护生发层的作用,镜下红染平行的板层状结构,棘球蚴囊内含无色或微黄色体液,液量可达数千毫升,甚至达 20 000 mL。囊液中的蛋白质含有抗原体。囊壁破裂后可引起局部变态反应,严重者可发生过敏性休克。棘球蚴囊肿由于退化、感染等,囊可以逐渐吸收变为胶冻样,囊壁可发生钙化。

泡状棘球蚴病较少见,主要侵犯肝脏。其虫体较短,泡状蚴不形成大囊泡,而成海绵状,囊周不形成纤维包膜,与周围组织分界不清,囊泡内为豆腐渣样蚴体碎屑和小泡,囊泡间的肝组织常发生凝固性坏死,病变周围肝组织常有肝细胞萎缩、变性、坏死及淤胆现象。最终可致肝硬化、门静脉高压和肝衰竭。

四、临床表现

(一)症状

患者常有多年病史,就诊年龄以 20～40 岁居多。早期症状不明显,可仅仅表现为肝区及上腹部不适,或因偶尔发现上腹部肿块始引起注意,较难与其他消化系统疾病相鉴别。随着肿块增大压迫胃肠道时,可出现上腹部肿块、肝区的轻微疼痛、坠胀感、上腹部饱胀及食欲减退、恶心、呕吐等症状;当肝棘球蚴囊肿压迫胆管时,出现胆囊炎、胆管炎及阻塞性黄疸等;压迫门静脉可有脾大、腹水。出现毒性和变态反应时表现为消瘦、体重下降、皮肤瘙痒、荨麻疹、血管神经性水肿等,甚至过敏性休克。

肝棘球蚴病主要的并发症有二:一是囊肿破裂;二是继发细菌感染。棘球蚴囊肿可因外伤或误行局部穿刺而破入腹腔,突然发生腹部剧烈疼痛、腹部肿块骤然缩小或消失,伴有皮肤瘙痒、荨麻疹、胸闷、恶心、腹泻等变态反应,严重时发生休克。溢入腹腔内的生发层、头节、子囊经数月后,又逐渐发育成多发性棘球蚴囊肿。若囊肿破入肝内胆管,由于破碎囊膜或子囊阻塞胆道,合并感染,可反复出现寒热、黄疸和右上腹绞痛等症状。有时粪便内可找到染黄的囊膜和子囊。继发细菌感染时,主要为细菌性肝脓肿的症状,表现为起病急、寒战、高热、肝区疼痛等。但因有厚韧的外囊,故全身中毒症状一般较轻。囊肿可破入胸腔,表现为脓胸,比较少见。

(二)体征

早期体征较少。肝棘球蚴囊肿体积增大,腹部检查可见到右肋缘稍膨隆或上腹部有局限性隆起。囊肿位于肝上部,可将肝向下推移,可触及肝脏;囊肿如在肝下缘,则可扪及与肝相连的肿块,肿块呈圆形,表面光滑,边界清楚,质坚韧,有弹性感,随呼吸上下移动,一般无压痛。叩之震颤即棘球蚴囊肿震颤征;囊肿压迫胆道或胆道内种植时,可出现黄疸;囊肿压迫门静脉和下腔静脉,可出现腹水、脾大和下肢水肿等。囊肿破裂入腹腔,则有腹膜炎的体征。

五、辅助检查

(一)实验室检查

1.嗜酸性粒细胞计数

升高,通常为 4%～12%。囊肿破裂尤其是破入腹腔者,嗜酸性粒细胞显著升高,有时可达30%以上。

2.棘球蚴囊液皮内试验(Casoni 试验)

该试验是用手术中获得的透明的棘球蚴囊液,滤去头节,高压灭菌后作为抗原,一般用 1∶(10～100)等渗盐水稀释液 0.2 mL 做皮内注射,形成直径为 0.3～0.5 cm 的皮丘,15 分钟后观察结果。皮丘扩大或周围红晕直径超过 2 cm 者为阳性。如在注射6～24 小时后出现阳性反应者为延迟反应,仍有诊断价值,阳性者提示该患者感染棘球蚴。本试验阳性率可达 90%～93%,泡状棘球蚴病阳性率更高。囊肿破裂或并发感染时阳性率增高;包囊坏死或外囊钙化可转为阴性;手术摘除包囊后阳性反应仍保持 2 年左右。肝癌、卵巢癌及结核包块等可有假阳性。

3.补体结合试验

阳性率为 80%～90%,若棘球蚴已死或棘球蚴囊肿破裂,则此试验不可靠。但此法有助于判断疗效。切除囊肿 2～6 个月后,此试验转为阴性。如手术 1 年后补体结合试验仍呈阳性,提示体内仍有棘球蚴囊肿残留。

4.间接血凝法试验

特异性较高,罕见假阳性反应,阳性率为81％,摘除包囊1年以上,常转为阴性。可借此判定手术效果及有无复发。

5.ABC-ELISA法

即亲和素-生物素-酶复合物酶联免疫吸附试验,特异性和敏感性均较好。

6.Dot-ELISA法

操作简单,观察容易,适合基层使用。

(二)影像学检查

1.X线检查

可显示为圆形、密度均匀、边缘整齐的阴影,或有弧形钙化囊壁影。肝顶部囊肿可见到横膈抬高,动度受限,亦可有局限性隆起,肝影增大。位于肝前下部的囊肿,胃肠道钡餐检查可显示胃肠道受压移位。

2.B超

表现为液性暗区,边缘光滑,界限清晰,外囊壁肥厚钙化时呈弧形强回声并伴有声影有时暗区内可见漂浮光点反射。超声检查可清楚地显示并确定囊肿的部位、大小及其与周围组织的关系,有时可发现子囊的反射波。对肝棘球蚴病有重要的诊断意义,也是肝棘球蚴囊肿的定位诊断方法。对肝泡状棘球蚴病需要结合病史及Casoni试验进行诊断。

3.CT

可明确显示囊肿大小、位置及周围器官有无受压等。

六、诊断

本病主要依据疫区或动物接触史及临床表现作出诊断,棘球蚴对人体的危害以机械损害为主。由于其不断生长,压迫周围组织器官,引起细胞萎缩、死亡。同时,因棘球蚴液溢出或渗出,可引起过敏性反应。症状重、体征少是其主要特点。

凡有牧区居住或与狗、羊等动物接触史者,上腹部出现缓慢生长的肿瘤而全身情况良好的患者,应考虑本病的可能性。凡是怀疑有肝棘球蚴病的患者,严禁行肝穿刺,因囊中内压升高,穿刺容易造成破裂和囊液外溢,导致严重的并发症。

诊断需注意以下几点。

(一)病史及体征

早期临床表现不明显,往往不易发觉。在询问病史时应了解患者居住地区,是否有与狗、羊等接触史,除以上临床症状,体征外,需进行以下检查。

(二)X线检查

肝顶部囊肿可见到横膈升高,动度受限,亦可有局限性隆起,肝影增大。有时可显示圆形,密度均匀,边缘整齐的阴影,或有弧形囊壁钙化影。

(三)棘球蚴皮内试验(Casoni)试验

为肝棘球蚴的特异性试验,阳性率达90％～95％,有重要的诊断价值。肝癌、卵巢癌及结核包块等曾见有假阳性。

(四)超声检查

能显示囊肿的大小和所在的部位,有时可发现子囊的反射波。

(五)同位素肝扫描

可显示轮廓清晰的占位性病变。

七、鉴别诊断

肝棘球蚴囊肿诊断确定后,应同时检查其他部位尤其是肺有无棘球蚴囊肿的存在。本病主要与以下疾病鉴别。

(一)肝脓肿

细菌性肝脓肿常继发于胆道感染或其他化脓性疾病,多起病急骤,全身中毒症状重,寒战、高热,白细胞明显升高,血细菌培养可阳性。阿米巴肝脓肿多继发于阿米巴痢疾后,起病较慢,全身中毒轻,常有不规则发热及盗汗,如无继发感染,血培养阴性,而脓液为特征性的棕褐色,无臭味,镜检可找到阿米巴滋养体。

(二)原发性肝癌

早期可仅有乏力、腹胀及食欲减退,难以鉴别,但进行性消瘦为其特点之一,同时常有肝区持续性钝痛、刺痛或胀痛。追问既往病史很重要,肝棘球蚴病常有流行区居住史。血清甲胎蛋白(AFP)测定有助于诊断。

(三)肝海绵状血管瘤

瘤体较小时可无任何症状,增大后常表现为肝大压迫邻近器官,引起上腹部不适、腹痛及腹胀等,多无发热及全身症状。通过 B 超、肝动脉造影、CT、MRI 或放射性核素肝血池扫描等检查,不难诊断。

(四)非寄生虫性肝囊肿

有先天性、创伤性、炎症性及肿瘤性之分。以先天性多见,多发者又称多囊肝。早期无症状,囊肿增大到一定程度,可产生压迫症状。B 超可作为首选的诊断及鉴别方法。

八、治疗

肝棘球蚴病的治疗目前仍以外科手术为主,对不适合手术者,可行药物治疗。

(一)非手术治疗

1.应用指征

早期较小、不能外科手术治疗或术后复发经多次手术不能根治的棘球蚴,也可作为防止播散于手术前应用。

2.药物选择及方法

可试用阿苯达唑每次 400～600 mg,每天 3 次,21～30 天为 1 个疗程;或甲苯达唑,常用剂量 200～400 mg/d,21～30 天为 1 个疗程,持续 8 周,此药能通过弥散作用透入棘球蚴囊膜,对棘球蚴的生发细胞、育囊和头节有杀灭作用,长期服药可使棘球蚴囊肿缩小或消失,囊肿萎陷和完全钙化率 40%～80%。新的苯丙咪唑药物丙硫哒唑更容易被胃肠道吸收,对细粒棘球蚴合并感染的患者更有效。常用剂量200～400 mg/d,共 6 周。也可选用吡喹酮等药物治疗。

3.PAIR 疗法

在超声引导下穿刺-抽吸-灌洗-再抽吸方法,疗效显著。

(二)手术治疗

手术治疗是肝棘球蚴囊肿主要的治疗方法,可根据囊肿有无并发症而采用不同的手术方法。

为了预防一旦在术中发生囊肿破裂,囊液溢入腹腔引起过敏性休克,可在术前静脉滴注氢化可的松 100 mg。

1.手术原则

彻底清除内囊,防止囊液外溢,消除外囊残腔和预防感染。

2.手术方法

(1)单纯内囊摘除术。①适应证:适用于无并发症(即囊肿感染和囊肿破裂)者。②手术要点:显露棘球蚴囊肿后,用碘伏纱布或厚纱布垫将手术区与切口和周围器官隔离,以免囊内容物污染腹腔导致过敏性休克。用粗针头穿刺囊肿抽尽囊液,在无胆瘘的情况下,向囊内注入 30%氯化钠溶液或 10%的甲醛溶液,保留 5 分钟,以杀死头节,如此反复 2～3 次,抽空囊内液体(注:上述溶液也可用碘伏溶液代替)。如囊内液体黏稠,可用刮匙刮除。然后切开外囊壁,取尽内囊,并用浸有 30%氯化钠溶液或 10%甲醛溶液的纱布擦抹外囊壁,以破坏可能残留的生发层、子囊和头节,再以等渗盐水冲洗干净。最后将外囊壁内翻缝合。如囊腔较大,不易塌陷,可将大网膜填入以消灭囊腔。

(2)内囊摘除加引流术。①适应证:棘球蚴囊肿合并感染或发生胆瘘。②手术要点:在内囊摘除的基础上,在腔内置多孔或双套管负压吸引引流。如感染严重,残腔大,引流量多,外囊壁厚而不易塌陷时,可在彻底清除内囊及内容物后,行外囊与空肠侧"Y"形吻合建立内引流。③注意事项:引流的同时应用敏感抗生素;当引流量减少、囊腔基本消失后开始拔管。

(3)肝切除术。①适应证:单发囊肿体积巨大、囊壁坚厚或钙化不易塌陷,局限于半肝内,而且患侧肝组织已萎缩;限于肝的一叶、半肝内的多发性囊肿和肝泡状棘球蚴病者;引流后囊腔经久不愈,遗留瘘管;囊肿感染后形成厚壁的慢性囊肿。②手术方法:根据囊腔的位置和大小,可考虑做肝部分切除或肝叶切除。

(4)囊肿并发破裂后的处理:囊肿破裂后所产生的各种并发症或同时伴有门静脉高压者,也称为复杂性囊肿。此时处理原则是首先治疗并发症,应尽量吸除腹腔内的囊液和囊内容物,并放置橡胶管引流盆腔数天。然后,根据病情针对肝棘球蚴囊肿进行根治性手术。对囊肿破入胆管内伴有胆道梗阻的患者,应切开胆总管,清除棘球蚴囊内容物,并做胆总管引流。术中应同时探查并处理肝棘球蚴囊肿。

3.术后并发症及处理

(1)胆瘘:囊液呈黄色者表示存在胆瘘,应将其缝合,并在缝合外囊壁残腔的同时,在腔内置多孔或双套管引流。

(2)继发性棘球蚴病:多由手术残留所致,可再次手术或改用药物治疗。

(3)遗留长期不愈的窦道:可行窦道造影,了解窦道的形态、走向及与病灶的关系,行肝部分切除或肝叶切除。

(马剑锋)

第七节　肝良性肿瘤

一、肝细胞腺瘤

肝细胞腺瘤是一种女性多发的肝脏良性肿瘤,通常由类似正常的肝细胞所组成。

(一)病因与病理

主要与口服避孕药的广泛应用有关。在口服避孕药没有问世以前该病的发生率相当低,Edmondson统计,1918—1954年洛杉矶总医院的5 000例尸检,仅发现2例。20世纪60～70年代,该病的发病率显著增高。1973年Baum报道了口服避孕药与肝细胞腺瘤的关系,发现避孕药及同类药物均与肝细胞腺瘤有明显的关系,在美国肝细胞腺瘤几乎都发生于服避孕药物5年以上的妇女,发生率约为3.4%,据认为雌激素能使肝细胞增生,孕激素使肝血管肥大。该病晚期易恶变。但在临床上往往还可见到一些并无服避孕药物历史的成年男性、婴儿、儿童等患者。

肝细胞腺瘤多发生于无肝硬化的肝右叶内,左叶少见。多为单发的孤立结节,可有或无包膜,境界清楚、质软,表面有丰富的血管,直径从1～2 cm到10 cm大小,切面呈棕黄色,内有暗红色或棕色出血或梗死区,无纤维基质。少数有蒂,有时可见不规则坏死后所遗留的瘢痕标志。往往可见较粗的动静脉内膜增生性改变。光镜所见肝细胞腺瘤由分化良好的肝细胞所组成,细胞较正常肝细胞为大,因为有较多的糖原或脂肪,胞质常呈空虚或空泡状。细胞排列成片状或条索状,无腺泡结构。很少有分裂象,核浆比正常。无明显的狄氏腔,无胆管。电镜检查瘤细胞内胞器缺乏。有时瘤体由分化不同的肝细胞组成,若有明显的异型性应警惕同时并有肝细胞癌的可能。

(二)临床表现

肝细胞腺瘤生长缓慢,早期多无临床症状,往往于体检或剖腹手术时发现。该病多发生于15～45岁服避孕药的育龄妇女,其中以20～39岁最为多见。男性及儿童也可发病。随着肿瘤逐渐增大,可出现腹胀、隐痛或恶心等压迫症状。肝细胞腺瘤有明显的出血倾向。当瘤内出血时可有急性腹痛,甚至出现黄疸。遇外伤瘤体破裂,可造成腹腔内大出血,出现低血容量性休克及贫血,甚至引起循环衰竭而死亡。

1.肝功能、AFP、ALP

通常都在正常范围。

2.影像学检查

(1)B超示肿瘤边界清楚、光滑。常可见明显包膜,小的肝腺瘤多呈分布均匀的低回声,大的肝腺瘤亦是分布欠均匀的低回声或间以散在边缘清晰的增强回声,部分还可呈较强的回声斑,但后方不伴声影,肿瘤后方多无增强效应,较大的肝腺瘤内常伴有出血或坏死液化,超声图像上显示有不规则的液性暗区。

(2)CT表现如下。①平扫:肝内低密度或等密度占位性病变,出血、钙化可为不规则高密度,边缘光滑,周围可见"透明环"影,常为特征性表现。病理基础一般是由瘤周被挤压的肝细胞内脂肪空泡增加而致。②增强:早期可见均匀性增强,之后,密度下降与正常肝组织呈等密度。

晚期呈低密度。其瘤周之透明环无增强表现。③肿瘤恶变可呈大的分叶状肿块或大的坏死区，偶尔可见钙化。

（3）放射性核素^{67}Ga扫描表现为冷结节，^{99m}Tc PMT 表现为早期摄入、排泄延迟及放射性稀疏。

（4）细针穿刺细胞学检查能明确诊断，但有出血的可能，应慎重对待。

（三）诊断

首先要引起注意的是男性也可以患肝腺瘤，其次就是与肝癌的鉴别诊断。根据患者病史、实验室检查及影像学综合检查，多数患者可作出诊断。

（四）治疗

手术切除为最好的治疗方法，因肝细胞腺瘤有出血及恶变的危险，且常与肝癌不易相区别。故有学者主张一旦发现，均应行手术治疗。又因有学者发现在停用口服避孕药后有些肝细胞腺瘤患者肿瘤可发生退化，故多数学者认为对于＞5 cm 的肝细胞腺瘤应积极手术治疗；＜5 cm 的肿瘤，若无症状或症状较轻者，在停用口服避孕药的情况下，定期行 CT 或 B 超检查，若继续增大，则行手术治疗。对于因肝细胞腺瘤破裂所致腹腔内出血者，应根据患者情况酌情处理。对于手术切除有困难的患者应做活检确诊，并长期随访。

二、肝脏良性间叶肿瘤

（一）平滑肌瘤

平滑肌瘤是一种极为少见的肝脏良性肿瘤。迄今文献共报道 10 例。

1.病因与病理

病因迄今不明，有文献报道与 EB 病毒感染有关，但仅限于个案报道。大体上肿瘤为单发病灶，周边有包膜，肿瘤切面呈纵横条束编织状。光镜下肿瘤由大量胶原组织及平滑肌细胞组成，部分细胞可见玻璃样变（WVG 染色），间质少，血管较丰富。免疫组化提示波形蛋白、平滑肌肌动蛋白（SMA）、增生细胞核抗体（PCNA）阳性，其他均为阴性。

2.临床表现

临床上缺少特异性表现，症状多与肿瘤大小有关。患者可出现上腹不适或肝区疼痛，体检可表现为肝、脾大。影像学检查：B 超有呈类似肝癌的低回声占位，但不会出现癌栓、子灶。CT 有类似肝海绵状血管瘤的增强表现，但无局限化持续显著增强的表现。MRI T_2加权像示大片低信号伴中央不规则极高信号。血管造影可显示出异常肿块效应，有供应血管的伸展，瘤体内可见散在血管湖。

3.诊断

术前不易确诊，主要依靠术后病理进行诊断。通常认为肝脏原发性平滑肌瘤的诊断必须符合 2 个标准：①肿瘤必须由平滑肌细胞组成；②无肝脏以外部位的平滑肌瘤存在。

4.治疗

肝脏原发性平滑肌瘤为良性肿瘤，无论瘤体大小均与正常肝组织分界明显，手术切除的概率大，切除后预后良好。

（二）肝脂肪瘤

肝脂肪瘤由 Stretton 于 1951 年报道，是较为罕见的肝良性肿瘤。

1.病因与病理

本病病因不明,部分脂肪瘤可伴有髓外造血,称髓脂肪瘤。大体肿瘤呈单发,主要由成熟的脂肪细胞组成,可被纤维组织束分成叶状,色黄质软,周围有完整的薄层纤维组织包膜,除肿瘤部位外,肝脏大小、色泽均可正常或仅轻度肝大。光镜下分化成熟的脂肪细胞大小较一致,核无异形,周边包膜无侵犯。免疫组化 S-100 散在阳性,SMA 和 HMB45 阴性。

2.临床表现

肝脂肪瘤可发生于各年龄组,以成人多见,文献报道男女之比为 1：2.3～1：2.5,以女性多见。临床上多无症状或仅有轻微右上腹不适,大多数为单个病灶,少数有多个病灶或肝左、右叶均有,文献报道最小有 0.3 cm,最大直径有 36 cm,但大多为 5 cm 左右。影像学检查 B 超呈极强回声,光点特别细小、致密,内有血管通过,边缘锐利,略有分叶感,但瘤体后部回声强度明显低于前部,衰减明显。CT 呈极低密度,达－95 Hu 至水样密度。

3.诊断

患者临床症状多无特异性,一般无嗜酒及肝炎史,化验检查肝功能及 AFP 多正常,但影像特点的特殊表现可与其他肝占位性病变相区别。

4.治疗

最有效的治疗方法是手术切除,尤其是不能与含脂肪较多的肝细胞癌相鉴别时,应首先考虑手术治疗。

三、肝脏良性血管淋巴性肿瘤

(一)海绵状血管瘤

肝海绵状血管瘤是最常见的肝脏良性肿瘤,发病率为 1%～7%,约占肝脏良性肿瘤的 74%。该病可发生于任何年龄,通常从儿童期开始发病,于成年期得到诊断,多见于女性,男女比例为1：5。

1.病因与病理

本病的病因有多种说法,有人认为是先天性病变,可能与血管发育迷路有关;也有人强调本病为后天发生,与服用类固醇激素、避孕药及妇女怀孕有关。最近的研究还发现,肥大细胞与本病的发生有关。

肿瘤多为单发病灶,约 10%患者为多发,肝左、右两叶发生率无明显差别。病灶大小不一,最大者重 18 kg,最小者需在显微镜下才能确定。肝海绵状血管瘤呈膨胀性生长,表面为红色、暗红色或紫红色,可分叶,表面光有纤维包膜包裹,质软,或兼有硬斑区。切面呈海绵状或蜂窝状,组织相对较少,部分患者若有血栓形成则常有炎症改变,偶尔可见钙化灶,进一步纤维化,海绵状血管瘤可形成纤维硬化结节,称为“硬化性血管瘤”。光镜下肝海绵状血管瘤由众多大小不等、相互交通的血管腔组成,管腔衬以扁平的内皮细胞,腔内充满血液。血管之间有厚度不等的纤维隔,为细长条束状,血管腔中可见新鲜或机化血栓,少数血栓有成纤维细胞长入,瘤体外围常有一纤维包膜,与正常肝组织形成明显的分界。免疫组化检查 CD34 及 F-Ⅷ阳性。

2.临床表现

大多数肝海绵状血管瘤即使瘤体较大也无临床症状,常因体检或其他疾病做 B 超、CT 或同位素扫描及剖腹探查时发现。有症状者仅表现为一些非特异性的症状,如腹胀、上腹钝痛、餐后饱胀、恶心、呕吐或长期低热,极少表现为梗阻性黄疸或自发破裂出血。根据临床表现及瘤体大小,临床上可将其归纳为四种类型。①无症状型:肿瘤<4 cm,B超、CT等影像检查或剖腹手术发现。②腹块型:肿瘤增长至一定大小,虽未产生自觉症状,但患者无意中发现肿块。③肿瘤压迫型:占50%~60%,肿瘤生长至相当程度,压迫邻近脏器及组织,出现上腹胀满、疼痛,有时食欲缺乏、恶心、乏力等。值得注意的是疼痛往往并非因肝血管瘤直接引起。④内出血型:肿瘤发生破裂,腹腔内出血,心悸、出汗、头昏、低血压、休克等症状,同时伴有剧烈腹痛、腹肌紧张,此型死亡率相当高,偶有肿瘤带蒂者,当发生扭转时也可出现急腹症症状。

血管瘤患者体检可扪及肿大的肝脏,表面光滑,质地柔软,触及肿块有囊性感,压之能回缩,有时可闻及血管杂音。实验室检查肝功能试验多正常,对于诊断无明显价值。

(1)影像学检查中B超是最为常用的方法。典型的小血管瘤,因血管组织较为致密,呈中等回声光团,密度均匀,界线清晰,形状规则。而海绵状血管瘤内部回声强弱不等,可呈条索状或蜂窝状,并有形态不规则、大小不等的无回声区,如有钙化灶可见强回声伴声影。彩色多普勒检查于病变中间可见散在斑点状彩色血流信号,较大血管瘤可见周围血管受压、移位现象。

(2)ECT检查:对肝海绵状血管瘤诊断有重要价值,用^{99m}Tc标记红细胞,有血流的地方即可显像,血流丰富或淤积者同位素浓聚,即肝血流-血池显像,能检出小至1 cm的病灶。肝海绵状血管瘤在血池扫描上表现为5分钟开始在血管瘤部位有放射性浓聚,逐渐增浓充填,1小时后仍不消散,这种缓慢的放射性过度填充现象是诊断肝海绵状管瘤的特征性依据,对血管瘤的诊断符合率可达90%,目前认为其效率要优于CT、B超。

(3)CT扫描:平扫时为低密度病灶,境界清楚,外形光滑或轻度分叶,多数密度均匀,但血管瘤较大时,中心部可见不规则形更低密度区,CT值在4.7~10 Hu,少数中心有钙化影。增强扫描有以下特点:①增强早期(60秒内),低密度的血管瘤边缘出现分散的、高密度的增强灶,增强灶的密度与同层的主动脉相等。②随着时间的推移,增强灶的范围逐渐扩大,而密度逐渐降低。③延迟期,分散的增强灶逐渐融合,最后整个低密度灶变为等密度。

(4)MRI:能检出<1 cm的肿瘤,T_1加权像表现为内部均匀的低信号结构,质子加权表现为稍高于肝实质的信号,T_2加权像呈高密度信号区,称"灯泡征"。

(5)肝动脉造影:此项检查对肝血管瘤的敏感性达96.9%,特异性100%,准确性97.7%。其特征性表现为显影早,消失慢。即早期注药后2~3秒病灶周边即有致密染色,但造影剂清除缓慢,可充盈持续达30秒,造影剂的这种充盈快而排出慢的现象是血管瘤的典型图像,称"早出晚归征"。

3.诊断

肝血管瘤的诊断主要依赖于影像诊断,目前认为凡B超检查发现肝内有直径约3 cm大小的局灶占位,应以CT或MRI来验证,必要时可进一步行血池扫描或血管造影检查。

4.治疗

肝海绵状血管瘤的治疗取决于肿瘤的大小、部位、生长速度、有无临床症状及诊断的准确性。对于巨大的肝海绵状血管瘤,应手术切除。目前多认为直径>5 cm才能称为巨大血管瘤,但也有不同的观点。

有学者将海绵状血管瘤分为三级:①瘤体直径<4 cm者称小海绵状血管瘤;②瘤体直径在5~10 cm者称大海绵状血管瘤;③巨大海绵状血管瘤的瘤体直径应在10 cm以上。而对于小血管瘤,无临床症状的可暂不做处理。

但若有下列情况应考虑手术治疗:①不能排除恶性病变者;②有明显症状者;③生长速度较

快者;④位于肝门部的血管瘤。对于肿瘤极度生长侵犯主要血管或多发性血管瘤无法手术切除的患者可考虑肝动脉结扎、肝动脉栓塞或放疗。

切除血管瘤的最大困难是控制出血,为了防止术中发生难以控制的大出血,可采用以下三点措施:①切线处先做大的褥式缝合或手持压迫控制出血;②可考虑全肝或半肝血流阻断;③采用吸刮法断肝,所遇管道可在直视下一一结扎切断。对于手术中意外发现的肝小血管瘤在不影响其主要治疗的前提下,可一并切除。肝海绵状血管瘤切除范围应视瘤体大小及其所占据的肝脏部位而定。局限于肝段、肝叶的血管瘤采取相应肝段、肝叶的切除,对于病变占据整个肝叶或半肝或近三个主叶而健侧肝叶代偿正常时,可做规则性肝切除术。不宜手术或不愿手术者可选用肝动脉栓塞、冷冻治疗、微波固化或放疗等。

本病发展较慢,预后良好,但妊娠可促使瘤体迅速增大,如此时遇意外分娩或分娩时腹压上升因素,有增加自发性破裂的机会,但肝海绵状血管瘤自发性破裂的患者极为罕见,国外多为肝穿刺活检所致。肝海绵状血管瘤切除术后复发较为常见,主要原因是肿瘤为多发性或术中切除未尽。复发后可再手术或选用动脉栓塞、放射或局部注射硬化治疗。

(二)婴儿血管内皮瘤

婴儿血管内皮瘤又称毛细胞血管瘤,是婴儿中一种常见的肝良性肿瘤,多数患者发生于 1 岁以下,有自愈倾向,有严重并发症,经久不愈可发生恶变。

1.病因与病理

本病与皮肤的毛细胞血管瘤一样,由毛细血管内皮细胞所组成,若经正常的增生、成熟及退化阶段后发生消退,则不会形成肝脏的占位性病变。此外本病还可与一些疾病相伴出现,如Kasabach-Merritt综合征、一些先天性心脏病、21-三体综合征、肝左位胸腔异位等。

55%的肿瘤为单发,以右叶多见,直径为 0.5~15 cm,45%肿瘤为多发,弥漫性,散布于肝内。肿瘤切面可见暗红色富含血液的毛细血管腔,发生坏死时为黄白色。肿瘤与周围组织分界不清,局部可有浸润。

病理上可分为二型。①Ⅰ型:肿瘤的周边区由密集增生的不规则薄壁毛细细胞血管样腔隙组成,管腔内衬以单层内皮细胞,细胞形态较为一致,肿瘤间质成分少,可含残留的胆管、肝细胞及门管区,肿瘤的中央部分可为大片纤维间质区。肿瘤内可见坏死、出血及钙化。②Ⅱ型:大体结构与Ⅰ型相似,肿瘤细胞为多形性内皮细胞,可多层排列,缺少整齐一致,细胞异型,胞核不规则,深染,此型侵袭性强。免疫组化检查 CD34,CD31,UEA-1 及 FⅧ阳性。

2.临床表现

小的血管内皮瘤一般无症状,大者可在出生后一周出现上腹部肿块,肝大,腹部膨隆伴腹痛,个别患儿有发热、黄疸、溶血性贫血、血小板计数减少及肝衰竭等。30%的患儿可同时伴有皮肤、淋巴结、脾、胃肠道、胸膜、前列腺、肺和骨的血管内皮瘤。此外,血管内皮瘤可出现动-静脉交通,部分患者还可出现高排出量型的心力衰竭。

实验室检查 AFP 可升高,可高达 400 μg/L。X 线腹部平片可见肝区阴影,膈肌抬高及结肠、胃移位,偶见瘤体钙化点。B超见肝大,肝区内有流动缓慢或不规则的液性暗区,多数为边界光滑的低回声占位,较大的瘤体则为均匀的强回声。CT 检查肿瘤多为低密度影,多伴有钙化。SPECT 扫描可出现病灶的早期充填,对诊断有一定帮助。

3.诊断

临床上发现新生儿皮肤血管瘤在几周内迅速增大,然后退变,伴有进行加深的黄疸,以及肝大、肝区震颤及血管杂音,心力衰竭等体征应考虑该病的存在。进行 X 线腹部平片、B 超、CT、MRI、血管造影可明确诊断。

4.治疗

本病为良性肿瘤,5%～10%的肿瘤可能自然消退,但伴有严重并发症者未经及时治疗多数于数月内死亡。因此对于已确诊的患者,无论是单发或者多发,均应对患者行手术切除治疗。对于部分不可手术切除的患者,采用冷冻治疗法和放疗法也可改善患者预后。

此外,大剂量激素疗法对病程的改善也起到一定的作用。对于心力衰竭患者,最直接有效的办法是阻断动-静脉瘘,方法有肝动脉栓塞或肝动脉结扎,对于极为衰竭或瘤体巨大难以手术切除的患儿,可使瘤体缩小,心力衰竭得以控制,且此项治疗损伤小,可重复进行,可有效阻断新生的侧支循环。

本病预后大多数良好,未经治疗的患儿可死于心力衰竭、弥散性血管内凝血、肝衰竭等,部分患者还有转变为肝血管肉瘤的报道。

(三)淋巴管瘤

淋巴管瘤为含淋巴液的管腔构成的良性肿瘤,多发生于颈部及腋窝,身体其他部位的发生率仅占 5%,淋巴管瘤原发于肝脏更是罕见,多与其他脏器合并发病。

1.病因与病理

淋巴管瘤是淋巴系统先天性畸形及局部淋巴管梗阻所致的淋巴系统良性肿瘤,十分罕见。单独发生于肝脏者称为肝淋巴管瘤。肝淋巴管瘤缺少典型的大体形态学特征,肝脏明显大,肿瘤可弥漫分布,瘤体多呈海绵状或囊状改变,其内充满浆液或乳糜样液体。镜下可见肝实质内出现大量囊性扩张的淋巴管,管腔大小不一,内含淋巴细胞,无红细胞,瘤体囊壁由网状淋巴管组成,腔内衬以扁平内皮细胞。基质多为疏松的黏液样结缔组织。临床上还可见肝淋巴管瘤与血管瘤并存的患者,免疫组化提示 CD34、CD31 及 F-Ⅷ因子阳性。

2.临床表现

本病多见于儿童及青年人,男女比为 1：2。临床上缺少特异性表现,与病变累及的器官数量及部位有关。若肿瘤生长过大可引起上腹不适或肝区疼痛,部分患者可有胸腔积液、腹水和受累器官的功能障碍。体检可表现为肝、脾大,外生型可扪及柔软的肿块。影像学检查可出现类似肝囊肿性病变的表现。

3.诊断

术前不易确诊,主要依赖影像检查,B 超及 CT 扫描可显示肝脏囊性占位病灶,典型的肝淋巴管瘤表现为囊性或多个囊性病灶组合成的中央有分隔的块影。肝淋巴管瘤应与转移性肝肿瘤伴液化坏死及肝棘球蚴囊肿相鉴别,特别是后者与肝淋巴管瘤有时在影像学表现相似,易于混淆,应引起重视,肝穿刺活检可以明确诊断,但仍应慎重进行。

4.治疗

本病无恶变趋势,预后良好,对已确诊且无明显临床症状的患者,可以不做特殊处理,为防止感染、出血及肿瘤的增大,对局限于肝脏的淋巴管瘤,可以手术切除治疗。若淋巴管瘤累及多个脏器,尤其是胸膜和肺时,预后较差。

(马剑锋)

第八节　原发性肝癌

肝癌即肝脏恶性肿瘤,可分为原发性和继发性两大类。原发性肝脏恶性肿瘤起源于肝脏的上皮或间叶组织,前者称为原发性肝癌,是我国高发的,危害极大的恶性肿瘤;后者称为肉瘤,与原发性肝癌相比较较为少见。继发性或称转移性肝癌系指全身多个器官起源的恶性肿瘤侵犯至肝脏。一般多见于胃、胆道、胰腺、结直肠、卵巢、子宫、肺、乳腺等器官恶性肿瘤的肝转移。近年来,肝癌外科治疗的主要进展包括早期切除、难切部位肝癌的一期切除和再切除、不能切除肝癌的二期切除、姑息性外科治疗、肝移植等。小肝癌治疗已由单一切除模式转变为切除为主的多种方法的合理选用。

一、流行病学

(一)发病率

原发性肝癌较之继发性肝癌虽为罕见,但在我国其实际发病率却远较欧美为高。据Charache统计:美洲原发性肝癌与继发性肝癌之比例在 1：(21～64),Bockus 估计则在1：40左右;但在我国,原发性肝癌与继发性肝癌之比则通常在 1：(2～4)。

患者大多为男性,其与女性之比为(6～10)：1。患者之年龄则多在中年前后,以 30～50 岁最多见,20～30 岁者次之,其发病年龄较一般癌瘤为低。文献中报道的原发性肝癌,最幼患者仅为 4 个月的婴儿。徐品琏等报道,男女之比为3.3：1,年龄最小者为 12 岁,最大者 70 岁,绝大多数患者(50/57 例,87.7%)在 30～59 岁。

(二)病因

不同地区肝癌的致病因素不尽相同。在我国病毒性肝炎(乙型和丙型)、食物黄曲霉毒素污染及水污染,被认为是主要的危险因素。另外,北部地区的饮酒、肥胖、糖尿病、吸烟、遗传等因素,亦可能发挥重要作用。

1.肝炎病毒

在已知的肝炎病毒中,除甲型、戊型肝炎病毒外,均与肝癌有关。HBV 感染与肝癌发生的密切关系已被诸多研究证实。在发达国家肝癌患者血清中 HCV 流行率超过 50%。对于 HBV 与 HCV 合并感染者,发生肝癌的危险性进一步增加,因为两者在发生过程中具有协同作用。

2.慢性炎症

任何病变可导致肝脏广泛炎症和损害者,均可能引起肝脏的一系列变化,并最后导致肝癌之发生。Sanes 曾观察到在肝内胆管结石及胆管炎的基础上发生胆管细胞癌的事实。Stewart 等则曾结扎试验动物的肝胆管使发生胆汁积滞,结果导致胆管黏膜的乳头状及腺瘤样增生,且伴有明显的核深染色及丝状分裂现象。

3.肝寄生虫病

肝寄生虫病与肝癌的发生可能有关。它可能先引起肝脏的硬变,再进而发生癌变;也可能是由于肝细胞直接受到刺激的结果。但不少学者也注意到在印度尼西亚爪哇地方肝癌很常见,而该地既无肝蛭亦无血吸虫流行;在埃及则血吸虫病颇多而肝癌鲜见;因此肝寄生虫病与肝癌的关系尚有待进一步研究。

4.非酒精性脂肪变性肝炎(NASH)

近年的研究表明,肥胖、2 型糖尿病和非酒精性脂肪变性肝炎,导致肝脏脂肪浸润,进而造成 NASH,并与肝癌的发生发展有关。美国学者报道,NASH 致肝硬化患者的肝癌发生危险率增加,多因素回归分析显示,年龄大和酒精饮用量是 NASH 相关肝硬化患者发生肝癌的独立影响因素,与非饮酒者相比,规律饮酒者的肝癌发生危险率更高(风险比为 3.6)。

5.营养不良

长期的营养不良,特别是蛋白质和 B 族维生素的缺乏,使肝脏易受毒素作用,最终导致肝癌。

6.其他因素

霉菌毒素中的黄曲霉毒素对试验动物有肯定的致癌作用,故人类如食用被黄曲霉毒素污染的花生或其他粮食制品,也可引起肝癌。先天性缺陷及种族或家族的影响,亦曾疑与某些肝癌的发生有关。

二、病理

(一)大体分型

1.结节型

肝脏多呈硬变,但有结节性肿大;其结节为数众多,常在肝内广泛分布,直径自数毫米至数厘米不等,颜色亦有灰黄与暗绿等不同。

2.巨块型

肝脏往往有明显增大,且包有一个巨大的肿块;该肿块大多位于肝右叶,在肿块的周围或表面上则有继发的不规则突起。

3.弥散型

肝大小多正常,有时甚至反而缩小,似有广泛的瘢痕收缩;肝表面有无数的细小结节,外观有时与单纯的肝硬化无异,只有用显微镜检查方可确认。

我国最新的肝癌诊治专家共识,将肝癌分为:①弥漫型;②巨块型,瘤体直径>10 cm;③块状型,瘤体直径在 5～10 cm;④结节型,瘤体直径在 3～5 cm;⑤小癌型,瘤体直径<3 cm。

(二)组织学分型

以组织学论之,则原发性肝癌也可以分为以下 3 类。

1.肝细胞癌(恶性肝瘤)

一般相信系由实质细胞产生,占肝癌患者的 90%～95%,主要见于男性。其典型的细胞甚大,呈颗粒状,为嗜酸性,排列成索状或假叶状,于同一患者中有时可见结节性增生、腺瘤和肝癌等不同病变同时存在,且常伴有肝硬化。

2.胆管细胞癌(恶性胆管瘤)

可能由肝内的胆管所产生,患者以女性为多。其肿瘤细胞呈圆柱状或立方形,排列成腺状或泡状。

3.混合型

混合型即上述两种组织之混合,临床上甚为罕见。

上述组织学上之不同类别与肉眼所见的不同类型之间并无明显关系;不论是何种组织型类,

肿瘤都可呈巨块型，或者分布在整个肝脏中。总的说来，原发性肝癌绝大多数是肝细胞癌，主要见于男性，而在女性则以胆管细胞癌为多见。

由于肿瘤细胞的侵袭，肝内门静脉和肝静脉内可有血栓形成，因此约 1/3 的肝癌患者可有肝外的远处转移；以邻近的淋巴结和肺内最多，肋骨或脊柱次之，其他的远处转移则属罕见。远处转移，亦以肝细胞癌发生较早，而胆管细胞癌发生肝外转移者少见。

三、临床表现

原发性肝癌的临床病象极不典型，其症状一般多不明显，特别是在病程早期；而其病势的进展则一般多很迅速，通常在数星期内即呈现恶病质，往往在几个月至 1 年内衰竭死亡。临床病象主要是两个方面：①肝硬化的表现，如腹水、侧支循环的发生、呕血及肢体的水肿等；②肿瘤本身所产生的症状，如体重减轻、周身乏力、肝区疼痛及肝脏肿大等。

根据患者的年龄不同、病变之类型各异，是否并有肝硬化等其他病变亦不一定，故总的临床表现亦可以有甚大差别。一般患者可以分为 4 个类型。①肝硬化型：患者原有肝硬化症状，但近期出现肝区疼痛、肝脏肿大、肝功能衰退等现象；或者患者新近发生类似肝硬化的症状如食欲减退、贫血清瘦、腹水、黄疸等，而肝脏的肿大则不明显。②肝脓肿型：患者有明显的肝脏肿大，且有显著的肝区疼痛，发展迅速和伴有发热及继发性贫血现象，极似肝脏的单发性脓肿。③肝肿瘤型：此型较典型，患者本属健康而突然出现肝大及其他症状，无疑为一种恶性肿瘤。④癌转移型：临床上仅有肿瘤远处转移的表现，而原发病灶不显著，不能区别是肝癌或其他恶性肿瘤；即使肝脏肿大者亦往往不能鉴别是原发性还是继发性的肝癌。

上述几种类型以肝肿瘤型最为多见，约半数患者是以上腹部肿块为主诉，其次则为肝脓肿型，1/3 以上的患者有上腹部疼痛和肝大。肝癌的发生虽与肝硬化有密切关系，但临床上肝癌患者有明显肝硬化症状者却不如想象中之多见。

（一）症状

肝癌患者虽有上述各种不同的临床表现，但其症状则主要表现在全身和消化系统两个方面。60%～80% 的患者有身体消瘦、食欲减退、肝区疼痛及局部肿块等症状；其次如乏力、腹胀、发热、腹泻等亦较常见，30%～50% 的患者有此现象；而黄疸和腹水则较国外报道者少，仅约 20% 的患者有此症状。此外还可以有恶心、呕吐、水肿、皮肤或黏膜出血、呕血及便血等症状。

（二）体征

患者入院时约半数有明显的慢性病容（少数可呈急性病容）。阳性体征中以肝大最具特征：几乎每个患者都有肝大，一般在肋下 5～10 cm，少数可达脐平面以下。有时于右上腹或中上腹可见饱满或隆起，扪之有大小不等的结节（或肿块）存在于肝脏表面，质多坚硬，并伴有各种程度的压痛和腹肌痉挛，有时局部体征极似肝脓肿。唯当腹内有大量腹水或血腹和广泛性的腹膜转移时，可使肝脏的检查发生困难，而上述的体征就不明显。约 1/3 的患者伴有脾脏肿大，多数仅可扪及，少数亦可显著肿大至脐部以下。20% 的患者有黄疸，大多为轻、中度。其余肝硬化的体征如腹水、腹壁静脉曲张、蜘蛛痣及皮肤黏膜出血等亦时能发现；约 40% 的患者可出现腹水，比较常见。

上述症状和体征不是每例原发性肝癌患者都具有，相反有些患者常以某几个征象为其主要表现，因而于入院时往往被误诊为其他疾病。了解肝癌可以有不同类型的表现，当可减少诊断上的错误。

(三) 少见的临床表现

旁癌综合征为肝癌的少见症状,如红细胞增多症、低血糖等。红细胞增多症占肝癌患者中的10%左右,可能与肝细胞癌产生促红细胞生成素有关。低血糖发生率亦为10%左右,可能与肝癌细胞可异位产生胰岛素或肝癌巨大影响肝糖的储备有关。但近年临床上肝癌合并糖尿病者并不少见。

(四) 转移

肝癌的血路转移较多。侵犯肝内门静脉可致肝内播散;侵入肝静脉则可播散至肺及全身其他部位。肺转移常为弥散多个肺内小圆形病灶,亦有粟粒样表现或酷似肺炎和肺梗死者;如出现在根治性切除后多年者,则常为单个结节。肺转移早期常无症状,以后可出现咳嗽、痰中带血、胸痛、气急等症状。骨转移在晚期患者中并不少见,肾上腺、脑、皮下等转移亦可见到。骨转移常见于脊椎骨、髂骨、股骨、肋骨等,表现为局部疼痛、肿块、功能障碍等,病理性骨折常见。脑转移可出现一过性神志丧失而易误为脑血管栓塞。肝癌亦可经淋巴道转移至附近的淋巴结或远处淋巴结,常先见于肝门淋巴结,左锁骨上淋巴结转移亦时有发现。肝癌还可直接侵犯邻近器官组织,如膈、胃、结肠、网膜等。如有肝癌结节破裂,则可出现腹膜种植。

(五) 并发症

常见的并发症包括肝癌结节破裂、上消化道出血、肝功能障碍、胸腔积液、感染等。

(六) 自然病程

过去报道肝癌的平均生存期仅2~5个月,但小肝癌研究提示,肝癌如同其他实体瘤一样也有一个较长的发生、发展阶段。复旦大学肝癌研究所资料显示,肝癌的自然病程至少两年。如果从患者患肝炎开始,由最早证实乙型肝炎开始至亚临床肝癌的发生,中位时间为10年左右。

四、实验室检查

肝癌的实验室检查包括肝癌及其转移灶,肝病背景,患者的免疫功能,其他重要脏器的检查等,其中肝癌标记占最重要的地位。

(一) 甲胎蛋白(AFP)

1956年Bergstrand和Czar在人胎儿血清中发现一种胚胎专一性甲种球蛋白,现称甲胎蛋白。这种存在于胚胎早期血清中的AFP在出生后即迅速消失,如重现于成人血清中则提示肝细胞癌或生殖腺胚胎癌,此外妊娠、肝病活动期、继发性肝癌和少数消化道肿瘤也能测得AFP。至今,AFP仍为肝细胞癌诊断中最好的肿瘤标记,其引申包括AFP的异质体与单抗。我国肝癌患者60%~70% AFP高于正常值。如用免疫反应或其他方法测得患者血内含有此种蛋白,要考虑有原发性肝细胞癌可能,而在胆管细胞癌和肝转移性癌则不会出现此种异常蛋白。试验的准确性仅为70%~80%,但本试验一般只有假阴性而极少假阳性;换言之,原发性肝癌患者AFP测定有可能为阴性,而试验阳性者则几乎都是肝癌患者,这对肝细胞癌与其他肝病的鉴别诊断有重要意义。

(二) 其他实验室检查

随着病情的发展,多数患者可有不同程度贫血现象。白细胞计数虽多数正常,但有些患者可有明显的增加。林兆耆报道的207例肝癌中有2例呈类白血病反应,中性粒细胞分别占95%与99%,且细胞内出现毒性颗粒。

各种肝功能试验在早期的原发性肝癌患者多无明显变化,仅于晚期患者方见有某种减退。

总体来说,肝功能试验对本病的诊断帮助不大。

五、影像学检查

(一)超声检查

肝癌常呈"失结构"占位,小肝癌常呈低回声占位,周围常有声晕;大肝癌或呈高回声,或呈高低回声混合,并常有中心液化区。超声可明确肝癌在肝内的位置,尤其是与肝内重要血管的关系,以利指导治疗方法的选择和手术的进行;有助了解肝癌在肝内及邻近组织器官的播散与浸润。通常大肝癌周边常有卫星结节,或包膜不完整;超声显像还有助了解门静脉及其分支、肝静脉和下腔静脉内有无癌栓,对指导治疗选择和手术帮助极大。

(二)计算机断层扫描(CT)

CT 在肝癌诊断中的价值:有助提供较全面的信息,除肿瘤大小、部位、数目外,还可了解肿瘤内的出血与坏死,其分辨力与超声显像相仿;有助提示病变性质,尤其增强扫描,有助鉴别血管瘤。通常肝癌多呈低密度占位,增强扫描后期病灶更为清晰;近年出现的螺旋 CT,对多血管的肝癌,动脉相时病灶明显填充;肝癌典型的 CT 强化方式为"早出早归"或"快进快出"型;CT 肝动脉-门静脉显像在肝癌诊断中的价值也得到重视;碘油 CT 有可能显示 0.5 cm 的肝癌,即经肝动脉注入碘油后 7~14 天再做 CT,则常可见肝癌结节呈明显填充,既有诊断价值,又有治疗作用;CT 还有助了解肝周围组织器官是否有癌灶。CT 的优点是提供的信息比较全面,缺点是有放射线的影响,且价格比超声高。

(三)磁共振成像(MRI)检查

MRI 检查的优点是能获得横断面、冠状面和矢状面三维图像;对软组织的分辨较好;无放射线影响;对与肝血管瘤的鉴别有特点;不需要增强即可显示门静脉和肝静脉分支。通常肝癌结节在 T_1 加权图呈低信号强度,在 T_2 加权图示高信号强度。但亦有不少癌结节在 T_1 示等信号强度,少数呈高信号强度。肝癌有包膜者在 T_1 加权图示肿瘤周围有一低信号强度环,而血管瘤、继发性肝癌则无此包膜。有癌栓时 T_1 呈中等信号强度,而 T_2 呈高信号强度。

(四)放射性核素显像

正电子发射计算机断层扫描(PET-CT)的问世是核医学发展的一个新的里程碑,是一种无创性探测生理、生化代谢的显像方法。有助了解肿瘤代谢,研究细胞增殖,进行抗癌药物的评价及预测复发等。PET-CT 是将 PET 与 CT 融为一体的成像系统,既可由 PET 功能显像反映肝占位的生化代谢信息,又可通过 CT 形态显像进行病灶精确解剖定位。[11]C-醋酸盐与[18]氟-脱氧葡萄糖结合可将肝癌探测敏感性提升到 100%。

(五)肝动脉和门静脉造影

由于属侵入性检查,近年已不如超声显像与 CT 常用。通常仅在超声与 CT 仍未能定位的情况下使用。近年出现数字减影血管造影(DSA)使其操作更为简便。肝癌的肝动脉造影的特征为肿瘤血管、肿瘤染色、肝内动脉移位、动静脉瘘等。肝动脉内注入碘油后 7~14 天做 CT,有助 0.5 cm 小肝癌的显示,但有假阳性。目前肝癌做肝血管造影的指征通常为临床疑肝癌或 AFP 阳性,而其他影像学检查阴性;多种显像方法结果不一;疑有卫星灶需做 CTA 者;需做经导管化疗栓塞者。

六、临床分期

国际抗癌联盟(UICC)的肝癌 TNM 分期 2002 年第 6 版做了一些修改。T、N、M 分类主要依据体检、医学影像学和/或手术探查。

T_0：无肿瘤。

T_1：单发肿瘤，无血管浸润。

T_2：单个肿瘤，有血管浸润；多个肿瘤，最大者直径≤ 5 cm。

T_3：多发肿瘤，最大者直径> 5 cm，侵及门静脉或肝静脉的主要属支。

T_4：侵及除胆囊以外的邻近器官，穿透脏腹膜。

N_0：无区域淋巴结转移。

N_1：有区域淋巴结转移。

M_0：无远处转移。

M_1：有远处转移。

进一步分为Ⅰ～Ⅳ期。

Ⅰ期：$T_1 N_0 M_0$。

Ⅱ期：$T_2 N_0 M_0$。

ⅢA期：$T_3 N_0 M_0$。

ⅢB期：$T_4 N_0 M_0$。

ⅢC期：任何 $T N_1 M_0$。

Ⅳ期：任何 T 任何 $N M_1$。

七、治疗

(一)外科治疗手术适应证

肝癌外科治疗中的基本原则是既要最大限度切除肿瘤又要最大限度地保护剩余肝脏的储备功能。肝癌手术适应证具体如下。

(1)患者一般情况好，无明显心、肺、肾等重要脏器器质性病变。

(2)肝功能正常或仅有轻度损害，肝功能分级属Ⅰ级；或肝功能分级属Ⅱ级，经短期护肝治疗后有明显改善，肝功能恢复到Ⅰ级。

(3)肝储备功能正常范围。

(4)无广泛肝外转移性肿瘤。

(5)单发的微小肝癌(直径≤ 2 cm)。

(6)单发的小肝癌(直径< 2 cm≤ 5 cm)。

(7)单发的向肝外生长的大肝癌(5 cm$<$直径≤ 10 cm)或巨大肝癌(直径> 10 cm)，表面较光滑，界限较清楚，受肿瘤破坏的肝组织少于30%。

(8)多发性肿瘤，肿瘤结节少于 3 个，且局限在肝脏的一段或一叶内。

(9)3～5 个多发性肿瘤，超越半肝范围者，做多处局限性切除或肿瘤局限于相邻 2～3 个肝段或半肝内，影像学显示，无瘤肝脏组织明显代偿性增大，达全肝的 50%以上。

(10)左半肝或右半肝的大肝癌或巨大肝癌；边界清楚，第一、第二肝门未受侵犯，影像学显示，无瘤侧肝脏明显代偿性增大，达全肝组织的 50%以上。位于肝中央区(肝中叶，或Ⅳ、Ⅴ、Ⅷ段)的大肝癌，无瘤肝脏组织明显代偿性增大，达全肝的 50%以上。Ⅰ段的大肝癌或巨大肝癌。肝门部有淋巴结转移者，如原发肝脏肿瘤可切除，应做肿瘤切除，同时进行肝门部淋巴结清扫；淋巴结难以清扫者，术后可进行放疗。周围脏器(结肠、胃、膈肌或右肾上腺等)受侵犯，如原发肝脏肿瘤可切除,应连同做肿瘤和受侵犯脏器一并切除。远处脏器单发转移性肿瘤,可同时做原发肝癌切除和转移瘤切除。

(二)手术操作要点

1.控制术中出血

目前方法有第一肝门暂时阻断法、褥式交锁缝扎法、半肝暂时阻断法、常温下全肝血流阻断法等,其中常用者为第一肝门暂时阻断法,采用乳胶管或普通导尿管套扎肝十二指肠韧带,方法简单且控制出血较满意。

2.无瘤手术原则

由于肝脏在腹腔内位置较高且深,暴露较困难。现虽有肝拉钩协助术野显露,但在游离肝脏过程中,有时难免使肝脏和肿瘤受到挤压,有可能增加肿瘤转移的机会。但外科医师在肝肿瘤切除过程中仍需尽量遵循无瘤手术原则,尽量不直接挤压肿瘤部位,在切肝前可在切除范围内切线和肿瘤边缘之间缝合 2～3 针牵引线,既有利于切线内管道显露和处理,又有利于牵拉肝实质后减少肝断面渗血,而避免术者直接拿捏肿瘤。

3.肝断面处理

肝断面细致止血后上下缘或左右缘对拢缝合,对小的渗血点亦可达压迫止血作用。如肝断面对拢缝合张力大,或邻近肝门缝合后有可能影响出入肝脏的血流者,可采用大网膜或镰状韧带覆盖后缝合固定。近来,我们对此类肝断面常涂布医用止血胶再用游离或带蒂大网膜覆盖,止血效果满意。

(三)术后并发症的预防和处理

1.术后出血

与术中止血不周、肝功能不佳引起的出血倾向、断面覆盖或对拢不佳等有关。术前要注意患者的凝血功能,术中要争取缩短手术时间,对较大的血管要妥善结扎,断面对拢给予一定的压力且不留无效腔。一般保守治疗,若出血不止需探查。

2.功能失代偿

主要原因为肝硬化条件下肝切除量过大、术中失血过多、肝门阻断时间过长。处理包括足够的氧供,血与蛋白质的及时和足量的补充及保肝治疗。

3.胆漏

左半肝和肝门区肝癌切除后多见。术中处理肝创面前必须检查有无胆漏,处理主要是充分的引流。

4.膈下积液或脓肿

膈下积液或脓肿多见于右肝的切除,尤其是位于膈下或裸区者。主要与止血不佳,有胆漏或引流不畅有关。治疗主要是超声引导下穿刺引流。胸腔积液需考虑有无膈下积液或脓肿。

5.胸腔积液

胸腔积液多见右侧肝切除后。治疗主要是补充清蛋白和利尿,必要时抽胸腔积液。

6.腹水

腹水多见肝硬化严重者或肝切除量大者。处理为补充清蛋白和利尿。

(马剑锋)

第九节 继发性肝癌

肝脏恶性肿瘤可分为原发性肝癌和继发性肝癌两大类。原发性肝癌包括常见的肝细胞肝癌,少见的胆管细胞癌,罕见的肝血管肉瘤等。身体其他部位的癌肿转移到肝脏,并在肝内继续生长、发展,其组织学特征与原发性癌相同,称为肝转移癌或继发性肝癌。在西方国家,继发性肝癌的发生率远高于原发性肝癌,造成这种情况的原因是多方面的,而后者的发病率低是其中的影响因素之一;我国由于原发性肝癌的发病率较高,继发性肝癌发生率相对低于西方国家,两者发病率相近。国内统计两者之比为 2:1~4:1,西方国家高达 20:1 以上。在多数情况下,肝转移癌的发生可被看成是原发性肿瘤治疗失败的结果。目前,虽然肝转移癌的综合治疗已成为共识,但外科治疗依然被看作治疗继发性肝癌最重要、最常见的手段,尤其是对结直肠癌肝转移而言,手术治疗已被认为是一种更积极、更有效的治疗措施,其 5 年生存率目前可达 20%~40%。近年来,随着对肝转移癌生物学特性认识的加深,肝脏外科手术技巧的改进及围术期支持疗法的改善,肝转移癌手术切除的安全性和成功率已大大提高,手术死亡率仅为 1.8%,5 年生存率达 33.6%。因此,早期发现、早期诊断、早期手术治疗是提高肝转移癌远期疗效的重要途径,手术切除肝转移癌灶可使患者获得痊愈或延长生命的机会,因此对肝转移癌的外科治疗需持积极态度。

一、肝转移癌的发病机制及临床诊断

(一)肝转移癌的病理基础及来源

肝脏是全身最大的实质性器官,也是全身各种肿瘤转移的高发区域,这与肝脏本身的解剖结构、血液供应和组织学特点有关。

肝脏的显微结构表现为肝小叶,肝小叶是肝脏结构和功能的基本单位。小叶中央是中央静脉,围绕该静脉为放射状排列的单层细胞索(肝细胞板),肝板之间形成肝窦,肝窦的壁上附有 Kuffer 细胞,它具有吞噬能力。肝窦实际上是肝脏的毛细血管网,它的一端与肝动脉和门静脉的小分支相通,另一端与中央静脉相连接。肝窦直径为 9~13 mm,其内血流缓慢,肝窦内皮细胞无基膜,只有少量网状纤维,不形成连续结构,因此,在血液和肝细胞之间没有严密的屏障结构,有助于癌细胞的滞留、浸润。此外,肝窦通透性高,许多物质可以自由通过肝窦内皮下间隙(Disse 间隙)。Disse 间隙有富含营养成分的液体,间隙大小不等,肝细胞膜上的微绒毛伸入该间隙,癌细胞进入 Disse 间隙后可逃避 Kuffer 细胞的"捕杀"。这些结构特点有助于癌细胞的滞留、生长与增生。

在血液循环方面,肝脏同时接受肝动脉和门静脉双重的血液供应,血流极为丰富,机体多个脏器的血液经门静脉回流至此,为转移癌的快速生长提供了较为充足的营养。有关转移癌的血供研究表明:当瘤体<1 mm 时,营养主要来源于周围循环的扩散;瘤体直径达 1~3 mm 时,由肝动脉、门静脉、混合的毛细血管在肿瘤周围形成新生的血管网;当瘤体进一步增大,直径超过 1.5 cm,从血管造影等观察,血液供应 90% 主要来自肝动脉,瘤体边缘组织的部分血供可能来自门静脉,也有少部分肝脏转移癌的血液供应主要来自门静脉。

这些因素都在肝转移性肿瘤的形成中起着决定作用,使肝脏成为肿瘤容易侵犯、转移、生长的高发区域。在全身恶性肿瘤中,除淋巴结转移外,肝转移的发病率最高。据 Pickren 报道。在 9 700 例尸体解剖中共发现恶性肿瘤 10 912 个,其中有肝转移者 4 444 例,占 41.4%,是除淋巴结转移(57%)外转移部位最多的器官。

继发性肝癌的发生与原发肿瘤类型、部位有关,全身各部位的癌肿,以消化道及盆腔部位(如胃、小肠、结肠、胆囊、胰腺、前列腺、子宫和卵巢等)的癌肿转移至肝脏者较为多见,临床统计继发性肝癌中腹腔内脏器癌肿占 50%~70%,有 40%~65% 的结直肠癌、16%~51% 的胃癌、25%~75% 的胰腺癌、65%~90% 的胆囊癌产生肝转移,临床资料还表明结直肠癌与其肝转移癌同时发现者为 16%~25%,大多数是在原发处切除后 3 年内出现肝转移;其次是造血系统肿瘤,占 30%;胸部肿瘤(包括肺、食管肿瘤)占 20%;还有少数来自女性生殖系、乳腺、软组织、泌尿系统的肿瘤等,如 52% 的卵巢癌、27% 的肾癌、25%~74% 的支气管癌、56%~65% 的乳腺癌、20% 的黑色素瘤、10% 的霍奇金淋巴瘤出现肝转移。肾上腺、甲状腺、眼和鼻咽部的癌肿转移至肝脏者亦不少见。中国医学科学院肿瘤医院经病理检查发现,在 83 例继发性肝癌中,原发灶来源于结直肠癌占 24%,乳腺癌占 16%,胃癌占 13%,肺癌占 8%,其他尚有食管癌、鼻咽癌、淋巴瘤、胸腺瘤、子宫内膜癌等。资料还显示,随着年龄增大,继发性肝癌发生率降低。按系统划分,继发性肝癌来源依次为消化、造血、呼吸及泌尿生殖系统等。

(二)转移途经

人体各部位癌肿转移至肝脏的途径有门静脉、肝动脉、淋巴和直接浸润四种。

1.门静脉转移

凡血流汇入门静脉系统的脏器,如食管下端、胃、小肠、结直肠、胰腺、胆囊及脾等的恶性肿瘤均可循门静脉转移至肝脏,这是原发癌播散至肝脏的重要途径。有人报道门静脉血流存在分流现象,即脾静脉和肠系膜下静脉的血流主要进入左肝,而肠系膜上静脉的血流主要汇入右肝,这些门静脉所属脏器的肿瘤会因不同的血流方向转移至相应部位的肝脏。但临床上这种肿瘤转移的分流情况并不明显,而以全肝散在性转移多见。其他如子宫、卵巢、前列腺、膀胱和腹膜后组织等部位的癌肿,亦可通过体静脉和门静脉的吻合支转移至肝;也可因这些部位的肿瘤增长侵犯门静脉系统的脏器,再转移至肝脏;或先由体静脉至肺,然后再由肺到全身循环而至肝脏。经此途径转移的肿瘤占肝转移癌的 35%~50%。

2.肝动脉转移

任何血行播散的癌肿均可循肝动脉转移到肝脏,如肺、肾、乳腺、肾上腺、甲状腺、睾丸、卵巢、鼻咽、皮肤及眼等部位的恶性肿瘤均可经肝动脉而播散至肝脏。眼的黑色素瘤转移至肝脏者也较常见。

3.淋巴转移

盆腔或腹膜后的癌肿可经淋巴管至主动脉旁和腹膜后淋巴结,然后倒流至肝脏。消化道癌肿也可经肝门淋巴结循淋巴管逆行转移到肝脏。乳腺癌或肺癌也可通过纵隔淋巴结而逆行转移到肝脏,但此转移方式较少见。临床上更多见的是胆囊癌沿着胆囊窝的淋巴管转移到肝脏。

4.直接浸润

肝脏邻近器官的癌肿,如胃癌、横结肠癌、胆囊癌和胰腺癌等,均可因癌肿与肝脏粘连使癌细胞直接浸润而蔓延至肝脏,右侧肾脏和肾上腺癌肿也可以直接侵犯肝脏。

(三)病理学特点

转移癌的大小、数目和形态多变,少则 1~2 个微小病灶,多则呈多结节甚至弥漫性散在生长,也有形成巨块的,仅约 5% 的肝转移灶是孤立性结节或局限于单叶。转移灶可发生坏死、囊性变、病灶内出血及钙化等。继发性肝癌组织可位于肝脏表面,也可位于肝脏中央。癌结节外观多呈灰白色,质地硬,与周围肝组织常有明显分界,肝转移癌灶多有完整包膜,位于肝脏表面者可有凸起或凹陷,癌结节中央可有坏死和出血。多数肝转移癌为少血供肿瘤,少数肝转移癌血供可相当丰富,如肾癌肝转移。来自结、直肠癌的肝转移癌可发生钙化,钙化也可见于卵巢、乳腺、肺、肾脏和甲状腺癌肿的转移。来自卵巢与胰腺癌(特别是腺癌或囊腺癌)的转移灶可发生囊变。肉瘤的肝转移灶常表现为巨大肿块,并伴有坏死、出血等。继发性肝癌的病理组织学变化和原发病变相同,如来源于结直肠的腺癌组织学方面可显示腺状结构,来自恶性黑色素瘤的肝转移癌组织中含有黑色素。但部分患者由于原发性癌分化较好,使肝脏转移灶表现为间变而无法提示原发病灶。与原发性肝癌不同,继发性肝癌很少合并肝硬化,一般也无门静脉癌栓形成,而已产生肝硬化的肝脏则很少发生转移性肿瘤。Jorres 等报道 6356 例癌症患者尸体解剖发现有 300 例肝转移癌中,仅有 2 例伴有肝硬化,认为其原因可能是硬化的肝脏血液循环受阻和结缔组织改变限制了肿瘤转移和生长。肝转移癌切除术后肝内复发率为 5%～28%,低于原发性肝癌切除术后肝内复发率。

临床上根据发现继发性肝癌和原发肿瘤的先后分为同时转移、异时转移及先驱性肝转移。同时转移是指初次诊断或者外科治疗原发性肿瘤时发现转移病灶,发生率为 10%～25%。资料显示,年龄、性别与肝转移无关,但大城市患者发生肝转移少于小城市和农村地区,这与在大城市易得到早期检查、早期发现有关。同时性肝转移癌发生率和临床病理分期明显相关,晚期患者中发病率较高,且多呈分散性多结节病灶。异时转移是指原发性肿瘤手术切除或局部控制后一段时间在随访中发现肝转移病灶,大多数在原发灶切除后 2～3 年内发现,其发生率尚不清楚。同时转移和异时转移可占肝转移的 97%。先驱性肝转移是指肝转移病灶早于原发肿瘤发现,其发生率较低。

(四)肝转移癌的分期

判明肿瘤分期对治疗方案选择、预后判断、疗效考核、资料对比极为重要,近年来国内外对肝转移癌的分期提出了多种分类标准。

Fortner 对术后证实的肝转移进行了以下分级。①Ⅰ级:肿瘤局限在切除标本内,切缘无癌残留。②Ⅱ级:肿瘤已局部扩散,包括肿瘤破溃、直接蔓延至周围邻近器官、镜下切缘癌阳性、直接浸润至大的血管或胆管。③Ⅲ级:伴有肝外转移者,包括肝外淋巴结转移、腹腔内其他器官转移、腹腔外远处转移。

Petlavel 提出肝转移癌的分期需要兼顾转移灶的大小、肝功能状态和肝大情况,依此将肝转移癌分为四期。资料表明Ⅰ期预后最好,中位生存期为 21.5 个月,Ⅱ、Ⅲ、Ⅳ期中位生存期分别为 10.4 个月、4.7 个月和 1.4 个月。

Genneri 认为肝转移癌的预后主要与肝实质受侵犯的程度有关。根据转移灶的数目和肝实质受侵犯程度将肝转移癌分为三期:①Ⅰ期为单发性肝转移,侵犯肝实质 25% 以下;②Ⅱ期为多发性肝转移,侵犯肝实质 25% 以下或单发性肝转移累计侵犯肝实质 25%～50%;③Ⅲ期为多发性肝转移,侵犯肝实质 25%～50% 或超过 50%。他认为Ⅰ期最适合手术治疗,Ⅱ期、Ⅲ期则应侧重于综合治疗。

Petreli 进一步肯定了肝实质被侵犯的程度是影响预后最重要的因素。肝实质受侵犯程度可以通过测量肝脏被肿瘤侵犯的百分比、肝脏大小和肝功能试验(包括碱性磷酸酶和胆红素水平)来判断,其他影响预后的因素主要为肝转移癌结节的数目及分布(单叶或双叶)、大小、能否手术切除、出现时间(与原发灶同时或异时)、有无肝外转移、肝外侵犯的类型、患者功能状况、有无症状或并发症等。

(五)继发性肝癌的临床表现

继发性肝癌常以肝外原发性癌肿所引起的症状为主要表现,但因无肝硬化,病情发展常较后者缓慢,症状也较轻。临床表现主要包括:①原发性肿瘤的临床表现;②肝癌的临床表现;③全身状况的改变。

1.原发性肿瘤的临床表现

早期主要表现为原发肿瘤的症状,肝脏本身的症状并不明显,大多在原发肿瘤术前检查、术中探查或者术后随访时候发现。如结直肠癌出现大便性状改变,黑便、血便等;肺癌出现刺激性干咳和咯血等。部分原发性肿瘤临床表现不明显或晚于肝转移癌,是造成肝转移癌误诊、延诊的主要因素。继发性肝癌的临床表现常较轻,病程发展较缓慢。诊断的关键在于查清原发癌灶。

2.肝癌的临床表现

随着病情的发展,肝癌转移性肿瘤增大,肝脏转移的病理及体外症状逐渐表现出来,出现了如消瘦、乏力、发热、食欲缺乏、肝区疼痛、肝区结节性肿块、腹水、黄疸等中晚期肝癌的常见症状。也有少数患者出现继发性肝癌的症状以后,其原发癌灶仍不易被查出或隐匿不现,因此,有时与原发性肝癌难以鉴别。消瘦与恶性肿瘤的代谢消耗、进食少、营养不良有关;发热多是肿瘤组织坏死、合并感染及肿瘤代谢产物引起,多不伴寒战;肝区疼痛是由于肿瘤迅速生长使肝包膜紧张所致;食欲缺乏是由于肝功能损害,肿瘤压迫胃肠道所致;肝区疼痛部位和癌肿部位有密切关系,如突然发生剧烈腹痛并伴腹膜刺激征和休克,多有肝转移癌结节破裂的可能;腹部包块表现为左肝的剑突下肿块或(和)右肝的肋缘下肿块,也可因肝转移癌占位导致肝大;黄疸常由于癌肿侵犯肝内主要胆管,或肝门外转移淋巴结压迫肝外胆管所引起,癌肿广泛破坏肝脏可引起肝细胞性黄疸。

3.全身状况的改变

由于机体消耗增多和摄入减少,患者往往出现体重减轻,严重者出现恶病质。如发生全身多处转移,还可出现相应部位的症状,如肺转移可引起呼吸系统的临床表现。

(六)诊断方法

1.实验室检查

(1)肝功能检查:肝转移癌患者在癌肿浸润初期肝功能检查多属正常,乙肝、丙型肝炎病毒感染指标往往呈阴性。随肿瘤的发展,患者血清胆红素、碱性磷酸酶(AKP)、乳酸脱氢酶(LDH)、γ-谷氨酰转肽酶(GGT)、天门冬氨酸转氨酶(AST)等升高,但由于肝转移癌多数不伴肝炎、肝硬化等,所以肝脏的代偿功能较强。在原发性肝癌中常出现的白/球蛋白比例倒置、凝血酶原时间延长等异常,在肝转移癌中则极少出现。在无黄疸和骨转移时,AKP 活性增高对诊断肝转移癌具有参考价值。

(2)甲胎蛋白(AFP):肝转移癌中 AFP 的阳性反应较少,主要见于胃癌伴肝转移。大约 15% 的胃癌患者 AFP 阳性,其中绝大多数患者在 100 $\mu g/L$ 以下,仅 1%～2% 患者超过 200 $\mu g/L$。切除原发病灶后即使保留转移癌,AFP 也可以降至正常水平。

(3)癌胚抗原(CEA):消化道肿瘤,特别是结直肠癌肿瘤患者的 CEA 检查,对于肝转移癌的诊断十分重要。目前多数学者认为 CEA 检查可作为肝转移癌的辅助诊断指标,尤其是对无肿瘤病史、肝内出现单个肿瘤病灶、无明确肝炎病史、AFP 阴性的患者,必须复查 CEA 等指标,以警惕肝转移癌的发生。一般认为 CEA 水平迅速升高或 CEA 超过 20 μg/L 是肝转移的指征,但其变化与肿瘤大小并无正相关。若 CEA 阳性,需复查 B 超、CT、结肠镜等寻找原发病灶以明确诊断或随访。肝转移癌术后动态监测 CEA 对于手术切除是否彻底、术后辅助化疗疗效、肿瘤复发具有重要意义。在清除所有癌灶后,CEA 可降至正常水平。原发性结直肠癌术后 2 年应定期监测,可 3 个月 1 次,如果 CEA 升高,应高度怀疑肿瘤复发,同时有 AKP、LDH、CEA 明显增高提示肝转移。CEA 升高时,有时影像学检查并无转移迹象,此时常需通过核素扫描或剖腹探查才能发现。此外,国外文献报道胆汁中的 CEA 敏感性远较血清 CEA 高。Norton 等研究发现,结直肠癌肝转移患者,胆汁 CEA 水平是血清的 29 倍,这对原发病灶在术后肝转移及隐匿性癌灶的发现尤为重要。

(4)其他肿瘤标志物测定:其他部位的肿瘤患者如出现 5′-核苷磷酸二酯酶同工酶 V(5′-NPDV)阳性常提示存在肝内转移的可能,同时它也可以作为肝转移癌术后疗效和复发监测的指标,但不能区分原发性和转移性肝肿瘤。其他临床常用的肿瘤标志物还有酸性铁蛋白、CA 19-9、CA50、CA242 等,它们在多种肿瘤特别是消化系统肿瘤中均可增高,但组织特异性低,可作为肝转移癌检测的综合判断指标。

2.影像学检查

影像学检查方法同原发性肝癌。继发性肝癌在影像学上可有某些特征性表现:①病灶常为多发且大小相仿;②由于病灶中央常有液化坏死。在 B 超和 MRI 上可出现"靶征"或"牛眼征";③CT 扫描上病灶密度较低,有时接近水的密度,对肝内微小转移灶(<1 cm)普通的影像学检查常难以发现而漏诊,可采用 CT 加动脉门静脉造影(CTAP),其准确率可达 96%;对这些微小转移灶的定性诊断,目前以正电子发射断层扫描(PET)特异性最强,后者以 ^{18}F-氟脱氧葡萄糖(^{18}F-FDG)作为示踪剂,通过评价细胞的葡萄糖代谢状况确定其良恶性。

(七)诊断

肝转移癌的诊断关键在于确定原发病灶,其特点是:①多数有原发性肿瘤病史,以结直肠癌、胃癌、胰腺癌等最常见。②常无慢性肝病病史。如 HBV、HCV 标志物多阴性。③由于肝转移癌很少合并肝硬化,所以体检时癌结节病灶多较硬而肝脏质地较软。④影像学显示肝内多个散在、大小相仿的占位性病变,B 超可见"牛眼"征,且多无肝硬化影像,肝动脉造影肿瘤血管较少见。

临床上诊断的依据主要有:①有原发癌病史或依据;②有肝脏肿瘤的临床表现;③实验室肝脏酶学改变,CEA 增高而 AFP 可呈阴性;④影像学发现肝内占位性病变,多为散在、多发;⑤肝脏穿刺活检证实。

对于某些组织学上证实为肝转移癌,但不能明确或证实原发性肿瘤起源的情况,临床上并不少见,如 Kansaa 大学医院所记载的 21 000 例癌症患者中,有 686 例(3.2%)未明确原发癌的部位。对于此类患者,需要通过更仔细的病史询问、更细致的体格检查及相关的影像学和实验室检查来判断。例如原发肿瘤不明时,乳腺、甲状腺及肺可能是原发灶;粪便潜血阳性提示胃肠道癌,胃镜、结肠镜、钡餐及钡灌肠检查对诊断有帮助;疑有胰体癌时,应行胰腺扫描及血管造影等。

(八)鉴别诊断

1.原发性肝癌

患者多来自肝癌高发区,有肝癌家族史或肝病病史,多合并肝硬化,肝功能多异常,肝癌的并发症较常见,病情重且发展迅速,AFP 等肿瘤标志呈阳性,影像学呈"失结构"占位性病变,孤立性结节型也较多见;肝转移癌多有原发肿瘤病史和症状,很少合并肝硬化,肝功能多正常,病情发展相对缓慢,AFP 多正常,CEA 多增高,影像学发现肝脏多个散在占位结节,可呈"牛眼征"。但AFP 阴性的原发性肝癌和原发灶不明确的肝转移癌之间的鉴别诊断仍有一定困难,有时需依靠肝活检,当组织学检查发现有核居中央的多角形细胞、核内有胞质包涵体、恶性细胞被窦状隙毛细血管分隔、胆汁存留、肿瘤细胞群周围环绕着内皮细胞等表现时,提示为原发性而非继发性肝癌。

2.肝血管瘤

一般容易鉴别。女性多见,病程长,发展慢。临床症状多轻微,实验室酶学检查常属正常。B 超见有包膜完整的与正常肝脏有明显分界的影像,其诊断符合率达 85%;CT 表现为均匀一致的低密度区,在快速增强扫描中可见特征性增强,其对血管瘤的诊断阳性率近 95%;血管造影整个毛细血管期和静脉期持续染色,可见"早出晚归"征象。

3.肝囊肿

病史较长,一般情况好,囊肿常多发,可伴多囊肾,B 超提示肝内液性暗区,可见分隔,血清标志物 AFP、CEA 阴性。

4.肝脓肿

肝脓肿多有肝外感染病史,临床可有或曾有发热、肝痛、白细胞计数增高等炎症表现,抗感染治疗有效。超声检查可见液平,穿刺为脓液,细胞培养阳性。

5.肝脏肉瘤

此病极少见,患者无肝脏外原发癌病史。多经病理证实。

二、治疗

(一)手术切除

与原发性肝癌一样,继发性肝癌的治疗也是以手术切除为首选,这是唯一能使患者获得长期生存的治疗手段,如大肠癌肝转移切除术后 5 年生存率可达 25%~58%,而未切除者 2 年生存率仅为 3%,4 年生存率为 0。

继发性肝癌的手术适应证近年来有逐渐放宽的趋势。最早对继发性肝癌的手术价值还存在怀疑,直到 1980 年 Adson 和 VanHeerdon 报道手术切除大肠癌肝脏孤立性转移灶取得良好效果,才确定手术切除是孤立性肝转移癌的首选治疗方法。以后有许多研究发现,多发性与孤立性肝转移癌切除术后在生存率上并无明显差异,因而近年来手术切除对象不只是限于孤立病灶,位于肝脏一侧或双侧的多发转移灶也包括在手术适应证内,至于可切除多发转移灶数目的上限,以往通常定为 3~4 个,有学者认为以转移灶的数目作为手术适应证的依据没有足够理由,不可机械从事,只要保证有足够的残肝量和手术切缘,任何数目的肝转移癌均为手术切除的适应证。有肝外转移者以往被认为是手术禁忌证,近年来的研究发现,只要肝外转移灶能得到根治性切除,可获得与无肝外转移者一样好的疗效,故也为手术治疗的适应证。目前临床上掌握继发性肝癌的手术指征为:①原发灶已切除并无复发,或可切除,或已得到有效控制(如鼻咽癌行放疗后);

②单发或多发肝转移灶,估计切除后有足够的残肝量并可保证足够的切缘;③无肝外转移或肝外转移灶可切除;④无其他手术禁忌证。

继发性肝癌的手术时机,原则上一经发现应尽早切除。但对原发灶切除后近期内刚发现的较小转移灶(如<2 cm)是否需要立即手术,有学者认为不必急于手术,否则很可能在手术后不久就有新的转移灶出现,对这样的患者可密切观察一段时间(如 3 个月)或在局部治疗下(如PEI)观察,若无新的转移灶出现再做手术切除。对同时转移癌的手术时机也是一个存在争议的问题,如大肠癌在原发灶手术的同时发现肝转移者占 8.5%～26%,是同期手术还是分期手术尚有意见分歧,有学者认为只要肝转移灶可切除、估计患者能够耐受、可获得良好的切口显露,应尽可能同期行肝癌切除。

继发性肝癌的手术方式与原发性肝癌相似,但有如下几个特点:①由于继发性肝癌常为多发,术中B超检查就显得尤为重要,可以发现术前难以发现的隐匿于肝实质内的小病灶,并因此改变手术方案;②因很少伴有肝硬化,肝切除范围可适当放宽以确保阴性切缘,切缘一般要求超过1 cm,因为阴性切缘是决定手术远期疗效的关键因素;③由于继发性肝癌很少侵犯门静脉形成癌栓,肝切除术式可不必行规则性肝叶切除,确保阴性切缘的非规则性肝切除已为大家所接受,尤其是多发转移灶的切除更为适用;④伴肝门淋巴结转移较常见,手术时应做肝门淋巴结清扫。

继发性肝癌术后复发也是一个突出的问题,如大肠癌肝转移切除术后 60%～70%复发,其中 50%为肝内复发,是原转移灶切除后的复发还是新的转移灶在临床上难以区别。与原发性肝癌术后复发一样,继发性肝癌术后复发的首选治疗也是再切除,其手术指征基本同第一次手术。再切除率文献报道差别较大,为 13%～53%,除其他因素外,这与第一次手术肝切除的范围有关,第一次如为局部切除则复发后再切除的机会较大,而第一次为半肝或半肝以上的切除则再切除的机会明显减小。

(二)肝动脉灌注化疗

虽然手术切除是继发性肝癌的首选治疗方法,但可切除患者仅占 10%～25%,大多数患者则因病灶广泛而失去手术机会,此时肝动脉灌注化疗(HAI)便成为这类患者的主要治疗方法。继发性肝癌的血供来源基本同原发性肝癌,即主要由肝动脉供血,肿瘤周边部分有门静脉参与供血。与全身化疗相比,HAI 可提高肿瘤局部的化疗药物浓度,同时降低全身循环中的药物浓度,因而与全身化疗相比,可提高疗效而降低药物毒性作用,已有多组前瞻性对照研究证明,HAI 对继发性肝癌的有效率显著高于全身化疗。HAI 一般经全置入性 DDS 实施,后者可于术中置入;也可采用放射介入的方法置入,化疗药物多选择氟尿嘧啶(5-FU)或氟尿嘧啶脱氧核苷(FudR),后者的肝脏清除率高于前者。文献报道 HAI 治疗继发性肝癌的有效率为 40%～60%,部分患者可因肿瘤缩小而获得二期切除,对肿瘤血供较为丰富者加用碘油栓塞可使有效率进一步提高。但继发性肝癌多为相对低血供,这与原发性肝癌有所不同,为了增加化疗药物进入肿瘤的选择性,临床上有在 HAI 给药前给予血管收缩药(如血管紧张素Ⅱ等)或可降解性淀粉微球暂时使肝内血流重新分布,以达到相对增加肿瘤血流量、提高化疗药物分布的癌/肝比值之目的,从而进一步提高 HAI 的有效率。

前瞻性对照研究表明,与全身化疗相比,HAI 虽然显著提高了治疗的有效率,但未能显著提高患者的生存率,究其原因主要是由于 HAI 未能有效控制肝外转移的发生,使得原来死于肝内转移的患者死于肝外转移。因此,对继发性肝癌行 HAI 应联合全身化疗(5-FU+四氢叶酸),或加大化疗药物的肝动脉灌注剂量,以使部分化疗药物因超过肝脏的清除率而"溢出"肝脏进入全身循环,联合使用肝脏清除率低的化疗药物,如丝裂霉素(MMC)亦可达到相同作用。

(三)其他

治疗继发性肝癌的方法还有许多,如射频、微波、局部放疗、肝动脉化疗栓塞、瘤体无水乙醇注射、氩氦刀等。

(马剑锋)

第十章

胆道疾病

第一节　胆道先天性疾病

一、胆道闭锁

胆道闭锁是一种极为严重的疾病。如果不治疗,不可避免地会发展为肝硬化、肝衰竭以致死亡。其发病率在成活新生儿中占 1/12 000~1/5 000,亚洲明显高于西方国家。一般认为无种族差异,尚未发现与之相关遗传因素,大约 10% 的患者合并其他畸形。1959 年 Kasai 首创肝门空肠吻合术治疗"不可治型"胆道闭锁,使疗效显著提高。近年来,肝移植治疗胆道闭锁已获成功,胆道闭锁的治疗已进入一个崭新的时代。

(一)病因

迄今,对于病因尚无定论,临床上可以把它分成 3 组或者 4 组。

(1)合并先天性畸形类的胆道闭锁:该类又可分为两型;合并畸形为先天畸形综合征的胆道闭锁(例如:多脾副脾综合征、猫眼综合征)或者合并孤立散发的畸形的胆道闭锁(例如:食管闭锁、肠闭锁)。

(2)囊性胆道闭锁:肝外阻塞的胆道结构被囊肿代替。虽然囊肿都与肝内胆管相通,但是该类型胆道闭锁与合并梗阻的胆总管囊肿截然不同。

(3)巨细胞病毒相关性胆道闭锁:该类型患儿存在显著的血清巨细胞病毒阳性抗体,考虑围生期巨细胞感染导致胆道闭锁。

(4)孤立型胆道闭锁:该类型患儿数量最多,但是该类型胆道闭锁患儿的发病时间、炎症程度及胆管阻塞程度各不相同。

一些患者已经可以明确是在胎儿期发生的,在出生的时候梗阻情况已经出现,称作"发育性胆道闭锁"。它包括了(1)和(2)的患者。(3)患者梗阻的发生机制很可能是在围生期由于病毒介导的胆道系统闭塞。最常见的孤立性胆道闭锁是最难辨别病因的,因此被简单地定为不合并其他异常的胆道闭锁。它们有些是在最开始的时候发生的,另一些则是在围生期发生的。从近期研究结果来看,越来越多的理论支持胆道闭锁的发生起源于围生期获得性损伤。目前比较公认的观点是围生期胆道上皮的损伤,可能由病毒所激发,造成机体细胞免疫紊乱(以 T 细胞免疫为主),随之带来一系列病理改变,诸如肝脏纤维化、胆管上皮凋亡、细胞内胆汁淤积。

(二)病理

胆道闭锁病理特征为肝外胆管表现不同程度的炎症梗阻,受累胆管狭窄、闭塞,甚至完全缺如。胆囊亦纤维化、空瘪或有少许无色或白色黏液。组织学检查示胆管存在不同阶段的炎症反应,大多呈纤维索状。纤维索位于肝门部的横断面上尚可见一些不规则的胆管结构,与肝内胆管相通,这些胆管结构即为 Kasai 手术的解剖基础。研究发现,肝内胆管亦存在与肝外胆管相似的损害,肝内、外胆管的同时累及又与 Kasai 手术的疗效及并发症密切相关。胆道闭锁的肝脏损害与新生儿肝炎相似,但前者汇管区纤维化及胆小管增生明显,具有一定的鉴别诊断价值。胆道闭锁按胆管受累而闭塞的范围可分为三个基本型。Ⅰ型为胆总管闭塞,约占 10%;Ⅱ型为肝管闭塞,占 2%;Ⅲ型为肝门部闭塞,即所谓"不可治型",约占所有患者的 88%。根据远端胆管是否开放或肝门部病变差异,可再分亚型、亚组。

(三)合并畸形

胆道闭锁的合并畸形比其他先天性外科疾病的发生率为低,各家报道相差较大,为 7%~32%,主要是血管系统(下腔静脉缺如,十二指肠前门静脉、异常的肝动脉)、消化道(肠旋转不良)、腹腔内脏转位等。

(四)临床表现

胆道闭锁的典型患者,婴儿为足月产,在生后 1~2 周时往往被家长和医师视作正常婴儿,大多数并无异常,粪便色泽正常,黄疸一般在生后 2~3 周逐渐显露,有些患者的黄疸出现于生后最初几天,当时误诊为生理性黄疸。粪便变成棕黄、淡黄、米色,以后成为无胆汁的陶土样灰白色。但在病程较晚期时,偶可略现淡黄色,这是因胆色素在血液和其他器官内浓度增高而少量胆色素经肠黏膜进入肠腔掺入粪便所致。尿色较深,将尿布染成黄色。黄疸出现后,通常不消退,且日益加深,皮肤变成金黄色甚至褐色,可因瘙痒而有抓痕。肝脏肿大,质地坚硬。脾脏在早期很少扪及,如在最初几周内扪及肿大的脾脏,可能是肝内原因,随着疾病的发展而产生门静脉高压症。

在疾病初期,婴儿全身情况尚属良好,但有不同程度的营养不良,身长和体重不足。疾病后期可出现各种脂溶性维生素缺乏,维生素 D 缺乏可伴发佝偻病串珠和阔大的骨骺。由于血流动力学状况的改变,部分动静脉短路和周围血管阻力降低,在心前区和肺野可听到高排心脏杂音。

(五)实验室检查

血清胆红素水平持续不变或进行性上升,特别是当结合胆红素占总胆红素 50% 以上时,是诊断胆道闭锁最重要的实验室检查指标。有学者报道,当结合胆红素占总胆红素的 20% 以上,就应该开始评估。其他指标如 γ-谷氨酰转氨酶高峰值高于 300 IU/L,呈持续性高水平或迅速增高状态对诊断有参考价值。谷丙转氨酶、谷草转氨酶及碱性磷酸酶等均没有特异性。

(六)早期诊断

如何早期鉴别阻塞性胆管疾病,是新生儿肝炎综合征,还是胆道闭锁,是极为重要。因为从目前的治疗结果来看,手术时间在日龄 60 天左右者,术后胆汁排出率可达 82%~90%,黄疸消退率为 55%~66%;如手术时间延迟,术后胆汁排出率为 50%~61%。由于患儿日龄的增加,肝内病变继续发展,组织学观察可见肝细胞的自体变性和肝内胆系的损害,日龄在 90~100 天者小叶间胆管数显著减少,术后黄疸消退亦明显减少,由此可见早期手术的必要性。

但要作出早期诊断是个难题,必须在内、外科协作的体制下,对乳儿黄疸患者进行早期筛选,在日龄 30~40 天时期进行检查,争取 60 天以内手术,达到早期诊断和治疗的要求。对于黄疸的发病过程、粪便的色泽变化、腹部的理学检查,应做追迹观察,进行综合分析。目前认为下列检查有一定的诊断价值。

1.血清胆红素的动态观察

每周测定血清胆红素,如胆红素量曲线随病程趋向下降,则可能是肝炎;若持续上升,提示为胆道闭锁。但重型肝炎伴有肝外胆道阻塞时,亦可表现为持续上升,此时则鉴别困难。

2.超声显像检查

超声显像探及肝门部的三角形纤维块或肝门处囊性扩张是具诊断特异性的,但对于绝大多数Ⅲ型肝门部闭塞的诊断意义有限;多数 B 超仅提示胆囊较小或充盈不佳,胆总管 1～2 mm,很难判断是否存在管腔结构,手术中往往也发现胆总管存在,有或没有管腔,而闭锁最严重部位大多位于总肝管。

3.^{99m}Tc－diethyl iminodiacetic acid(DIDA)排泄试验

经静脉注入^{99m}锝制剂后,如放射性核素积聚在肝内,肠道不显影,则提示胆道完全性梗阻,胆道闭锁可能性大,但这一检查结果也不是完全肯定,对于同时也存在梗阻性病变的婴儿肝炎综合征鉴别诊断作用不大,目前临床采用不多。

4.十二指肠引流液分析

胆道闭锁患儿十二指肠液不含胆汁,化验示无胆红素或胆酸,理论上是可行的。但临床上多数儿科医师认为置管入十二指肠,一是比较痛苦,小儿配合有困难,二是如何保证导管进入十二指肠亦有一定难处。与通过临床判断(包括症状、生化检查及 B 超和核素检查的结果)比较,在诊断符合率上没有优势,大多数不采用。

5.诊断性治疗

对于 30 天左右的胆汁排泄受阻的患儿,可以进行 7 天的试验性治疗,包括使用熊去氧胆酸和甲泼尼松(静脉)等,再次复查胆红素是否有所下降,如果明显下降,可以强烈提示婴儿肝炎综合征。

6.剖腹或腹腔镜下胆道造影

对病程已接近 2 个月而诊断依然不明者,应剖腹或腹腔镜下胆道造影,如发现胆囊,做穿刺得正常胆汁,提示近侧胆管系统未闭塞,术中造影确定远端胆管系统。

7.其他

亦有运用 CT、经内镜逆行胆胰管成像或磁共振胆胰管成像诊断胆道闭锁的报道,但与超声比较,在胆道闭锁的诊断方面,这些影像学诊断方法均并不具有诊断价值。

(七)治疗

1.外科治疗

Kasai 根治术开创了"不可治型"胆道闭锁治疗的新纪元,直至目前,Kasai 根治术仍然是胆道闭锁的首选手术方法,肝移植可用于晚期患者和 Kasai 根治术失败的患者。Kasai 根治术强调早期诊断和治疗,手术年龄应在 60 天左右,最迟不超过 90 天。

Kasai 根治术手术的关键是要彻底剪除肝门纤维块,此时操作最好在手术放大镜下进行,使剪除断面的侧面达门静脉入口的肝实质,纵向达门静脉后壁水平,切除肝门纤维块的深度是此手术的关键性步骤,过浅可能未达到适宜的肝内小胆管,过深损伤肝实质影响手术吻合处的愈合。一般切除肝门纤维块时肝表面上只保存很薄一层包膜;其次,对于剪除创面的止血要慎用电凝,特别是左右肝管进入肝实质处,此时压迫止血可以达到一定效果。胆道重建的基本术式仍为 Roux-en-Y 式空肠吻合术,目前各种改良术式结果并不理想。

术后最常见的并发症为胆管炎,发生率在 50%,甚至高达 100%。有些学者认为这是肝门吻合的结果,阻塞了肝门淋巴外流,致使容易感染而发生肝内胆管炎。不幸的是每次发作加重肝脏损害,因而加速胆汁性肝硬化的进程。应用三代头孢菌素 7~19 天,可退热,胆流恢复,常在第 1 年内预防性联用抗生素和利胆药。另一重要并发症是吻合部位的纤维组织增生,结果胆流停止,再次手术恢复胆汁流通的希望是 25%。此外,肝内纤维化继续发展,结果是肝硬化,有些患者进展为门脉高压、脾功能亢进和食管静脉曲张。

2.术后药物治疗

有效的药物治疗对于改善胆道闭锁肝肠吻合术后的预后极为重要。因为手术本身虽然可以延长患儿的生命,却不能逆转肝脏的损伤及进行性的肝脏硬化,大约 70% 的患儿最终需要肝移植才能长期生存。近年来认识到胆管和肝脏的免疫损伤可能与胆道闭锁的发病及术后肝功能进行性恶化有关,使得通过药物辅助治疗改变疾病的进程成为可能。

(1)术后激素治疗皮质类固醇作为辅助治疗的主要组成部分,被认为可以明显改善术后的生存质量,增加自体肝生存的年限。由于胆管炎本身的炎症性质及相关的免疫机制异常可能与胆道闭锁的发病有关,从理论上讲,肝肠吻合术后可以使用药物(如类固醇)等来减少免疫介导的肝脏损伤、改善胆汁引流、减少反流性胆管炎的发生率。

(2)术后利胆药物的长期应用包括去氢胆酸、胰高血糖素、前列腺素 E_2,熊去氧胆酸。其中熊去氧胆酸显著改善必需脂肪酸的缺乏,并能降低胆红素水平,目前作为常规使用获得良好疗效,尚未有不良反应报道。临床上推荐口服熊去氧胆酸 10 mg/(kg·d),术后进食即开始,一般维持 1~2 年,亦有口服终身的报道。

(3)术后预防性抗生素的应用 20 世纪 90 年代后 3 代头孢菌素成为主导,有时结合氨基糖苷类。3 代头孢通过被动分泌途径在胆汁中达到足够的浓度。

(八)预后

随着肝移植的开展,胆道闭锁的预后得到极大改善。但是 Kasai 手术仍是目前外科治疗的一线选择。长期生存的依据是:①生后 10~12 周之前手术;②肝门区有一大的胆管(>150 μm)③术后 3 个月血胆红素浓度<8.8 mg/dL。在经验丰富的治疗中心,50%~60% 的患儿会有理想的胆汁引流,胆红素恢复正常(<20 μmol/L),这些患儿的长期生存质量良好。而 Kasai 手术无效者(术后 2~3 个月即可判断),需要考虑进行肝移植。

对胆道闭锁的治疗究竟是直接进行肝移植,还是行 Kasai 手术无效之后再行肝移植,目前的看法是应根据患儿的情况综合考虑。Kasai 手术与肝移植是相互补充的:①患儿年龄<90 天,应先行 Kasai 手术,如患儿手术后没有胆流或仅有暂短胆汁引流,而且肝门部组织学检查显示胆道口径小,数量少,这些患儿不必行再次 Kasai 手术,因反复多次手术增加了以后肝移植的难度;②如患儿已>90 天且无明显慢性肝病,可先开腹解剖肝门部了解有无残留肝管,如发现有开放的残留肝管,则可做 Kasai 手术,否则应行肝移植;③如患儿就诊时已有明显的肝病如肝硬化及门静脉高压,则应行肝移植。即使 Kasai 手术后胆汁引流满意,黄疸逐渐减轻,也应长期进行密切随访,如出现慢性肝脏病变,则应尽快行肝移植。近年活体部分肝移植治疗胆道闭锁的报道增多,患者数天见增加,手术年龄在 4 个月至 17 岁,3 年生存率在 90% 以上。

二、胆管扩张症

胆管扩张症为较常见的先天性胆道畸形,以往认为是一种局限于胆总管的病变,因此称为先天性胆总管囊肿。于 1723 年 Vater 首例报道,1852 年 Douglas 对其症状学和病理特征进行了详细介绍。一个多世纪以来,随着对本病认识的加深,近年通过胆道造影发现扩张病变可以发生在肝内、肝外胆道的任何部位,根据其部位、形态、数目等可分为多种类型,临床表现亦有所不同。本病在亚洲地区发病率较高,可发生在任何年龄,从新生儿至老年均有报道,由于产前超声的开展,很多患儿在产前就得到诊断,75％患者在 10 岁以前发病而得到诊断。女孩多见,女男之比大约为 3∶1。

（一）病因

有关病因学说众多,至今尚未定论。多数认为是先天性疾病,亦有认为有获得性因素参与形成。主要学说有三种。

1.先天性异常学说

在胚胎发育期,原始胆管细胞增殖为一索状实体,以后再逐渐空化贯通。如某部分上皮细胞过度增殖,则在空泡化再贯通时过度空泡化而形成扩张。有些学者认为胆管扩张症的形成,需有先天性和获得性因素的共同参与。胚胎时期胆管上皮细胞过度增殖和过度空泡形成所造成的胆管壁发育薄弱是其先天因素,再加后天的获得性因素,如继发于胰腺炎或壶腹部炎症的胆总管末端梗阻及随之而发生的胆管内压力增高,最终将导致胆管扩张的产生。

2.胰胆管合流异常学说

认为由于胚胎期胆总管与主胰管未能正常分离,两者的交接处距 Vater 壶腹部较远,形成胰胆管共同通道过长,并且主胰管与胆总管的汇合角度近乎直角相交。因此,胰管胆管汇合的部位不在十二指肠乳头,而在十二指肠壁外,局部无括约肌存在,从而失去括约功能,致使胰液与胆汁相互反流。当胰液分泌过多而压力增高超过胆道分泌液的压力时,胰液就可反流入胆管系统,产生反复发作的慢性炎症,导致胆管黏膜破坏和管壁纤维变性,最终由于胆管的末端梗阻和胆管内压力增高,使胆管发生扩张。胰胆管造影亦证实有胰管胆管合流异常高达 90％～100％,且发现扩张胆管内淀粉酶含量增高。

3.病毒感染学说

认为胆道闭锁、新生儿肝炎和胆管扩张症的同一病因,是肝胆系统炎症感染。在病毒感染之后,肝脏发生巨细胞变性,胆管上皮损坏,导致管腔闭塞(胆道闭锁)或管壁薄弱(胆管扩张)。但目前支持此说者已见减少。

（二）病理

胆管扩张可发生于肝内、肝外的任何部位,基本上是囊状扩张和梭状扩张两种形态。常见型是胆总管囊状扩张,肝内胆管不扩张或有多发囊状扩张,而扩张以下胆管显著狭小,仅有 1～2 mm直径,胆管狭窄部位在胰外的游离胆总管与胰内胆总管的移行部,由于梗阻而致近侧胆管内压增高而导致囊形扩张和管壁增厚,合流形态为胆管→胰管合流型。胆总管梭状扩张患者的肝内胆管扩张至末梢胆管渐细,其狭窄部位在两管合流部和胰胆共通管的十二指肠壁内移行部两处,由于梗阻而致共通管轻度扩张和胆总管梭状扩张,合流形态为胰管→胆管合流型。发病时胆管扩张明显,症状缓解时略见缩小。

按病程的长短,扩张管壁可呈不同的组织病理变化,在早期患者,管壁呈现反应性上皮增生,管壁增厚,由致密的炎症性纤维化组织组成,平滑肌稀少,有少量或没有上皮内膜覆盖。囊状扩张的体积不一,腔内液体可自数十毫升至千余毫升。囊内胆汁的色泽取决于梗阻的程度,胆汁黏稠或清稀呈淡绿色,胆汁可以无菌,如合并感染,常为革兰氏阴性菌。炎性病变发展较突然者,其至可引起管壁穿孔。可发现囊内有小粒色素结石存在。恶变率随年龄的增长而增加,小儿患者不足1%,而成人患者高达15%,病理组织学证明,以腺癌为多,在囊壁组织及免疫组织化学的研究中,发现胆管上皮化生与癌变相关。

胆管阻塞的持续时间决定肝脏的病理改变,在早期门脉系统炎性细胞浸润,轻度胆汁淤积和纤维化。在婴儿,胆管增生和小胆管内胆汁填塞,类似胆管闭锁所见,但病变是可逆性的。如果梗阻持续和(或)上行性胆管炎发生,则有胆汁性肝硬化,并可继发门静脉高压及其并发症,腹水及脾大也有所见。

(三)分类

胆管扩张症的分类方法较多,现今可按扩张的部位,分为肝内、肝外和肝内外三大类型;又可按扩张的数目,分为单发和多发;按扩张的形态,分为囊状、梭状、憩室状等各种亚型;并可将合并的胰管异常、肝门狭窄、结石等一并作出表示。例如,多发性肝内胆管囊状扩张伴有结石,胆总管梭状扩张伴有胰胆管异常连接等。

(四)临床表现

多数患者的首次症状发生于1~3岁,随着B超检查的普及,确诊的年龄较以往提早,目前已有较多产前诊断的报道。囊状型在1岁以内发病率占1/4,其临床症状以腹块为主,而梭状型多在1岁以后发病,以腹痛、黄疸为主。

腹部肿块、腹痛和黄疸,被认为是本病的经典三联症状。腹块位于右上腹,在肋缘下,巨大者可占全右腹,肿块光滑、球形,可有明显的囊肿弹性感,当囊内充满胆汁时,可呈实体感,好似肿瘤。但常有体积大小改变,在感染、疼痛、黄疸发作期,肿块增大,症状缓解后肿块又可略为缩小。小的胆管囊肿,由于位置很深,不易扪及。腹痛发生于上腹中部或右上腹部,疼痛的性质和程度不一,有时呈持续性胀痛,有时是绞痛,病者常取屈膝俯卧体位,并拒食以减轻症状。腹痛发作提示胆道出口梗阻,共同管内压上升,胰液胆汁可以相互逆流,引起胆管炎或胰腺炎的症状,因而临床上常伴发热,有时也有恶心呕吐。症状发作时常伴有血、尿淀粉酶值的增高。黄疸多为间歇性,常是幼儿的主要症状,黄疸的深度与胆道梗阻的程度有直接关系。轻者临床上可无黄疸,但随感染、疼痛出现以后,则可暂时出现黄疸,粪色变淡或灰白,尿色较深。以上症状均为间歇性。由于胆总管远端出口不通畅,胰胆逆流可致临床症状发作。当胆汁能顺利排流时,症状即减轻或消失。间隔发作时间长短不一,有些发作频繁,有些长期无症状。

近年的报道,由于获早期诊断者逐渐增多,发现梭状扩张者增多,有三联症者尚不足10%。多数患者仅有一种或两种症状。虽然黄疸很明显是梗阻性的,但事实上许多患者被诊断为肝炎,经反复的发作才被诊断。腹痛也缺少典型的表现,因此易误诊为其他腹部情况。肝内、外多发胆管扩张,一般出现症状较晚,直至肝内囊肿感染时才出现症状。

先天性肝内胆管扩张:Caroli于1958年首先描述肝内末梢胆管的多发性囊状扩张患者,因此先天性肝内胆管扩张又称Caroli病,属于先天性囊性纤维性病变,认为系常染色体隐性遗传,以男性为多,主要见于儿童和青年。2/3患者伴有先天性肝纤维化,并时常伴有各种肾脏病变,如多囊肾等,晚期患者并发肝硬化门静脉高压症。按Sherlock分类,分为先天性肝纤维化、先天性肝内胆管扩张、先天性胆总管扩张症和先天性肝囊肿四类,统称肝及胆道纤维多囊病。肝胆系统可同时存在一种或一种以上的病变。本病以肝内胆管扩张和胆汁淤积所导致的胆小管炎症和结石为其病理和临床特点,但由于临床症状常不典型,可起病于任何年龄,反复发作右上腹痛、发热和黄疸。在发作时肝脏明显肿大,待感染控制后随着症状的好转,则肝脏常会较快缩小。肝功能损害与临床症状并不成正比。起病初期常被诊断为胆囊炎或肝脓肿,如若合并有先天性肝纤维化或肝外胆管扩张症等其他纤维囊性病变,则症状更为复杂,可出现肝硬化症状、肝外胆道梗阻症状,以及泌尿系统感染症状等。近年来由于超声显像和各种胆道造影技术等诊断方法的应用,可获得肝内病变的正确诊断,因此患者报道也日见增多,但往往将其他原因压迫所致的继发性胆道扩张也包括在内,从而使先天性肝内胆管扩张的概念出现混乱。

(五)诊断

本病的诊断可根据从幼年时开始间歇性出现的三个主要症状,即腹痛、腹块和黄疸来考虑。若症状反复出现,则诊断的可能性大为增加。囊状型患者以腹块为主,发病年龄较早,通过触诊结合超声检查,可以作出诊断。梭状型患者以腹痛症状为主,除超声检查外,还可行磁共振胆胰管成像检查,才能正确诊断。

1.生物化学检查

血、尿淀粉酶的测定,在腹痛发作时应视为常规检查,有助于诊断。可提示本症有伴发胰腺炎的可能。或提示有胰胆合流,反流入胆管的高浓度胰淀粉酶经毛细胆管直接进入血液而致高胰淀粉酶血症。同时测定总胆红素、碱性磷酸酶、转氨酶等值均升高,在缓解期都恢复正常。

2.超声显像

具有直视、追踪及动态观察等优点。如胆道梗阻而扩张时,能正确地查出液性内容的所在和范围,胆管扩张的程度和长度,其诊断正确率可达94%以上。应作为常规检查的诊断方法。

3.磁共振胆胰管成像

磁共振胆胰管成像是近年快速发展起来的一种非介入性胰胆管检查方法,它能清晰显示胆管树的立体结构甚至胰管形态,即使在先天性胆管扩张症合并黄疸或急性胰腺炎时仍可进行检查,为术者制定手术方案提供了较理想的解剖学依据,目前临床上已经部分取代了经内镜逆行胆胰管成像的应用,其不足之处是部分患者的胰胆合流异常显示欠佳。

4.术中胆道造影

在手术时将造影剂直接注入胆总管内,可显示肝内、外胆管系统和胰管的全部影像,了解肝内胆管扩张的范围、胰管胆管的反流情况,有助于选择术式和术后处理。

(六)并发症

病变部的囊状扩张和远端胆管的相对狭窄所引起的胆汁引流不畅甚至阻塞是导致并发症的根源。主要并发症有复发性上行性胆管炎、胆汁性肝硬化、胆管穿孔或破裂、复发性胰腺炎、结石形成和管壁癌变等。

(七)鉴别诊断

在婴儿期主要应与胆道闭锁和各种类型的肝炎相鉴别,依靠超声检查有助于诊断。在年长儿应与慢性肝炎相鉴别。往往在第一次发作有黄疸时,可能被误诊为传染性肝炎,对于梭状型胆管扩张,或触诊肿块不清楚者,尤其如此。较长期观察和反复多次进行超声检查和生化测定,常能明确诊断。

(八)治疗

症状发作期的治疗,采取禁食2~3天,以减少胆汁和胰液的分泌,缓解胆管内压力。应用解痉剂以缓解疼痛,抗生素3~5天以预防和控制感染,以及相应的对症治疗,常能达到缓解症状的目的。鉴于其频繁的发作和各种并发症,宜及时进行手术治疗。

1.外引流术

应用于个别重症患者,如严重的阻塞性黄疸伴肝硬化、重症胆道感染、自发性胆管穿孔者,待病情改善后再做二期处理。

2.囊肿与肠道间内引流术

囊肿空肠 Roux-en-Y 式吻合术,但仍存在胰胆合流问题,因而术后还是发生胆管炎或胰腺炎症状,甚至需要再次手术,且术后发生囊壁癌变者屡有报道。所以目前已很少采用。

3.胆管扩张部切除胆道重建术

切除胆管扩张部位及胆道重建,可采用肝管空肠 Roux-en-Y 式吻合术,主要的是吻合口必须够大,以保证胆汁充分引流。目前腹腔镜下操作进行胆管扩张部切除、肝管空肠 Roux-en-Y 式吻合术已广泛应用于临床,其疗效也已达到开放手术的效果。

至于肝内胆管扩张的治疗,继发于肝外胆管扩张者,其形态系圆柱状扩张,术后往往可恢复正常。如系囊状扩张则为混合型,肝外胆管引流后,不论吻合口多大,仍有肝内胆管淤胆、感染以致形成结石或癌变,故肝内有局限性囊状扩张者,多数人主张应行肝部分切除术。

先天性肝内胆管扩张的治疗:以预防和治疗胆管炎为主,长期应用广谱抗生素,但治疗效果一般并不满意。由于病变较广泛,所以外科治疗也时常不能成功。如病变限于一叶者可行肝叶切除,但据报道能切除者不足 1/3 患者。长期预后极差,随着目前肝移植成功率的提高,本病已有根治的患者报道。

胆管扩张症根治术后,即使达到了胰液和胆汁分流的目的,但部分患者仍经常出现腹痛、血中胰淀粉酶增高等胆管炎或胰腺炎的临床表现,此与肝内胆管扩张和胰管形态异常有关。症状经禁食、抗炎、解痉、利胆后可缓解,随着时间推移,发作间隔逐渐延长。长期随访 80% 患者得到满意效果。

（王成交）

第二节　胆胰肠结合部损伤

一、诊断

(一)病因

一般都有明确的上腹部外伤史或医源性操作经过,后者包括逆行胰胆管造影和/或 Oddi 括约肌切开等。

(二)症状

多数在外伤或操作后 24 小时内出现,早期可有腹痛,常被病因掩盖而忽视。随着腹膜后感染的加重体温逐步升高,早期可出现感染中毒性休克。

(三)体征

病程早期无典型体征,偶可出现局限性腹膜炎;病程晚期腹痛和感染加重,严重者可出现休克、多脏器功能衰竭。

（四）实验室检查

感染早期可有白细胞和中性粒细胞计数升高；发生休克和多器官功能衰竭时，有相应的改变。

（五）辅助检查

逆行胰胆管造影过程中发现造影剂外溢；CT 可发现腹膜后积气、胆总管周围组织水肿或积液，偶见非血管结构内造影剂沉积。

二、鉴别诊断

需除外逆行胰胆管造影后产生的胰腺炎和胆管炎，胆红素和淀粉酶升高可明确诊断，当同时合并胆胰肠结合部损伤时，不能鉴别。

三、治疗原则

非手术治疗受到严格限制，在严格禁食、胃肠减压、抑酸、生长抑素和抗生素治疗前提下，密切临床观察一般不超过 24 小时；某些逆行胰胆管造影术中发现造影剂外溢或 CT 发现腹膜后积气，经鼻留置胆管引流（ENBD）可部分增加保守治疗的成功率，但仍然不能替代手术干预。

早期外科干预能显著降低死亡率。术中应充分清创引流和旷置十二指肠（包括胃造瘘、胆总管造瘘、空肠造瘘）以控制和降低感染，增加营养支持。

（熊剑明）

第三节　胆　管　损　伤

胆管损伤主要由于手术不慎所致，是一种严重的医源性并发症，90％发生在胆囊切除术等胆道手术。综合国内外文献报道，剖腹胆囊切除术的胆管损伤发生率为 0.1％～0.3％，腹腔镜胆囊切除术的胆管损伤发生率约为剖腹胆囊切除术的 2 倍。随着胆囊结石发病率的上升、腹腔镜胆囊切除术的推广应用及部分单位采用小切口胆囊切除术，胆管损伤的患者比以前有所增加。一部分胆管损伤患者虽可在手术的当时被发现而及时处理，但常可因处理不够恰当，为后期的处理带来许多不必要的麻烦。尤其不幸的是大部位患者常在手术后才发现，造成处理上的困难，也影响了治疗的效果。不少患者遭受多次手术痛苦或终身残疾（胆道残废），甚至失去生命。

一、原因

胆管损伤大多数发生在胆囊切除过程中。胆总管探查、肝脏手术、十二指肠憩室手术所致的胆管损伤也偶有发生。肝门部胆管和胆总管上段的损伤，多发生在胆囊切除术，腹腔镜胆囊切除术多于剖腹胆囊切除术；胆总管下段的损伤，主要发生于胆总管、胃和十二指肠的手术。尚有少数发生于胆总管切开探查术后（如胆总管剥离太多，以致影响管壁的血供，或机械性损伤等）。腹部损伤直接造成胆管损伤者甚为少见。

分析胆囊切除术时造成胆管损伤的原因和类型可大致归纳为以下几种。

(一)解剖因素

文献报道肝外胆管和血管解剖变异的发生率超过50%,尤以胆道变异多见。

胆道变异主要有两个方面:①右肝管的汇合部位异常;副右肝管多见;②胆囊管与肝外胆管汇合部位异常。

一般认为胆囊管缺乏或直接开口于右肝管、副肝管开口于胆囊管及肝外胆管管径细小者均对手术构成潜在危险,术者对此应有足够认识和准备。

1.胆囊管解剖变异

胆囊管解剖变异包括胆囊管的数目、长度、汇入肝外胆管部位及汇合形式等多种变异。

一般胆囊管只有1条,个别报道有胆囊管缺如或2~3条胆囊管。胆囊管过短或缺如者,特别是在病变情况下胆囊颈与胆总管粘连时,术中误将胆总管作为胆囊管而切断,或在分离胆囊颈和壶腹部时易损伤黏着的肝外胆管前壁或侧壁;在结扎胆囊管时过于靠近胆总管,致使结扎部分胆总管壁而致胆总管狭窄。

胆囊管绝大多数(96%)汇入胆总管,少数(4%)汇入右肝管或副肝管。胆囊管汇入胆总管的部位多在肝外胆管中1/3范围内(65%以上),下1/3者次之(25%以上),上1/3者较少。胆囊管多以锐角汇入胆总管右壁(60%以上),其他变异型有胆囊管与肝总管并行于右侧一段后汇入胆总管,胆囊管斜经肝总管后方而汇入胆总管左壁,胆囊管潜行于并汇入肝总管后方,胆囊管汇入胆总管前方等。

胆囊管本身的种种变异是增加胆囊切除术复杂性的重要解剖学因素,在合并其他病变的情况下此种变异可使情况更为复杂,可能在判断和识别上造成困难而致错误的处理。如与肝总管并行低位开口于胆总管下段的胆囊管,未解剖清晰即行钳夹切断会造成胆总管损伤,若胆囊管汇入走行位置低的右肝管,在分离胆囊与肝门部结缔组织时可误将右肝管切断。在胆囊切除术中分离胆囊管时必须追溯至胆囊管汇入胆总管处,认清胆囊管与胆总管及肝总管的关系之后,方可切断。

2.副肝管变异

副肝管是肝内外胆道中最复杂而且最常见的解剖变异之一,随着磁共振胆胰管成像的不断普及和腹腔镜胆囊切除术的广泛开展,副肝管的诊断及其临床意义越来越受到重视。副肝管的认识为各种胆道手术,特别是腹腔镜胆囊切除术的顺利开展提供了详细的胆道解剖和变异资料,在预防胆管损伤及其他胆道并发症的发生中起了重要作用。副肝管多位于胆囊三角或肝门附近,与胆囊管、胆囊动脉、肝右动脉的毗邻关系密切,胆囊切除术或肝门区手术时容易受到损伤。根据其汇入肝外胆管的部位不同,分为以下3种类型。

(1)汇接于肝总管或胆总管:副肝管开口越低,越接近胆囊管开口,则胆囊切除时被损伤的机会越大;低位开口于胆总管右侧的副肝管,若不加注意,可能被误认为是胆囊管的延续或粘连带而被切断。

(2)汇接于胆囊管:开口于胆囊管的右侧副肝管,在首先切断胆囊管的逆行法胆囊切除术,常被认为胆囊管而被切断,或当胆囊管被切断后才发现连接于其上的副肝管。

(3)胆囊副肝管:副肝管始于胆囊邻近之肝组织直接开口于胆囊,胆囊副肝管在做胆囊切除时必定被切断。

副肝管损伤所致胆漏在术中常难发现,细小的副肝管损伤后胆漏,经一段时间引流后漏胆量逐渐减少以致停止,不会遗留严重后果。但若腹腔未放置引流或引流不充分,胆汁聚积于肝下区及胆总管周围,可引起胆汁性腹膜炎、膈下感染,日久可致胆管狭窄。

副肝管虽然常见,但其出现并无一定的规律性,主要依靠手术时的细心解剖,对未辨明的组织,绝不可贸然结扎或切断,以避免损伤副肝管。术中胆道造影对确定副肝管的来源、走向、汇合部位等很有帮助。近年来,国外许多医院在腹腔镜胆囊切除术中常规做胆道造影以发现可能存在的胆管变异。

对不同类型的副肝管损伤,在处理上应分别对待。若副肝管管径较细,其引流肝脏的范围有限,被切断后只需妥善结扎,防止胆汁漏,并无不良后果。多数副肝管可以结扎。对管径较粗的副肝管被切断后则应做副肝管与肝外胆管端-侧吻合或肝管-空肠吻合。

3.肝管变异

具有临床意义的肝管变异主要是一级肝管在肝门区汇合方式的变异。肝门区胆管的解剖主要受右肝管变异的影响,较少来自左肝管变异。最常见的右肝管变异是肝右叶段肝管分别开口于肝总管而不形成主要的右肝管,在这种分裂型右肝管中可能有一支段肝管开口于左肝管,最多见为右前叶肝管(占51%),其次为右后叶肝管(占12%)。由于右肝管有部分收纳变异的前、后叶肝管及右前叶下部胆管,在行左半肝切除术时,应分别在上述异位肝管汇入点左侧结扎切断肝管。在做右半肝切除时,应在肝切面上妥善处理上述可能出现的肝管。上述肝管变异,事先很难发现,若在开口处切断左肝管,则将切断异位开口的肝管。左肝管在肝门部的解剖较恒定,很少无左肝管,但左内叶段肝管与左肝管汇合的变异较常见。如左内叶段肝管汇入左外上段肝管、左外叶上与下段肝管汇入处,其中一些变异在做左侧肝段切除术时肝切面不当会导致损伤。术中胆道造影有助于判别变异的肝管。

4.血管变异

肝右动脉和胆囊动脉变异,是胆囊切除术术中出血的主要原因之一,盲目止血则易导致胆管损伤。

(二)病理因素

病理因素包括急慢性或亚急性炎症、粘连;萎缩性胆囊炎;胆囊内瘘;Mirizzi综合征;胆囊颈部结石嵌顿及慢性十二指肠溃疡等。

(三)思想因素

对胆管损伤的潜在危险性认识不足、粗心大意,盲目自信,多在胆囊切除手术很顺利时损伤胆管。过分牵拉胆囊使胆总管屈曲成角而被误扎。

(四)技术因素

经验不足、操作粗暴;术中发生大出血,盲目钳夹或大块结扎,损伤或结扎了胆管;胃和十二指肠手术时损伤胆总管。

(五)腹腔镜胆囊切除术胆管损伤的原因

(1)操作粗暴,套管针及分离钳扎破、撕裂胆管。

(2)分断胆囊管及胆囊颈时,电灼误伤或热传导损伤胆管。

(3)将较细的胆总管误断。

(4)胆道变异,主要是胆囊管与胆管、肝管的关系异常及出现副肝管引起的损伤。

(5)断胆囊管时,过分牵拉胆囊颈引起胆管的部分夹闭而狭窄。

(6)盲目操作,如出血时盲目钳夹,对重度粘连引起分离难度及变异、变形估计不足。

胆管损伤的类型。①单纯性胆管损伤:占70%以上。②复合性胆管损伤:即右上腹部胃切除等手术,损伤胆管外的同时又损伤了胰管,甚至大血管,病情特别严重,死亡率较高。③损伤性质:误扎、钳夹伤、撕裂伤、切割伤、穿通、灼伤和热传导伤,以及缺血性损伤等。④损伤程度:胆管壁缺损和横断伤。

复杂胆管损伤:是相对概念,通常包括以下内容。①高位胆管损伤。②复合性胆管损伤:同时损伤其他脏器(如伴有胰腺损伤的胆总管下段损伤),甚至大血管,术中大出血。③伴有严重腹腔感染的胆管损伤等。④因胆汁漏、反复炎症或初次或多次手术修复失败,形成损伤后胆管狭窄。

胆管损伤后狭窄的分型(Bismuth 分型)。①I型:低位肝管狭窄,肝管残端>2 cm。②Ⅱ型:中位肝管狭窄,肝管残端<2 cm。③Ⅲ型:高位肝管狭窄,肝总管狭窄累及肝管汇合部,左右肝管尚可沟通。④Ⅳ型:超高位肝管狭窄,肝管汇合部缺损,左右肝管尚不能沟通。

二、病理

胆管损伤大多位于肝总管(邻近它与胆囊管的汇合处),约有 10% 位于左右肝管汇合部或更高。在损伤部位(损伤可为完全断裂、部分缺损或结扎)发生炎症和纤维化,最后引起狭窄和闭塞。狭窄近侧的胆管发生扩张、管壁增厚;远侧胆管也有壁增厚,但管腔缩小,甚至闭塞。近侧胆管内胆汁几乎都有革兰氏阴性肠道细菌的感染,引起反复发作的胆管炎。胆管狭窄的另一后果是肝脏损害。胆管持续阻塞时间超过 10 周后,肝细胞即发生不可逆和进行性的损害。胆管狭窄并发反复的胆管炎的结果是肝小叶内出现再生结节,导致肝硬化。Scoble 报道 457 例胆汁性肝硬化患者,有 1/3 是在胆管梗阻后 12 个月内即发生肝硬化的。在伴有胆外瘘的患者,肝脏损害虽可较轻,但因经常丧失胆汁,可引起营养和吸收方面的问题。

三、临床表现和处理

按照发现胆管损伤的时间,可分为术中、术后早期、术后晚期 3 种情况,其表现和处理有所不同。胆管损伤处理的基本原则:保持胆肠的正常通路;保持奥迪括约肌的正常功能;避免胆管狭窄,防止反流性胆管炎;根据损伤的时间、部位、范围和程度,制订合理的治疗方案。

(一)术中发现的胆管损伤

胆囊切除术中出现下列情况,应仔细检查是否发生胆管损伤:①手术野有少量胆汁渗出、纱布黄染,多见于肝、胆总管的细小裂口;②胆囊切除后,发现近侧胆管出持续有胆汁流出,或发现远侧胆管有一开口,探条能进入胆总管远端。这种情况见于 Mirizzi 综合征Ⅳ型,尤其是胆囊胆管瘘处还有巨大结石嵌顿时,使术者将胆管壁误认为胆囊壁高分离解剖,胆囊一旦切下来,胆总管已完全离断;③经"胆囊管"行术中胆道造影后,胆总管清楚显示,其上端截断,胆总管和肝内胆管不显影。这种情况见于逆行法切除胆囊时,胆总管较细,被误认为胆囊管行插管造影,在等待洗片过程中已将胆囊切下,看 X 线片才发现胆总管已被横断。

术中发现胆管损伤后,宜请有经验的医师到场指导或上台协助做修复手术。必要时改用全身麻醉,扩大伤口,以利手术野显露。胆管壁的细小裂口或部分管壁切除,可用 3-0 丝线或 6-0 薇乔(Vicry1)线横行缝合,在其近侧或远侧的胆管处切开,放置 T 管支撑引流,也可酌情不放置 T 管。如果胆管壁缺损区较大,可在 T 管支撑的同时,在脐部稍上处切断肝圆韧带(也可用残留的胆囊壁、胃窦前壁等组织),游离后,以其浆膜面覆盖缺损处,周围稍加固定,在小网膜孔处放置粗乳胶管引流。胆管横断伤,经修正断端,剪除结扎过的胆管壁后,胆管缺损长度<2 cm,应争

取做胆管对端吻合术。"松肝提肠"：先做 Kocher 切口，充分游离十二指肠和胰头，必要时切断左右三角韧带和镰状韧带，使肝脏下移。同时可切断胆管周围神经束，但要注意保护胆管的血供，使胆管上下断端在无张力的情况下，用 5-0 或 6-0 单乔线（或 PDS 线）行一层间断外翻缝合，间距不宜过密，并根据胆管的口径和血供、吻合口张力、周围组织有无炎症等情况，决定是否放置 T 管支撑引流。如放置 T 管，通常在吻合口近侧或远侧切开胆管，一般放置 3～6 个月。定期检查 T 管固定线是否脱落，观察胆汁是否澄清，有无胆泥形成和沉积，并做胆道冲洗，拔管前经 T 管行胆道造影。如果胆管横断缺损超过 2 cm，或虽将十二指肠、肝脏游离，对端吻合仍有张力时，宜施行胆管空肠 Roux-en-Y 吻合术，行一层外翻间断缝合，切忌怕再发生胆漏而行二层缝合，也不做胆管十二指肠吻合，不需要放置双套管引流，在小网膜孔处放置粗乳胶管 1 根引流即可，即使有少量胆漏也能自行愈合。如果胆漏引流量大，可将 T 管接胆减压器，行负压引流。

肝门部的胆管损伤需行肝门胆管成形、胆管空肠 Roux-en-Y 吻合术。胆管下段合并胰腺损伤的贯通伤，可在胆道镜的引导下找到胆管破口处，切开表面胰腺实质，完全显露胆管破口，以 5-0 或 6-0 单乔线（或 PDS 线）修补满意后，再修补切开的胰腺实质，同时放置 T 管支撑。

（二）术后早期发现的胆管损伤

术后数天到 2 周有下列情况出现应高度怀疑胆管损伤：①术后引流口大量漏胆汁，而大便颜色变浅。可见于副胆管、肝总管、胆总管损伤后胆漏。②胆囊切除术后未放引流，或引流物已拔除后，患者出现上腹痛、腹胀、低热、胃肠功能不恢复。这是由于胆漏后胆汁积聚在肝下间隙，形成包裹性积液，进而可扩展到肝脏周围，甚至发生弥漫性胆汁性腹膜炎。这种情况可发生在开腹胆囊切除术后，更多见于腹腔镜胆囊切除术后，在分离 Calot 三角时，电凝电切产生的热效应会引起胆管壁灼伤，近期内可引起胆管壁的坏死穿孔，远期还可引起胆管纤维性狭窄。在重新观看这种患者手术过程的连续录像时，并不能发现明显的操作错误。③术后梗阻性黄疸。术后 2～3 天起巩膜皮肤进行性黄染，大便呈陶土色、小便如浓茶、全身皮肤瘙痒，肝功能检查亦提示梗阻性黄疸。当胆总管、门静脉、肝固有动脉三管都结扎切断后，患者出现腹胀、腹水、黄疸急速加重，转氨酶极度升高，病情迅速恶化，犹如急性重症肝炎，患者很快死亡。

当术后发现存在胆漏后，应立即做超声和 CT 检查，了解胆漏的程度，肝周及腹腔有无积液，同时行磁共振胆胰管成像检查了解胆道的连续性是否存在。如患者无腹膜炎症状和体征，可在超声引导下置管引流，必要时可行经内镜逆行胆胰管成像检查，明确损伤部位是狭窄或完全不通还是结石引起的梗阻，通过注射造影剂可了解胆漏的部位和程度，并可放置胆管支撑管（内镜逆行胆道引流术或经内镜鼻胆管引流术），起到胆道减压、减少胆漏的作用。2 周后经窦道注入造影剂摄片检查，观察窦道与胆道的关系，确定有无胆管损伤和损伤的部位、类型，以便做相应的后期处理。

当胆漏量大，并出现弥漫性腹膜炎的症状和体征时，宜即刻施行剖腹探查术。吸尽原来手术野、肝脏周围和腹腔内的胆汁，用大量生理盐水冲洗。寻找胆管断端，用探条探查其与胆道的关系，由于肝门周围组织水肿、感染，一般需遵守损伤控制的原则，只能施行胆管外引流术，将导管妥善缝扎固定。在其旁边放粗乳胶管引流。等待 3 个月后，再施行胆管空肠 Roux-en-Y 吻合术。但考虑到以后再次手术十分困难且疗效多不佳的实际情况，对少数年轻患者，在生命体征稳定的情况下，也可行 I 期修复手术，但必须予以 T 管支撑，行胆肠吻合者，T 管支撑吻合口，经肠襻壁穿孔引出体外。

当术后表现为梗阻性黄疸时，应与引起胆管梗阻的其他疾病相鉴别，如胆总管结石、胆管炎性狭窄或胆管癌肿。在未查清原因之前,切忌仓促手术探查,可稍加等待。先行 B 超检查,了解肝下有无积液、肝内胆管是否扩张、肝总管和胆总管是否连贯、胆总管下端有无结石或新生物。必要时可行 CT 检查。待患者能耐受经内镜逆行胆胰管成像检查时再做本项检查,损伤的肝、胆总管往往呈截断样改变,有时还可见少量造影剂从断端溢入腹腔,而截断水平以上的胆管大多不能显示,或损伤处呈极度缩窄,有纤细通道与其近侧胆管相通。对决定治疗最有帮助的当属经皮穿刺肝胆道成像检查,能确定胆管损伤的部位、程度,缺点是一小部分患者因肝内胆管扩张不明显而检查失败。有条件的单位亦可采用磁共振胆胰管成像,可起到与经皮穿刺肝胆道成像相似的诊断作用。当确诊为胆管损伤且胆管较粗时,视胆管损伤的类型、长度不同,可施行胆管整形、对端吻合或胆管空肠 Roux-en-Y 吻合。如胆管较细,可再等待 2～4 周,待近端胆管扩张后再施行修复手术。如在修复手术时仍发现近侧胆管较细,且管壁薄,行胆肠吻合亦相当困难时,可行肝门空肠 Roux-en-Y 吻合,将胆管断端种植在肠襻内,胆管内置导管支撑,日后胆管断端必然会逐渐狭窄,直至完全闭锁。但在这过程中,由于胆道渐进性高压的存在,胆管腔逐渐增厚。为下一步重建胆肠吻合口创造较好的条件。

(三)术后晚期发现的胆管损伤

胆囊切除后数月至数年,患者反复发生胆道感染甚至出现上腹疼痛、寒战高热、黄疸等症状,经过抗生素治疗后,症状可以缓解,但发作间期缩短,症状日益加重。这是由于胆管被不完全结扎或缝扎,或电凝灼伤后引起胆管炎性损伤、胆管狭窄所致,随着胆管狭窄程度的加重,甚至在其近侧胆管内形成色素性结石,症状日趋明显。术者可能在手术中并未发现胆管损伤,或在术中已加以处理,但对患者隐瞒了胆管损伤这一事实,凭手术过程和术后的临床表现便可推测胆管损伤的存在。通过 B 超、经内镜逆行胆胰管成像、经皮穿刺肝胆道成像、CT 或 MRI 检查,可以确定胆管损伤的部位和程度,并与胆管癌、胆管结石、硬化性胆管炎等疾病相鉴别。

这种患者因反复炎症或多次手术,而形成损伤后胆管狭窄,损伤部位近侧的胆管大多明显扩张,管壁增厚,而损伤部位的纤维化、瘢痕较严重,残留的胆管会越来越短,甚至深埋在瘢痕组织中。高位胆管损伤性狭窄的修复手术十分困难,最困难的步骤是显露肝门部的近端胆管并整形,应由经验丰富的外科医师执行。常用的方法:①切开肝正中裂途径;②肝方叶切除途径;③左肝管横部途径。技术要点如下:不要在纤维瘢痕部位切割寻找胆管腔。应在其上方扩张的胆管处用细针穿刺(或超声引导下穿刺置管引导),抽到胆汁后切开胆管,再向下切开狭窄部,切除瘢痕组织,并向上沿左右肝管纵行切开至Ⅱ级胆管开口,使胆管吻合口足够大,以免术后胆肠吻合口再狭窄。在通常的情况下,不能采用记忆合金胆道内支架解除胆管狭窄,只有在极端特殊的高位胆管损伤患者,可用胆道内支架解除一侧的肝管狭窄,另一侧肝管仍宜施行胆管空肠 Roux-en-Y 吻合术。

对因胆管狭窄而导致胆汁性肝硬化和门脉高压症等严重患者可先行经皮肝穿刺胆管引流术等胆道减压、控制感染,必要时先行门-体分流术,再行胆道的修复和重建。

近年来,通过内镜和介入方法治疗胆道良性狭窄取得进展,但仍存争议。通常在以下情况时可考虑经皮肝穿刺胆管引流术或经内镜逆行胆胰管成像球囊扩张临时或永久胆道内支架支撑引流(内镜逆行胆道引流术、经内镜鼻胆管引流术、网状金属支架、可回收带膜支架等):①患者年高体弱,有心血管疾病,不能耐受手术;②有严重并发症,如门脉高压症、胆汁性肝硬化、有明显出血倾向;③胆肠吻合术后再次出现吻合口狭窄,而肝门部位分离异常困难。

对胆汁性肝硬化,肝衰竭的患者,肝移植是最后的"救命稻草",但费用昂贵,肝源少。

四、胆管损伤的预防

(1)思想重视:"从来没有一个简单的胆囊切除术",对手术难度和危险性要有充分的估计。

(2)有良好的胆道手术素养和处理意外情况的能力。

(3)良好的手术视野:满意的麻醉和恰当的切口。

(4)细心解剖胆囊三角区是关键,熟悉胆道的解剖变异。

(5)切忌大块组织切断结扎,以免误伤副胆管。

(6)结扎胆囊管时应辨清肝总管、胆囊管和胆总管三管位置关系;牵拉胆囊和肝十二指肠韧带时,不要使它们形成锐角。

(7)有出血时,不要盲目钳夹或缝扎。

(8)采用合适的手术方法:胆囊切除术有顺行法和逆行法,一般先用顺行法,有困难时亦可两法交叉使用;对胆囊切除确有困难,亦可采用胆囊大部切除术,不要勉强切除损伤胆管;胆囊颈部结石嵌顿、结石巨大,可先切开胆囊取出结石;仔细检查切下的胆囊标本有无胆管损伤;用白纱布压迫手术区检查腹腔有无胆汁渗出;放置适当的引流物,如有胆瘘,可早期发现。

(9)腹腔镜胆囊切除术胆管损伤的预防:选用良好的摄成像系统;正确掌握腹腔镜胆囊切除术手术指征及腹腔镜胆囊切除术中转手术指征;正确暴露 Calot 三角;避免电凝电切的热效应损伤胆道;术前磁共振胆胰管成像、术中胆道造影及术中超声的应用。

(熊剑明)

第四节　胆道出血

一、诊断

(一)症状

感染性胆道出血最多见,常发生在有严重的胆道感染或胆道蛔虫的基础上,突发上腹剧痛,后出现消化道大出血,经治疗后可暂时停止,但数天至两周的时间,出血又复发,大量出血可伴有休克。其次是肝外伤后发生的胆道出血,另外,还有医源性的损伤,如肝穿刺组织活检、肝穿刺置管引流、胆道手术及肝手术等。

(二)体检

面色苍白,皮肤、巩膜黄染,右上腹可有压痛,肠鸣音亢进,伴休克时,血压明显下降。

(三)实验室检查

血红蛋白和红细胞计数下降,白细胞及中性粒细胞计数升高。

(四)辅助检查

选择性肝动脉造影作为首选的方法可确定出血部位,增强 CT 对出血部位的定位也有帮助。

二、鉴别诊断

胃及十二指肠出血:常有慢性"胃病"史,出血后腹痛常减轻;胆道出血患者常有胆管炎反复发作病史,出血后腹痛常加剧,腹腔动脉造影可明确出血部位。

三、治疗原则

全身支持治疗:补充血容量,应用止血药物,纠正水电解质平衡紊乱,抗生素预防胆道感染,解痉止痛。

经皮选择性肝动脉造影及栓塞术是首选的治疗方法,特别是对病情危重、手术后胆道出血的患者,因为此种情况下实施手术的危险性较大,技术上亦较困难。

当不具备肝动脉栓塞的条件,而有大量出血时,需在较短时间的准备之后,应积极手术探查,术中清除血凝块,解除胆道梗阻,行胆总管引流,根据情况不同,目前常用的控制出血的方法如下。

(1)结扎出血的肝叶肝动脉支,当定位不够明确时,亦可结扎肝固有动脉。

(2)肝部分或肝叶切除术 对于肝外胆管出血,手术可以查清出血的来源,若出血来自胆囊,应行胆囊切除术;若出血来自肝动脉,则应切除或结扎该破溃的肝动脉支,单纯缝合胆管黏膜上的溃疡,一般不能达到止血的目的,很快又再破溃出血。手术时应同时处理胆道的病变,建立充分的胆道引流以控制感染。

(熊剑明)

第五节　胆道寄生虫病

一、胆道蛔虫病

(一)概述

胆道蛔虫病是一种常见的胆道寄生虫病,农村儿童较为多见,是原发性胆管结石的原因之一。随着卫生条件的改善和防治工作的提高,近年来本病发生率已有明显下降。

(二)病因

肠道蛔虫病是常见的寄生虫病,蛔虫通常寄居在人体小肠的中段。当蛔虫寄生环境变化时而发生窜动,向上游动至十二指肠,便有可能进入胆道。胆道蛔虫病发生大致有以下原因:①蛔虫有喜碱厌酸的特性,胃酸度降低时蛔虫便可因其寄生环境的变化而向上游动至十二指肠,儿童和孕妇发病率较高,可能与其胃酸度低有关。②蛔虫有钻孔特性,上行游动至十二指肠时可经十二指肠乳头进入胆道,特别在 Oddi 括约肌收缩功能失调时,蛔虫更易钻入胆道。③全身或局部环境改变,如发热、呕吐、腹泻及饮酒等可刺激蛔虫活动,上行至十二指肠进入胆道。④驱蛔虫药应用不当,可刺激蛔虫钻入胆道。

(三)病理

蛔虫进入胆道时由于机械性刺激,引发 Oddi 括约肌痉挛收缩产生剧烈的上腹钻顶样绞痛,当虫体完全进入胆总管后,疼痛有所缓解。进入胆道内的蛔虫,可以停留在胆总管内或继续向上至肝内胆管,以左侧肝胆管较为常见,蛔虫经过胆囊管进入胆囊则较少见。虫体在胆总管内引起机械性胆道梗阻,胆汁排泄不畅致胆道内压增高,梗阻常为不完全性,较少引起黄疸。蛔虫同时可带入大量肠道内细菌进入胆道,在胆汁淤积的同时,细菌大量繁殖,可引起胆管炎、急性胆囊炎,并可能发生肝实质感染并脓肿形成,也可引发胆道出血、胆道穿孔等并发症,严重时可引发急性梗阻性化脓性胆管炎,危及生命。蛔虫进入胆道内后,仍可继续排卵,蛔虫卵亦可存在肝组织内,刺激周围组织反应,引起肝脏的蛔虫卵性肉芽肿。当蛔虫退出胆道时,上述病理改变或可消退。当蛔虫未退出胆道时,往往不能长期存活,虫体的尸体碎片或虫卵又可成为结石核心,引发胆石症。

(四)临床表现

1.病史

曾有便、吐蛔虫史,多有不当驱蛔虫史或有消化道功能紊乱病史。

2.症状

虫体刺激可产生 Oddi 括约肌的强烈收缩或痉挛。这种痉挛可引发剑突下偏右的剧烈阵发性绞痛,并有钻顶的感觉,以致患者坐卧不安,捧腹屈膝,但始终未能找到一舒适的体位。疼痛开始时可伴有恶心、呕吐。起病初期,一般无发冷、发热等胆道感染症状。患者可呕吐蛔虫,当虫体蠕动停止或括约肌疲劳时,疼痛可完全消失,因此,患者常有突发、突止的上腹部剧烈钻顶样绞痛。虫体带入的细菌大量繁殖并发胆道感染时,临床上可出现寒战、发热和黄疸等,甚至急性梗阻性化脓性胆管炎的临床表现,即 Reynolds 五联征,并发肝脓肿、胰腺炎时出现相应临床表现。

3.体征

腹部体征在缓解期可无明显异常,发作期可有剑突下或偏右方深压痛,无反跳痛和肌紧张,常与症状不符,体征轻微与症状不符是本病特点,黄疸少见。当伴有不同并发症时,可有相应体征。

(五)辅助检查

1.实验室检查

嗜酸性粒细胞多增高,合并感染时白细胞增高。呕吐物、十二指肠引流液、胆汁或粪便中可查见蛔虫卵。

2.影像学检查

B 超可见胆道内典型的蛔虫声像图等;ERCP、MRCP 有助于诊断。

(六)诊断

剧烈的腹部绞痛与不相称的轻微腹部体征是本病的特点和诊断要点,结合 B 超和 ERCP 检查可明确诊断。诊断依据如下。

(1)幼虫移行至肝脏时,常引起暂时性肝炎,可表现为发热、荨麻疹和肝区钝痛不适。

(2)成虫移行肝脏时,常有以下特点:①发病初期常有胆道蛔虫的典型症状,如突发性上腹阵发性绞痛和不伴有与此绞痛相应的腹痛体征,疼痛间期则宛如常人。②发病过程中可并发急性化脓性胆管炎、肝脓肿和胆道出血,以及感染中毒性休克等。③少数患者有吐蛔虫史。④粪便或十二指肠引流液中查到蛔虫卵,对诊断有参考意义。⑤超声检查对肝脓肿可提供重要诊断依据。

(七)鉴别诊断

1.急性胰腺炎

腹痛常为持续性剧痛,位于上腹或偏左,向腰背部放射、无钻顶感,腹部体征明显。血清淀粉酶可明显增高。但要注意胆道蛔虫病合并急性胰腺炎存在。

2.急性胆囊炎、胆囊结石

起病相对缓慢,腹痛多为持续性、阵发性加重,位于右季肋或剑突下,可向腰背部放射,疼痛没有胆道蛔虫病时严重,呕吐相对较少发生,腹部查体时右上腹压痛明显,可有肌紧张和反跳痛,B超可资鉴别。

3.消化性溃疡穿孔

多有长年消化道症状,发病也急骤,但上腹剧痛可很快波及全腹,为持续性疼痛,查体腹膜炎体征显著。X线检查50%患者可见膈下游离气体。

4.急性胃肠炎

多有不洁饮食史,可有阵发性腹部绞痛,并恶心、呕吐,其疼痛程度没有胆道蛔虫病时剧烈,位置也多在脐周或偏上,腹部查体无明显压痛点,听诊肠鸣音亢进。

(八)治疗

1.非手术治疗

解痉镇痛、利胆驱虫、控制感染。早期的胆道蛔虫病一般采用中西医结合非手术治疗,治疗方法包括以下几种。

(1)解痉止痛:可针刺足三里、太冲、肝俞、内关等穴位;药物可用阿托品、山莨菪碱等胆碱能阻滞剂,阿托品成人每次0.5~1.0 mg肌内注射,单用解痉药物止痛效果欠佳时,加用镇痛药物,必要时给予哌替啶50~100 mg肌内注射,可间隔8小时注射1次。另外,加用维生素K类、黄体酮等肌内注射亦有作用。

(2)利胆驱蛔:常用30%硫酸镁溶液口服、中药利胆驱蛔汤(木香、陈皮、郁金、乌梅、使君子肉、生大黄和玄明粉等),也可口服噻嘧啶(驱虫灵)等药物,经胃管注入氧气也可驱虫镇痛。驱虫时机最好在症状缓解期,如症状缓解后B超发现胆道内存在虫体残骸时,应继续服用利胆药物至少2周,以排除虫体残骸,预防结石形成。

(3)控制感染:应选用杀灭或抑制胆道内需氧菌和厌氧菌的抗生素,同时要求红胆汁中浓度较高,常用庆大霉素或头孢菌素,可配合使用甲硝唑。

2.手术治疗

在非手术治疗下症状不能缓解或出现并发症者,应及时用手术治疗。

(1)手术指征:①胆囊蛔虫病经非手术治疗3~5天症状仍未能缓解。②进入胆道蛔虫较多,难于用非手术方法治愈或合并胆管结石。③出现严重并发症,如重症胆管炎、急性坏死性胰腺炎、肝脓肿、胆汁性腹膜炎等。

(2)手术方式:①内镜下取虫,具有痛苦小、恢复快等优点,在胆道蛔虫急性发作时,若发现蛔虫尚未全部进入胆道内,可将其钳夹取出;当蛔虫已全部进入胆道内时,可将Oddi括约肌切开,并将异物钳伸入至胆总管内将蛔虫钳夹取出。如果已经并发急性胆管炎,则宜在术后行ENBD,引流胆汁控制感染。②胆总管探查取虫和引流:手术时切开胆总管后,尽量将肝内、外胆管中的蛔虫取尽,按摩肝脏有助于肝内胆管蛔虫排出,如有条件,可行术中胆道镜或胆道造影,明确胆道内是否残留虫体。手术毕,应放置一管径较粗的"T"形管,以便于手术后胆道内蛔虫排出。手术后应定期驱蛔治疗,以防肠道内蛔虫在手术后再次进入胆道内。

二、华支睾吸虫病

(一)概述

华支睾吸虫病是因摄入含活的华支睾吸虫囊蚴的淡水鱼(虾)致华支睾吸虫寄生于人体肝内胆管,引起胆汁淤滞、肝损害的寄生虫病。

（二）流行病学

本病主要分布在东南亚,其中又以中国、朝鲜半岛、越南等地多见。考古学证实远在约 2100 年前我国已有本病存在。我国目前大部分省区均有本病发现,但感染率各地不尽相同,广东、东北两端感染率较高。

1.传染源

感染了华支睾吸虫的人和哺乳动物(如猫、狗、鼠、猪等)是主要的传染源。

2.传播途径

通过进食未经煮熟含有活的华支睾吸虫囊蚴的淡水鱼虾而从消化道感染。生食鱼肉或虾是主要的感染方式,此外,烤、煎等烹饪时间不够,未完全杀灭囊蚴,或炊具生、熟食不分也可致感染。

3.人群易感性

人类对本病普遍易感,因此只要进食了含活的华支睾吸虫囊蚴的淡水鱼虾均可被感染。不同地方人群的感染率差异主要与生活习惯、饮食嗜好及淡水鱼类分布的不同有关。

（三）病因病理

寄生在人体胆管的虫体数目多少不一,感染轻者仅有十余至数十条,可不出现明显的病理损害及临床表现。较严重的感染者,其肝内胆管中的虫体数目可多达上千条,甚至见于肝外胆道、胆囊、胆总管及胰管。成虫本身的机械刺激及其分泌物的化学刺激作用,使胆管上皮细胞发生脱落继而显著增生,可呈腺瘤样。随着感染时间延长,胆管壁增厚,管腔逐渐变窄而阻塞致胆汁淤积。有时阻塞以上之胆管扩张成圆筒形、壶形或憩室。胆管及门静脉周围纤维增生,淋巴细胞与嗜酸性粒细胞浸润,并向肝实质侵入。长期重复感染者可能导致肝纤维化。左肝管与肝外梗阻。继发细菌感染则发生胆管炎、胆囊炎。虫体进入胰管可导致胰管炎或胰腺炎。虫卵在胆道沉积后,可以其为核心形成胆道结石。长期的华支睾吸虫感染与胆管细胞癌的发生密切相关。

（四）临床表现

潜伏期为 1~2 个月。急性感染表现见于部分初次感染者,尤其是一次摄入大量囊蚴时。患者于摄入囊蚴一个月内可出现寒战、发热、右上腹胀痛、肝大伴压痛、轻度黄疸,部分患者有脾大。血中嗜酸性粒细胞增高,肝功能损害。数周后急性表现消失。

轻度感染者多无症状,偶因在粪便或胆汁中找到虫卵而得到确诊。

普通感染者可有食欲缺乏,上腹隐痛、腹胀、腹泻、乏力等症状,肝轻微肿大,尤以左叶为甚。部分患者尚可出现头痛、头晕、失眠、精神萎靡、记忆力减退等神经衰弱症状。偶有胆绞痛及阻塞性黄疸表现。

严重的慢性感染者除上述普通感染者所具有的症状更重之外,可伴有消瘦、水肿、贫血等营养不良体征,部分可进展至胆汁性或门脉性肝硬化,此时患者可出现黄疸、肝脾大及腹水等表现。

儿童患者可影响生长发育,严重者甚至可致侏儒症。

（五）辅助检查

1.血常规

嗜酸性粒细胞增多,可有轻度贫血。

2.肝功能检查

肝功能多有轻微损害,血清球蛋白可增高。

3.虫卵检查

取粪便查虫卵对于确诊本病有重要意义,宜采用能显著提高阳性检出率的浓集虫卵的方法,如醛醚法、酸醚法或改良加藤法进行,并可同时做虫卵计数。虫卵计数有助了解感染程度及治疗效果,以十二指肠引流液检查虫卵,检出率更高。

4.免疫学检查

酶联免疫吸附试验(ELISA)等多种免疫学检查方法可用于检查患者血清中的特异性抗体或该虫的血清循环抗原和粪便抗原,可用于患者的初筛及流行病学调查。

5.物理检查

B超探查肝,肝内光点不均匀,有斑片状回声,肝内胆管可有扩张。

(六)诊断

1.流行病学资料

如有进食未经煮熟的淡水鱼或虾的病史有助诊断,但须注意部分患者因并未自觉而可能否认此类病史。

2.临床表现

在本病的疫区如有食欲缺乏等消化道症状、神经衰弱症状、肝区隐痛、肝大或有胆管炎、胆石症者应考虑本病的可能。

3.实验室检查

嗜酸性粒细胞增多、血清特异性抗体阳性或肝B超斑片状回声有助诊断,但确诊有赖粪便或十二指肠引流液发现虫卵。

(七)鉴别诊断

1.病毒性肝炎及肝炎后肝硬化

患者消化道症状及肝功能损害均较著,病原学检查可检出相关病毒标志阳性。

2.其他肝胆及肠道寄生虫病

根据不同虫卵的检出结果可与其他寄生虫病鉴别。

3.脂肪肝

肝功能损害较多轻微,与本病相似,但患者体型较多肥胖,血脂增高,B超可见肝质地较密,粪便中无虫卵发现,肝穿刺活检可确诊。

(八)治疗

1.病原治疗

吡喹酮是治疗本病的首选药物,为广谱抗蠕虫药,毒性低,吸收、代谢、排泄快,对华支睾吸虫病有肯定而满意的疗效。治疗剂量,无论感染轻重,以 25 mg/kg,可有头痛、头晕、腹痛、腹泻、恶心、乏力等,一般治疗剂量对心、肝、肾均无明显影响,个别患者可有心律失常、期前收缩等,治疗前宜做常规心脏检查(包括心电图),心功能不良者慎用或剂量酌减。此外,阿苯达唑于本病也有较好的去虫效果,剂量每次 10 mg/kg,2 次/天,连服 7 天,可获满意疗效,但疗程较长。短程治疗可选用总剂量 60~84 mg/kg 为,分 3 天服用,效果亦佳。本药较吡喹酮不良反应更轻,停药后自行缓解,驱虫更为安全。

2.对症和支持治疗

对重度感染有较重营养不良者,应加强营养,给予高度蛋白、高热量饮食,少量多餐。如患者消化功能不好,不能接受过多饮食则考虑静脉注射葡萄糖液、复方氨基酸、水解蛋白等以供应热量及补充蛋白质。肝功能明显损害者,使用护肝降酶药物保护肝,待情况好转后方予驱虫。合并胆道细菌感染时,加用抗菌药物。若合并胆总管狭窄梗阻、胆石症,则予以手术治疗,术后予以驱虫。

三、胆道姜片虫病

(一)概述

姜片虫本虫长扁圆形,肌肉丰富,因其肌肉收缩可使虫体的大小有显著不同。胆道姜片虫病是在奥狄括约肌松弛的情况下姜片虫可进入胆道而引起。姜片虫在胆道内起着异物阻塞的作用,并可从肠道带入细菌而引起急性胆管炎、胆囊炎,如果其死亡虫体或虫卵遗留在内,则可成为核心而形成胆结石。

(二)临床表现

应同时注意检查有无胆石症和胆道姜片虫病的有关体征。如有无黄疸、腹胀和腹部压痛;有无胆囊或肝脾大,肝区有无叩击痛,肠鸣音是否亢进;有无腹肌紧张及其范围和程度等。

(三)诊断

(1)须考虑胆石症与寄生虫病的密切关系,病原学检查至关重要。如粪检姜片虫虫卵必要时尚可进行各项免疫学检查。

(2)合并有胆石症的患者,尚须检查血、尿常规、肝功能、血清胆红素、血清碱性磷酸酶、尿三胆、血浆蛋白、凝血酶原活动度及胆固醇等。十二指肠引流液检查十分重要,因可检查胆汁的清浊、颜色、稠度,以及有关虫体、虫卵等;还可进行胆汁细菌培养,显微镜下检查时,应特别注意寄生虫卵及胆固醇,胆红素等结晶体。

(3)其他各项检查:X线、B超检查、CT检查、经皮肝穿刺胆道造影(PTC)、放射性同位素胆道扫描及经"T"形管导光纤维胆道窥镜检查,甚至剖腹探查等对于胆石症和胆道姜片虫的诊断,都具有一定的价值。

(四)治疗

因本病多有严重并发症,患者处于休克状态,一般以手术治疗为原则,手术方法为切开胆总管取虫。术后待一般情况恢复后再行驱虫治疗。

(熊剑明)

第六节　急性胆囊炎

急性胆囊炎是胆囊发生的急性炎症性疾病,在我国腹部外科急症中位居第二,仅次于急性阑尾炎。

一、病因

多种因素可导致急性胆囊炎,如胆囊结石、缺血、胃肠道功能紊乱、化学损伤、微生物感染、寄生虫、结缔组织病、过敏性反应等。急性胆囊炎中90%～95%为结石性胆囊炎,5%～10%为非结石性胆囊炎。

二、病理生理

胆囊结石阻塞胆囊颈或胆囊管是大部分急性结石性胆囊炎的病因,其病变过程与阻塞程度及时间密切相关。结石阻塞不完全且时间较短者,仅表现为胆绞痛,阻塞完全且时间较长者,则发展为急性胆囊炎,按病理特点可分为 4 期:水肿期为发病初始 2～4 天,由于黏膜下毛细血管及淋巴管扩张,液体外渗,胆囊壁出现水肿;坏死期为发病后 3～5 天,随着胆囊内压力逐步升高,胆囊黏膜下小血管内形成血栓,堵塞血流,黏膜可见散在的小出血点及坏死灶;化脓期为发病后 7～10 天,除局部胆囊壁坏死和化脓,病变常波及胆囊壁全层,形成壁间脓肿甚至胆囊周围脓肿,镜下见有大量中性粒细胞浸润和纤维增生。如果胆囊内压力持续升高,胆囊壁血管因压迫导致血供障碍,出现缺血坏疽,则发展为坏疽性胆囊炎,此时常并发胆囊穿孔;慢性期主要指中度胆囊炎反复发作以后的阶段,镜下特点是黏膜萎缩和胆囊壁纤维化。

严重创伤、重症疾病和大手术后发生的急性非结石性胆囊炎由胆囊的低血流量灌注引起,胆囊黏膜因缺血缺氧损害和高浓度胆汁酸盐的共同作用而发生坏死,继而发生胆囊化脓、坏疽甚至穿孔,病情发展迅速,并发症率和死亡率均高。

三、临床表现

(一)症状

急性结石性胆囊炎患者以女性多见,起病前常有高脂饮食的诱因,也有学者认为与劳累、精神因素有关。其首发症状多为右上腹阵发性绞痛,可向右肩背部放射,伴恶心、呕吐、低热。当胆囊炎病变发展时,疼痛转为持续性并有阵发性加重。出现化脓性胆囊炎时,可有寒战、高热。在胆囊周围形成脓肿或发展为坏疽性胆囊炎时,腹痛程度加剧,范围扩大,呼吸活动及体位改变均可诱发腹痛加重,并伴有全身感染症状。约 1/3 患者可出现轻度黄疸,多与胆囊黏膜受损导致胆色素进入血液循环有关,或因炎症波及肝外胆管阻碍胆汁排出所致。

(二)体征

体检可见腹式呼吸受限,右上腹有触痛,局部肌紧张,Murphy 征阳性,大部分患者可在右肋缘下扪及肿大且触痛的胆囊。当胆囊与大网膜形成炎症粘连,可在右上腹触及边界欠清、固定压痛的炎症包块。严重时胆囊发生坏疽穿孔,可以出现弥漫性腹膜炎体征。

(三)实验室检查

主要有白细胞计数和中性粒细胞比值升高,程度与病情严重程度有一定的相关性。当炎症波及肝组织可引起肝细胞功能受损,血清 ALT、AST 和碱性磷酸酶(AKP)升高,当血总胆红素升高时,常提示肝功能损害较严重。

(四)超声检查

超声检查是目前诊断肝胆道疾病最常用的一线检查方法,对急性结石性胆囊炎诊断的准确率高达85%～90%。超声检查可显示胆囊肿大,囊壁增厚,呈现"双边征",胆囊内可见结石,胆囊腔内充盈密度不均的回声斑点,胆囊周边可见局限性液性暗区。

(五)CT

可见胆囊增大,直径常>5 cm;胆囊壁弥漫性增厚,厚度>3 mm;增强扫描动脉期明显强化;胆囊内有结石和胆汁沉积物;胆囊四周可见低密度水肿带或积液区(图 10-1)。CT 扫描可根据肝内外胆管有无扩张、结石影鉴别是否合并肝内外胆管结石。

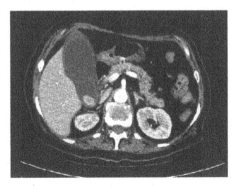

图 10-1　胆囊结石伴急性胆囊炎

(六)核素扫描检查

可应用于急性胆囊炎的鉴别诊断。经静脉注入^{99m}Tc-EHIDA,被肝细胞摄取并随胆汁从胆道排泄清除。因急性胆囊炎时多有胆囊管梗阻,故核素扫描时一般胆总管显示而胆囊不显影,若造影能够显示胆囊,可基本排除急性胆囊炎。

四、诊断

结合临床表现、实验室检查和影像学检查,即可诊断。注意与上消化道溃疡穿孔、急性胰腺炎、急性阑尾炎、右侧肺炎等疾病鉴别。当合并黄疸时,注意排除继发性胆总管结石。

五、治疗

(一)非手术治疗

为入院后的急诊处理措施,也为随时可能进行的急诊手术做准备。包括禁食,液体支持,解痉止痛,使用覆盖革兰氏阴性菌和厌氧菌的抗生素,纠正水电解质平衡紊乱,严密观察病情,同时处理糖尿病,心血管疾病等并发症。60%～80%的急性结石性胆囊炎患者可经非手术治疗获得缓解而转入择期手术治疗。而急性非结石性胆囊炎多病情危重,并发症率高,倾向于早期手术治疗。

(二)手术治疗

急性结石性胆囊炎最终需要切除病变的胆囊,但应根据患者情况决定择期手术、早期手术或紧急手术。手术方法首选腹腔镜胆囊切除术,其他还包括开腹手术、胆囊穿刺造瘘术。

1.择期手术

对初次发病且症状较轻的年轻患者,或发病已超过 72 小时但无急症手术指征者,可选择先行非手术治疗。治疗期间密切观察病情变化,尤其是老年患者,还应注意其他器官的并存疾病,如病情加重,需及时手术。大部分患者通过非手术治疗病情可获得缓解,再行择期手术治疗。

2.早期手术

对发病在 72 小时内的急性结石性胆囊炎,经非手术治疗病情无缓解,并出现寒战、高热、腹膜刺激征明显、白细胞计数进行性升高者,应尽早实施手术治疗,以防止胆囊坏疽穿孔及感染扩散。对于 60 岁以上的老年患者,症状较重者也应早期手术。

3.紧急手术

对急性结石性胆囊炎并发穿孔应进行紧急手术。术前应尽量纠正低血压、酸中毒、严重低钾血症等急性生理紊乱,对老年患者还应注意处理高血压、糖尿病等并发症,以降低手术死亡率。

(三)手术方法

1.腹腔镜胆囊切除术

腹腔镜胆囊切除术(laparoscopic cholecystectomy,LC)为首选术式。

(1)术前留置胃管、尿管。采用气管插管全身麻醉。

(2)患者取头高脚低位,左倾15°。切开脐部皮肤1.5 cm,用气腹针穿刺腹腔建立气腹,CO_2气腹压力1.6~1.9 kPa(12~14 mmHg)。经脐部切口放置10 mm套管及腹腔镜,先全面探查腹腔。手术采用三孔或四孔法,四孔法除脐部套管外,再分别于剑突下5 cm置入10 mm套管,右锁骨中线脐水平和腋前线肋缘下5 cm各置入5 mm套管,三孔法则右锁骨中线和腋前线套管任选其一(图10-2和图10-3)。

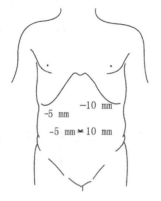

图10-2　四孔法 LC 套管位置

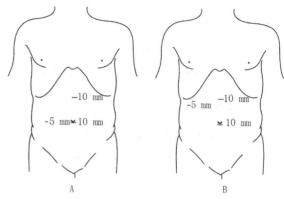

图10-3　三孔法 LC 套管位置

(3)探查胆囊:急性胆囊炎常见胆囊肿大,呈高张力状态。结石嵌顿于胆囊颈部,胆囊壁炎症水肿,甚至化脓、坏疽,与网膜和周围脏器形成粘连。先用吸引器结合电钩分离胆囊周围粘连,电钩使用时一定要位于手术视野中央。

(4)胆囊减压:于胆囊底部做一小切口吸出胆汁减压,尽可能取出颈部嵌顿的结石。

(5)处理胆囊动脉:用电钩切开胆囊浆膜,大部分急性胆囊炎的胆囊动脉已经栓塞并被纤维束包裹,不需刻意骨骼化显露,在钝性分离中碰到索条状结构,紧贴壶腹部以上夹闭切断即可。

(6)处理胆囊管:沿外侧用吸引器钝性剥离寻找胆囊管,尽量远离胆总管,确认颈部与胆囊管连接部后,不必行骨骼化处理,确认"唯一管径"后,靠近胆囊用钛夹或结扎锁夹闭胆囊管后离断。对于增粗的胆囊管可用阶梯施夹法或圈套器处理。胆囊管里有结石嵌顿则需将胆囊管骨骼化,当结石位于胆囊管近、中段时,可在结石远端靠近胆总管侧胆囊管施夹后离断;当结石嵌顿于胆囊管汇入胆总管部时,需剪开胆囊管大半周,用无创伤钳向切口方向挤压,尝试将结石挤出,不能直接钳夹结石,以避免结石碎裂进入胆总管。确认结石完整挤出后,夹闭胆囊管远端。

(7)处理胆囊壶腹内侧:急性炎症早期组织水肿不严重,壶腹内侧一般容易剥离。但一些肿大的胆囊壶腹会延伸至胆总管或肝总管后壁形成致密粘连无法分离,此时不能强行剥离,可试行胆囊大部分或次全切除,切除的起始部位应选择壶腹-胆囊管交接稍上方,要保持内侧与后壁的完整,切除胆囊体和底部。残留的壶腹部黏膜仍保留分泌功能,需化学烧灼或电灼毁损,防止术后胆漏,电灼时间宜短。

(8)剥离胆囊:胆囊炎症可波及肝脏,损伤肝脏易出现难以控制的出血,应"宁破胆囊,勿损肝脏",可允许部分胆囊黏膜残留于胆囊床,予电凝烧灼即可。剥离胆囊后胆囊床渗血广泛,可用纱块压迫稍许,然后电凝止血。单极电凝无效可改用双极电凝。

(9)取出胆囊:将胆囊及结石装入标本袋,由剑突下或脐部套管孔取出,亦可放置引流管后才取出胆囊。遇到巨大结石时,可使用扩张套管。

(10)放引置流管:冲洗手术创面,检查术野无出血、胆漏,于 Winslow 孔放置引流管,由腋前线套管孔引出并固定。解除气腹并缝合脐部套管孔。

(11)术中遇到下列情况应中转开腹:①胆囊组织质地偏硬,不排除癌变可能。②胆囊三角呈冰冻状,组织致密难以分离,或稍做分离即出现难以控制的出血。③胆囊壶腹内侧粘连紧密,分离后出现胆汁漏,怀疑肝总管、左右肝管损伤。④胆囊管-肝总管汇合部巨大结石嵌顿,有 Mirrizi 综合征可能。⑤胆肠内瘘。⑥胆管解剖变异,异常副肝管等。

(12)术后处理:包括继续抗生素治疗,外科营养支持,治疗并存疾病等。24~48 小时观察无活动性出血、胆漏、肠漏等情况后拔除引流管。

2.其他手术方法

(1)部分胆囊切除术:术中胆囊床分离困难或可能出现大出血者,可采用胆囊部分切除法,残留的胆囊黏膜应彻底电凝烧灼或化学损毁,防止残留上皮恶变、形成胆漏或包裹性脓肿等。

(2)超声或 CT 引导下经皮经肝胆囊穿刺引流术(percutaneous transhepatic gallbladder drainage,PTGD):适用于心肺疾病严重无法接受胆囊切除术的急性胆囊炎患者,可迅速有效地降低胆囊压力,引流胆囊腔内积液或积脓,待急性期过后再择期手术。禁忌证包括急性非结石性胆囊炎、胆囊周围积液(穿孔可能)和弥漫性腹膜炎。穿刺后应严密观察患者,警惕导管脱落、胆汁性腹膜炎、败血症、胸腔积液、肺不张、急性呼吸窘迫等并发症。

六、几种特殊类型急性胆囊炎

(一)急性非结石性胆囊炎

指胆囊有明显的急性炎症但其内无结石,多见于男性及老年患者。病因及发病机制尚未完全清楚,推测发病早期由于胆囊缺血及胆汁淤积,胆囊黏膜因炎症、血供减少而受损,随后细菌经胆道、血液或淋巴途径进入胆囊内繁殖,发生感染。急性非结石性胆囊炎往往出现在严重创伤、烧伤、腹部大手术后、重症急性胰腺炎、脑血管意外等危重患者中,患者常有动脉粥样硬化基础。

由于并存其他严重疾病,急性非结石性胆囊炎容易发生漏诊。在危重患者,特别是老年男性,出现右上腹痛和/或发热时,应警惕本病发生。及时行 B 超或 CT 检查有助于早期诊断。B 超影像特点:胆囊肿大,内无结石,胆汁淤积,胆囊壁增厚>3 mm,胆囊周围有积液。当存在肠道积气时,CT 更具诊断价值。

本病病理过程与急性结石性胆囊炎相似,但病情发展更快,易出现胆囊坏疽和穿孔。一经确诊,应尽快手术治疗,手术以简单有效为原则。在无绝对禁忌证时,首选腹腔镜胆囊切除术。若病情不允许,在排除胆囊坏疽、穿孔情况下,可考虑局麻行胆囊造瘘术,术后严密观察炎症消退情况,必要时仍需行胆囊切除术。术后给予抗休克,纠正水、电解质及酸碱平衡紊乱等支持治疗,选用广谱抗生素或联合用药,同时予以心肺功能支持,治疗重要脏器功能不全等。

(二)急性气肿性胆囊炎

临床上不多见,指急性胆囊炎时胆囊内及其周围组织内有产气细菌大量滋生产生气体积聚,与胆囊侧支循环少、易发生局部组织氧分压低下有关。发病早期,气体主要积聚在胆囊内,随后进入黏膜下层,致使黏膜层剥离,随病情加重气体可扩散至胆囊周围组织,并发败血症。本病易发于老年糖尿病患者,临床表现为重症急性胆囊炎,腹部 X 线检查及 CT 检查有助诊断,可发现胆囊内外有积气。注意与胆肠内瘘,十二指肠括约肌功能紊乱引起的胆囊积气,及上消化道穿孔等疾病相鉴别。气肿性胆囊炎患者病情危重,可并发坏疽、穿孔、肝脓肿、败血症等,死亡率较高,15％～25％,应尽早手术治疗,手术治疗原则与急性胆囊炎相同。注意围术期选用对产气杆菌有效的抗生素,如头孢哌酮与甲硝唑联用。

(三)胆囊扭转

指胆囊体以胆囊颈或邻近组织器官为支点发生扭转。胆囊一般由腹膜和结缔组织固定于胆囊床,当胆囊完全游离或系膜较长时,可因胃肠道蠕动、体位突然改变或腹部创伤而发生顺时针或逆时针扭转。病理上主要以血管及胆囊管受压嵌闭为特征,病变严重性与扭转程度及时间密切相关。扭转 180°时,胆囊管即扭闭,胆汁淤积,胆囊肿大。超过 180°为完全扭转,胆囊静脉受压回流受阻,表现为胆囊肿大,胆囊壁水肿增厚,继而动脉受累,胆囊壁出现坏疽、穿孔。当扭转达 360°时,胆囊急性缺血,胆囊肿大,呈暗红甚至黑色,可有急性坏疽,但穿孔发生率较低。

本病临床罕见,误诊率高,扭转三联征有助提示本病。①瘦高的老年患者,特别是老年女性,或者合并脊柱畸形。②典型的右上腹痛,伴恶心、呕吐,病程进展迅速。③查体可扪及右上腹肿块,但无全身中毒症状和黄疸,可有体温脉搏分离现象。扭转胆囊在 B 超下有特殊影像:胆囊锥形肿大,呈异位漂浮状,胆囊壁增厚。由于胆囊管、胆囊动静脉及胆囊系膜扭转和过度伸展,在胆囊颈的锥形低回声区混杂有多条凌乱的纤细光带,但后方无声影。CT 检查见胆囊肿大积液,与肝脏分离。磁共振胰胆管造影(MRCP)可清晰显示肝外胆管因胆囊管扭转牵拉呈"V"形。

高度怀疑或确诊胆囊扭转均应及时手术,首选腹腔镜胆囊切除术。因胆囊扭转造成胆囊三角解剖关系扭曲,可先复原正常胆囊位置,以利于保护胆总管。

(张学文)

第七节　慢性胆囊炎

慢性胆囊炎是胆囊慢性炎症性病变。大多数合并胆囊结石,也有少数为非结石性胆囊炎。临床上可表现为慢性反复发作性上腹部隐痛、消化不良等症状。

一、病因和发病机制

(一)病因

慢性胆囊炎多发生于胆石症的基础上,且常为急性胆囊炎的后遗症。其病因主要是细菌感染和胆固醇代谢失常。常见的病因有下面几条。

1.胆囊结石

结石可刺激和损伤胆囊壁,引起胆汁排泌障碍。约 70％慢性胆囊炎的患者胆囊内存在结石。

2.感染

感染源常通过血源性、淋巴途径、邻近脏器感染的播散和寄生虫钻入胆道而逆行带入。细菌、病毒、寄生虫等各种病原体均可引起胆囊慢性感染。慢性炎症可引起胆管上皮及纤维组织增生,引起胆管狭窄。

3.急性胆囊炎的延续

急性胆囊炎反复迁延发作,使胆囊纤维组织增生和增厚,病变较轻者,仅有胆囊壁增厚,重者可以显著肥厚、萎缩、囊腔缩小,甚至功能丧失。

4.化学刺激

当胆总管和胰管的共同通道发生梗阻时,胰液反流进入胆囊,胰酶原被胆盐激活并损伤囊壁的黏膜上皮。另外,胆汁排泌发生障碍,浓缩的胆盐又可刺激囊壁的黏膜上皮造成损害。

5.代谢紊乱

由于胆固醇的代谢发生紊乱,而致胆固醇沉积于胆囊的内壁上,引起慢性炎症。

(二)发病机制

1.胆管嵌顿

胆囊是胆囊管末端的扩大部分,可容胆汁 30~60 mL,胆汁进入胆囊或自胆囊排出都要经过胆囊管,胆囊管长 3~4 cm,直径 2~3 mm,胆囊管内黏膜又形成 5~7 个螺旋状皱襞,使得管腔较为狭小,这样很容易使胆石、寄生虫嵌入胆囊管。嵌入后,胆囊内的胆汁就排不出来,这样,多余的胆汁在胆囊内积累,长期滞留和过于浓缩,对胆囊黏膜直接刺激而引起发炎。

2.胆囊壁缺血、坏死

供应胆囊营养的血管是终末动脉,当胆囊的出路阻塞时,由于胆囊黏膜仍继续分泌黏液,造成胆囊内压力不断增高使胆囊膨胀、积水。当胆囊缺血时,胆囊抵抗力下降,细菌就容易生长繁殖,趁机活动起来而发生胆囊炎。

3.胆汁蓄积

由于胆囊有储藏胆汁和浓缩胆汁的功能,因此胆囊与胆汁的接触时间比其他胆道长,而且,接触的胆汁浓度亦高,当此时人的胆道内有细菌时,就会发生感染,形成胆囊炎的机会当然也就增多了。

二、临床表现

(一)症状

许多慢性胆囊炎患者可无临床症状,只是在手术、体格检查时发现,称为无痛性胆囊炎。本病的主要症状为反复发作性上腹部疼痛。腹痛多发于右上腹或中上腹部,腹痛常发生于晚上和饱餐后,常呈持续性疼痛。当胆总管或胆囊管发生胆石嵌顿时,则可发生胆绞痛,疼痛一般经过 1~6 小时可自行缓解。可伴有反射性恶心、呕吐等症状,但发热和黄疸不常见,于发作的间歇期可有右上腹饱胀不适或胃部灼热、嗳气、反酸,厌油腻食物、食欲缺乏等症状。当慢性胆囊炎伴急性发作或胆囊内浓缩的黏液或结石进入胆囊管或胆总管而发生梗阻,呈急性胆囊炎或胆绞痛的典型症状。

(二)体征

体格检查可发现右上腹部压痛,发生急性胆囊炎时可有胆囊触痛或 Murphy 征阳性。当胆囊膨胀增大时,右上腹部可扪及囊性包块。

三、诊断要点

(一)症状和体征

有部分患者可无特殊症状,一般主要症状为反复发作性上腹痛。可伴有恶心呕吐等症状,于间歇期有胃部灼热,反酸等胃肠道症状,但发热黄疸不常见。查体上腹部压痛,当胆囊膨胀增大时,右上腹部可扪及囊性包块。

(二)实验室检查

血常规:白细胞总数升高。

(三)影像学检查

1.超声检查

超声检查是最重要的辅助手段,可测定胆囊和胆总管的大小,胆石的存在及囊壁的厚度,尤其对结石的诊断比较准确可靠。见图 10-4。

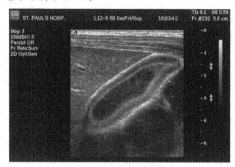

图 10-4 **慢性胆囊炎**

2.放射学检查

腹部 X 片可显示胆囊膨胀和阳性结石的征象,罕见的胆囊钙化(瓷瓶胆囊)有并发胆囊癌的特殊临床意义。胆囊、胆道造影术可以发现胆石胆囊变形缩小及胆囊浓缩和收缩功能不良等慢性胆囊炎征象,口服双倍量造影剂有利于胆囊显影及测定胆囊浓缩和收缩功能。

(四)放射性核素扫描

用^{99m}Tc-PMT 静脉注射行肝胆动态显像,如延迟超过 1 小时才显示微弱影像,而肠道排泄正常,首先考虑慢性胆囊炎。如静脉注射辛卡利特(sincalide,人工合成缩胆囊素)0.02 mg/kg,或缩胆囊素(cholecystokinin,CCK)后 30 分钟,如胆囊排除率<40%,支持慢性胆囊炎伴胆囊收缩功能障碍的诊断。

四、治疗原则

(一)内科治疗

非结石性慢性胆囊炎及结石性慢性胆囊炎症状较轻无反复发作者,可内科保守治疗。嘱患者平时低脂饮食,可口服消炎利胆片 6 片每天 3 次或 33%～50%硫酸镁 10 mL 每天 3 次,另外可口服一些溶石或排石的中药。腹痛明显者可用抗胆碱能药物解除平滑肌痉挛。经常保持愉快的心情,注意劳逸结合,寒温适宜。劳累、气候突变、悲观忧虑均可诱发慢性胰腺炎急性发作。

(二)外科治疗

对于有症状特别是反复急性发作的慢性胆囊炎,伴有较大结石,胆囊积水或有胆囊壁钙化者,以及反复发作胆绞痛、胆囊无功能者行胆囊切除术是一个合理的根本治疗方法,但对仅有胆绞痛的胆囊病变较轻的患者,行胆囊切除后症状多不能缓解。

手术适应证有以下几点。

(1)临床症状严重,药物治疗无效,病情继续恶化,非手术治疗不易缓解的患者。

(2)胆囊肿大或逐渐增大,腹部压痛明显,腹肌严重紧张或胆囊坏疽及穿孔,并发弥漫性腹膜炎者。

(3)急性胆囊炎反复发作,诊断明确,经治疗后腹部体征加重,有明显腹膜刺激征者。

(4)化验检查,血中白细胞计数明显升高,总数在 $20 \times 10^9/L$ 以上者。

(5)黄疸加深,属胆总管结石梗阻者。

(6)畏寒,寒战,高热并有中毒休克倾向者。

(张学文)

第八节　胆　石　症

胆石症是胆道系统的常见病,因急性症状而住院的胆石症占外科急腹症的第 2～3 位。

一、流行病学

胆石症的发病率在不同地区、国家及民族差别很大。在美国成年人中胆石症。可达 10%,其中印第安人的发病率更高。北欧、中美与南美皆为高发地区,日本的成年人中胆石症的发病率<5%,而在东非胆石症极为少见。亚太地区原发性胆管结石的发病率明显高于欧美国家。黄耀权等调查天津市胆石症的总自然发生率为 8.2%,并发现易患因素是:①胆囊结石易患因素与年龄、居住地、性别和营养有密切关系,$P<0.05$,其密切关系,其顺序:年龄>居住>性别>营养;②胆管结石发生率与农民、居住地、年龄和工人有密切关系,其顺序:农民>年龄>居住地>工人;③胆囊合并胆管结石自然人群发生率与居住地、工人、营养和年龄 4 种易患因素有关,其顺序为居住地>工人>营养>年龄。

西方国家的胆石症以女性,40 岁以上肥胖者为多见,胆固醇结石为主。

我国胆石症患者女性稍多于男性,年龄范围较宽。据国内尸检材料统计,胆石症检出率约为7%,80 岁以上的老年人可高达 23%。根据国内 26 个省市 146 所医院经手术治疗的 11 298 例的分析,胆囊结石最为多见,共 5 967 例,占 52.8%;胆囊、胆总管结石 1 245 例,占 11.0%;肝外胆管结石 2 268 例,占 20.1%;肝内胆管结石 1 818 例,占 16.1%,原发性肝内、外胆管结石发病率为 36.2%,较 20 世纪 60 年代报道的 50% 已有所降低。胆石症患者占普外住院患者总数的 10.05%。在这一大组患者中,男 3 707 例,女 7 635 例,男女之比为 1∶2。在西北及华北地区,男女之比为 1∶3,但在华南地区则为 1∶1。发病年龄最小者仅 3 岁,最高者为 92 岁,平均年龄为 48.5 岁。胆石症发病的高峰年龄为 50～60 岁。在我国的西安、兰州等西北地区以胆固醇为主要成分的胆囊结石为多,胆囊癌的发病率亦较高。

近年来,在我国一些中心城市胆囊结石与原发性胆管结石的比例已经发生了明显的变化。胆囊结石与胆管结石的比例,在北京为 3.4∶1,在上海为 3.2∶1,在天津为 4.5∶1。胆固醇结石在天津市占 64.8%,在上海占 71.4%,北京地区胆固醇结石与胆红素缩石之比为 1:0.98,但在广大农村、边远地区及个别胆石症高发地区,仍以胆管结石及胆红素结石为最常见。这些情况显然与食品结构及结石的发病原因不同有关。

二、病因与发病机制

胆石症形成的机制是十分复杂的。近年的研究表明,临床上常见的两大类结石(胆色素与胆固醇结石)的形成机制不同。

(一)胆色素结石

胆色素结石多呈棕色或橘色、不定形、大小不一、易碎、切面呈层状,常遍布于肝内、外胆管系统。胆石的成分,以胆色素钙为主,胆固醇的含量一般不超过 20%。

胆色素结石形成机制与胆道的慢性炎症、细菌感染、胆汁淤滞、营养因素等有关。常见的致病因素有复发性化脓性胆管炎、胆道阻塞、胆道寄生虫病(最常见的是胆道蛔虫病和中华分支睾吸虫感染)。感染是导致结石形成的首要因素,感染细菌主要是肠道菌属,大多数患者的胆汁培养均有细菌生长,其中最主要的是大肠埃希菌,厌氧性细菌亦较常见。胆汁淤滞是原发性胆管结石形成时的必要条件之一,因为只有在淤滞条件下,胆汁中成分才能沉积并形成结石。引起胆汁淤滞的原因是多方面的:胆总管下端炎症、狭窄是常见的原因,有时胆总管下端可能并无机械性梗阻,但并不排除由胆管炎所引起胆管下端水肿和 Oddi 括约肌痉挛时所致的功能性梗阻,在梗阻的近端,胆道内压力升高,胆管扩张,胆流缓慢,因而有利于结石形成。在此种情况下,胆道寄生虫病能促使结石形成,在不少患者中可见到以虫体或虫卵为核心所形成的结石。

正常胆汁中,胆红素主要是水溶性的胆红素二葡萄糖醛酸酯的结合型胆红素,但结石中的胆红素主要是不溶于水的游离胆红素。因而,胆汁中结合型胆红素的去结合化是形成结石的原因。胆道感染时,大肠埃希菌属和一些厌氧杆菌感染能产生 β-葡萄糖醛酸酶,此酶在 pH 为 7.0 条件下,能将结合型胆红素水解生成游离胆红素,游离胆红素与钙离子结合形成不溶于水的胆红素钙,形成了胆色素结石。另外,胆汁中有来自组织的内源性葡萄糖醛酸苷酶,它的最适 pH 为4.6,在适宜情况下,亦能水解胆汁中的结合型胆红素。此外,胆汁中的黏蛋白、酸性黏多糖、免疫球蛋白等大分子物质,炎性渗出物,脱落的上皮细胞、细菌、寄生虫、胆汁中的金属离子等,均参与结石的形成。

(二)胆固醇结石

该类结石与胆固醇代谢障碍有关。种种原因使胆固醇含量增多和/或胆盐、卵磷脂减少,使胆固醇浓度相对增多,则胆固醇就会从胆汁中析出而形成结石。1968 年 Admirand 和 Small 用三角坐标来表示胆汁中胆固醇、胆盐和卵磷脂的相互关系。三角坐标中的任何一点都同时反映3 种物质在胆汁中的含量百分比(指其中一种物质占 3 种物质总含量的百分比)。正常胆汁的各点都应在三角坐标的曲线以下,而胆固醇和混合结石患者的各点都在曲线上或曲线以上。

造成过饱和胆固醇沉淀的原因与以下因素有关:①肝脏胆固醇代谢异常;②肝肠循环障碍使胆酸池缩小;③饮食因素;④胆囊黏膜上皮脱落、雌性激素的影响等。

然而,近年来许多学者的研究发现,不但胆固醇结石患者胆囊胆汁中的胆固醇多呈过饱和状态,而且有 40%~80% 的正常人胆囊胆汁也常是过饱和的。此外,肝胆汁的胆固醇浓度往往比胆囊胆汁高得多,胆固醇结石却大都在胆囊内形成。这样,人们已认识到 Admirand-Small 三角还不能充分地说明结石形成的机制。近年来胆固醇结石形成机制的研究主要在以下方面。

1.胆汁动力学平衡体系的研究

胆固醇在胆汁中主要以微胶粒和泡两种形式维持其溶解状态。微胶粒由胆固醇、磷脂、胆盐组成。泡是胆固醇、磷脂组成的复合体,两者相互联系,可以相互转化,在胆汁中形成一个动力学平衡体系,对胆固醇的溶解和析出起调节作用。泡可以溶解80%以上的肝胆汁中的胆固醇,是胆汁中胆固醇溶解及转运的主要形式。薄片是新发现的胆固醇、磷脂组成的聚合体,可以溶解一部分胆固醇,其作用机制尚待进一步研究。胆盐通过转运蛋白所产生电化学梯度分泌进入毛细胆管,而胆固醇与磷脂结合,以泡的形式由细胞支架(微管、微丝等)转运通过毛细胆管上皮细胞细胞膜,两个过程在一定程度上相互独立。当泡进入肝胆汁后,才与胆盐相互作用形成微胶粒,在成石性胆汁中泡与微胶粒同时存在。在某些情况下,如胆汁胆固醇分泌增加,胆盐分泌减少,以及某些促成核因子作用下等。胆固醇可以从微胶粒向泡转移,并使泡体积增大,不稳定,并容易发生聚集融合,从单层小泡到大泡进而形成复层大泡,析出胆固醇晶体,并可进一步形成胆固醇单水结晶,而单水结晶的生长和聚集是胆固醇结石的雏形。各种研究表明,由于胆汁胆固醇动力学平衡体系被破坏而产生的胆固醇过饱和是结石形成的基础。

2.胆固醇过饱和胆汁产生的机制

过饱和胆汁是胆固醇结石产生的先决条件。80%的胆固醇在肝脏代谢,而胆固醇结石患者肝胆汁成核时间比胆囊胆汁短,故而肝脏是胆固醇过饱和胆汁的产生场所。过饱和胆汁产生的机制很复杂,主要有以下几个途径。

(1)胆固醇分泌增加:目前认为造成胆固醇分泌增加的因素主要有:①HMG-辅酶 A 还原酶活性增高,导致肝细胞合成分泌胆固醇增加。20 世纪70 年代,Salen G、Cogne 等发现胆固醇结石患者的 HMG-辅酶 A 还原酶活性增高,以后 Key、Maton 等也从不同角度证实了这一结果;②酰基辅酶 A-胆固醇酰基转移酶(acyl coenzyme A-cholesterol acyltransferase,ACAT)的系统活性降低,致使胆固醇转化为胆固醇酯减少。ACAT 是胆固醇酯化过程中的限速酶,广泛存在于肝脏及胆囊黏膜中,20 世纪 80 年代以来,陆续报道 ACAT 在胆固醇结石患者的肝脏中活性降低,从而致使游离胆固醇分泌增加,促使结石形成;③脂类代谢紊乱。20 世纪 80 年代以来,不少学者报道胆固醇结石患者存在着明显的脂类代谢紊乱,主要是低密度脂蛋白(low-density lipoprotein,LDL)及乳糜微粒(chylomicron,CM)含量和/或具有活性的受体数目增加;极低密度脂蛋白胆固醇(very low densitylipoprotein-cholesterol,VLDL-C)含量增加;胆固醇逆向转运的载体高密度脂蛋白(HDL)含量和/或其在肝细胞膜上的受体数目减少;④由于 7-α 羟化酶活性降低,导致胆固醇合成胆酸减少,胆固醇分泌过多,年龄是一个重要因素。

(2)胆酸代谢障碍:胆汁酸是胆汁的主要成分,也是胆固醇体内代谢的最终产物。在肝细胞内质网微粒体酶系统作用下,胆固醇可逐步衍化为胆酸,7-α 羟化酶为这一过程的限速酶。大部分胆固醇结石患者存在胆酸代谢障碍,主要表现在以下几方面。①肝脏合成胆酸下降:胆酸合成主要受限速酶胆固醇 7-α 羟化酶及另外两个关键酶:12-α 羟化酶、27-羟胆固醇-7-α 羟化酶的调节,也受胆固醇及肝脏胆酸流量的反馈调节。胆固醇 7-α 羟化酶、12-α 羟化酶等都是细胞色素 P450 家族成员(CYP7A),在胆固醇结石患者中活性降低。②胆盐肠肝循环被破坏:对胆汁酸代谢动力学变化与胆固醇结石病的关系有过不少研究,表明胆盐肠肝循环被破坏可使体内胆酸池下降,从而导致结石形成。③胆盐成分改变:近年来国内外学者对胆盐成分变化对成石的影响进行了一系列的研究。胆固醇结石胆汁中去氧胆酸(DCA)的比例增加;胆酸(CA)鹅去氧胆酸(CDCA)比例升高;甘氨结合胆酸增多而牛磺结合胆酸减少(G/T 比例升高)。

3.促、抗成核因子

肝胆汁的胆固醇饱和度比胆囊胆汁高,但胆固醇结石很少在肝胆管内形成,从而提示在胆囊胆汁中存在着促成核因子,而40%～80%正常人胆囊胆汁为过饱和胆汁,却未形成结石,所以胆囊胆汁中还存在着抗成核因子。

(1)促成核因子:能促使胆固醇结晶析出的胆汁蛋白质中,有黏蛋白性和非黏蛋白性的糖蛋白,而后者有选择性与刀豆蛋白凝结素A结合的特性。大部分为免疫球蛋白、磷脂酶、纤维连接蛋白等。①黏蛋白:胆囊黏膜上皮细胞分泌一种黏蛋白,可促使胆固醇成核。过饱和胆汁、胆盐、前列腺素、阿司匹林及炎症刺激等均可影响黏蛋白分泌。黏蛋白分泌过多时,可形成黏性弹力凝胶具有很强的胶着性,可使胆固醇结晶处于胶体状中,并促使其产生聚集,也有可能促进泡融合,形成复层泡,并减弱泡之间的排斥力;②免疫球蛋白:Harvey等分离、提纯了ConA结合蛋白,其中一部分被证实为免疫球蛋白,主要为IgM和IgA以后,这一研究小组的报道指出IgG也具有明显的促成核活性,在胆固醇结石存在的胆囊胆汁中,IgG的平均浓度是色素结石组或对照组的3倍,并且与CSI关系密切,当CSI处于1.2～1.4时IgG浓度最高。胆盐,尤其是DC可刺激IgG分泌,就成核活性而言,IgM>IgG>IgA;③其他促成核糖蛋白:近年来,国内外学者应用亲和层析、高效液相等技术,提纯到许多具有促成核活性的糖蛋白;如130 kDa糖蛋白,42 kDa糖蛋白,纤维连接蛋白等。

(2)抗成核因子:20世纪80年代初,Seuell等人就在胆固醇结石患者的胆囊胆汁中发现多种载脂蛋白,Ktbe等将Apo Ai、Apo A2加入模拟胆汁中,可使成核时间延长1倍。另外,12、58、63 kDa的糖蛋白,以及胆汁蛋白的片段等被认为具有抗成核作用。

4.胆囊动力学异常

早在1856年Meckel von、Hensbach就已提出胆汁淤滞是胆石一个重要发病因素。

胆囊运动过缓导致胆囊剩余容积增大,当胆囊胆汁处于过饱和状态,且滞留在胆囊内时间过长时,可沉淀在胆囊黏膜表面,并且刺激黏蛋白的分泌,促使胆固醇成核。大量的动物试验表明,在结石形成之前,胆囊收缩力就已减弱。Carey等发现,正常人50%的肝胆汁进入胆囊,另50%排入十二指肠;而在胆固醇结石患者中,只有30%肝胆汁进入胆囊,70%则排入十二指肠,从而说明胆固醇结石患者胆囊排空容积减少,利用现代影像技术,如超声、核素扫描等发现胆固醇结石患者的空腹胆囊容积、餐后或静脉注射缩胆囊素(CCK)后残余容积均较正常人大,胆囊排空也延迟。

5.胆固醇结石的免疫学研究

胆固醇结石患者往往伴有急、慢性胆囊炎提示感染也可能是胆石形成的重要因素,在炎症反应中,细胞因子充当了一个重要角色。TNF-α可以使肝细胞摄取胆酸,特别是牛磺胆酸减少。IL-6可抑制体外原代培养的肝细胞摄取胆盐,还抑制牛磺胆酸的转运蛋白,以及Na^+-K^+-ATP酶的活性,TNF、IL-2、IL-4等可降低细胞色素P450(如CYP2A、CYP3A等)的活性,而胆酸合成的限速酶7-α羟化酶就是CYP7a。

6.胆固醇结石的分子遗传病因学研究

胆固醇结石患者有明显的家族聚集倾向。多数学者认为,胆固醇结石是具有遗传背景的多基因疾病。与胆固醇结石成因关系密切的7-α羟化酶、载脂蛋白、胆固醇转运蛋白等均发现存在基因多态性。寻找胆固醇结石成因的独立候选基因已成为当前的一个研究热点。

(三)黑色结石

近年来黑色结石受到普遍的重视,有人称为第 3 结石。根据日本东北大学第一外科的报道,在 20 世纪 60～70 年代,黑色结石仅占 10％以下,但到 20 世纪 80 年代已增加到 22％,现在已知,黑色结石的形成往往与并存的疾病背景和施行过某些特定的手术有关。

1.肝硬化与胆石

根据佐藤寿雄的报道,在肝硬化的患者中并发胆石者为 13.3％,约为一般成年人的两倍。在这些结石中黑色结石占半数以上。在推论肝功能障碍与黑色结石形成的关系时,有学者认为,肝硬化患者常有高胆红素血症,有利于结石的形成;另外,由于充血性脾大及脾功能亢进,可增加红细胞的破坏及溶血或为黑色结石的来源。

2.溶血性黄疸与胆石

溶血性黄疸的患者,由于高胆红素血症存在常并发胆囊黑色结石。在佐藤寿雄报道的因溶血性黄疸而施行脾切除术的 58 例中,有 28 例(48％)已发生胆石,其中黑色结石 23 例,占 82％。

3.胃切除术后的胆石症

许多报道证实在胃次全切除术后胆石症的发病率明显增高。佐藤寿雄等对胃切除前没有胆石的 300 例,进行了术后随访,术后发生结石者 58 例,占 19.3％。樱庭等对 120 例因胃癌而进行胃次全切除术的患者进行了随访。在随访半年以上的 43 例中,有 11 例发生了结石,发生率为 26％。一些学者认为,胃切除术后的时间与胆石发生率之间似无明显的关系,术后两年之内胆石的发生率已达 20％左右,说明在术后短期内即开始有结石形成。从结石的部位来看,仍以胆囊结石为主。从结石种类来分析,黑色结石约占 40％,其次为胆固醇结石,胆色素钙结石约占 17.4％。樱庭等的研究表明,在胃切除术后胆囊收缩功能低下,多呈弛缓性扩张,经过 3～6 个月后运动功能才大体上恢复到术前水平。该学者认为胆囊收缩功能低下,胆汁排出延缓,进而引起炎症,是术后结石形成的主要原因。如果对胃癌的患者进行胆道周围淋巴结清除术,由于胆囊周围粘连,会进一步加重排空障碍,从而结石形成的机会也进一步增加。

4.心脏瓣膜替换术后的结石

瓣膜替换术后胆石的发生率明显增高。Mevendins 报道,胆石的发生率高达 31％,均为黑色结石。佐藤寿雄等对日本东北大学胸外科进行过瓣膜替换手术 1 年以上的 103 例患者进行了随访观察,发生胆石者 17 例,占 16.5％。替换机械瓣膜的胆石发生率高于生物瓣。因机械瓣更易产生溶血。结石以黑色结石为主。

除上述 4 种特殊情况外,有的报道还表明,在Ⅳ型高脂血症胆石的发生率增高。Ahl-learg 等的研究表明,此类患者肝 HMG-辅酶 A 还原酶的活性增高,约为正常人的两倍,故此类患者的胆汁多属于胆固醇超饱和胆汁,这可能是胆石发生率高的主要原因。糖尿病患者胆石发生率亦较高。佐藤寿雄等报道,男性发生率为 14％,女性为 16％。成石的原因可能是多方面的,有人认为与糖尿病患者胆囊收缩功能低下有关,还有人报道糖尿病患者胆汁酸浓度下降,从而引起胆固醇的超饱和。

三、病理生理

胆石症发生后,可引起胆道系统、肝脏,以及全身一系列病理解剖及病理生理改变,主要有以下几项。

（一）胆囊

由于胆石的长期刺激及继发感染可引起急性或慢性胆囊炎，胆囊管发生梗阻后可导致胆囊积水，若继发细菌感染，则可形成胆囊积脓。胆囊坏死穿孔后则出现胆汁性腹膜炎。胆囊颈部结石可对肝总管形成压迫，甚至导致肝总管梗阻、坏死、穿孔，临床上可发生感染、黄疸，称为米瑞兹（Mirizzi）综合征。

（二）胆管

胆管结石造成胆管梗阻后使胆汁流通不畅，出现胆道压力增高，临床上表现为梗阻性黄疸。若有继发性细菌感染则可出现轻重不同的胆管炎。

（三）肝脏

胆石症引起的继发性肝损害与胆石的部位、胆管梗阻的程度与持续时间有关。据临床肝脏活体组织检查所见，胆管结石的患者几乎百分之百、胆囊结石则有 70％以上的患者肝脏形态学改变，病变程度可由轻微的炎细胞浸润直至胆源性肝脓肿、间质性肝炎、局灶性肝萎缩病和胆汁性肝硬化。

（四）全身损害

当胆石症并发严重感染及梗阻性黄疸时，可引起败血症等一系列全身性损害，甚至导致多器官系统衰竭。

四、胆石症的分类

（一）根据结石形态特点分类

1.结石部位

按部位分为：①胆囊结石；②胆总管及肝总管结石；③肝内胆管结石。

2.结石大小

按大小分为：①泥沙样结石及微结石（横径＜0.3 cm）；②小结石（横径＜0.5 cm）；③中结石（横径0.5～1.5 cm）；④大结石（横径≥1.5 cm）。

3.结石形状

圆形、梭形、多角形、不规则形等。

4.结石数量

单发结石、多发结石。

（二）根据结石成分和结石表面、剖面的特点分类

1.放射状石

灰白、透明，剖面呈放射柱状，由结晶组成，核心多为少量色素颗粒团块。

2.年轮状石

多为棕黄色，切面有放射状结晶，同时具有多个同心圆的深棕色年轮纹，此年轮纹非真正层次不能分离。

3.岩层状叠层石

淡黄或灰白，呈致密光滑的叠层状，可以剥离，实体镜下为片状胆固醇结晶组成，各层间夹有细线状结构，为胆红素颗粒或黑色物质组成。

4.铸形无定形石

多为深棕色结右，其形态由于所在解剖部位不同而各异，切面无定形结构。电镜下为大量胆红素颗粒和一些胆固醇结晶所构成。

5.沙层状叠层石

剖面呈松弛的同心圆层状,为大小相仿的胆红素颗粒组成,各层间被白色颗粒分离,经定性大部分为胆固醇,少数结石的间隔为黑色物质所组成。

6.泥沙状石

棕色、易碎、小块或泥沙状,电镜下皆为稀疏的胆红素颗粒集聚。

7.黑色结石

黑色结石即所谓"纯色素"石,见于胆囊内,直径约为 0.5 cm,黑色有光泽、硬、表面不规则,切面如柏油状。电镜下为片状颗粒状结构,排列极为致密。

第1~3类结石的主要成分为胆固醇,此类结石多发生于胆囊内。第 4~6 类结石主要成分为胆红素钙结石,此类结石可以发生在胆道的任何部位,但以肝内胆管与胆总管为多见,结石无一定形状,有时呈泥沙或胆泥状,硬度不一,常易压碎。

(三)根据中医辨证特点分类

(1)气滞型(肝郁气滞型)。

(2)湿热型(湿热蕴结型)。

(3)毒热型(热毒积聚型)。

(4)血瘀型(肝郁血瘀型)。

(四)根据临床特点分类

1.胆囊结石

(1)无症状胆囊结石。

(2)有症状胆囊结石(绞痛性、急性及慢性胆囊炎)。

(3)胆囊与胆管结石:①以胆囊结石症状为主的胆石症;②以胆管症状为主的胆石症。

(4)伴有严重并发症的胆囊结石:①胆囊管狭窄;②胆囊积水;③胆囊积脓;④胆囊胰腺炎;⑤Mirizzi 综合征;⑥并发胆囊癌的胆囊结石;⑦并发 Oddi 括约肌狭窄的胆囊结石。

2.胆管结石

(1)胆总管下端结石:①伴括约肌狭窄;②无括约肌狭窄。

(2)胆总管结石。

(3)肝内胆管结石:①右肝管结石;②左肝管结石;③多发性肝内胆管结石。

(4)胆囊与胆管结石。

(5)伴有严重并发症的胆管结石:①梗阻性黄疸;②急性梗阻性化脓性胆管炎(AOSC);③胆管炎性肝脓肿;④胆道出血;⑤胰腺炎;⑥胆汁性肝硬化;⑦并发胆管癌变。

(五)胆囊结石的 B 超分类

CT 和 B 超均能够初步满足这种分类的要求。由于 B 超费用低廉且可进行多次重复检查,故更受到医学界的重视。

日本千叶大学第一内科土屋幸浩等提出了如下的分类方法,很有参考价值。

1.大结石

直径在 1.0 cm 以上的结石为大结石,根据其超声影像的特点分为 3 型。

(1)Ⅰ型结石:胆石表面呈现较浊回声的光团影像,向内部逐渐减弱,结石下面可出现声影,根据光团的形状又可分为Ⅰa(球型)、Ⅰb(半月型)及Ⅰc(新月型)。此类结石为胆固醇结石,无钙化。

(2)Ⅱ型结石:在结石的浅部出现一个狭窄的强回声光团,伴有一个强声影此为Ⅱa,如在结石的中心部又出现一个强光点则为Ⅱb。多为伴有钙化的混合结石,呈层状结构。

(3)Ⅲ型结石:结石虽可显示,但光团较弱,声影亦较模糊不清。此类结石为色素结石,多容易伴有细菌感染。

2.小结石

直径在1.0 cm以下的结石属于小结石,多发性为主,根据其占据胆囊容积的大小及结石群体结构又可分为:①充满型结石;②堆积型结石;③游离型结石;④浮游型结石;⑤块状型结石。充满型结石及堆积型结石除表示结石数量多以外,也反映胆囊运动功能已经丧失或严重障碍。小结石容易引起胆囊管的梗阻及容易引发胰腺炎。

五、临床表现

胆石症的症状和体征与胆石的部位、大小、胆管梗阻的程度,以及并发症的有无等因素有关,现将主要临床表现分述如下。

(一)临床症状

1.腹痛

腹痛是胆石症的主要临床表现之一。胆石症发作时多有典型的胆绞痛,为上腹和右上腹阵发性痉挛性疼痛,伴有持续性加重,常向右肩部或肩胛部放射。腹痛的原因是胆石从胆囊移动至胆囊管或胆管内结石移动至胆总管下端或从扩张的胆总管移行至壶腹部时结石嵌顿所引起。由于胆囊管或胆道梗阻使胆囊或胆管内压升高,胆囊或胆总管平滑肌扩张及痉挛,企图将胆石排出而产生剧烈的胆绞痛。90%以上的胆绞痛为突然发作,常发生在饱餐、过劳或激烈运动之后。除剧烈胆绞痛外,患者常表现坐卧不安;甚至辗转反侧,心烦,常大汗淋漓,面色苍白,恶心呕吐。每次发作持续时间可以数十分钟到数小时。如此发作往往需持续数天才能完全缓解。疼痛缓解和消失表示结石退入胆囊或嵌顿于胆管下端的结石移动或通过松弛的括约肌排出胆道,此时其他症状亦随之消失。由于结石所在部位的不同,腹痛的临床表现特征也有所不同。

(1)胆囊结石:胆囊内结石(尤其是较大结石)不一定均产生绞痛,有的可以终身无症状,称为安静胆囊结石。胆囊颈部结石极易引起急性梗阻性胆囊炎。胆囊袋,又称哈德门袋,是胆囊颈部一个袋状结构,极易堆积结石而产生胆绞痛。除胆绞痛外,还可出现恶寒、发热等感染症状,严重患者由于炎性渗出或胆囊穿孔可引起局限性或弥漫性腹腔炎,因而出现腹膜刺激症状。部分患者可在腹部检查时触及胀大的胆囊。如结石不大或胆囊管直径较粗时,从胆囊排出的结石进入胆总管,但可能嵌顿在壶腹部引起胆绞痛、梗阻性黄疸、化脓性胆管炎,甚至出血性坏死性胰腺炎。

(2)胆总管结石:约75%的患者有上腹部或右上腹部阵发性剧烈绞痛,继疼痛之后约70%的患者出现黄疸,黄疸的深浅随结石嵌顿的程度而异,且有波动性升降。如胆石阻塞胆道合并胆道感染时,可同时出现腹痛、寒战与高热、黄疸三联征症状。病变在胆总管时,疼痛多局限在剑突下区,如感染已波及肝内小胆管时,可出现肝区胀痛和叩击痛。

(3)肝内胆管结石:常缺乏典型的胆绞痛,发作时常有患侧肝区持续性闷胀痛或叩击痛,伴有发热、寒战与不同程度的黄疸。一侧肝内胆管结石多无黄疸。如结石位于肝右叶疼痛可放散至右肩及背部;左侧肝胆管结石放散至剑突下、下胸部。如结石梗阻于肝左、右胆管或二、三级胆管,亦可引起高位梗阻性化脓性胆管炎的表现。

2.胃肠道症状

胆石症急性发作时,继腹痛后常有恶心、呕吐。呕吐内容物为胃内容物,此后腹痛并不缓解。急性发作后常有厌油腻食物、腹胀和消化不良等症状

3.寒战与发热

与胆道感染的程度有关:胆囊炎多继发于胆囊结石,它们之间有互为因果的关系,可出现不同程度的发热,梗阻性坏疽性胆囊炎可有寒战及高热,胆管结石常并发急性胆管炎,而出现腹痛、寒战高热和黄疸三联征。当胆总管或肝内胆管由于结石、蛔虫和胆管狭窄等造成胆管急性完全梗阻时,胆管扩张,胆管内压升高,管腔内充满脓性胆汁,大量细菌和内毒素滞留于肝内,通过肝窦状隙进入血液循环而导致败血症和感染性休克,此种病变称为急性梗阻性化脓性胆管炎(AOSC)。典型的 AOSC 除上述三联征外,还可出现血压降低(四联征),如再出现神志障碍则称为 Reynald 五联征。

4.黄疸

胆囊结石一般不出现黄疸,但约有 10% 的患者可以出现一过性黄疸。发生黄疸的原因可有以下几种:①胆囊炎同时并发胆管炎或结石排出至胆总管;②肿大的胆囊压迫胆总管,引起部分性梗阻,即 Mirizzi 综合征;③由于感染引起肝细胞一过性损害,在合并胆总管结石时,70% 以上的患者可以出现黄疸,黄疸呈波动性,如不清除结石或解除梗阻,虽经各种药物治疗亦消退很慢,迁延日久可引起胆汁性肝硬化。

(二)体格检查

胆囊结石的体征与胆道梗阻的有无及炎症的严重程度密切相关。

1.全身检查

在发作期呈急性病容,感染严重者有体温升高及感染中毒征象,如伴有呕吐或进食困难可有脱水、酸中毒表现,当引起胆道梗阻时巩膜与皮肤有黄染。

2.腹部检查

胆囊结石的腹部压痛多局限于剑突偏右侧或(和)右上腹胆囊区,胆囊复发性梗阻时可触及胀大的胆囊,随着炎症的加重,也可出现肌紧张与反跳痛。墨菲征在胆囊结石引起的胆囊炎中多呈阳性。

胆管结石的腹部压痛多在剑突下偏右侧,可能触及胀大的胆囊;位于肝内胆管的结石压痛在右肝区,有时伴有肝大;左肝管结石压痛位于剑突或左上腹部。

六、诊断与鉴别诊断

(一)诊断

根据病史、体检及必要的特殊检查,胆石症的诊断多无困难。对于少数缺乏明确病史及典型症状的患者,特别是老年患者,需借助于超声或 X 线检查加以确诊。在出现梗阻性黄疸时,要结合实验室和其他胆道图像检查加以确诊。对胆石症的诊断,不能仅仅满足于是否有胆石的初级层次诊断,还应对结石的部位、结石的大小及数目、胆囊的形态与功能改变、胆总管下端(包括 Oddi 括约肌)有无梗阻,以及是否合并有其他并发症等作出明确的判断。现将常用的诊断方法及检查程序分述如下。

1.病史与临床表现

除无症状的胆石症外,70％以上的患者有典型的胆绞痛或胆道感染的病史,部分患者可有胆道手术史。为了能全面明确胆石症的诊断,必须仔细询问胆绞痛发作的情况,以及胆绞痛与其他症状如恶心呕吐、发热寒战、黄疸等之间的关系。腹部检查要注意压痛点的位置、右上腹饱满和胀大的胆囊。

2.实验室检查

(1)在胆石症的发作间歇期,实验室检查多无阳性发现。

(2)发作期的检查所见与急性胆囊炎、急性胆管炎或 AOSC 相同。

(3)如出现梗阻性黄疸可见血清胆红素增高,血清碱性磷酸酶和 r-谷氨酰转肽酶升高。黄疸持续时间较长,可有不同程度的肝功能损害,严重者可出现凝血机制障碍。对梗阻性黄疸患者要按"半急症"对待,尽可能在较短时间完成各项检查并采取有效的治疗措施。

3.十二指肠引流液检查

十二指肠液中查到胆沙或胆固醇结晶,有助于诊断,若查到细菌或寄生虫卵则更有参考价值。胆汁缺乏说明胆囊管有梗阻或者胆囊功能已经丧失。

4.超声检查法

该法是一种无创伤性的检查方法,是胆石症的首选诊断方法。除能发现胆石的光团和声影外,还能了解胆管扩张的程度、胆囊的大小和炎症程度,对疾病能作出定性定量的诊断,对选择治疗方法很有帮助。

5.内镜逆行胆胰管造影术(ERCP)检查

ERCP 为一种诊断与介入治疗的理想方法。ERCP 常能显示胆管的内部病变,如结石阴影、胆管扩张的程度及胆管下端有无梗阻等。

6.经皮肝穿刺胆道造影术(PTC)检查

PTC 是梗阻性黄疸的重要检查方法。一般在 CT 或 B 超导向指引下进行 PTC,可显示胆管扩张的程度和梗阻部位。肝内胆管扩张达 0.5 cm 以上者,PTC 的成功率可达 95％上。

7.手术中胆管造影、胆道镜检查与 B 超检查

胆管结石的术中检查也十分重要,除常规检查外,应用手术中胆道造影与胆道镜检查可以大大减少残余结石的发生率。胆道镜检查还能直接观察胆道黏膜,作出胆管炎的形态学分类,对胆管的其他病变,如胆管狭窄、肿瘤等也能作出准确的判断。

术中 B 超检查已在越来越多的临床单位中应用于临床。此种检查方法更便于肝内胆管结石的定位,同时还可较具体的了解肝、胰等邻近器官的病理损害,对于提高胆石症的手术效果有十分重要的实用价值。值得注意的是,上述几种特殊检查除需要有专用设备外,进行这些检查还延长了手术时间,增加了手术污染的机会,故应严重选择适应证,注意无菌操作,以免给患者增加额外负担。

(二)鉴别诊断

胆石症的鉴别诊断亦十分重要。

1.发作期需要鉴别的疾病

先天性胆总管囊性扩张、胆道蛔虫病、胆道运动障碍、溃疡病穿孔、胰腺炎、肠梗阻、右侧肾结石、右下肺炎或胸膜炎等。

2.非发作期需要鉴别的疾病

肝炎、肝硬化、肝或胆囊癌、胆管癌、壶腹周围癌、慢性胰腺炎、胰腺癌等。值得提出的是,胆石症常常伴发或继发于许多其他消化道疾病,如肝硬化、溃疡病、先天性胆总管囊性扩张、胆囊癌等。这些都增加胆石症的诊断与鉴别诊断上的困难性。

七、治疗

回顾我们治疗胆石症的历史,不难发现,20世纪50年代以前基本上是采用外科手术治疗,20世纪60年代在中草药治疗的基础上出现了排石疗法,20世纪70年代许多单位开展了溶石疗法。之后,随着现代化诊断设备与技术的引进,人们发现原来采用的中药治疗对某些患者存在较大的盲目性,疗效也不肯定。而对于胆道感染、胆道功能性疾病疗效甚佳,因此在中西医结合围术期、胆道感染、胆道术后应用中药防止结石再生等方面有广泛应用并获良好临床结果。

胆石症治疗方法的选择,要根据患者的周身情况,发病原因,以及结石的位置、大小、伴随的病变等,进行合理的选择,有时还需要几种治疗方法配合使用。

(一)合理的选择治疗方法

1.胆囊结石

原则上宜采用手术治疗,但也要区分不同情况,灵活对待。

(1)无症状胆囊结石:对这类结石是不是需要施行预防性胆囊切除术,目前尚有不同意见。主张不做胆囊切除术的理由是,这类患者术前无症状或仅有轻微上腹部疼痛,如贸然手术,于术后症状有时比术前还要多。多数外科医师认为,凡确属在查体中发现的无症状结石,均可采用定期随诊的方法进行观察,待有明确的手术指征时再考虑手术。口服溶石药物对肝功能有一定损害,一般不主张采用。如有急性发作,应立即进行手术治疗,切除胆囊。

(2)症状性胆囊结石。①伴急性胆囊炎的胆囊结石:除并发急性梗阻性坏疽性胆囊炎的胆囊结石需采用急性期手术治疗外,多数患者均先采用中西医结合非手术治疗以控制急性症状。然后进行胆道系统的全面检查,根据检查结果再决定施行手术治疗或非手术治疗。②伴慢性胆囊炎的胆囊结石:若患者已有反复发作,胆道系统检查有多发或较大结石者,宜采用手术治疗。对于3 mm以下的微小结石,直径<0.5 cm的小结石,有人认为是一种危险结石,因游动性大,容易嵌顿在胆囊管内或引起胰腺炎等严重并发症,宜早期手术。③胆囊结石伴有继发性胆总管结石:这类结石原则上宜采用手术治疗,但在具备较好内镜条件的单位,应先行内镜括约肌切开术(EST),先取出胆总管结石然后再行腹腔镜胆囊切除术,可缩小手术范围,减少住院时间。④伴有严重并发症的胆囊结石:这类结石应及时采用手术治疗,术前应尽量将病变的性质和程度判定清楚,以便选用合理的手术术式并最大限度地避免手术并发症的发生。

2.胆管结石

胆管结石的适应证选择,大致可分为以下两类情况。

(1)非手术治疗适应证:肝胆管泥沙样结石、胆总管结石直径<2.0 cm,均可采用十二指肠镜取石,一些内镜中心具有胆道镜的"子母镜",更可以取出肝内胆管的结石。

当胆总管下端的狭窄段不超过2 cm,结石直径不超过2 cm者,可先行经内镜括约肌切开术(EST),用网篮取出结石,对较小分散的结石可给予复方大柴胡汤以增加胆汁分泌,冲刷胆道,可取得良好的治疗效果。较大结石可采用液电碎石或激光碎石的方法一次或数次取出结石。据天津市中西医结合急腹症研究所一组患者统计,在施行EST及中药治疗的115例中,排出结石者

114例,占99.1%,其中完全排净者105例;结石排净率为91.3%。

(2)手术治疗的适应证:对于有一叶或一段肝组织萎缩、肝内胆管多发结石、伴有胆管(肝内或肝外)狭窄及其他并发症的胆管结石,应采用手术治疗。

(二)非手术治疗方法

1.排石疗法

在20世纪80年代,有人将具有疏肝利胆、通里攻下作用的中药与具有解痉止疼效果的针刺疗法和能促进排便作用的硫酸镁按时间顺序联合给予,称为排石的"总攻疗法",以增加疗效。

该种"排石"方法在20世纪70~80年代广为应用,对适应证选择较好的患者有一定疗效,但在排石过程中还应密切观察病情变化。如患者先有腹痛加重,随后突然缓解、体温下降或黄疸消退,往往提示为排石现象;若腹痛持续不止,体温升高,脉搏加快,血压下降,黄疸加重,则是病情加重,服用通便药物时,切忌太过,对体质虚弱者还要适当补液。排石过程中还进行常规的大便筛石。遇有结石过大、严重胆道感染、结石与胆管壁粘连等情况,排石可能无效,应及时中转手术。

2.溶石疗法

胆石的溶解剂亦具备以下条件:①具有促进胆固醇、胆色素的溶解能力;②对身体无毒;③能与胆石较长时间接触或能维持一定的浓度。

胆囊结石的溶石疗法:目前最常用口服溶石剂是鹅去氧胆酸(chenodeoxy-cholic acid,CDCA)和熊去氧胆酸(urodeoxycholic acid,UDCA)。胆囊结石的溶解剂只对无钙化的胆囊胆固醇结石效果较好,而且结石的直径在0.5 cm以下、胆囊功能较好的患者。CDCA的开始剂量为每天1 000 mg,然后减至每天500 mg。近年不少报道指出,CDCA并非治疗胆石症的理想药物,因为溶石率较低(一般在20%左右)、服药时间长(一般要服半年到1年)、停药后结石还会再度形成。重要的是此类胆酸制剂对肝功能有一定损害,要每月进行肝功能检查,一旦有肝功能异常即应停药。

3.内镜取石

由于现代科技的发展,内镜性能的不断改善,在胆石症的治疗中也发挥越来越明显的作用。内镜取石的途径如下。①经十二指肠镜取石:用网篮或取石钳取石;②胆道镜或经皮肝胆道镜取石:胆道镜取石已相当普遍,可手术中取石,亦可手术后经过T型管窦道进行取石。经皮肝胆道镜取石多用于胆管狭窄或不能接受再次手术的患者;③经腹腔镜胆道镜取石术,即"二镜联合"取石术:这种技术已在一些有条件的医疗中心应用于胆管结石中。首先在腹腔镜下切开胆总管,再以胆道镜进行胆道探查、取石。该术式不仅可用于肝外胆道结石的患者的治疗,亦可用于肝内胆管结石患者。其疗效确切,恢复快,住院时间短,已获得成熟经验;④碎石疗法:多用于胆道术后的残余结石中,可通过十二指肠镜进行,其碎石方法有机械碎石、电气水压碎石、ND-YAG激光碎石。

4.胆囊结石的体外冲击波碎石

体外冲击波碎石自1985年开始应用于临床,最初始于德国慕尼黑大学,现已有不少国家开始应用。最初的体外冲击波碎石装置由冲击波发生装置,超声或X线装置、浴漕、脱气及给水装置,以及油压悬动台等。新一代的碎石装置已不必以水浴方式进行操作。体外冲击波碎石主要适用于以下几种情况:①无钙化的胆固醇结石;②单发结石或最多不超过3个的多发结石,最大直径不超过3.0 cm;③当患者体位变化时,可见移动的结石;④胆囊功能较好,适合于服用溶石剂者；⑤无严重系统疾病又能耐受冲击波治疗者。患者在硬膜外或全身麻醉后先用 B 超捕捉结石，随后移动悬动台对好冲击波焦点，再次用B超或 X 线核对位置。发射冲击波约 1 800 次，治疗时间为 20～45 分钟，冲击波治疗后 2 小时可经口进食，次日生活可转为正常。

在冲击波治疗 1 周前开始口服溶石剂，每天 CDCA 及 UDCA 各 300 mg，一般需服用以碎石完全排净后 3 个月为止。

根据德国 Sackmann 的报道，97 例患者进行了 101 次冲击波碎石治疗，除1 例外均取得了良好的碎石效果。碎石的排出还需要一定的时间：1 个月内排净者仅 30％，3 个月为 56％；6 个月为 75％。在碎石及排石的过程中患者可出现一定的反应，在 Sackmann 报道的患者中，有 36 例（37.1％）有偶发的肚腹痛，有一个患者并发了轻度胰腺炎。

经近 30 年的临床应用，体外碎石并未显示出早期报道的临床疗效。日本村田等人的报道表明，B 超Ⅰa 型胆石消失率最高，可达 70％，Ⅰb 型为38.9％，Ⅰc 型则仅为 15.4％。结石越大，消失率越低，10～14 mm 结石的消失率为 83.3％，15～19 mm 者为 61.5％，20～24 mm 者为 35％，25～29 mm 者仅为 33.3％。

体外冲击波碎石为胆囊结石的治疗开辟了一条可能的新途径，但还必须正确地选择治疗适应证及进一步改进碎石及排石措施，否则也难取得满意的疗效。

(三)手术疗法

手术疗法是治疗胆石症十分重要的手段。由于我国胆石症在发病上的一些特点，如肝内胆管结石多、胆管狭窄多等，在胆石症的手术疗法上也积累了十分丰富的经验，治疗效果也不断提高。

手术时机：胆石症的手术时机，应根据胆道伴随病变的不同情况来选定。在可能的情况下，应尽量选择择期手术，避免急症手术。只是在胆道伴随有严重急性病变、难于用非手术疗法控制时，方考虑急症或早期手术，如胆囊结石伴有急性坏疽性胆囊炎，胆管结石并发急性梗阻性化脓性胆管炎等。

在有下列两种情况时，可考虑分期手术。

1.胆囊结石的分期手术

胆囊结石并发急性坏疽性胆囊炎，因患者周身情况较差或伴有其他重要器官并发症或因胆囊周围解剖关系不清，难于采用胆囊切除术时，可先行经皮肝胆囊穿刺引流术(PTGD)或胆囊造瘘术，待病情好转后(一般为术后 3 个月左右)，进行第 2 次手术。

2.胆管结石的分期手术

在胆管结石合并急性梗阻性化脓性胆管炎（AOSC）或急性高位梗阻性化脓性胆管炎（AHOSC)时，以及布满胆管的肝内与肝外胆管结石(还常伴有胆管狭窄或肝叶的萎缩等)，也很难采用 1 期手术予以解决。第 1 期手术通常要解决严重的感染或对肝脏影响较大的肝内梗阻问题，第 2 期手术再解决胆道的残余结石或建立新的胆肠引流。

（张学文）

第九节　胆囊息肉样病变

胆囊息肉样病变或称胆囊隆起样病变,是指向胆囊腔内突出的胆囊壁局限性病变,随着 B 超技术的进步,胆囊隆起样病变的检出率明显增加。

胆囊息肉样病变分为两大类:①真性肿瘤:包括腺瘤、癌等;②假性肿瘤:包括腺肌增生症、胆固醇性息肉、黄色肉芽肿等。

一、胆固醇息肉

(一)诊断

1.症状和体检

大部分患者无症状,可有右上腹或中上腹隐痛不适,合并结石或息肉位于胆囊颈部有较长蒂时,可有胆绞痛。多无体征。

2.实验室检查

多无异常。

3.辅助检查

B 超是首选检查。B 超表现为高回声或等回声团,无声影,不随体位移动。

(二)鉴别诊断

1.胆囊结石

可有发作性右上腹痛或无症状,B 超表现为后方伴声影的强回声光团,有助鉴别诊断。部分胆囊息肉样病变患者可合并有胆囊结石。

2.其他性质的胆囊息肉样病变

B 超是主要鉴别手段。多个小息肉多为胆固醇息肉;单发息肉,直径＜1 cm,多为炎性息肉或腺瘤。

3.胆囊癌

早期无特异症状,晚期可表现为右上腹包块、黄疸。早期病变不易鉴别,主要依靠 B 超检查。直径＞1 cm,无蒂,回声不均应考虑胆囊癌。CT 表现为隆起样病变、基底较宽,或胆囊壁增厚,囊壁不规则,向腔内外生长的肿物。

(三)治疗原则

有症状的胆囊息肉,原则上应行胆囊切除术;合并有胆囊结石的胆囊息肉样病变也应行胆囊切除术;无症状者,如病变多发,有蒂,直径＜1 cm,可定期复查 B 超随诊;直径＞1 cm,基底较宽,边缘不规则,回声不均者,或随诊中直径有增大,形态恶变者,应手术治疗。术中应注意检查胆囊标本,肉眼观察可疑恶性病变者应在术中送冰冻病理检查。病理证实恶性病变时应及时中转开腹行胆囊癌根治术。

二、胆囊腺肌增生症(GBA)

(一)诊断

GBA 可分为 3 型。①弥漫型:整个胆囊壁呈弥漫性增厚;②节段型:在增厚的胆囊壁中出现环状狭窄,把胆囊分隔成相互连通的腔;③局限型(基底型):又称胆囊腺肌瘤,胆囊底部囊壁呈局限性增生。

1.症状和体检

各型均无特异性症状,常合并胆囊结石及胆囊炎,主要表现为胆囊结石和胆囊炎症状,可有反复发作的右上腹痛,大部分患者可无症状。多无体征。

2.实验室检查

多无异常。

3.辅助检查

术前诊断主要依赖于影像学检查,诊断的主要依据是胆囊壁增厚及罗-阿窦显影。B 超检查主要表现为明显增厚的胆囊壁内可见点状或小圆形无回声或强回声区,部分可见彗星尾征。CT及 MRI 较 B 超有更高的诊断准确率。MRI 在显示胆囊壁病变、罗-阿窦显影上均优于 CT。

(二)鉴别诊断

1.胆囊结石及胆囊炎

部分患者可合并存在。胆囊炎时有炎症性改变,结合 B 超及 CT、MRI 等影像学检查,有助鉴别诊断。

2.胆囊癌

早期病变有时影像学鉴别诊断较困难。

(三)治疗原则

目前认为胆囊腺肌增生症,尤其是节段型 GBA,有恶变可能,一旦考虑胆囊腺肌增生症诊断,对于合并胆囊结石、胆囊炎者,节段型 GBA,肿物直径超过 1 cm,以及中老年患者,应积极行手术治疗。单纯胆囊切除术是有效的治疗方法,术后标本应常规送病理检查。

三、胆囊腺瘤

(一)诊断

1.症状和体检

大部分患者可无症状,合并有胆囊结石或胆囊炎时可有反复发作的右上腹痛。多无体征。

2.实验室检查

多无异常。

3.辅助检查

诊断主要依靠影像学检查,特别是 B 超检查,B 超能显示胆囊腺瘤的大小、形态、内部血流、基底情况、是否随体位变化、是否合并胆囊结石等,可与其他胆囊息肉样病变鉴别,但常较困难。

(二)鉴别诊断

1.胆囊结石及胆囊炎

部分患者可合并胆囊结石,胆囊炎时有炎症性改变。

2.胆囊癌

B超可从大小、形态、基底、血流多方面特征加以鉴别,但早期病变有时影像学鉴别诊断较困难。

（三）治疗原则

胆囊腺瘤是胆囊腺癌的癌前病变,一经诊断胆囊腺瘤应及早手术治疗。手术方式为胆囊切除术。术中应检视胆囊标本,如怀疑恶性病变应送术中冰冻病理检查。如证实为恶性病变应根据肿瘤侵犯深度决定是否中转开腹行胆囊癌根治术。

（张学文）

第十节　胆道良性肿瘤

胆道良性肿瘤多见于胆囊,而胆管中则少见。胆囊中最常见为胆囊息肉。胆囊息肉或称胆囊息肉样病变、胆囊隆起样病变,是向胆囊腔内突出的局限性息肉样病变的总称。本病自 B 超检查广泛应用于临床后发现率明显增加,其中以非肿瘤性息肉占绝大多数,如胆固醇息肉、炎性息肉、腺肌瘤样增生。

胆囊息肉可发生在胆囊黏膜上任何部位,大部分为多发,呈蒂状或疣状,向胆囊腔内突出,其基底部与正常胆囊黏膜相连,形态不一,大小不等。但大部分直径<10 mm。

一、病理

（一）胆固醇息肉

胆固醇息肉最为常见,特点为胆囊黏膜上可见众多的小结节,疣状或带小蒂的赘生物,有的聚集,有的分散;黄色、透明、分叶状;质软易碎,直径一般<10 mm。镜检可见表面为柱状上皮细胞,极少有纤维成分。扫描电镜下可见黏膜表面微绒毛上附有胆固醇结晶。

（二）炎性息肉

炎性息肉单发或多发,有蒂或无蒂,呈乳头状,直径<10 mm;外观苍白,呈慢性炎症改变,周围胆囊壁有明显炎症。镜检见表面柱状上皮呈单层或少数呈多层覆盖,部分黏膜呈炎性坏死;黏膜下有淋巴细胞及单核细胞为主的炎性细胞浸润。扫描电镜下提示黏膜表面的绒毛减少、变短或缺损,呈"剥脱"状。

（三）腺瘤样增生

腺瘤样增生也叫增生性息肉,来源于上皮,通常无蒂,表面光滑,直径约 5 mm。单发或多发,多见于胆囊体、底部。组织学的特征为黏膜化生的上皮细胞增生为主,伴有上皮细胞增生,无异型性倾向。

（四）腺肌瘤样增生

腺肌瘤样增生多见于胆囊底部,呈一狭窄环,局部胆囊壁呈局限性增生、肥厚,直径平均为 10 mm。有的可见息肉样物向腔内突出,也有的仅呈颗粒状,肉眼所见有时很难与胆囊癌鉴别。切面呈蜂窝状结构;镜检胆囊黏膜及平滑肌均明显增厚,腺腔由柱状上皮细胞构成,周围有数量不等的平滑肌增生、环绕。

二、临床表现与诊断

本病一般少有明显症状,部分患者可有上腹部不适或右季肋部疼痛,位于胆囊颈部的长蒂息肉或合并结石时可出现疼痛。

由于息肉类型较多,缺乏特异性临床表现,所以术前确诊困难。B超为首选检查方法,表现为胆囊壁上附着固定的光团而不伴声影,其中胆固醇息肉呈颗粒状或桑葚状不均的高回声,多发常见,直径<5 mm;炎性息肉或腺瘤多呈类圆形或乳头状实质性低回声,无蒂,直径<10 mm;腺肌瘤病的胆囊壁呈局限性增厚,突向腔内,肥厚的胆囊壁中呈小圆形囊泡影像和散在的回声光点;腺癌呈乳头状或结节状肿块向胆囊腔内突出,无蒂,边缘不整齐,回声不均匀的实质性光团,直径多>15 mm。CT检查对胆囊息肉病变的诊断价值不如B超检查,内镜超声扫描(EUS)包括经皮肝穿刺胆囊双重造影(PTDCC)和胆囊镜检查(PTDCCS)可以进一步提高胆囊黏膜病变的定性诊断率,其确诊率高达90%。

三、治疗

对胆囊息肉的治疗方法尚无一致意见,一般认为有临床特征能排除恶变者。如B超检查所见息肉直径<10 mm,多发为主;B超图像显示布满强回声光点,表面不光滑,常有细蒂垂于胆囊内;年龄<45岁;不合并结石,也无明显主诉症状可暂缓手术,B超检查随访观察。因为胆囊息肉,尤其是最多见的胆固醇息肉迄今尚未见癌变报道,且胆囊切除并非完全没有危险,所以手术指征还应从严掌握。对症状明显,影响工作和生活者,合并慢性胆囊炎及结石者;息肉单发,直径超过10 mm,基底较大或有蒂位于胆囊颈部者是胆囊切除的适应证。但目前由于本病术前确诊困难,患者常有恐癌心理,医者存在防止贻误恶变的想法,从而有使手术扩大化的趋势。

(张学文)

第十一节　肝外胆管癌

胆管分为肝内胆管和肝外胆管,通常所谓的胆管癌是指肝外胆管的恶性肿瘤,本节主要讨论肝外胆管癌的有关内容。

1889年Musser首先报道了18例原发性肝外胆管癌,之后不少学者对此病的临床和病理特点进行了详细的描述。

一、流行病学

(一)发病率

以往曾认为胆管癌是一种少见的恶性肿瘤,但从近年来各国胆管癌的患者报道看,尽管缺乏具体的数字,其发病率仍显示有增高的趋势,这种情况也可能与对此病的认识提高及影像学诊断技术的进步有关。早在20世纪50年代国外收集的尸检资料129 571例中显示,胆管癌的发现率为0.012%~0.458%,平均为0.12%。胆管癌在全部恶性肿瘤死亡者中占2.88%~4.65%。我国的尸检资料表明肝外胆管癌占0.07%~0.3%。目前西欧国家胆管癌的发病率约为2/10万。我国上海市统计 1988－1992 年胆囊癌和胆管癌的发病率为男性 3.2/10 万,女性 5.6/10 万;1993 年和 1994 年男性分别为 3.5/10 万和3.9/10 万,女性分别为 6.1/10 万和 7.1/10 万,呈明显上升趋势。

（二）发病年龄和性别

我国胆管癌的发病年龄分布在 20～89 岁,平均 59 岁,发病的高峰年龄为 50～60 岁。

胆管癌男性多于女性,男性与女性发病率之比为(1.5～3)∶1。

（三）种族和地理位置分布

胆管癌具有一定的种族及地理分布差异,如美国发病率为 1.0/10 万,西欧为 2/10 万,以色列为7.3/10 万,日本为 5.5/10 万,而同在美国,印第安人为 6.5/10 万。在泰国,肝吸虫病高发区的胆管癌发病率高达 54/10 万。

在我国以华南和东南沿海地区发病率为高。

二、病因

胆管癌的发病原因尚未明了,据研究可能与下列因素有关。

（一）胆管结石与胆管癌

1.流行病学研究

约 1/3 的胆管癌患者合并胆管结石,而胆管结石患者的 5％～10％将会发生胆管癌。流行病学研究提示了胆管结石是胆管癌的高危因素,肝胆管结石合并胆管癌的发病率为 0.36％～10％。

2.病理学研究

病理形态学、组织化学和免疫组织化学等研究已发现,结石处的胆管壁有间变的存在和异型增生等恶变的趋势,胆管壁上皮细胞 DNA 含量增加,增生细胞核抗原表达增高。胆管在结石和长期慢性炎症刺激的基础上可以发生胆管上皮增生、化生,进一步发展成为癌。

肝内胆管结石基础上发生胆管癌是尤其应该引起注意,因为肝内胆管结石起病隐匿,临床表现不明显,诊断明确后医师和患者大多首选非手术治疗,致使结石长期刺激胆管壁,引起胆管反复感染、胆管狭窄和胆汁淤积,从而诱发胆管黏膜上皮的不典型增生,最终导致癌变。

（二）胆总管囊状扩张与胆管癌

先天性胆管囊肿具有癌变倾向。由于本病大多合并有胰胆管汇合异常,胰液反流入胆管,胆汁内磷脂酰胆碱被磷脂酶氧化为脱脂酸磷脂酰胆碱,后者被吸收造成胆管上皮损害。在胰液的作用下,胆管出现慢性炎症、增生及肠上皮化生,导致癌变。囊肿内结石形成、细菌感染也是导致癌变发生的主要原因。

有报道 2.8％～28％的患者可发生癌变,成年患者的癌变率远远高于婴幼儿。

过去认为行胆肠内引流术除了反流性胆管炎外无严重并发症,但近年来报道接受胆肠内引流手术的患者发生胆管癌者逐渐增多。行囊肿小肠内引流术后,含有肠激肽的小肠液进入胆管内,使胰液中的蛋白水解酶激活,加速胆管壁的恶变过程。有调查表明接受胆肠内引流术后发生的胆管癌与胆管炎关系密切,因此,对接受胆肠内引流手术并有反复胆管炎发作的患者,要严密观察以发现术后远期出现的胆管癌。

（三）原发性硬化性胆管炎与胆管癌

原发性硬化性胆管炎组织学特点是胆管壁的大量纤维组织增生,与硬化型的胆管癌常难区别。一般认为原发性硬化性胆管炎是胆管癌的癌前病变。在因原发性硬化性胆管炎而死亡的患者尸解和行肝移植手术的患者中,分别有 40％和 9％～36％被证明为胆管癌。1991 年,Rosen 对

Mayo 医院 70 例诊断为原发性硬化性胆管炎的患者追踪随访 30 个月,其中 15 例死亡,12 例尸检发现 5 例合并有胆管癌,发生率占尸检者的 42%。

(四)慢性溃疡性结肠炎胆管癌

有 8% 的胆管癌患者有慢性溃疡性结肠炎;慢性溃疡性结肠炎患者胆管癌的发生率为0.4%～1.4%,其危险性远远高于一般人群。慢性溃疡性结肠炎患者发生胆管癌的平均年龄为40～50 岁,比一般的胆管癌患者发病时间提早 10～20 年。

(五)胆管寄生虫病与胆管癌

华支睾吸虫病是日本、朝鲜、韩国和中国等远东地区常见的胆管寄生虫病,泰国东北地区多见由麝猫后睾吸虫所引起的胆管寄生虫病。吸虫可长期寄生在肝内外胆管,临床病理学上可见因虫体梗阻胆管导致的胆汁淤积和胆管及其周围组织之慢性炎症。有报道此种病变持续日久可并发胆汁性肝硬化或肝内外胆管癌,因而认为华支睾吸虫具有作为胆管细胞癌启动因子作用的可能性。研究发现胆管细胞癌发生率与肝吸虫抗体效价、粪便中虫卵数量之间呈显著的相关性。本虫致癌机制可能是:①虫体长期寄生在胆管内,其吸盘致胆管上皮反复溃疡和脱落,继发细菌感染,胆管长期受到机械刺激。②本虫代谢产物及成虫死亡降解产物所致的化学刺激。③与其他因素协同作用。如致癌物(亚硝基化合物等)及本身免疫、遗传等因素导致胆管上皮细胞发育不良及基因改变。

(六)其他

过去认为,丙型肝炎病毒(HCV)是肝细胞病毒,病毒复制及其引起的细胞损伤局限于肝脏,但近来研究发现,HCV 可以在肝外组织如肾、胰腺、心肌、胆管上皮细胞等存在或复制,并可能通过免疫反应引起肝外组织损伤。HCV 感染可致胆管损伤,胆管上皮细胞肿胀,空泡形成,假复层化,基膜断裂伴淋巴细胞、浆细胞和中性粒细胞浸润。目前认为 HCV 的致癌机制是通过其蛋白产物间接影响细胞增生分化或激活癌基因、灭活抑癌基因而致癌,其中 HCV C 蛋白在致癌中起重要作用。C 蛋白可作为一种基因调节蛋白,与癌基因在内调节细胞生长分化的一种或多种因子相互作用,使正常细胞生长失去控制形成肿瘤。

有报道结、直肠切除术后,慢性伤寒带菌者均与胆管癌的发病有关。有的放射性核素如钍可诱发胆管癌,另外一些化学致癌剂如石棉、亚硝胺,一些药物如异烟肼、卡比多巴、避孕药等,都可能和胆管癌的发病相关。

三、病理

(一)大体病理特征

根据肿瘤的大体形态可将胆管癌分为乳头状型、硬化型、结节型和弥漫浸润型四种类型。胆管癌一般较少形成肿块,而多为管壁浸润、增厚、管腔闭塞;癌组织易向周围组织浸润,常侵犯神经和肝脏;患者常并发肝内和胆管感染而致死。

1.乳头状癌

大体形态呈乳头状的灰白色或粉红色易碎组织,常为管内多发病灶,向表面生长,形成大小不等的乳头状结构,排列整齐,癌细胞间可有正常组织。好发于下段胆管,易引起胆管的不完全阻塞。此型肿瘤主要沿胆管黏膜向上浸润,一般不向胆管周围组织、血管、神经淋巴间隙及肝组织浸润。手术切除成功率高,预后良好。

2.硬化型癌

表现为灰白色的环状硬结,常沿胆管黏膜下层浸润,使胆管壁增厚、大量纤维组织增生,并向管外浸润形成纤维性硬块;伴部分胆管完全闭塞,病变胆管伴溃疡、慢性炎症及不典型增生。好发于肝门部胆管,是肝门部胆管癌中最常见的类型。硬化型癌细胞分化良好,常散在分布于大量的纤维结缔组织中,容易与硬化性胆管炎、胆管壁慢性炎症所致的瘢痕化、纤维组织增生相混淆,有时甚至在手术中冷冻组织病理切片检查亦难以作出正确诊断。硬化型癌有明显的沿胆管壁向上浸润、向胆管周围组织和肝实质侵犯的倾向,故根治性手术切除时常需切除肝叶。尽管如此,手术切缘还经常残留癌组织,达不到真正的根治性切除,预后较差。

3.结节型癌

肿块形成一个突向胆管远方的结节,结节基底部和胆管壁相连续,其胆管内表面常不规则。瘤体一般较小,基底宽、表面不规则。此型肿瘤常沿胆管黏膜浸润,向胆管周围组织和血管浸润程度较硬化型轻,手术切除率较高,预后较好。

4.弥漫浸润型癌

较少见,约占胆管癌的7%。癌组织沿胆管壁广泛浸润肝内、外胆管,管壁增厚、管腔狭窄,管周结缔组织明显炎症反应,难以确定癌原始发生的胆管部位,一般无法手术切除,预后差。

(二)病理组织学类型

肝外胆管癌组织学缺乏统一的分类,常用的是按癌细胞类型分化程度和生长方式分为6型:①乳头状腺癌;②高分化腺癌;③低分化腺癌;④未分化癌;⑤印戒细胞癌;⑥鳞状细胞癌等。以腺癌多见。分型研究报道各家不尽一致,但最常见的组织学类型仍为乳头状腺癌、高分化腺癌,占90%以上,少数为低分化腺癌与黏液腺癌,也有罕见的胆总管平滑肌肉瘤的报道等。

(三)转移途径

由于胆管周围有血管、淋巴管网和神经丛包绕,胆管癌细胞可通过多通道沿胆管周围向肝内或肝外扩散、滞留、生长和繁殖。胆管癌的转移包括淋巴转移、血行转移、神经转移、浸润转移等,通过以上多种方式可转移至其他许多脏器。肝门部胆管癌细胞可经多通道沿胆管周围淋巴、血管和神经周围间隙,向肝内方向及十二指肠韧带内扩散和蔓延,但较少发生远处转移。

1.淋巴转移

胆管在肝内与门静脉、肝动脉的分支包绕在Glisson鞘内,其中尚有丰富的神经纤维和淋巴。Glisson鞘外延至肝十二指肠韧带,其内存在更丰富的神经纤维、淋巴管、淋巴结及疏松结缔组织,而且胆管本身有丰富的黏膜下血管和淋巴管管网。近年来随着高位胆管癌切除术的发展,肝门的淋巴结引流得到重视。有人在27例肝门部淋巴结的解剖中,证明肝横沟后方门静脉之后存在淋巴结,粗大的引流淋巴管伴随着门静脉,且在胆囊淋巴结、胆总管淋巴结与肝动脉淋巴结之间有粗大的淋巴管相通。

淋巴转移为胆管癌最常见的转移途径,并且很早期就可能发生。有报道仅病理检验限于黏膜内的早期胆管癌便发生了区域淋巴结转移。胆管癌的淋巴结分组:①胆囊管淋巴结;②胆总管周围淋巴结;③小网膜孔淋巴结;④胰十二指肠前、后淋巴结;⑤胰十二指肠后上淋巴结;⑥门静脉后淋巴结;⑦腹腔动脉旁淋巴结;⑧肝固有动脉淋巴结;⑨肝总动脉旁前、后组淋巴结;⑩肠系膜上动脉旁淋巴结,又分为肠系膜上动脉、胰十二指肠下动脉和结肠中动脉根部及第一支空肠动脉根部4组淋巴结。总体看来,肝门部胆管癌淋巴结转移是沿肝动脉途径为主;中段胆管癌淋巴结转移广泛,除了侵犯胰后淋巴结外,还可累及肠系膜上动脉和主动脉旁淋巴结;远段胆管癌,转移的淋巴结多限于胰头周围。

2.浸润转移

胆管癌细胞沿胆管壁向上下及周围直接浸润是胆管癌转移的主要特征之一。癌细胞多在胆管壁内弥漫性浸润性生长,且与胆管及周围结缔组织增生并存,使胆管癌浸润范围难以辨认,为手术中判断切除范围带来困难。此外,直接浸润的结果也导致胆管周围重要的毗邻结构如大血管、肝脏受侵,使手术切除范围受限而难以达到根治性切除,而癌组织残留是导致术后很快复发的主要原因之一。

3.血行转移

病理学研究表明,胆管癌标本中及周围发现血管受侵者达58.3%～77.5%,说明侵犯血管是胆管癌细胞常见的生物学现象。胆管癌肿瘤血管密度与癌肿的转移发生率明显相关,且随着肿瘤血管密度的增加而转移发生率也升高,提示肿瘤血管生成在胆管癌浸润和转移中发挥重要的作用。临床观察到胆管癌常常发生淋巴系统转移,事实上肿瘤血管生成和血管侵犯与淋巴转移密切相关。因此,在胆管癌浸润和转移发生过程中,肿瘤血管生成和血管侵犯是基本的环节。

4.沿神经蔓延

支配肝外胆管的迷走神经和交感神经在肝十二指肠韧带上组成肝前神经丛和肝后神经丛。包绕神经纤维有一外膜完整、连续的间隙,称为神经周围间隙。以往多认为,神经周围间隙是淋巴系统的组成部分,但后来许多学者通过光镜和电镜观察证明,神经周围间隙是一个独立的系统,与淋巴系统无任何关系,肿瘤细胞通过神经周围间隙可向近端或远端方向转移。统计表明,神经周围间隙癌细胞浸润与肝及肝十二指肠韧带结缔组织转移明显相关,提示某些患者肝脏、肝十二指肠韧带及周围结缔组织的癌转移可能是通过神经周围间隙癌细胞扩散而实现的。因此,神经周围间隙浸润应当是判断胆管癌预后的重要因素。

四、临床分型和临床表现

(一)胆管癌分类

从胆管外科处理胆管癌的应用角度考虑,肝外胆管癌根据部位的不同又可分为高位胆管癌(又称肝门部胆管癌)、中段胆管癌和下段(低位)胆管癌三类。不同部位的胆管癌临床表现也不尽相同。肝门部胆管癌又称为 Klatskin 肿瘤,一般是指胆囊管开口水平以上至左右肝管的肝外部分,包括肝总管、汇合部胆管、左右肝管的一级分支及双侧尾叶肝管的开口的胆管癌。中段胆管癌是发生于胆总管十二指肠上段、十二指肠后段的肝外胆管癌。下段胆管癌是指发生于胆总管胰腺段、十二指肠壁内段的肝外胆管癌。其中肝门部胆管癌最常见,占胆管癌的1/2～3/4,而且由于其解剖部位特殊及治疗困难,是胆管癌中讨论最多的话题。

Bismuth-Corlette 根据病变发生的部位,将肝门部胆管癌分为如下五型,现为国内外临床广泛使用:Ⅰ型,肿瘤位于肝总管,未侵犯汇合部;Ⅱ型,肿瘤位于左右肝管汇合部,未侵犯左、右肝管;Ⅲ型,肿瘤位于汇合部胆管并已侵犯右肝管(Ⅲa)或侵犯左肝管(Ⅲb);Ⅳ型,肿瘤已侵犯左右双侧肝管。在此基础上,国内学者又将Ⅳ型分为Ⅳa及Ⅳb型。

(二)症状和体征

早期可无明显表现,或仅有上腹部不适、疼痛、食欲缺乏等不典型症状,随着病变进展,可出现下列症状及体征。

1.黄疸

90％以上的患者可出现,由于黄疸为梗阻性,大多数是无痛性渐进性黄疸,皮肤瘙痒,大便呈陶土色。

2.腹痛

主要是右上腹或背部隐痛,规律性差,且症状难以控制。

3.胆囊肿大

中下段胆管癌患者有时可触及肿大的胆囊。

4.肝大

各种部位的胆管癌都可能出现,如果胆管梗阻时间长,肝脏损害至肝功能失代偿期可出现腹水等门静脉高压的表现。肝门部胆管癌如首发于一侧肝管,则可表现为患侧肝脏的缩小和健侧肝脏的增生肿大,即所谓"肝脏萎缩-肥大复合征"。

5.胆管炎表现

合并胆管感染时出现右上腹疼痛、寒战高热、黄疸。

6.晚期表现

可有消瘦、贫血、腹水、大便隐血试验阳性等,甚至呈恶病质。有的患者可触及腹部包块。

五、诊断

胆管癌可结合临床表现、实验室及影像学检查而作出初步诊断。术前确诊往往需行胆汁脱落细胞学检查,术中可做活检等。肝外胆管癌术前诊断目的:①明确病变性质;②明确病变的部位和范围;③确定肝内外有无转移灶;④了解肝叶有无萎缩和肥大;⑤了解手术切除的难度。

(一)实验室检查

由于胆管梗阻之故,患者血中总胆红素(TBIL)、直接胆红素(DBIL)、碱性磷酸酶(ALP)和 γ-谷氨酰转移酶(γ-GT)均显著升高,而转氨酶 ALT 和 AST 一般只出现轻度异常,借此可与肝细胞性黄疸鉴别。另外,维生素 K 吸收障碍,致使肝脏合成凝血因子受阻,凝血酶原时间延长。

(二)影像学检查

1.超声检查

B 超是首选的检查方法,具有无创、简便、价廉的优点。可初步判定:①肝内外胆管是否扩张,胆管有无梗阻。②梗阻部位是否在胆管。③胆管梗阻病变的性质。彩色多普勒超声检查可以明确肿瘤与其邻近的门静脉和肝动脉的关系,利于术前判断胆管癌尤其是肝门部胆管癌患者根治切除的可能性。但常规超声检查易受肥胖、肠道气体和检查者经验的影响,有时对微小病变不能定性,而且对手术切除的可能性判断有较大局限性。近年发展的超声内镜检查法(EUS)通过内镜将超声探头直接送入胃十二指肠检查胆管,不受肥胖及胃肠道气体等因素干扰,超声探头频率高,成像更清晰,对病灶的观察更细微,能弥补常规超声的不足,但作为侵入性检查,难免有并发症发生。

2.计算机断层成像(CT)

计算机断层成像是诊断胆管癌最成熟最常用的影像学检查方法,能显示胆管梗阻的部位、梗阻近端胆管的扩张程度,显示胆管壁的形态、厚度,以及肿瘤的大小、形态、边界和外侵程度,可了解腹腔转移的情况。

(1)直接征象:受累部胆管管腔呈偏心性或管腔突然中断。①肿块型:局部可见软组织肿块,直径为2~6 cm,边界不清,密度不均匀。②腔内型:胆管内可见结节状软组织影,凸向腔内大小为0.5~1.5 cm,密度均匀并可见局限性管壁增厚。③厚壁型:表现为局限性管壁不均匀性增厚,厚度为0.3~2 cm,内缘凹凸不平,占据管壁周径1/2以上。增强扫描后病灶均匀或不均匀强化,肝门区胆管癌肿瘤低度强化,胆总管癌强化低于正常肝管强化程度,胆总管末端肿瘤强化低于胰头的强化程度。值得注意的是胆管癌在CT增强扫描中延迟强化的意义,在动态双期扫描中呈低密度者占大多数,但是经过8~15分钟时间后扫描,肿瘤无低密度表现,大部分有明显强化。

(2)间接征象。①胆囊的改变:肝总管癌如累及胆囊管或胆囊颈部,可使胆囊壁不规则增厚、胆囊轻度扩张;晚期累及胆囊体部表现为胆囊软组织肿块。胆总管以下的癌呈现明显的胆囊扩大,胆汁淤积。②胰腺的改变:胰段或Vater壶腹癌往往胰头体积增大,形态不规则,增强扫描受累部低度强化;常伴有胰管扩张。③十二指肠的改变:Vater壶腹癌可见十二指肠壁破坏,并可见肿块突入十二指肠腔内。④肝脏的改变:肝门部胆管癌直接侵犯肝脏时表现为肿块与肝脏分界不清,受累的肝脏呈低密度;肝脏转移时表现为肝脏内多发小的类圆形低密度灶。

3.磁共振(MRI)

MRI与CT成像原理不同,但图像相似,胆管癌可表现为腔内型、厚壁型、肿块型等。近年出现的磁共振胰胆管成像(MRCP),是根据胆汁含有大量水分且有较长的T_2弛豫时间,利用MR的重T_2加权技术效果突出长T_2组织信号,使含有水分的胆管、胰管结构显影,产生水造影结果的方法。

(1)肝门部胆管癌表现:①肝内胆管扩张,形态为"软藤样"。②肝总管、左肝管或右肝管起始部狭窄、中断或腔内充盈缺损。③肝门部软组织肿块,向腔内或腔外生长,直径可达2~4 cm。T_1、T_2均为等信号,增强后呈轻度或中等强化。④MRCP表现肝内胆管树"软藤样"扩张及肝门部胆管狭窄、中断或充盈缺损。⑤肝内多发转移可见散在低信号影,淋巴结转移和/或血管受侵有相应的表现。

(2)中下段胆管癌表现:①肝内胆管"软藤样"扩张,呈中度到重度。②软组织肿块,T_1呈等信号,T_2呈稍高信号,增强后呈轻度强化。③梗阻处胆总管狭窄、中断、截断和腔内充盈缺损等征象。④胆囊增大。⑤MRCP表现肝内胆管和梗阻部位以上胆总管扩张,中到重度,梗阻段胆总管呈截断状、乳头状或鼠尾状等,胰头受侵时胰管扩张呈"双管征"。

4.经皮肝穿刺胆管造影(PTC)和内镜逆行胆胰管造影(ERCP)

经B超或CT检查显示肝内胆管扩张的患者,可行PTC检查,能显示肿瘤部位、病变上缘和侵犯肝管的范围及其与肝管汇合部的关系,诊断正确率可达90%以上,是一种可靠实用的检查方法。但本法创伤大,且可能引起胆漏、胆管炎和胆管出血,甚至需要急症手术治疗,因此PTC检查要慎重。PTC亦可与ERCP联用,完整地显示整个胆管树,有助于明确病变的部位、病灶的上下界限及病变性质。单独应用ERCP可显示胆总管中下段的情况,尤其适用于有胆管不全性梗阻伴有凝血机制障碍者。肝外胆管癌在ERCP上的表现为边缘不整的胆管狭窄、梗阻和非游走性充盈缺损。胆管完全梗阻的患者单纯行ERCP检查并不能了解梗阻近侧的肿瘤情况,故同时进行PTC可加以弥补。

PTC在肝外胆管癌引起的梗阻性黄疸具有很高的诊断价值,有助于术前确定肿瘤确切部位、初步评估能否手术及手术切除范围。虽然影像学诊断发展了许多新的方法,但不能完全替代PTC。行PTC时如能从引流的胆汁中做离心细胞学检查找到癌细胞,即可确诊。还可以在PTC的基础上,对窦道进行扩张以便行经皮经肝胆管镜检查(PTCS),观察胆管黏膜情况,是否有隆起病变或黏膜破坏等。PTCS 如能成功达到肿瘤部位检查有很高价值,确诊率优于胆管造影,尤其是早期病变和多发病变的诊断。

5.选择性血管造影(SCAG)及经肝门静脉造影(PTP)

可显示肝门部血管情况及其与肿瘤的关系。胆管部肿瘤多属血供较少,主要显示肝门处血管是否受侵犯。若肝动脉及门静脉主干受侵犯,表示肿瘤有胆管外浸润,根治性切除困难。

(三)定性诊断方法

术前行细胞学检查的途径有 PTCD、ERCP 收集胆汁、B 超引导下经皮肝胆管穿刺抽取胆汁或肿块穿刺抽吸组织细胞活检,还可行 PTCS 钳取组织活检。国外还有人用经十二指肠乳头胆管活检诊断肝外(下段)胆管癌,报道确诊率可达 80%。

胆汁脱落细胞检查、经胆管造影用的造影管和内镜刷洗物细胞学检查,胆汁的肿瘤相关抗原检查、DNA 流式细胞仪分析和 ras 基因检测等方法,可提高定性诊断率,但阳性率不高。故在临床工作中不要过分强调术前定性诊断,应及时手术治疗,术中活检达到定性诊断目的。

(四)肿瘤标志物检测

胆管癌特异性的肿瘤标志物迄今为止仍未发现,故肿瘤标志物检测只能作为诊断参考,要结合临床具体分析。

1.癌胚抗原(CEA)

CEA 在胆管癌患者的血清、胆汁和胆管上皮均存在。检测血清 CEA 对诊断胆管癌无灵敏度和特异性,但胆管癌患者胆汁 CEA 明显高于胆管良性狭窄患者,测定胆汁 CEA 有助于胆管癌的早期诊断。

2.CA19-9 和 CA50

血清 CA19-9＞100 U/mL 时对胆管癌有一定诊断价值,肿瘤切除患者血清 CA19-9 浓度明显低于肿瘤未切除患者,因此 CA19-9 对诊断胆管癌和监测疗效有一定作用。CA50 诊断胆管癌的灵敏度为94.5%,特异性只有 33.3%。有报道用人胆管癌细胞系 TK 进行体内和体外研究,发现组织培养的上清液和裸鼠荷胆管癌组织的细胞外液中,有高浓度的 CA50 和 CA19-9。

3.IL-6

在正常情况下其血清值不能测出。研究发现 92.9%肝细胞癌、100%胆管癌、53.8%结直肠癌肝转移和 40%良性胆管疾病患者的血清可测出 IL-6,从平均值、阳性判断值、灵敏度和特异性等方面,胆管癌患者显著高于其他肿瘤。IL-6 可能是诊断胆管癌较理想的肿瘤标志物之一。

六、外科治疗

(一)肝门部胆管癌的外科治疗

1.术前准备

由于肝门部胆管癌切除手术范围广,很多情况下需同时施行肝叶切除术,且患者往往有重度黄疸、营养不良、免疫功能低下,加上胆管癌患者一般年龄偏大,所以良好的术前准备是十分重要的。

(1)一般准备:系统的实验室和影像学检查,了解全身情况,补充生理需要的水分、电解质等,并在术前和术中使用抗菌药物。术前必须确认心肺功能是否能够耐受手术,轻度心肺功能不良术前应纠正。凝血功能障碍也应在术前尽量予以纠正。

(2)保肝治疗:对较长时间、严重黄疸的患者,尤其是可能采用大范围肝、胆、胰切除手术的患者,术前对肝功能的评估及保肝治疗十分重要。有些病变局部情况尚可切除的,因为肝脏储备状态不够而难以承受,丧失了手术机会。术前准备充分的患者,有的手术复杂、时间长、范围大,仍可以平稳渡过围术期。术前准备是保证手术实施的安全和减少并发症、降低死亡率的前提。有下列情况时表明肝功能不良,不宜合并施行肝手术,尤其禁忌半肝以上的肝或胰切除手术:①血清总胆红素在 256 μmol/L 以上;②血清清蛋白在 35 g/L 以下;③凝血酶原活动度低于 60%,时间延长>6 秒,且注射维生素 K 一周后仍难以纠正。④吲哚氰绿廓清试验(ICGR)异常。

术前应用 CT 测出全肝体积、拟切除肝体积,计算出保留肝的体积,有助于拟行扩大的肝门胆管癌根治性切除的肝功能评估。另外,糖耐量试验、前蛋白(prealbumin)的测定等都有助于对患者肝功能的估计。术前保肝治疗是必需的,但是如果胆管梗阻不能解除,仅依靠药物保肝治疗效果不佳。目前常用药物目的是降低转氨酶、补充能量、增加营养。常用高渗葡萄糖、清蛋白、支链氨基酸、葡萄糖醛酸内酯、辅酶 Q_{10}、维生素 K、大剂量维生素 C 等。术前保肝治疗还要注意避免使用对肝脏有损害的药物。

(3)营养支持:术前给予合适的营养支持能改善患者的营养状况,使术后并发症减少。研究表明,肠外营养可使淋巴细胞总数增加,改善免疫机制,防御感染,促进伤口愈合。目前公认围术期营养支持对降低并发症发生率和手术死亡率,促进患者康复有肯定的效果。对一般患者,可采用周围静脉输入营养;重症患者或预计手术较大者,可于手术前 5～7 天留置深静脉输液管。对肝轻度损害的患者行营养支持时,热量供应 2 000～2 500 kcal/d,蛋白质 1～1.5 g/(kg·d)。糖占非蛋白质热量的 60%～70%,脂肪占 30%～40%。血糖高时,可给予外源性胰岛素。肝硬化患者热量供给为 1 500～2 000 kcal/d,无肝性脑病时,蛋白质用量为 1～1.5 g/(kg·d);有肝性脑病时,则需限制蛋白质用量,根据病情限制在 30～40 g/d。可给予 37%～50% 的支链氨基酸,以提供能量,提高血液中支链氨基酸与芳香族氨基酸的比例,达到营养支持与治疗肝病的双重目的。支链氨基酸用量 1 g/(kg·d),脂肪为 0.5～1 g/(kg·d)。此外,还必须供给足够的维生素和微量元素。对于梗阻性黄疸患者,热量供应应为 25～30 kcal/(kg·d),糖量为 4～5 g/(kg·d),蛋白质为 1.5～2 g/(kg·d),脂肪量限制在 0.5～1 g/(kg·d)。给予的脂肪制剂以中链脂肪和长链脂肪的混合物为宜。必须给予足够的维生素,特别是脂溶性维生素。如果血清胆红素>256 μmol/L,可行胆汁引流以配合营养支持的进行。

(4)减黄治疗:对术前减黄、引流仍然存在争论,不主张减黄的理由有:①减黄术后死亡率和并发症发生率并未降低;②术前经内镜鼻胆管引流(ENBD)难以成功;③术前经皮肝穿刺胆管外引流(PTCD)并发症尤其嵌闭性胆管感染的威胁大。

主张减黄的理由是:①扩大根治性切除术需良好的术前准备,减黄很必要;②术前减压 3 周,比 1 周、2 周都好;③内皮系统功能和凝血功能有显著改善;④在细胞水平如前列腺素类代谢都有利于缓解肝损害;⑤有利于大块肝切除的安全性。国内一般对血清总胆红素高于 256 μmol/L 的患者,在计划实施大的根治术或大块肝切除术前多采取减黄、引流。普遍认为对于黄疸重、时间长(1 个月以上)、肝功不良,而且需做大手术处理,先行减黄、引流术是有益和必要的。如果引流减黄有效,但全身情况没有明显改善,肝功能恢复不理想,拟行大手术的抉择也应慎重。国外有人在减黄成功的同时,用病侧门静脉干介入性栓塞,促使病侧肝萎缩和健侧肝的增生,既利于手术,又利于减少术后肝代偿不良的并发症,可做借鉴。

(5)判断病变切除的可能性:是肝门部胆管癌术前准备中的重要环节,有利于制订可行的手术方案,减少盲目性。主要是根据影像学检查来判断,但是在术前要达到准确判断的目的非常困难,有时需要剖腹探查后才能肯定,所以应强调多种检查方式的互相补充。如果影像学检查表明肿瘤累及 4 个或以上的肝段胆管,则切除的可能性为零;如果侵犯的胆管在 3 个肝段以下,约有50％可能切除;如仅累及一个肝段胆管,切除率可能达 83％。如果发现肝动脉、肠系膜上动脉或门静脉被包裹时,切除率仍有 35％,但如血管完全闭塞,则切除率为零。有下列情况者应视为手术切除的禁忌证:①腹膜种植转移;②肝门部广泛性淋巴结转移;③双侧肝内转移;④双侧二级以上肝管受侵犯;⑤肝固有动脉或左右肝动脉同时受侵犯;⑥双侧门静脉干或门静脉主干为肿瘤直接侵犯包裹。

2.手术方法

根据 Bismuth-Corlette 临床分型,对Ⅰ型肿瘤可采取肿瘤及肝外胆管切除(包括低位切断胆总管、切除胆囊、清除肝门部淋巴结);Ⅱ型行肿瘤切除加尾叶切除,为了便于显露可切除肝方叶,其余范围同Ⅰ型;Ⅲa 型应在上述基础上同时切除右半肝,Ⅲb 型同时切除左半肝;Ⅳ型肿瘤侵犯范围广,切除难度大,可考虑全肝切除及肝移植术。尾状叶位于第一肝门后,其肝管短、距肝门胆管汇合部近,左右二支尾状叶肝管分别汇入左右肝管或左肝管和左后肝管。肝门部胆管癌的远处转移发生较晚,但沿胆管及胆管周围组织浸润扩散十分常见。侵犯汇合部肝管以上的胆管癌均有可能侵犯尾叶肝管和肝组织,有一组报道占 97％。因而,尾状叶切除应当是肝门区胆管癌根治性切除的主要内容。胆管癌细胞既可直接浸润,也可通过血管、淋巴管,或通过神经周围间隙,转移至肝内外胆管及肝十二指肠韧带结缔组织内,因此,手术切除胆管癌时仔细解剖、切除肝门区神经纤维、神经丛,有时甚至包括右侧腹腔神经节,应当是胆管癌根治性切除的基本要求之一。同时,尽可能彻底地将肝十二指肠韧带内结缔组织连同脂肪淋巴组织一并清除,实现肝门区血管的"骨骼化"。

(1)切口:多采用右肋缘下斜切口或上腹部屋顶样切口,可获得较好的暴露。

(2)探查:切断肝圆韧带,系统探查腹腔,确定病变范围。如有腹膜种植转移或广泛转移,根治性手术已不可能,不应勉强。必要时对可疑病变取活检行组织冰冻切片病理检查。肝门部肿瘤的探查可向上拉开肝方叶,分开肝门板,进入肝门横沟并向两侧分离,一般可以发现在横沟深部的硬结,较固定,常向肝内方向延伸,此时应注意检查左右肝管的受累情况。继而,术者用左手示指或中指伸入小网膜孔,拇指在肝十二指肠韧带前,触摸肝外胆管的全程、肝动脉、门静脉主干,了解肿瘤侵犯血管的情况。可结合术中超声、术中造影等,并与术前影像学检查资料进行对比,进一步掌握肿瘤分型和分期。根据探查结果,调整或改变术前拟定的手术方式。

(3)Ⅰ型胆管癌的切除:决定行肿瘤切除后,首先解剖肝十二指肠韧带内组织。贴十二指肠上部剪开肝十二指肠韧带前面的腹膜,分离出位于右前方的肝外胆管,继而解剖分离肝固有动脉及其分支,再解剖分离位于后方的门静脉干。三种管道分离后均用细硅胶管牵开。然后解剖Calot 三角,切断、结扎胆囊动脉,将胆囊从胆囊床上分离下来,胆囊管暂时可不予以切断。

在十二指肠上缘或更低部位切断胆总管,远端结扎;以近端胆总管作为牵引,向上将胆总管及肝十二指肠韧带内的淋巴、脂肪、神经、纤维组织整块从门静脉和肝动脉上分离,直至肝门部肿瘤上方。此时肝十二指肠韧带内已达到"骨骼化"。有时需将左、右肝管的汇合部显露并与其后方的门静脉分叉部分开。然后在距肿瘤上缘约 1 cm 处切断近端胆管。去除标本,送病理检验。如胆管上端切缘有癌残留,应扩大切除范围。切缘无癌残留者,如果胆管吻合张力不大,可直接行胆管对端吻合;但是通常切断的胆总管很靠下方,直接吻合往往困难,以高位胆管和空肠Roux-en-Y 吻合术为宜。

　　(4)Ⅱ型胆管癌的切除:判断肿瘤能够切除后,按Ⅰ型肝门部胆管癌的有关步骤进行,然后解剖分离肝门板,将胆囊和胆总管向下牵引,用S形拉钩拉开肝方叶下缘,切断肝左内外叶间的肝组织桥,便可显露肝门横沟的上缘。如果胆管癌局限,不需行肝叶切除,则可在肝门的前缘切开肝包膜,沿包膜向下分离使肝实质与肝门板分开,使肝门板降低。此时左右肝管汇合部及左右肝管已经暴露。如汇合部胆管或左右肝管显露不满意,可在切除胆管肿瘤之前先切除部分肝方叶。

　　尾状叶切除量的多少和切除部位视肿瘤的浸润范围而定,多数医者强调完整切除。常规于第一肝门和下腔静脉的肝上下段预置阻断带,以防门静脉和腔静脉凶猛出血。尾叶切除有左、中、右三种途径,左侧(小网膜)径路是充分离断肝胃韧带,把肝脏向右翻转,显露下腔静脉左缘;右侧径路是充分游离右半肝,向左翻转,全程显露肝后下腔静脉;中央径路是经肝正中裂切开肝实质,直达门静脉,然后结合左右径路完整切除肝尾叶。应充分游离肝脏,把右半肝及尾叶向左翻起,在尾叶和下腔静脉之间分离疏松结缔组织,可见数目不定的肝短静脉,靠近下腔静脉端先予以钳夹或带线结扎,随后断离。少数患者的肝短静脉结扎也可从左侧径路施行。然后,在第一肝门横沟下缘切开肝被膜,暴露和分离通向尾叶的Glisson结构,近端结扎,远端烧灼。经中央径路时,在肝短静脉离断之后即可开始将肝正中裂切开,从上而下直达第一肝门,清楚显露左右肝蒂,此时即能逐一游离和结扎通向尾叶的Glisson系统结构。离断尾状叶与肝左右叶的连接处,切除尾叶。

　　左右肝管分离出后,距肿瘤1.0 cm以上切断。完成肿瘤切除后,左右肝管的断端成形,可将左侧和右侧相邻的肝胆管开口后壁分别缝合,使之成为较大的开口。左右肝管分别与空肠行Roux-en-Y吻合术,必要时放置内支撑管引流。

　　(5)Ⅲ型胆管癌的切除:Ⅲ型胆管癌如果侵犯左右肝管肝内部分的距离短,不需行半肝切除时,手术方式与Ⅱ型相似。但是大多数的Ⅲ型胆管癌侵犯左右肝管的二级分支,或侵犯肝实质,需要做右半肝(Ⅲa型)或左半肝(Ⅲb型)切除,以保证根治的彻底性。

　　Ⅲa型胆管癌的处理:①同上述Ⅰ、Ⅱ型的方法游离胆总管及肝门部胆管;②距肿瘤1 cm以上处切断左肝管;③保留肝动脉左支,在肝右动脉起始部切断、结扎;④分离肿瘤与门静脉前壁,在门静脉右干的起始处结扎、缝闭并切断,保留门静脉左支;⑤离断右侧肝周围韧带,充分游离右肝,分离肝右静脉,并在其根部结扎;⑥向内侧翻转右肝显露尾状叶至腔静脉间的肝短静脉,并分别结扎、切断;⑦阻断第一肝门,行规则的右三叶切除术。

　　Ⅲb型胆管癌的处理与Ⅲa型相对应,保留肝动脉和门静脉的右支,在起始部结扎、切断肝左动脉和门静脉左干,在靠近肝左静脉和肝中静脉共干处结扎、切断,游离左半肝,尾叶切除由左侧径路,将肝脏向右侧翻转,结扎、切断肝短静脉各支。然后阻断第一肝门行左半肝切除术。

　　半肝切除后余下半肝可能尚存左或右肝管,可将其与空肠吻合。有时余下半肝之一级肝管也已切除,肝断面上可能有数个小胆管开口,可以成形后与空肠吻合。无法成形者,可在两个小胆管之间将肝实质刮除一部分,使两管口沟通成为一个凹槽,然后与空肠吻合;如果开口较多,难以沟通,而开口又较小,不能一一吻合时,则可在其四周刮去部分肝组织,成为一个含有多个肝管开口的凹陷区,周边与空肠行肝肠吻合。

　　(6)Ⅳ型胆管癌的姑息性切除:根据肿瘤切除时切缘有无癌细胞残留可将手术方式分为:R_0切除——切缘无癌细胞,R_1切除——切缘镜下可见癌细胞,R_2切除——切缘肉眼见有癌组织。对恶性肿瘤的手术切除应当追求R_0,但是Ⅳ型肝门部胆管癌的广泛浸润使R_0切除变得不现实,以往对此类患者常常只用引流手术。目前观点认为,即使不能达到根治性切除,采用姑息性切除的生存率仍然显著高于单纯引流手术。因此，只要有切除的可能，就应该争取姑息性切除肿瘤。如果连胆管引流都不能完成，则不应该再做切除手术。采取姑息性切除时，往往附加肝方叶切除或第Ⅳ肝段切除术，左右肝断面上的胆管能与空肠吻合则行 Roux-en-Y 吻合。如不能吻合或仅为 R_2 切除，应该在肝内胆管插管进行外引流，或将插管的另一端置入空肠而转为胆管空肠间"搭桥"式内引流，但要特别注意胆管逆行感染的防治问题。

（7）相邻血管受累的处理：肝门部胆管癌有时浸润生长至胆管外，可侵犯其后方的肝动脉和门静脉主干。若肿瘤很大、转移又广，应放弃切除手术；若是病变不属于特别晚期，仅是侵犯部分肝动脉或（和）门静脉，血管暴露又比较容易，可以行包括血管部分切除在内的肿瘤切除。

如胆管癌侵犯肝固有动脉，可以切除一段动脉，将肝总动脉、肝固有动脉充分游离，常能行断端吻合。如侵犯肝左动脉或肝右动脉，需行肝叶切除时自然要切除病变肝叶的供血动脉；不行肝叶切除时，一般说来，肝左动脉或肝右动脉切断，只要能维持门静脉通畅，不会引起肝的坏死，除非患者有重度黄疸、肝功能失代偿。

如胆管癌侵犯门静脉主干，范围较小时，可先将其无癌侵犯处充分游离，用无损伤血管钳控制与癌肿粘连处的门静脉上下端，将癌肿连同小部分门静脉壁切除，用 5-0 无损伤缝合线修补门静脉。如果门静脉受侵必须切除一段，应尽量采用对端吻合，成功率高；如切除门静脉长度超过 2 cm，应使用去掉静脉瓣的髂外静脉或 Gore Tex 人造血管搭桥吻合，这种方法因为吻合两侧门静脉的压力差较小，闭塞发生率较高，应尽量避免。

（8）肝门部胆管癌的肝移植：肝门部胆管癌的肝移植必须严格选择患者，因为肝移植后癌复发率相对较高，可达 20%～80%。

影响肝移植后胆管癌复发的因素如下。①周围淋巴结转移状况：肝周围淋巴结有癌浸润的受体仅生存7.25 个月，而无浸润者为 35 个月；②肿瘤分期：UICC 分期Ⅲ、Ⅳ期者移植后无 1 例生存达 3 年，而Ⅰ、Ⅱ期患者移植后约半数人生存 5 年以上；③血管侵犯情况：有血管侵犯组和无血管侵犯组肝移植平均生存时间分别为 18 个月和 41 个月。

因此，只有在下列情况下胆管癌才考虑行肝移植治疗：①剖腹探查肯定是 UICCⅡ期；②术中由于肿瘤浸润，不能完成 R_0 切除只能做 R_1 或 R_2 切除者；③肝内局灶性复发者。肝移植术后，患者还必须采用放疗才能取得一定的疗效。

（9）肝门部胆管癌的内引流手术：对无法切除的胆管癌，内引流手术是首选的方案，可在一定时期内改善患者的全身情况，提高生活质量。适用于肝内胆管扩张明显，无急性感染，而且欲引流的肝叶有功能。根据分型不同手术方式也不同。

左侧肝内胆管空肠吻合术：适用于 BismuthⅢ型和少数Ⅳ型病变。经典的手术是 Longmire 手术，但需要切除肝左外叶，手术创伤大而不适用于肝管分叉部的梗阻。目前常采用的方法是圆韧带径路第Ⅲ段肝管空肠吻合术。此段胆管位于圆韧带和镰状韧带左旁，在门静脉左支的前上方，在肝前缘、脏面切开肝包膜后逐渐分开肝组织应先遇到该段肝管，操作容易。可沿胆管纵轴切开 0.5～1 cm，然后与空肠做 Roux-en-Y 吻合。此方法创伤小、简便、安全，当肝左叶有一定的代偿时引流效果较好，缺点是不能引流整个肝脏。为达到同时引流右肝叶的目的，可加 U 形管引流，用探子从第Ⅲ段肝管切开处置入，通过汇合部狭窄段进入右肝管梗阻近端，然后引入一根硅胶 U 管，右肝管的胆汁通过 U 管侧孔进入左肝管再经吻合口进入肠道。

右侧肝内胆管空肠吻合术：右侧肝内胆管不像左侧的走向部位那样恒定，寻找相对困难。最常用的方法是经胆囊床的肝右前叶胆管下段支的切开，与胆囊-十二指肠吻合，或与空肠行

Roux-en-Y 吻合。根据肝门部的解剖,此段的胆管在胆囊床处只有 1～2 cm 的深度,当肝内胆管扩张时,很容易在此处切开找到,并扩大切口以供吻合。手术时先游离胆囊,注意保存血供,随后胆囊也可作为一间置物,将胆囊与右肝内胆管吻合后,再与十二指肠吻合或与空肠行 Roux-en-Y 吻合,这样使操作变得更容易。

双侧胆管空肠吻合:对Ⅲa 或Ⅲb 型、Ⅳ型胆管癌,半肝引流是不充分的。理论上引流半肝可维持必要的肝功能,但是实际上半肝引流从缓解黄疸、改善营养和提高生活质量都是不够的。因此,除Ⅰ、Ⅱ型胆管癌外,其他类型的如果可能均应做双侧胆管空肠吻合术,暴露和吻合的方法同上述。

(二)中下段胆管癌的外科治疗

位于中段的胆管癌,如果肿瘤比较局限,可采取肿瘤所在的胆总管部分切除、肝十二指肠韧带淋巴结清扫和肝总管空肠 Roux-en-Y 吻合术;下段胆管癌一般需行胰头十二指肠切除术(Whipple 手术)。影响手术效果的关键是能否使肝十二指肠韧带内达到"骨骼化"清扫。然而,有些学者认为,中段和下段胆管癌的恶性程度较高,发展迅速,容易转移至胰腺后和腹腔动脉周围淋巴结,根治性切除应包括胆囊、胆总管、胰头部和十二指肠的广泛切除,加上肝十二指肠韧带内的彻底清扫。对此问题应该根据"个体化"的原则,针对不同的患者而做出相应的处理,不能一概而论。手术前准备及切口、探查等与肝门部胆管癌相同。

1.中段胆管癌的切除

对于早期、局限和高分化的肿瘤,特别是向管腔内生长的乳头状腺癌,可以行胆总管切除加肝十二指肠韧带内淋巴、神经等软组织清扫,但上端胆管切除范围至肝总管即可,最好能距肿瘤上缘 2 cm 切除。胆管重建以肝总管空肠 Roux-en-Y 吻合为好,也可采用肝总管-间置空肠-十二指肠吻合的方式,但后者较为烦琐,疗效也与前者类似,故一般不采用。

2.下段胆管癌的切除

(1)Whipple 手术及其改良术式:1935 年 Whipple 首先应用胰头十二指肠切除术治疗 Vater 壶腹周围肿瘤,取得了良好效果。对胆管癌患者,此手术要求一般情况好,年龄＜70 岁,无腹腔内扩散转移或远处转移。标准的 Whipple 手术切除范围对治疗胆总管下段癌、壶腹周围癌是合适及有效的。

胰头十二指肠切除后消化道重建方法主要有以下几种。①Whipple 法:顺序为胆肠、胰肠、胃肠吻合,胰肠吻合方法可采取端侧方法,胰管与空肠黏膜吻合,但在胰管不扩张时,难度较大,并容易发生胰瘘。②Child 法:吻合排列顺序是胰肠、胆肠和胃肠吻合。Child 法胰瘘发生率明显低于 Whipple 法,该法一旦发生胰瘘,则仅有胰液流出,只要引流通畅,尚有愈合的机会。Whipple 与 Child 法均将胃肠吻合口放在胰肠、胆肠吻合口下方,胆汁与胰液经过胃肠吻合口酸碱得以中和,有助于减少吻合口溃疡的发生。③Cattell 法:以胃肠、胰肠和胆肠吻合顺序。

(2)保留幽门的胰头十二指肠切除术(PPPD):保留全胃、幽门及十二指肠球部,在幽门以远 2～4 cm 切断十二指肠,断端与空肠起始部吻合,其余范围同 Whipple 术。1978 年 Traverso 和 Longmire 首先倡用,20 世纪 80 年代以来由于对生存质量的重视,应用逐渐增多。该术式的优点在于:简化了手术操作,缩短了手术时间,保留了胃的消化贮存功能,可促进消化、预防倾倒综合征及有利于改善营养,避免与胃大部分切除相关的并发症。施行此手术的前提是肿瘤的恶性程度不高,幽门上下组淋巴结无转移。该手术方式治疗胆管下段癌一般不存在是否影响根治性的争论,但是要注意一些并发症的防治,主要是术后胃排空延缓。胃排空延迟是指术后 10 天仍不能经口进流质饮食者,发生率为 27%～30%。其原因可能是切断了胃右动脉影响幽门与十二指肠的血供,迷走神经鸦爪的完整性破坏,切除了十二指肠蠕动起搏点及胃运动起搏点受到抑制。胃排空延迟大多可经胃肠减压与营养代谢支持等非手术疗法获得治愈,但有时长期不愈需要做胃造瘘术。

(3)十二指肠乳头局部切除。①适应证:远端胆管癌局限于 Vater 壶腹部或十二指肠乳头;患者年龄较大或合并全身性疾病,不宜施行胰十二指肠切除术。手术前必须经影像学检查及十二指肠镜检查证明胆管肿瘤局限于末端。②手术方法:应进一步探查证明本术式的可行性,切开十二指肠外侧腹膜,充分游离十二指肠,用左手拇指和示指在肠壁外可触及乳头肿大。在乳头对侧(十二指肠前外侧壁)纵行切开十二指肠壁,可见突入肠腔、肿大的十二指肠乳头。纵行切开胆总管,并通过胆管切口插入胆管探子,尽量将胆管探子从乳头开口处引出,上下结合探查,明确肿瘤的大小和活动度。确定行本手术后,在乳头上方胆管两侧缝 2 针牵引线,沿牵引线上方 0.5 cm 用高频电刀横行切开十二指肠后壁,直至切开扩张的胆管,可见有胆汁流出。轻轻向下牵引乳头,用可吸收线缝合拟留下的十二指肠后壁和远端胆总管;继续绕十二指肠乳头向左侧环行扩大切口,边切边缝合十二指肠与胆管,直至胰管开口处。看清胰管开口后,将其上壁与胆总管缝合成共同开口,前壁与十二指肠壁缝合。相同方法切开乳头下方和右侧的十二指肠后壁,边切边缝合,待肿瘤完整切除,整个十二指肠后内壁与远端胆总管和胰管的吻合也同时完成。用一直径与胰管相适应的硅胶管,插入胰管并缝合固定,硅胶管另一端置于肠腔内,长约 15 cm。胆总管内常规置 T 管引流。

(4)中下段胆管癌胆汁内引流术:相对于肝门部胆管癌较为容易,一般选择梗阻部位以上的胆管与空肠做 Roux-en-Y 吻合。下段胆管梗阻时,行胆囊空肠吻合术更加简单,然而胆囊与肝管汇合部容易受胆管癌侵犯而堵塞,即使不堵塞,临床发现其引流效果也较差,故尽量避免使用。吻合的部位要尽可能选择肝总管高位,并切断胆管,远端结扎,近端与空肠吻合。不宜选择胆管十二指肠吻合,因十二指肠上翻太多可增加吻合口的张力,加上胆管肿瘤的存在,可很快侵及吻合口。中下段胆管癌随着肿瘤的生长,可能造成十二指肠梗阻,根据情况可做胃空肠吻合以旷置有可能被肿瘤梗阻的十二指肠。

(蒋　晓)

第十二节　胆　囊　癌

胆囊癌为胆道原发性恶性肿瘤中最常见的疾病,占全部胃肠道腺癌中的 20%。其发病率占全部尸检中的 0.5%,占胆囊手术的 2%。主要发生在 50 岁以上的中老年人,发病率为 5%～9%,而 50 岁以下发病率为 0.3%～0.7%。女性多见,男女之比为 1∶3。胆囊癌的病因并不清楚,一般认为与胆囊结石引起的慢性感染所造成的长期刺激有关。本病属于中医学黄疸、胁痛、腹痛、积聚等范畴,其主要病因病机为肝气郁结,疏泄不利,脾气虚弱,水湿不化,致痰湿互结,湿热交蒸,瘀毒内阻,日久而形成。

一、诊断

(一)诊断要点

1.病史

上腹部疼痛不适或有胆囊结石。胆囊炎病史。

2.症状

主要表现为中上腹及右上腹疼痛不适,进行性加重,在后期可见持续性钝痛,腹痛可放射至右肩、背、胸等处。可有乏力、低热、食欲缺乏、嗳气、恶心、腹胀、体重减轻等,晚期可伴有恶病质表现。当癌肿侵犯十二指肠时可出现幽门梗阻症状。

3.体征

腹胀:50％以上有右上腹压痛。当胆囊管阻塞或癌肿转移至肝脏或邻近器官时,有时可在右上腹扪及坚硬肿块。

黄疸:晚期可见巩膜、皮肤黄染等。

4.并发症

急性胆囊炎:因癌肿阻塞胆囊管引起的继发感染。

阻塞性黄疸:约50％患者癌肿侵犯胆总管可引起阻塞性黄疸。

5.实验室检查

化验检查对早期诊断意义不大。口服胆囊造影剂85％以上不显影,仅1％～2％可有阳性征象,个别情况下X线平片发现"瓷胆囊",则有诊断意义。

(1)生化检查。①血常规:可呈白细胞计数增高,中性粒细胞增高,有些患者红细胞及血红蛋白下降。②血沉增快。③血生化计数:部分患者胆红素增高,胆固醇增高,碱性磷酸酶增高。④腹水常规可呈血性。

(2)影像学检查。①胆囊造影:可通过口服法,静脉法或逆行胰胆管造影或经皮肝穿胆管造影法显示胆囊。如胆囊显影,则呈现胆囊阴影不完整,腔内可有充盈缺损,或有结石阴影,对诊断有一定价值。②B超检查:诊断率50％～90％,可发现胆囊内有实质性光团、无身影,或胆囊壁有增厚和弥漫性不规则低回声区,有时能发现肝脏有转移病灶,B超是早期发现胆囊癌的较好方法。③CT检查:可显示胆囊有无肿大及占位性病变影。诊断准确率为70％～80％。④PET、PET-CT检查:适用于胆囊肿块良性和恶性的鉴别诊断、分期、分级及全身状况的评估;治疗前后疗效评估;为指导组织学定位诊断及选择正确的治疗方案提供可靠依据。

(3)纤维腹腔镜检查:可见胆囊表面高低不平,或有结石,浆膜失去正常光泽,胆囊肿大或周围粘连,肝门区可有转移淋巴结肿大,但因胆囊区不宜做活检,同时周围粘连往往观察不够满意。所以此方法有一定局限性。

(4)病理学检查:手术探察中标本经病理切片,或腹腔穿刺活检以进行病理学诊断,证实胆囊癌。经腹穿胆囊壁取活组织做细胞学检查,对胆囊癌诊断正确率为85％左右。

(二)鉴别诊断

本病需与慢性胆囊炎、胆囊结石鉴别。

胆囊癌早期表现不明显或表现为右上隐痛、食欲缺乏等,与慢性胆囊炎和胆囊结石相似,可通过B超、CT检查明确诊断,必要时行腹腔镜检查、PET-CT检查,均有助于诊断。

二、辨证

(一)肝气郁结证

右胁隐痛、钝痛及胃脘胀痛，嗳气，恶心，腹胀，食欲缺乏，或口干苦，或目黄、身黄，小便黄赤，苔薄，脉弦。

(二)痰瘀互结证

右胁胀痛或刺痛，胸闷纳呆，恶心呕吐，腹胀乏力，胁肋下或见积块，或身目俱黄，苔白腻，舌有瘀斑，脉弦滑。

(三)肝胆湿热证

右胁胀痛，或向右肩胛放射痛，胸闷且痛，恶心呕吐，口苦，身目发黄，小便黄赤，大便不畅，苔黄腻，脉弦滑。

(四)肝胆实火证

黄疸胁痛，高热烦躁，口苦口干，胃纳呆滞，腹部胀满，恶心呕吐，大便秘结，小便黄赤，苔黄糙，脉弦滑数。

(五)脾虚湿阻证

身目俱黄，黄色较淡，右胁隐痛或胀痛绵绵，脘闷腹胀，食欲缺乏肢软，大便溏薄，苔白腻，舌淡体胖，脉沉细或濡细。

三、综合治疗

胆囊癌的治疗方法有手术、化疗、放疗、介入治疗等。对 Nevin Ⅰ、Ⅱ、Ⅲ、Ⅳ 期的胆囊癌患者，手术是主要手段。即使是 Nevin Ⅴ 期患者，只要没有腹水、低蛋白血症、凝血障碍和心、肺、肝、肾的严重器质性病变，也不应放弃手术探查的机会。

(一)手术治疗

1.纯胆囊切除术

纯胆囊切除术仅适用于术后病理报告胆囊壁癌灶局限于黏膜者或虽然累及肌层，但癌灶处于胆囊底、体部游离缘者。对位于胆囊颈、胆囊管的早期胆囊癌，或累及肌层而位于胆囊床部位者，应再次手术，将胆囊床上残留的胆囊壁、纤维脂肪组织清除，同时施行胆囊三角区和肝十二指肠韧带周围淋巴清除术。

2.根治性胆囊切除术

根治性胆囊切除术适用于 Nevin Ⅱ、Ⅲ 期胆囊癌患者。切除范围包括完整的胆囊切除；胆囊三角区和肝十二指肠韧带骨骼化清除；楔形切除胆囊床深度达 2 cm 的肝组织。

3.胆囊癌扩大根治性切除术

胆囊癌扩大根治性切除术适用于 Nevin Ⅴ 期胆囊癌患者，手术方式视癌肿累及的脏器不同而异。

4.胆囊癌姑息性手术

为解除梗阻性黄疸，可切开肝外胆管，于左、右肝管内植入记忆合金胆管内支架，或术中穿刺胆管置管外引流。为解除十二指肠梗阻，可施行胃空肠吻合术。

（二）放疗

为防止和减少局部复发，一些欧美国家积极主张将放疗作为胆囊癌的辅助治疗。国内已有少数报道，认为术前放疗可略提高手术切除率，且不会增加组织脆性和术中出血，术中放疗具有定位准确，减少或避免正常组织器官受放射损伤的优点，该方法对不能切除的晚期患者有一定的疗效，放疗被认为是最有希望的辅助治疗手段，放、化疗结合使用不仅可以控制全身转移，且放疗疗效可因一些放射增敏剂，如 5-FU 的使用而改善。目前国内患者资料尚少，有待于不断地总结和积累经验。

日本学者高桥等对 14 例胆囊癌进行了总剂量为 30 Gy 的术前放疗，结果发现接受术前放疗者其手术切除率略高于对照组，且不会增加组织脆性和术中出血。术中放疗的优点是定位准确、减少邻近正常组织不必要的放射损伤。照射范围应包括手术切面、肝十二指肠韧带和可疑有残留癌组织的部位。外照射是胆囊癌放疗中最常用的方法。常在术后 13～39 天进行。仪器包括 ^{60}Co，45 兆电子回旋加速器，直线加速器和光子治疗。照射范围为肿瘤周围 2～3 cm 的区域，包括胆囊床、肝门至十二指肠乳头胆管、肝十二指肠乳韧带、胰腺后、腹腔干和肠系膜上动脉周围淋巴结。常用总剂量为 40～50 Gy，共 20～25 次，每周 5 次。

Todoroki 等对 85 例Ⅳ期者行扩大切除术（包括肝叶切除和肝脏胰腺十二指肠切除术），12 例术后无残留（turnor residue，RT_0），47 例镜下残留（RT_1），26 例肉眼残留（RT_2）。所有患者中有 9 例加外照射，1 例行近距放疗，37 例行术中放疗（平均剂量 21 Gy）。术中放疗的 37 例中有 9 例再加外照射。结果辅助性放疗组局部控制率比单纯手术组明显升高（59.1%：36.1%），总的 5 年生存率明显增加（8.9%：2.9%）。辅助性放疗对镜下残留（RT1）组效果最好（5 年生存率为 17.2%，而单纯手术组为 0），对无残留组（RT0）和肉眼残留组（RT2）无明显效果。

（三）化疗

1.单药化疗

胆囊癌对多种传统的化疗药物均不敏感。如氟尿嘧啶（5-FU）、丝裂霉素（MMC）、卡莫司汀（BCNU）和顺铂（DDP）等单药疗效都比较低，尚无公认的好的化疗药物，而新一代细胞毒性化疗药的相继问世正在改变这一局面。

鉴于吉西他滨（GEM）与胰腺和胆管组织具有亲和性及多篇报道 GEM 治疗胆囊癌或胆管癌有效，已经开展了多项Ⅱ期临床研究。一般采用常规剂量，即 800～1 200 mg/m²，静脉滴注 30 分钟，第 1、8、15 天，每 4 周重复；药物耐受性好，Ⅳ度血液学毒性≤5%，非血液学毒性不常见，相当比例的有症状患者症状减轻和/或体重增加。

临床前研究显示伊立替康（CPT-11）对胆系肿瘤具有活性。因此，Alberts 等设计了一项Ⅱ期临床试验，以评估其临床价值。总共 39 例患者入选，36 例可以评价，均经病理组织学或细胞学检查确诊为局部晚期或转移的胆管癌或胆囊癌。CPT-11 125 mg/m²，静脉滴注，每周 1 次，连续应用 4 周，间隔 2 周。结果：获得 CR 1 例，PR 2 例，ORR 8%。提示 CPT-11 单药对胆系肿瘤疗效欠佳。毒副作用发生率高，但无特殊和不可预期的毒副作用发生。

2.联合化疗

如上所述，Ⅱ期临床试验提示 GEM 单药对于胆系肿瘤安全有效，已经有报道 GEM 与 DDP、奥沙利铂（L-OHP）、多西他赛（DCT）、CPT-11、Cap、MMC 或 5-FU 静脉持续滴注等组成联合方案,可以提高疗效,尚需进行随机研究证实联合化疗在疗效和生存上的优势。常用方案有 GP 方案和 MF 方案。

(四)介入胆道引流术

胆囊癌胆囊切除术后出现的阻塞性黄疸是难以手术治疗的,因为往往已有肝门的侵犯。通过内窥镜括约肌切开术放置引流管和金属支架管于胆总管的狭窄处可缓解胆道阻塞的症状。PTCD 方法也可缓解胆道阻塞的症状。施行肝内扩张胆管或胆总管与空肠吻合及做 U 管引流也是有效的减黄手术方法。

（蒋　晓）

第十一章

胰 腺 疾 病

第一节　急性胰腺炎

急性胰腺炎(acute pancreatitis,AP)是外科临床常见的急腹症之一,从轻症急性胰腺炎到重症急性胰腺炎,由于两者严重度不一,所以预后相差甚远。在急性胰腺炎中,80％左右为轻型胰腺炎,经非手术治疗可以治愈。而另20％表现为病情严重,伴有局部和全身并发症,出现一个或多个脏器功能衰竭,甚至导致患者死亡,被称为重症急性胰腺炎(severe acute pancreatitis,SAP)。重症急性胰腺炎即使给予及时治疗(包括外科的干预),仍有30％左右的死亡率。

一、病因与发病机制

胆道疾病、酗酒、高脂血症和医源性创伤都可以诱发胰腺炎,其中,最常见的病因是胆道疾病,约占50％。其次,则是酗酒及医源性的创伤包括手术损伤、内镜操作等。近年来,高脂血症诱发的急性胰腺炎逐渐增多。其他的病因还有外伤、十二指肠病变如十二指肠憩室、高钙血症、药物因素(如硫唑嘌呤、氨基水杨酸、磺胺、皮质激素等)的诱发等。另外,有部分急性胰腺炎找不到原因,称特发性胰腺炎。

二、病理

急性胰腺炎的基本病理改变包括水肿、出血和坏死。任何类型的急性胰腺炎都具有上述3种改变,只是程度有所不同。一般急性胰腺炎在病理上分为间质水肿性胰腺炎和坏死性胰腺炎。

(一)间质水肿性胰腺炎

肉眼可见胰腺呈弥漫性和局限性水肿、肿胀、变硬,外观似玻璃样发亮。镜下可见腺泡和间质水肿、炎性细胞浸润,偶有轻度的出血和局灶性坏死,但腺泡和导管基本正常。此型胰腺炎占急性胰腺炎的绝大多数,其预后良好。

(二)坏死性胰腺炎

大体上胰腺肿大,胰腺组织因广泛出血坏死而变软,出血区呈暗红色或蓝黑色,坏死灶呈现灰黄、灰白色。腹腔伴有血性渗液,内含大量淀粉酶,网膜及肠系膜上有小片状皂化斑。镜检胰腺组织呈大片出血坏死,腺泡和小叶结构模糊不清。胰腺导管呈不同程度扩张,动脉有血栓形成。坏死灶外有炎性区域围绕。当胰腺坏死灶继发感染时,被称为感染性胰腺坏死。肉眼可见胰腺腺体增大、肥厚,呈暗紫色。坏死灶呈现散在或片状分布,后期坏疽时为黑色,全胰坏死较少发生。

三、分类

急性胰腺炎因发病原因众多,病程进展复杂,预后差别极大,因此,分类侧重的方面不同,分类的方法也就有所不同。

(一)病因学分类

1.胆源性胰腺炎

由于胆管结石梗阻或胆管炎、胆囊炎诱发的急性胰腺炎。患者首发症状多起自中上腹或右上腹,临床上50%以上的急性胰腺炎都是胆道疾病引起。

2.酒精性胰腺炎

因酗酒引起的急性胰腺炎,国外报道较多,在西方国家约占急性胰腺炎的25%。

3.高脂血症性胰腺炎

高血脂诱发的急性胰腺炎。近年来逐渐增多,正常人群如血脂高于11 mmol/L,易诱发急性胰腺炎。

4.外伤或手术后胰腺炎

胆道或胃的手术、胆道口括约肌切开成形术,ERCP后诱发的急性胰腺炎。

5.特发性胰腺炎

病因不明的急性胰腺炎,多数是微小胆石引起。

6.其他

药物性急性胰腺炎、妊娠性急性胰腺炎等。

(二)病理学分类

(1)间质水肿型胰腺炎。

(2)坏死型胰腺炎。

(三)病程和严重程度分类

1.轻症急性胰腺炎

轻症急性胰腺炎占AP的多数,不伴有器官功能衰竭及局部或全身并发症,通常在1~2周内恢复,死亡率极低。

2.中重症急性胰腺炎

伴有一过性(≤48小时)的器官功能障碍。早期死亡率低,后期如坏死组织合并感染,死亡率增高。

3.重症急性胰腺炎

重症急性胰腺炎占AP的5%~10%,伴有持续(>48小时)的器官功能衰竭。SAP早期死亡率高,如后期合并感染则死亡率更高。

四、临床表现

(一)症状

急性胰腺炎起病急骤,临床表现的严重程度和胰腺病变的轻重程度相关,轻型胰腺炎或胆源性胰腺炎的初发症状较轻,甚至被胆道疾病症状所掩盖。而重症胰腺炎在剧烈腹痛的临床表现基础上症状逐渐加重,出现多脏器功能障碍,甚至衰竭。

1.腹痛、腹胀

突然出现上腹部剧烈疼痛是急性胰腺炎的主要症状。腹痛前,多有饮食方面的诱因,如暴饮暴食、酗酒和油腻食物。腹痛常为突然起病,剧烈的上腹部胀痛,持续性,位于中上腹偏左,也可以位于中上腹、剑突下。胆源性胰腺炎患者的腹痛常起于右上腹,后转至正中偏左。可有左肩、腰背部放射痛。病情严重的患者,腹痛表现为全上腹痛。腹痛时,患者常不能平卧,呈弯腰屈腿位。

2.恶心呕吐

伴随腹痛而来,恶心呕吐频繁,呕吐物大多为胃内容物,呕吐后腹痛腹胀症状并不能缓解为其特点。

3.发热

多数情况下中重症急性胰腺炎及重症急性胰腺炎早期体温常在38 ℃左右,但在胆源性胰腺炎伴有胆道梗阻、化脓性胆管炎时,可出现寒战、高热。此外,在重症急性胰腺炎时由于胰腺坏死伴感染,高热也是主要症状之一,体温可高达39 ℃以上。

4.休克

在重症急性胰腺炎早期,由于大量的液体渗透到后腹膜间隙、腹腔内、肠腔内或全身的组织间质中,患者出现面色苍白、脉搏细速、血压下降等低血容量性休克症状,并尿量减少。此外,在重症急性胰腺炎的感染期,如果胰腺和胰周坏死感染,组织及化脓性积液不及时引流时,可出现感染性休克。

5.呼吸困难

在重症急性胰腺炎的早期,一方面由于腹胀加剧使横膈抬高影响呼吸,另一方面由于胰源性毒素的作用,使肺间质水肿,影响肺的气体交换,最终导致呼吸困难。患者呼吸急促,呼吸频率常在30次/分以上,$PaO_2 < 8.0$ kPa(60 mmHg)。少数患者可出现心、肺、肾、脑等多脏器功能衰竭及弥散性血管内凝血(DIC)。

6.其他

约有25%的患者会出现不同程度的黄疸,主要是由结石梗阻和胰头水肿压迫胆总管所致,也可因胰腺坏死感染或胰腺脓肿未能及时引流引起肝功能不良而产生。此外,随着病情的进展,患者会出现少尿、消化道出血、手足抽搐等症状,严重者可有DIC的表现。

(二)体征

1.一般情况检查

患者就诊时呈急腹症痛苦面容,精神烦躁不安或神态迟钝,口唇干燥,心率、呼吸频率较快,大多心率在90次/分以上,呼吸频率在25次/分以上,一部分患者巩膜可黄染,血压低于正常。

腹部检查:压痛,轻症水肿性胰腺炎,仅有中上腹或左上腹压痛,轻度腹胀,无肌卫,无反跳痛。重症坏死性患者,全腹痛,以中上腹为主,上腹部压痛,伴中重度腹胀,上腹部有腹肌紧张、反跳痛等腹膜炎体征。根据胰腺坏死程度和胰外侵犯范围及感染程度,腹膜炎可从上腹部向全腹播散。左侧腰背部也会有饱满感和触痛。有明显的肠胀气,肠鸣音减弱或消失。重症患者可出现腹水,腹腔穿刺常可抽到血性液体,查腹水淀粉酶常超过1 500 U。坏死性胰腺炎进展到感染期时,部分患者有腰部水肿。

一些患者左侧腰背部皮肤呈青紫色斑块,被称为 Grey-Turner 征。如果青紫色皮肤改变出现在脐周,被称为 Cullen 征。这些皮肤改变是胰液外渗至皮下脂肪组织间隙,溶解皮下脂肪,使毛细血管破裂出血所致,出现这两种体征往往预示病情严重。

2.全身情况

胆源性胰腺炎患者如果有结石嵌顿在壶腹部,会出现黄疸。也有少数患者会因为炎症肿大的胰头压迫胆总管产生黄疸,但这种类型的黄疸程度较浅,总胆红素指数很少超过100 mmol/L。

早期或轻型胰腺炎体温无升高或仅有低于 38 ℃的体温。坏死性胰腺炎患者病程中体温超过 38.5 ℃,预示坏死继发感染。

患者左侧胸腔常有反应性渗出液,患者可出现呼吸困难。少数严重者可出现精神症状,包括意识障碍、神志恍惚甚至昏迷。

重症坏死性胰腺炎在早期急性反应期就易出现循环功能衰竭、呼吸功能和肾衰竭,此时会出现低血压和休克及多脏器功能衰竭的相关表现和体征,如呼吸急促、发绀、心动过速等。

五、辅助检查

(一)实验室检查

1.淀粉酶的测定

血、尿淀粉酶的测定是胰腺炎诊断最常用和最重要的手段。血清淀粉酶在急性胰腺炎发病的 2 小时后升高,24 小时后达高峰,4～5 天恢复正常。尿淀粉酶在发病的 24 小时后开始上升,下降缓慢,持续 1～2 周。血尿淀粉酶在发病后保持高位不能回落,表明胰腺病变持续存在。很多急腹症都会有血清淀粉酶的升高,如上消化道穿孔、胆道炎症、绞窄性肠梗阻等,故只有血尿淀粉酶升高较明显时才有临床诊断的意义。使用 Somogyi 法,血淀粉酶正常值在 40～110 U,超过 500 U,有诊断急性胰腺炎的价值。测值越高,诊断的意义越大。

淀粉酶/肌酐清除率比值:淀粉酶清除率/肌酐清除率(%)=(尿淀粉酶/血淀粉酶)/(尿肌酐/血肌酐)×100%,正常人该比值是 1%～5%,一般<4%,>6%有诊断意义。急性胰腺炎时,肾脏对淀粉酶的清除能力增加,而对肌酐不变,因此,淀粉酶/肌酐清除率比值的测定可以协助鉴别诊断。

2.血清脂肪酶的测定

因血液中脂肪酶的唯一来源是胰腺,所以具有较高的特异性。发现血中淀粉酶和脂肪酶平行升高,可以增加诊断的准确性。

3.C 反应蛋白、PMN-弹力蛋白酶的测定

C 反应蛋白是急性炎症反应的血清标志物,PMN-弹力蛋白酶为被激活的白细胞释放,也反映了全身炎症反应的程度,因此,这两个指标表明急性胰腺炎的严重程度。48 小时的 C 反应蛋白达到 150 mg/L,预示为重症急性胰腺炎。

4.血钙的测定

由于急性坏死性胰腺炎周围组织脂肪坏死和脂肪内钙皂形成消耗了钙,所以,血钙水平的降低也侧面代表了胰腺坏死的程度。血钙降低往往发生在发病后的第 2～3 天,如果血钙水平持续低于1.87 mmol/L,预后不良。

5.血糖的测定

急性胰腺炎早期,血糖会轻度升高,是与机体应激反应有关。后期,血糖维持在高位不降,超

过11.0 mmol/L(200 mg/dL),则是因为胰腺受到广泛破坏,预后不佳。

6.血红蛋白和血细胞比容的测定

急性胰腺炎患者血红蛋白和血细胞比容的改变常常反映了循环血量的变化。病程早期发现血细胞比容增加＞40%,说明血液浓缩,大量液体渗入人体组织间隙,表明胰腺炎病情危重。

7.其他

在胰腺炎的治疗过程中,要随时监测动脉血气分析、肝肾功能、血电解质变化等指标,以便早期发现机体脏器功能的改变。

(二)影像学检查

1.超声检查

彩超由于无创、费用低廉、简便易行而成为目前急腹症的一种普查手段。在急性胆囊炎、胆管炎、胆管结石梗阻等肝胆疾病领域,诊断的准确性甚至达到和超过 CT。但是,彩超检查结果受到操作者的水平、腹腔内脏器气体的干扰等影响。彩超也是急性胰腺炎的首选普查手段,可以鉴别是否有胆管结石或炎症,是否是胆源性胰腺炎。胰腺水肿改变时,彩超显示胰腺外形弥漫肿大,轮廓线膨出,胰腺实质为均匀的低回声分布,有出血坏死病灶时,可出现粗大的强回声。因坏死性胰腺炎时常常有肠道充气,干扰了彩超的诊断,因此彩超对胰腺是否坏死诊断价值有限。

2.CT 检查

平扫和增强 CT 检查是大多数胰腺疾病的首选影像学检查手段和有效检查方法,对于坏死性胰腺炎病变的程度、胰外侵犯范围及对病变的动态观察,则需要依靠增强 CT 的影像学判断。

单纯水肿型胰腺炎 CT 表现:胰腺弥漫性增大,腺体轮廓不规则,边缘模糊不清。

出血坏死型胰腺炎 CT 表现:肿大的胰腺内出现皂泡状的密度减低区,增强后密度减低区与周围胰腺实质的对比更为明显。

同时,在胰周小网膜囊内、脾胰肾间隙、肾前后间隙等部位可见胰外侵犯。目前,CT 的平扫和增强扫描已是胰腺炎诊疗过程中最重要的检查手段,临床已接受 CT 影像学改变作为病情严重程度分级和预后判别的标准之一。

(三)穿刺检查

1.腹腔穿刺检查

腹腔穿刺检查是一种安全、简便和可靠的检查方法,对有移动性浊音者,在左下腹和右下腹的麦氏点作为穿刺点,穿刺抽出淡黄色或咖啡色腹水,腹水淀粉酶测定升高对诊断有帮助。

2.胰腺穿刺检查

胰腺穿刺检查适用于怀疑坏死性胰腺炎继发感染者。一般在 CT 或 B 超定位引导下进行,将吸出液或坏死组织进行细胞学涂片和细菌或真菌培养,对确定是否存在坏死组织感染、何种细菌感染、采用何种抗生素及是否需要手术引流都有一定帮助。

六、治疗

在非手术治疗的基础上,根据不同的病因,不同的病程分期选择有针对性的治疗方案。

(一)非手术治疗

减少胰腺分泌,防止感染,防止病情进一步发展。单纯水肿型胰腺炎,经非手术治疗可基本治愈。

1.禁食、胃肠减压

禁食、胃肠减压主要是防止食糜进入十二指肠，阻止促胰酶素分泌，减少胰腺分泌胰酶，阻断可能加重疾病发展的机制。禁食、胃肠减压也可减轻患者的恶心、呕吐和腹胀症状。

2.抑制胰液分泌

使用药物对抗胰酶的分泌。包括间接抑制和直接抑制药物。间接抑制药物有 H_2 受体拮抗剂和质子泵抑制剂如西咪替丁和奥美拉唑，通过抑制胃酸分泌减少胰液分泌。直接抑制药物主要是生长抑素，它可直接抑制胰酶的分泌。有人工合成的生长抑素八肽和生物提取物生长抑素14肽。

3.镇痛和解痉治疗

明确诊断后，可使用止痛剂，缓解患者痛苦。要注意的是哌替啶可产生胆道口括约肌痉挛，故联合解痉药物如山莨菪碱等同时使用。

4.营养支持治疗

无论是急性水肿性胰腺炎还是急性坏死性胰腺炎，起病后，为了使胰腺休息，都需要禁食较长的一段时间，因此营养支持尤为重要。起病早期，患者有腹胀、胃肠道功能障碍，故以全胃肠道外的静脉营养支持为主。

5.预防和治疗感染

抗生素的早期预防性使用目前尚有争议。在没有感染出现时使用预防性抗生素，有临床研究证实并未减少胰腺感染的发生和提高急性胰腺炎的治愈率，反而长期的大剂量的抗生素使用加大了真菌感染的机会。我们认为，在急性水肿性胰腺炎，没有感染的迹象，不建议使用抗生素。而急性坏死性胰腺炎，当影像学资料判断胰腺坏死范围超过30%，可以预防性使用抗生素。首选广谱的、能透过血胰屏障的抗生素如喹诺酮类、三代或四代头孢菌素、碳青霉烯类等。

(二)手术治疗

部分重症急性胰腺炎，非手术治疗不能逆转病情的恶化时，就需要手术介入。手术治疗的选择要慎重，何时手术，做何种手术，都要严格掌握指征。

1.手术适应证

(1)胆源性急性胰腺炎：分梗阻型和非梗阻型，对有梗阻症状的患者，要早期手术解除梗阻。非梗阻的患者，可在胰腺炎缓解后再手术治疗。

(2)重症急性胰腺炎病程中出现坏死感染：有前述坏死感染的临床表现及辅助检查证实感染的患者，应及时手术清创引流。

2.手术方法

(1)坏死病灶清除引流术：是重症急性胰腺炎最常用的手术方式。该手术主要是清除胰腺坏死病灶和胰外侵犯的坏死脂肪组织及含有毒素的积液，去除坏死感染和炎性毒素产生的基础，并对坏死感染清除区域放置灌洗引流管，保持术后有效地持续不断地灌洗引流。

(2)胰腺残余脓肿清创引流手术：对于已进入残余感染期的患者，感染残腔无法自行吸收，反而存在有全身炎症反应综合征者，可行残余脓肿清创引流术。操作方法同坏死病灶清除引流术，只要把冲洗引流管放在脓腔内即可，也不需要再行"三造瘘"手术。

(3)急性坏死性胰腺炎出血治疗术：出血可以发生在急性坏死性胰腺炎的各个时期。胰腺坏死时一方面胰腺自身消化，胰腺实质坏死胰腺内血管被消化出血；另一方面大量含有胰蛋白酶、弹性蛋白酶和脂肪酶的胰液外渗，腐蚀胰腺周围组织和血管，造成继发出血。当进行胰腺坏死组织清创术时和清创术后,出血的概率更高,即有有活性的胰腺组织被清除时引起的创面出血,但主要是已坏死的组织被清除后,新鲜没有坏死栓塞的血管暴露于高腐蚀性的胰液中,导致血管壁被破坏出血。

(王成交)

第二节 慢性胰腺炎

慢性胰腺炎(chronic pancreatitis,CP)是各种病因引起胰腺组织和功能不可逆改变的慢性炎症性疾病,近年来发病率有增高的趋势。CP 基本病理特征包括胰腺实质慢性炎症损害和间质纤维化、胰腺实质钙化、胰管扩张及胰管结石等改变。临床主要表现为反复发作的上腹部疼痛和胰腺内、外分泌功能不全。目前各种治疗针对慢性胰腺炎的并发症及改善症状,是处理起来比较棘手的疾病。

一、病因

目前比较公认的观点是环境因素、遗传因素加上慢性饮酒及它们之间的相互作用共同参与了 CP 的发病过程,酒精是引起慢性胰腺炎的主要原因。吸烟是 CP 的另外一个独立危险因子,它能增加 CP 的复发率。

二、临床表现

腹痛是 CP 患者主要临床症状,其典型表现为发作性上腹部疼痛,常因高脂饮食或饮酒诱发,随着胰腺外分泌功能不断下降,疼痛程度会减轻,甚至消失。外分泌功能不全早期患者无特殊症状,后期可出现脂肪泻、消瘦及营养不良表现。内分泌功能不全早期患者可出现糖耐量异常,后期表现为糖尿病症状。有些患者合并胆道梗阻、十二指肠梗阻、胰腺假性囊肿、胰源性门脉高压及胰源性胸腹水等并发症,会出现相应的临床表现。

(一)腹痛

腹痛是慢性胰腺炎最主要的症状,90％的患者诉腹痛,可为阵发的隐痛,也可以是持续的无法耐受的剧痛,通常位于中上腹或左上腹并放射至背部。进餐后腹痛加剧。

腹痛的部位与胰腺病变的位置有关,胰头病变引起右上腹痛,胰体尾部病变时腹痛位于中上和左上腹部。背部放射痛提示炎症已扩展至腹膜后。腹痛常为持续性隐痛或剧痛,饮酒和饱餐可引起发作,每次发作持续数天。

(二)体重减轻

体重丧失也是慢性胰腺炎的重要症状之一,约发生于 75％的患者,主要由畏食和惧怕进食引起腹痛所致。其次,严重的胰腺病变可引起胰酶分泌减少导致消化和吸收不良。

(三)胰腺功能不全

胰腺腺泡丧失 95％以上脂肪泻是最常见的症状,这时粪便奇臭,量多且呈泡沫状,含大量脂肪颗粒。30％左右患者并发糖尿病,糖尿病一般早于脂肪泻。

三、影像学检查

(一)CT 检查

CT 检查是 CP 诊断首选检查方法。对中晚期病变诊断准确性较高,对早期病变诊断价值有限。可见胰腺实质增大或萎缩、胰腺钙化、结石形成、主胰管扩张及假性囊肿形成等征象。

(二)超声与内镜超声(EUS)检查

超声检查通常作为 CP 的初筛检查,可显示胰腺形态改变,胰管狭窄、扩张、结石或钙化及囊肿等征象,但敏感性和特异性较差。EUS 除显示形态特征外,还可以辅助穿刺活检组织学诊断。

(三)X 线检查

胰腺区域可见钙化灶或结石影。

(四)磁共振成像(MRI)和磁共振胆胰管成像(MRCP)检查

MRCP 可以清晰显示胰管病变的部位、程度和范围。胰泌素增强 MRCP 能间接反映胰腺的外分泌功能,有助于 CP 的早期诊断。

(五)内镜逆行胆胰管造影(ERCP)检查

ERCP 主要显示胰管形态改变,作为有创性检查,目前多被 MRCP 和超声内镜(EUS)替代,仅在诊断困难或需要治疗操作时选用。

(六)胰管镜检查

胰管镜检查可直接观察患者胰管内病变,同时能收集胰液、细胞刷片及组织活检等检查,对 CP 早期诊断及胰腺癌鉴别诊断有意义。

四、诊断

诊断具体如下:①一种及一种以上影像学检查显示 CP 特征性形态改变;②组织病理学检查显示 CP 特征性改变;③患者有典型上腹部疼痛,或其他疾病不能解释的腹痛,伴或不伴体重减轻;④血清或尿胰酶水平异常;⑤胰腺外分泌功能异常。①或②任何一项典型表现,或者①或②疑似表现加③、④和⑤中任何两项可以确诊。①或②任何一项疑似表现考虑为可疑患者,需要进一步临床观察。

五、治疗

治疗原则:缓解急慢性疼痛,改善生活质量;去除病因和纠正存在的胰管梗阻因素,阻断损伤性的病理过程;预防和治疗并发症及寻找胰腺内、外分泌功能的替代治疗方法;并发症治疗和社会心理治疗。

(一)非手术治疗

非手术治疗包括戒烟戒酒、调整饮食结构、避免高脂饮食、补充脂溶性维生素及微量元素,如果出现营养不良可给予肠内或肠外营养支持。疼痛治疗主要依靠选择合适的镇痛药物。初始宜选择非甾体抗炎药物,效果不佳可选择弱阿片类药物,仍不能缓解甚至加重时选用强阿片类镇痛药物。

患者出现脂肪泻、体重下降及营养不良表现时,需要补充外源性胰酶制剂改善消化吸收功能障碍。效果不佳可增加剂量或联合服用质子泵抑制剂。出现胰腺内分泌功能不全,根据糖尿病进展程度及并发症情况,一般首选二甲双胍控制血糖,必要时加用促胰岛素分泌药物,对于症状性高血糖、口服降糖药物疗效不佳者选择胰岛素治疗。CP 合并糖尿病患者对胰岛素敏感,需特别注意预防低血糖发作。

(二)内镜治疗

随着微创技术在临床应用的推广,内镜介入治疗在 CP 中占越来越重要地位,可作为 CP 非手术治疗失败后的初始方案。内镜治疗的适应证主要包括胰胆管结石和狭窄引起的梗阻及伴随症状的胰腺假性囊肿。其缓解 CP 疼痛的有效率为 60%～70%,假性囊肿的治疗有效率80%～95%。

(王成交)

第三节 胰　瘘

胰瘘是急慢性胰腺炎、腹部外伤和腹部外科手术,特别是胰腺手术后的严重并发症之一。此时,胰液由非生理途径流出,常导致腹腔内的感染和出血。若处理不当,胰瘘、感染与出血又会相互影响,形成恶性循环,甚至造成死亡。胰瘘分为胰内瘘和胰外瘘。胰液经引流管或切口流出体表则为胰外瘘,多见于胰腺手术后。2005 年胰瘘国际协作组(ISGPF)对并发于胰腺手术后的胰瘘正式命名为术后胰瘘(postoperative pancreatic fistula,POPF),特指胰肠吻合口瘘(如胰十二指肠切除术),或胰腺残端漏(如远端胰腺切除术)。胰内瘘是指漏出的胰液向内通向腹腔、胸腔或各个相邻空腔器官,常见于急慢性胰腺炎。若胰液经破裂的胰管漏出后被周围组织包裹,可形成假性囊肿。如果流入游离腹腔则导致胰源性腹水。有时胰液可流向后方,向上进入胸腔而产生胰源性胸腔积液。罕见情况下,胰液腐蚀周围的肠壁可形成胰肠瘘。

一、术后胰瘘

(一)诊断

ISGPF 推荐的术后胰瘘(POPF)的诊断标准为胰腺手术后 3 天及 3 天以上,腹腔引流液淀粉酶浓度大于正常血清淀粉酶上限 3 倍。此外,2010 年中华医学会外科学分会胰腺外科学组发布了《胰腺术后外科常见并发症预防及治疗的专家共识(2010)》。在共识中,胰瘘的诊断标准定义为术后第 3 天或以后吻合口或胰腺残端液体引流量＞10 mL/d,引流液淀粉酶浓度高于正常血清淀粉酶上限 3 倍,且连续 3 天以上;或存在临床症状(如发热等),超声或 CT 等影像学检查发现吻合口周围液体积聚,穿刺证实液体中淀粉酶浓度高于正常血清淀粉酶上限 3 倍。同时,依据胰瘘造成的临床后果将术后胰瘘分为 3 级(表 11-1)。①A 级:患者无临床症状,而且胰瘘能自行愈合,病程一般不超过 3 周;②B 级:患者可有腹痛、发热和白细胞计数增高,需要某些临床干预,腹腔引流通畅持续 3 周以上;③C 级:患者出现严重的脓毒症,或伴有多器官功能障碍,需重症监护治疗,必要时需经皮穿刺引流或再次手术。近年来,胰腺外科领域习惯将可自愈的 A 级胰瘘称为生化瘘,B、C 级胰瘘称为临床相关性胰瘘。

Pratt 等依据该标准回顾性地分析了 256 例胰腺手术患者,术后胰瘘的发生率为 32.4%,其中 A 级41 例,B 级 32 例和 C 级 10 例,分别占胰瘘的 49.4%,38.6%和 12%。复旦大学附属中山医院对 341 例胰腺手术患者研究显示,术后胰瘘的患者为 156 例,发生率为 45.7%,其中 A 级

52 例,B 级 97 例和 C 级 7 例,分别占胰瘘的 33.3％、62.2％和 4.5％。两组资料提示胰腺术后的胰瘘发生率相当高,但严重而需再手术的胰瘘仅占 10％左右,绝大多数在积极治疗后痊愈。

表 11-1　术后胰瘘分级的主要参数

分级	A	B	C
一般情况	好	一般	差
特殊治疗 *	无	有/无	有
B 超/CT	阴性	阴性/阳性	阳性
持续引流(>3 周)	否	通常是	是
再次手术	否	否	是
术后胰瘘相关死亡	无	无	可能有
感染征象	无	有	有
脓毒症	无	无	有
再次入院	否	是/否	是/否

* 包括肠外营养、抗生素、肠内营养、生长抑素类制剂和/或再引流

　　胰腺手术后第一天腹腔引流液中的淀粉酶浓度是术后胰瘘的一项独立危险因素。2007 年 Molinari 等对 137 例接受胰腺手术患者的前瞻性研究报道指出,术后第 1 天腹腔引流液淀粉酶浓度≥5 000 U/L,应作为预测术后胰瘘的有价值的指标。此外,最近研究发现术后引流液淀粉酶浓度与胰瘘的严重程度有一定相关性。Ceroni 等分析 135 例行胰十二指肠切除术患者发现,B、C 级胰瘘患者引流液淀粉酶的浓度显著高于 A 级胰瘘,当引流液淀粉酶浓度>2 820 U/L 时,发生严重胰瘘的风险显著增高。

　　B 超、CT 或 MRI 等影像学检查对术后胰瘘的诊断有一定的参考价值。尤其在引流不理想,或出现全身感染症状的情况下,应考虑行 B 超、CT 或 MRI 检查,了解引流管的位置及有无胰周积液或脓肿形成。

(二)预防

　　影响术后胰瘘的危险因素除了患者因素(年龄、伴随疾病、黄疸、低蛋白血症等),疾病因素(胰腺质地、胰管直径、胰腺外分泌功能等)外,胰腺手术的围术期处理和手术相关因素(术中出血量、吻合方式、手术技巧等)尤为重要。

　　1.抑制胰腺外分泌

　　生长抑素类制剂具有抑制胰腺分泌的作用,常被用于术后胰瘘的预防,但其预防作用尚有争议。Montorsi 的前瞻性对照研究显示,预防性应用生长抑素类制剂奥曲肽能有效降低术后胰瘘的发生;国内学者的回顾性研究结论也多肯定其预防作用。但 2014 年 McMillan 等对 1 018 例胰十二指肠切除术患者进行了回顾性研究,分析显示奥曲肽不仅不能降低术后胰瘘的发生率,反而可以增加中、高危组患者临床相关性胰瘘的发生。

　　2.提高手术技巧

　　胰腺手术是复杂的高难手术,手术者的技术和经验是发生术后胰瘘的重要影响因素。术中解剖层次不清,操作粗暴,使胰腺损伤严重,或者直接伤及胰管,则增加了术后发生胰瘘的机会。胰十二指肠切除术时如果钩突未能完全切除,残留的胰腺组织可能在术后发生出血、坏死,导致胰瘘的发生。胰腺残端游离过长、肠管开口过小与胰腺断端不匹配导致吻合口张力高、缝合过

密、结扎过紧等，造成吻合口血供不良，都会影响吻合口愈合。

胰腺残端的处理是预防术后胰瘘的关键。胰腺与消化道重建大多采用套入式端-端或端-侧胰空肠吻合、胰管对空肠黏膜(即黏膜对黏膜)端-侧胰空肠吻合和捆绑式胰肠吻合术。胰胃吻合也是一种选择术式。根据目前的文献资料，尚难评价某一吻合方式的优劣。复旦大学附属中山医院的经验是，手术者应选择自己熟悉的吻合方式，依靠精湛的外科技术，提高吻合质量。至于远端胰腺切除术的残端处理，关键是必须缝扎主胰管及大的胰管分支，如果术中采用直线切割闭合器离断胰腺，需要选择合适的钉仓关闭主胰管。

(三)治疗

A级胰瘘为胰液的单纯漏，不引起临床症状，通畅引流即可治愈。B级胰瘘的患者常需要禁食、胃肠减压，给予肠外营养或肠内营养支持。对于伴有腹痛、发热和白细胞计数升高者，需使用抗生素。腹腔引流通常超过3周。C级胰瘘患者若出现严重的脓毒症，应转入重症监护病房并采取积极的治疗干预措施，包括禁食、胃肠减压、维持水电解质和酸碱平衡、全肠外营养或肠内营养、选用敏感抗生素和生长抑素类制剂。若因腹腔感染和脓肿形成且引流不畅，可先考虑在B超或CT引导下经皮穿刺引流。如引流效果仍不满意，可选择手术放置双套管持续负压吸引。经过及时恰当的处理，常能取得理想的效果。如患者全身状况进行性恶化，出现不同程度多器官功能障碍，需考虑再次手术，行胰周坏死组织清除及更充分的引流。

二、胰内瘘

(一)胰源性胸腔积液和胰源性腹水

胰源性胸腔积液、腹水多由酗酒引起胰管破裂所致，临床上常无胰腺炎病史。胰源性胸腔积液患者通常表现为呼吸困难、胸痛、咳嗽等肺部症状。胰源性腹水患者以无痛性大量腹水为首发症状。可采用B超检查并做穿刺淀粉酶和清蛋白含量检测，如淀粉酶浓度＞1 000 U/L，清蛋白浓度＞30 g/L，即可明确诊断。胰源性胸、腹水患者早期选择非手术治疗，包括禁食、胃肠减压、全肠外营养、使用生长抑素类制剂，以及胸、腹腔穿刺引流，以促进浆膜面粘连。非手术治疗常需持续2~3周，无效者可考虑外科治疗。根据胰管造影明确胰管破裂部位后决定手术方案。远端胰管破裂或者胰体尾的囊肿破裂可行远端胰腺切除术或胰管空肠Roux-en-Y吻合术。近胰头部的胰管破裂或囊肿破裂可行空肠和破裂部位胰管或囊肿的吻合术。

(二)胰肠瘘胰腺假性囊肿或脓肿

向邻近肠腔破溃造成胰肠瘘后大多数患者会引起出血或感染，此时需要按情况进行手术治疗。

(王成交)

第四节　胰腺囊肿

胰腺囊肿分成真性和假性囊肿两大类：前者较少见，一般囊肿较小，有时不引起临床症状；后者比真性囊肿多见，多发生在急性胰腺炎或外伤之后，常引起症状。

一、病因和病理

(一)真性胰腺囊肿

真性胰腺囊肿指其囊壁完整并有上皮覆衬者,少数囊壁覆衬的上皮细胞可因囊内压力过高或受胰酶的消化作用而逐渐消失,致使不易与假性囊肿鉴别。

1.先天性

此类是胰腺外分泌腺的先天性畸形病变,较罕见,可分为孤立性胰腺囊肿、多发性胰腺囊肿、肠源性胰腺囊肿、皮样囊肿、胰腺血管瘤样囊肿等类型。

先天性单个真性囊肿多为单发和单房性,大小不一,偶为多房性,多见于婴幼儿。囊壁由立方形、柱状或复层鳞状上皮组成,囊内为清晰或混浊液体,棕黄色,淀粉酶含量多升高。胰腺多囊性疾病包括有胰腺纤维化囊性病、胰腺多囊性疾病伴小脑肿瘤和视网膜血管瘤、胰腺囊肿伴多囊肾(Ⅰ型或Ⅱ型),常与肾、肝、肺及中枢神经系统囊肿并发。肠源性胰腺囊肿仅见数例文献报道,其囊壁含有胃壁黏膜上皮和平滑肌纤维。皮样囊肿由胚胎发育异常所致,含有毛发、牙齿、汗腺等,囊壁可有钙化灶。胰腺血管瘤样囊肿极少见,部分囊壁呈海绵样并含有血液,囊壁由内皮细胞组成。

2.后天性

后天性真性胰腺囊肿包括各种因素引起胰管阻塞导致的潴留性囊肿和胰腺囊性肿瘤。

(1)潴留性囊肿:占胰腺囊肿的10%～20%,多由于急、慢性炎症所致的胰管狭窄或阻塞引起分泌液潴留而成,也可因结石或寄生虫阻塞胰管所致。囊肿多为单发,其内壁常为单层立方或扁平上皮覆盖,囊内为富含胰酶的清亮液体。少数巨大囊肿的内层上皮可由于囊内高压、炎症及胰酶的消化作用而完全失去上皮结构。

(2)胰腺囊性肿瘤:可分成浆液性囊腺瘤、黏液性囊腺瘤和黏液性囊腺癌3类。囊腺瘤约占所有胰腺良性囊肿的10%,而囊腺癌仅占胰腺恶性肿瘤的1%。

浆液性囊腺瘤:为最常见的胰腺囊性肿瘤,为良性肿瘤,不恶变,多由多发性小囊肿集聚而成肿块,囊壁由扁平或立方形上皮细胞组成,囊内液体清亮,含有糖原,很少或不含黏液。可发生在胰腺任何部位,但以胰头部多见。

黏液性囊腺瘤:呈单囊或多囊,2～10 cm大小,呈不规则圆形分叶状。有明显包膜。囊壁有时附有小囊腔,其中含有混浊黏液,无糖原,囊壁由高柱上皮组成,或呈乳头状排列,有时可见不典型的上皮细胞。黏液性囊腺瘤组织学检查上具有良性肿瘤特征,但具有潜在恶性,部分囊腺瘤可发展成为囊腺癌。好发于胰体尾部。

黏液性囊腺癌:临床表现与黏液性囊腺瘤相似,要注意鉴别。黏液性囊腺癌囊性肿块一般都很大,多囊性,内有大量黏液,良性者囊壁为单层上皮,恶性者则为复层上皮,可见核分裂和不典型细胞。好发于胰体尾部。

(二)假性胰腺囊肿

假性胰腺囊肿多因胰腺急性炎症或外伤所致胰液外溢致周围组织纤维增生而成,囊壁无上皮细胞覆衬,故称为假性囊肿。假性囊肿形成一般在疾病发生后2周以上,囊壁成熟需要4～6周时间。假性囊肿多与主胰管或其主要分支相通。囊肿的部分后壁与胰腺相连,囊壁的其他部分由胰腺周围的脏器,如胃、横结肠及有关的韧带和系膜等组成。囊液含蛋白质、坏死组织、炎性细胞和纤维素等,其中淀粉酶含量很高。如囊内含有脓液,需与胰腺脓肿区别。文献上偶见有原因不明的胰腺假性囊肿的报道。

二、临床表现

(一)真性胰腺囊肿

真性胰腺囊肿比较少见,且一般都较小,除赘生性囊肿外多数无症状。先天性囊肿多见于小儿,胰腺纤维性囊肿多因继发的肠梗阻或消化吸收不良始被发现。赘生性囊肿多见于中年以上成人。黏液性囊腺瘤好发于40~59岁妇女,偶见于年轻女性,囊腺癌患者的发病年龄高于囊腺瘤,大多在60岁以上。胰腺囊腺瘤和囊腺癌的主要临床表现均为腹痛和腹块,其鉴别靠病理学检查。腹痛通常为隐痛,或仅为饱胀不适感。腹块可小可大,质地从囊性感到坚硬感不定,一般无触痛。伴发囊内出血时,肿块可骤然增大,腹痛加剧和触痛明显。当肿瘤浸润或压迫胆管时,可出现阻塞性黄疸。

(二)假性胰腺囊肿

患者多数有急性胰腺炎或腹部外伤史,潜伏期十数天至数月不等。其症状有囊肿本身引起的,如中上腹或左上腹疼痛,由间歇性逐渐转为持续性钝痛,并向背部或左肩部放射;亦有囊肿压迫引起的症状,如上腹部不适、恶心、呕吐等,压迫胆管可引起胆管扩张和黄疸。出现腹部肿块,呈进行性肿大,位于中上腹,或偏右、偏左,一般呈圆形、光滑,并有紧张感。1%~4%的假性胰腺囊肿患者可能伴发囊内感染,此时可出现发热。个别囊肿可破向胃、十二指肠、胸腔或腹前壁,形成腹内、外胰瘘。如直接穿破入腹膜腔,则出现腹膜炎或胰性腹水。有文献报道约13%的胰腺假性囊肿可合并出血,出血原因一方面是囊肿本身或囊肿内容物侵蚀血管壁引起血管破裂出血,另一方面可能是因为囊肿压迫和血管栓塞引起的门脉高压胃底静脉曲张破裂出血。

三、诊断

胰腺囊肿不引起症状者常不易被发现,有时仅在尸解或手术时始证实其存在。腹部外伤或急性胰腺炎发作后出现腹部肿块,特别在急性胰腺炎后血清、尿淀粉酶值久未降至正常者,应考虑胰腺假性囊肿的可能。为了进一步明确胰腺囊肿的存在及其所在位置,常需做下列影像学检查。

(一)超声检查

囊肿直径2 cm以上者,超声探查在回声图上可见到液平段。超声探测仅能证实肿块的囊性性质及其与胰腺的邻近关系,不能提示囊肿必然源自胰腺,也难以鉴别真性囊肿和假性囊肿。由于操作方便,常列为常规检查。

(二)CT 扫描和 MRI 检查

CT 扫描和 MRI 检查可显示囊肿与周围的解剖关系,也有助于鉴别囊肿实质肿瘤。CT 检查有助于发现胰腺内囊性病变,从囊肿形态、囊壁厚薄、囊腔内赘生物等可区别假性囊肿与囊性肿瘤。钙化多见于囊性肿瘤,黏液囊性肿瘤囊泡较大,囊内有组织,壁较厚;而浆液性囊腺瘤则呈蜂窝状,囊壁薄而光滑。位于胰外较易诊断为假性囊肿,如假性囊肿位于胰腺内,系多房性,囊内有碎屑、出血、偶有钙化就很难与囊性肿瘤区别。

(三)内镜逆行胰胆管造影检查(ERCP)

ERCP 可见主胰管受压移位或扭曲伴不同程度的扩张,部分患者的胰管表现为狭窄或受压,但囊性肿瘤与胰管一般都不相通。

（四）胃十二指肠钡餐检查

胃十二指肠钡餐检查如能发现胃、十二指肠或横结肠受压移位情况符合由小网膜囊长出的囊肿时，提示胰腺囊肿的可能。

（五）超声内镜（EUS）检查

EUS 是将内镜和超声相结合的消化道检查技术，可以检测到直径<1 cm 的小囊肿，并能显示囊壁厚度及其与消化道管腔的位置关系，观察囊肿与胰管的关系，还可以了解囊肿周围的血管情况。EUS 可以应用于假性囊肿的内镜下治疗。

（六）其他检查

细针穿刺检查有助于术前诊断并能鉴别各种不同囊性病变，囊液检查有时对囊腺癌的鉴别有些帮助，如浆液性囊腺瘤囊液含有糖原，CEA 值<4 ng/mL；而黏液性囊性肿瘤的囊液黏度较高，不含糖原，穿刺细胞学检查如发现黏液细胞和癌细胞，诊断可明确，但假阴性率较高。黏液性囊腺瘤与黏液性囊腺癌两者 CEA 均增高（>5 ng/mL），CA125、CA15-3、CA72-4 升高提示恶变。CA19-9 价值不大，因在假性囊肿也可增高。淀粉酶和脂肪酶在黏液性囊性肿瘤多不增高，但在假性囊肿明显增高。

四、治疗

（一）保守治疗

无明显症状的胰腺囊肿，可以先行采取保守治疗。有文献报道，6 cm 及以下的囊肿部分可以自行吸收，故可以定期复查 B 超随访囊肿大小。

（二）外科手术治疗

1.囊肿和胰腺部分切除术

该手术适用于囊腺瘤和某些真性囊肿。囊腺癌者尚需做胰腺大部切除。

2.囊肿内引流术

该手术适用于囊壁较坚厚的假性囊肿，多在发病后 2～3 个月施行，因这时囊壁已成熟并已纤维化，有利于缝合。一般的假性囊肿很少有完全切除的可能，因其位置深在，囊壁血运丰富，且周围粘连致密，很少有清晰的分界线，切除技术上较为困难。常在囊肿的最低部做横形切开，取空肠与该横切口做 Roux-en-Y 式空肠囊肿吻合术，吻合口应选择低位，保证引流效果。

3.囊肿外引流术

该手术适用于并发感染的囊肿和囊壁脆薄的假性囊肿。假性囊肿大出血和假性囊肿破裂的急症手术也适合采用外引流术。手术简单易行，但其缺点是术后需每天换药，漏出胰液较多，愈合时间较长。术后按胰瘘处理，并补充静脉高价营养，待病情稳定后行内引流术，一般至少等待3 个月。胰瘘不能愈合者，经半年左右切除瘘，并做胰管与肠道吻合的手术。

4.腹腔镜手术

随着腹腔镜技术的发展，胰体尾切除及囊肿胃肠道吻合术可以在腹腔镜下进行，但临床上尚未广泛开展。

（三）其他方法

其他方法包括内镜下经乳头囊肿引流术（ETCD），内镜下囊肿胃造瘘术（ECG），囊肿十二指肠造瘘术，超声引导下经皮穿刺置管引流等。

（王成交）

第五节　胰腺癌及壶腹部癌

　　胰腺癌是指胰腺导管上皮来源、预后很差的恶性肿瘤,目前尚无有效的筛查或早期诊断方法,确诊时往往已有转移,手术切除率低,死亡率几乎接近其发病率,所以其预后极差。近年来中国胰腺癌发病率呈上升趋势,我国 1998－2007 年,城市男性粗发病率每年以 1.86％的比例上升,女性粗发病率每年上升2.1％。农村男性粗发病率每年上升 7.54％,中国人口标准化率每年上升4.82％,女性分别上升 7.83％和5.48％。研究还显示,农村地区上升明显,城市地区上升速度略缓。据上海市统计,1972－2000 年,男性标化发病率从 4.0/100 000 升至 7.3/100 000,女性从3.1/100 000 升至 4.9/100 000,发病率和死亡率分别从肿瘤顺位排列的第 10 位升至第 8 位和第6 位。胰腺癌的发病率与年龄呈正相关,50 岁以上年龄组约占总发病数和死亡数的 93％。胰腺癌发病率男性略高于女性,发达国家高于发展中国家,城市高于农村。壶腹部癌是指胆总管末段、Vater 壶腹和十二指肠乳头的恶性肿瘤,比较少见,其临床表现和诊治措施与胰头癌有很多相似之处,故将其统称为壶腹周围癌。壶腹部癌因其梗阻性黄疸等临床症状出现早,较易及时发现和诊断,且恶性程度明显低于胰头癌,故壶腹部癌的手术切除率及 5 年生存率都明显高于胰头癌。

一、病因

　　胰腺癌的病因至今尚未明了,发病影响因素主要有以下几种。①环境因素:包括吸烟、酗酒、高蛋白、高脂肪饮食可促进胰腺癌的发生。吸烟是唯一公认的危险因素,大量研究所证实,长期吸烟,尤其烟龄在 20 年以上者,是导致胰腺癌发病的高危因素。②个人因素:性别、年龄及家族遗传及基因突变因素等。男性多于女性,且以 50 岁以上多见,可能与男性过多暴露于职业环境而过多接触致癌物质,以及不良生活习惯如吸烟、酗酒等有关。胰腺癌发生可能与多种基因突变引起的遗传易感性提高有关,例如 *BRCA1/2*、*MSH2/6*、*MLH1*、*PMS*、*PM52*、*APC*、*CFTR*、*PRSS1/2*、*CDKN2A/P16*、*STK11/LKB1*、*FA*、*ATM*、*TP53* 等基因突变能够引起体内多个胚系突变而诱发多种遗传综合征,包括遗传性乳腺癌和卵巢癌、遗传性非息肉性结肠癌、家族性结直肠息肉综合征、囊性纤维性病变、遗传性胰腺炎、家族性多发性黑色素瘤综合征、珀-耶综合征、Fanconi 贫血、共济失调-毛细血管扩张综合征及里-费综合征等遗传综合征可以增加胰腺癌发病的危险,约 10％的胰腺癌患者具有遗传背景,易出现家族遗传倾向。③相关病理因素:糖尿病是胰腺癌的风险因素之一,特别是老年、低身体质量指数、无糖尿病家族史的患者,新发 2 型糖尿病时应注意随访并警惕胰腺癌的可能。另外,降糖药使用(磺胺类药物)可能与糖尿病患者罹患胰腺癌风险之间有一定的相关性,目前还不能确定。研究认为由酒精、胆石症、遗传因素等病因引起的慢性胰腺炎是胰腺癌发病的危险因素,相对危险度为 14;慢性胰腺炎的导管化生是引起胰腺癌的重要原因,其分子机制可能与 *K-ras*、*PRSS1/2*、*SPINK1*、*CFTR* 等基因突变和染色体的不稳定性有关。

　　胰腺癌的发病同多数肿瘤一样,胰腺癌发病受遗传因素、环境因素、疾病因素等多个方面影响,通过对胰腺癌相关临床因素进行筛查、研究,有利于进一步明确胰腺癌的高危人群,达到早期诊断、早期治疗,改善预后的目的。随着肿瘤分子生物学研究的深入,人们认识到胰腺癌的形成和发展,是由多个基因参与、多阶段、渐进性的过程,主要包括原癌基因(*K-ras* 等)激活、抑癌基因(*p53*、*p16*、*DPC4* 等)失活和受体-配体系统(*EGF*、*HGF*、*TGF-β*、*FGF*、*VEGF* 等)的异常表达。Hruban 等结合病理、遗传学方面的研究成果,提出了胰腺癌演进模型,认为正常导管上皮经过胰管上皮内瘤变(pancreatic ductal intraepithelial neoplasia,Pan IN)的不同阶段,逐步发展成为浸润癌,伴随着多个基因和受体-配体系统的改变(图 11-1)。

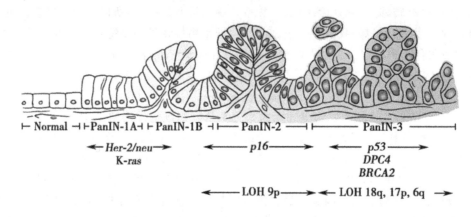

图 11-1 胰腺癌的演进模型

二、病理

胰腺癌好发于胰头部,约占 70%,其次为胰体部、胰尾部,少数可为全胰癌,约 20% 为多灶性。大多数胰腺癌质地坚硬、浸润性强,与周围组织界限不清,切面呈灰白色或黄白色。胰头癌可侵犯胆总管下端和胰管而出现黄疸,胰体尾癌早期无典型症状,发现时多已有转移。按病理类型分,80%～90% 的胰腺癌为来自导管立方上皮的导管腺癌,其次为来自腺细胞的腺泡细胞癌,常位于胰体尾部,占 1%～2%,其他少见的有黏液性囊腺癌、胰母细胞瘤、黏液性非囊性癌(胶样癌)、印戒细胞癌、腺鳞癌、巨细胞癌、肉瘤样癌,以及神经内分泌癌、平滑肌肉瘤、脂肪肉瘤、浆细胞瘤、淋巴瘤等非上皮来源恶性肿瘤。壶腹部癌以腺癌多见,少见的有黏液腺癌、印戒细胞癌、小细胞癌、鳞状细胞癌、腺鳞癌等。

胰腺癌的转移可有多种途径,包括以下几种。

(一)局部浸润

早期即可浸润邻近的门静脉、肠系膜上动静脉、腹腔动脉、肝动脉、下腔静脉、脾动静脉和胆总管下端、十二指肠、胃窦部、横结肠及其系膜、腹膜后神经组织等。

(二)淋巴转移

不同部位的胰腺癌可有不同的淋巴转移途径,目前我国常用的是日本胰腺协会制订的胰周淋巴结分组及分站(图 11-2,表 11-2)。胰腺癌除直接向胰周围组织、脏器浸润外,早期即常见胰周淋巴结和淋巴管转移,甚至在小胰癌(<2 cm),50% 的患者已有淋巴转移。华山医院胰腺癌诊治中心对胰腺癌淋巴转移特点研究后发现,胰头癌转移频率高达 71.2%,16 组阳性的淋巴结均为 16b1 亚组,尤以胰腺钩突部癌更为明显。胰腺癌在肿瘤尚局限于胰腺内时就可以发生淋巴结的转移,并且转移的范围可以较为广泛,故在胰腺癌手术治疗时,不管肿瘤的大小如何,应根据不同部位的肿瘤做出相应的根治性淋巴结清扫。

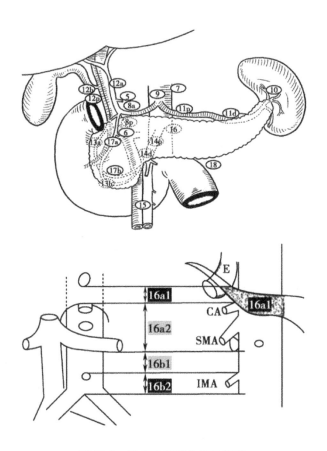

图 11-2 胰周淋巴结分组示意图

表 11-2 胰腺癌淋巴结分站(日本胰腺协会 JPS,2003)

分站	胰头癌	胰体尾癌
1	13a,13b,17a,17b	8a,8p,10,11p,11d,18
2	6,8a,8p,12a,12b,12p,14p,14d	7,9,14p,14d,15
3	1,2,3,4,5,7,9,10,11p,11d,15,16a2,16b1,18	5,6,12a,12b,12p,13a,13b,17a,17b,16a2,16b1

(三)血行转移

可经门静脉转移到肝脏,自肝脏又可经上、下腔静脉转移到肺、脑、骨等处。

(四)腹膜种植

肿瘤细胞脱落直接种植转移到大小网膜、盆底腹膜。

三、诊断

胰腺癌的主要症状包括中上腹部不适、体重减轻、恶心、黄疸、脂肪泻及疼痛等,在肿瘤早期均无特异性表现。对临床上怀疑胰腺癌的患者和胰腺癌的高危人群,应首选无创性检查手段进行筛查,如血清学肿瘤标志物、超声、胰腺 CT 或磁共振成像(MRI)等,必要时可选择 PET/CT。肿瘤标志物的联合检测并与影像学检查结果相结合,可提高诊断的阳性率,有助于胰腺癌的诊断和鉴别诊断。

(一)临床表现

1.腹痛与腹部不适

40%~70%胰腺癌患者以腹痛为最先出现的症状,壶腹部癌晚期患者多有此现象。引起腹痛的原因:①胰胆管出口梗阻引起其强烈收缩,腹痛多呈阵发性,位于上腹部;②胆道或胰管内压力增高所引起的内脏神经痛,表现为上腹部钝痛,饭后1~2小时加重,数小时后减轻;③肿瘤侵犯神经引起的疼痛:胰腺的神经支配较丰富,神经纤维主要来自腹腔神经丛、左右腹腔神经节、肠系膜上神经丛,其痛觉神经位于交感神经内,若肿瘤浸润及压迫这些神经纤维丛就可致腰背痛,程度剧烈,患者常彻夜取坐位或躬背侧卧,多属晚期表现。胰体尾部癌早期症状少,当出现腰背疼痛就诊时,疾病往往已至晚期,造成治疗困难,这一特点应引起重视。

2.黄疸

无痛性黄疸是胰头癌侵犯胆管引起梗阻最突出的症状,占30%~50%;胰腺钩突部癌因距壶腹较远,出现黄疸者仅占15%~20%。胰体尾部癌到晚期时因有肝十二指肠韧带内或肝门淋巴结转移压迫肝胆管也可出现黄疸。黄疸呈持续性,进行性加深,同时可伴有皮肤瘙痒、尿色加深、大便颜色变浅或呈陶土色,因难与肝炎鉴别,患者常被收入传染科治疗。而壶腹部癌患者几乎都有黄疸,由于肿瘤可以溃烂、脱落,故黄疸程度可有明显波动。壶腹部癌出现黄疸早,因而常可被早期发现、治疗,故预后要好于胰头癌。

3.消瘦、乏力

由于食量减少、消化不良和肿瘤消耗所致。

4.胃肠道症状

多数患者因肿瘤侵犯导致胰管梗阻会出现食欲减退、厌油腻食物、恶心、呕吐、腹泻等消化不良等症状。10%壶腹部癌患者因肿瘤溃烂而有呕血和解柏油样便史。

5.发热

胰腺癌伴发热者不多见,一般为低热,而壶腹部癌患者常有发热、寒战史,为胆道继发感染所致。

6.其他

无糖尿病家族史的老年人突然出现多饮、多食、多尿的糖尿病"三多"症状,或者糖尿病患者出现血糖控制不佳时,提示可能有胰腺癌发生。少数胰腺癌患者可发生游走性血栓性静脉炎,可能与肿瘤分泌某种促凝血物质有关。

7.体征

患者出现梗阻性黄疸后可有肝脏瘀胆性肿大。约半数患者可触及肿大的胆囊,无痛性黄疸如同时伴有胆囊肿大是壶腹周围癌包括胰头癌的特征,在与胆石症作鉴别时有一定参考价值。晚期胰腺癌常可扪及上腹部肿块,可有腹水征,少数患者还可有左锁骨上淋巴结肿大或其他部位的浅表淋巴结肿大(脐周、腹股沟等)。

要特别注意一些胰腺癌发生的高危因素:①年龄>40岁,有上腹部非特异性症状者,尤其伴有体重明显减轻者;②有胰腺癌家族史者;③突发糖尿病患者,特别是不典型糖尿病;④慢性胰腺炎患者;⑤导管内乳头状黏液瘤;⑥家族性腺瘤息肉病;⑦良性病变行远端胃大部切除者,特别是术后20年以上者;⑧胰腺囊性占位患者,尤其是囊腺瘤患者;⑨有恶性肿瘤高危因素者,包括吸烟、大量饮酒和长期接触有害化学物质等。

(二)实验室检查

1.血清生化检查

胆道梗阻时,血清胆红素可进行性升高,以结合胆红素升高为主,同时肝脏酶类(AKP、γ-GT等)也可升高,但缺乏特异性,不适用于胰腺癌早期诊断。血清淀粉酶和脂肪酶的一过性升高也是早期胰腺癌的信号,部分患者出现空腹或餐后血糖升高,糖耐量试验阳性。

2.免疫学检查

(1)CA19-9:是由单克隆抗体116Ns19-9识别的涎酸化Lewis-A血型抗原,它是目前公认的对胰腺癌敏感性较高的标志物。一般认为其敏感性约为70%,特异性达90%。CA19-9对监测肿瘤有无复发、判断预后亦有一定价值,术后血清CA19-9降低后再升高,往往提示肿瘤复发或转移。但CA19-9对于早期胰腺癌的诊断敏感性较低。良性疾病如胆道疾病、胰腺炎和梗阻性黄疸时,CA19-9也可升高,但往往呈一过性。

(2)CA242:是一种肿瘤相关性糖链抗原,其升高主要见于胰腺癌,敏感性略低于CA19-9,但在良性疾病中CA242很少升高。

(3)CA50:为糖类抗原,升高多见于胰腺癌和结直肠癌,单独检测准确性不如CA19-9,故通常用于联合检测。

(4)CA72-4:是一种肿瘤相关性糖蛋白抗原,胰腺、卵巢、胃、乳腺等部位的肿瘤中有较高表达,在胚胎组织中亦有表达,而在正常组织中很少表达。测定胰腺囊性肿块液体中CA72-4水平对鉴别黏液性囊腺癌与假性囊肿、浆液性囊腺瘤有一定价值。

(5)CA125:是一种卵巢癌相关的糖蛋白抗原,也可见于胰腺癌。胰腺癌CA125的阳性率约为75%,且与肿瘤分期相关,Ⅰ、Ⅱ期低,Ⅲ、Ⅳ期阳性率较高,因此无早期诊断意义。

(6)POA:胰腺癌胚胎抗原,首先报道存在于胚胎胰腺肿块匀浆中的抗原,在肝癌、结肠癌、胃癌等组织中也可升高,早期敏感性低,中晚期胰腺癌可有较高的敏感性。因其特异性较差,目前应用受限。

(7)PCAA:胰腺癌相关抗原,胰腺癌阳性率为67%,胰高分化腺癌的阳性率高于低分化腺癌。

(8)CEA:癌胚抗原,特异性低,敏感性59%~77%。

(9)AFP:甲胎蛋白,升高主要见于胰腺腺泡细胞癌、胰腺肝样腺癌。

其他可用于胰腺癌诊断的还有单克隆抗体DUPAN-2、恶性肿瘤相关物质TSGF等。目前认为通过联合测定CA19-9、CA242、CA50、CA125标志物,可以进一步提高胰腺癌诊断的敏感性和特异性,在临床诊治过程中,对可疑患者应予检测,以免遗漏诊断。

3.基因检测

胰腺癌伴有许多癌基因和抑癌基因的改变,但大多处于实验室研究阶段,目前比较有临床应用价值的是*K-ras*,80%~90%的胰腺癌发生*K-ras*基因第12密码子位点的突变,检测常用方法为PCR-RELP分析法。临床上采用细针穿刺细胞活检标本或血液、十二指肠液、粪便标本进行检测,而通过ERCP获取纯胰液检测*K-ras*基因突变,能提高胰腺癌诊断的敏感性和特异性。其他研究中的基因有*p53*、*p16*、*Rb*、*nm23*、*DPC4*、*DCC*、*KAI1*等。

4.端粒酶检测

端粒是染色体末端的一种特殊结构。在基因突变和肿瘤形成时,端粒可能表现缺失、融合和序列缩短等,造成遗传物质不稳,使细胞无限增殖,并导致肿瘤发生。端粒酶活性可阻止体细胞的端粒缩短,使其避免死亡而具有无限增殖的能力。端粒酶在正常胰腺和良性胰腺疾病时处于抑制状态,而在胰腺癌中重新被激活,表明端粒酶活化在胰腺癌发生中起重要作用。胰液及胰腺癌组织中的端粒酶活性被认为是胰腺癌早期诊断的重要标志物。通过 ERCP 途径获取胰液简单、易行,通过手术或细针穿刺方法获取组织标本亦可选择性应用。

5.microRNA

microRNA 在转录后水平调节大量的转录物质,在肿瘤的发生、发展、凋亡及肿瘤血管生成方面均发挥重要的调节作用。研究发现,microRNA 在胰腺癌发生的早期阶段即出现异常表达,并在胰腺癌患者中的异常表达具有个体异质性,诊断胰腺癌的灵敏度和特异性分别达 89% 和 93%,microRNA 的差异表达还具有癌组织特异性,因此认为,microRNA 可以用于胰腺癌与其他脏器组织来源恶性肿瘤的鉴别诊断。

6.其他分子生物学检测

目前在胰腺癌分子病理诊断方面,至少已涉及几十种癌基因、抑癌基因及其表达的蛋白、生长因子、黏附分子及凋亡调控基因如 $P16$、$P53$、$MUC-1$、MUC-4 mRNA 等。这些标志物都与胰腺癌的发生发展相关,联合检测这些肿瘤标志物有助于胰腺癌的早期诊断,但目前大多数尚处于实验研究阶段。

(三)影像学检查

影像学检查是诊断胰腺癌的重要手段。虽然目前的影像学技术对检测出 <1 cm 肿瘤的作用不大,但各种影像学技术的综合应用可提高检出率。

1.经腹超声检查

经腹壁彩超扫描,无创伤、费用低廉,是诊断胰腺肿瘤筛选的主要方法。据统计资料其敏感性在 80% 以上,但对 <2 cm 的胰腺占位性病变检出率仅为 33%。胰腺癌超声检查表现为胰腺轮廓向外突起或向周围呈蟹足样、锯齿样浸润。较大的胰腺癌则有多种回声表现:多数仍为低回声型,部分可因瘤体内出血、坏死、液化或合并胰腺炎/结石等病理改变,其内出现不均匀的斑点状高/强回声(高回声型),或表现为实质性合并合液性的病灶(混合回声型)及边界不规则的较大的无回声区(无回声型)等。胰腺癌间接超声影像包括癌肿压迫、浸润周围脏器和转移声像,但检查时要注意腹部胃肠道气体的干扰。可以看到胰头癌压迫和/或浸润胆总管,引起梗阻以上部位的肝内外胆管扩张和胆囊增大;胰腺癌压迫阻塞主胰管,引起主胰管均匀性或串珠状扩张,管壁较光滑,或被癌肿突然截断。由于胆道梗阻后的胆管扩张早于临床黄疸的出现,因此,超声检查可于临床出现黄疸前发现胆道扩张,可能有助于胰头癌的早期诊断。部分晚期胰体、尾癌因肝内转移或肝门部淋巴结转移压迫肝外胆管,也可引起胆道梗阻。如胰头癌挤压下腔静脉可引起下腔静脉移位、变形、管腔变窄、远端扩张,甚至被阻塞中断。胰体、尾癌则可使周围的门静脉、肠系膜上静脉和脾静脉受压、移位及闭塞,有时甚至引起淤血性脾大,门静脉系统管腔内也可并发癌栓。

超声造影和超声弹性成像技术:超声造影的原理为通过造影剂进入肿瘤血管后增强血管对比度从而清晰显示血管分布和血流情况,可显示胰腺及肿瘤的微血管。恶性病变表现为不均质的增强或局限成团,而良性病变则显示为点状、线状和环状增强。弹性成像技术是根据不同组织间硬度的差异,通过外力作用获得回声信号移动,量化为实时彩色图像及弹性系数而获取的信息。内镜超声弹性成像技术作为一种模拟活组织检查的新方法,对胰腺实质性病灶的鉴别诊断具有较高的准确率。联合超声造影和内镜超声弹性成像进行诊断,诊断早期胰腺癌的准确率可提高到 90% 左右的水平。

2.内镜超声(EUS)

EUS 对早期胰腺癌的诊断意义较大,可明显提高检出率,特别是能发现直径<1 cm 以下的小胰癌,对<2 cm 诊断率可达 85% 以上,可弥补体外 B 超不足,有助于判断胰腺癌对周围血管、淋巴结、脏器的受侵程度,对提高诊断率、预测手术切除性有很大的帮助。EUS 通过高频探头近距离观察胰腺,能避免气体、脂肪的干扰,其显示清晰程度与螺旋 CT 相仿,在评价淋巴结受侵更优于螺旋 CT。同时经内镜超声可以进行细针穿刺抽吸细胞活检,尤其适用于不能手术切除胰腺癌的明确诊断,以便指导临床的放化疗。

3.CT 扫描

CT 扫描是易为患者接受的非创伤性检查,故为胰腺癌诊断的首选方法和主要方法。薄层螺旋 CT 的空间分辨率高,并能对肿瘤进行三维重建,对肿块直径≤2.0 cm 胰腺癌的诊断灵敏度和特异性分别为 77% 和 100%。双期增强扫描不但能够明确胰腺癌肿块本身,而且还能够明确胰周动静脉是否受侵及受侵程度、有无淋巴结转移,为临床治疗提供准确的术前评估,提高手术治疗的成功率,因此认为薄层螺旋 CT 双期或 3 期(动脉期、胰腺期、肝期)增强扫描是目前诊断早期胰腺癌最理想而无创伤的影像学检查手段。

胰腺癌的 CT 表现分为直接征象、间接征象和周围浸润征象。

(1)直接征象:肿块是胰腺癌的直接征象。如果肿块偏于一侧则表现为胰腺的局部隆起。根据统计学资料,胰腺癌 60%~70% 位于胰头部,如胰头增大,钩突圆隆变形,则高度提示胰头癌。胰腺癌肿块边线不清,可呈等密度或不均匀稍低密度改变,增强后有轻度不均匀强化,但强化程度低于正常胰腺。由于胰腺癌的血供相对少,动态或螺旋 CT 增强扫描对上述征象显示更为清楚,表现为明显强化的胰腺实质内的低密度肿块,动态或螺旋 CT 增强扫描易于检出<2 cm 的小胰腺癌。少数胰腺癌的血供可较为丰富,双期扫描时仅在动脉期表现为低强化密度,在门静脉期则逐渐强化与胰腺呈等密度改变,故双期螺旋 CT 增强扫描对发现这类胰腺癌是非常重要的。如果胰腺癌侵犯全胰腺则胰腺轻度不规则弥漫性增粗,较僵硬、饱满。

(2)间接征象:胰管和胆总管扩张是胰头癌的间接征象。胰腺癌多来源于胰腺导管上皮,肿瘤易堵塞胰管造成远端的扩张。胰头癌早期可压迫和侵蚀胆总管壶腹部,表现为肿块局部的胆管管壁不规则,管腔变窄阻塞,出现胆总管、胰管远端扩张,即"双管征"。应用薄层扫描和高分辨扫描可更好地显示胰管和胆管扩张的情况。部分胰腺癌可合并慢性胰腺炎和假性胰腺囊肿。

(3)周围浸润征象。①肿瘤侵犯血管:胰头癌常蔓延侵犯邻近的血管结构,使脾静脉、门静脉、腹腔静脉、肠系膜上动静脉及肝动脉狭窄、移位和阻塞。胰周大静脉或小静脉的一些分支的阻塞可引起周围的侧支小静脉的充盈和扩张。近年来报道较多的胰头小静脉如胃结肠静脉(>7 mm)、胰十二指肠前上静脉(>4 mm)和胰十二指肠后上静脉(>4 mm)等的扩张是值得重视的胰腺癌胰外侵犯的征象,如出现扩张则提示肿瘤不可切除。螺旋 CT 双期增强扫描可更好地显示胰头血管的受侵犯情况。②胰周脂肪层消失:正常胰腺与邻近脏器之间有低密度的脂肪层。当胰腺癌侵及胰腺包膜和/或胰周脂肪时,脂肪层模糊消失。③胰腺周围结构的侵犯:胰腺癌肿块可推压或侵蚀邻近的胃窦后壁、十二指肠、结肠、肝门、脾门和肾脏等。胰腺癌侵犯腹膜可引起腹水,CT 表现为肝、脾脏外周的新月形低密度带。④淋巴结转移:常发生在腹腔动脉和肠系膜上动脉周围,表现为直径>1 cm 的软组织小结节或模糊软组织影。腹主动脉、下腔静脉周围和肝门也是淋巴结转移好发的部位。

(4)经内镜逆行胰胆管造影(ERCP):可显示胆管、胰管的形态,有无狭窄、梗阻、扩张、中断等表现。出现梗阻性黄疸时可同时在胆总管内置入支架,以达到术前减黄的目的,也可收集胰液或用胰管刷获取细胞进行检测。但 ERCP 可能引起急性胰腺炎或胆道感染,需引起重视。

(5)磁共振成像(MRI):可发现>2 cm 的胰腺肿瘤,为非侵袭性、安全、不用造影剂的诊断方法,对胰腺癌诊断的准确率为 75%~95%,能清楚显示肿瘤和血管的关系,对胰腺癌手术可切除性的判断具有重要作用,但 MRI 的空间分辨率较差,对早期胰腺癌的诊断作用有限。随着磁共振波谱技术(magnetic resonance spectroscopy,MRS)的研究应用,对胰腺癌的早期诊断及鉴别诊断提供了更客观的定性分析方法。磁共振血管造影(MRA)结合三维成像重建方法能提供旋转 360°的清晰图像,可替代血管造影检查。磁共振胰胆管造影(MRCP)能显示胰、胆管梗阻的部位及其扩张程度,可部分替代侵袭性的 ERCP,有助于发现胰头癌和壶腹部癌。MRI 基于分子基础的磁共振成像、荧光成像及磁性纳米颗粒制备等技术,仍处于研究阶段。

(6)选择性动脉造影(DSA):对胰腺癌有一定的诊断价值,在显示肿瘤与邻近血管的关系、估计肿瘤的可切除性有很大帮助,同时可以进行经动脉的区域性灌注化疗,目前多为无创的 CTA、MRA 所替代。

(7)正电子发射断层扫描(PET):用 18 氟标记的荧光脱氧葡萄糖(18F-FDG)注入体内,肿瘤部位因葡萄糖消耗、大量摄取氟化脱氧葡萄糖(18F-FDG)增加而呈异常浓聚灶-高代谢病灶,因此对胰腺癌有较高的检出率,且对于胰腺以外转移病灶的早期发现也有较好的价值。PET/CT 对胰腺癌诊断的灵敏度、特异性、准确率均明显高于 CT。但 PET-CT 对慢性胰腺炎活动期、浆液囊腺瘤、腹膜后纤维化及胰头肿块内淋巴细胞大量聚集等可出现一些假阳性结果,另外,其不能提供精确的解剖学定位,且费用昂贵而限制了临床常规应用。

(8)X 线检查:行钡餐十二指肠低张造影,可发现十二指肠受壶腹部癌或胰头癌浸润和推移的影像。

(9)经皮肝穿刺胆道造影(PTC):可显示梗阻以上部位的胆管扩张情况,对于肝内胆管扩张明显者,可同时行置管引流(PTCD)减黄。

(四)其他检查

1.胰管镜检查(PPS)

PPS 是近年来开发的新技术,它利用母镜技术将超细纤维内镜通过十二指肠镜的操作孔插入胰管,观察胰管内的病变,是唯一不需剖腹便可观察胰管的检查方法。1974 年 Katagi 和 Takekoshi 首先将经口胰管镜(PPS)应用于临床,20 世纪 90 年代以后,随着技术和设备的不断改善,特别是电子胰管镜的出现,使胰管镜的成像越来越清晰,可早期发现细微的病变。镜身也更加耐用,不易损坏。此外有的胰管镜还增加了记忆合金套管、气囊等附件,使胰管镜的操作更加灵活,并能够进行活检、细胞刷检。胰腺癌胰管镜下表现为胰管壁不规则隆起、狭窄或阻塞,黏膜发红发脆、血管扭曲扩张。由于原位癌仅局限于导管上皮,无肿块形成,目前只有 PPS 可以对其作出诊断。随着内镜技术的不断发展,近年来胰管镜已进入临床使用,它可直接进入胰管内腔进行观察,并可收集胰液、脱落细胞进行分析,检测 K-ras 基因等。有报道可早期发现胰腺癌及壶腹部癌。但胰管镜操作复杂,易损坏,只能在有条件的大医院开展。

胰管内超声(PIDUS):PIDUS 技术是应用细小的腔内高频超声探头以获取高分辨率影像的一种新型内镜辅助方法。PIDUS 是在行 ERCP 时将带导丝的超声探头引入胰管进行检查,能早期发现原位癌及小胰腺癌。PIDUS 能清晰显示肿瘤侵犯血管及胰管情况,在胰腺病灶的鉴别诊断中具有重要意义,对胰腺癌诊断的灵敏度和特异性分别为100%和92%。其缺点是操作难度较大,且一旦肿瘤导致胰管狭窄,超声探头便不易通过。

2.细针穿刺细胞学检查

在B超、超声内镜或CT的导引下行细针穿刺细胞学检查,80%以上可获得正确的诊断。

(五)临床分期

目前分期主要有AJCC提出TNM分期法,还有日本胰腺病协会的分期法。胰腺癌按照最新版美国癌症联合委员会的肿瘤-淋巴结-转移分类法进行分期,该分类法基于采用螺旋CT进行的可切除性评估。T_1、T_2和T_3期肿瘤是有可能切除的,而T_4期肿瘤(累及肠系膜上动脉或腹腔干)是不可切除的。

(1)2002年国际抗癌联盟(UICC)制定的临床分期方法已被广泛接受和采用(表11-3)。

表11-3 UICC胰腺癌临床分期(2002版)

分期	T	N	M
0	T_{is}	N_0	M_0
I	T_1	N_0	M_0
I	T_2	N_0	M_0
II	T_3	N_0	M_0
II	$T_{1\sim3}$	N_1	M_0
III	T_4	任何N	M_0
IV	任何T	任何N	M_1

T-原发肿瘤:T_x原发肿瘤无法评估,T_0无原发肿瘤证据,T_{is}原位癌,T_1肿瘤局限于胰腺,长径≤2 cm,T_2肿瘤局限于胰腺,长径>2 cm,T_3肿瘤向胰腺外扩展,但尚未累及腹腔干或肠系膜上动脉,T_4肿瘤累及腹腔干或肠系膜上动脉;N-区域淋巴结:N_x区域淋巴结转移无法评估,N_0无区域淋巴结转移,N_1有区域淋巴结转移;M-远处转移:M_x远处转移无法评估,M_0无远处转移,M_1有远处转移。

(2)日本胰腺学会(JPS)分期系统于2002年修订后,较以前版本有所简化,故亦被较多学者采用。

T-原发肿瘤:T_{is}原位癌,T_1肿瘤局限于胰腺,长径≤2 cm,T_2肿瘤局限于胰腺,长径>2 cm,T_3肿瘤累及以下任何一项:胆道(CH)、十二指肠(DU)、浆膜(S)、腹膜后组织,T_4肿瘤累及以下任何一项:门静脉系统(PV)、动脉系统(A)、胰周神经丛(PL)、其他器官(OO);N-区域淋巴结:N_0无区域淋巴结转移,N_1有第1站淋巴结转移,N_2有第2站淋巴结转移,N_3有第3站淋巴结转移;M-远处转移:M_0无远处转移,M_1有远处转移。

四、治疗

(一)手术治疗

外科手术是目前治疗胰腺癌最有效的方法,也是解决患者症状、提高生活质量有效的姑息性措施。胰腺癌根治性手术切除包括胰十二指肠切除、胰体尾切除和全胰切除术,是目前胰腺癌患者主要的切除治疗方式。有效切除肿瘤仍是影响胰腺癌患者预后最重要的独立因素,尽管胰腺癌手术复杂切除组织多、风险高、创伤大、并发症多,但随着外科技术和围术期处理技术的进步,胰腺手术的安全性逐渐提高,目前还存在许多的分歧,主要集中在术前肿瘤可切除性判断、是否需要胰腺癌的扩大切除、微创胰腺手术是否获益等方面。

胰腺癌手术创伤大、并发症高,充分的术前准备和围术期处理十分重要。术前可以采用APACHEⅡ和POSSUM评分系统对胰腺癌手术患者进行危机评分,并给予积极的保护性支持治疗。对胰腺癌伴有黄疸者术前是否要减黄多年来一直有争议,严重黄疸可致肝肾功能损害、凝血机制障碍、免疫功能下降,影响手术的安全性,目前多数学者认为对术前黄疸存在>2周、血清总胆红素>171 μmol/L,或者合并急性胆管炎者等可考虑术前减黄。减黄方法:①PTCD(经皮肝穿刺胆管引流术);②内镜下放置鼻胆管引流;③内镜下逆行置胆道支撑管内引流术;④胆囊或胆总管造瘘术。

1.胰腺癌术前的诊断分期

术前病理学诊断:对于影像学诊断明确、具有手术指征的患者,行切除术前无须病理学诊断,亦不应因等待病理学诊断而延误手术。对于拟行新辅助治疗或病灶不可切除拟行放化疗的患者,治疗前须明确病理学诊断。获取组织或细胞行病理学诊断的途径包括超声或CT引导下经皮穿刺活组织检查、经内镜逆行胰胆管造影(ERCP)胰液细胞刷取、EUS引导细针穿刺活组织检查(EUSFNA)等。

胰腺癌手术治疗方案的实施依赖于患者就诊时的肿瘤分期状态,现在常规分为可切除、可能切除和不可切除3类。胰腺癌术前诊断及鉴别诊断目前多数是在MDT模式下,结合患者的年龄、一般状况、临床症状、并发症、血清学及影像学检查结果,综合分析完成,同时也完成胰腺癌可切除性的评估。

胰腺癌可切除标准:①无远处转移;②影像学显示肠系膜上静脉或门静脉形态结构正常;③腹腔动脉干、肝动脉、肠系膜上动脉周围脂肪境界清晰。

胰腺癌可能切除标准:①无远处转移;②肠系膜上静脉或门静脉局限受累,狭窄、扭曲或闭塞,但其远近端正常,可切除重建;③肿瘤包裹胃十二指肠动脉或肝动脉局限性包裹,但未浸润至腹腔动脉干;④肿瘤紧贴肠系膜上动脉,但未超过180°。

胰腺癌不可切除标准如下。

(1)胰头癌:①远处转移;②肠系膜上动脉包裹超过180°,肿瘤紧贴腹腔动脉干;③肠系膜上静脉或门静脉受累,不可切除重建;④主动脉或下腔静脉浸润或包裹。

(2)胰体尾癌:①远处转移;②肠系膜上动脉或腹腔动脉干包裹超过180°;③肠系膜上静脉或门静脉受累,不可切除重建;④主动脉浸润。

2.胰腺癌根治性手术的主要方式

(1)胰十二指肠切除术:适用于可切除的胰头癌和壶腹部癌,切除范围(图11-3)。

1935年由Whipple首先提出,适用于Ⅰ、Ⅱ期胰头癌和壶腹部癌。胰十二指肠切除术的切除范围包括胰头(包括钩突部)、肝总管以下胆管(包括胆囊)、远端胃、十二指肠及部分空肠,同时清扫胰头周围、肠系膜血管根部,横结肠系膜根部及肝总动脉周围和肝十二指肠韧带内淋巴结。重建手术包括胰腺-空肠吻合、肝总管-空肠吻合和胃-空肠吻合,重建的方法有多种,最常见的是Child法:先吻合胰肠,然后吻合胆肠和胃肠。近年来报道胰十二指肠切除术的切除率为15%~20%,手术死亡率已降至5%以下,5年生存率为7%~20%。

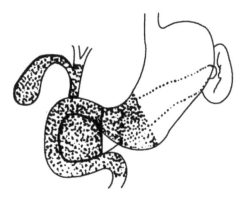

图 11-3 胰十二指肠切除术的切除范围

(2)保留幽门的胰十二指肠切除术(PPPD 术):即保留了全胃、幽门和十二指肠球部,其他的切除范围与经典的胰十二指肠切除术相同。优点:①保留了胃的正常生理功能,肠胃反流受到部分阻止,改善了营养状况;②不必行胃部分切除,十二指肠空肠吻合较简便,缩短了手术时间。但有学者认为该术式对幽门下及肝动脉周围淋巴结清扫不充分,可能影响术后效果,因此主张仅适用于较小的胰头癌或壶腹部癌、十二指肠球部和幽门部未受侵者。

(3)胰体尾切除术:适合胰体尾癌,范围包括胰腺体尾部、脾及脾动静脉、淋巴清扫,可包括左侧 Gerota 筋膜。胰体尾部癌确诊时常常会累及左侧肾上腺和结肠,需要扩大切除。

(4)全胰切除术(TP):适用于胰腺多发癌、胰颈体部癌,或者胰腺导管内黏液乳头瘤癌变累及全胰腺。全胰腺切除后从根本上消除了胰十二指肠切除后胰漏并发症的可能性,但有糖尿病和胰外分泌功能不全所致消化吸收障碍等后遗症,要加强围术期血糖管理和营养支持。目前的研究表明选择性全胰切除可以提高手术根治性和患者的生存期,但因手术创伤大、术后并发症多,故应严格掌握适应证。

3.胰腺癌手术淋巴结清扫

如何合理进行淋巴结清扫,至今尚无前瞻性大宗患者随机对照研究和多中心研究的报道。国际胰腺外科研究组(ISGPS)推荐标准清扫范围:行胰十二指肠切除术时,标准的淋巴结清扫范围包括 No.5、6、8a、12b1、12b2、12c、13a、13b、14a 右侧、14b 右侧、17a 和 17b 淋巴结。标准的远端胰腺切除术淋巴结清扫范围包括 No.10、11 和 18 淋巴结;当肿瘤局限在胰体部时,可考虑清扫 No.9 淋巴结。同时,为确保肿瘤切除及淋巴结清扫的彻底性,建议将脾脏一并切除。

胰腺癌早期时就可发生淋巴结转移,且转移范围可较为广泛,理论上在进行胰腺癌根治性手术中,应做扩大区域性淋巴结清扫(图 11-4)。即在经典胰十二指肠切除术基础上增加:①清扫肝十二指肠韧带区域软组织和淋巴结(肝十二指肠韧带骨骼化);②清扫腹腔动脉干周围淋巴结(No.7、8、9 淋巴结);③No.16 淋巴结及其胰头周围软组织清扫(包括自肝下至肾前腹膜及其软组织的清除,腹主动脉及下腔静脉血管鞘及周围软组织和淋巴);④清扫肠系膜上动脉周围淋巴脂肪组织,动脉完全骨骼化。在胰体尾手术时应该增加 No.8、14 和 No.16a2,16b1 亚组淋巴结的清扫。由于既往有限的前瞻性临床研究表明,扩大淋巴结清扫虽未显著增加患者围术期并发症发生率及死亡率,但未能明显改善患者预后,因此不建议常规进行扩大的腹膜后淋巴结清扫,必须根据具体情况而定。

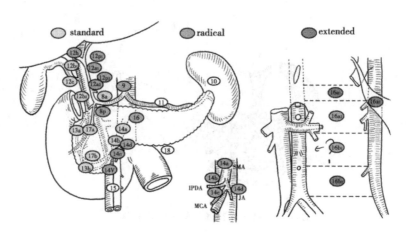

图 11-4 胰腺癌淋巴结清扫范围

注:浅灰:标准清扫;中灰:根治清扫;深灰:扩大清扫

4.胰腺癌扩大切除手术

胰腺癌多呈浸润性生长,易侵犯周围邻近脏器和血管(门静脉、肝动脉和肠系膜上动静脉),导致切除率偏低。随着近年来手术方法和技巧的改进及围术期处理的完善,对部分累及肠系膜上血管、门静脉者施行胰腺癌扩大切除手术,将肿瘤和被累及的脏器一并切除,用自体血管或人造血管重建血管通路。

胰腺癌扩大切除手术的应用指征目前尚缺乏高级别证据支持,与标准手术比较,扩大切除虽然增加了手术时间、术中失血及输血量、住院时间及围术期并发症等,但两组死亡率差异无统计学意义;与仅行姑息放化疗的患者比较,扩大切除可显著改善患者预后。须行扩大切除术式的患者,多为局部进展期,可据患者一般状况、临床表现、肿瘤可切除性评估、患者耐受性等综合考量。通过扩大切除,应做到肉眼切缘阴性(R0 或 R1)。

胰腺癌扩大切除手术,除了上述标准手术的切除范围外,主要还包括以下几个部分。①结肠:胰腺肿瘤靠近或易侵及横结肠系膜和/或结肠系膜根部;②血管:对于胰头或胰体部的肿瘤,合并血管切除的比例日趋增加,除切除门静脉、肠系膜上静脉之外,还包括腹腔干、肝动脉和/或肠系膜上动脉等;③肝脏:是指胰腺癌直接侵及需要切除的肝脏,ISGPS 指出肝脏转移肿瘤,行胰腺切除术联合肝脏局部转移灶切除术,不属于扩大的胰腺切除术;④肾上腺:对于胰体尾部肿瘤累及左肾上腺,行远端胰腺切除术时,合并切除左侧肾上腺者,即属于扩大的胰腺切除术;⑤淋巴结:长期以来,扩大淋巴结清扫术一直被归为扩大的胰腺切除术的范畴,ISGPS 建议扩大的胰腺切除术强调的是切除局部脏器,故单纯行扩大淋巴结清扫不属于扩大的胰腺切除,仅被定义为"扩大的淋巴结清扫术"。

5.胰腺癌微创手术治疗

随着微创外科理念的发展,腹腔镜手术(3D 腹腔镜技术)和外科手术机器人技术,已经逐步应用到胰腺疾病的诊治。根据胰腺疾病的不同,选择一种合理的微创手术方式,在满足病灶根治性的前提下,尽可能保留患者脏器功能,最大限度地减少对患者的创伤,使微创技术在胰腺疾病外科治疗中的应用意义更大。

腹腔镜远端胰腺切除术(laparoscopic distal pancreatectomy,LDP)的可行性及安全性已得到广泛认可,相关 Meta 分析表明,LDP 目前已成为胰体尾良性或低度恶性疾病治疗的标准术式。腹腔镜胰十二指肠切除术(loparoscopic pancreatico duodenectomy,LPD)操作全程也可以严格遵循肿瘤根治原则,通过局部视野放大,探查胰腺及腹腔血管周围淋巴结,辅助术者清晰地骨骼化 PV、SMV,但对胰腺钩突部的处理、消化道重建等的技术要求较高,手术者必须拥有丰富的腹腔镜手术及胰腺开腹手术经验。达·芬奇机器人手术系统因其操作更灵活,可提供更清晰的立体手术视野等优点受到青睐,拓展了腔镜外科向实用、疑难、高危的大型手术延伸发展。

6.切缘的判断标准

既往文献以切缘表面有无肿瘤细胞作为判断 R0 或 R1 切除的标准,以此标准,R0 与 R1 患者在预后方面差异无统计学意义,R0 切除患者仍有较高的局部复发率。建议以距切缘 1 mm 内有无肿瘤浸润为判断 R0 或 R1 切除的标准,距切缘 1 mm 组织内如有肿瘤细胞浸润,为 R1 切除;如无肿瘤细胞浸润,为R0 切除。以 1 mm 为判断原则,R0 与 R1 患者预后之间差异存在统计学意义。由于胰腺癌的解剖部位及与周围血管的毗邻关系,大多数胰腺癌患者为 R1 切除。如肉眼判断切缘即为阳性,为 R2 切除。外科手术的目的是 R0 切除,但由于胰腺的解剖特点及肿瘤的生物学行为,难以避免以 R1 切除为手术结果,仍可改善患者预后。姑息性切除特指 R2 切除,与仅行姑息短路手术的患者比较,R2 切除未能改善患者预后与生活质量,因此在特别开展的临床研究之外,不建议常规开展和应用。

胰头癌胰十二指肠切除标本的标准化检测:在保障标本完整性的前提下,由外科及病理科医师合作完成,对标本的下述切缘分别进行标记及描述,以客观准确地反映出切缘状态。

胰腺前侧(腹侧)切缘、胰腺后侧(背侧)切缘:胰腺肠系膜上静脉沟槽切缘、胰腺肠系膜上动脉切缘;胰腺断端、胆管切缘、空肠切缘。

如联合肠系膜上静脉或门静脉切除,应对静脉受累状况分别取材报告,并据浸润深度做下述分类:静脉壁外膜受累;累及静脉壁、但内膜未受累;累及静脉壁全层。

7.姑息性手术

姑息治疗的目的为缓解胆道及消化道梗阻,改善生活质量,延长生命时限。对不能切除的胰头癌或壶腹部癌伴有十二指肠和胆总管梗阻者,可行胃空肠吻合和胆总管或胆囊空肠吻合,以缓解梗阻症状、减轻黄疸,提高生活质量。对手术时尚无十二指肠梗阻症状者是否需做预防性胃空肠吻合术,还有不同看法,目前一般认为预防性胃空肠吻合术并不增加并发症的发生率和手术死亡率。对于不可切除、合并梗阻性黄疸的胰腺癌患者,预计生存期<3 个月者,首选内镜下经十二指肠乳头胆道内置入支架缓解黄疸,支架包括金属支架及塑料支架,可据患者预计生存期及经济条件选择应用。对于开腹探查、术中诊断为不可切除的患者,可切除胆囊并行胆管空肠 Roux-en-Y 吻合,并视情况行预防性胃空肠吻合术。

近年开展的胰管空肠吻合术对于减轻疼痛症状具有明显疗效,尤其适用于胰管明显扩张者。为减轻疼痛,可在术中行内脏神经节周围注射无水乙醇或行内脏神经切断术、腹腔神经节切除术。

(二)化学药物治疗

1.术后辅助治疗

胰腺癌术后辅助化疗可显著改善患者预后,在防止或延缓肿瘤复发方面效果确切,有条件者建议应积极开展实施。术后辅助化疗方案推荐氟尿嘧啶类药物(5-FU、卡培他滨、替吉奥)或吉西他滨单药治疗,对于体能状态良好的患者,亦可考虑以吉西他滨为基础的联合方案化疗。辅助治疗宜尽早开始,建议化疗6 周期。术后辅助放疗对延缓复发、改善预后的作用尚存争议,尚缺乏高级别的循证医学证据支持,提倡开展并参与相关临床研究。

除了全身化疗,也可进行区域性动脉介入灌注化疗,可增加局部药物治疗浓度,减少化疗药物的全身毒性作用,研究表明介入化疗可以减少术后肝转移到发生。胰腺血供主要来自腹腔动脉和肠系膜上动脉,介入化疗时选择性地通过插管将吉西他滨、5-FU 等化疗药物注入来自腹腔动脉的胰十二指肠上动脉、来自肠系膜上动脉的胰十二指肠下动脉及胰背动脉或脾动脉。

2.不可切除的局部进展期或转移性胰腺癌的治疗

对于不可切除的局部进展期或转移性胰腺癌,积极的化疗有助于缓解症状、延长生存期及改善生活质量。根据患者体能状态,可选择的方案包括吉西他滨单药,氟尿嘧啶单药,吉西他滨＋氟尿嘧啶类药物,吉西他滨＋清蛋白结合型紫杉醇,FOLFIRINOX 方案等。吉西他滨联合分子靶向治疗亦为可行之选。肿瘤进展者尚可应用奥沙利铂等替代药物。对于全身状况良好的不可切除的局部晚期胰腺癌,采用以吉西他滨或氟尿嘧啶类药物为基础的同步放化疗或诱导化疗后放疗可有效缓解症状及改善患者预后。同步放化疗中放疗剂量为 50～54 Gy,每次分割剂量为 1.8～2.0 Gy。

腹腔化疗:通过腹腔置管或腹腔穿刺将化疗药物注入腹腔,主要适用于肿瘤腹腔转移,而不能耐受全身化疗的患者。

其他治疗包括射频消融、冷冻、高能聚焦超声、γ 刀、放射性粒子植入等,目前尚没有明确证据显示其能够延长生存期。对于局部晚期或转移性胰腺癌的综合治疗,方案多有不确定性,提倡开展并参与相关临床研究。

(三)放疗

近年来随着放疗技术的不断进步,可实现更精确的靶区勾画、照射实施及给予更高的剂量,使得胰腺癌的放疗取得较好的疗效,如影像引导的放疗(image-guided radiotherapy,IGRT)、调强放疗(intensity-modulated radiotherapy,IMRT)、立体定向放疗(stereotactic body radiotherapy,SBRT)及术中放疗(intraoperative radiotherapy,IORT)等新技术已经在胰腺癌中广泛应用。

1.体外放疗

体外放疗可用于术前或术后,尤其是对不能切除的胰腺癌,经照射后可缓解顽固性疼痛。胰腺的位置移动范围较大,通过 IGRT 可减小靶区外放,从而减小靶区体积,降低危及器官受量。与 3DCRT 相比,IMRT 可降低胰腺周围正常组织的受量,从而降低急性和慢性放疗并发症,同时不降低肿瘤控制率。胰腺癌的 SBRT 可大大提高局部控制率,并未延长患者的生存时间,SBRT 可能会增加迟发的胃肠道毒性,通过分次治疗可降低放疗的毒性:新辅助的 SBRT 治疗可提高 R0 切除率,提高生存率;SBRT 合理的剂量限制可降低胃十二指肠的放疗毒性。近年随着三维适形放疗(3DCRT)、调强放疗(IMRT)、γ 射线立体定向治疗(γ-刀)等放疗技术的不断发展,使得放疗照射定位更精确,正常组织损伤小,对于缓解症状疗效确切。

2.术中放疗

术中切除肿瘤后用高能射线照射胰床,以期杀死残留的肿瘤细胞,防止复发,提高手术疗效。胰腺癌术后行 IORT 是安全的,可以降低复发率,对生存率的影响并不确切;对局部晚期不可手术的胰腺癌,IORT 可以缓解癌痛,提高局部控制率,部分研究显示可延长患者生存时间。

(四)其他治疗

1.免疫治疗

研究表明,肿瘤的发生、发展伴随着免疫功能的低下,胰腺癌也不例外。因此,提高患者的免疫力也是治疗胰腺癌的一个重要环节。通过免疫治疗可以增加患者的抗癌能力,延长生存期。大致可分为 3 种。①主动免疫:利用肿瘤抗原制备疫苗后注入患者体内,提高宿主对癌细胞的免疫杀伤力;②被动免疫:利用单克隆抗体治疗,如针对 VEGFR 的单抗 bevacizumab、针对 EGFR 的单抗 cetuxirab 等;③过继免疫:将具有免疫活性的自体或同种异体的免疫细胞或其产物输入患者,临床上已有报道将从患者体液或肿瘤中分离出的淋巴因子活化的杀伤细胞(LAK 细胞)或肿瘤浸润的淋巴细胞(TIL 细胞),经体外扩增后回输患者,并取得一定疗效。

临床上除了厄洛替尼和尼妥珠单抗之外,胰腺癌的靶向治疗领域的Ⅲ期临床试验大都是阴性结果。吉西他滨联合贝伐珠单抗,吉西他滨联合贝伐珠单抗和厄洛替尼,吉西他滨联合 VEGF 受体抑制剂Axitinib,吉西他滨联合西妥昔单抗,吉西他滨联合索拉非尼等临床研究结果均为阴性,提示吉西他滨加用这些靶向药物后较其单药未能获得进一步的生存获益。

2.基因治疗

基因治疗是肿瘤治疗的研究方向,主要方法有反义寡核苷酸抑制癌基因复制、抑癌基因导入、自杀基因导入等,目前尚处于实验阶段,基因治疗应用于临床还有待时日。

近年来胰腺癌的免疫治疗研究取得了一些令人瞩目的进展,虽然目前大部分研究仍处于实验或初期临床试验阶段,但随着分子生物学的进一步发展,我们相信胰腺癌的免疫治疗和基因治疗应该可以取得更多的进展,有望在胰腺癌的治疗中取得更好的疗效。

（王成交）

第十二章

腹外疝疾病

第一节　腹股沟疝

随着肌耻骨孔概念被大家所接受,以及腹膜前补片修补术的应用,股疝作为一特殊类型的腹股沟疝,与腹股沟斜疝和直疝可统称为腹股沟疝。

一、局部应用解剖

我们在解剖学习和开放手术时接触最多的是由浅入深的腹股沟区解剖,近年来由于腹腔镜技术在疝修补中的应用,腹股沟区后壁的解剖即由内向外的解剖认识就显得更为重要,而对解剖的熟悉和掌握是疝修补手术成功的关键。

(一)由浅入深的顺序

1.腹外斜肌及腱膜

在腹股沟区腹外斜肌腱膜纤维自外上向内下行走并覆盖整个腹股沟管,在耻骨结节外上方形成三角形裂隙,称为外环或皮下环,精索(或子宫圆韧带)从中穿出。此腱膜下缘在髂前上棘到耻骨结节之间增厚并略向内翻转形成腹股沟韧带,该韧带的部分内侧纤维于耻骨结节处继续向上向后扇形展开形成陷窝韧带。陷窝韧带形成腹肌沟管最内侧部分,但不直接构成股管的内侧界。

2.髂腹下、髂腹股沟神经及生殖股神经生殖支

髂腹下、髂腹股沟神经及生殖股神经生殖支起自腰神经,髂腹下神经在髂前上棘前方约2 cm处自腹内斜肌穿出,向下走行于腹外斜肌的深面,又于外环的上方穿出腹外斜肌腱膜,离开腹股沟管。髂腹股沟神经在其外下方,几乎与之平行,在腹股沟管中与精索伴行,出外环,分布于阴囊和大阴唇。生殖股神经的生殖支出内环在精索静脉旁伴行于精索。这三根神经在前路疝修补术中容易受损,应注意保护。如果缝合有妨碍,有学者建议将其离断,以免发生术后慢性疼痛,但绝不能作为常规。

3.腹内斜肌和腹横肌

两肌在腹直肌外侧缘呈腱性融合,脐水平以下腹内斜肌和腹横肌腱膜构成了腹直肌前鞘,而在腹直肌后面腱膜组织逐渐消失,形成弓状线(Douglas 线),此线下方腹直肌后面是腹横筋膜。腹横肌内侧腱膜止于耻骨梳的内侧和耻骨结节处,形成腹股沟镰,较少情况下部分腹内斜肌腱膜

加入腹横肌的内侧腱膜纤维,形成真正的联合腱。腱膜纤维止点所形成的弓状体称腹横腱膜弓,腹横肌的收缩使腱膜弓移向腹股沟韧带,该收缩构成了一关闭机制以加强此薄弱区域。

4.腹横筋膜

腹横筋膜位于腹横肌的内侧,为半透明的结缔组织膜,弓状缘与腹股沟韧带之间由于肌纤维的缺如形成的裂隙,使得该处腹横筋膜成为唯一承受腹内压的组织,也是腹股沟区易发疝的主要原因(图12-1,图12-2)。目前有学者认为存在两层腹横筋膜,这在腹腔镜修补中显得格外重要。

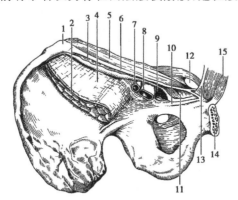

图 12-1　骨盆内观面

注:1.髂前上棘 2.髂腰肌 3.腹横筋膜 4.髂耻筋膜 5.腹外斜肌腱膜 6.腹股沟韧带 7.股动脉 8.股静脉 9.股管 10.耻骨梳韧带 11.陷窝韧带 12.腹股沟管皮下环 13.腹股沟镰 14.耻骨联合面 15.腹直肌

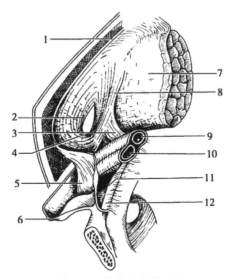

图 12-2　骨盆右内斜观面

注:1.腹横筋膜 2.内环 3.髂耻弓 4.凹间韧带 5.股鞘 6.腹股沟韧带 7.髂耻筋膜 8.髂耻束 9.股动脉 10.股静脉 11.髂耻束 12.耻骨梳韧带

5.腹股沟管

腹股沟管为精索或子宫圆韧带穿过腹壁各层组织一潜在的通道(图12-3),起始于腹横筋膜形成的内环,沿弓状缘与腹股沟韧带之间的裂隙向内下斜行,于外环处穿出。腹股沟管有四个壁和内外两个环,前壁为腹外斜肌腱膜,后壁为腹横筋膜,上壁为腹内斜肌和腹横肌的弓状缘,下壁为腹股沟韧带和陷窝韧带。精索在穿过内环时被腹横筋膜包绕形成精索内筋膜,其外再由来源于腹内斜肌的肌纤维形成提睾肌,穿过外环时被腹外斜肌筋膜(无名筋膜)覆盖形成精索外筋膜。在女性,子宫圆韧带位于腹股沟管内,与睾丸引带同源,圆韧带和卵巢韧带都位于子宫的侧方,在输卵管下方相连,圆韧带止于大阴唇的皮下组织。

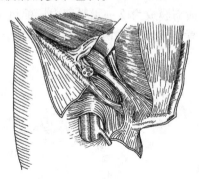

图 12-3　腹股沟管解剖

注:图中腹外斜肌已切除,腹股沟韧带及精索已切断,显示股鞘、腹股沟管的内口、后壁和上界

6.股管

股管位于股静脉的内侧,长 1.25～2 cm,呈锥状,股管的入口是一坚固的环,称为股环。股管内含淋巴结和脂肪组织,股管的下端以盲端终止于腹股沟韧带的下方的卵圆窝。

(二)由内向外的解剖顺序

1.腹膜皱襞

下腹部的腹膜皱襞分成脐正中韧带、左右两侧脐内侧韧带和脐外侧韧带。脐正中韧带是由胚胎时脐尿管的遗迹所形成,从脐到膀胱;内侧韧带是由腹膜覆盖脐动脉末梢形成的皱襞;外侧韧带为腹膜皱襞包绕腹壁下血管和部分脂肪组织形成。这三条腹膜皱襞间又形成三个浅窝,外侧窝位于脐外侧韧带外侧,是腹股沟管内环的部位;内侧窝为外侧和内侧韧带之间的区域,与腹股沟直疝形成相关;膀胱上窝则位于脐内侧韧带和脐正中韧带之间。

2.腹膜前间隙

Ritzius 间隙(又名耻骨后间隙),为耻骨联合与膀胱之间的腹膜前间隙,腹腔镜下全腹膜外腹股沟疝修补时往往需要先分离进入此间隙,找到耻骨结节这一解剖标志。Bogros 间隙(又名腹膜前间隙),与 Ritzius 间隙相通,为腹股沟管后壁腹横筋膜和腹膜之间的空间,该间隙内腹股沟区重要的解剖结构如精索血管、输精管及支配该区域的神经血管都走行于此空间。腹腔镜下腹股沟疝修补时需要从 Ritzius 间隙在腹壁下血管下方向患侧分离进入该间隙。

在腹膜前间隙中,腹横筋膜的准确描述可以帮助理解腹膜前间隙的特征。文献中不同的人所指的腹横筋膜是不一样的。Cooper 报道腹横筋膜是由外(前)层和内(后)层组成。腹横筋膜前层在腹横肌后方,但不是腹横肌纤维的直接延续,这是一层独立的结构,看上去是一层半透明的筋膜,因此,抗张强度没有腱膜大。其下方止于耻骨梳韧带,内侧止于腹直肌外侧缘,在精索穿出的地方形成内环,这层是传统意义上的腹横筋膜,即在行 Bassini 手术时切开的那层腹横筋膜。在内环口下缘该层腹横筋膜增厚形成髂耻束,并向后上方和腰大肌髂腰肌表面的筋膜相延续,向下方和股血管表面及大腿的深筋膜相延续。腹横筋膜后层同样也是一层半透明的筋膜,位于前层和腹膜之间,可以被描述成在腹膜外包绕整个腹腔囊的筋膜,其与腹膜之间由腹膜外脂肪填充,有时被称为腹膜前筋膜。在 Douglas 半环线以下腹外斜肌、腹内斜肌和腹横肌的腱膜都经过腹直肌前方,仅由腹横筋膜后层形成腹直肌后方的筋膜层,但转换并不一定完全,有时该线清楚,如果逐渐改变则界限不清,该部分被称为脐膀胱前筋膜,向下延续到膀胱前。在直疝手术时,可以直接沿着两层腹横筋膜之间将直疝疝囊及其外的腹膜外脂肪从腹横筋膜前层缺损处分离。在腹壁下血管外侧腹横筋膜后层包绕精索结构通过内环口(腹横筋膜前层)进入腹股沟管延续成精索内筋膜,这层菲薄的结构在经福尔马林固定的尸体上较难被观察到,而在新鲜尸体或腹腔镜全腹膜外腹股沟疝修补术中可以看得很清楚,在斜疝手术时必须进入此锥形的筋膜找出疝囊。腹壁下血管在两层腹横筋膜之间走行。腹直肌可以在鞘内存在轻微的活动,腹直肌与后鞘的连接非常松散,它提供了一个位于肌后的间隙,腹腔镜全腹膜外腹股沟疝修补术时沿着腹直肌后鞘的前表面一直向下即进入了所谓的腹膜前间隙,因此腹腔镜全腹膜外腹股沟疝修补术所使用的"腹膜前间隙"是在两层腹横筋膜之间。

3.肌耻骨孔

进入腹膜外间隙后,可以观察到腹股沟区腹壁有一缺乏肌纤维覆盖的区域,Fruchaud 称其为肌耻骨孔。其下界为骨盆的骨性边缘,由耻骨梳韧带和耻骨肌构成,上界为腹前外侧壁的扁阔肌,这些组织为双层排布,浅层由腹外斜肌组成,深层由腹内斜肌和腹横肌组成。在外侧,由髂腰肌、其增厚的腱膜和覆盖股神经的髂筋膜构成,而内侧界由腹直肌和 Henle 韧带一起组成。肌耻骨孔由髂耻束(和腹股沟韧带)分为两部分,上方为腹股沟三角和内环,而下方为股环,在深部,肌耻骨孔由腹横筋膜覆盖,是承受腹内压力的主要组织。

4.腹股沟三角

腹股沟三角的内侧边是腹直肌的外侧缘和腹股沟镰,外侧边是腹壁下血管,底边是腹股沟韧带,直疝从这里脱出,因此也称为直疝三角。女性的弓状缘与腹股沟韧带间的裂隙比男性狭窄,并且女性腹股沟三角的腹横筋膜非常坚固,对防止直疝的发生起着重要的作用。

5.内环

腹横筋膜在腹壁下血管的外侧形成内环,精索从此出腹腔。内环的下缘增厚部分称为凹间韧带,因它具有悬吊精索的作用故又名横筋膜悬韧带,具有限制内环扩大的作用。

6.股环

股环为股管开口,呈一坚固的环。其前界由髂耻束和腹股沟韧带构成,后方为耻骨上支、耻骨肌和筋膜及耻骨梳韧带,外侧界是股静脉,内侧界是髂耻束与耻骨结节扇形连接的内侧部分。股环较小,坚硬而没有弹性,因此易发生疝的嵌顿和绞窄。股环开口通常有腹横筋膜覆盖,内含淋巴结和脂肪组织。

7.耻骨梳韧带

耻骨梳韧带为非常结实有光泽的纤维结构,覆盖于耻骨上支,实质上它不是韧带组织,而是增厚的纤维性骨膜,腹横筋膜、髂耻束及陷窝韧带的弯曲纤维也参与或附着于耻骨梳韧带。

8.髂耻束

髂耻束为连于髂前上棘与耻骨结节之间的结缔组织带,为腹横筋膜增厚形成,与腹股沟韧带平行,位于腹股沟韧带的深面,构成内环的下界,白色、厚而致密,其弓形下份纤维与腹股沟韧带后缘毗邻、相贴,向上续为股鞘前壁,向外上续于髂筋膜,内侧与腹横肌下缘筋膜相会合。在腹膜前疝修补中起着重要的作用。

9.死亡三角

死亡三角最早由 Spaw 医师提出,又称 Spaw 三角,是指内侧为输精管,外侧为精索血管的三角形区域。它的重要性在于髂血管位于其底部,通常由腹膜和腹横筋膜将其覆盖,术中应避免在此处缝合固定,以避免发生严重的并发症。

10.疼痛三角

髂耻束的下方及精索血管外侧所构成的三角区域通常有生殖股神经及股外侧皮神经穿过,手术中该区域过度的分离、电灼或补片固定均可能导致神经的损伤或卡压,从而引起术后局部区域感觉异常或顽固性疼痛。建议腹腔镜手术中补片固定时应在髂耻束以上区域进行。

11.生殖股神经及股外侧皮神经

生殖股神经在第 3 或第 4 腰椎水平发出于腰大肌纤维内,越过输尿管后方,在髂耻束下方,分为生殖支和股支,生殖支走向内侧到达腹股沟管内环,与精索一起走行于腹股沟管内,支配提睾肌的运动和阴茎、阴囊和大阴唇的皮肤感觉。股支通常位于腰大肌的外侧缘,走行于髂耻束的下方、股动脉的外侧,支配大腿的前内上部皮肤的感觉。股外侧皮神经发出自腰大肌的外侧缘,于髂前上棘内侧穿出髂耻束下方并分为两支。前支支配大腿前外表面的上部至膝部感觉,后支支配自大转子到大腿的中部的皮肤感觉。

12.腹股沟区的血管

腹壁下动脉构成腹股沟三角的外侧界,在手术中可作为鉴别腹股沟斜疝和直疝的标志。此动脉均在腹股沟韧带中、内 1/3 交界处起于髂外动脉,其起始段与腹股沟韧带内侧 1/3 之间的夹角为 80°(0°~90°),部分腹壁下动脉行程弯曲或高位弯曲呈 S 形,有些为低位弯曲呈 L 形。腹壁下动脉发出两分支为提睾肌动脉和耻骨吻合支,耻骨吻合支向下走行与髂内动脉发出的闭孔支常吻合形成一动脉环,由于耻骨吻合支在跨过耻骨上支处有时向上发出不固定的小分支,而在耻骨梳韧带上钉合或缝合固定补片时又极易造成损伤,一旦受损将导致严重后果,因此这一吻合环及其相应的静脉又称为"死亡冠"。

二、腹股沟疝的分类与分型

腹内脏器或组织经内环或腹股沟三角薄弱的腹横筋膜区域或股环突出即为腹股沟疝,分别为腹股沟斜疝、腹股沟直疝和股疝,如同时存在则为复合疝,是常见的腹外疝。股疝较为单一,腹股沟疝近 40 年来发展了很多较复杂的分类法,以达到较精确的界定腹股沟疝。在美国和欧洲广泛使用的有 Nyhus 分类法。

(一)腹股沟疝的分类

1.按疝发生的解剖部位分类

按疝发生的解剖部位可分为斜疝、直疝、股疝、复合疝等。①斜疝:腹腔内组织自内环突入腹股沟管形成的疝。②直疝:腹腔内组织自腹股沟管后壁、直疝三角区域突出形成的疝,大的直疝外观依然可进入阴囊。③股疝:经股环突入股管形成的疝。④复合疝:同时存在以上两种或两种以上类型的疝。

2.按疝内容物回纳的难易状况分类

按疝内容物回纳的难易状况可分为易复性疝、难复性疝、嵌顿性疝。①易复性疝:疝内容物常在直立或活动时突入疝囊,平卧休息后或用手推送后可回纳腹腔。②难复性疝:由于疝病程较长,疝内容物部分与疝囊壁粘连,导致平卧或手推均不能完全回纳。滑动性疝属难复性疝的一种类型,因其有部分疝囊壁是由腹腔内脏(如盲肠)所构成。③嵌顿性疝:疝内容物在疝环处受压,不能还纳,伴有某些临床症状(如腹痛和消化道梗阻的表现)且已有部分血运障碍。绞窄性疝可视作嵌顿性疝病程的延续,疝内容物因血运障碍未能及时处理可发生肠坏死,穿孔,腹膜炎而危及生命。

3.特殊类型的疝

进入疝囊的内容物相对特殊,对疾病的发展和治疗有一定的影响,包括以下几种类型。①Richter疝:嵌顿的疝内容物仅为部分肠壁,即使出现嵌顿或发生了绞窄,但临床上可无肠梗阻的表现。②Littre疝:嵌顿的疝内容物是小肠憩室(通常为Meckel憩室)。此类疝易发生绞窄。③Maydll疝:一种逆行性嵌顿疝,两个或更多的肠襻进入疝囊,其间的肠襻仍位于腹腔,形如"W"状,位于疝囊内的肠襻血运可以正常,但腹腔内的肠襻可能有坏死,需要全面的检查。④Amyand疝:疝内容物为阑尾,因阑尾常并发炎症、坏死和化脓而影响修补。

(二)腹股沟疝的分型

(1)腹股沟疝国内分类法:中华医学会外科学分会疝和腹壁外科学组在《成人腹股沟疝、股疝和腹部手术切口疝手术治疗方案(2003年修订稿)》中拟订了国内的分类方法。将腹股沟疝分成Ⅰ、Ⅱ、Ⅲ、Ⅳ型。①Ⅰ型:疝环缺损≤1.5 cm(约1个指尖),疝环周围腹横筋膜有张力,腹股沟管后壁完整。②Ⅱ型:疝环缺损最大直径1.5~3.0 cm(约2个指尖),疝环周围腹横筋膜存在但薄且张力降低,腹股沟管后壁不完整。③Ⅲ型:疝环缺损≥3.0 cm(大于两指),疝环周围腹横筋膜或薄而无张力或已萎缩,腹股沟管后壁缺损。④Ⅳ型:复发疝。

(2)中华医学会外科学分会疝和腹壁外科学组及中国医师协会外科医师分会疝和腹壁外科医师委员会在《成人腹股沟疝诊疗指南(2014年版)》中认为,目前国内外有10余种腹股沟疝的分行方法,但都缺乏临床依据,分型系统也不完善,故认为现行使用系统可作为参照。目前国际上多在使用的有CHARTS、Nyhus、Bendavid、Stoppa、EHS等分型系统。

三、病因

鞘膜突未闭、腹股沟区因血管、神经及精索等出腹腔而形成的生理薄弱是腹股沟斜疝发生的解剖学基础,腹股沟管生理掩闭机制的缺陷及腹内压升高、胶原代谢的异常使腹横筋膜薄弱等,综合导致了腹股沟疝的发生。

四、临床表现

腹股沟区出现可复性肿物是诊断腹股沟疝的重要依据,直疝及早期的斜疝疝囊均不进入阴囊。早期一些患者的疼痛、不适症状表现明显,长时间站立或行走后出现局部疼痛、下坠感或酸胀感,平卧回纳后症状消失。难以回纳后常有便秘、阵发性腹痛等症状。如发生嵌顿,症状加剧,并出现腹痛、高热等症状,严重者可出现感染性休克。也有少数患者仅以肠梗阻为主要表现。

体检时,站位腹股沟区可见一肿物,用手可回纳,回纳困难时,患者取平卧位,患侧髋部屈曲,松弛腹股沟部,顺腹股沟管向外上方轻按肿物即可回纳,鉴别直疝和早期斜疝,可在腹股沟韧带中点上方2 cm处按压内环,并嘱患者站立咳嗽,如肿物不再突出,则为斜疝。股疝在腹股沟韧带下方有一圆形肿块,较难回纳。因位置隐蔽,且发生嵌顿和绞窄的概率较高,很多患者以腹痛、腹胀等肠梗阻症状为首要的临床表现就诊。因此,对外科急腹症的患者不应遗漏腹股沟区和股部的检查。难复性疝肿物较难或只能部分被回纳。如肿物突出后不能回纳而发生嵌顿,突出的疝块有剧烈疼痛,张力高,并有压痛。如嵌顿未解除,局部出现红、肿、疼痛等症状,甚至出现发热、腹部压痛等腹膜炎体征,表明肠管缺血坏死,疝发生绞窄。

五、诊断和鉴别诊断

结合患者的病史、症状和体征,腹股沟疝的诊断并不困难。但必须与以下疾病做鉴别。

(一)睾丸鞘膜积液

肿块透光试验阳性是其特异性的临床表现。另外,肿块边界清楚,上极与外环不相连,睾丸不易扪及,肿块不能回纳,无可复性病史。如腹膜鞘状突未完全闭合,形成交通性睾丸鞘膜积液时,虽肿物亦有可复性,但发生肿物和回纳较慢,透光试验可做鉴别。

(二)子宫圆韧带囊肿

肿物位于腹股沟管,无可复性,呈圆形或椭圆形,有囊性感,边界清楚,张力高,其上端不进入腹腔。

(三)精索囊肿或睾丸下降不全

肿物位于腹股沟管或精索睾丸行径,边界清晰。精索囊肿有囊性感,张力高,阴囊内可扪到同侧睾丸。睾丸下降不全则为实质感,阴囊内同侧睾丸缺如。实际上,鉴别诊断并不困难。

(四)慢性淋巴结炎

慢性淋巴结炎于股三角区可扪及数个肿大的淋巴结,易推动。B超检查发现一实质性肿块可作鉴别。

(五)腰大肌冷脓肿

腰椎结核形成的冷脓肿常沿髂腰肌向下扩展出现于大腿根部内侧,具有波动感。它实际不在股疝出现的位置,仔细确定解剖标记不难作出鉴别。

(六)机械性肠梗阻

肠梗阻的患者务必明确是否有腹股沟疝嵌顿导致的肠梗阻。

上述疾病共有的基本特点是非可复性肿块,肿块上界不进入外环或内环,无"疝柄",亦无咳嗽冲击感。

六、治疗

除了少数婴幼儿通过发育可以自愈外,绝大多数腹股沟疝是不可自愈的,且有逐渐增大的趋势和嵌顿的危险,一般均需手术治疗。存在手术禁忌证的患者可用疝托保守治疗。

(一)手术原则

1.高位游离及回纳疝囊或高位结扎疝囊

对于较小的疝囊可将疝囊完全游离回纳,较大的疝囊应予横断,近端结扎,远端旷置。高位游离疝囊指游离达疝环水平,腹膜前补片修补需切开疝环口腹横筋膜到达腹膜外脂肪层。组织修补或因疝嵌顿绞窄等情况而不准备做疝修补术者,需要高位结扎疝囊。

2.薄弱区域加强修补

根据腹股沟疝的解剖学特点,原发性腹股沟疝修补的基本原则有两点:一是有效的关闭腹股沟区的薄弱裂隙,即改变只有薄弱腹横筋膜承受腹内压的状况;二是在关闭裂隙的同时建立一个可供精索或子宫圆韧带通过的不再扩大的内环通道。以上两点可利用自身的肌肉腱膜组织或人工材料得以实现。

(二)组织修补

不使用人工材料、利用自体组织进行缝合加强的修补方式称为组织修补。

1.Bassini 及 Shouldice 修补术

目前被公认为经典而有效的腹股沟疝组织修补仍是 Bassini 和 Shouldice 术式。经典 Bassini 术式的关键步骤是从耻骨结节到内环口沿腹股沟管后壁切开腹横筋膜,然后将腹横筋膜、腹横肌、腹内斜肌、腹直肌的外缘于精索后方均匀的与腹股沟韧带(或是髂耻束)间断缝合,而内环由最外侧一针的固定被掩闭重建。其后有许多 Bassini 的演变术式,包括高位游离并回纳疝囊而不是高位结扎,不切除提睾肌,不切开腹横筋膜而直接缝合,以及 Shoudice 术式将间断缝合变成 4 层叠瓦式连续缝合等。有学者认为,如腹横筋膜较强,可不切开,进行内环口的缩小缝合后,再将腹横肌及腹内斜肌形成的联合腱一起缝合到腹股沟韧带上,较为合理。当然,所有演变术式的最终效果并没有明显优于 Bassini 术式。

2.Ferguson 修补术

在精索前方将腹内斜肌下缘、腹横腱膜弓和联合腱缝合到腹股沟韧带,可减少对精索的影响。该修补术虽然关闭了腹股沟裂隙,但在耻骨结节处仍需留有一精索出口,空隙的大小及后期的愈合情况将影响复发。此法适用于较小和腹股沟后壁健全的斜疝。

3.Mcvay 修补术

自内环到耻骨结节将腹横筋膜切开,暴露耻骨梳韧带,腹横腱膜弓和联合腱在精索后方与耻骨梳韧带缝合,适用于巨大斜疝和直疝,也是股疝的修补方法。必须注意此术式不兼有掩闭内环的作用。内环明显扩大者,仍应修补内环,缩小内环以仅能通过精索为度。由于内侧为股静脉,如内侧的缝合过紧,将导致静脉回流受阻,发生静脉栓塞。

(三)补片修补

传统术式一直强调无张力缝合,但由于局部解剖的因素很难达到这一理想的境界。近年来的研究表明,结缔组织的病理变化对疝的发生有一定的影响,而将这些本身已经薄弱的组织在有张力的情况下缝合很难达到组织加强作用的。因此主张使用人工合成材料进行修补。人工材料的应用降低了复发率,Lichtenstein 提出"无张力疝修补"概念。人工材料修补与传统组织修补相比具有无缝合张力、创伤小、不适感少、恢复快、复发率低等优点,现已成为广泛使用的术式。

1.腹横筋膜前修补术

Lichtenstein 修补术是最常被应用的无张力疝修补术式,手术的入路与传统术式一样,但对提睾肌是纵行切开而非切除,疝囊高位游离后反转入腹腔但不结扎,使用单纤维的聚丙烯网片,约 8 cm×16 cm 大小,强调将补片与耻骨重叠 1~1.5 cm 缝合,将补片下缘与腹股沟韧带连续缝合达内环外侧,如果同时存在股疝,那么应该将补片缝至耻骨梳韧带以关闭股环。补片上缘缝至腹直肌鞘和腹内斜肌腱膜上,补片外侧方的末端分成两尾,上叶宽(2/3),下叶窄(1/3),精索从之间穿过,两叶交叉,并将两叶的下缘缝至腹股沟韧带上,形成精索的出口,控制其大小仅供精索通过。修剪外侧过多的补片,超过内环至少 5 cm,并铺平在腹外斜肌腱膜下面。局麻下做该手术是安全的。

2.腹横筋膜前及腹横筋膜后修补相结合的术式

Rutkow 疝环充填式修补术是使用一个热成形的、锥形的填充物填补疝环,上置网片待组织长入后加强修补。基本方法是疝囊高位游离并回纳,将填充物置于缺损处,四周与疝环缝合固定。对股疝的修补有着明显的优势。同时存在斜疝和直疝时,可以切开两者之间的筋膜,然后用单个大的填充物修补复合缺损,如果是两个明显分离的缺损,也可以用两个填充物分别修补。由于该修补术式未将上置网片进行 Lichtenstein 式的缝合,因此,其对腹股沟后壁的加强是不完全的,近年来的临床研究表明填充物收缩现象较平片明显,因此,不能完全防止疝囊从填充物旁再次疝出的可能。另外,填充物出现围假体硬化的现象较严重。因此,有应用减少的趋势,但其在复发疝及股疝的应用上仍有一定的优势。于此手术类似的术式还有 Millikan 疝环充填式修补术。

3.腹横筋膜后(腹膜前)修补术

Stoppa 修补术为开放式后入路腹膜外补片修补术。基于肌耻骨孔概念,从下腹正中切口进入腹膜外间隙,向外侧到达腹股沟后区,于腹横筋膜后方用一较大的人工材料广泛覆盖肌耻骨孔以对肌耻骨孔提供全面的保护,可以同时修补股疝、直疝和斜疝,或同时修补双侧疝。腹腔内压对此处放置的网片起到较好地固定作用,不用缝合补片。手术切口较大、创伤较大是其缺点。腹腔镜手术开展后,其应用有所减少。适用于前入路手术后较复杂的复发疝患者或通过下腹部切口同时行其他手术的腹股沟疝患者。

Kugel 修补术也是开放式后入路腹膜外腹股沟疝修补术。切口选在内环口上方 2~3 cm,逐层切开腹外斜肌腱膜、腹内斜肌、腹横机和腹横筋膜进入腹膜外间隙,将疝囊回纳,并与精索分离,较大的疝囊于内环口处横断,缝合腹膜缺损。用手指在腹膜外间隙内钝性分离,内侧达耻骨结节腹直肌后方,下方过耻骨梳韧带,外侧到髂腰肌表面。腹膜前间隙足够容纳一 8 cm×12 cm 大小(或依缺损大小选择更大尺寸的补片)含记忆环的双层聚丙烯网片,以覆盖肌耻骨孔。补片的长径大致平行于腹股沟韧带,并且约 3/5 位于腹股沟韧带之上,2/5 位于之下。补片内侧缘应达到耻骨联合,补片下缘要盖住髂血管,并位于腹膜和精索之间。与 Stoppa 术式相比,该术式被认为是微创的、免缝合的、腹膜外无张力疝修补术。其后又发展了直径 10 cm 的圆形及 9.5 cm×13 cm 圆形 Modified Kugel 补片,与 Kugel 修补术类似。该方法是通过我们熟悉的腹股沟区前入路方式进入腹膜外间隙放置补片的修补方式。

腹腔镜腹股沟疝修补术修补原理和 Stoppa 术式一样,腹腔镜疝修补术是从后入路来加强肌耻骨孔。目前主要有三种术式:腹腔内补片置入术,经腹腔放入补片覆盖疝缺损,并用钉合器将其固定。操作简单,但修补材料因直接放入腹腔内,必须是防粘连材料,费用较贵。目前该术式已不再是腹腔镜疝修补的主流术式。经腹腔腹膜前疝修补术先经腹于内环口上方切开腹股沟区腹膜并做分离,显露整个肌耻骨孔的腹膜前间隙,然后在此间隙置入聚丙烯网片,将补片固定,最后将腹膜关闭。完全腹膜外疝修补术整个手术过程不进入腹腔而是在腹膜前间隙内进行分离。游离腹膜前间隙方法是在脐下做一 1.2 cm 切口,切开腹直肌前鞘,向外拉开腹直肌,暴露后鞘,沿后鞘置入球囊扩张器达耻骨结节后充气扩张,建立该间隙;或进入腹腔镜直视下分离。在脐与耻骨结节中点处及耻骨结节上方各置入两个 5 mm 穿刺套管,游离出的腹膜前间隙,内侧过中线,下方进入耻骨后间隙暴露耻骨结节和耻骨梳韧带,将疝囊回纳后暴露髂血管,外侧接近髂前上棘,腹壁下血管应留在视野的上方,放入至少 10 cm×15 cm 的聚丙烯补片,覆盖整个肌耻骨孔区域。由于腹膜和腹内压的作用使补片固定于原位,多不需要固定。腹腔镜腹股沟疝修补术除了腹腔镜手术创伤小的优势外,还能同时处理两侧疝,对斜疝、直疝及股疝可一并修补,适合处理复发疝,可探查和发现隐匿性疝。其缺点为技术要求高,学习曲线长,费用较高,需在全麻和气腹下进行。

Stoppa、Kugel 修补术和腹腔镜疝修补术等术式均属于腹膜前修补方法,近年来应用有逐渐增多的趋势。根据肌耻骨孔概念,腹股沟疝、股疝均是通过肌耻骨孔疝出,肌耻骨孔是真正的"疝环",此时以足够大的补片覆盖整个肌耻骨孔来替代或加强薄弱的腹横筋膜是最为完全的。而将补片置于肌耻骨孔后方符合压力学原理,能更好地对肌耻骨孔提供保护,且有固定补片的作用。补片的位置与 Lichtenstein 术式不同,该部位并非呈平面结构,而是一个凸面向前外下方的立体结构,特别是在内环口处,腹壁与髂腰肌形成约 60° 的交角,补片应顺势而放,使其适合该处的三维结构。补片覆盖了肌耻骨孔以后输精管和精索血管位于补片的后下方。因此也不需要剪开补片来围绕精索。腹膜前腹股沟疝修补有其优势,但在腹膜前间隙的操作和放置补片对泌尿生殖系统是否有潜在的影响,以及腹膜前间隙再次手术的难度等问题应予以重视。

另外,股疝的手术入路有腹股沟韧带下入径和腹股沟韧带上入径。腹股沟韧带下入径:在腹股沟韧带下方卵圆窝处做一直切口,游离疝囊,打开疝囊并回纳疝内容物,疝囊结扎或回纳后将腹股沟韧带、髂耻束、陷窝韧带与耻骨梳韧带、耻骨筋膜缝合以关闭股环,或用网塞法填补修补股环。此方法较简单,但无法处理绞窄的疝内容物,也无法探查是否合并有腹股沟疝,因此实际使用较少,适合于小的股疝。腹股沟韧带上入径:与常规腹股沟疝手术切口一样,切开腹股沟管,从内环口到耻骨结节打开腹横筋膜,进入 Bogros 间隙,从股环处将疝囊和疝内容物回纳,回纳困难时可切开髂耻束、腹股沟韧带以松开股环,回纳疝囊,可行 Mcvay 法修补。还有开放的 Stoppa 术式、Kugel 术式和腹腔镜术式可用于股疝的修补,其修补方法如前所述。但须注意,由于腹股沟韧带的切断,其对该处补片的支持作用降低,因此,应将补片缝合至耻骨梳韧带上,并选择较大的补片修补是该手术成功的要点。

腹股沟疝手术方式有多种,但到目前为止尚没有一种理想的手术方式。尽管无张力疝修补术已被广泛的应用,组织修补依然是不可完全替代的修补方法,对一些患者还是十分有效的,也是进行补片修补术的基础。当前对疝修补手术的评价已不能单单局限于复发率的高低,我们需要更多地考虑患者术后的舒适度、对生活工作的影响及经济学的评估。另外,术者的经验也很重要,除了掌握腹股沟区的解剖特点外,选择自己熟悉的术式进行修补是手术成功的关键。

(仝德峰)

第二节　腹壁切口疝

腹壁切口疝是腹内脏器和/或组织经腹壁原手术切口形成的薄弱区向外突出的病症。

一、病因

腹壁切口疝的病因可分为全身因素和局部因素。

(一)全身因素

主要因素包括长期应用类固醇激素或免疫抑制剂治疗及炎症性肠病等情况。次要因素包括高龄、营养不良、低蛋白血症、贫血、糖尿病、术后肠梗阻、术后胸腔感染、慢性阻塞性肺病和腹水等,这些因素最终都可影响切口的正常愈合,从而导致了腹壁切口疝的发生。另外肥胖和长期吸烟也和切口疝的发生密切相关。肥胖对于切口疝的初发或修复后再发都是重要的危险因素。吸烟使得肺组织中抗蛋白酶活性下降,血清中出现游离的、有活性的蛋白酶和弹力酶复合物,这些复合物可破坏腹直肌鞘和腹横筋膜,导致切口疝发生率上升。

(二)局部因素

腹部手术伤口的愈合遵循组织愈合的共有机制,愈合过程分为 3 个阶段,首先为炎症阶段,为 4～6 天,此时伤口的完整性完全依靠缝线的强度和缝合力来保持。之后是纤维增生阶段,伤口通过胶原纤维的桥接其抗张强度快速增强,然后进入塑型期。一般而言,腱膜在缝合后的 3 周左右其抗张强度约是原组织的 20%,4 周后是 50%,半年后可达 80%,但很难恢复到原有的强度。

1.切口感染

切口感染是切口疝发生的最重要的致病因素。术后一年内发生切口疝的患者中,60% 曾有严重的切口感染。切口的炎症反应破坏了弹性蛋白、胶原纤维和其他支持组织,使组织不愈合或延迟愈合,愈合后的瘢痕组织抗张强度下降,导致疝的发生。

2.手术切口放置引流管

经切口放置引流管是一个尤为重要的致病因素。Ponka 报道所有 126 例经肋下缘切口行胆道手术并发切口疝的患者,在初次手术时都曾经切口放置过引流。

3.缝合技术

不良的缝合技术可导致伤口脂肪液化、感染或裂开,从而引发切口疝。缝合时要对合腹壁各层次,切口中不应留有空腔、血块和异物,缝线长度与切口长度比例为 4∶1 时,切口感染和切口疝发生率最低,这样的缝线长度既可使缝合的切口保持一定的抗张力,又不会因缝合太紧造成切口组织缺血、坏死、引起感染或裂开而增加发生切口疝的危险。至于是用连续缝合还是间断缝合可减少切口疝发生,目前尚无定论。

4.缝线的选择

不恰当的缝合材料可以导致切口感染及切口裂开等情况的发生,从而增加切口疝发生的危险。多股编织的缝线相对于单股的缝线,易导致细菌存留,引起切口感染的机会增大,因此缝线应尽量选择单股线。由于缝线在切口愈合期间要承受对伤口的支持,因此缝线在一定时间保持其牢固度是很重要的,不可吸收线显然可以做到,降解时间超过半年的可吸收线能够达到同样效果,短时间降解的可吸收线增加了切口疝发生的危险。使用金属丝全层缝合也是一种稳妥的方法。

5.切口的类型

切口疝多见于直切口,腹直肌是纵行走向,其他腹部肌肉纤维、筋膜均横行或接近横行走向。纵向切口无疑切断了这些肌肉纤维和筋膜及支配这些肌肉的神经,切口缝合后缝线的受力方向与组织纤维方向相同,当腹壁肌肉收缩时,缝线有可能切割纤维组织而造成伤口裂开。横向切口缝合后缝线方向与肌肉组织纤维走向垂直,肌肉收缩时缝线的受力较小,对伤口的影响较小,因而产生切口疝的风险大大降低。

二、临床表现

主要表现为在原手术切口处出现突出的肿物,直立或咳嗽时肿物突出更明显,平卧后肿块常能消失或明显缩小。60% 的切口疝患者没有任何症状。如果疝囊较大并有较多肠管或网膜进入其中,则会有坠胀不适及腹部疼痛感,有些患者还因此出现排便不畅。

由于切口疝的疝环一般较大,因此较少发生疝嵌顿。体检时要求患者平卧,回纳疝内容物后一般可清晰扪及疝环的边缘。

另外,切口疝的自发性破裂不太常见,但却是危及生命的并发症。

三、辅助检查

根据临床表现即能明确诊断切口疝,对于少数早期缺损小同时又较肥胖的患者,此时仅有症状,却无腹部体征,辅助检查对明确诊断就较为必要。但更多时候切口疝的辅助检查,在于了解缺损部位、大小、范围、疝内容物的性质及粘连的程度。

(一)CT 检查

CT 检查是目前较理想的一种辅助检查方式。除可清楚地显示腹壁缺损的位置、大小、疝内容物及疝被盖与腹腔内器官之间的关系外,还可用于计算疝囊容积和腹腔容积、评价腹壁的强度与弹性,有助于临床治疗。为真实反映切口疝的大小,在做影像学检查时应注意患者的体位(推荐使用侧卧位,和辅助以屏气等动作以帮助显示切口疝的实际状态)。相对于其他检查手段,CT具有对患者影响小、操作方便、诊断价值大的优点,推荐作为常规术前检查。

(二)B 超检查

其影像学表现主要是肌层的中断,并可找到与腹腔相通的疝内容物,在体位变动或咳嗽时内容物可进出腹腔。B 超检查对辨别内容物是否为肠管有一定帮助。也是一种简单、无损伤的检查。

(三)X 线检查

X 线检查相对于 CT 和超声检查不具优势,目前较少应用,其诊断疝的存在主要依赖于在成像时疝囊内有肠管,且肠管内最好有对比物,如钡剂等,否则诊断就比较困难。

四、诊断

通过临床表现及辅助检查,切口疝的诊断是不难的,最为重要的是需了解切口疝的部位、疝环的大小及疝内容物与疝囊壁是否有粘连等,以指导手术修补。

五、治疗

手术治疗是目前唯一能够治愈切口疝的方法,对不能耐受麻醉或手术者,可使用弹性腹带包扎以减轻疝的突出,并可改善患者症状及延缓病情的发展。对施行手术者,术前应进行详细评估,尤其是心肺功能的评估,因为术后疝内容物的回纳,尤其是较大疝囊内容物的回纳,会造成腹腔内压力增高,致使膈肌抬高,加重心肺负担,引起心肺功能的下降,甚至衰竭。因此,术前的戒烟、吸氧、腹带加压包扎及适当的肺功能锻炼对肺功能较差、疝囊较大的患者非常必要。也有学者建议,术前定期行腹腔穿刺注入气体,逐次增加注气量,使患者先行适应腹压增加的状态,减轻疝内容物与周围组织的粘连,但有损伤肠管的危险。对于肥胖患者,术前减重也是重要环节。另外,清洁肠道准备是必需的,并建议预防性应用抗生素。修补方法有如下几种。

(一)组织修补术

仅对于疝环缺损<3 cm 的切口疝才可考虑直接缝合修补。通常选择原手术切口为手术入路,也有人选择疝囊旁新切口。注意避免损伤疝囊内的肠管,分离粘连,完全回纳疝内容物,明确疝环边界,分层缝合腹壁组织,如有可能可将筋膜重叠缝合以加固腹壁。这种术式由于缝合处张力较高,导致高达 25%～50% 的复发率,术后伤口疼痛明显。如缝合张力较高,可采用腹壁组织结构分离技术,这种方法的关键是在腹直肌外侧 1 cm 处纵向切开腹外斜肌腱膜,使其每边能向

中线移动 10 cm，从而达到减张的目的。

(二)补片修补术

目前临床使用的补片多为不可吸收材料，大体可分为聚酯补片、聚丙烯补片、聚丙烯膨化聚四氟乙烯复合补片等，聚丙烯补片和聚酯网片因会引起严重粘连，故不能直接放入腹腔内使用。根据补片植入腹壁层次的不同，补片修补术可分为以下几种类型。

1.肌筋膜前放置补片修补术

在打开疝囊，回纳疝内容物后，在疝环四周的肌层或肌筋膜前做皮下组织游离，超出疝环3～5 cm，缝合腹膜后，将聚丙烯补片置于肌筋膜前，选择的补片大小超出疝环 3～5 cm，将补片与肌筋膜在补片边缘与疝环边缘缝合固定两圈。其优点是手术操作简单，手术时间短，较大的切口疝也可修补，缺点是手术创伤大，疼痛明显，由于补片位置表浅，对于脂肪层较薄的患者术后有修补区域僵硬感。由于补片外缺乏肌层、筋膜的帮助，仅由缝合点来抵抗腹腔内的压力，术后复发率虽较单纯缝合有所下降，但仍较高。

2.肌层后放置补片修补术

回纳疝内容物后，在疝环四周的肌层后或腹膜前做组织游离，超出疝环 3～5 cm 距离，缝合腹膜后，于肌后置入超出疝环 3～5 cm 的聚丙烯补片，分别将补片边缘及疝环边缘与肌层缝合固定两圈，补片前方可放置负压引流，减轻浆液肿的发生。其优点是不仅有缝合点抵抗张力，而且补片前方有肌筋膜层协助抵抗腹内压力，术后复发率低，术区僵硬感减轻。缺点是手术创伤大，疼痛明显，腹膜前游离难度增大，手术时间长，有时分离层次较难。

3.疝环间补片植入修补术

将疝囊回纳腹腔后，选择补片与疝环大小相当，其边缘与疝环缝合固定。由于复发率较高，目前该方法已不主张应用。

4.腹腔内放置补片修补术

根据放置补片的方法不同又可分为开放的腹腔内补片修补术和腹腔镜下的补片修补术。开放式腹腔内补片修补术是在回纳疝内容物后，明确疝环的位置，将复合补片置入腹腔，补片防粘连面面向腹腔内组织，补片边缘要大于疝环边缘3～5 cm，在补片边缘和疝环边缘处将补片与疝环周围坚韧组织缝合固定。其优点是补片位置符合力学原理，修补效果理想，复发率较低。缺点是手术需自原切口开放进入，创伤仍较大，补片的缝合固定较困难，由于是近乎全层的缝合，因此疼痛也较明显。对于特别巨大的切口疝，可采取组织结构分离技术联合补片修补术。腹腔镜下的补片修补术是目前较理想的切口疝修补方式，在远离疝的区域做 3 个 0.5～1 cm 的小切口，置入腹腔镜及操作器械，分离粘连并回纳疝内容物，测量疝环大小后，选择大于疝环 3～5 cm 的复合补片并置入腹腔，覆盖疝环，注意将防粘连面对向腹腔，用螺旋钉或多点全层缝合加螺旋钉固定补片，疝环边缘及补片边缘各一圈。其优点是固定补片较开放手术简单、可靠，由于不需做较大切口及疝环周围组织游离，手术创伤明显减轻，疝环周围组织强度得以保留及补片位置符合力学原理，因此术后复发率最低，螺旋钉固定补片使得术后疼痛的程度减轻，恢复快，住院时间短，术后并发症率较低。一般来说，如果一个患者是开放式疝修补术的适当人选，那么对其可以考虑使用腹腔镜技术。既往手术史的次数和类型是评估患者是否选用腹腔镜手术的主要因素。另外绞窄疝是腹腔镜修补术的禁忌证。

(三)手术方式的选择

对于较小的切口疝(疝环直径＜3 cm)一些学者主张组织修补，但由于目前对切口疝发生机制的研究认为胶原代谢的异常在切口疝的发生中起着一定的作用,因此,组织修补复发率较高,建议补片修补作为切口疝的首选修补方式,而腹腔镜补片修补术又是较理想的手术方法,除非有心肺系统或其他疾病不能耐受全身麻醉和气腹的患者。切口疝患者多有腹腔内的粘连,多数的粘连可在腹腔镜下安全分离的,但如出现广泛而致密的粘连致使不能安全的置入穿刺套管及建立气腹,或不能安全的分离,应及时中转行开放补片修补术。腹腔镜补片修补过程中如发生肠管损伤,可选择腔镜下修补肠管,待3~6个月再行切口疝修补术,或转为开放手术,修补肠管,并视污染程度决定是否同时行切口疝补片修补术,任何来源的腹腔感染是相对禁忌证。对于腹腔粘连较重的患者,可以先开放做小切口直视下松解致密粘连,然后关闭筋膜,在腹腔镜下用钉枪钉合固定补片,这称为杂交技术。

(四)切口疝嵌顿的处理

传统的观点主张急诊手术解除嵌顿和梗阻即可,因担心感染的发生,不主张对缺损进行一期修补,更是反对使用补片进行修补。然而,手术技术的进步、材料学研究的深入及补片修补手术的广泛应用,营养支持和抗感染水平的提高,以及综合考虑再次手术的创伤及费用,目前认为对于熟练开展这一手术的医师及手术条件较好的医院,在未发生肠管坏死的前提下,解除嵌顿后可行缺损的一期修补,可使用聚丙烯网片修补,并在补片与疝囊之间置放负压引流管,待引流量减少后再拔出,并加强支持和抗感染治疗,患者可得到较好的治疗结果。少数有条件的医院,可考虑使用生物补片修补切口疝,暂时关闭缺损的腹壁。其缺点是补片完全吸收后,腹壁膨出可能重新出现。

(五)术后并发症及处理

常见的并发症有以下几种。

1.血清肿(又称浆液肿)

血清肿是补片修补术后常见的并发症,以腹腔镜修补手术后多见。国外文献报道发生率为43%,一般于术后2~3天就可能出现,疝囊大小、分离的层面不同,血清肿的程度及持续时间亦不同,积极的处理可以减轻其程度和缩短持续时间。开放补片修补主张常规于补片表面放置引流管,并待引流量少于20 mL后拔出,血清肿的发生可明显减少。腹腔镜下修补术由于较难在补片和疝囊之间置放引流管,可在严格消毒皮肤后,穿刺抽去积液并加压包扎,平均经2~5次处理后即可治愈。也可不必处理,待其自行吸收。也有外科医师在腹腔镜下缝合缩小或关闭疝环,术后疝囊外加压包扎,可减少浆液肿的发生。

2.疼痛

术后修补区域腹壁疼痛较常见,多表现为锐痛,而且在体位变动时明显,疼痛主要与补片的固定有关,全层缝合固定点较仅用螺旋钉固定引起的疼痛更明显,少数患者疼痛持续时间较长,国外文献报道可超过8周,腹腔镜下单用螺旋钉固定补片的患者其疼痛一般1周后多可缓解。短期内口服非甾体抗炎药对缓解疼痛有帮助,术后3个月内使用腹带加压包扎也可在一定程度上缓解疼痛。慢性疼痛较少见,可使用理疗,热敷同时合并使用非甾体抗炎药。

3.呼吸功能障碍

呼吸功能障碍多发生在切口疝较大的患者,术后腹腔容积缩小,腹压明显增高影响呼吸运动。潜在的呼吸系统疾病,加之手术与麻醉创伤、术后腹壁疼痛等共同作用所引发。术前肺功能检查和评估、并对较大切口疝患者行腹带加压包扎锻炼、吸氧就显得非常必要。术后严密观察,及时发现,早期干预,可给予无创呼吸机辅助呼吸治疗,多能顺利缓解。

4.血肿或出血

开放修补术与腹腔镜修补术发生的部位及原因有所不同,开放修补因分离面广、创面大导致腹壁间血肿或出血的情况多见。如果血肿较大,则应积极再手术清除血肿以防感染。预防方法是创面仔细止血并置放较粗引流管。而腹腔镜修补术多为分离粘连后腹腔内创面出血,国外文献中曾报道发生率达1.74%。有学者认为辨别粘连的界面非常重要,在正确的界面中分离,血管较少,不易出血。另外,粘连分离后创面应充分止血,恰当地使用超声刀也是避免术后出血的有效办法。

5.肠管损伤

肠管损伤多为分离粘连及回纳疝内容物时所致,主张分离粘连应仔细辨清粘连界面、轻柔使用抓钳、少使用超声刀及电刀,开放手术时发现肠管损伤,应立即修补肠管,减少污染,行腹膜外或肌筋膜外补片修补。对于腹腔镜修补术,发现肠管损伤可在腔镜下修补肠管,待3～6个月再行切口疝修补。或中转开放手术,修补破损肠管并视污染程度决定是否行缺损修补。最为危险的是隐性的肠管损伤,导致急性腹膜炎,最终不得不再次手术取出补片。故遇到粘连广泛、致密,分离应更加耐心、细致,分离过程少用电刀,可用剪刀锐性分离,分离结束仔细检查分离的肠段。如果分离粘连非常困难,应及时中转开腹手术。另外肠道准备是作为切口疝手术的常规术前准备,可减少因肠损伤引起的污染。

6.补片感染

补片感染发生率较低但处理却非常棘手,多为手术区消毒、操作不当或距离上次手术时间较短所致。尽管有时补片,尤其是轻质大孔径补片的感染可以通过引流、使用抗生素或适当的伤口换药得以缓解,但通常还是必须将补片取出才能完全清除感染灶。

7.复发

补片修补术后复发率较组织修补明显降低。开放补片修补术文献报道复发率为3%～5%,腹腔镜修补术文献报道随访23个月复发率是3.4%。复发多发生在选择补片过小、固定不牢的较大切口疝。另一现象是疝环边缘是肋骨或髂骨等特殊部位的切口疝也易复发,原因是在骨骼上固定补片较为困难,一旦钉合点脱落,而组织尚未长成,复发在所难免。此外,术中遗漏隐匿性缺损,也将导致复发。因此,选择大于疝环3 cm的补片、恰当的固定、避免遗漏是非常重要的。对于较大的缺损(>10 cm)腹壁全层缝合加螺旋钉固定是比较合适的。特殊部位的切口疝更应妥善固定。必须充分暴露所有隐匿性缺损并加以修补。腹腔镜手术还有套管部位疝等一些极少见的并发症,但同开腹切口疝修补术相比,腹腔镜切口疝修补术优势是恢复工作时间短。

(仝德峰)

第三节　食管裂孔疝

食管在相当于第10胸椎的水平由后纵隔通过膈肌后部的裂孔进入腹腔,此裂孔称为食管裂孔。当食管裂孔因为先天或后天因素扩大,腹腔内脏器由此裂孔疝入胸腔,称为食管裂孔疝。疝内容物大多是胃,也可是网膜或小肠等其他腹腔内组织。食管裂孔疝是膈疝中最常见的类型,达90%以上。但多数患者无症状或症状轻微且不典型,难以得出其确切的发病率,在一般人群普查中发病率为0.52%。本病可发生于任何年龄,女性多于男性,为(1.5～3)∶1。

一、应用解剖及病因

在正常状态下,由膈食管韧带及膈肌脚的肌纤维对食管下端及贲门起相对固定作用。膈食管韧带是由食管下端的纤维结缔组织和腹膜返折形成,而膈肌脚的肌纤维则在食管裂孔周围环绕并于后方相交叉。上述正常解剖结构的存在是保证胃食管连接部和食管裂孔相对固定结合的基本条件。导致食管裂孔疝发生的病因有两个,必须具备这两个原因,才能形成食管裂孔疝。

(一)食管裂孔松弛增宽

与其他疝形成的病因一样,食管裂孔疝的出现首先也需要有一个相对薄弱的区域。由于以下因素存在,包括:①先天发育不良;②随着年龄增长,韧带松弛,肌肉萎缩;③外伤、手术等,均会导致食管裂孔扩大,形成了这样一个薄弱区域。

(二)腹腔压力增高

单有薄弱区域还不足以形成疝,腹腔压力增加,胸腹腔压力梯度不断增大,导致薄弱区域破裂,腹腔内脏器进入胸腔才会形成食管裂孔疝,引起腹腔内压力增高的因素包括肥胖、便秘、前列腺增生、慢性咳嗽及大量腹水等。

由于腹段食管及贲门与食管裂孔之间正常解剖关系的改变导致了抗反流机制的破坏,很多患者同时伴有胃食管反流,引起反流性食管炎;有时疝入胸腔的脏器会引起梗阻的症状,如吞咽困难,反复呕吐等,少数情况下还会发生嵌顿引起出血甚至坏死穿孔。另有一部分严重的胃食管反流患者由于食管的炎症及瘢痕挛缩导致腹段食管和贲门上移到胸腔,出现继发性短食管的表现。

二、分型

食管裂孔疝的分型对于诊断及治疗都至关重要,根据美国胃肠内镜外科协会的指南,将食管裂孔疝分为 4 型

(一)Ⅰ型

滑动型裂孔疝。临床上此型最为多见,占所有食管裂孔疝 95%,此型疝的胃食管连接部上移入胸腔,一般裂孔较小,疝可上下滑动,仰卧时疝出现,站立时消失。因为覆盖裂孔及食管下段的膈食管韧带无缺损,故多无真性疝囊。由于膈食管韧带松弛,使膈下食管段、贲门部经食管裂孔滑行出入胸腔,使正常的食管-胃交接锐角变为钝角,导致食管下段正常的抗反流机制被破坏,故此型多并发不同程度的胃食管反流。

(二)Ⅱ型

食管旁裂孔疝。少见,胃食管连接部仍位于膈下,而一部分胃底或胃体经扩大的食管裂孔薄弱处进入胸腔,由于存在膈食管韧带的缺损,多具有完整的疝囊。膈下食管段和食管-胃交接角仍保持正常的解剖位置和正常生理性括约肌作用,抗反流机制未被破坏,故此型极少发生胃食管反流。约 1/3 的巨大食管旁裂孔疝易发生嵌顿。

(三)Ⅲ型

混合型裂孔疝是前两型并存,且前两型疝后期都可能发展成混合型疝,此型疝胃食管连接部及胃底大弯侧移位于膈上,胃的疝入部分较大,可达胃的 1/3 至 1/2,并常有嵌顿、绞窄及穿孔等急腹症症状。

(四)Ⅳ型

巨大疝。不仅有胃疝入胸腔,还有其他的腹腔内脏器,包括网膜、结肠、小肠等在疝囊内。

也有学者将Ⅲ、Ⅳ型疝合并为一个类型,统称混合型疝,占除Ⅰ型疝外的大部分(剩余的5%中的95%),而真正的Ⅱ型旁疝很少见。常见的Ⅰ型疝与Ⅱ、Ⅲ、Ⅳ型疝无论是临床表现、辅助检查结果及治疗原则均有很大的差别。

三、临床表现

不同类型的食管裂孔疝其临床表现完全不同,Ⅰ型滑疝往往无梗阻症状,但大多伴有胃食管反流;而Ⅱ、Ⅲ、Ⅳ则以梗阻症状为主,有时伴有压迫症状或有并发症时的临床表现。

(一)Ⅰ型疝的临床表现

很多早期的或小的滑动性食管裂孔疝患者往往没有不适症状或仅有轻微的饱胀不适感,往往不引起重视。当病程较长时会伴有反流的症状,典型的如胃灼热、反酸等,不典型的表现包括胸痛、吐酸水、阵发性咳嗽、声音嘶哑、喉头异物感等,易于其他疾病相混淆;严重的还会出现哮喘及吸入性肺炎;另外如有严重的反流导致食管溃疡的还会引起呕血、黑便等消化道出血的表现。反复的食管炎还有潜在的癌变风险。

(二)Ⅱ、Ⅲ、Ⅳ型疝的临床表现

这些类型的疝临床症状以梗阻为主,较轻的包括恶心、餐后饱胀感、干呕等,症状加重会出现进食后疼痛、吞咽困难,反复呕吐、吸入性肺炎等。如疝囊较大,压迫心肺或纵隔,会出现气急、心悸、咳嗽、发绀等症状;如有疝内容物的嵌顿,则可能出现消化道出血、溃疡甚至疝内容物坏死穿孔等严重并发症。

(三)体征

无并发症时通常无特殊发现,但巨大食管裂孔疝者的胸部可叩出不规则鼓音区与浊音区。饮水后或被振动时,胸部可闻及震水音。

四、诊断与鉴别诊断

(一)诊断

食管裂孔疝的症状和体征均缺乏特异性,诊断主要还是依靠辅助检查,多种辅助检查有不同的作用,应根据患者的不同情况选择合适的方法。

1.X线检查

上消化道钡餐检查为最常用的诊断食管裂孔疝的方法,但小型的滑疝有时需要采用头低脚高位,对上腹加压方能通过X线显示,常见的食管裂孔疝的X线表现包括膈下食管段(腹段)变短增宽或消失,贲门部呈现幕状向上牵引,膈上可见胃囊,膈上出现食管胃狭窄环(Schatzki环形狭窄)等。但如果怀疑有食管裂孔旁疝的急性梗阻,不宜选用上消化道造影,因为这些患者在造影过程中可能引起误吸导致严重肺部并发症。

2.内镜检查

内镜检查不是直接确诊食管裂孔疝的方法,但在内镜下会有一些间接的征象帮助我们诊断食管裂孔疝,如可在食管内见胃黏膜;可见食管下括约肌松弛,呼气和吸气时均呈开放状态;正常情况下吸气时食管胃交界点下降,如有疝则位置不变等。内镜检查更重要的作用是排除引起上消化道梗阻的其他原因,如肿瘤、贲门失弛缓、硬化性食管炎等,另外食管镜检查还有助于了解食管黏膜上皮的损伤情况,来判断食管炎的严重程度。

3.CT 检查

食管裂孔疝的患者常规行 CT 检查,如在胸腔发现胃或其他腹腔脏器可以帮助诊断,特别是有严重的梗阻症状时,这时不适合做上消化道造影,CT 是很好也很有必要的辅助检查方法,同时也有一定鉴别诊断的作用。

4.食管功能检查

食管功能检查是食管裂孔疝患者重要的辅助检查方法。本检查包括两部分:食管动力学功能检查(测压)和食管下段 24 小时 pH 及阻抗 pH 监测(测酸)。通过检查可了解下食管高压带的压力、腹段食管长度、食管体的长度及胃-食管反流的严重程度、反流与症状之间的关系、食管排空能力等。食管下段 24 小时 pH 及阻抗 pH 监测是诊断胃食管反流病的金标准,对手术指征的掌握非常重要,特别是一些难治性的胃食管反流病。食管动力学的检测则是手术方式选择的重要参考,本检查也是评估手术治疗的效果及术后有无复发的主要手段。

5.其他检查

如以 B 超来测量腹段食管的长度,MRI 来帮助判断疝内容物的性质等。

(二)鉴别诊断

本病应与心绞痛、心肌梗死、胃炎、消化性溃疡、上消化道肿瘤、胆道疾病,以及胃肠或咽喉神经症等鉴别。

五、治疗

不同类型的疝治疗原则不同,根据患者的病情选择合适的治疗方法。

(一)观察、随访

无论何种类型的食管裂孔疝,如果是辅助检查发现的,无任何不适症状,都可以观察、随访。但临床上真正无症状的Ⅱ、Ⅲ、Ⅳ型疝非常少,需要仔细询问病史以鉴别。

(二)内科治疗

在所有的食管裂孔疝患者中,Ⅰ型滑动性疝占到了 95%,其中大多数患者症状轻微,以胃食管反流症状为主,可通过内科保守治疗来控制和缓解症状。但这些患者停药后复发率高,许多需终身治疗。内科保守治疗方法如下。

1.改变生活习惯

(1)改变饮食习惯:减少脂肪摄入、避免大块食物、减少刺激胃酸分泌和反流的食物如酒精、含咖啡因的饮料、巧克力、洋葱、辛辣食物、薄荷等。

(2)戒烟。

(3)减肥。

(4)进食后 3 小时内避免睡眠,进食后多活动。

(5)睡眠时抬高床头。

(5)减轻工作压力。

2.抑酸药物

大多数患者可通过抑酸药物来减轻或控制反流症状。常用的药物为质子泵抑制剂如奥美拉唑、兰索拉唑、埃索美拉唑等。症状较轻时也可选择 H_2 受体拮抗剂如雷尼替丁、法莫替丁等食管和胃动力药。部分患者食管功能检查发现食管胃排空能力下降,此时可加用多潘立酮(吗丁啉)或莫沙必利等以缓解症状。

(三)外科手术治疗

1.手术适应证

对于Ⅱ、Ⅲ、Ⅳ型及症状较重的Ⅰ型食管裂孔疝患者,仍需手术治疗以消除其嵌顿的风险并控制症状。其适应证包括以下几种。

(1)Ⅱ、Ⅲ、Ⅳ型疝伴有不适症状的患者。

(2)Ⅰ型疝症状严重影响生活,经内科治疗无效或药物不良反应无法耐受。

(3)Ⅰ型疝内科治疗有效,但无法停药又不愿意长期服药治疗。

(4)已出现严重的反流的并发症:①B级以上的食管炎(洛杉矶分级);②反流所致的食管狭窄、严重出血等;③反流引起的严重消化道外病变,如吸入性肺炎、哮喘等。

2.手术方法

食管裂孔疝修补的方法很多。早期大部分食管裂孔疝都是由胸外科经胸修补,随着外科微创手术的开展,发现腹腔镜手术视野清晰,创伤小,修补效果好,术后恢复快,并发症少,具有很多优势,因此腹腔镜食管裂孔疝修补＋胃底折叠术已成为治疗食管裂孔疝的金标准术式,当然手术技术的细节还有很多争议之处,但手术步骤已基本达成共识,包括:①从左向右打开膈食管韧带。②保留迷走神经前干的肝支。③分离双侧膈肌脚。④经食管裂孔游离食管使腹段食管长度达到3 cm。⑤尽量剥离或切除疝囊。⑥膈肌脚在食管后以不可吸收线缝合。⑦如果膈肌脚薄弱明显或食管裂孔直径＞5 cm,可以补片加强修补。⑧胃底折叠的长度为2 cm左右并固定于食管。⑨其他:当膈肌脚在食管后方缝合张力过大时,也可考虑在食管前方的缝合;补片只做加强修补不做桥联修补;应该常规做胃底折叠,因为即使术前无反流症状,手术时也会破坏食管裂孔周围正常的解剖结构从而引起术后反流;折叠的术式以短松型360°Nissen折叠最多见,Toupet(270°折叠)和Dor(180°折叠)也可以在合适的患者中应用,最好根据术前食管测压的结果,有条件的根据术中测压结果选择折叠术式。

3.并发症及处理

(1)术中并发症。①出血:术中应妥善处理胃短血管,注意保护脾脏,否则可能引起无法控制的出血。如果发生应及时中转开腹,有时甚至要切除脾脏。②胸腔脏器损伤:固定补片时应注意使用螺旋钉的方法,避免打穿膈肌损伤胸腔脏器,没有把握时缝合可能更安全。③腹腔脏器损伤:除了游离胃底时损伤脾脏外,大多数腹腔脏器的损伤出现在回纳疝内容物时或牵拉胃食管时。应注意手术操作时动作轻柔,解剖结构不清是应以钝性分离为主,避免锐性分离直接损伤脏器。④气胸:胸膜破裂是术中常见的情况,一般无须胸腔闭式引流,只需手术结束时正压通气吹张肺即可。

(2)术后并发症。①复发:食管裂孔疝的复发率远高于腹股沟疝、切口疝等其他常见的疝。如果术后出现Ⅰ型疝复发且无不适症状的可以随访;如果复发引起明显的梗阻和反流症状的需要再次手术,对有经验的医师再次手术也可以在腹腔镜下完成。②进食困难:术后第1个月出现进食困难的患者可能超过一半以上,大多数患者可以自行缓解,术后6个月仍有进食困难的患者低于5％。非常少的患者需要扩张治疗甚至再次手术。但修正手术需慎重,要有客观证据而且要排除患者精神因素的干扰。

随着检测手段的不断进步和国人对生活质量要求的不断提高,因食管裂孔疝和胃食管反流病而就诊的患者越来越多,只有对此疾病有充分的了解,才能做到早期诊断,及时准确的治疗。

(仝德峰)

第十三章

腹 部 损 伤

第一节 胃 损 伤

一、病因

具有一定强度的各种致伤因素都可以引起胃损伤。胃损伤常发生于上腹部开放性损伤,以刀刺伤或低速火药枪较多见,也可发生于工伤及交通事故损伤,在上腹部或下胸部穿透性腹部损伤中,尤其枪弹伤胃损伤率较高。饱餐后站立位受伤时,下腹刺伤亦可致胃破裂。在医源性胃损伤中,因洗胃所致者较多,亦有报道发生在患者心肺复苏抢救过程中,胃镜检查及吞入锐利异物也可引起穿孔,但较少见。由于有肋弓保护且活动度较大,腹部钝性伤时胃很少累及,只在胃膨胀时偶可发生。由于解剖关系,除医源性胃破裂可单独发生外,合并伤常伴有肝、脾、小肠、大肠、胰损伤等。单纯胃损伤的死亡率较低,有合并伤的死亡率高达 40% 以上。

二、临床表现和诊断

胃损伤的临床表现取决于损伤的范围、程度及有无其他的脏器损伤。胃壁部分损伤可有上腹部闷胀、进食后轻度钝痛或无明显症状。胃壁全层破裂,胃内容物具有很强的化学性刺激,进入腹腔后引起剧烈腹痛和腹膜刺激征,可呕吐血性物,肝浊音界消失,膈下有游离气体,并可有高热、白细胞总数及中性粒细胞计数显著增高。但在刀刺伤或枪弹伤时,胃外伤引起的腹痛常常被腹壁损伤所导致的疼痛所掩盖,胃后壁或不全性胃壁破裂,症状和体征可不典型,早期不易诊断。胃破裂穿孔中不一定合并肝胰损伤,而胃撕裂伤中多数合并肝胰损伤,甚至大血管损伤,大量出血可造成失血性休克。若合并肾脏损伤可出现血尿,膈肌受伤可出现呼吸困难、呼吸衰竭等。诊断通过腹腔穿刺抽出血性液体、混浊液体或胆汁样液体。腹部立位 X 线片可见膈下游离气体;腹部 B 超对腹腔内出血诊断更准确,可发现腹水;CT 对游离气体判断更清晰。若考虑有胃穿孔,且在留置胃管后吸出鲜血时,可经胃管注入泛影葡胺造影,有造影剂溢出到腹腔可证实。对于无合并有严重外伤,不必急诊手术处理时,采用胃镜检查。对于诊断胃腔自内向外穿孔可明确诊断,且可在胃镜下采取紧急止血等措施。可行胃管吸引,了解胃内有无血液,还可注入适量气体或水溶性造影剂进行摄片,协助诊断。

三、治疗

胃损伤可按其损伤部位、程度和性质分别加以处理。胃损伤仅涉及黏膜层,并能于术前获得确诊,出血量小,又无其他脏器合并伤,可行非手术治疗,并密切观察。胃损伤后胃管持续吸引出新鲜血液、失血量较大,甚至发生失血性休克,应及早手术治疗为宜。手术时应注意有无其他脏器合并伤,防止漏诊以免贻误治疗。胃前壁伤容易发现,但胃后壁、胃底及贲门部不完全性胃壁损伤可能被遗漏。1/3 患者的胃前、后壁都有穿孔,应切开胃结肠韧带,显露胃后壁,特别注意大小网膜附着处,谨防遗漏小的穿孔。胃黏膜撕裂伤出血很难自止,而创伤所致的胃黏膜撕裂常合并严重的胃壁挫伤,因此常需切开胃壁直视下彻底止血,缝合撕裂的胃黏膜。胃壁血肿可能伴有"透壁性穿孔",应切开血肿边缘浆膜层,清除血肿、止血,并根据胃壁损伤的深浅,采用胃壁全层或浆肌层缝合修补,对胃内容物潴留较多者,修补前必须彻底清除胃内容物。整齐的裂口,止血后可予直接缝合,边缘组织有挫伤或已失去生机者,宜修整后缝合。除非胃壁毁损广泛、严重,一般不采用胃切除术。对其他合并伤应根据其损伤情况给予相应的处理。关腹前,应彻底吸净腹腔内的胃内容物,并用大量盐水冲洗。单纯胃损伤无须置引流。术后继续应用抗生素,维持营养和水、电解质平衡。

(仝德峰)

第二节　十二指肠损伤

十二指肠损伤是一种严重的腹内伤,占腹内脏器伤的 3%~5%。十二指肠与肝、胆、胰及大血管毗邻,因此,十二指肠损伤常合并一个或多个脏器损伤。十二指肠破裂后可丧失大量肠液、胰液和胆汁,引起腹膜炎、肠壁水肿、出血和坏死,并发症和死亡率极高。十二指肠损伤有以下特点:①病理改变与受伤机制密切相关;②临床症状、程度与损伤轻重、类别密切关联;③并发症及死亡率高。由于十二指肠损伤早期诊断和处理的困难,故其并发症率可高达 65%,死亡率达20%。伤后 24 小时内治疗者死亡率为 11%,24 小时后治疗者死亡率为 40%。

一、病因和机制

十二指肠损伤分为穿透性、钝性和医源性损伤 3 种。闭合性损伤根据致伤机制的不同可分为 3 类。①挤压力致伤:暴力使十二指肠与脊柱发生推挤,导致肠壁挤压破碎,例如车祸时方向盘挤压伤;②肠腔压力致伤:车祸时安全带挤压可使幽门和十二指肠空肠曲突然关闭十二指肠形成闭襻,当肠腔内压力超过了肠壁强度时,即可导致肠破裂;③剪切力致伤:突然减速时,惯性使十二指肠固定结构附近遭受剪切,剪切力可导致该部位肠壁撕裂,常见于 Vater 壶腹和 Treitz 韧带附近,剪切力较小时,常引起肠壁血管破裂导致肠壁血肿。在十二指肠各段中,第 2 段损伤最为常见(35%),第 3 段和第 4 段各占 15%,第 1 段为 10%,其余为多发伤。

二、十二指肠损伤分级

(一)Moores 分级法

1. Ⅰ级

十二指肠挫伤,十二指肠肠壁血肿,或浆膜撕裂,无穿孔及胰腺损伤。

2. Ⅱ级

十二指肠破壁或穿孔,无胰腺损伤。

3. Ⅲ级

任何类型的十二指肠损伤加小范围的胰腺损伤、胰腺挫伤、血肿或边缘裂伤,但未伤及胰腺导管。

4. Ⅳ级

十二指肠损伤合并严重胰腺损伤如胰腺横断、广泛挫伤或胰头部多发裂伤及出血。

(二)AAST 分级法

美国创伤外科学会(AAST)将十二指肠损伤分为 5 型。

1. Ⅰ型

单发的十二指肠壁内血肿或十二指肠肠壁部分破裂,肠壁未穿孔。

2. Ⅱ型

多发肠壁血肿或小于周径 50% 的肠管破裂。

3. Ⅲ型

十二指肠第 2 部破裂范围介于肠管周径的 50%～75% 或第 1、3、4 部破裂介于肠管周径的 50%～100%。

4. Ⅳ型

十二指肠第 2 部破裂超过肠管周径的 75% 或发生 Vater 壶腹及远端胆总管损伤。

5. Ⅴ型

胰头、十二指肠的广泛损伤或十二指肠供应血管的严重毁损。

(三)Wisner 分级法

Wisner 等认为以下指标在判断十二指肠损伤的严重程度方面更具有特异性:①损伤是否波及 Vater 壶腹;②损伤的性质(单纯裂伤或肠壁的毁损);③肠管受损的范围;④是否伴有胆道、胰腺及大血管的损伤;⑤受伤与手术治疗之间的时间间隔。对上述伤情的判断,是选择恰当治疗方式的依据。

三、诊断

上腹部穿透性损伤,应考虑十二指肠损伤的可能性。钝性十二指肠损伤术前诊断极难。十二指肠损伤后可出现剧烈腹痛和腹膜炎,或患者在上腹部疼痛缓解数小时后又出现右上腹或腰背部痛,放射至右肩部、大腿内侧。由于肠内溢出液刺激腹膜后睾丸神经和伴随精索动脉的交感神经,可伴有睾丸痛和阴茎勃起的症状。查体可有上腹部局限性压痛、叩击痛。直肠指诊有时可在骶前扪及捻发音。腹腔穿刺和灌洗是一种可靠的辅助诊断方法,倘若抽得肠液、胆汁样液体或血液则表明有脏器伤,但非十二指肠损伤的独特特征。早期 X 线片见右肾和腰大肌轮廓模糊,脊柱侧弯,有时可见腹膜后有气泡。口服造影剂见其外溢可确诊。B 超扫描对观察十二指肠周围血肿、积气、积液有帮助,同时还可观察有无胰腺、肝、胆、脾等脏器的合并伤。CT影像特征是十二指肠腔外与右肾前旁间隙游离气体和/或积液,右肾周围阴影模糊,十二指肠扩张和造影剂前进中断,不再进入远端十二指肠。

四、治疗

十二指肠一旦发生损伤,首先应根据损伤部位、程度、范围和全身情况等综合因素决定合理的治疗方式。

(一)非手术治疗

十二指肠壁内血肿而无破裂者可行非手术治疗,包括胃肠减压、静脉输液和营养、注射抗生素以预防感染等。多数血肿可吸收,经机化而自愈。若两周以上仍不吸收而致梗阻者,可考虑切开肠壁,清除血肿后缝合或做胃空肠吻合。

(二)十二指肠修补术

全身情况好,8小时以内的Ⅱ级损伤,十二指肠裂口较小,边缘整齐可单纯缝合修补,为避免狭窄,以横形缝合为宜,80%的十二指肠裂伤,可用这种方法治疗。损伤严重不宜缝合修补时,可切除损伤肠段行端-端吻合,若张力过大无法吻合,可将远端关闭,近端与空肠做端-侧吻合。如缝合修补时张力过大,可利用其他组织"补片",如带蒂空肠补片或带蒂胃壁补片。

(三)转流术

转流术适用于Ⅲ级十二指肠损伤、十二指肠缺损较大、裂伤边缘有严重挫伤和水肿时,方法包括空肠、十二指肠吻合和十二指肠憩室化手术。

(四)胰十二指肠切除术

胰十二指肠切除术适用于Ⅳ级十二指肠损伤,此术式操作复杂,急诊术后死亡率达30%~60%,采用时要慎重。

(五)十二指肠造瘘术

对于诊断较晚、损伤周围严重感染或脓肿形成者,不宜缝合修补,可利用破口做十二指肠造瘘术,经治疗可自行愈合。如不愈合,待炎症消退后可行瘘管切除术。

无论选用何种术式,均应对十二指肠肠腔进行有效减压,对腹腔或腹膜后进行充分引流。这两者对预防十二指肠瘘的发生至关重要。十二指肠减压的方法主要有鼻胃管减压、胃造瘘、通过十二指肠修复处造瘘和经空肠造瘘逆行插管等。近年来主张三管减压,即经胃造瘘插管和经空肠上段造瘘插两根导管,一根导管逆行插入十二指肠内减压,另一根导管插入空肠远端做营养支持。充分的腹膜外引流和早期营养支持很重要。手术后最常见的并发症为十二指肠瘘、腹腔及膈下脓肿、十二指肠狭窄等。

(六)营养支持

完全胃肠外营养(TPN)是治疗肠瘘的重要措施之一,肠内、肠外营养的应用,使胃肠瘘的治疗取得了划时代的进步。对十二指肠损伤患者而言,空肠造瘘管是必需的,在空肠造瘘管内滴注营养液,能提供高能营养物质,有利于十二指肠损伤愈合。生长抑素可能对十二指肠损伤术后肠瘘的预防有一定的作用。

(仝德峰)

第三节　小肠及其系膜损伤

一、病因

小肠及其系膜在腹腔内所占体积大、分布广,空肠和回肠均由小肠系膜固定于腹后壁,占据腹腔的大部。小肠缺乏坚强的保护,易受损伤,当外力作用于腹部时易造成小肠破裂,约占腹部脏器伤的1/4,战时居腹内脏器伤之首位。与腹腔实质脏器相比,小肠损伤具有隐匿性、多变性、危险性、易漏诊等特点,小肠损伤在战时居腹内脏器伤的首位。钝性伤由暴力将小肠挤压于腰椎体造成,经挤压肠管内容物急骤向上下移动,上至屈氏韧带,下到回盲瓣,形成高压闭襻性肠段。穿孔多在距小肠上、下端的 70 cm 范围内。偶因间接暴力(高处坠落、快速行进中突然骤停),由于惯性,肠管在腹腔内剧烈振动,肠管内气体和液体突然传导到某段肠襻,腔内压力骤增,致肠管破裂。少数因腹肌过度收缩或医源性原因所造成。

二、临床表现

小肠损伤的临床表现取决于损伤的程度及有无其他脏器伤。主要表现为腹膜炎,而休克和中毒现象可不明显。部分患者可表现为内出血,尤其在系膜血管断裂时可发生失血性休克。诊断性腹腔穿刺可见消化液或血性液体,诊断多无困难。腹部 X 线检查价值有限,仅少数患者可见膈下游离气体。部分小肠钝性损伤,早期(伤后 6 小时内)常无明显症状和体征,诊断困难,应严密观察,腹腔穿刺可提供有力证据。小肠穿透伤,可发生于小肠的任何肠段且常为多发性,应防止遗漏,要详细了解受伤史,重视全身情况的观察,全面而有重点的体检,多点诊断性腹腔穿刺和必要的实验室检查。通过以上检查,如发现下列情况者,应考虑小肠损伤:①持续性腹痛伴恶心、呕吐等消化道症状;②明显腹膜刺激征;③有气腹表现,腹部出现移动性浊音;④直肠指诊发现前壁有压痛或波动感。值得注意的是有些伤者有其他较严重的合并伤,致使腹部损伤的表现可能被掩盖或忽略。

三、治疗

确诊后应立即手术。发现腹腔内出血,应首先探查实质性脏器及肠系膜血管,寻找出血病灶,酌情处理,然后探查肠管,从屈氏韧带开始逐段检查。位于系膜缘的小穿孔有时难以发现,小肠起始部、终末端、有粘连的肠段和进入疝囊的肠襻易受损伤,应特别注意。对穿孔处可先轻轻夹住,阻止肠内容物继续外溢,待完成全部小肠探查,再根据发现酌情处理。小肠损伤的处理取决于其程度及范围,创缘新鲜的穿孔或线形裂口可予缝合修补。有下列情况者行部分小肠切除吻合术:①小段肠管多处破裂者;②肠系膜损伤影响肠壁血供者;③肠壁缺损大、肠管大部分或完全断裂者;④破裂口较大或裂口边缘部肠壁组织挫伤严重致肠壁活力丧失者;⑤周围有严重的炎症,修补后不易愈合者。肠系膜挫裂伤,常导致严重出血或血肿形成。处理包括妥善止血,切除由此造成循环不良的肠段。修复系膜裂孔,防止内疝发生。偶有肠系膜动脉主干损伤,需行血管修补或吻合等重建术,应避免广泛小肠切除,造成短肠综合征。系膜静脉侧支循环较丰富,较大静脉损伤结扎后一般虽不导致循环障碍,仍应审慎。妥善处理好小肠损伤后,应采用大量生理盐水彻底冲洗腹腔,对部分单发破裂、裂口小、腹腔感染轻无合并其他腹腔脏器伤的患者不放引流,对多处破裂、裂口大或合并有十二指肠、结肠、肝脾损伤的患者必须放置引流,以减少腹腔内感染及肠梗阻等并发症的发生。

小肠损伤的死亡率取决于手术是否及时及有无合并脏器伤。据文献报道,伤后 12 小时内手术,死亡率为 7.3%,伤后 12 小时后手术,死亡率高达 27.3%。单纯性小肠损伤死亡率在 5% 以下,随着合并脏器伤的增加,死亡率急剧上升。

（仝德峰）

第四节　结肠、直肠损伤

结肠、直肠损伤是较常见的腹内脏器损伤,居腹部外伤中的第 4 位,占腹部创伤的 10%～22%,多数为开放性穿透性损伤,平时常见为刺伤及医源性损伤。由于交通伤及车辆撞击伤、摔伤、打击伤、压伤的增加,近年来闭合性钝性结肠损伤发病率迅速升高。结肠损伤有以下特点:①结肠壁薄,血液循环差,愈合能力弱;②结肠内充满粪便,含有大量细菌,一旦肠管破裂,结肠内容物大量流入腹腔或腹膜后间隙腹腔污染严重,易造成感染,损伤早期即可能出现感染中毒症状,并对手术处理、术后治疗带来一定困难;③结肠腔内压力高,术后常发生肠胀气而致缝合处或吻合口破裂;④升、降结肠较固定,后壁位于腹膜外,伤后易漏诊而造成严重的腹膜后感染;⑤结肠损伤的合并伤和穿透伤多。随着外科技术的进步和抗生素的不断涌现,结肠、直肠损伤的死亡率和并发症显著降低。

一、病因

结肠、直肠损伤分为穿透性和钝性伤。国外报道前者占结肠、直肠损伤 95%,后者 3%～15%。在国内钝性伤 84%,穿透伤 16%,而医源性损伤包括结肠镜和钡灌肠造成的损伤也屡有报道。最常见的损伤部位是横结肠(44%),其次是右半结肠(27%),直肠、乙状结肠(19%),80%的结直肠损伤合并多发性内脏伤。根据体表有否伤口分为开放性损伤和闭合性损伤。开放性损伤:腹部或腰背部有伤口,多见于刀刺伤、枪弹伤;闭合性损伤:体表无伤口,多为钝性暴力所致,如挤压伤等。根据伤口是否与腹腔相通分为腹腔内损伤和腹膜外损伤。腹腔内损伤:结肠伤口与腹腔相通,肠内容物进入腹腔,有腹膜炎表现,多见于盲肠、横结肠、乙状结肠破裂及升、降结肠的腹腔内部分损伤;腹膜外损伤:升、降结肠部分位于腹膜外,损伤后肠内容物进入腹膜后间隙的疏松结缔组织间,一旦感染极易扩散,无明显腹膜炎表现。多见于腰背部刀刺伤。

Flint 等根据损伤的程度,将结肠损伤分为 3 级:①Ⅰ级,损伤局限于结肠壁,腹腔轻度污染,无休克;②Ⅱ级,结肠贯穿或撕裂,腹腔中度污染;③Ⅲ级,严重组织缺损和血供丧失,腹腔严重污染、重度休克。亦有人将结肠损伤分为出血、部分撕裂伤、穿孔、横断和坏死五型。

二、诊断

结肠、直肠损伤的临床表现往往与损伤的部位、程度、伤后时间、致伤物不同及有无合并伤等因素相关。开放性损伤患者根据开放伤口的部位,弹道或刀刺伤的方向及腹膜炎表现很容易作出诊断。腹部开放性损伤大部分是穿透伤,几乎都有腹内脏器损伤,这些损伤者绝大多数需进行剖腹探查。如后腰部刀刺伤,伤口有粪样肠内容物流出,可作出结肠损伤之诊断。闭合性结肠损伤诊断困难,多伴有其他脏器损伤。如伤后出现进展迅速的弥漫性腹膜炎伴有中毒性休克,或间接暴力致下腹部疼痛进展为腹膜炎并有膈下游离气体应考虑有结肠损伤。医源性结肠损伤较容易,在结肠镜检查过程中,患者出现腹痛及腹膜炎表现,可作出结肠损伤的诊断。

判断是否有结肠损伤是临床上的一个难题,钝性腹部伤所致结肠损伤约 25% 并无腹痛症状,微小穿孔或迟发穿孔可出现症状和体征轻微-缓解-加重的特殊临床过程,而腹胀、体温、脉搏的变化则意味着感染的严重和持续。肛门出血是直肠损伤的重要表现。如有明显的腹膜刺激征和直肠出血,应尽早手术探查。有骨盆骨折时,即使没有直肠出血,也应高度怀疑直肠损伤。钝性结肠损伤常有腹膜炎的表现和/或休克。穿孔小,结肠内容物刺激性弱,扩散慢,尤其是腹膜后损伤,早期的症状局限或不明显。况且大多数损伤有合并伤,易被其他症状掩盖,难于诊断,因此结肠损伤误诊率仍高达 21%~37.5%。

典型的结肠、直肠闭合伤或穿透性结肠损伤诊断并无困难,通过病史采集、腹部查体、腹部X线检查、实验室检查、腹腔穿刺、诊断性腹腔灌洗等,即可得到正确的诊断。发现膈下游离气体、腹膜后积气,单侧腰大肌影像消失,以及麻痹性肠梗阻。骨盆和腰椎骨折提示有大肠损伤的可能。腹腔灌洗是一个有用的诊断方法,应在拍完腹部平片后再做灌洗,以免气体进入腹腔,影响X线诊断。抽出的灌洗液应做血细胞、细菌或淀粉酶的检查,出现一项以上异常情况可考虑手术探查。

腹膜外直肠损伤在诊断上更困难,较严重的骨盆损伤通常合并大量软组织损伤和直肠损伤,常规做肛门指诊是很重要的,肛门指诊可触及直肠破口,必要时做直肠镜或乙状结肠镜检查,可提示较高的直肠损伤。

如何在结肠损伤的早期,甚至在没有出现腹腔污染之前能正确诊断,对临床医师是个挑战。超声诊断在合并出血时有一定诊断价值,CT用于结肠损伤诊断报道极少。造影剂灌肠和纤维结肠镜检查可加重结肠、直肠损伤,早期应视为禁忌。腹腔镜检查阳性率较高,但对于间位部分损伤是个盲区。而腹部穿透性损伤多立即剖腹术,术中不难发现结肠、直肠损伤。

三、治疗

第一次世界大战期间多采用一期缝合修补术,死亡率高达67.5%,第二次世界大战对结肠损伤常规使用损伤肠段外置或造口术,死亡率迅速下降到35%,目前已降至 3%~9%。20 世纪末,国内外大量文献报道结肠一期修补或切除吻合的安全性、可行性、低并发症及其理论基础研究,使一期修补率逐年提高。文献报道一期手术约占 66.3%,甚至有报道达 84%。Nelson 等对1996—2001 年底发表的有关结肠贯通伤的患者行一期手术及粪便转流术的随机对照研究文献进行了 Meta 分析,结果显示,两组之间的死亡率没有显著差异,而粪便转流组的腹腔感染及吻合口瘘、切口感染及裂开等的发生率要高于一期手术组。究竟采取何种手术方式,受致伤因素、伤者的一般情况、受伤至手术的间隔时间、肠壁及肠系膜损伤的严重程度、结肠损伤的部位、腹腔感染的严重程度、有无合并其他脏器的损伤、有无合并休克、就诊医院的技术条件和术者的技术水平等诸多因素的影响。

结肠、直肠内容物污染腹腔的严重性,术前需尽快静脉给予甲硝唑及头孢菌素类抗生素对抗厌氧菌和需氧革兰氏阴性杆菌。结肠、直肠损伤的治疗原则：①控制合并器官，尤其是大血管损伤；②对创口本身的恰当处理；③尽量减少粪便污染而引起切口及腹腔内严重感染的发生率。探查腹腔时首先控制致命的大出血，继之封闭结肠裂口，防止粪便继续溢出。然后仔细探查结、直肠，避免漏诊。如发现升结肠或降结肠前壁穿孔，还应探查后壁。若升、降结肠附近有腹膜后血肿，尤其伴有肾损伤及腰背部穿透伤时，必须探查结肠"裸区"，包括弯曲部。由于结肠、直肠壁薄、血供差、愈合力弱、内容物含细菌多，损伤处理应根据损伤类型、部位、腹腔污染程度及合并伤的严重性等选择。

一期手术是指行受损结肠肠段或腹膜返折以上直肠损伤的修补或切除后吻合，而不行修补肠段的外置或粪便转流，一期手术的指征：①伤后至手术时间在 8 小时以内；②年龄＜60 岁，血浆清蛋白＞35 g/L；③无严重的机体疾病及其他器官严重损伤；④无休克或休克得到纠正者或失血量不超过正常血容量的 20%；⑤肠内粪便少，腹腔没有严重的污染；⑥无肠系膜血管的严重损伤；⑦经过肠道准备的医源性损伤；⑧低速非爆炸性损伤或刀伤所致的小穿孔。以往对左半结肠的损伤，主张二期手术，但动物试验证明，损伤的部位对手术效果并无明显影响，现有的文献也表明这并不是一期手术的禁忌证。随着内镜技术的开展，对腹腔镜下修补的内镜检查、治疗所引起的结肠穿孔进行了相关研究并得出肯定结论。Yamamoto 应用腹腔镜对结肠镜检查所致的10～50 mm 结肠穿孔进行修补，均获成功，且没有与操作有关的并发症发生。在少数情况，如吻合不满意可加做近端结肠造口，以保证吻合口愈合。

二期手术是在受损肠段修补或切除吻合的基础上行结肠修补原位外置术或粪便转流术，术后视病情的具体变化择期行外置肠段回纳或造口关闭术。尽管该术式有需二次手术、造口护理及增加患者的经济和精神负担等缺点，但其优点也较突出：有利于吻合口不受肠腔粪便的污染而愈合，并且不至于因肠管坏死、肠内容物泄漏而引起严重的腹腔再次感染，杜绝了一期手术中有可能发生吻合口瘘这一严重并发症的发生。适用于下列情况：①年龄＞60 岁，营养状况较差或合并有严重的基础疾病；②受伤到手术时间 8 小时以上；③腹腔污染严重；④合并有腹腔内两个以上器官的严重损伤；⑤合并有其他部位的多脏器损伤或休克。

腹膜返折以下的直肠损伤：合并骨盆骨折和盆腔脏器的损伤，常需经腹会阴联合手术，开腹的目的在于探查腹腔并行转流性乙状结肠造口，并在损伤经肛门操作困难时可切开腹膜返折行病灶的显露、修补或切除吻合、清创、冲洗等。损伤的处理为直肠裂口一期缝合修补和/或完全转流性乙状结肠造口，经尾骨旁入路或切除尾骨充分引流骶前间隙，并经造瘘口冲洗结肠远端，清除直肠内残留粪便以利裂口愈合。如损伤距肛门较近在 6 cm 之内，并且病变较轻，则可经肛门修补损伤，局部引流。如损伤部位无论经腹还是经会阴都难以显露，则不必强行直接修补，但必须行乙状结肠造口，并要求上下合作彻底清除溢出到直肠旁间隙的粪便，同时经打开的造口处反复冲洗直肠腔，彻底清除肠腔内的粪便，再行腹腔、盆腔及会阴部创口的冲洗，确保所有的腔隙中均不留污物，直肠后间隙放置适当引流，并保持通畅，放置时间适当延长。结合有效的抗感染措施，未经修补或修补不完全的直肠损伤多可自行愈合。

（仝德峰）

第五节　胰　腺　损　伤

　　胰腺位于上腹部腹膜后方,损伤发生率比较低,约占腹部外伤的 2%。国外数据表明,穿透伤占2/3 左右;而国内则相反,钝性伤占 3/4 左右,且主要原因是交通事故。而且胰腺损伤往往合并有周围器官损伤,如肝、脾、十二指肠、胃和结肠等。胰腺损伤可引起严重并发症,死亡率较高,总体死亡率接近 20%,主胰管的损伤(发生率约 15%)对预后影响较大。胰腺的医源性损伤也不能忽视,主要见于胃大部切除术、脾切除术、十二指肠憩室手术后,容易造成胰漏。单纯胰腺损伤早期症状不明显,仅表现为轻微腹痛、腰背痛、肩部痛等,诊断常有延误。因此,外科医师必须熟悉胰腺损伤的诊断和治疗原则。

一、分类

　　胰腺外伤的分类具有重要的临床意义,最为常用的是美国创伤外科学会制定的器官损伤分级法(OIS),该分级法进一步统一了腹部器官损伤分级标准,至今仍被创伤外科界广泛应用(表 13-1)。

表 13-1　美国创伤外科学会胰腺损伤分级

分型		损伤程度
Ⅰ	血肿	轻度挫伤,不伴胰管损伤
	破裂	表浅裂伤,不伴胰管损伤
Ⅱ	血肿	重度挫伤,不伴胰管损伤及组织缺损
	破裂	大裂伤,不伴胰管损伤及组织缺损
Ⅲ	破裂	远端(肠系膜上静脉左侧)断裂或实质损伤伴胰管损伤
Ⅳ	破裂	近段(肠系膜上静脉右侧)断裂或实质损伤
Ⅴ	破裂	胰头广泛碎裂

注:胰腺多处损伤时分级提高一级

二、诊断

　　没有一项检查能足够准确特异性地诊断胰腺损伤,要通过仔细询问病史、全面的体格检查、实验室检查、影像学检查来综合判断病情,必要时还需要手术探查。

(一)病史和体征

　　胰腺损伤的主要临床表现是内出血和胰液性腹膜炎。在闭合性胰腺外伤时,缺乏典型的临床表现,病史和患者受力部位很重要,凡在中上腹部受挤压并出现中上腹压痛,尤其是在空腹时中上腹部受挤压(胰腺被外力挤压在椎骨上面破裂),要考虑胰腺损伤的可能,在临床表现不典型的患者,诊断就比较困难。Bradley 分析 101 例符合胰腺钝性伤诊断指标的资料,发现很难从外伤史和外伤部位判断胰腺外伤及其严重程度。

(二)实验室检查

　　血清淀粉酶测定是常用的诊断方法,但血和腹腔穿刺液的淀粉酶测定并不可靠,有腹部外伤病史血和腹腔穿刺液淀粉酶持续性升高则临床意义很大。Abhishek 等通过系统回顾分析后认为持续升高的血清淀粉酶水平是胰腺损伤的可靠指标,并且是时间依赖性的。Takishima 等认为系列检查血清淀粉酶可提高诊断准确率,如定期随访检查,阳性率可达 89.1%,可列为筛选检查之一。75%腹部损伤患者出现高淀粉酶血症证实有胰腺损伤,因此高淀粉酶血症是胰腺损伤的信号。Mahajan 等认为持续升高血清淀粉酶和脂肪酶水平的综合估计是可靠的胰腺损伤的指标,并且是时间依赖性的,在受伤 6 小时以内较难诊断。淀粉酶的高低不能反映胰腺损伤程度。诊断性腹腔冲洗并不能提高诊断胰腺损伤的准确性。但是有腹部外伤史患者腹腔冲洗淀粉酶升高,结合体格检查诊断准确率达 97%。

(三)影像学检查

1.腹部 X 线片

腹部外伤患者 X 线片显示下段胸椎和上段腰椎骨折,或者腹膜后沿右腰肌或右肾气泡、胃和横结肠移位或呈毛玻璃征提示可能有胰腺损伤。

2.腹部 CT

CT 扫描对诊断有一定帮助,但 Cook 报道其假阴性率可达 40%。胰腺断裂、胰腺撕裂伤、局部或弥漫性胰腺增大水肿、胰腺血肿、脾静脉胰腺后缘间液体积聚,则可考虑胰腺外伤的可能。

3.ERCP

1976 年 Gougeon 最先报道应用急诊 ERCP 诊断胰腺损伤,ERCP 是唯一诊断胰管损伤有很高的灵敏度和特异度的检查。对怀疑胰管损伤同时伴有持续性腹痛、淀粉酶升高和腹部 CT 异常或可疑的患者,只要患者病情稳定术前 ERCP 是首选检查。

4.超声检查

简单方便,但是在诊断胰腺损伤的特异性和灵敏性均不高。

5.其他

磁共振胰腺造影是一种无损伤方法,很有前途。由于胰腺位于腹腔深部,加上合并伤的存在,腹腔镜检的应用受到限制,在伤情严重时,一般不考虑采用。

(四)手术探查

在穿透性腹部损伤,胰腺外伤较易及时发现,但在清创和探查手术中,不要因为其他脏器损伤而忽略了胰腺外伤的存在,因为胰腺外伤的一个特点是合并伤多,80%～90%胰腺外伤合并有肝、胃、十二指肠和大血管损伤。胰腺外伤的症状易被掩盖,故在诊断和探查时不要因为发现了胰腺外伤的存在而忽略了其他脏器伤的检查;同样理由,不要因为发现了其他腹部脏器伤的存在而忽视了胰腺的检查。如发现胰腺包膜及其邻近后腹膜区有胆汁、瘀点、血肿或大量积液,要切开胃结肠韧带和大网膜,仔细探查。当发现十二指肠近壶腹部有损伤时,更要做 Kocker 切口,将十二指肠向左侧翻起,仔细检查胰腺头部。手术探查是最后一道诊断步骤,一旦遗漏,后患无穷。

三、治疗

根据胰腺外伤的程度,凡无主胰管损伤和胰腺严重撕裂者,可先予胃肠减压、禁食、抗炎、抑酸,生长抑素抑制胰液分泌等非手术治疗一般有效,随访发现体征加重,辅助检查示胰腺出血及胰周积液,则考虑手术。外伤剖腹探查患者术中往往发现有胰腺损伤,如胰腺颈部和体尾部断裂易发现,另外后腹膜胆汁外溢、脂肪坏死皂化、胰腺周围水肿及包膜下血肿均提示胰腺损伤。应该完全游离胰腺并除外胰管有无损伤,因为遗漏胰管损伤术后死亡率大大升高。

(一)手术原则

(1)注意多发伤的处理。

(2)严重胰腺损伤并病情不稳定者应用损伤控制技术,先控制出血,处理污染,临时关腹,条件允许再二次确定性手术。

(3)按不同损伤选择术式。

(4)术毕放置引流管。

(5)注意和加强围术期支持疗法。

(二)术式的选择

胰腺损伤的分级对手术方式的选择有重要的指导意义。按美国创伤外科学会分类法采用下列术式。

1.Ⅰ、Ⅱ型损伤

症状和体征轻者先非手术治疗,如果症状体征加重或积液增多则考虑手术引流。挫伤或血肿形成者不予切开,裂伤者予以清创止血,缝合胰实质及其被膜是不可取的,术毕置双套管外引流。

2.Ⅲ型损伤

如损伤位于胰尾部,可予以切除,近断端可予缝合,并置双套管引流。胰头、体尾部也有挫伤者,则可取空肠襻做 Roux-en-Y 形吻合。如属胰体部横断伤,可予一期修复,自十二指肠胰管开口内置支撑管,在肝肾隐窝和左膈下各置一硅胶双套管引流。如果腹腔条件差、污染严重或技术水平不够可用胰腺两断端与空肠做双吻合,或取胰体、头部断端与空肠做吻合,远端断端与胃或空肠吻合以免切除过多的胰腺组织。

3.Ⅳ型、Ⅴ型损伤

胰腺近端横断、累及壶腹的实质撕裂及胰头部严重毁损,往往合并十二指肠损伤,死亡率高达30%~40%。此时患者体内出现严重的生理功能紊乱和机体代谢功能的失调,出现低温、酸中毒和凝血病等严重内环境紊乱,不能耐受大手术,可按控制损伤的原则处理;手术目的先控制出血、减少污染和临时关腹,条件允许二次手术。如果胰腺损伤毁损不严重可以择期修复,胆总管可以结扎,胆道经胆总管 T 管引流,十二指肠简单修补造瘘,主胰管损伤亦可外引流并加填塞。若损伤严重可行胰十二指肠切除,但不重建,可用订书机钉合胰颈、幽门和近端空肠,迅速切除胰十二指肠,结扎胆总管,通过胆囊造瘘引流胆道;再次手术时行消化道重建,但仍然不包括胰腺空肠吻合,因为此时手术,吻合口瘘的概率太大,而仅仅做胰液外引流;三期手术行胰空肠吻合。

(三)术后并发症的防治

胰腺外伤术后并发症率很高,如胰瘘 8%~20%、腹腔脓肿 25%、胰腺炎 4%~22%、假性囊肿 20%、术后出血 10%,术后要加强营养支持、引流充分、抑制胰液的分泌,纠正电解质紊乱和抗感染治疗,避免多器官功能不全的发生。

(仝德峰)

第六节 脾 破 裂

根据病因脾破裂分为外伤性破裂和自发性破裂。全脾切除术治疗脾损伤已有上百年的历史,而且效果较好,使脾损伤的死亡率由 90%～100%降低至 5%左右。但随着对脾脏功能的深入研究,人们认识到脾脏参与并调节血液、免疫、内分泌系统的功能,因此近年来发展了多种保脾手术及非手术治疗脾损伤,从而避免或减少了因无脾而带来的不良后果,特别是脾切除术后可能发生的凶险性感染。

一、临床表现

脾破裂的临床表现以内出血及血液对腹膜引起的刺激为主要特征,并常与出血量和出血速度密切相关。出血量大而速度快的很快就出现低血容量性休克,伤情十分危急;出血量少而慢者症状轻微,除左上腹轻度疼痛外无其他明显症状,不易诊断。随时间的推移,出血量越来越多,才出现休克前期的表现,继而发生休克。由于血液对腹膜的刺激而有腹痛,初起在左上腹,慢慢涉及全腹,但仍以左上腹最为明显,同时有腹部压痛、反跳痛和腹肌紧张。有时因血液刺激左侧膈肌而有左肩牵涉痛,深呼吸时这种牵涉痛加重,此即克尔征(Kehr 征)。

二、诊断

诊断主要依赖于以下表现:①损伤病史;②临床有内出血的表现;③腹腔诊断性穿刺抽得不凝固血液;④实验室检查发现红细胞、血红蛋白和血细胞比容进行性降低。脾包膜下裂伤伴包膜下血肿的患者,临床表现不典型,腹腔穿刺阴性,诊断一时难以确定。近年对诊断有困难者,可采用 B 超、CT、MRI、腹腔镜等帮助以明确诊断。

外伤性脾破裂,裂伤部位以脾脏的外侧凸面为多,也可在内侧脾门处,主要取决于暴力作用的方向和部位。外伤性脾破裂可分为中央型破裂、被膜下破裂、真性破裂和迟发性破裂。

外伤性脾破裂的分级方法有 Gall 提出的 4 级(1986 年)、Buntain 提出的 4 型(1988 年)、美国创伤外科学会(AAST)提出的 5 级(1994 年)等分级方法。目前采用的是 AAST 分级法和 Federle 等的 CT 估计腹腔内出血方法。CT 图像上可以分辨出 7 个腹腔间隙(右膈下、右肝下、左膈下、左结肠旁、右结肠旁、膀胱周围及肠系膜内),每个间隙的容量至少 125 mL。利用 CT 扫描图像对腹内出血进行定量。①少量:1～2 个间隙(<250 mL);②中等量:3～4 个间隙(250～500 mL);③大量:>4 个间隙(>500 mL)。我国采用第六届全国脾脏外科学术的"脾脏损伤程度分级"。Ⅰ级:脾被膜下破裂或被膜及实质轻度损伤,手术所见脾裂伤长度≤5.0 cm,深度≤1.0 cm;Ⅱ级:脾裂伤总长度>5.0 cm,深度>1.0 cm,但脾门未累及,或仅脾段血管受损;Ⅲ级:脾破裂伤及脾门部或脾脏部分离断,或脾叶血管受损;Ⅳ级:脾广泛破裂,或脾蒂、脾动静脉主干受损。

三、治疗

根据上述"脾脏损伤程度分级"相应的治疗方案为,Ⅰ级:非手术治疗,黏合凝固止血,缝合修补术；Ⅱ级：缝合修补术，脾部分切除术，破裂捆扎术，脾动脉结扎；Ⅲ级：脾部分切除术，脾动脉结扎；Ⅳ级：全脾切除＋自体脾组织移植。

　　下列手术方式可根据损伤的具体情况选用。①脾修补术：适用于脾包膜裂伤或线形脾实质裂伤。轻微的损伤可用黏合剂止血，如效果不满意者采用修补术。手术的关键步骤是先充分游离脾脏，使之能提出至切口外，用无损伤血管钳或手指控制脾蒂血流，缝扎活动性出血点再缝合修补裂口。修补后的针眼渗血可用热盐水纱布压迫或敷以止血剂直至出血完全停止；②部分脾切除术：适用于单纯修补难以止血或受损的脾组织已失去活力，部分脾切除后有半数以上的脾实质能保留者。手术应在充分游离脾脏、控制脾蒂的情况下进行，切除所有失去活力的脾组织，分别结扎或缝扎各出血点，切面渗血用止血剂贴敷及热盐水纱布压迫直至完全停止，最后用带蒂大网膜覆盖；③全脾切除术：适用于脾脏严重破碎或脾蒂断裂而不适于修补或部分脾切除者。适当的手术前准备对抢救伴休克的损伤者有重要意义。输入适量的全血或液体可提高损伤者对麻醉和手术的耐受性。若经快速输入 600～800 mL 血液，血压和脉搏仍无改善者，提示仍有继续活动性出血，需在加压快速输血的同时紧急剖腹控制脾蒂。控制活动性出血后，血压和脉搏就能很快改善，为进一步手术处理创造了条件。在血源困难的情况下，可收集腹腔内积血，经过滤后回输补充血容量。

　　随着腹腔镜和导管介入诊断治疗技术的不断发展，对脾损伤的诊治已开辟了新的途径。但腹腔镜和导管介入治疗对于大血管破裂、血流动力学不稳定者不宜采用，必须严格选择患者。

　　脾损伤后具有自行止血的功能，有极好的愈合能力。即使有出血，脾脏损伤大多与脾轴呈垂直的段间破裂，因此损伤脾门的大血管较少见，即大多不与段间血管相连，短时间内即可自行停止。这些特点为脾损伤行非手术治疗的可能性提供了理论依据，临床上大量非手术治疗脾损伤的成功也证实了这一点。非手术治疗的适应证：单纯性脾破裂；年龄＜50 岁；非开放性损伤；伤后血流动力学稳定；临床症状逐渐好转。具体措施：绝对卧床休息、严密的 ICU 监护、禁食、液体治疗、使用止血药物、预防性应用抗生素及 CT 或超声随诊等。治疗失败多发生在96 小时以内，但出现在 6～20 天者亦非罕见。失败的原因可为延迟出血、继发感染等。在观察期间发现以下情况之一者，宜中转手术：①腹痛及局部腹膜刺激征持续加重；②24 小时内输血量＞4 U 而生命体征仍不稳定；③血细胞比容持续下降而通过输血仍不能得到迅速纠正；④通过观察不能排除腹内其他脏器损伤。

（仝德峰）

第七节　腹膜后血肿及大血管损伤

一、病因

　　腹膜后血肿为腰腹部损伤的常见并发症，可因直接或间接暴力造成。最常见原因是骨盆及脊柱骨折，其次是腹膜后脏器（肾、膀胱、十二指肠和胰腺等）破裂及其大血管和软组织损伤，内脏动脉瘤破裂也可引起。因常合并严重复合伤、出血性休克等，死亡率可达 35%～42%。根据解剖部位，可将腹膜后间隙分为 3 区：①上腹中央区，含有大血管和重要脏器，发生血肿时，症状重，并发症多,死亡率高;②双肾区,除肾脏和上段输尿管外,还包含左右结肠系膜;③骨盆区,出血常来自骨盆骨折或直肠损伤及髂血管损伤等。

二、临床表现

腹膜后血肿缺乏特征性临床表现,因出血程度、血肿范围等因素而异。腹痛最为常见,可伴腹胀和腰、背痛。合并出血性休克者占1/3。血肿巨大或伴有渗入腹腔者可有腹肌紧张、反跳痛、肠鸣音减弱或消失,诊断性腹腔穿刺抽出不凝固血液,误诊为腹内脏器伤而行剖腹术者达1/3,应注意鉴别。凡有上述表现的腹部、脊柱和骨盆创伤,均应考虑腹膜后血肿的可能。X线检查,可从脊柱或骨盆骨折、腰大肌阴影消失和肾影异常等征象,提示腹膜后血肿的可能。超声和CT、MRI检查常能提供可靠的诊断依据。由于临床医师较多关注有无多脏器伤,腹膜后血肿的诊断在腹部创伤中是比较困难的。腹膜后血肿也常伴有腹膜刺激征,这也给确定有无腹内脏器伤带来困难。不伴大血管或重要脏器伤的单纯腹膜后血肿,腹膜刺激征出现较晚且轻微,抗休克治疗后多能奏效。诊断性腹腔穿刺常可与腹腔内出血鉴别,但穿刺不宜过深,以免刺入血肿内引起诊断困难。若诊断不能肯定,绝对严密观察是必要的。腹部大血管(腹主动脉及下腔静脉)损伤引起的腹膜后血肿,90%以上由穿透伤所致。由于迅速大量出血,多数损伤者死于现场,送到医院经抢救后死亡率亦达70%。进行性腹胀和休克提示本诊断,应在积极抗休克的同时,立即剖腹控制出血。

三、治疗

腹膜后血肿的治疗应遵循腹部损伤的总原则,但对不同类型和部位血肿的处理,应有所不同。对于开放性腹内脏器损伤剖腹术中腹膜后血肿切开的时机多数能够及时作出判断,如后腹膜血肿不断增大,提示有快速而大量出血时,才可考虑切开后腹膜而进行止血。闭合性腹膜后血肿主要是腹膜后小血管损伤出血或盆壁静脉丛、盆腔小动脉出血形成,完整的后腹膜对血肿可以起到压迫止血作用,一旦切开探查,反会导致无法控制的大出血,增加死亡率,同时完整的后腹膜还可减少可能存在与腹腔内感染源有关的污染。因腹膜后间隙疏松,一旦感染,扩展迅速,死亡率高。

非手术治疗适合如下情况:①闭合性损伤无内脏破裂,后腹膜完整的腹膜后血肿,复苏后生命体征稳定者则可观察;②有腹腔内脏损伤而腹膜完整的,生命体征稳定而需剖腹手术者仍应尽量避免切开后腹膜进行探查;③骨盆区的腹膜后血肿应尽量避免探查。对稳定型肾周围血肿不伴休克及大量血尿者,可予非手术治疗。必要时行静脉肾盂造影明确诊断,仍不能确诊或出血不止,肾动脉造影有助于确诊,且可一期行栓塞治疗;④腰椎骨折所致的腹膜后血肿,以非手术治疗为主。⑤单纯骨盆骨折所致的腹膜后血肿,出血一般可自行停止。

由胰腺损伤、十二指肠损伤、大血管损伤或破裂、较严重的肾损伤所致中央区腹膜后血肿,需积极手术治疗。应做 Kocher 切口,向左翻起十二指肠及胰头,探查十二指肠第1、2段,切断Treitz 韧带,进一步探查十二指肠第3、4段及全胰腺。对不稳定型肾周围血肿伴休克者,首先控制肾蒂再切开筋膜,仔细探明肾损伤程度后酌情处理。有时因血肿巨大破入腹腔,腹部有移动性浊音,腹腔穿刺阳性,而难与腹内脏器伤区别时,宜手术探查。

骨盆骨折所致的腹膜后血肿若经积极抗休克治疗,循环仍不稳定,血肿继续增大,可考虑扎一侧或双侧髂内动脉。若手术发现血肿局限于盆腔而又不再扩大,无须切开,以免引起严重而难以控制的出血。大血管损伤性腹膜后血肿,在探查血肿前应做好充分准备,包括输血、血管阻断和修复吻合等。为了良好的显露,可沿左侧结肠旁沟无血管区切开侧腹膜,将降结肠、脾、胃、胰体尾部及左肾一并向右侧翻起。必要时采用胸腹联合切口,可良好显露降主动脉和腹主动脉。迅速探明血管损伤情况后,阻断裂口近远端的血流,进行修补。穿透伤常贯穿血管的前后壁,如无法将血管翻转,可先通过前壁裂口修补后壁,然后修补前壁裂口。如主动脉壁缺损无法修补,宜行血管移植。下腔静脉单纯裂伤可予缝合修补。若缺损较大,尤其是肾静脉水平以上的损伤,宜用血管补片修复。如下腔静脉损伤广泛,上述方法仍不适用,可行血管移植或下腔静脉结扎。位于肾静脉水平以下的严重损伤或伴有复合伤者,多主张下腔静脉结扎,既能达到止血,又可预防肺梗死。而位于肾静脉水平以上的则不宜采用结扎的方法,否则会引起致命的后果。门静脉损伤裂口小可予以修整,裂口大修整后补片修补,门静脉横断伤修整后对端吻合,必要时可游离肠系膜上静脉后与门静脉对端缝合或者血管移植。

（仝德峰）

第十四章

肛肠疾病的中医治疗

第一节 肛 窦 炎

肛窦炎可以发生于任何年龄,但以青壮年为主,女性发病率高于男性。临床上肛窦炎以便不尽、坠胀、疼痛、瘙痒为主要表现。由于炎症的慢性刺激,还常伴肛乳头的炎症及增生肥大,二者常可互为因果,因此有人将其视为同一种疾病。

一、病因病机

中医学认为本病的成因为饮食不节、过食肥甘厚味、辛辣醇酒,致湿热内生,下注肛肠;或大便干燥秘结、用力努挣,肛管损伤染毒,致局部经络阻塞、气血瘀滞;或中气不足、气虚下陷;或肺、肾阴虚,热邪郁积肛肠。

二、分类

肛窦炎按照中医证候可以分为以下四型。

(一)湿热下注型

肛门有脓性分泌物,脓质稠厚,肛缘潮湿、瘙痒,肛内坠胀疼痛,局部灼热,便时疼痛加重,并可伴有里急后重感。小便短赤,大便臭秽,舌红苔黄腻,脉弦或滑。检查可见肛窦嫩红。

(二)阴虚内热型

肛门坠胀隐痛,便时加重,可有分泌物自肛门溢出。五心烦热、盗汗,口干咽燥,大便干燥,舌红苔黄或少苔,脉细数。检查可见肛窦暗红。

(三)气滞血瘀型

肛门刺痛,便时尤甚。舌质紫暗,脉弦或涩。检查可见肛窦色紫暗或紫红。

(四)脾虚气陷型

肛门下坠不适,便时加重,便后有不尽感,面色少华,少气懒言,纳少便溏,舌淡胖,有齿痕,苔薄白,脉细弱。检查可见肛窦苍白色浅,可有脱肛。

三、治疗

(一)中医药辨证论治

适用于各类急、慢性肛窦炎的治疗,但应依据证型不同而选择不同的立法和方药。

1.湿热下注型

证见分泌物质地稠厚,肛内坠胀疼痛,肛管灼热,伴里急后重。小便短赤,大便臭秽,舌红苔黄腻,脉弦或滑。治宜清热利湿、活血止痛,方用龙胆泻肝汤内服加安氏熏洗剂坐浴或保留灌肠。

2.阴虚内热型

证见肛门下坠隐痛,五心烦热、盗汗,口干咽燥,大便干燥,舌红苔黄或少苔,脉细数。宜养阴清热、润肠通便,方用增液汤加减。

3.气滞血瘀型

证见肛门刺痛,舌质紫暗,脉弦或涩。治宜活血化瘀、理气止痛,方用复元活血汤内服加活血止痛散局部外敷。

4.脾虚气陷型

证见肛门下坠不适,便后有不尽感,面色少华,少气懒言,纳少便溏,舌淡胖,有齿痕,苔薄白,脉细弱。治宜补中益气、升阳举陷,方用补中益气汤。

(二)肛窦炎的手术治疗

常用肛窦切开引流术,适用于急性期肛窦内化脓或已形成隐性瘘管者。

操作方法:患者取侧卧位或截石位,常规消毒、局部麻醉。①肛门镜寻找到原发病灶。②用柔软的弯头探针自病变肛窦缓缓插入,并沿探针自内向外逐层切开。③修剪创缘使创口呈窄长梭形,刮除创面腐肉及感染的肛腺,如有肥大肛乳头一并切除,有出血者可在创缘两侧结扎止血。④加压包扎固定,术毕。

术后处理:正常饮食,便后清洗坐浴,常规换药。

（周宝灵）

第二节　肛　裂

肛裂是指齿线以下肛管皮肤上的非特异性放射状纵行裂口或溃疡。一般呈梭形或椭圆形,长 0.5～1.0 cm,以便时便后肛门撕裂样疼痛和便鲜血为主要特征,疼痛剧烈时难以忍受,需要按急症处理。中医学将本病归属到"痔"的范畴,称为"裂痔""钩肠痔"。该病发病率较高,据统计占肛肠疾病的 15%～22%,以青壮年为主,女性多于男性。75%以上的肛裂位置在肛管后正中,其次是前正中,女性常前后同时发病,两侧肛裂者少见。

一、病因病机

中医学认为,肛裂多由血热肠燥、阴虚津亏或气机阻滞,导致大便秘结,排便努挣,肛门皮肤撕裂而成,如《医宗金鉴·外科心法要诀》曰:"肛门围绕折纹破裂,便结者,火燥也"。而皮肤裂伤后,湿毒之邪又乘虚侵入,局部经络受损,气血运行不畅,破溃处失于濡养,可致肛裂经久不愈。

二、分类

在中医学理论体系中,肛裂按照证候可分为 3 型。

(一)血热肠燥型

大便 2～3 天 1 次,质干硬,便时滴血或手纸染血,肛门疼痛,腹部胀满,溲黄,裂口色红。舌质偏红,苔黄燥,脉弦数。

(二)阴虚津亏型

大便干燥数天 1 次,便时疼痛点滴下血,口干咽燥,五心烦热。裂口深红。舌红,少苔或无苔,脉细数。

(三)气滞血瘀型

肛门刺痛,便时便后尤甚。肛门紧缩,裂口色紫暗。舌质紫暗,脉弦或涩。

三、治疗

(一)中药内治法

肛裂的中医辨证分型包括血热肠燥、阴虚津亏和气滞血瘀 3 种,内服中药须依证立法和选方。

1.血热肠燥

大便 3 天 1 次,质干硬,便时滴血或手纸染血,肛门疼痛,腹部胀满,溲黄。裂口色红。舌质偏红,苔黄燥,脉弦数。治宜清热润肠通便,方用凉血地黄汤合麻仁丸。

2.阴虚津亏

大便干燥数天 1 天,便时疼痛点滴下血,口干咽燥,五心烦热,裂口深红。舌红,少苔或无苔,脉细数。治宜养阴清热润肠,方用润肠汤。

3.气滞血瘀

肛门刺痛,便时便后尤甚。肛门紧缩,裂口色紫暗。舌质紫暗,脉弦或涩。治宜理气活血,润肠通便,方用六磨汤加红花、桃仁等。

(二)坐浴

分为温水坐浴和药物坐浴。便前温水坐浴,可使肛门括约肌松弛,减轻排便时对肛管的挤压和对裂口的刺激;便后坐浴,则可使已发生痉挛的括约肌放松,改善局部血液循环,缓解肛门疼痛。药物坐浴时,所选的药物不必强求一致,常用的包括花椒加食盐和高锰酸钾。医者亦可根据其辨证分型或临床经验自行选用坐浴药物。

(三)药物外敷和纳肛

早期肛裂可选用具有止血止痛、敛疮生肌作用的九华膏、玉红膏或京万红等中药膏剂敷于患处,或使用相同功效的栓剂纳肛,可促进伤口愈合、缓解疼痛和减少出血。

(四)局部封闭疗法

肛裂封闭疗法是指将长效止痛药物或其他复方药液,混合麻醉药物注射到肛周,以解除括约肌痉挛、阻断恶性循环并缓解剧烈疼痛的治疗方法,芍倍注射液封闭法

药物:芍倍注射液 5 mL,0.5%利多卡因 20 mL。

操作方法:局部常规消毒后,在距肛缘 0.5～1 cm、截石位 6、3、9 点分别进针,达内括约肌增生肥厚的下缘,每点呈放射状注药 5 mL。内括约肌内注射射完毕后,再于肛裂基底部注射药液 5～10 mL(图 14-1)。若合并肛门狭窄,注射时可酌情增加药量,至肛门括约肌松弛可容纳 3～4 指为宜。

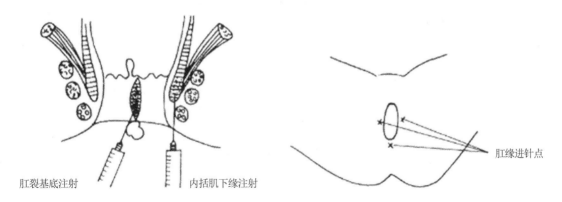

肛裂基底注射　　　　　　　　内括肌下缘注射　　　　　　　　　肛缘进针点

图 14-1　芍倍封闭法

芍倍注射液为纯中药制剂,现代药理研究表明其具有抑菌抗炎、解痉镇痛的作用,可缓解痉挛,促进创口愈合。有文献表明,早期肛裂单纯在创面注射,即可取得较好疗效。

除传统药物封闭注射疗法外,近年来肉毒毒素 A 也被用于肛裂的注射治疗。肉毒毒素是一种由肉毒杆菌产生的含有高分子蛋白的神经毒素,可抑制神经末梢释放乙酰胆碱,引起肌肉麻痹性松弛,目前已广泛应用于眼睑痉挛、面肌痉挛和斜视。肉毒毒素 A 注射治疗肛裂的应用剂量尚无统一的标准,由于其毒性强烈,过量的注射往往可引起较严重的不良反应,因此使用时需谨慎。

(五)针灸疗法

临床上常选用承山、长强、三阴交、天枢、大肠俞作为针刺穴位。治疗时,进针得气后一般留针 10～15 分钟,每天 1 次,3～7 天为 1 个疗程。针灸治疗具有止痛、止血、缓解括约肌痉挛的作用,对急性期疼痛较剧的肛裂可选用该法。

(周宝灵)

第三节　肛门直肠瘘

我国是认识"瘘"病较早的国家,相关记载首见于战国以前成书的《山海经·中山经》,曰"仓文赤尾,食者不痛,可以为瘘",《黄帝内经》则认为,寒邪滞留经脉,致"陷脉为瘘"。但此阶段所说的瘘泛指全身各部位的瘘管,而非专指"肛瘘"。以后历代医家则对其进行了详细的记载和描述,如《神农本草经》将其称为痔瘘,云:"夫大病之主,……痈肿恶疮、痔瘘瘿瘤",始见痔瘘之名;宋《太平圣惠方》云:"夫痔瘘者,由诸痔毒气,结聚肛边……穿穴之后,疮口不合,时有脓血,肠头肿痛,经久不瘥,故名痔瘘也",将痔与痔瘘从概念上进行了区分;《疮疡经验全书》又称本病为单漏,曰:"又有肛门左右,别有一窍出脓血,名曰单漏";至清末,《外证医案汇编》首次本病命名为"肛漏"。

一、病因病机

中医学有关于肛漏病因的论述颇多,具有代表性的包括以下几类。

(1)肛痈溃后,湿热余毒未尽,蕴结不散,如《医门补要·痔瘘》云:"湿热下注大肠,从肛门先发小疙瘩,渐大溃脓,内通大肠,日久难敛,或愈月余又溃……"

(2)痔久不愈成瘘:如《诸病源候论》:"痔久不瘥,变为瘘也"。《外科启玄》曰:"痔漏,乃痔疮日久不忌房事,破而流脓不收口者是也。"

(3)外感风、湿、热、燥、火邪所致,如《河间六书》记载"盖以风热不散,谷气流溢,传于下部,故令肛门肿满,结如梅李核,甚至乃变而为瘘也"。

(4)气血不足或阴经亏损,如《外证医案汇编》曰:"肛漏者皆属肝脾肾三脏气血不足",《薛氏医按》则曰:"痔属肝脾肾三经,故阴精亏损难治,多成漏证。"

二、分类

按照证候不同,肛瘘分为以下3型。

(一)湿热下注

肛周经常流脓液,脓质稠厚,肛门胀痛,局部灼热。肛周有溃口,按之有索条状物通向肛内。舌红,苔黄,脉弦或滑。

(二)正虚邪恋

肛周流脓液,质地稀薄,肛门隐隐作痛,外口皮色暗淡,漏口时溃时愈,肛周有溃口,按之较硬,或有脓液从溃口流出,且多有索条状物通向肛内,可伴有神疲乏力。舌淡,苔薄,脉濡。

(三)阴液亏虚

肛周有溃口,颜色淡红,按之有索条状物通向肛内,可伴有潮热盗汗,心烦口干。舌红,少苔,脉细数。

另外,我国历代文献所记载的肛瘘分类方法多较复杂烦琐,主要是根据瘘管的部位、形态、特征、病因、症状进行分类和命名。如《外科大成》说:"肾俞漏,生肾俞穴;瓜瓣漏,形如出水西瓜瓣之类;肾囊漏,瘘管通入阴囊也;缠肠瘘,为其管盘绕于肛门也;屈曲漏,为其管屈曲不直,难以下药至底也;患臀漏、蜂窝漏,二证若皮硬色黑,必内有重管……;通肠漏,惟以此漏用挂线易于除根。"又如《洞天奥旨》中说:"大约瘘病有八,一曰气瘘;二曰风瘘;三曰阴瘘;四曰冷瘘;五曰色瘘,俗名痔瘘;六曰血瘘;七曰偏瘘;八曰瘘瘘,俗名瘰疬瘘。气瘘者,时肿时消,痛胀难忍也;风瘘者,孔窍作痒也,阴瘘者,男女阴内疼痛出水也……"。

三、治疗

须依据证型的不同而选择不同的立法和方药。

(一)湿热下注型

证见脓液量多,质稠厚,肛门灼热胀痛。舌红,苔黄腻,脉弦或滑。治宜清热利湿解毒,内服方用萆薢渗湿汤或化毒除湿汤加减,热重加栀子、黄檗、石膏;流脓多加滑石、车前子、泽泻;疼痛加延胡索、乌药、川芎、米壳;便秘加大黄、槐角、元明粉。外用药可选熏洗剂坐浴。

(二)正虚邪恋

证见脓液质地稀薄,肛门隐隐作痛,局部皮色暗淡,漏口时溃时愈,肛周有溃口,按之较硬,或有脓液从溃口流出。舌淡,苔薄,脉濡弱。治宜扶正祛邪,方用托里消毒散加减,待病情好转时,再以八珍汤或十全大补汤,补益气血。

（三）阴液亏虚

证见肛周溃口色淡红，按之有索条状物通向肛内，可伴有潮热盗汗，心烦口干。舌红，少苔，脉细数。治宜养阴清热，方用青蒿鳖甲汤或知柏地黄丸加减。

以上方药和治法不仅可应用于术前，如证型类似或相同，亦可应用于肛瘘术后。

（周宝灵）

第四节　肛门周围湿疹

中医称为湿疡症、浸淫疮、血风疮。《医宗金鉴·外科心法要诀》描述肛周湿疹为"风湿客于谷道，形如风癣作痒，破流黄水浸淫，遍体微痛"。

一、病因病机

中医认为湿疹的内因是脾虚为湿热所困，运化失职，湿热下注所致；外因是感受湿热之邪，充于腠理，湿热搏结是湿疹的基本病因。急性湿疹，为湿热内聚，复感外邪，浸淫肌肤。慢性湿疹，为病久耗血，血虚生风生燥，风燥郁结，肌肤失荣。

二、分类

按其皮损表现及病程一般可分为急性、亚急性和慢性3种。

（一）急性湿疹

特点是皮损为多数密集的粟粒大的小丘疹，丘疱疹或小水疱，基底潮红。由于搔抓，疱顶端可见小点状糜烂，有浆液不断渗出，病变中心部较重，向周围蔓延，外围可有散在丘疹、丘疱疹。合并感染后，可形成脓疱，渗出脓液，结黄绿色或褐色脓痂，还可并发毛囊炎、疖肿等。有些患者出现患部覆以细微的白色糠皮状脱屑。

（二）亚急性湿疹

多由急性湿疹炎症减轻，或未及时处理，拖延日久而成。特点是皮损以小丘疹，鳞屑和结痂为主，仅有少数丘疱疹或水疱糜烂。

（三）慢性湿疹

多数由急性、亚急性反复发作不愈而成，少数一开始即呈慢性炎症。特点是局部皮肤增厚、浸润、色棕红或灰色，表面粗糙，肛缘及肛管可有皲裂，鳞骨样抓痕及抓破后形成的结痂，外围可有散在丘疹、丘疱疹。

三、诊断

根据病变形态的多形性，分布对称，渗出瘙痒，病变界限不清楚，病程长，反复发作等特点，即可诊断。

四、鉴别诊断

肛门湿疹与肛门瘙痒症的鉴别：肛门瘙痒症常先发痒，无渗出液。搔抓破后，继发渗出、出血、糜烂。肛门湿疹常先有丘疹、红斑、渗出、糜烂，以后继发瘙痒。

肛门湿疹与接触性皮炎的鉴别：接触性皮炎有明显的接触刺激物病史，皮疹仅限于接触部位，形态单一，水疱大，界限清楚，去除病因后，皮炎消退较快，很少复发。

肛门湿疹与肛周神经性皮炎的鉴别：肛周神经性皮炎，常先瘙痒，后出现扁平丘疹，有苔藓样变，淡褐色，干燥而坚实，病变部位可延至骶尾部、会阴及阴囊。

五、治疗

（一）药物内服

急性、亚急性湿疹引起的局部和全身性反应，宜辨证施治。

急性肛门湿疹多为风湿热邪蕴结肛门而成。治宜疏风清热、利湿止痒。方用四物消风饮、龙胆泻肝汤、四妙丸加减，并发感染，加金银花、连翘、苦地丁、野菊花、紫背天葵加强清热解毒功效，便秘热结，加大黄、枳实；渗出多，加地榆、马齿苋。

亚急性肛门湿疹，常以湿热互结，湿困脾土为主。治宜清热败毒、健脾除湿，方用除湿胃苓汤、萆薢渗湿汤。

慢性湿疹多为血虚风燥，兼有湿热所致。治宜养血祛风，兼清湿热。方用活血润肤汤，脾湿重，加薏苡仁、生黄芪、炒白术，痒甚加珍珠母、牡蛎，皮肤增厚加全蝎 2～3 g。

（二）中药外洗

根据患者临床分期，应用中药辨证外洗，取得良好效果。

急性与亚急性期以清热燥湿止痒立法。方药如下：苦参、黄檗、防风、蛇床子、白鲜皮、土槿皮、苍耳子、苍术、鱼腥草，水煎坐浴，每天 1～2 次，每次 15 分钟。

慢性期以养血润燥、祛风止痒立法。方药如下：当归、生地黄、麦冬、防风、红花、赤芍、蛇床子、白鲜皮，水煎坐浴，每天 1～2 次，每次 15 分钟。

坐浴水应在 40～50 ℃，不可过热。

（三）针灸疗法

针灸法：针灸有良好止痒、抗渗出、改善局部和全身症状作用。

主穴：天枢、关元、中脘、足三里、大肠俞、肾俞、脾俞、三阴交，配穴：大椎、合谷、风池。每天或隔天针刺 1 次，10 天 1 个疗程。针后加灸足三里、曲池、三阴交，或在发痒时施灸湿疹奇痒处。

耳针法：常用穴为肺、大肠、内分泌。每取 2～3 穴，用毫针刺入，留针 1 小时，每天 1 次，10 次为 1 个疗程。或用埋针法，埋针 24 小时，有明显止痒效果。

六、预防

去除各种可能引起湿疹的原因，对各种肛肠疾病如痔、肛瘘、肛裂、肛窦炎、直肠炎、肠道寄生虫病及胃肠疾病等，应积极治疗。少吃辣椒、葱、蒜、芥末、小茴香、白酒等刺激性食物，以及鱼、虾、蟹等，可做变应原测定，根据检查结果，避免接触变应原，保持肛门局部清洁卫生，避免搔抓；要防止腹泻或便秘及其他诱发原因。

（周宝灵）

参考文献

[1] 时明涛.普外科常见病及周围血管诊治学[M].长春:吉林科学技术出版社,2019.

[2] 孔天天.外科诊断与治疗[M].天津:天津科学技术出版社,2020.

[3] 刘建刚.普外科疾病诊疗与手术学[M].长春:吉林科学技术出版社,2019.

[4] 石鑫.实用普外科诊疗精要[M].北京:科学技术文献出版社,2019.

[5] 纳智明,邓建宁,魏武然.临床外科学[M].天津:天津科学技术出版社,2019.

[6] 李又春.实用临床普通外科学[M].长春:吉林科学技术出版社,2019.

[7] 潘红.实用外科临床诊疗[M].北京:科学技术文献出版社,2020.

[8] 虞向阳.实用临床普通外科学[M].长春:吉林科学技术出版社,2019.

[9] 徐晓炜,王静,赵刚.实用临床外科学诊治[M].天津:天津科学技术出版社,2019.

[10] 周钦华.实用普通外科诊疗及手术技术[M].天津:天津科学技术出版社,2019.

[11] 贾天金,崔彦儒,孙晶.临床外科诊疗学[M].南昌:江西科学技术出版社,2019.

[12] 鲍广建.现代临床普通外科诊疗精粹[M].上海:上海交通大学出版社,2019.

[13] 王科学.实用普通外科临床诊治[M].北京:中国纺织出版社,2020.

[14] 李兴泽.临床外科疾病诊疗学[M].昆明:云南科学技术出版社,2020.

[15] 李长寒.现代临床胸外科学[M].长春:吉林科学技术出版社,2019.

[16] 胡荣杭.临床胸外科疾病诊疗学[M].开封:河南大学出版社,2020.

[17] 于锡洋.现代临床普通外科治疗学[M].上海:上海交通大学出版社,2019.

[18] 李文强.现代骨外科手术治疗学[M].开封:河南大学出版社,2020

[19] 邱兆友.外科临床诊疗规范[M].长春:吉林科学技术出版社,2020.

[20] 刘业东.外科诊疗学[M].长春:吉林大学出版社,2020.

[21] 徐万鹏.肛肠外科疾病诊疗[M].北京:科学技术文献出版社,2020.

[22] 董立红.实用外科临床诊治精要[M].长春:吉林科学技术出版社,2019.

[23] 王志广.普通外科疾病临床诊疗新思维[M].长春:吉林科学技术出版社,2019.

[24] 倪强.外科疾病诊疗学[M].天津:天津科学技术出版社,2020.

[25] 周天宇.临床外科诊疗学[M].长春:吉林大学出版社,2020.

[26] 王成云.临床外科荟萃[M].北京:中国纺织出版社,2020.

[27] 马同强.现代外科诊疗精要[M].北京:科学技术文献出版社,2020.

[28] 杨婷.现代血管外科学[M].北京:中国纺织出版社,2018.

[29] 胡荣杭.临床胸外科疾病诊疗学[M].开封:河南大学出版社,2020.

[30] 高曰文.临床普通外科诊疗[M].北京:科学出版社,2020.

[31] 马克高.常见外科疾病诊断与治疗[M].上海:上海交通大学出版社,2020.

[32] 任立军.甲状腺与乳腺外科诊疗新进展[M].上海:上海交通大学出版社,2019.

[33] 李艳梅.血管外科疾病治疗与进展[M].哈尔滨:黑龙江科学技术出版社,2018.

[34] 于海涛.普外科临床精要[M].武汉:湖北科学技术出版社,2018.

[35] 罗东林.现代外科疾病诊治与进展[M].北京:科学技术文献出版社,2020.

[36] 苑香武.急性阑尾炎的临床治疗进展[J].首都食品与医药,2018,25(5):8-9.

[37] 谷明,闫继慈,史轲,等.乳腺癌概述[J].中国实用乡村医生杂志,2020,27(11):18-20.

[38] 葛宏升.对休克及其治疗的再认识[J].世界最新医学信息文摘,2019(71):94-96.

[39] 程少朋.甲状腺外科治疗研究[J].中国处方药,2020,18(3):32-34.

[40] 黄美惠,张志谦,耿学斯.溃疡性结肠炎的外科治疗进展[J].中国现代普通外科进展,2020,
23(1):78-81.